国家卫生健康委员会住院医师规范化培训规划教材

耳鼻咽喉头颈外科学

Otorhinolaryngology-Head and Neck Surgery

第 2 版

主　编　肖水芳　张　罗　高志强

副主编　唐安洲　潘新良　文卫平　刘　争

人民卫生出版社

图书在版编目（CIP）数据

耳鼻咽喉头颈外科学 / 肖水芳，张罗，高志强主编
. —2 版 . —北京：人民卫生出版社，2021.3
国家卫生健康委员会住院医师规范化培训规划教材
ISBN 978-7-117-29386-0

Ⅰ. ①耳… Ⅱ. ①肖…②张…③高… Ⅲ. ①耳鼻咽喉科学 —外科学 —职业培训 —教材②头部 —外科学 —职业培训 —教材③颈 —外科学 —职业培训 —教材 Ⅳ. ①R762②R65

中国版本图书馆 CIP 数据核字（2020）第 057354 号

耳鼻咽喉头颈外科学
第 2 版

主　　编：肖水芳　张　罗　高志强
出版发行：人民卫生出版社（中继线 010-59780011）
地　　址：北京市朝阳区潘家园南里 19 号
邮　　编：100021
E - mail：pmph @ pmph.com
购书热线：010-59787592　010-59787584　010-65264830
印　　刷：北京盛通印刷股份有限公司
经　　销：新华书店
开　　本：889 × 1194　1/16　**印张：**39
字　　数：1320 千字
版　　次：2016 年 3 月第 1 版　2021 年 3 月第 2 版
2021 年 7 月第 2 版第 1 次印刷（总第 2 次印刷）
标准书号：ISBN 978-7-117-29386-0
定　　价：130.00 元
打击盗版举报电话：010-59787491　E-mail：WQ @ pmph.com
质量问题联系电话：010-59787234　E-mail：zhiliang @ pmph.com

编者名单

编　　委（按姓氏笔画排序）

马芙蓉　北京大学第三医院
王宁宇　首都医科大学附属北京朝阳医院
王成硕　首都医科大学附属北京同仁医院
王斌全　山西医科大学第一医院
王德辉　复旦大学附属眼耳鼻喉科医院
文卫平　中山大学附属第一医院
邓泽义　南方医科大学珠江医院
叶京英　北京清华长庚医院
朱冬冬　吉林大学中日联谊医院
任晓勇　西安交通大学第二附属医院
华清泉　武汉大学人民医院
刘　争　华中科技大学同济医学院附属同济医院
刘　鸣　哈尔滨医科大学附属第二医院
刘玉和　北京大学第一医院
刘绍严　中国医学科学院肿瘤医院
李进让　中国人民解放军海军总医院
李晓明　白求恩国际和平医院
李湘平　广州南方医科大学南方医院
李慧军　哈尔滨医科大学附属第一医院
杨　弋　北京医院
杨　华　北京协和医院
杨仕明　中国人民解放军总医院
杨新明　中南大学湘雅二医院
肖水芳　北京大学第一医院
肖旭平　湖南省人民医院
吴　皓　上海交通大学医学院附属第九人民医院
余力生　北京大学人民医院
张　华　新疆医科大学第一附属医院
张　杰　首都医科大学附属北京儿童医院
张　罗　首都医科大学附属北京同仁医院
张　欣　中南大学湘雅医院
张学渊　第三军医大学西南医院
张革化　中山大学附属第三医院
陈　雄　武汉大学中南医院
周慧芳　天津医科大学总医院
郑宏良　上海长海医院
赵　宇　四川大学华西医院
赵长青　山西医科大学第二医院
殷善开　上海交通大学附属第六人民医院
高志强　北京协和医院
唐安洲　广西医科大学第一附属医院
龚树生　首都医科大学附属北京友谊医院
崔鹏程　空军军医大学唐都医院
董　频　上海市第一人民医院
潘新良　山东大学齐鲁医院

学术秘书　刘玉和　宋晓红　杨　华

出版说明

为配合2013年12月31日国家卫生计生委等7部门颁布的《关于建立住院医师规范化培训制度的指导意见》，人民卫生出版社推出了住院医师规范化培训规划教材第1版，在建立院校教育、毕业后教育、继续教育三阶段有机衔接的具有中国特色的标准化、规范化临床医学人才培养体系中起到了重要作用。在全国各住院医师规范化培训基地四年多的使用期间，人民卫生出版社对教材使用情况开展了深入调研，全面征求基地带教老师和学员的意见与建议，有针对性地进行了研究与论证，并在此基础上全面启动第二轮修订。

第二轮教材依然秉承以下编写原则。①坚持"三个对接"：与5年制的院校教育对接，与执业医师考试和住培考核对接，与专科医师培养与准入对接；②强调"三个转化"：在院校教育强调"三基"的基础上，本阶段强调把基本理论转化为临床实践、基本知识转化为临床思维、基本技能转化为临床能力；③培养"三种素质"：职业素质、人文素质、综合素质；④实现"三医目标"：即医病、医身、医心；不仅要诊治单个疾病，而且要关注患者整体，更要关爱患者心理。最终全面提升我国住院医师"六大核心能力"，即职业素养、知识技能、患者照护、沟通合作、教学科研和终身学习的能力。

本轮教材的修订和编写特点如下：

1. 本轮教材共46种，包含临床学科的26个专业，并且经评审委员会审核，新增公共课程、交叉学科以及紧缺专业教材6种：模拟医学、老年医学、临床思维、睡眠医学、叙事医学及智能医学。各专业教材围绕国家卫生健康委员会颁布的《住院医师规范化培训内容与标准（试行）》及住院医师规范化培训结业理论考核大纲，充分考虑各学科内亚专科的培训特点，能够符合不同地区、不同层次的培训需求。

2. 强调"规范化"和"普适性"，实现培训过程与内容的统一标准和规范化。其中临床流程、思维与诊治均按照各学科临床诊疗指南、临床路径、专家共识及编写专家组一致认可的诊疗规范进行编写。在编写过程中反复征集带教老师和学员意见并不断完善，实现"从临床中来，到临床中去"。

3. 本轮教材不同于本科院校教材的传统模式，注重体现基于问题的学习（PBL）和基于案例的学习（CBL）的教学方法，符合毕业后教育特点，并为下一阶段专科医师培养打下坚实的基础。

4. 充分发挥富媒体的优势，配以数字内容，包括手术操作视频、住培实践考核模拟、病例拓展、习题等。通过随文或章节二维码形式与纸质内容紧密结合，打造优质适用的融合教材。

本轮教材是在全面实施以"5+3"为主体的临床医学人才培养体系，深化医学教育改革，培养和建设一支适应人民群众健康保障需要的临床医师队伍的背景下组织编写的，希望全国各住院医师规范化培训基地和广大师生在使用过程中提供宝贵意见。

融合教材使用说明

本套教材以融合教材形式出版，即融合纸书内容与数字服务的教材，读者阅读纸书的同时可以通过扫描书中二维码阅读线上数字内容。

如何获取本书配套数字服务？

第一步：安装 APP 并登录

扫描下方二维码，下载安装“人卫图书增值”APP，注册或使用已有人卫账号登录

第二步：扫描封底二维码

使用 APP 中“扫码”功能，扫描教材封底圆标二维码

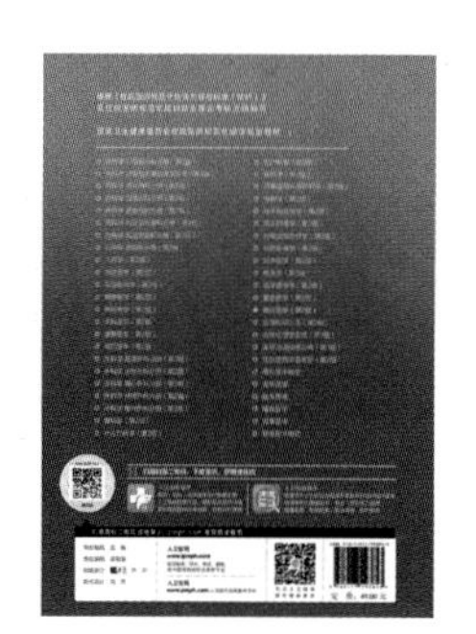

第三步：输入激活码，获取服务

刮开书后圆标二维码下方灰色涂层，获得激活码，输入即可获取服务

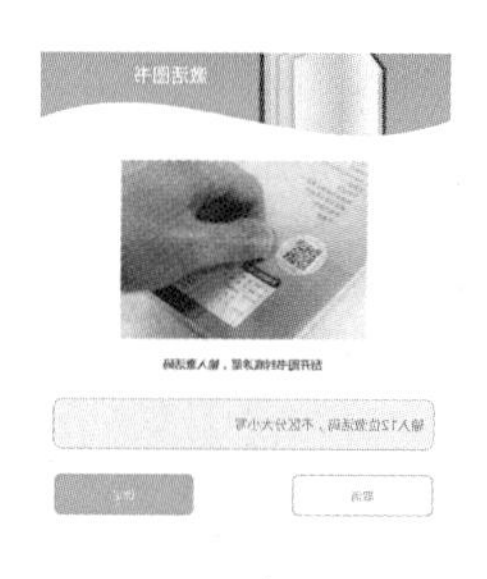

配 套 资 源

- **配套精选习题集：《耳鼻咽喉头颈外科分册》** 主编：马芙蓉　刘　博
- **电子书：《耳鼻咽喉头颈外科学》（第 2 版）** 下载“人卫电子书”APP 获取
- **住院医师规范化培训题库** 中国医学教育题库——住院医师规范化培训题库以本套教材为蓝本，以住院医师规范化培训结业理论考核大纲为依据，知识点覆盖全面、试题优质。平台功能强大、使用便捷，服务于住培教学及测评，可有效提高基地考核管理效率。题库网址：tk.ipmph.com。

主编简介

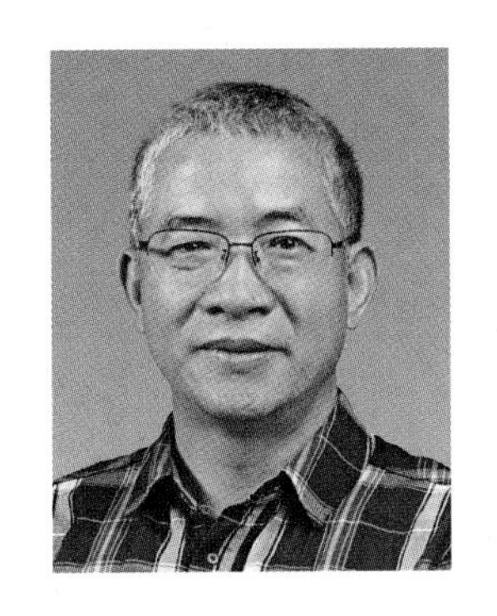

肖水芳

医学博士，教授，主任医师，博士生导师，北京大学第一医院耳鼻咽喉 - 头颈外科主任，北京大学医学部睡眠研究中心副主任。任中华医学会耳鼻咽喉头颈外科学分会常务委员、嗓音学组组长，中国医疗保健国际交流促进会耳鼻咽喉头颈外科分会副主任委员，北京医学会耳鼻咽喉头颈外科学分会副主任委员，中国医师协会耳鼻咽喉头颈外科内镜专业委员会副主任委员，国家卫生健康委员会人事司卫生专业技术资格考试专家委员会委员，北京市住院医规范化培训考试委员会委员等职务。兼任《中华耳鼻咽喉头颈外科杂志》《临床耳鼻咽喉科杂志》《中国耳鼻咽喉头颈外科》和《中华耳科学杂志》等杂志编委。

从事临床和教学工作三十余年，多次荣获北京大学医学部和北京大学第一医院优秀教师荣誉称号，已指导并培养了博士和硕士研究生数十人。临床工作的专业方向为头颈肿瘤的外科治疗，专业特长为头颈肿瘤的激光、等离子微创治疗，喉功能保全的喉癌、下咽癌和颈段食管癌的外科治疗等。先后主编、主译十余种专业教材和专著。作为课题负责人多次主持国家自然科学基金、国家教育部和卫生健康委员会科研基金。头颈肿瘤基因治疗的系列课题和其他相关课题的研究成果先后在国内外著名医学杂志发表，至今已发表相关论文数十篇。

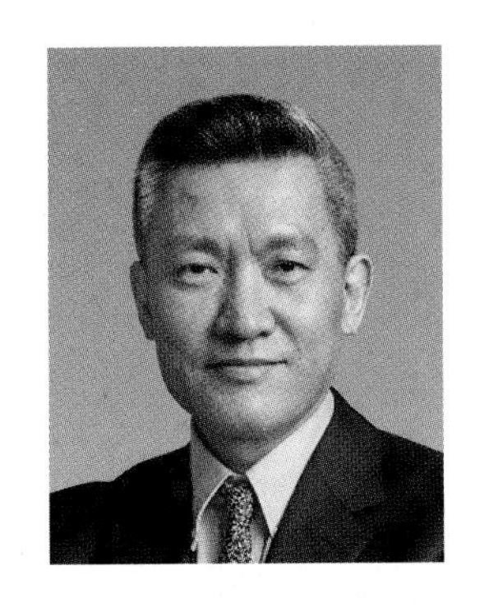

张 罗

医学博士和管理学博士，教授，主任医师，国务院政府特殊津贴专家。现任首都医科大学附属北京同仁医院党委副书记、常务副院长。教育部长江学者特聘教授和国家自然科学基金杰出青年基金获得者，入选中组部“万人计划”和北京学者。中华医学会变态反应学分会第六届委员会前任主任委员，中国医师协会耳鼻咽喉科医师分会第三届委员会副会长，中国医疗保健国际交流促进会过敏科学分会主任委员，中华医学会耳鼻咽喉头颈外科分会第十一届委员会委员，北京医学会耳鼻咽喉头颈外科分会第十一届委员会副主任委员。兼任《中华耳鼻咽喉头颈外科杂志》和《中国耳鼻咽喉头颈外科》副总编辑。

主要从事以慢性鼻窦炎和过敏性鼻炎为代表的慢性鼻病的发病机制和临床诊疗研究。主持教育部创新团队发展计划、国家自然科学基金重点项目和重点国际合作研究项目等科研和人才课题 35 项。以第一或通信作者发表论文 492 篇，其中英文 216 篇。先后 5 次主持制定我国慢性鼻病和咽喉疾病中文版专家共识，4 次主持制定英文诊疗指南。20 次受邀担任国际诊疗指南类文件的作者。获全国优秀科技工作者、中国青年科技奖和北京市“五四奖章”标兵等荣誉称号。

主编简介

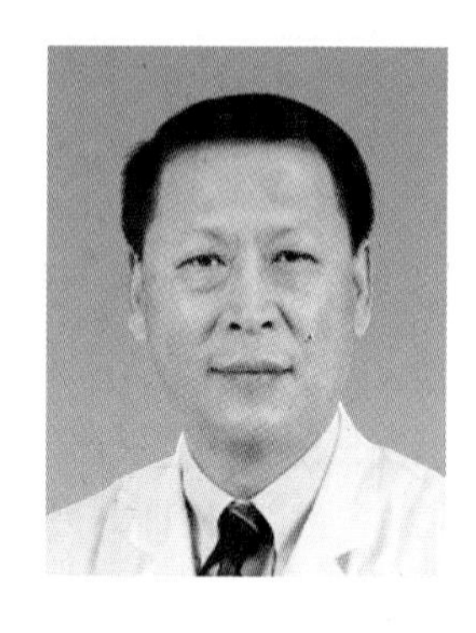

高志强

主任医师，教授，博士生导师，北京协和医院耳鼻咽喉头颈外科主任，国务院政府特殊津贴专家。任中华医学会耳鼻咽喉头颈外科学分会前任主任委员，北京医学会耳鼻咽喉头颈外科分会副主任委员，中国医师协会耳鼻咽喉头颈外科协会常委，世界卫生组织防聋合作中心防聋专家委员会常务委员。兼任《中华耳鼻咽喉头颈外科杂志》总编辑，《中国耳鼻咽喉头颈外科》副总编辑，《临床耳鼻咽喉头颈外科杂志》副总编辑，《中华耳科学杂志》副总编辑，《世界耳鼻咽喉头颈外科杂志（英文）》副总编辑。

先后承担国家科技部“十一五”“十二五”和国家自然基金等科研课题；培养博士研究生 30 余人，博士后 4 人。2013—2016 年先后获北京协和医学院教学名师奖，FISCH 国际显微外科基金会耳科学奖，国家卫生和计划生育委员会（第七届）突出贡献中青年专家奖，北京医学教育协会北京市住院医师规范化培训优秀指导导师奖，德国耳鼻咽喉头颈外科学会名誉会员；2017 年获人民网和健康时报首届“国之名医·卓越建树”奖，同年获中央人民广播电台“京城好医生”奖；2018 年在环球时报、生命时报、伙伴医生主办的“荣耀医者”公益评选活动中获“金柳叶刀奖”。

副主编简介

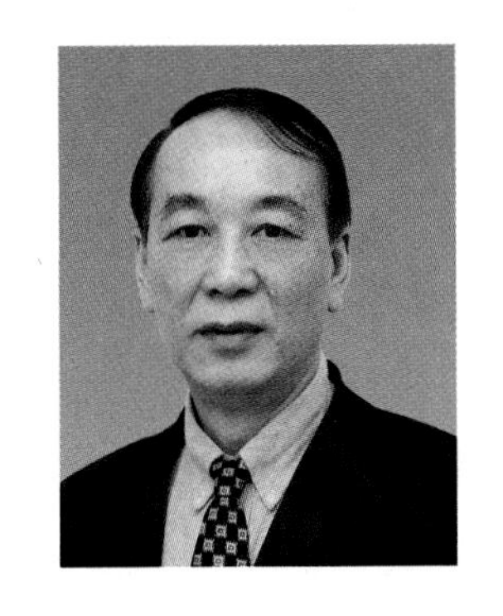

唐安洲

广西医科大学党委副书记，教授，博士研究生导师。担任中国医师协会耳鼻咽喉科医师分会第三届委员会副会长，广西医学会耳鼻咽喉头颈外科学分会主任委员。担任“5+3”一体化教材《耳鼻咽喉头颈外科学》(第3版)及住院医师规范化培训规划教材《耳鼻咽喉头颈外科学》副主编，以及《中华耳鼻咽喉头颈外科杂志》等专业期刊编委。

从事耳鼻咽喉头颈外科临床教学30余年，开展耳聋及鼻咽癌防治研究，完成国家自然科学基金等省部级科研课题10余项，发表论文百余篇。获广西科学技术特别贡献奖1项、二等奖5项；2001年获全国模范教师荣誉，2004年享受国务院政府特殊津贴，2007年获广西优秀专家称号。

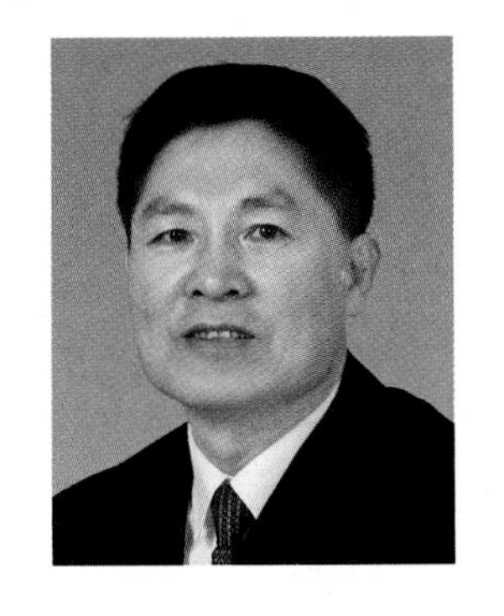

潘新良

医学博士，主任医师，教授，山东大学博士生导师，山东大学齐鲁医院耳鼻咽喉科主任，山东大学齐鲁医院(青岛)耳鼻咽喉头颈外科中心主任，山东大学齐鲁医院(青岛)副院长。现任国家卫生健康委员会耳鼻喉科学重点实验室主任，中华医学会耳鼻咽喉头颈外科学分会委员兼头颈外科学组组长，山东省医学会耳鼻咽喉头颈外科分会前主任委员。担任《山东大学耳鼻喉眼学报》主编，《中华耳鼻咽喉头颈外科杂志》副总编辑。

获得国家卫生健康委员会科技进步奖二等奖1项、三等奖1项，山东省科技进步奖3项，获山东省创新能手、山东省劳动模范荣誉，2012年获得中国医师协会耳鼻咽喉科医师分会名医奖。

副主编简介

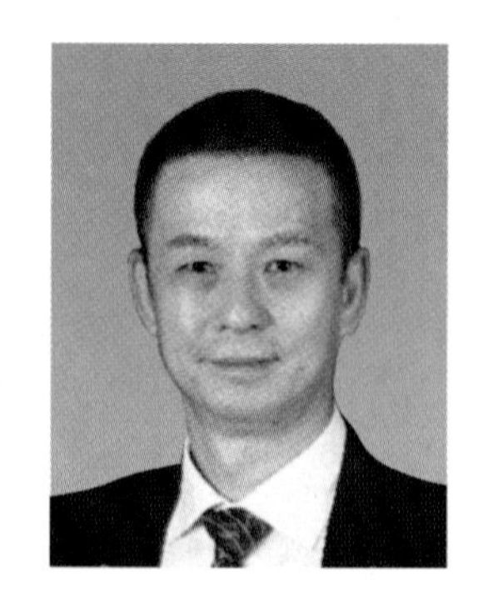

文卫平

医学博士，主任医师，教授，博士生导师。中山大学附属第一医院副院长、耳鼻咽喉科医院院长，中山大学耳鼻咽喉科学研究所所长，中山大学附属第六医院院长。任中华医学会耳鼻咽喉头颈外科学分会副主任委员，中国医师协会耳鼻咽喉科医师分会副会长，广东省医师协会副会长，广东省医学会耳鼻咽喉科学分会主任委员等职务。兼任《中华耳鼻咽喉头颈外科杂志》等6种专业杂志编委。

先后获得广东省科技进步一等奖，国家教育部科技进步二等奖，广东省医学领军人才、第三届“国之名医·卓越建树”等荣誉。在国内外学术刊物发表论文90余篇，其中SCI 40多篇，参编专著6部。主持国家自然科学基金项目4项，国家级“863”“十一五”攻关项目的子科研等项目。

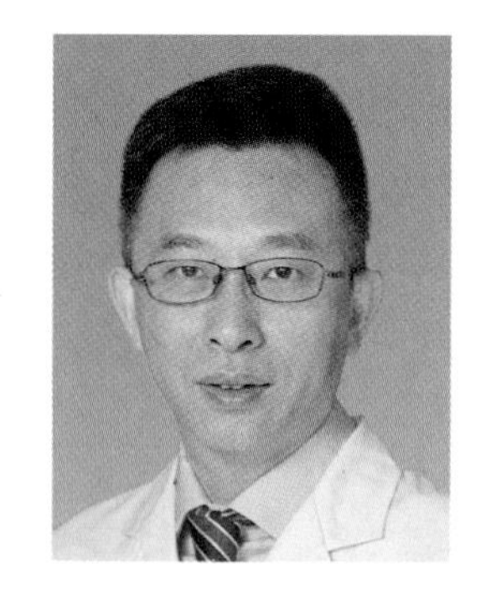

刘　争

教授、主任医师，华中科技大学同济医学院第二临床学院副院长，附属同济医院副院长。担任中华医学会耳鼻咽喉头颈外科学分会委员、变态反应分会常务委员，湖北省医学会耳鼻咽喉头颈外科分会及变态反应分会副主任委员，武汉市医学会耳鼻咽喉头颈外科分会主任委员。任全国高等学校五年制本科临床医学规划教材《耳鼻咽喉头颈外科学》（第9版）副主编，*Clinical and Experimental Allergy* 副主编，*Allergy* 等国际期刊编委。

国家杰出青年科学基金获得者，国家“万人计划”科技创新领军人才入选者，曾获中国青年科技奖。主持包括重点项目在内的国家自然科学基金多项，发表SCI收录论文50余篇。对鼻内镜外科手术，鼻炎、鼻窦炎个体化治疗及其发病机制研究具有较深的造诣。

前　言

时光荏苒，国家卫生健康委员会住院医师规范化培训规划教材《耳鼻咽喉头颈外科学》第一版出版至今已4年有余。该教材的出版受到了业内同道及广大住培医师的一致好评，在耳鼻咽喉头颈外科专业教材中发行量名列前茅，这也使得我们备受鼓舞并感到肩负重任。在全国各住院医师规范化培训基地对第一版教材的使用期间，人民卫生出版社对教材使用情况进行了调研，并在此基础上全面启动第二版的修订。随后，在全国范围内遴选主编、副主编和编委，并于2018年9月在北京召开了本套教材第二届评审委员会会议暨第二轮修订主编人会议，确定了第二版《耳鼻咽喉头颈外科学》教材共7人的主编/副主编团队，正式启动了教材的编撰工作。

本教材依据第二轮国家卫生健康委员会住院医师规范化培训规划教材修订的原则和整体规划，参照《住院医师规范化培训内容与标准(试行)：耳鼻咽喉科培训细则》及《耳鼻咽喉科住院医师规范化培训临床实践能力考核标准和专业理论考核大纲》进行编写。本次修订延续了第一版教材创新性的编写模式——PBL(以问题为中心，problem-based learning)和CBL(以案例为基础，case-based learning)的讨论式教学模式。每个疾病均以临床情境(案例)为引导，按照临床诊疗流程，分步递呈信息，从患者门诊看病，到住院治疗，再到出院随访，以问题为引导，一环扣一环地解决不同阶段所遇到的问题。在此过程中体现出临床思维和决策，以及循证医学内容。本编写模式能够使读者根据相关临床情境，在实践中熟悉与掌握临床的相关流程、相关技能与思维能力，突显了教材的专业特征及培训特色。

本教材的读者定位于经过5年制临床医学本科教育，具备基础理论、基础知识、基本临床技能的医学生，供其进入临床后的前三年培训时使用。经过本阶段培训后，本科毕业的医学生应能够成为具有良好职业道德、扎实理论知识和临床诊疗技能，能基本掌握常见病、多发病诊断和治疗技能的合格耳鼻咽喉头颈外科医师，继而进入下一阶段的专科医师培训。

在筹划本教材编写工作前，主编团队根据第二版教材编写大纲各亚专业的内容，从全国所有住院医师规范化培训基地遴选出富有带教经验的45名专家组成编委团队。编委来自全国的16个省(自治区、直辖市)的42个住培基地和医院，包括综合性三甲医院、综合性专科医院(肿瘤医院，儿童医院)和专科医院(五官科医院)，具有广泛的地域和医疗机构代表性；编委成员有中华医学会耳鼻咽喉头颈外科学分会现任和前任主任委员、副主任委员，以及各亚科学组组长、学会常委和委员等，具有学科亚专业和学术团体代表性。

自此，本教材编委会在全国主编人会议后仅1个月，即在四川成都正式宣告成立，并召开了第一次全体编委会议暨教材编写启动会。为确保教材的编写进度和质量，在随后的4个月内，又在北京先后召开了全体编委会议的中期交叉审稿会和最终的定稿会。在启动会上，对主编/副主编团队就各自专业领域进行了以下分工：肖水芳、张罗和高志强三位主编除了负责全书的审核外，肖水芳和潘新良教授重点负责咽喉科学、气管食管科学、颈科学和耳鼻咽喉头颈部的特殊炎症的审核；张罗和刘争教授重点负责鼻科学的审核；高志强和唐安洲教授重点负责耳科学的审核，文卫平教授负责教材第三部分“常见诊疗技术和操作”及教材数字部分的审核。

会议对第一版教材的内容进行了再次审核，结合广泛调研中来自读者及带教医师的意见和建议，以及住院医师规范化培训考核大纲的要求，对教材内容进行再次的编排、补充、更新及校正。具体包括：①新增了“前庭性偏头痛”“鼻眼及鼻颅底相关疾病”“咽喉反流性疾病”“颈部间隙感染”，以及“人工听觉植入技术”等多个章节；②对第1版中部分典型病例、陈旧的知识点及专业术语进行了更新；③对第1版发现的错误进行了核对及校正。我们力求使教材内容进一步完善的同时增强其可读性、前沿性以及教学性。

全书共分为总论、各论和操作三大部分。其中各论又分为耳、鼻、咽喉、气管和食管、颈部、耳鼻咽喉头颈部的特殊炎症，共计七篇，书稿字数60余万，收录典型图片350余幅。与第一版教材相比，新增本教材与时俱进地率先尝试将文字及数字内容进行融合，增加了大量的数字内容。读者在阅览文字内容时可通过扫描特定位置的二维码对数字内容进行阅览，包括各位编委精心编制的手术视频、操作视频，以及与相应章节内容相关的习题，共计数字资源170余个。其中，手术操作视频达90余个，总播放时长超过6小时；习题共计25万字，由各章编委依照理论考核大纲，就重点和知识点亲自编写；此外，为将住院医师基础理论和基本技能的培训与阶段考核（一阶段和二阶段）有机结合起来，数字部分也设置了四站式考试的模拟视频，住培学员可以通过数字资源的学习，熟悉阶段考核的形式、内容和要求。我们希望能够借此增加读者的阅读兴趣，加深其对相关内容更为直观的理解、学习，巩固对知识的掌握。

本教材的编委们秉承着对国家住院医师规范化培训工作的使命感和责任感，虽身负医疗、教学、科研和行政管理等繁忙事务，仍竭尽所能精心地撰写、修改，录制精良的教学视频，对教材的顺利出版做出了重要贡献，借此，也要向其表达深深的谢意！

编写秘书刘玉和教授及其所在的北京大学第一医院的团队，在教材编撰过程中完成了大量细致的组织、协调和编辑工作。编写秘书宋晓红教授、杨华教授，及其团队在教材编撰和教学视频录制过程中倾注了大量精力，协助录制了精彩的示教视频，在此谨一并致以衷心感谢。

数字部分教材是第二版教材的创新和特色，主编团队非常感谢各住培基地45位编委和76位数字教材编委们，以及特邀基地外3位数字编委为本教材贡献了非常精美高清的新术式视频资料，为本教材添色。

在第二版规培教材完稿之际，主编团队对以韩东一主编领衔的第一版规培教材编委团队致以崇高的敬意和衷心的感谢，正是有了出色的第一版教材，才使得第二版教材踵事增华，顺利更新再版。

当今知识日新月异，我们的学识及经验都会存在一定的局限性，书中难免存在疏漏和不足之处；此外，由于提供视频的住培基地众多，各基地录制设备质量各异，个别视频清晰度尚不尽如人意。我们恳请各位读者及同道不吝指正，提出宝贵的意见及建议，使得我们在未来能够对本教材作出进一步的完善，力争使其真正成为住培医师成长路上的良师益友。

肖水芳　张　罗　高志强　唐安洲　潘新良　文卫平　刘　争

2020年3月

目　录

第一部分
总论

第二部分
各论

第一篇

住培考典

第一部分

总　论

第一章 耳鼻咽喉头颈外科学概述

耳鼻咽喉头颈外科学是由耳鼻咽喉科学逐步发展而形成的临床医学的二级学科，传统上分为耳科学、鼻科学、咽喉科学、气管食管科学三级学科。从20世纪50年代开始，美国出现了耳鼻咽喉科学的新三级学科——头颈外科学。随后，颅底外科、听觉、言语疾病科等三级学科相继出现，耳鼻咽喉科学的临床领域逐渐扩展。我国自2005年起，中华医学会耳鼻咽喉科分会更名为耳鼻咽喉头颈外科学分会，《中华耳鼻咽喉科杂志》更名为《中华耳鼻咽喉头颈外科杂志》，标志着我国耳鼻咽喉头颈外科发展进入了新的历史阶段。先进的科学技术带动了学科的综合发展，新理论、新技术和新方法层出不穷，人工听觉技术、鼻内镜外科技术、睡眠呼吸疾病综合治疗、头颈肿瘤综合治疗、鼻颅底和侧颅底肿瘤外科、嗓音医学、新生儿听力筛查技术和聋病发生机制研究，以及近年来迅猛发展的耳内镜外科技术等，取得了令人瞩目的成就。耳科学、鼻科学、咽喉科学、头颈外科学、小儿耳鼻咽喉科学的成熟，耳显微外科、耳神经外科、颅底外科、鼻内镜外科、喉显微外科、听力学、言语病理学、耳内科、睡眠医学等三级学科的出现，都标志着本学科正步入迅速发展的时期。

由于本学科涵盖众多涉及听觉、平衡、嗅觉、呼吸、吞咽、发声、言语等重要生理功能的组织器官，决定了其主要学科任务和发展方向不仅要提高患者的治愈率，还要在此基础上积极促进患者功能康复，显著提高生存质量。

一、耳科学

耳科学是发展最为迅速的亚专科之一，已发展为耳外科和耳内科两个主要分支。其中，随着高分辨率影像技术（CT和MRI）、神经监护设备、动力系统、介入及导航设备、人工听觉装置等技术的快速更新，耳外科实现了大跨越发展，已分化为现代耳显微外科、耳神经外科及颅底外科三个亚专业。

从20世纪50年代起双目显微镜的应用标志着现代耳显微外科的建立，耳显微外科包括主要针对慢性中耳炎的外耳道成形、鼓膜成形及听骨链重建等治疗，在彻底清除病灶的同时，更加注重听觉功能的保留和恢复，国内技术趋于成熟，成功率高，并发症少。耳硬化症、先天性中耳畸形等涉及镫骨的手术也是耳显微外科重要内容。目前足板小窗技术，CO_2激光足板开窗及足弓切断、植入活塞式人工镫骨等已广泛应用于临床。耳神经外科主要包括眩晕手术、听神经瘤手术、面神经手术、颞骨外科以及人工听觉植入技术等。手术仍是治疗难治性梅尼埃病的重要方法，内淋巴囊减压、前庭神经切断术、半规管堵塞术均能获得较好的眩晕控制率，且并发症少。人工听觉植入在耳神经外科中极具魅力，是近三十年来医学进步的重要标志之一，主要包括人工耳蜗植入、中耳植入、骨锚式助听器、听觉脑干、中脑植入等，适用于不同性质、不同程度听力障碍的治疗，从20世纪80年代初开始的人工耳蜗植入目前已使80余万的重度、极重度感音神经性听力损失患者不同程度的恢复了听觉及言语功能，听觉脑干植入的应用为双侧听神经瘤患者恢复听力带来了希望。目前，我国继首次成功为一例先天性听力障碍伴内耳畸形的患儿实施了儿童人工听觉脑干植入术后，又实施了多起儿童和成人人工听觉脑干植入术。侧颅底区域解剖复杂，有重要的神经血管结构，病理类型繁杂，曾被认为是手术禁区，而现代微创技术使大部分的桥小脑脚区、颞骨岩尖等侧颅底区域病变，能够通过合理的手术径路安全切除，侧颅底外科作为一个亚专业，在国内已日趋成熟并达到国际先进水平。另外，20世纪90年代起，随着耳内镜技术的进步，高清耳内镜开始出现，耳内镜突破原来的检查和辅助范畴，开始广泛应用于耳外科手术中。国内耳内镜外科起步相对较晚，但发展迅猛，近年来更是在国内各级医疗机构中掀起了耳内镜手术的热潮。

耳内科主要围绕听觉和平衡两大功能的解剖、生理病理、分子生物学机制和功能障碍的诊治开展基础和临床工作，多年来已在药物性、遗传性、噪声性、老年性、自身免疫性听力障碍、眩晕及各种中耳疾病等发病机制研究、治疗和预防方面取得了显著进展，耳聋的分子生物学研究已定位200余个遗传性聋基因。全国范围内开展的“中国突发性聋多中心临床研究”对突发性聋的规范化诊治发挥了重要作用。而针对大前庭水管综合征等常见遗传性耳聋的基因诊断及产前筛查是又一热点研究领域。此外，临床听力学和耳科基础研究也在近十年来发展迅速，为耳科的整体发展提供了理论和技术支撑，听力学已逐渐发展为耳鼻咽喉头颈外科的一个新的三级学科。

二、鼻科学

慢性鼻窦炎发病率高，影响人群众多。20 世纪 80 年代初提出的“慢性鼻窦炎的发生与窦口鼻道复合体病变密切相关”的观点，成为功能性内镜鼻窦外科的理论基础，并推动以慢性鼻窦炎、鼻息肉为主要治疗对象的现代鼻内镜外科技术快速发展，被称为鼻科学革命性进步。目前，对于慢性鼻窦炎的分型，除了以往的以伴或不伴鼻息肉进行临床分型，还出现了病理分型甚至分子标记物分型，为不同类型的鼻窦炎的精准治疗提供了依据，最近，《中国慢性鼻窦炎诊断和治疗指南(2018)》也已经发布，为一些临床常见问题给出了详细的指导建议。变应性鼻炎及鼻高反应性疾病的基础和临床的研究进展，以及新型抗变态反应药物的开发，使得该类疾病的治疗取得了显著进展。国内第一篇内镜鼻窦手术相关论文发表于 1991 年，此后在广大鼻科医师的共同努力下，鼻内镜外科不仅在全国范围内得到了蓬勃发展和成功推广，绝大多数基层医院都可开展鼻内镜临床工作，同时还不断向周边学科延伸。目前，内镜技术不仅应用于鼻腔、鼻窦等各类鼻科炎性病变清除及肿瘤切除手术，同时也应用于脑脊液鼻漏修补、前颅底肿瘤和垂体瘤切除、视神经减压、泪囊开放等鼻眼与鼻颅相关手术，鼻科学逐渐分支出鼻神经外科、鼻内镜外科、鼻眼相关外科、前颅底外科等，而计算机术中三维导航系统与鼻内镜手术的配合，使经鼻内镜外科技术日臻完善，推动了学科的整体进一步发展。此外，内镜技术还被应用于头颈肿瘤手术、耳科手术及其他侧颅底病变处理。可以说，内镜技术推动了整个学科的进步。

三、咽喉科学

咽喉科所涉及的组织器官与呼吸、吞咽、发声等重要功能密切相关。近十年来，国内咽喉科学的临床及其基础研究发展迅速，在传统咽科学与喉科学基础上，逐渐分出睡眠呼吸障碍疾病、嗓音医学、咽喉反流性疾病、吞咽障碍、气管支气管学、食管学等亚专业。其中，阻塞性睡眠呼吸暂停低通气综合征(obstructive sleep apnea hypopnea syndrome，OSAHS)的发病率逐年增高，发病机制、临床表现及诊治与多器官、多系统密切相关，成为国内外研究热点。多导睡眠图(polysomnography，PSG)监测是诊断的金标准，近年来国内研发的微动敏感床垫式睡眠监测系统可实现无干扰监测，有取代前者的趋势。自多平面阻塞的概念提出，Friedman 分级和 Müller 检查法、X 线头影测量、CT 或 MRI 测量及上气道食管压力测定技术、药物诱导睡眠内镜检查等被用于术前判断 OSAHS 阻塞平面及预测疗效；各种改良腭咽成形术(悬雍垂腭咽成形术、Z 型腭咽成形术等)、低温等离子射频消融术、同期或分期多平面手术等众多外科方法，为不同狭窄平面及阻塞因素所致 OSAHS 的治疗提供了多样化选择，此外，咽喉反流性疾病、吞咽障碍、喉气管狭窄等也得到人们的广泛关注，在临床和基础研究方面发展迅速。

四、头颈科学

为适应头颈部肿瘤治疗、外伤救治及其形态功能重建的需要，头颈外科与耳鼻咽喉科相融合，并随头颈肿瘤治疗观念的进步得到不断发展。近些年来，头颈肿瘤的治疗理念和方式发生了很大变化，头颈癌治疗更加强调在根治肿瘤的前提下保全喉和其他重要器官的功能，减少并发症并改善患者的生存质量。为实现这一治疗目的，需要包括头颈外科、显微外科、放疗科、肿瘤科、病理科、影像科以及康复医学科等多学科的共同参与，并强调综合治疗的应用、手术技术的改进和微创观念的加强。国内外近年来应用诱导化疗加同步放化疗治疗喉癌、下咽癌等，手术只用于肿瘤残留或复发病例的挽救治疗的综合治疗方案，在不影响患者生存率情况下提高了保喉率。对头颈癌早期发现和早期治疗、多学科团队共同参与的规范化治疗(multiple disciplinary team，MDT)、手术与放化疗结合的综合治疗是提高头颈部癌患者生存率的关键。而手术技术的提高、功能保全性治疗措施的应用以及修复技术的进步是提高头颈癌患者生存质量的重要因素。

五、嗓音医学

嗓音医学是发展迅速的新兴亚专科，嗓音功能评估是指导治疗和评价疗效的基础，需多方位评价体系进行综合分析才能全面评估嗓音状况。目前临床上主要采用主观听感知评估、自我评估、客观声学分析、声带振动特征评估、空气动力学检测、神经肌肉电生理学检查及影像学检查等,评估体系已逐步完善。以手术改善或恢复嗓音功能的嗓音外科概念自1962年首次提出后,随新技术、设备及理论的涌现,得到不断发展,其主要包括嗓音显微外科手术、喉框架手术、声带注射填充手术、神经修复手术和喉重建手术等。虽国内已广泛开展相关工作,但上述技术应用的适应证及手术操作仍待规范。

六、儿童耳鼻咽喉头颈外科学

儿童耳鼻咽喉及头颈等部位与成人在解剖及生理方面存在显著不同,导致部分相同疾病在其病因、病理生理机制、诊断、以及治疗等方面亦存在差异,这也要求我们不仅要掌握疾病相关的知识、操作、用药、以及外科技巧外,更要充分理解儿童生理心理及成长发育对疾病的影响及其鲜明的特殊性。近年来儿童耳鼻咽喉头颈外科学作为独立的亚学科在我国逐渐得到重视,2007年中华医学会耳鼻咽喉头颈外科学分会亦成立了小儿学组,以更好地推动我国此专业亚科的进一步发展。在临床中,我国目前多种儿童疾病的诊治逐渐规范化,包括先天性聋、喉气管疾病、OSAHS、反流性疾病、分泌性中耳炎、以及头颈部肿瘤等,并体现出了其一定的特殊性,耳鼻咽喉头颈外科相关的基础及临床研究也得到了极大的进展。未来这一新兴的亚学科必将愈来愈得到重视及蓬勃的发展。

七、听力学

听力学是在耳科学基础上伴随着生物学,生理学,物理学,医学,电声学,计算机技术,语言学等学科的发展而发展起来的一门新兴交叉学科,在我国目前从属于耳鼻咽喉头颈外科。早期听力专业主要服务临床听力诊断,助听器验配和助听后康复教育等听力康复工作多由非医疗机构完成,相应的听力学知识和技术在领域内因需求不同而各有侧重。近年来随着助听技术的发展,无论从诊断听力学还是康复听力学都得到了迅猛发展,并逐渐融入临床需求。听力诊断技术由基本的纯音测听、声导抗技术发展到一系列主观行为测听和客观电生理检测以及听觉言语行为评估问卷等,使得听力评估特别是儿童听力评估更精准。主观行为测听包括纯音测听、儿童行为观察、儿童视觉强化测听、儿童游戏测听以及言语测听等;客观电生理检查包括声导抗、耳声发射、脑干诱发电位、听觉稳态诱发电位以及皮层诱发电位等,实现听力评估的定性、定量和定位诊断。听觉言语行为评估问卷是人工耳蜗植入后儿童听觉语言发展评估的重要工具,是对婴幼儿主客观听力评估的重要补充。除了干预前听力学评估和干预后效果评估外,听力术中监测技术在耳外科手术中得到应用,以评估术中听力保护、听力干预或听力重建的效果,如听神经瘤术中听力保护应用耳蜗电图监测、人工耳蜗术中听力干预效果应用eABR或eCAP监测、中耳炎鼓室成形术中听力重建效果应用ABR或ASSR监测等。包含眼震电图、前庭肌源性诱发电位、甩头实验等技术的前庭功能检测和耳鸣相关评估等也是听力学检测的重要组成部分。

听力学与耳科学紧密相关,许多耳科疾病的诊断和认识离不开听力检测,如耳硬化症、听神经病等;耳科疾病的治疗需要兼顾听力,如中耳胆脂瘤、听神经瘤等;听力相关问题也需要耳科干预,如传导性听力损失的耳外科手术,极重度听力损失的人工耳蜗植入等;耳内科的发展离不开听力诊断和康复的规范。从1995年我国第一例人工耳蜗植入,到目前全国已完成8万余例,人工耳蜗植入工作极大地推动了我国听力学从诊断到康复更全面的发展,随着互联网、云计算和人工智能等技术的发展,听力诊断和干预康复将更方便于临床患者。

纵观耳鼻咽喉头颈外科的发展历程,我们深刻地认识到,作为涉及重要功能最多的学科,其临床诊疗发展的总趋势越来越强调要在去除病变的基础上保留重要功能,改善患者生存质量。为此目标,应以精准医疗、循证医学与微创观念为前提,加强多中心、多学科合作,逐步有序地开展前瞻性、多中心临床与基础研究,并进一步强化专科继续医学教育,提高诊疗行为的专业化及规范化,从而不断提高我国耳鼻咽喉头颈外科的整体研究和诊疗水平。

(肖水芳)

第二章　耳鼻咽喉头颈外科临床用药原则

耳鼻咽喉头颈外科临床用药包括全身及局部用药。耳鼻咽喉各器官属人体自然孔道，其直接与外界相通，这就为治疗时的局部用药提供了方便的途径；而在一些疾病的治疗中，局部用药已成为治疗的主要途径。但不论是全身用药还是局部用药，都必须遵循一定的原则，讲究正确的用药方法，以取得良好的疗效。

第一节　全身用药原则

一、抗生素

（一）抗生素种类

1. 青霉素类　主要对革兰氏阳性菌、革兰氏阴性球菌敏感。在颈部间隙感染灶、脓肿和有炎症的中耳、鼻窦渗出液中其浓度足以抑制多数细菌。现青霉素类抗生素应用较少。

2. 头孢菌素类　具有抗菌作用强、抗菌谱广、耐青霉素酶、临床疗效高、毒性低、过敏反应较青霉素类少等优点。头孢菌素类一般经肾脏排泄，易透过胎盘，多数药物半衰期为0.5~2.0h，但头孢曲松可达8h。根据抗菌谱、抗菌强度、肾毒性及对β-内酰胺酶稳定性将其分为四代。

（1）第一代头孢菌素：对革兰氏阳性菌作用强，对革兰氏阴性菌作用差。包括头孢氨苄、头孢唑啉、头孢羟氨苄等。口服药物主要用于轻及中度呼吸道感染、颌面部软组织感染。

（2）第二代头孢菌素：对革兰氏阴性菌作用强，对革兰氏阳性菌作用弱，对厌氧菌有一定作用，对铜绿假单胞菌无效。包括头孢呋辛、头孢替安、头孢呋辛酯、头孢克洛等。用于治疗大肠杆菌、肺炎球菌、流感杆菌、克雷伯杆菌、变形杆菌所致的感染。

（3）第三代头孢菌素：对革兰氏阴性菌包括铜绿假单胞菌、厌氧菌、肠杆菌作用强，对革兰氏阳性菌作用不及第一、第二代。可透过血脑屏障，故可用于治疗革兰氏阴性杆菌脑膜炎。注射用药有头孢噻肟、头孢唑肟、头孢曲松、头孢他啶、头孢哌酮等。口服用药有头孢克肟、头孢地尼等。

（4）第四代头孢菌素：对革兰氏阳性菌及革兰氏阴性菌均为高效。可用于对三代头孢耐药的细菌感染。有头孢匹罗、头孢吡肟、头孢利定等。

3. 大环内酯类　用于需氧革兰氏阳性菌、革兰氏阴性菌和厌氧球菌感染的首选药，作用机制主要是抑制细菌蛋白的合成。该药可分布到除脑脊液外的各种体液和组织。大环内酯类通常为抑菌作用，高浓度时有杀菌作用，适用于轻、中度感染，一般不宜作为严重感染的主要用药。

（1）红霉素：抗菌效力不及青霉素类。可用于耐青霉素的金黄色葡萄球菌感染和对青霉素过敏人群。

（2）克拉霉素：抗菌活性强于红霉素，不受进食影响。口服0.25~0.50g/次，2次/d。

（3）阿奇霉素：因增加了对革兰氏阴性菌的抗菌作用，其抗菌谱较红霉素广，对革兰氏阴性菌的抗菌活性强于红霉素。相对于其他大环内酯类药物的抑菌作用，该药可对某些细菌表现出快速的杀菌作用。其药物半衰期长，达35~48h，每日仅需给药1次。口服0.5g/次，1次/d。

4. 氨基糖苷类　主要对需氧革兰氏阴性杆菌具有强大的抗菌活性，对耐甲氧西林金黄色葡萄球菌（MRSA）、耐甲氧西林表皮葡萄球菌（MRSE）也有较好的抗菌活性，对革兰氏阴性球菌作用差。该类药物有新霉素、链霉素、庆大霉素、卡那霉素、妥布霉素、阿米卡星。应用氨基糖苷类药物时要注意其显著的肾毒性和耳毒性。其耳毒性包括前庭神经和听神经的损伤，特别是对个别携带药物性耳聋易感基因者应用此类药物应更加慎重，故应用前应行相关基因筛查。庆大霉素、妥布霉素在应用时也应注意监测听力改变和肾功能，此类药物可通过胎盘屏障而影响胎儿。

5. 喹诺酮类 现常用氟喹诺酮类，属第三代喹诺酮类药物。该类药物为广谱杀菌药物，其抗菌活性强、口服用药方便、与其他药物少有交叉耐药。因氟喹诺酮类对脑膜炎奈瑟菌的杀菌作用强，且其在鼻咽分泌物中浓度高，故可用于鼻咽部带菌者的细菌根除治疗。常用药物有氧氟沙星、左氧氟沙星、环丙沙星、洛美沙星、莫西沙星、加替沙星、吉米沙星等。该药对关节软骨有损害作用，儿童用药可出现关节肿痛，故儿童不宜应用。

6. β-内酰胺酶抑制剂 针对致病菌能产生的β-内酰胺酶发挥药物作用，该药可与细菌内的β-内酰胺酶形成不可逆化合物，进而抑制β-内酰胺酶活性。该药本身只有较弱的抗菌活性，应用时需配伍抗生素联合使用，对不产酶的细菌无作用。常用药物主要有：

(1) 克拉维酸：抗菌活性低，与β-内酰胺类抗生素合用，不可透过血脑屏障。如阿莫西林/克拉维酸，替卡西林/克拉维酸。

(2) 舒巴坦：抗菌作用略强于克拉维酸，与氨苄西林合用，舒巴坦0.5~4.0g，氨苄西林1.0~8.0g，每日分3~4次静脉给药。与头孢哌酮组成复方制剂，称为舒普深。

7. 其他抗生素

(1) 林可霉素与克林霉素：克林霉素是林可霉素的半合成衍生物，但因其抗菌活性、临床疗效、口服吸收优于后者，故临床常用。主要用于各种厌氧菌所致感染及金黄色葡萄球菌引起的骨髓炎，也适用于对青霉素和头孢菌素过敏者的各种链球菌所致的咽喉炎、中耳炎等。

(2) 多肽类抗生素：包括万古霉素类、多黏菌素类、杆菌肽类。万古霉素类对革兰氏阳性菌有强大的杀菌作用，用于对多重耐药的耐甲氧西林金黄色葡萄球菌引起的严重感染。该药只可静脉给药，药物可透过胎盘，不易透过血脑屏障及血眼屏障，大部分经肾脏排出。该药有严重的耳毒性和肾毒性。

(二) 抗生素的合理应用

1. 抗生素使用的一般原则 合理使用抗生素是减少细菌耐药性的有效措施。合理使用抗生素系指在明确指征下选用适宜的抗生素，采用适当剂量和疗程，同时采取其他措施增强患者的免疫力，防止各种不良反应的发生。

(1) 及早确立病原学诊断，尽可能在病变组织中分离和鉴定病原菌，并做体外药敏试验。

(2) 对于急需治疗的感染，在获得病原菌鉴定和药敏试验结果前，可根据临床经验及统计学概率推测可能致病菌来选用合适的抗生素。

(3) 选用抗生素，一方面应主要从抗菌特点、组织分布和安全性考虑；另一方面还应考虑到患者的个体情况，因不同人群其脏器病理生理状况不同，药物在体内的代谢、排出途径也不同，故选用药物应注意。

(4) 严格控制预防用药。

2. 抗生素的治疗性应用 抗生素在临床上的治疗性应用应限于清除细菌感染灶中的细菌。耳鼻咽喉头颈外科所涉及的细菌性感染性疾病多为常见病与多发病，其应用方法如下：

(1) 急性化脓性感染的序贯治疗：序贯治疗是指在感染的初期采用静脉给药，待临床症状基本稳定或改善后，改为口服给药方式。序贯治疗的基本原则是采用同类抗生素或抗菌谱相仿的不同类药物分两阶段进行治疗。

(2) 重度感染：包括严重的颈部间隙感染和感染性颅内并发症。必须采取快速、足量给药，如临床效果欠佳，可在用药后48~72h考虑调整用药。

(3) 病毒感染和病因或发热原因不明者：除病情危重或高度怀疑细菌感染外，不宜轻易采用抗菌药物，以免掩盖真实病情而贻误治疗。

3. 外科手术抗生素的预防性应用 耳鼻咽喉头颈外科手术既有清洁手术（如中耳手术、内耳手术、甲状腺手术），也有污染手术（如颈部间隙脓肿切开引流、化脓性中耳乳突炎的乳突根治术），还有直接与外界暴露的手术区域含菌量较多的手术（如口咽部手术、鼻腔手术、喉部手术）。对于无菌清洁手术，抗生素的预防性应用多主张在手术开始前30min内输注足量抗生素，如手术时间超过6h，术中应再次给药；术后可继续给药至48~72h。如手术部位原有感染或手术区域含菌量较多，则术后可用药数日。因此，针对手术的预防性用药的使用，应根据具体情况作出恰当决策。

二、糖皮质激素

糖皮质激素是由肾上腺皮质中的束状带分泌的一类甾体激素，主要为皮质醇，具有调节糖、脂肪和蛋白质的生物合成及代谢的作用，还具有抑制免疫应答、抗感染、抗病毒、抗休克作用。在耳鼻咽喉头颈外科应用于急性会厌炎、喉水肿、特发性突聋等急症的治疗中。

1. 氢化可的松　短效糖皮质激素，血浆半衰期为 8~12h。是天然存在，也可人工合成的糖皮质激素。具有免疫抑制、抗病毒、抗休克作用及一定的盐皮质激素活性，并有保水、保钠及排钾的作用。

2. 泼尼松　口服，用于重症变应性鼻炎、鼻息肉或阿司匹林耐受不良三联征患者。成人 30~40mg/d，服用 1 周后每日递减 5mg。有消化道溃疡、结核病、高血压、糖尿病者慎用。

3. 甲泼尼龙　口服，用于变应性鼻炎、鼻息肉治疗，成人 0.4mg/(kg·d)。在某些急症治疗中，采用肌内注射或静脉给药，以期快速起效。

4. 倍他米松　临床可用于感音神经性聋的治疗，是由一种高度溶解性和一种低溶解性的倍他米松酯类构成的复合剂，具有抗感染、抗风湿和抗过敏的功效。全身给药大多数情况下，开始剂量为 1~2ml，必要时可重复给药。

5. 地塞米松　用于急重症感染的中毒性休克、急性会厌炎和呼吸道变态反应如哮喘的急性发作、过敏性喉水肿等，需注射给药，每次成人 10~20mg。

等效口服剂量：氢化可的松 20mg= 泼尼松 5mg= 甲泼尼龙 / 美卓乐 4mg= 倍他米松 / 得宝松 0.6mg= 地塞米松 0.75mg。

三、抗组胺药

根据药物对中枢神经系统的影响，可将抗组胺药物大致分为镇静作用显著的第一代抗组胺药物和相对无镇静作用的第二代抗组胺药物。

1. 第一代抗组胺药　有较明显的镇静、嗜睡作用，也具有抗胆碱能作用，表现为困倦、耐药、作用时间短、口干、视力模糊、尿潴留等。从事精密机械操作、司乘、警卫等人员应慎用。常见药物有苯海拉明、氯苯那敏、异丙嗪。

2. 第二代抗组胺药　这类抗组胺药物药效时间较长，且中枢镇静作用小，对鼻痒、打喷嚏、流清涕治疗效果好。常见药物有西替利嗪、氯雷他定、左卡巴斯汀、咪唑斯汀。

3. 新三代抗组胺药　左西替利嗪、地氯雷他定等。其除拮抗 H1 受体外，对其他炎症因子亦有较强抑制作用，且副作用更小。

四、减充血药

用于感染性和变应性疾病引起的鼻塞。分为口服和鼻喷，应用时间不得超过 7d。口服有伪麻黄碱和苯丙醇胺。鼻喷目前使用的是羟甲唑啉，有成人和儿童剂型之分，该药效持续时间长，每日使用 1~2 次即可维持全天的鼻腔通畅。

五、血管扩张改善微循环药

血管扩张改善微循环药在耳鼻咽喉头颈外科中常常应用于眩晕、耳鸣、突发性耳聋等疾病中。常用药物有：

1. 钙通道阻滞剂

(1) 氟桂利嗪：高选择性作用于脑血管，防止脑血管收缩，保护脑细胞，对迷路有直接抑制作用，可用于血管性眩晕及末梢微循环障碍引起的眩晕。口服 5~10mg/ 次，每晚 1 次，一般疗程为 3 个月。

(2) 尼莫地平：既作用于脑血管也作用于心血管系统，对脑血管及脑神经元的作用与氟桂利嗪相似，口服 30mg，2~3 次 /d。

2. 组胺衍生物　倍他啶口服 4~8mg/ 次，3 次 /d；敏使朗(甲磺酸倍他司汀)，口服 6~12mg/ 次，3 次 /d。

3. 中药

常用药有天麻素：天麻素具有较好的镇静和安眠作用，中药天麻可治疗头痛眩晕、肢体麻木。临床应用于治疗椎-基底动脉供血不足、前庭神经元炎、眩晕。静脉滴注，每次 0.6g，1 次 /d。

4. 巴曲酶 能降低纤维蛋白原，起到改善微循环的作用，主要用于全频下降型或全聋型突发性聋，但需住院动态监测患者纤维蛋白原变化。

5. 银杏叶制剂 临床用于治疗耳鸣及感音神经性聋，心、脑血管疾病。口服，每次 30~40mg，3 次 /d；肌内注射，每次 7~15mg，1~2 次 /d；静脉滴注，每次 87.5~175mg，1 次 /d。

6. 前列地尔（前列腺素 E1） 可用于治疗耳鸣、感音神经性聋。成人 1~2ml（前列地尔 5~10μg）+10ml 生理盐水（或 5% 的葡萄糖）缓慢静脉注射或入小壶缓慢静脉滴注，1 次 /d。

六、抗眩晕药

抗眩晕药种类多样，主要为对症治疗药物，同种疾病患者个体间药物疗效反应不完全相同。

1. 前庭神经抑制剂 主要为第一代抗组胺药，常用药物有地西泮、苯海拉明、异丙嗪。

2. 抗胆碱能药物 抗胆碱能药物可减少前庭神经核的神经元兴奋性，同时抑制前庭神经的刺激，如东莨菪碱、山莨菪碱和阿托品。

3. 钙通道阻滞剂 常用药物氟桂利嗪，见前述。

4. 组胺衍生物 常用药物甲磺酸倍他司汀，口服 6~12mg/ 次，3 次 /d。

5. 银杏叶制剂 见前述。

七、黏液促排剂

黏液促排剂可降低分泌物黏稠度，促进呼吸黏膜纤毛活动，有利于黏性分泌物排出。该类药物应用于呼吸道炎症，也可用于鼻部术后促进纤毛功能恢复。

1. 桃金娘科树叶标准提取物 成人每次 0.3g，2~3 次 /d。

2. 盐酸溴环己胺醇（盐酸氨溴索） 成人每次 30mg，2~3 次 /d。

3. 羧甲司坦 成人每次 0.5g，3 次 /d。

八、免疫增强剂

1. 卡介菌多糖核酸注射液 具有多种免疫活性的物质，通过调节机体免疫系统，激活单核巨噬细胞功能，稳定肥大细胞，减少脱颗粒释放活性物质，从而提高机体免疫力和抵抗力。应用于变应性鼻炎、恶性肿瘤放化疗后。

2. 核酪 主要成分为核酸水解物、酪蛋白水解物及多种氨基酸。

3. 其他类 左旋咪唑、干扰素、胸腺素、转移因子、组胺球蛋白、丙种球蛋白。

九、质子泵抑制剂

质子泵抑制剂（proton pump inhibitor，PPI）是目前抑制胃酸分泌作用最强的一类药物，其在入血后可弥散进入胃壁细胞并与 H^+-K^+-ATP 酶相结合（质子泵），抑制由此酶驱动的 H^+ 分泌阻断胃酸分泌的最后通道。目前临床常见的 PPI 类药物包括奥美拉唑、兰索拉唑、雷贝拉唑、泮托拉唑、以及艾司奥美拉唑等，其传统的适应证包括反流性食管炎、消化性溃疡、上消化道出血、以及幽门螺杆菌感染等。近些年来随着对咽喉反流性疾病（laryngopharyngeal reflux disease，LPRD）认识的增加及研究的积累，有大量的临床证据显示此类药物的应用可显著缓解 LPRD 相关的症状及体征，且被认为是此类疾病治疗的首选药物，此外，由于其在症状缓解方面相对于其他药物具有显著优势，PPI 试验性治疗亦被推荐可作为 LPRD 的诊断方法之一，我国 2015 年的专家共识建议 PPI 试验性治疗的时间为 8 周。在临床治疗 LPRD 方面，PPI 类药物的应用要点包括以下方面：①使用时间建议为饭前 30~60min；②频次建议为每日两次，因所有的 PPI 类药物最长抑酸时间均 <16.8h；③治疗时程可为 2~3 个月，最长可达 6 个月，但如果第 1~2 个月症状无任何改善，不建议继续使用；④如需长期使用，为避免不良反应，可每 6 个月交替更换 PPI 与组胺 H2 受体阻滞剂，重症患者可联合 PPI 及组胺 H2 受体阻滞剂。

十、抗 IgE 单抗生物制剂

抗 IgE 单抗生物制剂是一类能够选择性结合 IgE 的重组人单克隆抗体，奥马珠（Omalizumab）单抗是目前唯一已应用于临床的此类药物。抗 IgE 单抗生物制剂可结合循环中游离的 IgE，抑制其与肥大细胞及嗜碱性粒细胞等效应细胞表面 IgE 高亲和力受体（FcεRI）的结合，导致游离 IgE 水平的降低，并可导致肥大细胞、嗜碱性粒细胞、以及树突状细胞等细胞表面 FcεRI 表达的下调及 FcεRI 复合物的降解，起到增加细胞膜稳定性、减少循环和组织中嗜酸性粒细胞数量、以及抑制炎症介质释放等作用，因此可阻断变态反应并有效控制变态反应的症状。抗 IgE 单抗生物制剂是治疗Ⅰ型变态反应性疾病的方法之一，目前可被应用于过敏性哮喘及过敏性鼻炎的治疗。

十一、程序性死亡分子 1 及其配体抑制剂

程序性死亡分子 1（programmed death-1，PD1）是一种免疫检查点的负性调控因子，PD1 与其配体结合可诱导活化的淋巴细胞凋亡，从而在自身免疫耐受和防止自身免疫性疾病中起到重要作用。多种人类肿瘤细胞表面可过度表达程序性死亡分子配体 1（programmed death-1 ligand，PD-L1），PD-L1 可与 T 细胞表达的 PD-1 识别产生抑制信号，使激活的 T 细胞丧失活性，导致机体抗肿瘤免疫能力的下降及肿瘤免疫逃逸的发生，从而促进肿瘤的进展。PD1 或 PD-L1 抑制剂在机体内可阻断 PD-1/PD-L1 信号通道，解除抑制信号并使 T 细胞恢复抗肿瘤效力，属于肿瘤免疫治疗的范畴。目前已用于临床的 PD1/PD-L1 抑制剂有多种，且已有数据证实此类药物的应用可使多种类型的恶性肿瘤患者受益，如黑素瘤、血液系统肿瘤、以及包括头颈部肿瘤在内的多种晚期实体肿瘤等。PD1/PD-L1 应用的适应证当前并不完全明确，但有证据显示高表达 PD-L1 的患者接受此治疗获益的可能性更大，目前的研究热点主要在于进一步探讨其适应证以及其与其他治疗联合应用的临床价值，比如放化疗及其他靶向药物等。

第二节　局部用药原则

一、局部麻醉剂用药原则

在耳鼻咽喉头颈外科的临床工作中，不少检查和治疗需要使用局部黏膜麻醉药，它可在患者意识清醒条件下局部可逆性地阻断神经冲动的发生和传导。但应注意该类药物的毒性作用，防止可能出现的中毒、休克甚至死亡，故应谨慎用药。

1. 普鲁卡因　早期的酯类局麻药。其对皮肤、黏膜穿透力弱，故需注射给药。为降低毒性、延长作用时间，常加入少量肾上腺素混合使用，作用时间可延长 1~2h，常用浓度为 1%~2%。

2. 丁卡因　又称地卡因，是常用的黏膜表面麻醉剂。局部麻醉作用比普鲁卡因强 10~15 倍，其毒性也相应增强，过量或对其过敏者严重时可致死亡，故用量一次不超过 60mg。常用浓度为 1%~2%。丁卡因黏膜穿透能力强，作用迅速，鼻部手术时用 1%~2% 丁卡因棉片或纱条，内加滴 1∶1 000 肾上腺素，稍加挤干后填于鼻腔黏膜表面各处，15min 后取出即可达到麻醉效果。棉片过湿，则用量大，且易被患者咽下吸收，引起中毒。丁卡因毒性大，不可注射给药。

3. 利多卡因　局麻作用和穿透力比普鲁卡因强，组织弥散较快而广，安全范围大。常用于浸润麻醉和神经传导麻醉阻滞，常用浓度分别为 0.5%~1% 和 1%~2%。成人用量一次不超过 0.2g。

4. 鼓膜麻醉剂　苯酚、可卡因、薄荷脑各等量。可卡因借助苯酚破坏鼓膜表皮层的作用，达到鼓膜深层，充分发挥对鼓膜的麻醉作用。用于鼓膜穿刺、切开或贴补前的表面麻醉。用时以细卷棉子蘸取鼓膜麻醉剂少量，只涂于鼓膜穿刺或切开部位，不可扩大范围。

二、耳部用药原则

耳部器官狭小深在、结构精细，鼓膜菲薄，中耳黏膜细嫩，有敏感神经分布，与内耳淋巴液有前庭窗、圆窗薄膜相隔。耳部用药应用前应：①先清洁外耳道；②选用呈弱酸性的滴耳剂，有腐蚀作用的药物不可随意在

耳内使用；③滴耳液使用前应用手适当加温；④鼓膜穿孔者应考虑滴耳液的弥散作用；⑤一般不宜使用粉剂；⑥可致内耳损伤的耳毒性药物如链霉素、庆大霉素、新霉素等配制的滴耳剂不宜使用。

1. 5%碳酸氢钠甘油滴耳液(耵聍水)　有软化耵聍、痂皮的作用。用于外耳道耵聍栓塞，每日5~6次，每次数滴，2~3d后待耵聍软化时冲洗外耳道。

2. 3%过氧化氢洗耳液　具有消毒、清洁、除臭作用，用于急慢性化脓性中耳炎的清洁、洗耳。每次数滴，滴后再用耳用棉签将泡沫擦净。2~3次/d。

3. 0.3%氧氟沙星滴耳液　用于鼓膜炎、外耳道炎、化脓性中耳炎，每次3~5滴，2~3次/d。鼓膜穿孔的儿童不宜使用。

4. 氯霉素滴耳液　用于急、慢性化脓性中耳炎滴耳，每次2~3滴，3次/d。

5. 硼酸酒精滴耳液　用于急慢性外耳道炎、鼓膜炎。有消毒、止痒及防腐作用，可促使耳道分泌物呈酸性，阻止细菌生长繁殖。滴耳或涂擦耳道，每次1~2滴，3~4次/d。

6. 联苯苄唑溶液　本品为咪唑类抗真菌药，用于真菌性外耳道炎，涂于患处，每晚1次，2~4周为1个疗程。

三、鼻部用药原则

鼻部用药时药液应不严重影响鼻黏膜纤毛功能。鼻黏膜表面黏液pH在5.5~6.5，所用药液应与此相适应且等渗。鼻黏膜表面积大(约150cm^2)，黏膜下丰富的血管网对药物吸收能力强，故局部用药应考虑到药物对于全身的副作用。使用鼻部药物应采用正确体位和方法。

1. 鼻内抗生素　前已提及鼻内不宜使用抗生素类药物，但对于萎缩性鼻炎、鼻硬结症、不动纤毛综合征、卡塔格纳(Kartagener)三联征(鼻窦炎、支气管扩张和内脏转位)等疾病，由于鼻黏膜表面黏液纤毛功能障碍，黏膜表面易结痂，细菌得以在痂皮下滋生，此时可考虑局部应用抗生素。莫匹罗星用于鼻前庭感染，可有效地清除鼻前庭耐药的金黄色葡萄球菌。链霉素、庆大霉素用于治疗萎缩性鼻炎；利福平用于治疗鼻硬结症。

2. 抗组胺药　鼻喷剂氮䓬斯汀、左旋卡巴斯汀每次2喷，2~3次/d，用于变应性鼻炎。此类药液喷入鼻腔后15~30min见效。

3. 糖皮质激素　鼻喷激素现已成为治疗变应性鼻炎、鼻息肉的一线药物，也是治疗慢性鼻窦炎的主要手段。应用时应严格按照剂量，掌握正确鼻喷剂的使用方法。常见用药：二丙酸倍氯米松、曲安奈德、布地奈德、丙酸氟替卡松、糠酸莫米松等。二丙酸倍氯米松临床应用最早，但由于其较高的生物利用度，已逐渐被新一代的鼻喷激素所取代。鼻用激素晨起喷用吸收效果佳，一般每次2喷，1~2次/d。

4. 减充血剂　减充血剂的临床效用主要是解除鼻塞，改善鼻腔通气引流。

(1)1%麻黄素滴鼻液：小儿用0.5%浓度，收缩鼻黏膜血管，改善鼻腔通气，促进鼻窦引流。用于严重鼻塞者，每次2~4滴，3次/d，小儿临睡前禁用以防睡眠不佳。

(2)羟甲唑啉滴鼻液：血管收缩作用强而持久，继发性血管扩张作用较轻。3岁以下儿童不推荐使用，3~6岁儿童应减量使用。

5. 肥大细胞稳定剂　色甘酸钠滴鼻剂、尼多克罗，用于预防过敏症状发作。季节性变应性鼻炎患者可在花粉期前一周开始应用。

6. 黏膜刺激药　复方薄荷樟脑滴鼻剂、复方鱼肝油滴鼻剂、液状石蜡滴鼻剂。用于治疗干燥性鼻炎，萎缩性鼻炎。

四、咽喉部用药原则

咽喉部应用神经敏感、刺激性强的药物易引起咽反射。咽喉部空气流量大，不宜长期用粉末制剂以防加重咽部干燥感。抗生素类药物不宜长期局部应用，以防出现耐药菌株和真菌感染。

1. 含漱剂　每次含漱应尽量维持较长时间，含漱后吐出，不可咽下。含漱剂主要作用有：消毒、杀菌、保持口腔和咽部清洁；湿润咽部，使分泌物易排出。常用药物包括复方硼砂溶液、口泰漱口液、呋喃西林溶液。每日分次含漱。

2. 含片　具有消肿止痛、清咽利喉、抗炎解毒的作用。常用药物有：复方草珊瑚含片、西瓜霜含片、银黄含片，含服，1~2 片 / 次，每日数次。

3. 喷剂　用于急慢性咽喉炎、扁桃体炎、口腔溃疡等。常见药物有：开喉剑喷雾剂、金喉健喷雾剂，具有清热解毒、消肿止痛功效，喷咽，3~4 次 /d。

4. 雾化吸入剂　用于急性咽喉炎症。吸入布地奈德溶液可促使炎性肿胀消退，应用时将 2mg 药液放入雾化吸入器吸入，1~2 次 /d，一次雾化时间不宜超过 15min，连续应用不应超过 10 日。雾化吸入结束后勿忘漱口，清除口内残存激素以减少继发口腔或呼吸道真菌感染的机会。

耳鼻咽喉头颈外科临床用药原则习题

（肖水芳）

第二部分
各　论

第一篇　耳科学

第三章　先天性耳畸形

第一节　先天性耳前瘘管

疾病概要

先天性耳前瘘管(congenital preauricular fistula)是一种常见的先天性外耳疾病，为第1、第2鳃弓的耳廓原基在发育过程中融合不全所致，多为单侧，少数为双侧，女性多于男性。一般无症状，感染时出现局部红肿热痛，需抗感染治疗，感染控制后应手术切除瘘管，否则感染易复发。

【主诉】

右耳轮脚前软组织反复红肿疼痛伴间歇性流脓1年。

【印象诊断】

问题　根据主诉，应考虑哪些疾病？最有可能的诊断是什么？

思路　因患者主诉为耳轮脚前局部反复红肿疼痛伴流脓1年，应首先考虑为局部感染性疾病。耳轮脚前局部感染的原因常见为先天性耳前瘘管、外伤、淋巴结炎等。其中先天性耳前瘘管感染的可能性较大。

【问诊和专科检查】

问题　根据主诉，在问诊和查体中需要注意哪些专科要点？

思路

1. 先天性耳前瘘管伴感染多见于儿童和青少年，女性多于男性。
2. 询问患者局部感染发生前耳轮脚前有无瘘口、分泌物及臭味。有无瘘口挤压、外伤、感冒史。
3. 询问患者局部感染是初次发生还是已多次发生，此次发生感染已持续时间和接受的治疗。
4. 既往诊疗经过，此前发生感染后已接受的治疗措施，以及慢性疾病史；是否有糖尿病、心脑血管疾病、外伤手术史、传染病史等。
5. 专科检查时，需注意局部感染灶的位置、范围，有无波及耳廓、外耳道等，有无瘘口、瘘口的位置、有无手术瘢痕也很重要。常规需检查外耳道及鼓膜，排除其他疾病。
6. 注意全身情况的检查。

病史问诊　患儿女，11岁，出生后1个月余，母亲为其洗澡时发现右耳轮脚前皮肤有一小孔，周围无红肿，无分泌物，触之无哭闹，未就诊。1年前患者出现右耳前皮肤经常有痒感，其母发现右耳轮脚前皮肤小孔有少许白色皮脂样物溢出，微臭，挤压小孔及周围皮肤，数天后出现右耳前红肿疼痛，在家服用消炎药(药名不详)1周无效，右耳前红肿疼痛加重。到当地医院门诊，诊断为“右耳前脓肿”，给予消炎、脓肿切开引流、局部换药等治疗后痊愈。近1年来右耳前软组织不明原因多次出现红肿疼痛，局部皮肤溃烂，有脓液流出，消炎治疗、切开引流后可以好转，为求彻底诊治来诊。患者右耳前红肿疼痛时一般不伴有畏寒、发热及其他不适。无恶心、呕吐。无其他系统性疾病，无结核病史，无其他手术外伤史。

专科检查　双耳廓无畸形，乳突区无红肿及压痛，双外耳道及鼓膜未见异常；右耳前皮肤约 1.0cm 长纵向手术切口，瘢痕形成，少许溃疡，有脓性分泌物，瘢痕上缘右耳轮脚前皮肤见针尖样瘘孔，周围皮肤及软组织无明显肿胀（图 3-1）。

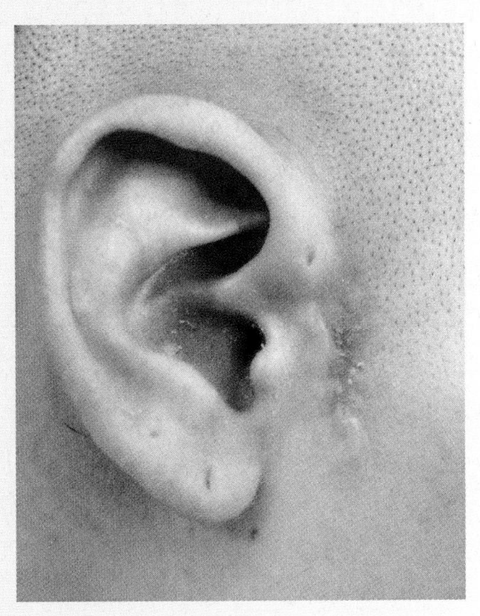

图 3-1　先天性耳前瘘管感染并脓肿形成切开引流后

【辅助检查】

问题　为进一步明确诊断和治疗，此时还需要进行何种检查？

思路　结合病史及专科检查，先天性耳前瘘管的诊断不难，需常规检查血象、脓性分泌物送细菌培养和药敏试验，这有助于治疗方案的制订。

辅助检查结果　血常规检查：无明显异常。分泌物细菌培养：链球菌。药敏试验：对青霉素、头孢硫脒等敏感。

【病情分析】

问题　患者右耳前软组织为何多次感染？

思路　患者出生后即被发现右耳轮脚前存在瘘口，可以考虑为先天性，10 岁前无不适症状，故无须就诊。1 年前右耳轮脚前瘘口出现少许灰白色分泌物，微臭，其母错误地采取挤压瘘口清洁的措施，导致瘘口初次感染，局部脓肿形成，当地医师采取脓肿切开引流、抗感染、局部换药等治疗措施后，右耳轮脚前软组织感染控制，症状消失，说明当时治疗措施得当。但因各种不明因素的影响，患者未在耳前软组织急性感染控制后及时接受瘘管切除手术，瘘管继续存在，初次感染治疗后，因瘢痕等原因致瘘口狭窄，瘘管管壁被覆鳞状上皮，有毛囊、汗腺、皮脂腺等，瘘管内脱落上皮及分泌物不易排出，易发生感染，故该患者近 1 年耳前软组织反复多次感染。

知识点

先天性耳前瘘管的病理

先天性耳前瘘管为一狭窄的盲管，深浅长短方向不一，可呈分支状，管腔内壁被覆鳞状上皮，有毛囊、汗腺、皮脂腺等，瘘管内脱落上皮及分泌物不易排出时，易发生感染，感染可以导致急性炎症和慢性感染病灶。

问题　本病例的诊断及其诊断依据是什么？

思路　根据患者出生后即被发现右耳轮脚前存在瘘口，近 1 年右耳前软组织不明原因多次出现红肿疼痛，局部皮肤溃烂，有脓液流出，消炎治疗、切开引流后可以好转的病史，查体见右耳前皮肤约 1.0cm 长纵向手术切口，瘢痕形成，少许溃疡，有脓性分泌物，瘢痕上缘右耳轮脚前皮肤见针尖样瘘孔，周围皮肤及软组织无明显肿胀，右先天性耳前瘘管伴感染的诊断可以明确。

【鉴别诊断】

问题 除先天性耳前瘘管外，本病例还应与哪些疾病进行鉴别？

思路 本病应与第1鳃裂瘘管鉴别。第1鳃裂瘘管，又称先天性耳颈瘘管，外瘘口多位于患侧下颌角附近、耳廓后下或乳突尖下方，内口或盲端多位于或指向同侧外耳道的后壁和下壁，可表现为囊肿、瘘管或窦道。临床上多根据其瘘口位置与瘘管走向与先天性耳前瘘管相鉴别。除此之外，还需与皮肤疖肿、颈部淋巴结炎或淋巴结结核等鉴别。

【治疗】

问题 治疗方案的选择及注意事项是什么？

思路 本例患者为女童，右先天性耳前瘘管伴感染诊断明确，拟在全麻下行右先天性耳前瘘管切除术。术前检查按常规进行，签手术同意书要强调术后复发及耳软骨膜炎的问题。术中注意完整切除瘘管和瘢痕肉芽组织，止血彻底，不留无效腔，必要时置放橡皮引流条24~72h后拔除，皮肤缺损不大时1期缝合，如缺损过大可考虑局部岛状皮瓣修复或2期植皮。术后根据术前药敏结果选择使用抗生素和止血剂。

检查及治疗经过 完成术前常规检查，未发现异常，全麻成功后行右先天性耳前瘘管切除术。

手术情况 见手术章节相关内容。

知识点

先天性耳前瘘管治疗原则：

(1)无感染或无任何症状者，无须治疗，但需注意不要挤压瘘口导致感染。

(2)瘘口周围皮肤出现瘙痒，分泌物溢出者，可以考虑手术切除瘘管。

(3)有感染史的瘘管，要手术切除瘘管，但需在脓肿切开引流、控制急性炎症后再手术。

术后处理 正常饮食，不限制体位，伤口注意加压包扎3~5d，酌情使用抗生素，伤口更换敷料，7~10d拆线。

【病情观察】

问题 术后应注意患者哪些情况？

思路 先天性耳前瘘管切除术，除常规术后观察内容外，主要注意术腔有无出血和感染。

小 结

先天性耳前瘘管习题

先天性耳前瘘管是耳科常见病，临床诊断不难，一般无须处理，重在预防感染。感染时出现局部红肿热痛，需抗感染治疗，感染控制后应手术切除瘘管，否则感染易复发。

（张学渊）

第二节 先天性外耳及中耳畸形

疾病概要

先天性外耳及中耳畸形（congenital microtia and middle ear dysmorphia）含耳廓畸形、外耳道狭窄闭锁畸形和中耳畸形，单独出现或相伴发生，系第1、第2鳃弓发育不良以及第1鳃沟发育障碍所致，影响外观和听力，手术治疗是唯一选择，方法复杂，是耳科学极具挑战性的手术之一。

【主诉】

患者，男，19岁。主因“出生后发现右耳廓畸形、外耳道缺失伴听力差19年”就诊。

【印象诊断】

问题　根据主诉，应考虑哪些疾病？最有可能的诊断是什么？

思路　先天性外耳及中耳畸形的初步诊断并不困难，但应考虑耳廓畸形、外耳道狭窄闭锁畸形和中耳畸形是单独出现还是相伴发生；影响外观和听力的程度，是单耳还是双耳；伴或不伴有炎症和胆脂瘤。

知识点

先天性外耳及中耳畸形分类分型

1. 先天性耳廓畸形分类　隐耳、移位耳、招风耳、杯状耳、猿耳、大耳、附耳、小耳。

先天性小耳畸形的分度：Marx分类Ⅰ度、Ⅱ度、Ⅲ度（图3-2～图3-4）。

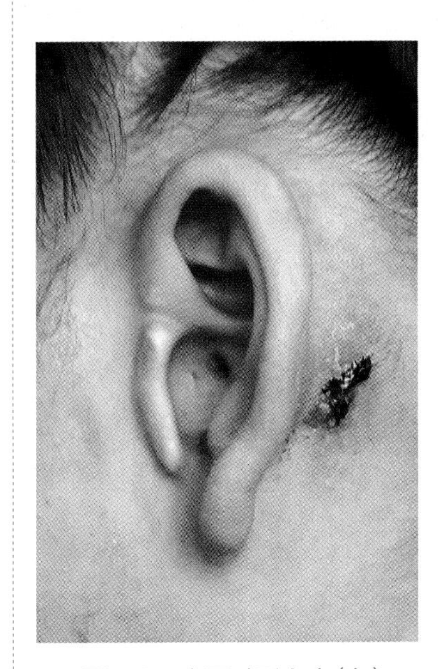

图3-2　小耳畸形Ⅰ度（左）

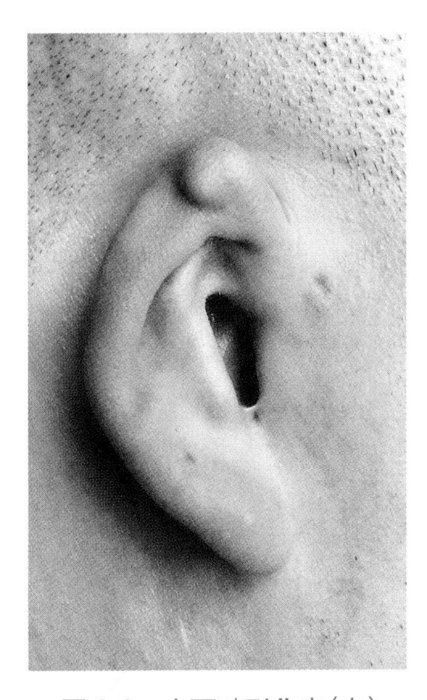

图3-3　小耳畸形Ⅱ度（右）

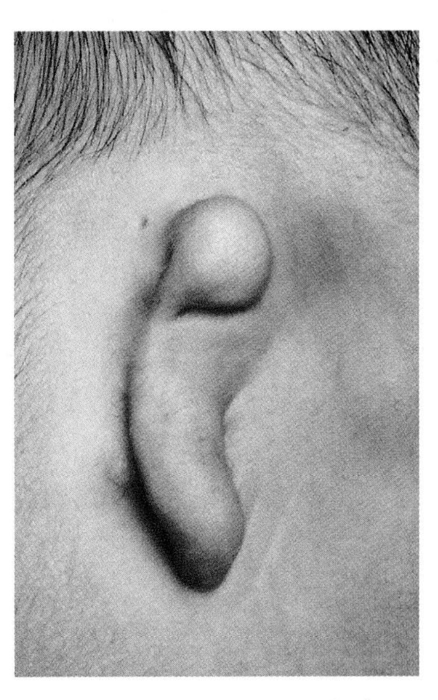

图3-4　小耳畸形Ⅲ度（左）

2. 先天性外耳道狭窄闭锁分类　按程度分为狭窄和闭锁。按闭锁性质分为骨性闭锁和膜性闭锁。

3. 先天性中耳畸形分类　可以初步分为鼓室畸形、听骨链畸形、面神经畸形等。基于颞骨高分辨率CT结果的Jahrsdoerfer评分，对手术有重要意义。

通常情况下，先天性小耳畸形、外耳道闭锁常伴发中耳畸形。

先天性外耳及中耳畸形的分类分型繁多，上述仅为一隅。

【问诊和专科检查】

问题　根据主诉，在问诊和专科检查中需要注意哪些要点？

思路

1. 先天性外耳及中耳畸形主要影响外观和听力，问诊和专科检查应围绕听力障碍及言语发育情况进行。

2. 询问患者家人其出生时发现患耳的情况，单侧还是双侧。

3. 注意患者语言发育情况，一般单耳常无语言发育迟缓，双耳时语言发育会受明显影响。

4. 部分患者可能并发耳道感染和胆脂瘤，有耳流脓史等。

5. 部分患者可能有家族史，或其母孕期有感染或用药不当，应详细询问。

病史问诊 患者出生后家人发现其右外耳道缺失、耳廓形态异于常人，无颌面畸形，左耳外形无明显异常。1岁左右在当地医院诊断为“右先天性小耳畸形”，未行治疗。患者感右耳听力较左耳差，对声源不能明确定位，与他人交流受一定影响，语言无障碍，无耳流脓史，无其他系统性疾病，无结核病史、无手术外伤史。

专科检查 右耳廓较正常耳小，各部形态发育、位置正常，右外耳道完全闭锁，左外耳无畸形、鼓膜正常。双乳突区无红肿及压痛。音叉试验：右耳林纳试验（Rinne test，RT）（-）、左耳RT（+）；韦伯试验（Weber test，WT）骨导偏向右侧。

【辅助检查】

问题 为进一步明确诊断，还需要进行何种检查？

思路 结合病史及专科检查，先天性外耳畸形的诊断并不困难。为进一步了解外耳道及中耳畸形的详情，应行颞骨CT检查。因音叉试验仅为初步的听力检查，不能定量，故纯音测听对能配合的患者是必需的，可对耳聋性质和程度作出判断；如为不能配合的婴幼儿可行客观性听力检查。

辅助检查结果 纯音测听提示为右侧传导性耳聋，气骨导差为60dB，左耳听力正常。颞骨高分辨率CT示右外耳道骨性闭锁，乳突气化良好，小中耳腔畸形，听骨链畸形，内耳形态无异常。

【病情分析】

问题1 先天性外耳畸形对患者外观有何影响？

思路 先天性外耳畸形对患者外观的影响是显著的，会使患者和家人产生心理障碍，但患者和家人对此的反应是有差异的，这种差异对治疗方案的选择具有重要影响。重建耳廓正常形态是消除其心理障碍的基本手段，治疗方法有手术或佩戴耳廓假体。本例患者右耳廓小耳畸形Ⅰ度，较正常耳小，各部形态发育、位置正常，左耳无异常，患者及家人的治疗目标是提高患耳听力，故暂不考虑干预右耳廓畸形。

问题2 患者听力损失的性质和程度如何，对诊治方案有何提示？

思路 本例患者纯音测听提示为右侧传导性耳聋，气骨导差为60dB，左耳听力正常。说明患耳内耳听功能正常，结合CT检查结果，提示患耳听力障碍为外耳道闭锁和中耳畸形所致。如能通过手术重建外耳道、纠正中耳畸形所致传音结构和功能障碍，或经某种设备将声波传至内耳，则可以提高患耳听力。因此，可以行外耳道及鼓室成形术或人工听觉装置植入，如骨锚式助听器（BAHA）、骨桥（Bone Bridge）等，可以提高此类患者的听力。

知识点

如何阅读先天性外耳及中耳畸形颞骨CT

在阅读先天性外耳及中耳畸形颞骨CT时，需要详细观察乳突气房、外耳道及中耳畸形情况，如面神经鼓室段、外半规管、镫骨区、鼓窦与上鼓室区、鼓窦入口区、听小骨、乳突等的详细结构，注意乙状窦有无前移、鼓室鼓窦盖有无下垂，颈静脉球有无高位，颞颌关节有无异常，有无并发炎性病变和胆脂瘤。最好进行基于颞骨高分辨率CT结果的Jahrsdoerfer评分，对手术有重要意义。

【诊断】

问题 本病例的初步诊断及其诊断依据是什么？

思路 根据患者出生后家人发现其右外耳道缺失、耳廓异常，专科检查右耳廓小耳畸形Ⅰ度，右外耳道完全闭锁，纯音测听提示右侧传导性耳聋，气骨导差为60dB，颞骨高分辨率CT结果，作出右先天性外耳及中耳畸形、右耳传导性聋的诊断并不困难，但需注意有无伴内耳畸形、颅面畸形和其他畸形，有无并发胆脂瘤及中耳炎性病变等。

知识点

先天性外耳及中耳畸形对听力的影响

中耳与内耳由不同胚层发育而来，80%~90% 的先天性外耳及中耳畸形不伴有内耳畸形，听力检查多提示为传导性聋。如为混合性或感音神经性聋，则提示病变涉及内耳及以上部位。

【治疗方案】

问题 1　患者下一步应当如何处理？

思路　患者右先天性外耳及中耳畸形、右耳传导性聋的诊断较明确，由于患者有提高听力的诉求，故收入病房，进一步行术前检查，制订和实施手术治疗方案。

问题 2　手术治疗的原则和目的是什么？

思路　对于先天性外耳及中耳畸形，手术治疗的目的是矫正畸形，提高听力。

知识点

1. 先天性外耳及中耳畸形手术治疗方法

(1) 耳廓畸形矫正手术，以整形为目的。

(2) 外耳道中耳成形术，以提高听力为目的。

(3) 上述两者分期或同期进行。

(4) 人工听觉装置植入（如 BAHA、Bone Bridge 等），以提高听力为目的，有替代传统手术方法的趋势。

2. 先天性外耳及中耳畸形手术适应证

(1) Ⅱ度以上小耳廓畸形一般主张成年后行耳廓成形术或重建术，手术最小年龄不应低于 6 岁。

(2) 单侧先天性外耳及中耳畸形，不单独进行以提高听力为目的的手术，可成年后手术，双侧者以提高听力为目的的手术应在学龄前进行。

(3) 先天性外耳及中耳畸形伴胆脂瘤者应及时手术。

问题 3　手术方式如何选择及有哪些注意事项？

思路　先天性外耳及中耳畸形手术，应针对患者的年龄、要求、畸形分类、手术目的选择合适的手术方式，分期或同期完成。

本病例为 19 岁，基本成年，右耳廓为Ⅰ度小耳畸形，右传导性聋为外耳道闭锁和中耳畸形所致，患者要求提高听力，但不愿接受人工听觉装置植入，故拟订手术方案为一期全麻下“外耳道 + 中耳成形术”。术前检查按常规进行。签手术同意书要强调发生面瘫、听力未提高、外耳道再狭窄闭锁的问题。术中注意重建外耳道足够宽大、避免感音神经性聋及损伤面神经。术后及时换药。

检查及治疗经过　完成术前常规检查，未发现异常，故全麻下行一期右先天性外耳道及中耳成形术。

手术情况　全麻成功后，患者仰卧头左偏，右耳向上。右耳甲腔外耳道口遗迹处“+”形切口，切开皮肤及皮下组织深达颞骨表面，钝性分离显露骨性外耳道口遗迹及筛区，向前至颞颌关节后壁，向上达颞线。显微镜下沿骨性外耳道口遗迹，在颞颌关节后壁和颞线形成的三角形内，取直入式径路磨除闭锁外耳道骨质达中耳腔，外耳道直径不应小于 2cm。显微镜下见鼓膜缺失，锤砧骨融合畸形并固定，取出畸形锤砧骨备用。探查见镫骨活动好，圆窗无畸形，面神经水平段无畸形，故显微镜下重塑畸形锤砧骨，加高镫骨。于右大腿内侧取裂层皮片重建鼓膜及覆盖外耳道创面，切除耳甲腔少许软骨重建外耳道口。重建外耳道内填塞碘仿纱条 1 根，加压包扎，术毕。供皮区油纱覆盖，敷料加压包扎。全麻清醒后，患者无面瘫，安全送回病房。

术后处理 正常饮食，不限制体位，可以考虑预防性使用抗生素预防感染，伤口更换敷料，2~3 周后抽出外耳道碘仿纱条。

【术后并发症及处理】

1. 感音神经性聋 术后发生感音神经性聋可能与术中误伤半规管等内耳结构，过度触动镫骨有关，精准柔和的操作对预防感音神经性聋有意义。术后已发生感音神经性聋，应分析原因采取针对性措施，如高压氧、改善内耳微循环、神经营养药物等。

2. 面瘫 先天性外耳及中耳畸形患者，面神经走行畸形较常见。术中损伤面神经概率较大，如术中发现损伤面神经，应及时减压、吻合或移植；如术后迟发性面瘫，应给予糖皮质激素等。

3. 术腔感染 外耳道及中耳成形术后术腔感染发生率较高，可能与术腔创面愈合时间长、换药不到位等有关，外耳道填塞碘仿纱条抽出后及时换药、清理外耳道可有效预防术腔感染。

4. 外耳道狭窄或闭锁 术后重建之外耳道再狭窄或闭锁是外耳道及中耳成形术后常见并发症。术中重建的骨性外耳道直径应足够宽大，一般不小于 2cm，术后积极预防术腔感染是防止外耳道狭窄或闭锁的重要措施。

【病情观察】

问题 术后应注意患者哪些情况？

思路 先天性外耳道及中耳成形术，除常规术后观察内容外，主要注意术腔有无出血和感染、听力变化及有无面瘫发生。

【出院随访】

问题 先天性外耳道及中耳成形术出院后应注意些什么？

思路 术后规律的换药对康复非常重要。嘱患者于术后 2~3 周复查，撤除耳内碘仿纱条，视术腔中上皮渗出及生长情况，填入干纱条或氧氟沙星地塞米松纱条，注意勿加压。每 2~3d 更换一次纱条，直至术腔渗出较少，喷以少许氯霉素可的松粉剂，并每隔 1 周复查 1~2 次。术后 1~2 个月听力稳定后，可复查纯音测听。然后于 3 个月、6 个月、1 年复查。患者最好终生避免游泳及耳道进水。

出院后情况 本例患者出院后定期复查，行耳部换药，恢复顺利，未发生术腔感染、狭窄、面瘫、眩晕、听力下降等。于术后 1 个月左右，术腔全部上皮化，无脓性分泌物，鼓膜愈合良好，术后 3 个月复查听力提示为右轻度传导性耳聋，气骨导差 30dB，较术前明显提高。继续随诊观察，定期清理术腔上皮。

小 结

先天性外耳及中耳畸形习题

先天性外耳及中耳畸形影响患者外观和听力，病因迄今尚未完全了解，治疗结果尚不能令患者及家人和医师完全满意。随着医学科学技术的进步，耳科医师必将拥有更多的手段、更好的方法迎接先天性外耳及中耳畸形带来的挑战。

（张学渊）

第四章　耳 外 伤

第一节　鼓 膜 外 伤

疾病概要

鼓膜外伤(trauma of tympanic membrane)亦称鼓膜创伤，是因直接或者间接外力作用所导致的鼓膜损伤。鼓膜外伤常由挖耳、掌击、小虫侵入、火星溅入、异物、颞骨骨折、气压伤、水压伤等引起。临床通常表现为突然耳痛、耳内出血、耳鸣、耳闷、听力下降。鼓膜外伤有时合并外耳道创伤，常见外耳道出血；可同时造成听骨链中断，听力检查时表现为传导性听力损失；外伤亦可能致内耳受损，出现眩晕、恶心、混合性听力损伤等；若有合并颞骨骨折，可能出现面瘫及脑脊液漏。故鼓膜外伤应予重视，尽早检查并确诊，以防漏诊鼓膜创伤以外的其他损伤。

【主诉】

患者，女，22岁。因“左耳被掌击后耳鸣、流血，伴听力下降1h”就诊。

【印象诊断】

问题　根据主诉，应考虑哪些疾病？最有可能的诊断是什么？

思路　首先考虑外耳、中耳常见外伤性疾病，还应排除内耳损伤、脑震荡、颅内出血等可能。其中，鼓膜外伤性穿孔的可能性比较大。

知识点

鼓膜外伤的症状

1. 耳痛　多为短暂性疼痛。
2. 听力下降　常为传导性听力损失，伤及内耳时也可出现混合性听力损失。
3. 耳鸣　可呈高调、低调或混合性耳鸣，常为患者主要的不适症状。
4. 耳道出血　常少量出血，能自行停止。

【问诊】

问题　根据主诉，在问诊中需要注意哪些要点？

思路

1. 耳鸣和听力下降是鼓膜外伤的典型表现，应主要围绕该疾病的外伤史和临床症状进行问诊。同时询问有无耳漏、短暂性意识丧失、头痛、恶心等症状，排除脑脊液耳漏、血鼓室等其他疾病以及合并颅脑损伤的可能。

2. 问诊要点

(1)明确的耳部外伤史，以及有无气压伤，有无耳内异物。

(2)是否听力下降、耳鸣。

(3)是否耳内流血,以及流血量,有无清亮液体混合,能否自止。

(4)伴发症状或有意义的阴性症状:是否伴有眩晕和面瘫等症状,耳鸣、听力下降的发作时间。是否伴有头昏、头痛、恶心等严重症状,要特别注意排除严重外伤所致颅内损伤的可能。

病史问诊 患者于1h前与他人发生争吵,左耳被其掌击,当时即感左耳短暂性剧痛,并有少量血液自耳道流出,此后耳痛逐渐好转,但仍有左耳鸣、听力下降,不伴有眩晕、恶心、呕吐、头昏、头痛以及其他不适。既往史:无其他系统性疾病,无结核病史、耳部手术外伤史,无耳聋家族史。

【体格检查】

问题 为进一步明确诊断,查体需要注意哪些要点?

思路

1. 首先应重点检查耳廓、外耳道以及鼓膜,注意鼓膜是否有穿孔(图4-1),特别注意穿孔部位、大小以及穿孔周边有无新鲜血迹(新鲜血迹通常提示预后良好),鼓室内黏膜情况及鼓室内有无血性或清亮液体,是否伴中耳感染等。

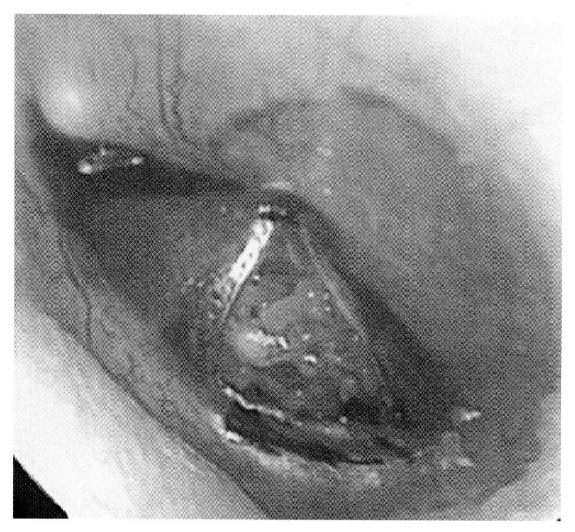

图4-1 外伤性鼓膜穿孔(左耳)

紧张部前下方穿孔,穿孔呈三角形,穿孔周边充血,有血痂附着。

知识点

外伤性鼓膜穿孔

穿孔大多位于鼓膜紧张部,呈裂隙状或梭形,穿孔较大时也可有三角形或大片状扇形缺损,穿孔边缘及耳道内有血迹或血痂,颞骨骨折伴脑脊液漏时,可见有清水样液体流出。

2. 此外,还应注意有无口角歪斜、额纹变浅、眼睑闭合不全等面瘫表现,注意流出液体是否为脑脊液。

专科检查 双耳廓无畸形,乳突区无红肿及压痛;右耳外耳道及鼓膜未见异常;左耳外耳道通畅、完整,未见明显分泌物;鼓膜紧张部三角形穿孔,缺损最大处约4mm,穿孔周边鼓膜充血,见少量血痂,松弛部完整;鼓室黏膜干燥,无明显分泌物;双侧面神经功能正常;双侧鼻腔黏膜红润,鼻中隔无明显偏曲,下鼻甲无肥大,中鼻道及嗅裂清洁;鼻咽部光滑、对称,标志清楚。

【辅助检查】

问题 为进一步明确诊断,此时最需要进行哪些检查?

思路 结合病史及专科检查,可确诊为外伤性鼓膜穿孔。耳内镜检查或耳显微镜检查有助于发现微小穿孔,帮助确定有无异物。另外,纯音测听也很重要,它能够确定听力损失的性质和程度,提示听骨链有无中断和内耳有无损伤。如不能进行纯音测听,则音叉试验必不可少,可判断耳聋性质。注意:不可进行声导抗检测,因测试中对鼓膜加压的气流有可能会加重穿孔。需鉴别伪聋或癔症性聋的患者,可进行听性脑干反应(auditory brainstem response,ABR)测试,判定耳聋的程度。

辅助检查结果 Weber 试验骨导偏向左侧;纯音测听提示为左侧轻度传导性听力损失,气骨导差为 10dB。颞骨高分辨率 CT 示左耳结构清晰,听小骨位置、形态正常,未见明显骨折。

【病情分析】

问题 患者听力损失的性质和程度如何,对诊治方案有何提示?

思路 音叉试验及纯音测听均提示为传导性耳聋(图 4-2),听力损失程度为轻度,通常不超过 30dB HL,提示听骨链完整;如果听力损失为混合性听力下降则提示内耳也有损伤,需要进行相应的改善内耳微循环及药物等、神经营养治疗;如果传导性听力损失超过 30dB HL,则提示听骨链可能有移位或中断,可待鼓膜穿孔愈合后行鼓室探查。

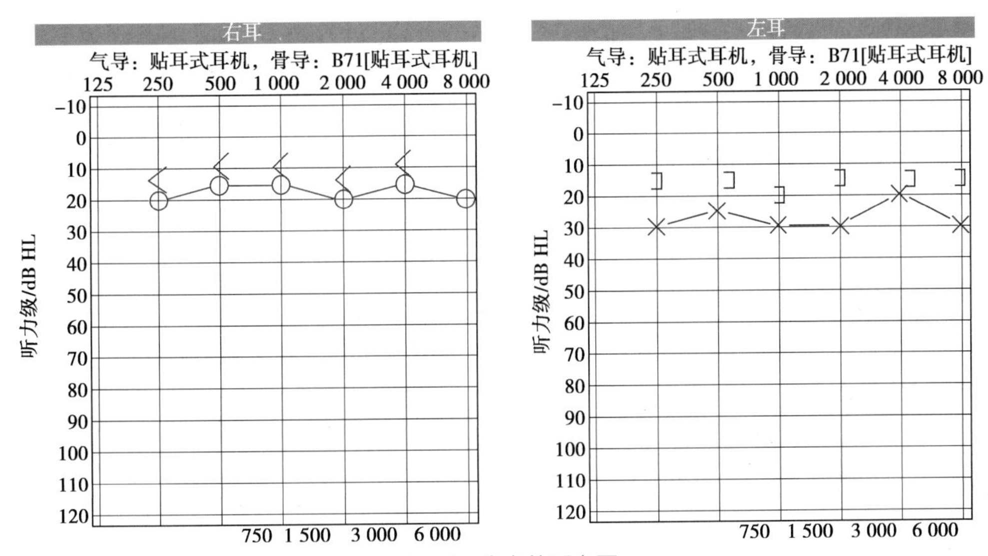

图 4-2 患者的听力图

【诊断】

问题 本病例的初步诊断及其诊断依据是什么?

思路 根据患者的左耳外伤史及耳鸣、听力下降的病史;查体发现左耳鼓膜紧张部梭形穿孔,穿孔周边见血痂;纯音听阈检查提示左耳轻度传导性听力损失;颞骨高分辨率 CT 提示未见明显颞骨骨折;同时未发现颅脑损伤的临床证据。外伤性鼓膜穿孔的诊断明确。

知识点

注意漏诊耳内异物

由特殊原因,如火星溅入、小虫、异物等引起的鼓膜穿孔,可能合并有中耳内异物,询问病史一定要详细,专科检查要仔细,阅片要全面,需想到有耳内异物的可能性。

【鉴别诊断】

问题 除外伤性鼓膜穿孔外,本病例还应与哪些疾病进行鉴别?

思路 对于外伤患者因多涉及法律和纠纷问题,应考虑伴发其他中耳疾病的可能,避免误诊漏诊,故本病还应注意除外以下四种疾病:

1. **慢性化脓性中耳炎** 有间断反复流脓病史,紧张部大穿孔或边缘性穿孔,穿孔为陈旧性,边缘无新鲜血迹。

2. 鼓膜炎 常伴发于急性上呼吸道感染，疼痛多持续数小时至数日，专科检查发现鼓膜充血、水肿，但无穿孔，也无新鲜血迹，一般无外伤史。

3. 中耳胆脂瘤 胆脂瘤引起的鼓膜穿孔多位于松弛部，引起的听力损失更重，病程较长，无明确外伤史。

4. 先天性听骨链畸形 对于先天性的单耳传导性听力减退，可能患者之前未曾发觉(尤其是青少年之前年龄段的患者)，受伤后检查才发现听力损失。CT也可能发现听小骨结构异常，这时需要判断是先天畸形还是外伤导致的听骨链移位、中断。

对于伤情较重的患者还应考虑听骨链中断、内耳损伤以及颅脑损伤，对听力下降明显、头昏、头痛、眩晕、恶心者需提高警惕，必要时行头颅CT或MRI检查以帮助诊断，同时需与神经外科医师联合会诊。

【治疗方案】

问题1 患者下一步应当如何处理？

思路 患者外伤性鼓膜穿孔的诊断较明确，保持耳内清洁干燥，局部禁止滴入任何滴耳液；预防上呼吸道感染；嘱患者切勿用力擤鼻涕。一般伤后3~4周穿孔可自行愈合，也有更长者达3~6个月，较大穿孔不愈合者可行鼓膜修补术。如无继发感染，局部和全身都不需要使用抗生素。

问题2 治疗的原则是什么？

治疗原则：预防感染、耳内禁水、严禁擤鼻、保持鼻腔通畅，这样才能为鼓膜穿孔的愈合创造一个良好的环境，如不能自行愈合可行手术修补鼓膜穿孔。

> 知识点
>
> 鼓膜外伤是耳科常见病，根据病史及查体易诊断，但需警惕可能合并听骨链中断、内耳损伤、颞骨骨折、脑脊液漏、面瘫、耳内异物或颅内损伤等并发症。纯音测听有助于评估听力受损程度，颞骨高分辨CT可帮助发现中耳、内耳损伤。治疗首要目的是预防感染，让鼓膜自行愈合修复穿孔，外伤性鼓膜穿孔超过6个月不能自愈者，可考虑手术修补鼓膜。若外伤性鼓膜穿孔后继发感染者，按化脓性中耳炎治疗原则处理。

(赵 宇)

第二节 耳气压伤

疾病概要

耳气压伤(barotrauma)，是指大气压力突然变化引起鼻咽部及咽鼓管压力骤变，咽鼓管圆枕受压，耳内压力快速低于或高于大气压，压差多超过90mmHg(1mmHg=133.322Pa)临界值，咽鼓管无法被动开放所引起的急性单侧或双侧中耳通气障碍。临床通常表现为耳痛、耳胀满感、听力下降及耳鸣，也可出现眩晕及眼震。耳气压伤多见于乘坐飞机的起降过程中或潜水员深潜时。

【主诉】

患者，男，30岁。主因"乘坐飞机后左耳痛伴听力下降及耳鸣1d余"就诊。

【印象诊断】

问题 根据主诉，应考虑哪些疾病？最有可能的诊断是什么？

思路 首先考虑耳气压伤，还应考虑急性外耳道炎和急性中耳炎等常见疾病。

知识点

耳气压伤累及部位

耳气压伤主要损伤部位在中耳。但过高的压差甚至可造成外耳道内血管破裂，表现为外耳道出血；鼓膜向内塌陷（甚至撕裂），经听骨链传递，镫骨底板及前庭窗膜内陷，淋巴液压力传递至圆窗膜引起圆窗膜破裂形成外淋巴瘘时，内耳亦可受累。因此耳气压伤可累及外耳、中耳、内耳。

【问诊】

问题 根据主诉，在问诊中需要注意哪些要点？

思路

1. 耳痛、听力下降、耳鸣是耳气压伤的典型表现。

2. 问诊要点

(1) 耳痛、听力下降、耳鸣出现时间和程度，乘坐飞机前是否存在。

(2) 飞机起飞降落时是否存在耳胀满不适感。

(3) 伴随症状：是否伴有眩晕、恶心、呕吐等症状。

(4) 既往诊疗经过以及慢性疾病史：采取过哪些治疗，疗效如何；既往是否有耳道流脓、鼻炎、鼻咽部病史等。

病史问诊 患者于乘坐飞机时在飞机降落过程中突感左耳痛，伴左耳听力下降、耳鸣、耳胀满感，持续15min左右无缓解。飞机降落后在机场休息1.5h后，感左耳痛及耳鸣好转，患者当日未就诊、未用药。因次日左耳仍感听力稍差，下午来院就诊。既往史：无其他系统性疾病，无耳道流脓史，无耳部手术外伤史，无耳聋家族史。

【体格检查】

问题 为进一步明确诊断，查体需要注意哪些要点？

思路 应重点检查外耳道以及鼓膜，注意鼓膜是否有穿孔，鼓室内是否有积液或积血等。

专科检查 双耳廓无畸形，乳突区无红肿及压痛；左耳外耳道未见明显异常；左鼓膜内陷、充血，左鼓室内积血征（蓝色鼓膜）（图4-3）；右外耳道及鼓膜未见异常。双下鼻甲稍肥大，中鼻道及嗅裂清洁；鼻咽部光滑、对称，未见新生物；咽腔未见双侧扁桃体肥大，间接喉镜下未见异常。

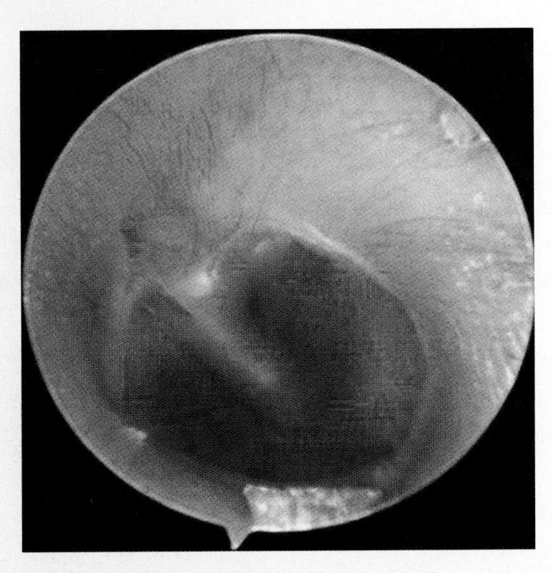

图4-3 患者耳内镜图片（左耳）

【辅助检查】

问题 1 为进一步明确诊断,此时最需要进行何种辅助检查?

思路 结合病史及专科检查,诊断为耳气压伤的可能性较大,此时,需查音叉试验、纯音听阈、鼓室图。

问题 2 若患者出现眩晕,伴眼震,还需进行哪些辅助检查?

思路 瘘管试验、前庭眼反射试验、Frenzel 镜观察眼震(多朝向患侧,若存在圆窗膜破裂则既可能朝向患侧又可能朝向对侧),有条件时可行眼震电描记。必要时查颞骨高分辨率 CT。

辅助检查结果 音叉 Weber 试验偏向左侧。纯音测听提示为左耳传导性听力下降,平均听阈 45dB HL。鼓室图示左耳 B 型,右耳 A 型。瘘管试验阴性。前庭眼反射试验阴性。颞骨高分辨率 CT 示未见听小骨移位,无中耳乳突炎。

【病情分析】

问题 患者辅助检查结果有何提示?

思路 音叉试验及纯音测听提示为左耳中度传导性耳聋,耳内镜及鼓室图提示左鼓室内积血。

知识点

Frenzel 镜观察耳气压伤时的眼震:眼震多朝向患侧;若存在圆窗膜破裂,则既可能朝向患侧又可能朝向对侧。

【诊断】

问题 本病例的初步诊断及诊断依据是什么?

思路 有明确乘飞机下降过程中诱发的左耳痛伴听力下降及耳鸣病史,查体发现左耳鼓膜充血,鼓室内积血征,纯音听阈检查提示左耳中度传导性听力损失,鼓室图呈"B"型,无耳部流脓等既往史,耳气压伤的诊断比较明确。

【鉴别诊断】

问题 本病例最主要应与哪种疾病进行鉴别?

思路 本病应与以下两种疾病进行鉴别。

1. 内耳减压伤 内耳减压伤比耳气压伤更易累及前庭,因此患者眩晕的发生率较高且程度较重,而听力下降及耳鸣却相对较少。

知识点

内耳减压伤的发病机制和分型

根据玻意耳定律(Boyle's law)(在定量定温下,理想气体的体积与气体的压力成反比),当外界压力降低,气体体积增大,一旦低于气体溶解于液体内所需的压力时,内耳微循环及内淋巴液内可产生惰性气体(例如氮气)气泡,栓塞血管纹、半规管等结构,从而导致内耳功能受损。减压伤 Klingerman 分型:Ⅰ型(轻型),主要累及皮肤、肌肉、关节;Ⅱ型(重型),累及肺、心血管、神经系统、特殊躯体感觉系统(例如耳)。

2. 急性分泌性中耳炎 症状也以耳痛伴听力下降及耳鸣为主,查体也可见左耳鼓膜充血,鼓室内积液征,纯音听阈检查提示轻到中度传导性听力损失,鼓室图呈 B 型,无耳部流脓等既往史,一般无耳气压伤,常继发于急性上呼吸道感染及急性鼻窦炎。

【治疗方案】

问题 1 治疗的原则是什么?

思路 耳气压伤的治疗原则是去除病因,使中耳腔与外界气压恢复压衡。可使用 Politzer 球行咽鼓管吹张或置入导管扩张。若中耳持续负压,可行鼓膜切开并放置通风管。若有内耳受累,需要使用较大量的激素及改善血液流变学的药物，卧床，床头抬高30°，避免用力擤鼻或咳嗽。怀疑圆窗膜已破裂，可行鼓室探查术并封闭瘘管。改善和保持鼻腔良好通气状态，若有鼻腔、鼻咽部或中耳细菌感染，需应用抗生素。

问题2 若患者为潜水所致的内耳减压伤，应当如何处理？

思路 密切观察是否合并其他器官的气压伤（肺气肿、气胸、大血管气栓形成等）。若有减压伤，需在放置鼓膜通风管平衡压力的同时积极尽快行高压氧治疗（促使氮气等惰性气体的气泡从组织回到液体中）。

【出院随访】

问题 出院后应注意些什么？

思路 定期复查耳内镜、纯音听阈和声导抗。

出院后情况 本例患者出院后定期复查，恢复顺利，1个半月后门诊复诊左耳听力恢复正常，两个半月后左鼓室内积血已完全吸收。

知识点

耳气压伤多见于特定的诱因，例如乘坐飞机及潜水。患者患有鼻腔、鼻咽部、耳部疾病者较易发生。耳内镜、听力的检查是必需的。患者出现眩晕时，提示圆窗膜可能已破裂。治疗前需要鉴别内耳减压伤，因为两者的治疗策略有一定差异。本病若无内耳损伤，耳痛及听力下降多为暂时性，预后良好。若出现圆窗膜损伤，可致长期眩晕、耳鸣，以及波动性感音神经性听力下降甚至全聋。感冒或急性上呼吸道感染时避免乘坐飞机，飞机起降过程中做咀嚼、吞咽、捏鼻鼓气等动作可预防耳气压伤的发生。

（赵 宇）

第三节 颞骨骨折

疾病概要

颞骨骨折（fracture of temporal bone）主要由车祸、坠跌、外伤打击等引起，可单独出现，也可作为颅脑外伤的一部分出现，并伴有不同程度的颅内及胸、腹部等器官组织损伤，以致在造成局部损害的同时常常出现呼吸和循环等生命要害系统受损的表现。因此，要先维持生命体征平稳，积极治疗颅内病变，在全身情况许可的情况下再考虑颞骨骨折局部病变的治疗。

【主诉】

患者，男，38岁。主因“坠楼后左耳流血、左侧口角歪斜5h”就诊。

【印象诊断】

问题 根据主诉，应考虑哪些疾病？最有可能的诊断是什么？

思路 首先考虑颅底骨折、颅内血肿等常见外伤性疾病，其中，颞骨骨折的可能性比较大。

知识点

颞骨骨折的症状

1. 全身症状 颞骨骨折常是颅底骨折的一部分，往往伴有不同程度的颅脑外伤（如脑挫伤、脑水肿及颅内出血）等神经系统受损症状，甚至出现昏迷、休克等。如因听力下降、耳闷来就诊，应全面检查，注意患者有无全身症状。部分患者的昏迷等症状可能在外伤后数小时后才出现。

2. 外耳道出血　骨折波及外耳道、中耳，甚至出现鼓膜破裂，来自外耳道或中耳的血液自外耳道溢出或通过咽鼓管自口腔或鼻腔流出，也可发生鼓室积血，鼓膜呈深蓝色，血液多于1~2周吸收，也可行鼓膜穿刺抽出，部分骨折若未合并外耳道及鼓膜软组织撕裂，也可无耳流血。

3. 脑脊液漏　当颅底骨折同时伴硬脑膜撕裂伤时，脑脊液可经鼓室、鼓膜损伤处流入外耳道，或通过咽鼓管，自口腔或鼻腔流出，也可形成鼓室积液，开始脑脊液因与血液混合而成淡红色，随着出血逐渐停止，其液体可逐渐转为清亮液体。

4. 听力下降及耳鸣　骨折如伤及中耳，常出现传导性听力损失和低频耳鸣；伤及内耳多为感音神经性听力损失，耳鸣多为高频性；同时伤及中耳和内耳可出现混合性听力损失。

5. 眩晕　骨折伤及迷路或前庭神经，常引起严重的眩晕，自发性眼震症状持续时间视病情轻重而定，一般2~3周后可逐渐好转。

6. 面瘫　面神经的损害多因血肿、水肿、感染、碎骨片的压迫或撕断所引起。若全身情况许可，可做面神经兴奋试验(电生理诊断)、流涎试验、味觉试验、流泪试验、镫骨肌反射来明确面神经损伤的性质和定位。若神经兴奋试验示面神经进行性功能减退，则需进行手术探查。

【问诊】

问题　根据主诉，在问诊中需要注意哪些要点？

思路

1. 耳道流血、流液和周围性面瘫是颞骨骨折的典型表现，应主要围绕该病的临床症状进行问诊。不能除外其他疾病以及颅内并发症的可能，应针对性询问有意义的阴性症状加以排除。

2. 问诊要点

(1)外伤时首先着地的部位，颞顶部或者枕部。

(2)伤后有无耳道或鼻腔流血、流液及液体的性状和颜色情况。

(3)有无昏迷、头痛、恶心、呕吐及休克。

(4)有无听力下降、耳鸣，以及耳鸣的频率特性。

(5)有无眩晕、站立不稳等表现。

(6)是否出现面瘫，如有面瘫是伤后即刻出现还是迟发性出现，以及面瘫有无持续加重或减轻表现。

(7)有无发热、头痛等颅内感染症状。

(8)既往诊疗经过，以及慢性疾病史：如采取过哪些治疗，疗效如何；是否有糖尿病、心脑血管疾病、外伤手术史、传染病史等，这对诊治方案的制订有参考意义。

病史问诊　患者于5h前不慎从二楼坠下，左颞枕部着地，当时即感头痛、头晕，并有鲜红色血液自左耳道内流出，立即出现左侧口角歪斜，鼓气时左侧口角漏气，左眼睑闭合不全，左侧额纹较右侧变浅，不伴有发热，无昏迷、恶心、呕吐。既往无其他系统性疾病，无结核病史、耳部手术外伤史，无耳聋家族史。

【体格检查】

问题　为进一步明确诊断，查体需要注意哪些要点？

思路　首先，应检查和评估患者的一般状况和基础生命体征，是否有休克或颅内压增高表现。其次，检查外耳道以及鼓膜，注意耳道是否破裂、鼓膜是否有穿孔，特别注意出血部位(往往提示颞骨损伤的严重程度)，注意流出液体的性状，是否存在脑脊液耳漏或耳鼻漏。此外，还应注意有无即刻出现的或迟发性面瘫及面瘫的程度。是周围性面瘫还是中枢性面瘫等。有无自发性眼震、视力视野的变化。

知识点

颞骨骨折的分类

1. 纵形骨折(longitudinal fracture)　最常见，占70%~80%，多由颞部和顶部受到撞击所致。骨折线与岩部长轴平行，常起自颞骨鳞部，通过外耳道后壁、鼓室天盖，沿颈动脉管到颅中窝底的棘孔或破裂孔附近。因骨折线多从骨迷路前方或外侧穿过，故极少伤及内耳。常伴有中耳结构受损。可表现为耳出血、传导性听力损失或混合性听力损失。约20%的病例发生面瘫，多可逐渐恢复。如有脑膜破裂，则有脑脊液漏。纵形骨折可两侧同时发生。偶可累及颞下颌关节。

2. 横形骨折（transverse fracture） 较少见，约占20%，主要由枕部受到暴力所致。骨折线与岩骨长轴垂直，常起自颅后窝的枕骨大孔，横过岩锥到达颅中窝。有的经过舌下神经孔及岩部的管孔（如颈静脉孔），个别可经内耳道和迷路到破裂孔或棘孔附近。因其骨折线可通过内耳道或骨迷路，可将鼓室内壁、前庭窗、蜗窗折裂，故常有耳蜗、前庭及面神经受损症状。面瘫发生率约占50%，且不易自行恢复。

3. 混合型骨折（mixed fracture） 更少见，常由于颅骨多发性骨折，可同时发生颞骨纵形与横形骨折线，引起鼓室、迷路骨折（tympano labyrinthine fracture），出现中耳与内耳症状。

4. 岩尖骨折（petrous apex fracture） 极少见，可损伤第Ⅱ～Ⅵ对脑神经，发生弱视、眼裂变小、上睑下垂、瞳孔扩大、眼球运动障碍、复视、斜视等眼部症状以及三叉神经痛或面部感觉障碍。岩尖骨折可损伤颈内动脉，导致致命性大出血。岩尖骨折应与脑干损伤及脑疝鉴别。

专科检查 双耳廓无外伤畸形，乳突区无红肿及压痛；右耳道及鼓膜未见异常；左耳外耳道少量血迹，吸除后无活动性出血。左耳鼓膜完整，鼓室无明显积液，呈红褐色，鼓室饱满；左侧口角歪斜，鼓气时漏气，左侧额纹变浅，左侧眼睑闭合不全，用力闭眼时可见露白征，面神经功能H-B评级Ⅳ级；双侧鼻腔通畅，鼻中隔无明显偏曲，鼻黏膜红润，鼻咽部光滑、对称，标志清楚，未见明显渗血渗液。

【辅助检查】

问题1 为进一步明确诊断，此时最需要进行何种检查？

思路 结合病史及专科检查，左颞骨骨折（横形骨折）诊断的可能性大，此时，颞骨高分辨率CT是最有效的诊断方法。它能够清晰地显示耳部及其邻近组织的精细解剖结构，对耳部外伤骨折线的走行以及面神经可能的损伤部位等具有较高诊断价值，还能够提供邻近脑组织的影像，排除颅内病灶，对治疗方案的制订也具有重要的指导意义。针对骨折病变，CT的诊断价值要高于MRI；针对颅脑病变，MRI的诊断价值高于CT。

问题2 以诊治为目的，还需进行哪些辅助检查？

思路

1. 音叉试验必不可少，可判断耳聋性质。此外，当迷路骨折时，瘘管试验可以诱发眩晕、眼震，提示阳性，为治疗提供重要信息。

2. 纯音测听是一种主观测听，可了解耳聋性质和程度，有助于治疗方案制订及疗效评估。鼓膜完整，声导抗测试能够帮助判断有无中耳积液，耳内镜和显微镜检查有助于评估中耳积液性质。

3. 如怀疑为脑脊液漏，则收集漏出液行生化检查，帮助诊断。脑脊液漏可表现为耳漏，也可表现为鼻漏（脑脊液经咽鼓管流至鼻腔）。

4. 评估面瘫的程度：除了常规面部运动检查分级，还可行神经电兴奋试验、肌电图、面神经电图等检查；判断面神经损害部位：泪液分泌试验、镫骨肌声反射、味觉试验等。

辅助检查结果 Weber试验骨导偏向右侧；瘘管试验阴性，未查及自发性眼震；纯音测听提示为左侧混合性听力损失，气骨导差为20dB。B型鼓室图，左侧直接和间接镫骨肌声反射均引不出，颞骨高分辨率CT（图4-4）示左侧颞骨纵形骨折，伤及面神经水平段、锤砧关节，未累及半规管和前庭，鼓室内积液，锤砧关节脱位，外耳道完整，左侧周围性面瘫H-B分级为Ⅳ级，泪液分泌试验阴性、镫骨肌声反射引不出、味觉试验阳性。

【病情分析】

问题1 患者听力学检测结果对诊治方案有何提示？

思路 音叉试验及纯音测听均提示为混合性听力损失，气骨导差为20dB，B型鼓室图提示中耳积液，耳蜗亦受损，听骨链中断可疑，中耳积液可能为血性，也可能为脑脊液，当怀疑为脑脊液漏或为清除积血，可在严格消毒的前提下，行鼓膜穿刺进行定性诊断和治疗。

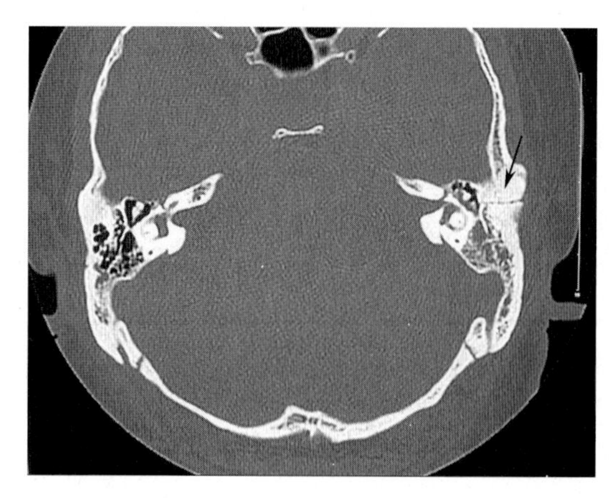

图 4-4　左侧颞骨纵形骨折，可见骨折线延伸至面神经水平段，锤砧关节分离

问题 2　根据面神经功能检查，分析面神经损伤的大致部位和严重程度，对治疗方案的制订有何指导？

思路　泪液分泌试验阴性、镫骨肌声反射引不出、味觉试验阳性的检查结果提示面神经损伤的部位位于岩浅大神经和镫骨肌支之间，面瘫Ⅳ级表明神经受损主要为骨折压迫水肿，此时可选择药物保守治疗；但若周围性面瘫进行性加重，在应用大剂量激素、神经营养药物治疗的同时，如颞骨 CT 发现有明显骨折线，需要尽早行面神经减压术治疗。

【诊断】

问题　本病例的初步诊断及其诊断依据是什么？

思路　根据患者明确的耳外伤病史，查体发现左耳蓝鼓膜，左侧周围性面瘫，颞骨高分辨率 CT 提示左颞骨纵形骨折，累及面神经水平段和锤砧关节，伴有中耳积液征。颞骨横形骨折伴周围性面瘫(左侧)的诊断明确。

【鉴别诊断】

问题 1　除颞骨骨折外，本病例还应与哪些疾病进行鉴别？

思路　本病应与以下两种疾病进行鉴别。

1. **自发性圆窗膜破裂**　有鼓室积液，脑脊液耳鼻漏，听力下降初期呈混合型，可伴眩晕，随着时间延长，可发生内耳感染，重者可发生脑膜炎，反复发作后听力全部丧失，颞骨 CT 检查无明显骨折线，手术探查可明确诊断。

2. **贝尔面瘫**　原因不明的单侧、周围性面神经麻痹，表现为很短的时间内逐渐加重的面瘫，常为不完全性，有自然恢复倾向，预后好，多在 1~4 周恢复，无外伤史，颞骨 CT 检查无明显异常。

问题 2　除了颞骨骨折以外，目前是否仍有不能完全排除的疾病？

思路　依据颞骨 CT 等检查结果，颞骨横行骨折诊断明确，面神经水平段损伤可能性大，但是否存在脑脊液耳漏及其部位听骨链移位的情况尚不能确定。

【治疗方案】

问题 1　患者下一步应当如何处理？

思路　首先，治疗全身症状，维持呼吸、循环功能，控制出血和休克，注意静脉补液和输血。其次，严格防止感染，注意耳部消毒，在全身情况许可下，清除耳道积血或污物，全身使用抗菌药物，防止颅内和迷路化脓性并发症。有脑脊液漏者，严禁外耳道填塞，仅于外耳道口放置消毒棉球，若病情许可，采取头高位或者半卧位，多数脑脊液漏可自行停止，如超过 7~14d 仍未减少或停止，可经耳部径路采用颞肌或筋膜覆盖硬脑膜缺损处，以控制脑脊液漏。混合性听力损失及可疑听骨链移位患者行相应对症治疗。最后，待病情稳定后可行手术治疗。

问题 2　手术治疗的时机和目的是什么？

思路　颞骨创伤后期，即全身情况康复后的主要治疗是整复听骨链、鼓膜修补和面神经手术。

1. 面神经手术 面瘫（尤其完全性面瘫）是在骨折后立即发生者，自然恢复的机会较少，应在全身情况许可下尽早行面神经探查术。手术中可根据神经受损情况，进行减压或修复。如果是迟发性的面瘫，尤其是不全面瘫者，或面瘫逐渐减轻者，则可以考虑保守治疗，但是如果面神经功能持续减退就需要尽早手术。

2. 中耳听力重建手术 按鼓室成形术的原则进行重建。该患者伤后立即出现面瘫，且进行性加重，考虑与骨折压迫及中耳积液压迫等综合因素有关。因其为不完全性面瘫，给予全身激素、神经营养剂等保守治疗1周后行面神经减压手术治疗，见中耳腔内为积血，锤砧关节脱位，无脑脊液耳漏或鼻漏，术中同时行听骨链重建术。术后1周出院，面瘫逐渐减轻，术后1个月面瘫HB分级Ⅱ级，术后2个月面神经功能完全恢复，听力提高。

知识点

颞骨骨折是耳部严重外伤性疾病，纵形骨折多见，横形骨折较严重，常合并颅脑损伤、颅底骨折、脑脊液耳鼻漏、周围性面瘫等并发症。颞骨CT检查有助于诊断和评估面神经损伤部位及内耳、中耳损伤情况。治疗首先要处理脑外伤，抢救生命，积极抗感染、神经营养治疗，对面瘫不能自愈者，应尽早行面神经减压手术。面神经减压术和听力重建手术应一期完成，特殊情况可考虑二期手术。

耳外伤习题

（赵 宇）

第五章　外耳道异物

疾病概要

外耳道异物（foreign bodies in external acoustic meatus）指因各种原因留存于外耳道内的异物，包括耵聍。根据异物性质分为动物性（如昆虫等），植物性（如谷粒、豆类、小果核等）及非生物性（如石子、铁屑、玻璃珠等）三类。外耳道异物可以引起外耳道炎、鼓膜损伤等并发症，故需尽早取出。

【主诉】

患者，男，22岁。主因“不小心将一圆柱形金属体放入右外耳道1周，伴右耳疼痛3h”就诊。

【印象诊断】

问题　根据主诉，应考虑哪些疾病？最有可能的诊断是什么？

思路　因患者有明确的外耳道异物史，应首先考虑外耳道异物，还应考虑急性外耳道炎、急性中耳乳突炎等。

知识点

外耳道异物症状

不同性质外耳道异物的临床表现不尽相同：

1. 小而无刺激的异物可以不引起症状。如异物刺激外耳道皮肤可以引起剧烈耳痛，也可撞击鼓膜，引起“轰轰样”噪声。儿童不会诉说，常以手抓挠患耳伴哭闹。

2. 活昆虫等动物性异物进入外耳道后可爬行骚动，患者常奇痒难忍，引起剧烈耳痛和反射性咳嗽，有翅膀的昆虫不断扑动，引起耳内轰响，使患者惊恐不安，甚至损伤鼓膜。

3. 豆类等植物性异物如遇水膨胀，阻塞外耳道，可引起耳闷胀感、耳痛及听力下降，并可继发外耳道炎，外耳道疼痛会很剧烈。

4. 锐利坚硬的异物可损伤鼓膜，异物刺激外耳道和鼓膜可引起剧痛、反射性咳嗽或眩晕，有的异物被耵聍包绕形成耵聍栓塞。

5. 少数外耳道异物存留时间过长，因影响外耳道皮肤脱落上皮自行排出外耳道，有形成外耳道胆脂瘤的可能。

【问诊和专科检查】

问题　根据主诉，在问诊和查体中需要注意哪些专科要点？

思路

1. 异物进入外耳道的病史是问诊的关键点，应主要围绕该疾病的临床症状进行问诊，儿童异物史多不确定，不能除外其他疾病如急性外耳道炎的可能，应针对性询问有意义的阴性症状加以排除。

2. 详细询问异物的大小、种类和生物学特性，病程长短，动物性异物病程多较短，植物性或耵聍等异物病程可较长，病程较长的异物常伴有外耳道炎。

3. 专科检查时，根据异物的类别和工作条件分别用额镜、电耳镜、耳内镜和显微镜重点检查外耳道以及鼓膜，注意异物的性质、大小和位置及鼓膜是否有穿孔，是否合并有外耳道炎、外耳道肉芽或鼓膜损伤等。

病史问诊　患者，男，22岁，于1周前因好奇不小心将一圆柱形金属体放入右外耳道，无任何症状未行任何处理，3h前上班途中渐感右耳疼痛，逐渐加剧不能忍受，故来院门诊。无头晕、发热，无恶心、呕吐。既往：无其他系统性疾病，无耳病史，无耳聋家族史。

专科检查　双耳廓无畸形，乳突区无红肿及压痛；左耳道及鼓膜未见异常；右耳外耳道深部皮肤充血，见一圆柱形银白色金属异物嵌顿于右外耳道深部，鼓膜完整（图5-1）。

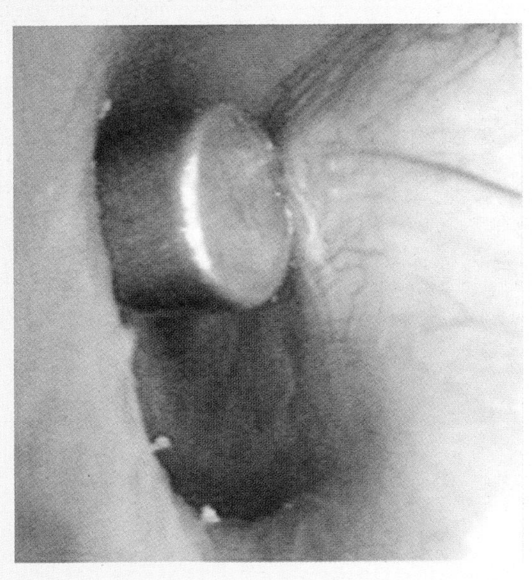

图5-1　外耳道异物（右耳）

【辅助检查】

问题　为进一步明确诊断，此时最需要进行何种检查？

思路　结合病史及专科检查，外耳道异物诊断基本明确，耳内镜或耳显微镜检查可以详细分辨异物性质、大小、位置，帮助制订取出方案，一般无须再进行检查。如异物病程较长，引发较多外耳道肉芽、胆脂瘤，估计异物取出困难时，颞骨高分辨率CT有助于判断病变范围和程度，帮助制订治疗方案。

辅助检查结果　耳内镜下见右耳外耳道深部皮肤充血，一圆柱形银白色金属异物嵌顿于右外耳道深部，鼓膜完整。

【诊断】

问题　本病例的初步诊断及其诊断依据是什么？

思路　根据患者有明确的右外耳道异物史、专科检查发现右外耳道金属异物，右外耳道异物诊断明确。

【鉴别诊断】

问题　除外耳道异物外，本病例还应与哪些疾病进行鉴别？

思路　本病应与以下两种疾病进行鉴别。

1. 急性外耳道炎　外耳道充血、肿胀，可见大量分泌物阻塞，鼓膜常窥不清，耳廓牵拉痛明显，异物时间较长时可并发外耳道炎。

2. 急性中耳炎　常继发于急性上呼吸道感染或急性鼻炎，感染自咽鼓管途径进入中耳，耳痛、耳闷症状明显，但无耳廓牵拉痛，无异物进入耳道病史，检查时可见鼓膜完整、充血，有时可见“灯塔征”。

【治疗方案】

问题　患者下一步应当如何处理？

思路　患者右外耳道金属异物的诊断明确，显微镜下用钩针将异物取出，注意避免损伤外耳道皮肤和鼓膜。

知识点

外耳道异物要根据异物的性质、形状和位置不同，采取不同的取出方法。

1. 根据异物的类别和工作条件分别使用额镜、电耳镜、耳内镜和显微镜观察，多用耵聍钩、枪状镊等直接取出异物，或异物较小不会遇水膨胀时用水冲洗外耳道将异物取出，但需注意取出异物过程中，避免将异物进一步推向外耳道深部损伤鼓膜和皮肤。

2. 活动性昆虫类异物，先用油类、乙醇等滴入耳内，或用浸有乙醚（或其他挥发性麻醉剂）的棉球置于外耳道数分钟，将昆虫麻醉或杀死后用镊子取出或冲洗排出。

3. 被水泡胀的豆类异物，先用95%乙醇溶液滴耳，使其脱水收缩后，再行取出。

4. 如异物较大，且嵌顿于外耳道深部，需于局麻或全身麻醉下取出异物，必要时行耳内切口，甚至需凿除部分骨性外耳道后壁，以利异物取出。幼儿患者宜在短暂全麻下取出异物，以免因术中不合作造成损伤或将异物推向深处。

5. 外耳道继发感染者，应先行抗炎治疗，待炎症消退后再取异物；或取出异物后积极治疗外耳道炎。

外耳道异物习题

（张学渊）

第六章 外耳炎性疾病

第一节 耳廓化脓性软骨膜炎

疾病概要

耳廓化脓性软骨膜炎(suppurative perichondritis of auricle)指耳廓损伤后在软骨和软骨膜间形成的化脓性炎症。临床表现为耳廓红肿、触痛,形成脓肿后可触及波动感,或见脓肿破溃。本病疼痛剧烈,并能造成耳廓软骨坏死及畸形,应及早诊治。

【主诉】

患者,男,65岁,因“右耳廓外伤后肿痛5d,加重2d”就诊。

【印象诊断】

根据主诉,首先考虑耳廓感染性疾病,耳廓化脓性软骨膜炎的可能性比较大。

知识点

耳廓化脓性软骨膜炎的临床表现

1. 最先出现耳廓肿痛感,随着红肿热痛加重,范围增大,出现疼痛不安。
2. 全身可有体温升高、食欲减退等全身中毒症状。
3. 查体可见耳廓红肿、触痛明显,脓肿形成后有波动感。

【问诊和查体】

1. 问诊要点 耳廓肿痛的时间和诱因,如:外伤、手术、冻伤、烧伤、耳针打孔以及耳廓血肿继发感染等。发病后诊疗经过,以及有无全身性疾病,尤其是有无糖尿病等消耗性疾病病史。

2. 查体要点 耳廓红肿的部位、范围,局部有无波动感或脓液溢出等。

病史问诊 患者于5d前跌倒伤及右耳廓,局部擦伤,出现耳痛,未予处理,第3d出现疼痛加重,自行涂用红霉素软膏,无明显改善,第4d起右耳廓疼痛加剧,晚上不能入睡,耳廓红肿明显,范围增大,口服抗生素症状无明显缓解,伴头痛及低热,无外耳流脓。既往无糖尿病及结核病史,无耳部手术史。

专科检查 右耳廓上部三角窝、舟状窝皮肤暗红色,明显肿胀,皮温升高,触痛,有波动感,皮肤无破溃,双侧外耳道及鼓膜未见异常。

【辅助检查】

问题 为进一步明确诊断,此时需进行何种检查?

思路 结合外伤病史及专科检查,诊断右侧耳廓化脓性软骨膜炎的可能性大,穿刺抽液可进一步明确诊断。

在波动感最明显的三角窝处穿刺,抽出黄色脓液约0.6ml,脓液细菌培养及药物敏感试验结果:金黄色葡萄球菌,对头孢唑啉钠敏感。

【病情分析和诊断】

患者有右耳廓擦伤史，因耳廓皮肤与软骨附着紧密，耳廓出现化脓感染可引起剧烈疼痛，脓肿形成触诊有波动感，如行局部穿刺，抽出脓液可进一步确诊，脓液细菌培养可为药物治疗提供参考，耳廓化脓性软骨膜炎诊断成立。

【鉴别诊断】

本病应与以下三种耳廓疾病进行鉴别。

1. 耳廓假性囊肿 耳廓软骨夹层内的非化脓性浆液性囊肿。多发生于耳廓外侧前面上半部，如舟状窝、三角窝，但不侵及耳廓后面。小者可无任何症状，大的可有胀感、波动感、灼热感或痒感，常无痛感。肿胀范围清楚，皮肤色泽正常。光照耳廓透光度良好。穿刺抽吸时，可抽出淡黄清液，培养无细菌生长。

2. 外耳湿疹 可反复发作，急性湿疹奇痒，伴有烧灼感，多见于婴幼儿。皮肤呈红斑或粟粒性小丘疹，可有水疱，破溃后可流出黄水样分泌物，出现小溃疡。

3. Hunt 综合征 耳廓、耳道内或耳后剧烈疼痛，耳廓、耳道及耳后皮肤可出现疱疹，水疱破裂后形成溃疡，部分患者合并有面瘫及轻中度感音神经性耳聋，可伴发耳鸣、眩晕和平衡障碍。

【治疗方案及随访】

诊断明确后应全身足量使用抗生素，局部及时切开引流，出现软骨坏死时，应及时清理坏死的软骨，局部放置橡皮片引流，纱布适当加压包扎。局部理疗，可以促进炎症消退。若后遗严重畸形有碍外貌时，可做整形修复术。

本病例入院后完成常规检查，局麻下在耳廓波动感最明显处切开排脓，抗生素彻底冲洗术腔，刮除肉芽组织，清除坏死软骨，术毕放置橡皮片引流，不予缝合，然后用纱布适当加压包扎，并每日换药，3d 后，创面已无流脓，拔去引流，稍加压包扎。同时静脉给予足量抗生素治疗 1 周。未发生耳廓畸形，切口愈合良好。

知识点

耳廓化脓性软骨膜炎常引起较严重的疼痛，该疾病能造成耳廓软骨坏死及畸形，应认真对待，及早诊治。根据病史及体征，诊断不难。在耳廓处进行耳针治疗、耳部手术等操作时，应严格消毒，避免损伤软骨。

（唐安洲）

第二节 外耳道疖肿

疾病概要

外耳道疖肿（furunculosis of external auditory meatus）指外耳道皮肤毛囊或皮脂腺的局限性化脓性炎症。临床表现早期出现剧烈耳痛，张口、咀嚼时加重，并可放射至同侧头部。检查耳廓牵引痛及耳屏压痛，外耳道软骨部皮肤有局限性红肿。应及早使用抗生素控制感染，疖肿成熟后及时挑破脓头或切开引流。

【主诉】

患者，女，36 岁。因“右耳痛 7d，加重 2d”就诊。

【印象诊断】

问题 根据主诉，应考虑哪些疾病？最有可能的诊断是什么？

思路 首先考虑外耳或中耳乳突感染性疾病。因耳痛较剧，考虑外耳道的感染性疾病可能性大。

【问诊和查体】

应围绕耳痛的性质和程度进行问诊，有无耳廓牵引痛，耳部剧痛多见于外耳道疖肿、外耳道炎及急性化脓性中耳炎鼓膜尚未穿孔阶段，了解耳痛诱因，有无伴发症状如耳流脓、听力下降等，专科体检应注意检查外耳道皮肤有无红肿及分泌物，观察鼓膜色泽、有无穿孔等。

病史问诊　患者于7d前掏耳后出现右耳痛，逐渐加重，2d前疼痛加剧并放射至颞部，张口及咀嚼时加重，并伴发热，体温约37.5℃，口服消炎药症状缓解，1d前出现右耳流脓，疼痛减轻，无明显听力下降。既往健康，无中耳炎病史。

专科检查　双耳廓无畸形，右耳廓牵引痛，右耳前淋巴结肿大并有压痛，右外耳道少量黏脓性分泌物，右外耳道软骨部前方可见红肿隆起，表面有破溃，鼓膜完整，无明显红肿，音叉试验无明显听力下降。

【病情分析和诊断】

根据患者掏耳后出现耳痛的病史，并伴发热，口服消炎药症状缓解。1d前右耳溢液流脓，脓液溢出后，耳痛减轻，提示有脓肿形成可能，查体右外耳道少量黏脓性分泌物，软骨部可见局部红肿隆起，皮肤破溃，右外耳道疖肿的诊断明确。鼓膜完整无充血，可以排除急性中耳炎。

【鉴别诊断】

问题　本病例还应与哪些疾病进行鉴别？

思路

1. 弥漫性外耳道炎　急性者表现为耳痛，灼热，可流出少量分泌物。查体亦有耳廓牵拉痛及耳屏压痛，外耳道皮肤弥漫性红肿，变窄，可有分泌物。慢性者外耳道发痒，少量渗出物。外耳道皮肤增厚、皲裂、脱屑，分泌物积存，甚至可造成外耳道狭窄。

2. 坏死性外耳道炎　亦称“恶性外耳道炎”，多见于老年人和糖尿病患者，致病菌常为铜绿假单胞菌。是一种特殊性弥漫性外耳道炎，常引起外耳道骨髓炎和广泛的进行性坏死，并可并发多发性神经麻痹，其中以面神经麻痹最为常见。严重感染者可侵及颞下窝，也可引起脑膜炎、脑脓肿而死亡。

【治疗方案及随访】

患者外耳道疖肿的诊断明确，应用抗生素控制感染。疼痛较剧时服用镇静、止痛剂。外耳道局部尚未化脓者用1%~3%酚甘油或10%鱼石脂甘油滴耳，或用上述药液纱条敷于患处，疖肿成熟后及时挑破脓头或切开引流，用3%过氧化氢溶液清洁外耳道脓液及分泌物。

治疗后情况　本例患者应用抗生素控制感染，用3%过氧化氢溶液清洁外耳道脓液及分泌物，同时服用镇静、止痛剂1周后，随诊观察，耳痛症状消失，检查外耳无脓性分泌物，无红肿，原外耳道前壁破溃处皮肤已结痂愈合。

知识点

外耳道疖肿常致剧烈耳痛并可放射至同侧头部，给患者带来较大痛苦。应及早使用抗生素控制感染，进行局部对症治疗。若有糖尿病等基础疾病，应积极治疗，以防疖肿复发。

（唐安洲）

第三节　外耳道炎

疾病概要

外耳道炎（external otitis）指外耳道皮肤或皮下组织广泛的急、慢性炎症。由于在潮湿的热带地区发病率高，因而又被称为“热带耳”。可分为急性弥漫性外耳道炎和慢性外耳道炎。本节主要介绍急性弥漫性外耳道炎。临床表现为耳内疼痛，外耳道分泌物。

【主诉】

患者，男，40岁。因“左耳疼痛1周，加重1d”就诊。

【印象诊断】

问题 根据主诉，应考虑哪些疾病？

思路 首先应考虑外耳、中耳常见感染性疾病，考虑外耳道的感染性疾病可能性大。

【问诊和查体】

问诊应围绕耳痛的诱因、加重及缓解因素进行，同时注意有无耳溢液及听力下降等情况。查体应观察外耳道及其皮肤颜色、有无肿胀、有无有分泌物及其分泌物的性质、鼓膜有无充血、穿孔等，还应注意有无耳廓牵拉痛等。

病史问诊 患者于1周前游泳后用棉签清理外耳道后出现左耳内疼痛，起初为耳内胀痛，后逐渐加重，咀嚼或说话时明显，曾自行口服抗生素无明显好转，1d前症状加重并有稀薄分泌物从外耳道流出。伴左侧头痛，无听力下降，既往无类似情况。

专科检查 双侧乳突区无红肿及压痛，左耳廓明显牵拉痛，外耳道弥漫性充血、肿胀，外耳道内有稀薄分泌物，无明显臭味，左侧鼓膜因外耳道肿胀未能完全窥清，可见部分鼓膜充血表现。右侧耳道清洁通畅，鼓膜完整、标志清。

【病情分析与诊断】

该患者游泳后外耳道进水，用棉签清理外耳道时可能致皮肤破损引起感染，检查见外耳道弥漫性充血、肿胀，外耳道狭窄，诊断为急性弥漫性外耳道炎。外耳道炎症可波及鼓膜致充血，分泌物做细菌培养可为临床用药提供指导。

【鉴别诊断】

主要应与急性化脓性中耳炎鉴别。急性化脓性中耳炎听力下降比较明显，早期有剧烈耳痛，可伴有发热等全身症状，流脓后耳痛缓解，检查可见鼓膜红肿或穿孔，脓液黏稠。

【治疗方案与随访】

诊断急性弥漫性外耳道炎应保证耳道局部清洁，局部可用抗生素滴耳液，起到抗炎消肿作用。严重的外耳道炎需全身应用抗生素，在尚未获得细菌培养结果时局部选用广谱抗生素治疗，获得细菌培养及药敏试验结果后，选择敏感抗生素治疗。耳痛剧烈者可给予止痛药和镇静剂。

治疗后情况 本例患者通过局部清理外耳道分泌物，外耳道内滴入氧氟沙星滴耳液及口服抗生素治疗，7d后症状完全消失，检查左外耳道红肿消失，洁净，外耳道皮肤完整，鼓膜完整，标志清。

知识点

急性弥漫性外耳道炎常由掏耳、游泳时外耳道进水或化脓性中耳炎长期脓液刺激等引起，当外耳道皮肤外伤或局部抵抗力降低时易发病。常见致病菌为金黄色葡萄球菌、链球菌等。临床表现为耳痛、局部灼热，可有少量分泌物，查体有耳廓牵拉痛及耳屏压痛，外耳道皮肤弥漫性红肿，可有分泌物积聚，外耳道变狭窄，耳周淋巴结肿痛。

（唐安洲）

第四节 外耳道真菌病

疾病概要

外耳道真菌病（otomycosis external）指外耳道真菌感染性疾病。致病的真菌以曲霉菌、青霉菌及念珠菌等较为常见。轻者可无症状，一般有耳内发痒，有时奇痒，以夜间为甚，若合并感染时可引起外耳道肿胀、疼痛和流脓。治疗上一般不需要全身应用抗真菌药，应清除外耳道内真菌痂皮和分泌物，可局部使用抗真菌药。

【主诉】

患者，女，50 岁。因“反复右耳痒 1 个月余”就诊。

【印象诊断】

根据主诉首先考虑外耳真菌性疾病、外耳道细菌感染性疾病，此外还应考虑耳部湿疹。

【问诊和查体】

耳内发痒（有时奇痒）是外耳道真菌病的典型表现，应询问耳痒的时间及诱因，加重及缓解因素，有无耳溢液，以及有无长期使用抗生素滴耳液滴耳情况。查体应重点检查外耳道及鼓膜，查看外耳道有无黄黑色或白色粉末状或绒毛状真菌覆盖，外耳道皮肤有无充血潮湿及分泌物积存。

病史问诊　患者诉反复右耳内痒 1 个月，有时奇痒难忍，以夜间明显，自用棉签清理外耳道及滴用氯霉素滴耳液，症状无缓解，1 周前出现右耳痒加剧，无分泌物流出，无明显听力下降。既往史无特殊。

专科检查　右外耳道壁上白色粉末状 / 绒毛状物及黄黑色物附着，右鼓膜表面亦可见白色粉末状物及黄黑色物附着（图 6-1）。左侧耳道清洁通畅，鼓膜完整、标志清。

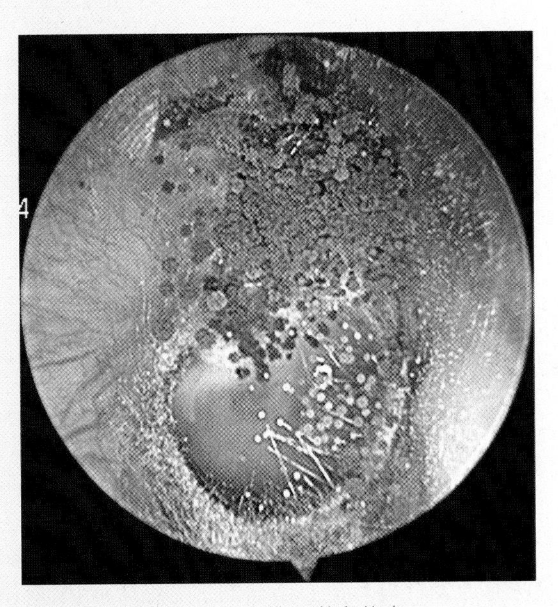

图 6-1　右外耳道真菌病

【病情分析及诊断】

根据患者反复右耳痒病史，查体发现右外耳道壁上白色粉末状 / 绒毛状物及黄黑色物附着，右鼓膜表面亦可见白色粉末状物及黄黑色物，外耳道绒毛状附着物涂片找真菌或做真菌培养检查可确诊。

【辅助检查】

右外耳道绒毛状附着物涂片找真菌结果提示：曲霉菌。

【鉴别诊断】

本病主要应与外耳湿疹进行鉴别，外耳湿疹是耳廓、外耳道及其周围皮肤的变应性皮肤浅表性炎症。急性湿疹奇痒，伴有烧灼感，多见于婴幼儿，皮肤呈红斑或粟粒性小丘疹，可有水疱，破溃后可流出黄水样分泌物，表面糜烂或出现小溃疡。慢性外耳湿疹亦有外耳剧痒，检查可见外耳道皮肤增厚，表皮脱屑、皲裂或结痂，局部皮肤颜色加深，表面粗糙不平，甚至引起外耳道狭窄。鼓膜表面受累者，可有轻度传导性聋及耳鸣。

【治疗方案及随访】

外耳道真菌病应局部使用抗真菌药物，一般不需要全身使用抗真菌药。尽量保持外耳道干燥，清除外耳道内的所有真菌痂皮和分泌物，可用1%~3%硼酸酒精或1%~2%麝香草酚酒精涂耳，也可用制霉菌素喷于外耳道或涂用硝酸咪康唑霜。本病治愈的关键是坚持用药，外用硝酸咪康唑霜剂涂抹，应持续用药2周。

本例患者通过局部清理外耳道分泌物及真菌丝，并外用硝酸咪康唑霜剂14d后，症状完全消失，检查见右外耳道洁净，外耳道皮肤完整，霉菌丝完全消失。

知识点

外耳道真菌是外耳道真菌感染性疾病，以曲霉菌、青霉菌及念珠菌等较为常见。当外耳道进水或积存分泌物或长期使用抗生素滴耳液滴耳时，较易受真菌感染。治疗上应在局部清理外耳道真菌丝或分泌物后，持续局部涂抹抗真菌药物，疗程应不少于2周。

（唐安洲）

第五节　外耳道胆脂瘤

疾病概要

外耳道胆脂瘤（cholesteatoma of external acoustic meatus）是阻塞于外耳道骨部的含有胆固醇结晶的脱落上皮团块。多因外耳道皮肤受损或炎症，使局部皮肤生发层中的基底细胞生长旺盛，角化上皮加速脱落，在外耳道内堆积过多，久之其中心形成胆固醇结晶，常混有耵聍碎屑。早期可无明显症状，胆脂瘤较大时，可出现耳内堵塞感，耳鸣，并可造成外耳道骨质吸收，外耳道扩大。如合并感染可有耳痛、头痛，外耳道黏脓性分泌物，伴有臭味。治疗上应及时清除胆脂瘤，若胆脂瘤累及乳突者，有时需行乳突切除术。

【主诉】

患者，男，40岁。因"左耳堵塞感1个月余、耳溢液有臭味7d"就诊。

【印象诊断】

根据主诉，要考虑的疾病有外耳道耵聍栓塞、外耳道胆脂瘤，外耳、中耳常见感染性疾病，以及外耳、中耳良恶性肿瘤（继发感染）等。

【问诊和检查】

耳内堵塞感及分泌物有臭味是原发性外耳道胆脂瘤的常见临床症状，应围绕该疾病的临床症状进行问诊。包括耳堵塞感的时间和诱因，加重及缓解因素，耳内分泌物的性状，臭味的程度，是否伴有听力下降及面瘫等。查体应重点检查外耳道有无脓性分泌物及堵塞物，应及时清理堵塞物，观察其颜色，有无胆脂瘤痂皮，清除堵塞物后检查外耳道骨质有无破坏，再检查鼓膜情况。

病史问诊　患者自诉于1个月余前无明显诱因下出现左耳堵塞感，听旁人讲话时感觉声音遥远，自觉听力稍下降，未行特殊处理。1周前用手挖左外耳道时见少许黏性分泌物，有臭味，无发热、头痛、头晕。既往健康，无耳部手术和外伤史。

专科检查　双耳廓无畸形，乳突区无红肿及压痛；左耳道见白色多层团块状物，表面少许分泌物，逐层清理，见外耳道有白色胆脂瘤样物堵塞（图 6-2），将其完全清理干净后，见外耳前壁骨质部分缺损，左侧鼓膜内陷。右外耳道干净，右鼓膜完整，标志清晰。

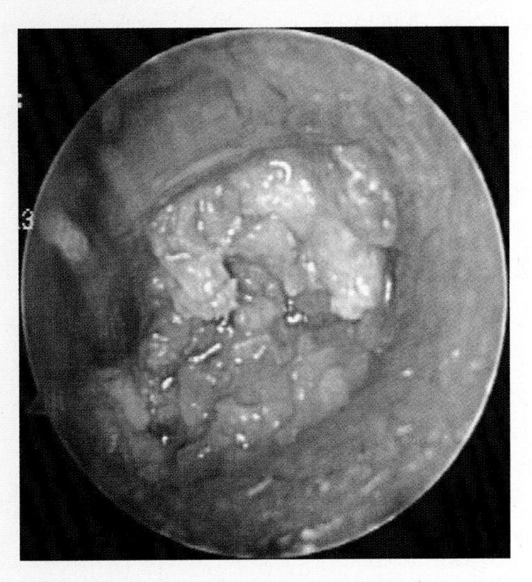

图 6-2　左外耳道胆脂瘤

【辅助检查】

问题 1　为进一步明确诊断，此时最需要进行何种检查？

思路　结合病史及专科检查，外耳道胆脂瘤的诊断可能性大，取外耳道白色胆脂瘤样物送病理检查。

问题 2　以诊治为目的，还需进行哪些辅助检查？

思路　清理完外耳道堵塞物后，可行音叉试验及纯音测听，可初步判断有无耳聋及耳聋性质，因有外耳道前壁骨质破坏，可做颞骨 CT 扫描，排除中耳病变。

辅助检查结果　外耳道堵塞物病理检查明确为胆脂瘤。音叉试验未见明显异常；纯音测听检查听力正常。颞骨高分辨率 CT 示左侧外耳道致密阴影，前壁骨质部分缺损，未累及鼓室、鼓窦及乳突（图 6-3）。

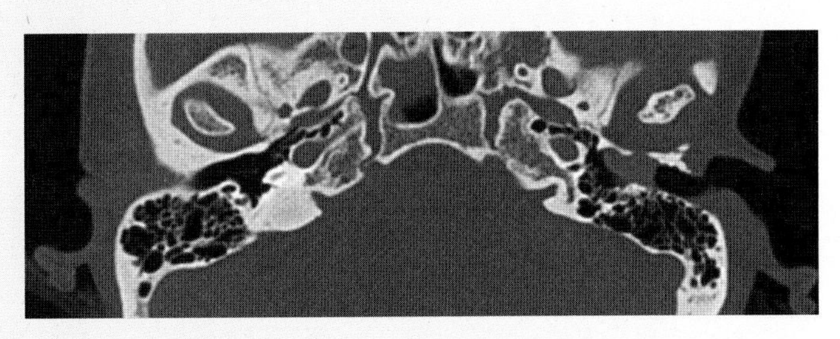

图 6-3　左外耳道胆脂瘤 CT 表现

【病情分析及诊断】

由于本病例能一次性将外耳道堵塞物清理干净，故可以直接观察到其中的白色胆脂瘤、外耳道骨质破坏及鼓膜情况，结合病理结果，明确诊断为左侧外耳道胆脂瘤。有的病例由于外耳道肉芽、外耳道肿胀、感染等原因，不能一次性将堵塞物完全清除干净，应在控制感染、堵塞物软化后，进行清理，尽快明确诊断。

【鉴别诊断】

本病应与以下疾病进行鉴别：

1. 耵聍栓塞　耵聍在外耳道内聚集成团，阻塞外耳道，其多为黄色、棕褐色或黑色块状物，质硬如石或质软如泥，多与外耳道紧密相贴，不易活动。部分患者可无明显症状，耵聍完全阻塞外耳道，可使听力减退或出现耳闷及耳痛，伴耳鸣、眩晕，若耵聍压迫外耳道后壁皮肤，可引起反射性咳嗽。

2. 外耳道癌 好发于中年以上患者。大多有患耳长期流脓史，近期耳内出血，伴耳痛，可有张口困难。检查时可见外耳道内有新生物，有接触性出血。可出现面瘫，颞骨CT提示外耳道软组织增厚影或骨质破坏，新生物活检可明确诊断。

3. 中耳胆脂瘤 有持续流脓病史，脓液间混血丝，有臭味，松弛部穿孔或边缘性穿孔，鼓室内有肉芽或息肉，听力损失较重，为传导性或混合性。颞骨CT提示：鼓室、鼓窦或乳突内有软组织影或骨质破坏。

【治疗方案】

无合并感染的外耳道胆脂瘤较易取出，可用膝状镊、耵聍钩或吸引头吸引的方法清除。合并感染时，应在控制感染的同时，取出外耳道胆脂瘤。若感染严重，胆脂瘤取出困难者可在全麻下及显微镜下进行，同时全身应用抗生素控制感染。若外耳道胆脂瘤累及乳突者，有时需行乳突切除术。

本例患者已经完全将外耳道胆脂瘤清除干净，病变未累及乳突，随诊观察3个月，外耳道皮肤逐步覆盖外耳道裸露骨质，未见复发。

知识点

外耳道胆脂瘤是耳科少见病，较大的胆脂瘤需与耵聍栓塞、外耳道癌、中耳胆脂瘤相鉴别，病理检查可确诊。诊治的关键是要将外耳道堵塞物清除干净，由于外耳道胆脂瘤可破坏骨性外耳道骨质，不易完全清理干净，必要时在麻醉下做辅助切口进行清理病变，若胆脂瘤累及乳突者，有时需行乳突切除术。

外耳炎性疾病习题

（唐安洲）

第七章　中耳炎性疾病

第一节　分泌性中耳炎

疾病概要

分泌性中耳炎（secretory otitis media）亦称渗出性中耳炎，是以中耳积液（包括浆液、黏液、浆 - 黏液，而非血性或脑脊液）及听力下降为主要特征的中耳非化脓性炎性疾病。本病冬、春季多见，小儿及成人均可发病；以 2~5 岁儿童多见，是导致儿童听力下降的常见的原因之一。

【主诉】

患儿，男，5 岁。主因“睡眠打鼾 8 个月，注意力差 2 个月”就诊。

【印象诊断】

问题　根据主诉，应考虑哪些疾病？最有可能的诊断是什么？

思路　患儿睡眠打鼾首先考虑儿童腺样体肥大、扁桃体肥大；注意力差可由睡眠时频繁阻塞性呼吸暂停所致间歇低氧或神经科疾病导致，听力差导致儿童注意力差也是一个重要原因。结合患儿睡眠打鼾和注意力差两个症状，考虑由腺样体肥大导致分泌性中耳炎表现出听力下降可能性比较大。除此之外，患儿睡眠打鼾引发缺氧，导致中枢性疾患以及其他引发听力下降的疾患如慢性化脓性中耳炎或遗传性听力损失、药物性听力损失也需要鉴别。

知识点

分泌性中耳炎的主要症状

听力下降：急性分泌性中耳炎发病前大多有感冒病史，之后出现耳痛、听力下降，可伴有自听增强感。慢性分泌性中耳炎起病隐匿，听力损失常常较轻，不易察觉。听力损失程度常有波动。儿童多无听力下降主诉，表现为言语发育延迟、注意力不集中、对父母呼唤不理睬，看电视时要求音量过大。大龄儿童或成人可自觉听声遥远。

耳痛：急性发作可有耳痛，疼痛可重可轻。慢性者无耳痛。

耳闷胀感：多见于成年人，按压耳屏或捏鼻鼓气，耳闷胀感可暂时得以减轻。

耳鸣：可出现间歇性，如“噼啪”声或低调“轰轰”声。头部运动或打呵欠、擤鼻涕时，耳内可出现气过水声。

【问诊】

问题　根据主诉，在问诊中需要注意哪些要点？

思路　听力下降及耳闷胀感是分泌性中耳炎的典型表现，咽鼓管功能不良是分泌性中耳炎的主要病因。应主要围绕该疾病的临床症状和影响咽鼓管功能不良的原因或诱因进行问诊。问诊要点应包括：①听力下降及耳闷胀感侧别、发生时间和程度。②导致听力下降的诱因、加重及缓解因素。③与化脓性中耳炎鉴别，有无耳道流脓等。④与耳硬化症鉴别，有无家族史，有无韦氏误听等。⑤与脑脊液耳漏鉴别，有无外伤史，是否自觉鼻咽部有液体流出。⑥既往诊疗经过，以及慢性疾病史如变应性鼻炎、慢性鼻窦炎、睡眠打鼾等：如采取过哪些治疗，疗效如何；是否有外伤及手术史、传染病史等，这对诊治方案的制订有意义。成年患者应注意寻找病因，如慢性鼻窦炎、变应性鼻炎，鼻咽部、侧颅底占位可能；小儿应重点询问是否有睡眠打鼾、张口呼吸、反复鼻塞流涕、反复咽痛发热症状，以排除腺样体、扁桃体等邻近组织器官疾病。

病史问诊 患儿8个月前一次“感冒”后出现睡眠打鼾、张口呼吸，无憋气及憋醒。自服“抗感冒药”后睡眠打鼾症状缓解不明显。无发热、头痛、流鼻涕等不适。近2个月来患儿母亲述有时患儿出现呼之不应，看电视时声音高于正常。既往：自幼体弱，经常“感冒”，无其他系统性疾病，无结核病史及耳部手术外伤史，无耳聋家族史。

【体格检查】

问题 为进一步明确诊断，查体需要注意哪些要点？

思路 首先，应重点检查鼓膜，注意鼓膜形态、光泽是否正常，光锥是否存在，有无穿孔，鼓室内是否可见积液征（毛发征），咽鼓管吹张时是否存在气泡增多、移位，鼓膜活动情况等。其次，重点检查鼻咽部，注意咽鼓管咽口周围、圆枕、咽隐窝、鼻咽顶等部位有无导致咽鼓管阻塞及功能不良的原因。最后，注意有无占位病变、炎症感染等如腺样体肥大、鼻咽部肿物、鼻咽炎等。还应注意口腔、鼻腔等感染灶或占位病变，有无耳部及鼻咽部放疗史而影响咽鼓管功能。

专科检查 双耳廓无畸形，双侧外耳道通畅，干净；乳突区无红肿及压痛；耳内镜检查（图7-1）：双耳鼓膜完整，明显内陷，光锥变形，颜色呈琥珀色，透过鼓膜可见鼓室内积液，捏鼻鼓气时未见气泡影；双侧面神经功能正常；双侧鼻腔通气欠佳，双下鼻甲暗红、肥大，麻黄碱收缩欠佳，中鼻道有少许黏性分泌物，嗅裂清洁。口咽部黏膜无充血，双侧扁桃体不大，无充血。间接鼻咽镜检查配合差，鼻咽部无法暴露。

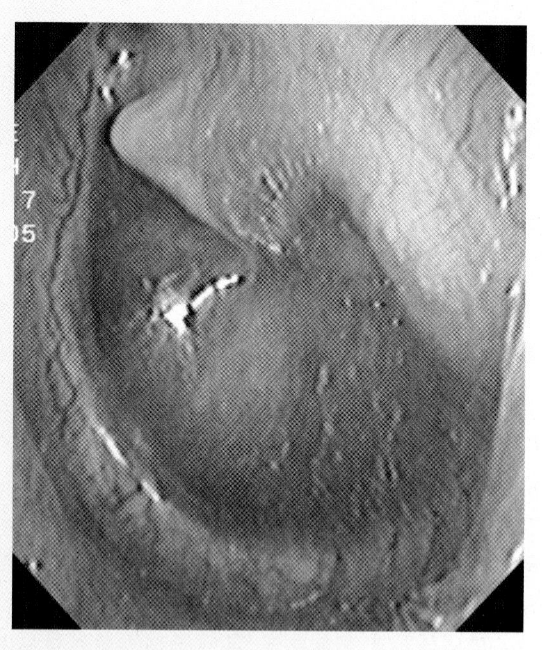

图7-1 耳内镜图片

双耳鼓膜完整，明显内陷，呈琥珀色，鼓室内可见积液。

【辅助检查】

问题 结合上述体检结果，为明确诊断应进一步实施哪些检查？

思路 结合病史及专科检查，分泌性中耳炎（双侧）诊断的可能性大，需进行下列辅助检查。

1. **鼓气耳镜** 对儿童分泌性中耳炎诊断的敏感度和特异度较高，其敏感度可达到93.8%，特异度可达80.5%。鼓气耳镜能反映鼓膜的活动度，从而直观反映鼓膜的状态。

2. **音叉试验及纯音测听** 是一种主观测听，可了解耳聋性质和程度，有助于治疗方案制订及疗效评估。

3. **鼓室导抗图** 对于本病诊断具有重要意义，平坦型（B型）为分泌性中耳炎典型曲线，其诊断符合率为 88%。

4. 咽鼓管功能检查　咽鼓管功能不良是分泌性中耳炎的主要病因。因此,咽鼓管功能检查至关重要。检查方法包括:吞咽试验法、咽鼓管吹张法、鼓室滴药法、荧光素试验法、咽鼓管造影法、声导抗检测咽鼓管功能、咽鼓管压力测试、咽鼓管内镜检查法、咽鼓管影像检查、咽鼓管功能问卷等。

5. 影像学检查　如患儿有夜间睡眠打鼾、张口呼吸,反复鼻塞等症状,应行鼻内镜、鼻咽侧位片等影像学检查,以除外是否有鼻腔、鼻咽部占位性病变。

辅助检查结果　纯音测听(图 7-2),双耳传导性听力下降,双耳平均气骨导差约为 25dB。声导抗检查(图 7-3),双侧鼓室曲线呈"B"型曲线。

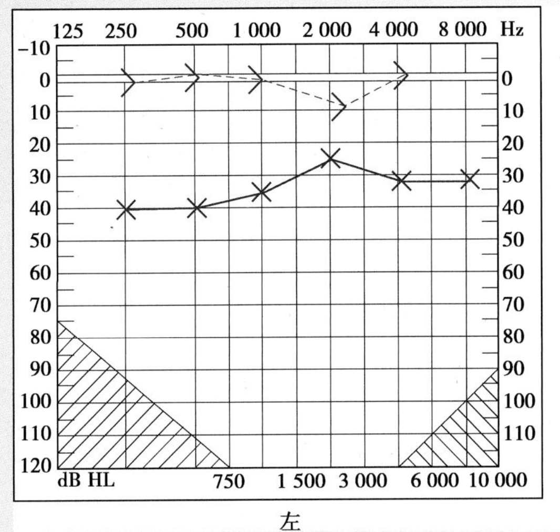

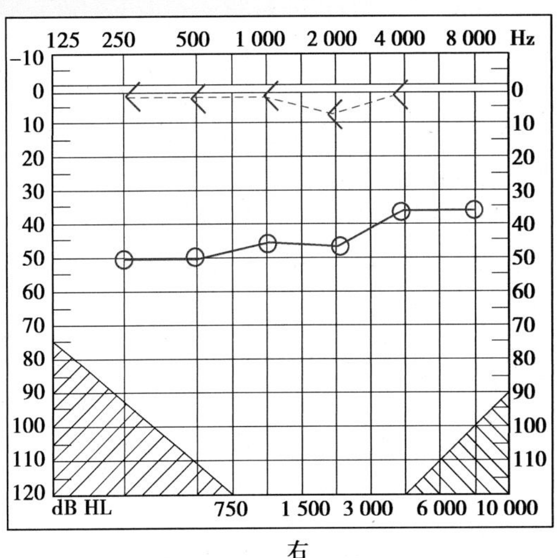

图 7-2　纯音测听图

双耳传导性听力下降。

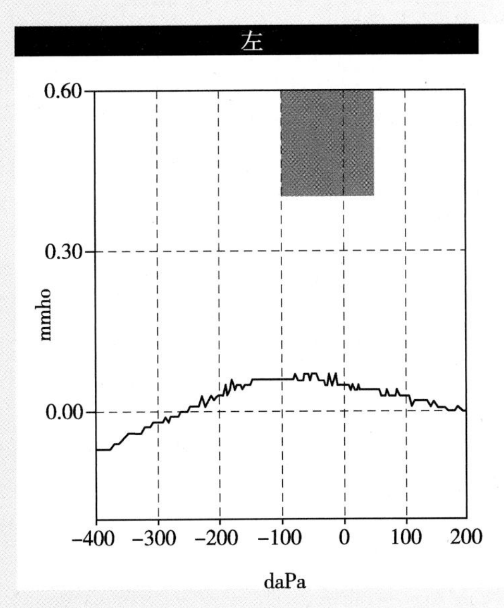

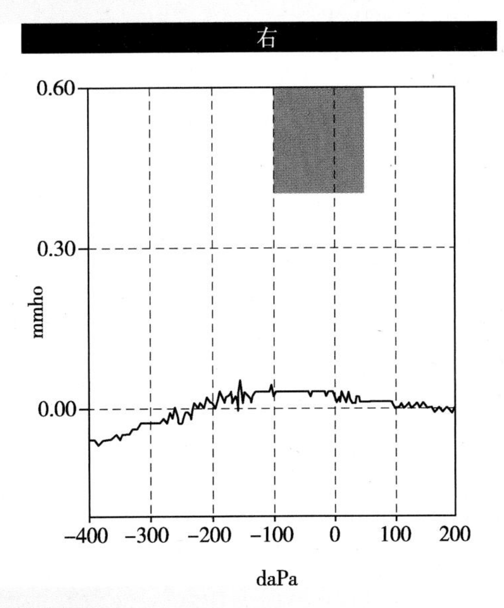

图 7-3　鼓室曲线图

双耳呈"B"型曲线。

电子纤维鼻咽喉镜检查：鼻咽部淋巴组织增生，压迫双侧咽鼓管圆枕（图 7-4）。

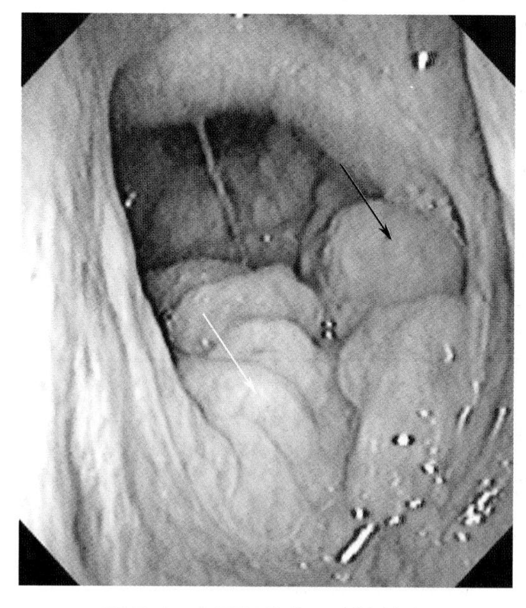

图 7-4　电子纤维鼻咽喉镜检查
白色箭头为鼻咽部淋巴组织；黑色箭头为咽鼓管圆枕。

【诊断】

问题 1　本病例的初步诊断及其诊断依据是什么？

思路　根据患儿年龄，睡眠打鼾、听力下降的病史，查体发现双侧鼓室积液征，结合纯音听阈检查提示双侧传导性听力损失，声导抗测试双侧呈“B”型曲线，内镜检查鼻咽部腺样体肥大，且未发现其他中耳病变或咽鼓管病变的临床证据，分泌性中耳炎（双侧）、腺样体肥大的诊断比较明确。

问题 2　分泌性中耳炎的病因及致病机制有哪些？

思路　分泌性中耳炎形成的确切机制尚不清楚，发病机制主要为中耳通气功能障碍导致鼓室负压。咽鼓管功能不良是中耳通气功能障碍的直接原因，局部组织增生、肿物等机械阻塞咽鼓管，免疫介导、细菌感染等因素也可导致咽鼓管功能不良，导致鼓室负压，形成鼓室积液。

知识点

见图 7-5。

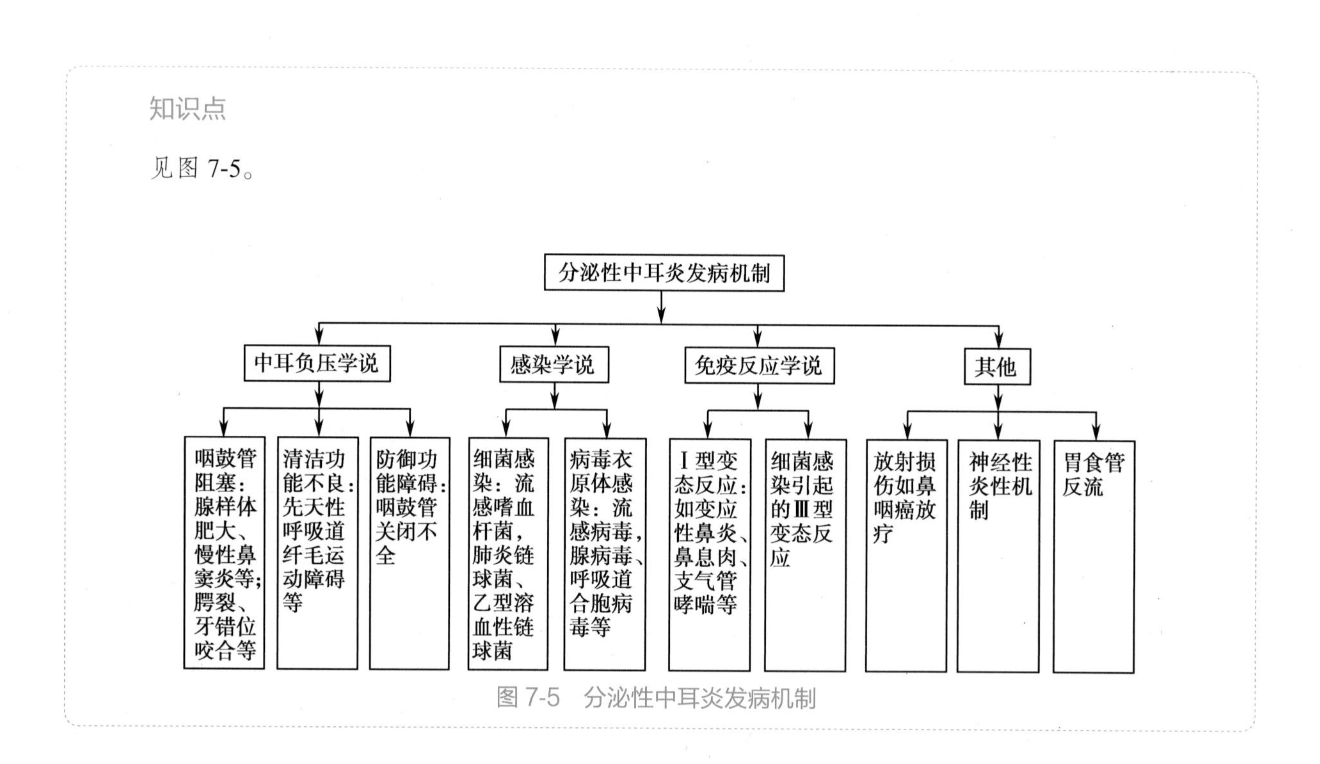

图 7-5　分泌性中耳炎发病机制

【鉴别诊断】

问题　分泌性中耳炎应与哪些疾病进行鉴别？

思路　分泌性中耳炎应与以下疾病进行鉴别。

1. 急性中耳炎　主要表现为耳痛（鼓膜穿孔前剧烈搏动性跳痛或刺痛，鼓膜穿孔后耳痛减轻），听力减退及耳鸣，流脓，全身症状明显；耳镜检查：穿孔前鼓膜松弛部充血继而弥漫性充血、肿胀、向外膨出；穿孔甚小，不易看清，有搏动性亮点。耳部触诊：乳突部压痛，鼓窦区明显。

2. 脑脊液耳漏　颞骨骨折并脑脊液耳漏而鼓膜完整者，脑脊液聚集于鼓室内，可产生类似分泌性中耳炎的临床表现。先天性颅骨畸形或内耳畸形（如 Mondini 畸形）患者，可伴脑脊液耳漏。根据头部外伤史或先天性感音神经性耳聋病史，鼓室积液的实验室检查结果，以及颞骨 X 线片、颞骨 CT 扫描可资鉴别。

此外，还需要与外淋巴瘘、胆固醇肉芽肿以及粘连性中耳炎相鉴别。

【治疗方案】

问题 1　患者下一步应当如何处理？

思路　本例患者分泌性中耳炎的诊断较明确，且患者病史较长，门诊使用药物保守治疗无效，纯音测听提示双耳听力损失，因此应采取手术治疗。

问题 2　本病治疗原则是什么？该例患者应如何选择治疗方式？

思路　分泌性中耳炎治疗的原则是清除病灶、鼓室通气和引流。治疗方案的选择应根据病程、中耳积液性质、患者年龄以及听力下降的情况等因素综合考虑。原则上，对于鼓室积液不甚黏稠者，首选非手术治疗，期间可配合应用鼓膜穿刺，鼓室内激素冲洗。病情未见好转者或鼓室积液黏稠者，可加做鼓膜切开及置管。去除病因后，咽鼓管功能障碍无改善者，可行咽鼓管球囊扩张术，改善咽鼓管的通畅与引流。腺样体和/或扁桃体切除是分泌性中耳炎病因治疗的一种治疗措施，如患儿腺样体肥大和/或伴有慢性扁桃体炎，应一并切除。本病例拟订手术方案为全麻下"鼓膜切开置管术"和腺样体切除术。

问题 3　术前交代的主要内容有什么？

思路　①要向患者及其家属介绍病情，强调手术的必要性。②要向患者简要介绍术者、手术方案、大致时间。③交代术中及手术后可能出现的各种并发症、表现及其处理，包括鼓膜穿孔长期不愈合、鼓室硬化等。出血、严重眩晕、听力下降、耳鸣、术后鼓室通气管脱出及复发，需要再次手术。④介绍术后恢复过程及置管时间（6~12 个月），强调术后可能会出现一过性的各种不适，术后康复时间可能比较长，使患者有一定的心理预期。⑤其他需要交代的事项并合理解答患者提问。

住院期间检查及治疗　入院后完成术前常规检查，包括：血常规、尿常规、便常规、血生化（肝功、肾功、血糖、电解质等）、凝血功能、感染疾病筛查八项［乙型肝炎（以下简称"乙肝"）、梅毒、艾滋病及丙型肝炎（以下简称"丙肝"）相关抗原抗体等］、胸部 X 线平片、心电图。各项检查结果未见异常。临床诊断：分泌性中耳炎（双侧）。充分准备后于全麻下行双耳鼓膜切开置管术和腺样体切除术。

【术中要点】

问题　术中需要注意避免的并发症是什么？发生后如何处理？

思路　常见并发症包括：①通气管坠入鼓室。多因手术切口过大，清洁分泌物时不慎所致，取出即可。②鼓膜置管时，听骨链损伤。通常鼓膜置管术于鼓膜前下或后下方，避免损伤听骨链，切忌在鼓膜后上象限切开鼓膜，以避免感音神经性耳聋。③损伤颈静脉球。在鼓膜切开置管前，应仔细检查鼓膜、暴露的颈静脉球，是容易识别的。有可疑征象者，应暂缓置管，先行颞骨 CT 检查以助鉴别。如遇此情况须立即停止手术，填塞压迫止血。

术后情况　患者术后按鼓膜切开置管术后护理常规，给予对症治疗，恢复顺利。术后无发热，无鼻漏，无明显头晕，无口角歪斜、闭目露白。患儿于术后自觉听力改善，术后 2d 内，自觉夜间睡眠时双耳有少许淡黄色清亮分泌物流出。局部情况：双侧外耳道内可见少许透明干痂，鼓室通气管在位，通畅。

【出院随访】

问题　鼓膜置管术后何时可以出院？出院后应注意些什么？

思路　于鼓膜置管术后 1~2d 患者无发热，检查耳道内无分泌物，鼓膜通气管在位通畅，此时可以出院。嘱患者定期随诊复查，预防通气管脱出或阻塞。通气引流管可视病情放置 3~6 个月或 1~2 年后再取出。注意预防感染，保持耳道内干燥，耳内禁止进水，鼻腔可使用抗炎类鼻喷剂（如糠酸莫米松鼻喷剂）和减充血剂（如羟甲唑啉鼻喷剂）；若中耳有感染，可滴抗生素滴耳液，并适当使用口服抗生素。

出院后情况　本例患者出院后定期复查，恢复顺利，未发生面瘫、眩晕、听力下降等，于术后 45d 左右，无脓性分泌物，复查鼓膜通气管在位，通畅。家属述患儿自觉听力较术前改善。继续随诊观察，定期预防感冒。

分泌性中耳炎习题

对于分泌性中耳炎的患儿，听力状况的测试评估是很重要的。结合听力下降病史、鼓膜情况、鼓室导抗图和/或平均听阈综合判断中耳积液有较高的敏感度。对于就诊时伴有明确听力下降病史的患儿，首先进行耳科的常规检查并做声导抗和听力测试。若存在传导性听力损失和B型鼓室导抗图，综合评价存在中耳积液。经保守治疗无效时，则行鼓膜切开或置管术。

（刘玉和）

第二节 急性化脓性中耳炎

疾病概要

急性化脓性中耳炎(acute suppurative otitis media)是中耳黏膜的急性化脓性炎症。常由于鼻咽部的病毒、细菌感染经咽鼓管途径进入中耳引起。主要致病菌为肺炎链球菌、流感嗜血杆菌、乙型溶血性链球菌、葡萄球菌及铜绿假单胞菌等，前两者在儿童多见。临床上以耳痛、耳道流脓、鼓膜充血、穿孔为特点。

【主诉】

患者，男，26岁。主因"发热伴右耳闷、疼痛1周，加重2d"就诊。

【印象诊断】

问题 根据主诉，应考虑哪些疾病？最有可能的诊断是什么？

思路 年轻患者，以耳痛为首发症状，发病时间短，应首先考虑外耳、中耳炎性疾病，其中感染性疾病可能性较大；但需考虑到中耳、外耳良恶性肿瘤（继发感染）以及特殊性感染等可能。

知识点

急性化脓性中耳炎临床症状

全身症状：全身症状较明显，可有畏寒、发热、倦怠等表现；小儿全身症状通常较成人严重，可有高热、惊厥，常伴呕吐、腹痛、腹泻等消化道症状。

耳痛：急性起病，突发的耳深部钝痛或搏动性跳痛，疼痛可经三叉神经放射至同侧额、颞、顶部及牙齿或半侧头部；吞咽、咳嗽、打喷嚏时耳痛加重。婴幼儿常表现为哭闹不休。

耳鸣及听力下降：患耳可有搏动性耳鸣，听力逐渐下降。耳痛剧烈者，轻度耳聋可不被患者察觉，鼓膜穿孔后听力反而提高。

耳漏：鼓膜穿孔后耳内有液体流出，初为浆液血性，以后变为黏液脓性乃至脓性。如分泌物甚多，提示分泌物不仅来自鼓室，亦源于鼓窦、乳突。

其他表现：鼻塞、咽痛、咳嗽、流涕。

【问诊】

问题 根据主诉，在问诊中需要注意的要点是什么？

思路

1. 耳痛伴全身中毒症状是急性化脓性中耳炎的典型表现，应主要围绕该疾病的临床症状进行问诊。不能除外其他感染性疾病以及中耳炎颅内、颅外并发症的可能时，应针对性询问有意义的阴性症状加以排除。

2. 问诊要点

(1)发热等全身症状的诱因和持续时间，加重及缓解因素。小儿问诊还要注意有无消化道症状。

(2)耳疼痛的诱因和持续时间，加重及缓解因素，有无耳漏，耳漏前后病情有无变化（加重或缓解）。

(3)是否有听力下降,其发生时间和程度。

(4)既往诊疗经过及慢性疾病史:如采取过哪些治疗,疗效如何;是否有糖尿病、免疫缺陷病、心脑血管疾病、外伤手术史、传染病史等,这对诊治方案的制订有意义。

病史问诊　患者1周前游泳呛水后出现右耳闷胀疼痛,当时无耳鸣、听力下降及耳流脓,自觉畏寒发热,最高38.5℃,自行口服消炎药后症状略有缓解。2d前突然出现高热,体温最高39.8℃,右侧耳疼痛加剧,伴搏动性耳鸣、听力下降,无耳流脓,无头痛、头晕,无恶心、呕吐。既往:无其他系统性疾病,无结核病史,无中耳炎及耳部手术外伤史,无耳聋家族史。

【体格检查】

问题　为进一步明确诊断,查体需要注意哪些要点?

思路

1. 对门诊患者而言,为进一步明确患者耳部感染的部位,首先应重点检查外耳道以及鼓膜,此外,还要观察乳突外侧壁皮肤是否有隆起、红肿和按压痛等。

2. 全身中毒症状:高热,寒战等。①检查呼吸道部位是否存在感染。②应快速检查鼻道、鼻窦、腮腺以及头颈和锁骨上等浅表淋巴结,有利于鉴别诊断。

专科检查　双侧耳廓无畸形,左侧乳突区无红肿及压痛,右侧乳突区皮肤肿胀有压痛;耳内镜检查(图7-6):左外耳道及鼓膜未见异常;右耳外耳道通畅干净,鼓膜弥漫性充血,向外膨出,标志不清。双侧面肌活动正常;口咽部黏膜充血,双侧扁桃体Ⅱ度肿大,表面黏膜充血红肿,双下鼻甲暗红、肥大,1%麻黄素收缩效果欠佳,中鼻道及嗅裂清洁;间接鼻咽镜检查:鼻咽部无法窥清。

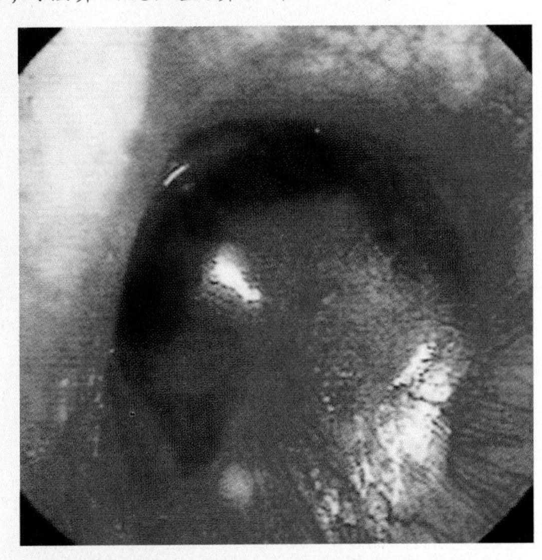

图7-6　右侧耳内镜图

右耳鼓膜弥漫性充血,向外膨出,标志不清。

【辅助检查】

问题1　为进一步明确诊断,此时最需要进行何种检查?

思路　结合病史及专科检查,急性化脓性中耳炎并发急性乳突炎的可能性增加,血常规为必须做的检查,C反应蛋白(C-reactive protein,CRP)为推荐检查,若血象升高、CRP升高,则可诊断。

问题2　以诊治为目的,还需进行哪些辅助检查?

思路

1. 颞骨高分辨率CT检查　有助于了解疾病的累及范围与程度。

2. 音叉试验及纯音测听　是一种主观测听,可了解耳聋性质和程度,有助于治疗方案制订及疗效评估。

辅助检查结果　血常规检查：白细胞计数（WBC）18.6×10^9/L，中性粒细胞83%，中性杆状核粒细胞8%，淋巴细胞7%，单核细胞2%，血红蛋白140g/L，血小板190×10^9/L。音叉试验：韦伯试验骨导偏向右侧。瘘管试验阴性，未查及自发性眼震。纯音测听提示为右耳传导性耳聋，平均气骨导差约为45dB；鼓室曲线“B”型。颞骨高分辨率CT：右耳乳突气房内含气量减少，密度增加。

【病情分析】

问题　患者急性化脓性中耳炎严重程度如何？对诊治方案有何提示？

思路　患者发热等全身症状及耳痛等局部表现明显，血常规提示细菌性感染，音叉试验结合病史考虑右侧传导性听力下降可能性大，提示急性化脓性中耳炎比较严重，需要及时积极处理。

【诊断】

问题1　本病例的初步诊断及其诊断依据是什么？

思路　根据患者急性起病、耳痛伴发热的病史，查体发现右耳鼓膜弥漫性充血，向外膨出，右侧乳突区压痛明显，纯音听阈检查提示传导性听力损失，颞骨高分辨率CT提示右耳乳突气房内含气量减少，密度增高；血常规明显升高，同时未发现中耳恶性病变的临床证据，急性化脓性中耳炎并发急性乳突炎（右侧）的诊断明确。

知识点

急性化脓性中耳炎特征性表现：一旦穿孔流脓，耳痛明显减轻。

问题2　本病可能病因及发病机制是什么？

思路　结合病史和查体特点，本病应属于急性化脓性中耳炎，可能原因为细菌感染，患者游泳呛水，细菌循咽鼓管侵入中耳，引起感染。

【鉴别诊断】

问题　本病例还应与哪些疾病进行鉴别？

思路　急性化脓性中耳炎通常临床症状典型，根据病史及查体，诊断并不困难，但应注意与急性外耳道炎、疖肿和急性大疱性鼓膜炎鉴别。急性外耳道炎、疖肿主要表现为耳内疼痛、耳廓牵拉痛明显，一般听力正常，同时因外耳道无黏液腺，故当分泌物为黏脓性时，提示病变在中耳而不在外耳道，或不单纯位于外耳道。急性大疱性鼓膜炎大多并发于感冒或病毒感染，突发深部耳痛剧烈，开始无耳漏，鼓膜充血后上方可见血疱，全身症状较重，可表现为发热、耳痛，鼓膜弥漫性充血伴大疱外凸，一旦鼓膜大疱破溃便溢液不止，多为淡黄色或淡黄色伴血性分泌物。

【治疗方案】

问题1　患者下一步应当如何处理？

思路　患者急性化脓性中耳炎并发急性乳突炎（右侧）的诊断较明确，处于急性感染期，应采取大剂量抗生素治疗，原则上应考虑选择敏感的抗生素。根据患者病情，除尽早应用足量抗生素控制感染外，还可行适时的鼓膜切开术。若经积极治疗后仍不能控制感染，或出现可疑并发症时，应立即行乳突开放术。

问题2　该患者的治疗情况及预后？

思路　患者急性化脓性中耳炎并发急性乳突炎（右侧）的诊断较明确，处于急性感染期，因此根据患者目前的病情，静脉滴注头孢曲松钠2g，1次/d，同时行右耳鼓膜切开术，鼓室内有少量脓液流出，予3%过氧化氢溶液及0.3%复方诺氟沙星滴耳液滴患耳，治疗1周后病情明显好转，改用口服头孢呋辛酯0.25g，2次/d，继续治疗2周后患者症状完全缓解，患者6周后复查耳内镜右耳鼓膜切口处愈合良好。

【术中要点】

问题1　术中应注意哪些要点？

思路　行鼓膜切开排脓时，切开位置应位于鼓膜紧张部前下或后下象限内，不可在鼓膜前上或后上象限切开，以确保引流充分，避免损伤听骨链和面神经等重要结构，同时留取脓性分泌物送细菌培养和药敏试验，以决定进一步的抗生素应用方案。

问题 2 术后应注意患者哪些情况？

思路 鼓膜切开术后，除注意观察患者体温等生命体征，耳痛和血常规等有无明显改善，还应注意观察是否有面瘫和听力下降等症状的发生；局部应注意外耳道分泌物引流情况。

【出院随访】

问题 急性化脓性中耳炎鼓膜切开术后何时可以出院？出院后应注意些什么？

思路 患者术后如果病情稳定，没有明显发热、眩晕、面瘫、耳痛等表现，此时可以出院。术后规律的用药和随访对康复也非常重要。正规足量抗生素治疗控制急性期感染，局部予以抗生素滴耳剂滴耳。每 1~2 周复查 1 次。根据需要复查纯音测听。

出院后情况 本例患者出院后定期复查，恢复顺利，术后耳痛明显缓解，术后 3d 体温恢复正常，未发生面瘫、眩晕、听力下降等。术后 1 周外耳道已基本没有明显分泌物流出。术后 1 个月左右鼓膜愈合良好，复查听力提示听力为轻度传导性耳聋，语频气骨导差平均 15dB HL，较术前明显提高。继续随诊观察。

【预防措施】

问题 为预防该病的发生，应注意哪些情况？

思路 锻炼身体，积极预防和治疗上呼吸道感染。对于特殊的复发急性化脓性中耳炎患者(免疫力低下)可以预防接种肺炎链球菌等疫苗。宣传正确的哺乳姿势。鼓膜穿孔及鼓室置管者，禁止游泳，洗浴时防止污水流入耳内。

小 结

急性化脓性中耳炎是耳科常见病。可发生于流行性感冒、肺炎等急性感染性疾病期间。少数病例细菌可经外伤性鼓膜穿孔侵入中耳，大多数常继发于上呼吸道感染，致病微生物经咽鼓管侵入中耳，根据症状及专科检查不难对本病做出诊断。适时的鼓膜切开可以通畅引流，有利于炎症的迅速消退；全身和局部症状减轻后，鼓膜穿孔大多可迅速封闭、愈合。

(杨 华)

第三节 慢性化脓性中耳炎

疾病概要

慢性化脓性中耳炎(chronic suppurative otitis media)是中耳黏膜、骨膜或深达骨质的化脓性炎症，重者炎症深达乳突骨质。本病临床上较为常见。以耳内长期间歇性或持续性流脓、鼓膜穿孔及听力下降为临床特点。

【主诉】

患者，女，50 岁。主因“左耳间断流脓伴听力下降 10 年，加重 3 年”就诊。

【印象诊断】

问题 根据主诉，应考虑哪些疾病？最可能的诊断是什么？

思路 首先考虑外耳、中耳常见感染性疾病，还应考虑中耳、外耳良恶性肿瘤(继发感染)以及特殊性感染等。

知识点

慢性化脓性中耳炎的症状

耳溢液：为间歇性，或持续性，当上呼吸道感染或经外耳道感染时，流脓发作或脓液增多，分泌物多为脓液或黏液性，或纯脓性。炎症发作期或肉芽、息肉破溃时分泌物中可带血。

听力下降：患耳可有不同程度的传导性或混合性听力损失。听力下降程度与鼓膜穿孔大小、位置、听骨链是否受损以及迷路正常与否有关；鼓膜紧张部前下方的小穿孔一般不引起明显的听力下降；后上方的小穿孔则可能导致较重的听力损失。

耳鸣：部分患者可有耳鸣，多与内耳受损有关。

【问诊】

问题 根据主诉，在问诊中需要注意哪些要点？

思路

1. 长期反复耳溢液伴听力下降是慢性化脓性中耳炎的典型表现 应主要围绕该疾病的临床症状进行问诊，不能除外其他疾病以及中耳炎颅内、颅外并发症的可能时，应针对性询问有意义的阴性症状加以排除。

2. 问诊要点

(1)耳道流脓时间和诱因，加重及缓解因素，脓液性状，有无臭味等。

(2)是否听力下降及其发生的时间和程度。

(3)伴发症状或有意义的阴性症状：是否伴有眩晕和面瘫等症状，其与耳流脓侧别及发作时间上是否存在联系。

(4)既往诊疗经过，以及慢性疾病史：如采取过哪些治疗，疗效如何；是否有糖尿病、心脑血管疾病、外伤或手术史、传染病史等，这对诊治方案的制订有参考意义。

病史问诊 患者于10年前一次"感冒"后出现左耳内疼痛伴发热，自服"抗感冒药"后无明显好转，1周后出现左耳流脓，疼痛减轻，当地诊所诊断为"急性中耳炎"行全身抗生素治疗和局部滴耳治疗后症状缓解。近3年来反复出现左耳流脓，每年2~3次，脓液稀薄无臭味，"感冒"后症状明显，偶有耳鸣，似"吱吱"声；无明显左耳听力下降、眩晕，自行使用局部滴耳药物治疗后有好转。近3个月来再次出现左耳流脓，并逐渐加重，自觉左耳听力较右侧明显下降，门诊诊断为"慢性化脓性中耳炎(左耳)"，予3%过氧化氢及复方诺氟沙星滴耳剂滴左耳治疗3周后，病情明显缓解。现已干耳2个月，为求彻底治疗及改善听力再次就诊。既往无其他系统性疾病，无结核病史，无耳部手术及外伤史，无耳聋家族史。

【体格检查】

问题 为进一步明确诊断，查体需要注意哪些要点？

思路 首先应重点检查鼓膜像，注意鼓膜是否有穿孔，特别注意穿孔部位和大小(可协助判断中耳炎是否伴有胆脂瘤)，注意残余鼓膜(有无钙化)、鼓室内黏膜情况及分泌物性状，是否存在肉芽或息肉，外耳道或上鼓室外侧骨壁是否有塌陷或破坏等。此外，还应注意乳突外侧壁皮肤是否有隆起、充血及压痛。注意检查面肌的静态与动态对称性，排除面神经受损情况。

专科检查 双耳廓无畸形，乳突区未及红肿及压痛；右外耳道及鼓膜未见异常；左外耳道清洁；外耳道后上壁完整；鼓膜紧张部大穿孔；鼓室内黏膜湿润；双侧面神经功能正常。

【辅助检查】

问题1 为进一步明确诊断，此时最需要进行何种检查？

思路 结合病史及专科检查，慢性化脓性中耳炎诊断的可能性大大增加，此时，颞骨高分辨率CT是最有效的诊断方法。它能够清晰地显示耳部及其邻近组织的精细解剖结构，对耳部先天畸形、外伤、各种中耳炎症及某些耳源性颅内并发症、肿瘤等具有较高诊断价值，对制订手术方案也具有重要的指导意义。

问题 2　以诊治为目的，还需进行哪些辅助检查？

思路　音叉试验及纯音测听是一种主观测听，可了解耳聋的性质和程度，有助于治疗方案制订及疗效评估。声导抗包括咽鼓管功能试验，后者对手术适应证的选择及预后评估有指导意义。

辅助检查结果　韦伯试验偏向左侧；瘘管试验阴性，无自发性眼震；纯音测听（图 7-7）提示为左耳听力下降，传导性为主，气骨导差约 40dB。左耳咽鼓管功能正常。颞骨高分辨率 CT 示：左侧上鼓室、鼓窦有软组织密度影，听骨链形态基本正常，乳突气化不良（图 7-8）。

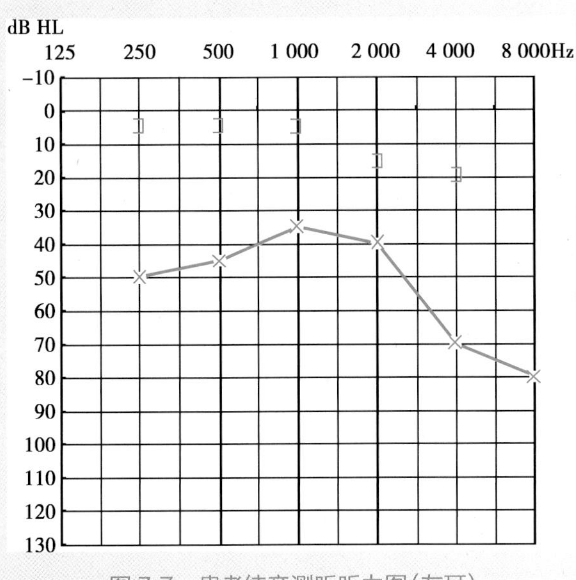

图 7-7　患者纯音测听听力图（左耳）

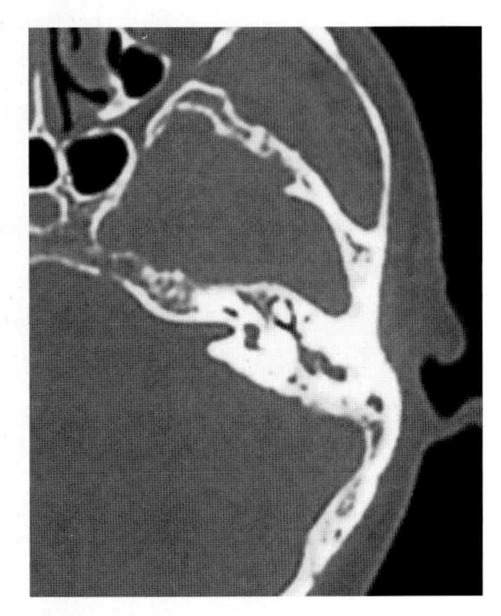

图 7-8　患者颞骨 CT（轴位，左耳）

【病情分析】

问题　患者听力损失的性质和程度如何，对诊治方案有何提示？

思路　音叉试验及纯音测听均提示为传导性耳聋，听力损失程度为轻中度。通常气骨导差超过 30dB 即应怀疑听骨链存在问题，提示如果条件允许，有可能通过手术进行听力重建；如果条件不允许，也可先封闭鼓室，考虑二期听力重建术以提高听力。

【诊断】

问题 1　本病例的初步诊断及其诊断依据是什么？

思路　根据患者病史，左耳长期反复流脓伴听力下降，查体发现左耳鼓膜紧张部大穿孔，纯音听阈检查提示左侧传导性听力损失，颞骨高分辨率 CT 提示左耳上鼓室及鼓窦软组织密度影，无骨质破坏。同时未发现中耳恶性病变和结核性中耳炎的临床证据，慢性化脓性中耳炎（左侧），传导性听力损失（左侧、中度）的诊断比较明确。

问题 2　慢性化脓性中耳炎的常见致病菌有哪些？本病的主要病因是什么？

思路　慢性化脓性中耳炎的常见致病菌以金黄色葡萄球菌最多，铜绿假单胞菌次之，其他较常见致病菌有变形杆菌、表皮葡萄糖球菌、肺炎克雷伯菌等。

本病主要病因：①急性化脓性中耳炎未恰当而彻底的治疗，迁延为慢性；②急性坏死性中耳炎病变深达骨膜骨质，组织破坏严重者，可延续为慢性；③全身或局部抵抗力下降；④鼻部和咽部的慢性病变。

【鉴别诊断】

问题　本病例还应与哪些疾病进行鉴别？

思路　本病应与以下几种疾病进行鉴别：

1. 伴胆脂瘤的慢性化脓性中耳炎

2. 慢性鼓膜炎　耳内流脓、鼓膜上有颗粒状肉芽，但无穿孔及明显听力下降，颞骨 CT 显示鼓室及乳突正常。

3. 中耳癌　好发于中年以上患者。大多有患耳长期流脓史，近期有耳内出血，伴耳痛，可有张口困难。检查时可见鼓室内有新生物，有接触性出血。早期即可出现面瘫，晚期可有第Ⅴ、第Ⅸ、第Ⅹ、第Ⅺ和第Ⅻ脑神经受损表现。颞骨 CT 提示骨质破坏，新生物活检可确诊。

4. 结核性中耳炎　起病隐匿，耳内脓液稀薄，听力损害明显，早期发生面瘫。鼓膜大穿孔，有苍白肉芽。颞骨 CT 提示鼓室及乳突常有骨质破坏区及死骨。肺部或其他部位有结核病灶。肉芽病检可确诊。

【治疗方案】

问题 1　患者下一步应当如何处理？

思路　患者慢性化脓性中耳炎的诊断较明确，现已经干耳 2 个月，鼓膜紧张部大穿孔，患者要求改善听力，应收入病房，进一步行术前检查，制订和实施手术治疗方案。

问题 2　该病的治疗原则是什么？

思路　治疗原则是控制感染、去除病变、恢复正常乳突 - 鼓室 - 咽鼓管通气和引流通道、恢复或重建生理性传音结构。局部用药常用抗生素溶液或抗生素与糖皮质激素混合液，如 0.3% 氧氟沙星滴耳剂或复方诺氟沙星滴耳剂，用于鼓室黏膜充血、水肿、分泌物较多时。

知识点

慢性化脓性中耳炎的局部用药注意事项

1. 用药前应彻底清洗外耳道及鼓室内脓液，3% 过氧化氢溶液清洗，然后用棉签拭净或以吸引器吸尽脓液，方可滴药。

2. 禁用氨基糖苷类抗生素滴耳剂。

3. 水溶液易经小穿孔进入中耳为其优点，但易流出。甘油制剂比较黏稠，接触时间长，却不易通过小穿孔。

4. 为通畅引流，当患耳脓液多或穿孔小时，应忌用粉剂。

5. 避免用有色药水，以免妨碍对局部的观察。

6. 需使用抗生素滴耳液时，应参照中耳脓液的细菌培养及药敏试验结果，选择适当的、无耳毒性的药物。

7. 宜行耳浴，滴药时患耳向上，小穿孔时可挤压耳屏使药液易于进入中耳，维持此体位 10min 左右，每日 2~3 次。

8. 忌用腐蚀剂。

问题 3　手术治疗原则和手术方式的选择？

思路　手术治疗原则是彻底清除病灶（影响传音结构的炎性病灶）；注意保护中耳和内耳的结构；完壁式乳突手术要保证咽鼓管和鼓窦通气，开放式乳突手术要解决中耳引流；重建中耳传音功能。

问题 4　术前交代的主要内容有什么？

思路　①向患者及其家属介绍病情，强调手术的必要性及目的：慢性化脓性中耳炎可导致严重的颅内外并发症，因此手术有必要性，目的是清除病灶、干耳及提高听力，但强调术后有可能因清除病变而导致听力下降及耳鸣，甚至是严重不可逆的听力下降；②向患者简要介绍术者、手术方案、大致时间；③介绍术中及手术后可能出现的各种并发症、表现及其处理，包括面瘫、出血（乙状窦、乳突导静脉、颞浅动脉损伤）、化脓性耳廓软骨膜炎、脑脊液漏、严重眩晕、听力下降、移植物坏死、耳鸣、术后复发、术腔反复感染流脓需再次手术、伴发中耳癌的可能；④介绍术后恢复过程，强调术后可能会出现一过性的各种不适，术后换药和康复时间可能比较长，使患者有一定的心理预期；⑤其他需要交代的事项并合理解答患者提问。

住院期间检查及治疗

根据术前颞骨 CT 判断病变组织累及乳突、鼓窦、上鼓室及前鼓室，耳内径路暴露困难。

入院后完成术前常规检查，包括：血常规、尿常规、便常规、血生化（肝功、肾功、血糖、电解质等）、凝血功能、输血八项（乙肝、梅毒、艾滋病及丙肝相关抗体等）、血型、胸部 X 线平片、心电图。各项检查结果未见异常。行耳内镜检查提示：左耳鼓膜紧张部大穿孔，听骨链完整，咽鼓管鼓室口无明显堵塞，鼓室黏膜未见上皮化。临床诊断：慢性化脓性中耳炎（左）。充分准备后于全麻下行左耳联合径路鼓室成形术。

手术情况　本例患者术中行完壁式乳突切除。耳后沟切口，开放鼓窦，见乳突呈板障型，乳突、鼓窦、鼓室引流通道有淡粉色肉芽组织及水肿的黏膜，行乳突轮廓化，清除乳突、鼓窦、鼓室通道病变组织；开放上鼓室，见上鼓室内肉芽组织，清除病变组织，探查面神经水平段骨管完整。于耳道后壁、距鼓环 1cm 处切开外耳道皮肤，暴露鼓膜，见鼓膜紧张部大穿孔，中耳腔内有少许黏性分泌物，鼓膜残留边缘增厚，于穿孔边缘造植入床，将外耳道后壁皮瓣及残留鼓环翻向前下方，探查听骨链完整，镫骨形态正常，锤砧骨周围纤维组织粘连带，分离粘连带，检查听骨链活动好，圆窗反射存在。自切口取颞肌筋膜封闭鼓室，修补鼓膜。缝合切口，耳道内放置浸有抗生素的明胶海绵及碘仿纱块，耳部敷料加压包扎。将术中取出标本送病理。

【术中要点】

问题 1　术中如何判断是否需要人工听骨？

思路　中耳乳突手术行听力重建的基本条件包括有较好的实用骨导听阈，一定空间的含气中耳腔，咽鼓管功能正常，中耳腔黏膜正常或接近正常，有可用的残余听骨链，如活动正常的残余镫骨或镫骨底板，以及病灶被彻底清除。

问题 2　术中最需要注意避免的并发症是什么？发生后如何处理？

思路　面神经深在颞骨内走行，易损伤，而一旦损伤将严重影响容貌，对患者心理打击很大，极易引发医疗纠纷，故中耳乳突手术首先要注意避免损伤面神经。其关键在于准确辨别鼓室及乳突各种相对固定的标志，如外半规管隆突、砧骨窝、匙突等，根据这些标志与面神经各段的空间位置定位面神经走行，特别注意面神经畸形的可能。术前仔细阅读高分辨率 CT 影像，观察面神经走行及毗邻关系，除外畸形。术中可使用面神经监测仪，协助判断面神经位置，但不能绝对依赖仪器，对面神经解剖的透彻理解、术中相应解剖标志的辨认以及扎实的手术技术是避免面神经损伤最重要的因素。在使用电钻时应注意沿面神经走行方向分层磨除骨质，并注水降温。如果术中出现面神经损伤，应视情况将面神经骨管及鞘膜打开，充分开放减压，如面神经连续性中断，应行面神经吻合、移植、舌下神经 - 面神经吻合术，术后静脉给予营养神经、激素等治疗。

术中避免过分触动听骨链而导致的感音神经性耳聋及耳鸣：①如果听骨链有粘连，首先处理砧镫关节，然后处理其余听骨；②在处理前庭窗周围病变时，选用合适的吸引器管，同时调整合适的吸引负压；③清理附着于镫骨上的软组织时，另一只手用 0.5mm 小钩针 45° 固定镫骨。

术后情况　患者术后按中耳乳突术后护理常规，普通饮食，给予抗炎对症治疗，恢复顺利。术后无发热，无鼻漏，无明显头晕，无口角歪斜、闭目露白，患耳听力于术后前两天自觉有所改善，第 3d 自觉听力下降。局部情况：耳部敷料于术后第 1d 为淡血性液体所浸透，给予更换，术后第 3d 撤除敷料，并每日多次更换耳道口被渗出物浸透的纱条。术后 7d 拆除耳后切口缝线，10~14d 取出耳道内填塞碘仿纱条（伴乳突切除术渗出较多者可于术后 8d 左右取出术腔纱条）。

【病情观察】

问题 1　术后应注意患者哪些情况？

思路　中耳乳突术后，除注意观察患者基本生命体征、意识状态以外，还应注意观察是否有面瘫、眩晕、脑脊液耳鼻漏、严重耳鸣等症状的发生；局部应注意耳部敷料渗出情况，耳部切口愈合情况，耳道上皮及移植筋膜有无坏死感染。行音叉韦伯试验判断术耳是否发生感音神经性耳聋。

问题 2　患者术后表现何为正常？何为异常？如何应对？

思路　对于听力重建者，术后前两天通常会觉听力有所提高，但随后可能会出现听力下降的情况，多是由于耳道填塞物被渗出物浸透膨胀，阻碍声音传导所致。此外，中耳乳突术后通常会有一过性切口疼痛、耳闷、耳鸣、头晕等不适感，多会在拆除绷带及撤除耳内纱条后明显缓解。如果出现迟发型周围性面瘫，则要考虑面神经受压或受感染，撤除耳道内填塞物外，给予积极的抗炎、营养神经和激素治疗；如果出现明显的眩晕、恶心、呕吐，则考虑迷路炎的可能，给予抗炎对症处理；如果听力重建者，韦伯试验由偏向患侧变为居中或偏向对侧，则考虑发生感音神经性耳聋的可能，应积极及时治疗。

【出院随访】

问题　中耳乳突术后何时可以出院？出院后应注意些什么？

思路　患者于乳突术后 2~3d 拆除头部绷带，如果病情稳定，没有明显眩晕、面瘫、耳痛等术后并发症表现，此时可以出院。

术后规律的换药对康复非常重要。嘱患者于术后7d后拆线，10~14d复查，撤除耳内碘仿纱条及明胶海绵，予以抗生素滴耳剂滴耳。并每2周复查1~2次，然后于3个月、6个月、1年复查(如果是开放式乳突手术，通常术腔完全上皮化愈合需2~3个月)。根据需要复查纯音测听，一般为术后1，3，6，12个月。

出院后情况　本例患者出院后定期复查行耳部换药，恢复顺利，未发生面瘫、眩晕、听力下降等，于术后45d左右，无脓性分泌物，鼓膜愈合良好，复查听力提示听力为轻度传导性耳聋，语频气骨导差平均10dB，较术前明显提高。继续随诊观察。

小　　结

急性慢性化脓性中耳炎习题

慢性化脓性中耳炎是耳科常见病。临床主要表现为长期间断性耳流脓，听力下降。耳镜检查可见鼓膜紧张部穿孔，鼓室黏膜可正常或水肿，肉芽增生；听力学检查存在气骨导间距，咽鼓管功能检查可正常或不良；影像学表现为鼓室、乳突密度增高影，可伴有骨质的吸收破坏。本病诊断应根据病史、鼓膜穿孔及鼓室情况，结合颞骨CT图像综合分析诊断病变性质及范围，而不可仅凭鼓膜穿孔的位置、大小以及流脓的情况匆忙做出诊断。治疗原则包括控制感染、通畅引流、清除病灶、消除病因，恢复听力。

(杨　华)

第四节　中耳胆脂瘤

疾病概要

中耳胆脂瘤(middle ear cholesteatoma)是指产生角蛋白的鳞状上皮在中耳乳突内异常积聚并不断生长。本病非真性肿瘤，在2012年中华医学会的《中耳炎临床分类和手术分型指南》颁布之前曾被称为“胆脂瘤型中耳炎”，但其生成机制、病理及转归与慢性化脓性中耳炎不同。中耳胆脂瘤可伴发或继发于慢性化脓性中耳炎，称为“中耳胆脂瘤伴慢性(化脓性)中耳炎”，也可不伴有化脓性炎症。临床通常表现为耳溢液、听力下降及耳鸣等。因胆脂瘤可破坏邻近骨质，有可能导致严重的颅内、外并发症，故需重视，一经诊断应及早手术治疗。最主要目的是清除病灶，预防并发症，而非提高听力及获得干耳。

【主诉】

患者，男，42岁。主因“右耳间断流脓伴听力下降25年，加重1周”就诊。

【印象诊断】

问题　根据主诉，应考虑哪些疾病？最有可能的诊断是什么？

思路　首先考虑外耳、中耳常见感染性疾病，还应考虑外耳、中耳良、恶性肿瘤继发感染，以及中耳特殊性感染等。其中，慢性化脓性中耳炎伴或不伴有胆脂瘤形成的可能性比较大。

知识点

中耳胆脂瘤的临床表现

中耳胆脂瘤在早期可无明显症状，后期可出现以下症状：

耳流脓：间断或长期持续性流脓。感染时发作或增多，多为黏液脓性分泌物，量多少不一，有肉芽或息肉者偶有血迹；由于腐败菌的继发感染，脓液常有特殊恶臭。后天原发性胆脂瘤者早期无耳内流脓，如合并感染则有流脓。

听力下降：听力损失轻重程度不等，多为传导性，也可为混合性聋。如听骨链遭破坏，则可因听力下降而首诊。由于胆脂瘤可作为传音桥梁，有时即使听骨部分破坏，听力损失也可不甚明显；如为原发性上鼓室内的早期局限性胆脂瘤可无明显听力下降。

耳鸣：部分可伴高调或低调耳鸣，早期多无耳鸣。

【问诊】

问题　根据主诉，问诊中需要注意哪些要点？

思路

1. 耳流脓及听力下降是中耳胆脂瘤伴或不伴慢性化脓性中耳炎的典型表现　应主要围绕该疾病的临床症状进行问诊。但要注意不能除外其他疾病以及中耳炎颅内、颅外并发症的可能，应针对性询问有意义的阴性症状加以排除。

2. 问诊要点应包括：

(1)耳道流脓的时间和诱因，加重及缓解因素，脓液性状，有无臭味等。

(2)是否听力下降及耳鸣，发生时间和程度。

(3)伴发症状或有意义的阴性症状：是否伴有头痛、眩晕、面瘫等症状，其与耳流脓在耳侧别及发作时间上是否存在联系。如有，要注意排除中耳胆脂瘤所致颅内、颅外并发症或中耳良恶性肿瘤的可能。

(4)既往诊疗经过以及慢性疾病史：如采取过哪些治疗，疗效如何；是否有糖尿病、心脑血管疾病、外伤手术史、传染病史等，有助于制定诊治方案。

病史问诊　患者于25年前无明显诱因反复出现右耳流脓，脓液稀薄且有臭味，于感冒后症状明显，用氧氟沙星滴耳后缓解。听力较对侧耳差，无耳鸣、耳痛，无发热、头痛、眩晕及其他不适。1周前再次流脓，并逐渐加重，口服抗生素无明显缓解，伴头痛及低热，无恶心、呕吐。既往史：无其他系统性疾病，无结核病史，无耳部手术外伤史及耳聋家族史。

【体格检查】

问题　为进一步明确诊断，查体需要注意哪些要点？

思路

1. 首先，应重点检查外耳道及鼓膜像，注意是否有穿孔，特别是穿孔部位及大小，往往提示是否存在胆脂瘤；鼓室黏膜情况及分泌物性状，是否存在肉芽或息肉，外耳道或上鼓室外侧骨壁是否塌陷或破坏等。特别注意的是，鼓膜像表现对于临床诊断中耳胆脂瘤的意义要比CT等影像学检查的意义更为显著。

知识点

不同情况下鼓膜穿孔的特点

1. 不伴胆脂瘤的鼓膜穿孔　多位于紧张部，大小不一，可为中央性或边缘性穿孔。鼓室内壁黏膜可充血、水肿、增厚、硬化，严重时出现鳞状上皮化生，鼓室内或穿孔附近可见肉芽或息肉。

2. 伴有胆脂瘤的鼓膜穿孔　多为松弛部穿孔及紧张部后上边缘性穿孔，或鼓膜大穿孔，鼓室内有灰白色鳞片状或豆渣样无定形物，可伴奇臭。穿孔处可伴有肉芽组织。早期原发性胆脂瘤，松弛部穿孔可被一层痂皮覆盖，如不除痂探查，常致漏诊。大的胆脂瘤可致上鼓室外侧骨壁或外耳道后上骨壁破坏，或可见外耳道后上壁塌陷。

3. 结核性中耳炎鼓膜穿孔　鼓膜典型表现为多发性穿孔，但因穿孔迅速融合，故临床所见均为紧张部单个大穿孔，可达鼓环。如未合并化脓性感染，鼓室黏膜为灰白色，有大量增生之肉芽。

2. 此外，如考虑中耳胆脂瘤的诊断，还应注意乳突外侧壁皮肤及颈部是否有隆起、充血及压痛，患者的精神状态和意识，是否存在眼震。注意检查面肌的静态与动态对称性，排除面神经受损情况。

专科检查 双耳廓无畸形，乳突区无红肿及压痛；左耳道及鼓膜未见异常；右耳外耳道少量血性及黏脓性分泌物，有臭味，外耳道后上壁完整，鼓膜紧张部基本完整，松弛部穿孔，内可见灰白色葱皮样物（图 7-9）。双侧面神经功能正常，无自发性眼震。

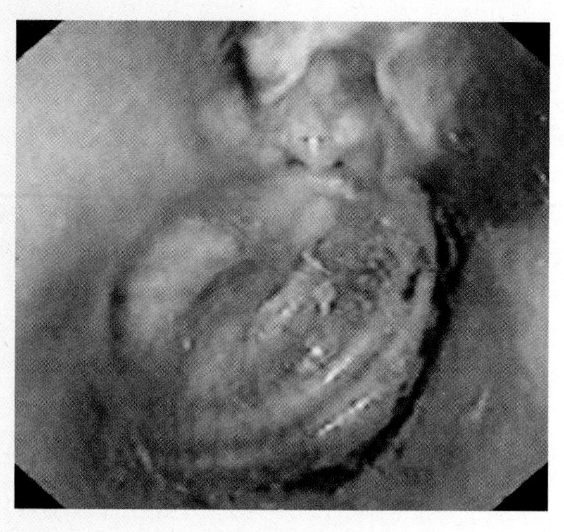

图 7-9 患者耳内镜表现（左耳）

【辅助检查】

问题 1 为进一步明确诊断，此时最需要进行何种检查？

思路 结合病史及专科检查，可以初步诊断为中耳胆脂瘤伴慢性化脓性中耳炎，此时，需要进一步行颞骨高分辨率 CT 明确诊断。在颞骨疾病中，高分辨率 CT 的诊断价值要高于 MRI。它能够清晰地显示耳部及其邻近组织的精细解剖结构，对耳部先天畸形、外伤、各种中耳炎症及某些耳源性颅内并发症、肿瘤等具有较高诊断价值，同时对手术方案的制定也具有重要的指导意义。但 CT 对中耳内软组织阴影的性质尚不能作出非常准确的判断。

问题 2 以诊治为目的，还需进行哪些辅助检查？

思路

1. 音叉试验必不可少，可判断耳聋性质，有时比纯音测听客观准确。此外，当胆脂瘤破坏迷路骨质，瘘管试验可以诱发剧烈眩晕、眼震以及倾倒现象，提示阳性，为手术提供重要信息。需要注意的是，当瘘管被肉芽、胆脂瘤或瘢痕所局限，可以出现瘘管试验假阴性。

2. 纯音测听是一种主观测听，可了解耳聋性质和程度，有助于治疗方案的制订及疗效评估。

3. 此外，若明显感染且脓性分泌物较多，可进行耳拭子进行细菌培养和药敏试验。

辅助检查结果 音叉 Weber 试验偏向右侧；瘘管试验阴性，未查及自发性眼震；纯音测听提示为右侧传导性聋，平均气导听阈 72dB HL，平均气骨导差约 35dB，左耳听力正常（图 7-10）。颞骨高分辨率 CT 示乳突气化差，右耳上鼓室、鼓窦及乳突内可见软组织密度影，周围骨质呈膨胀性破坏，边缘整齐，听小骨大部分被吸收，消失，中下鼓室及咽鼓管有含气腔，前庭、半规管及耳蜗结构正常，鼓窦、乳突天盖及乙状窦骨壁完整（图 7-11）。

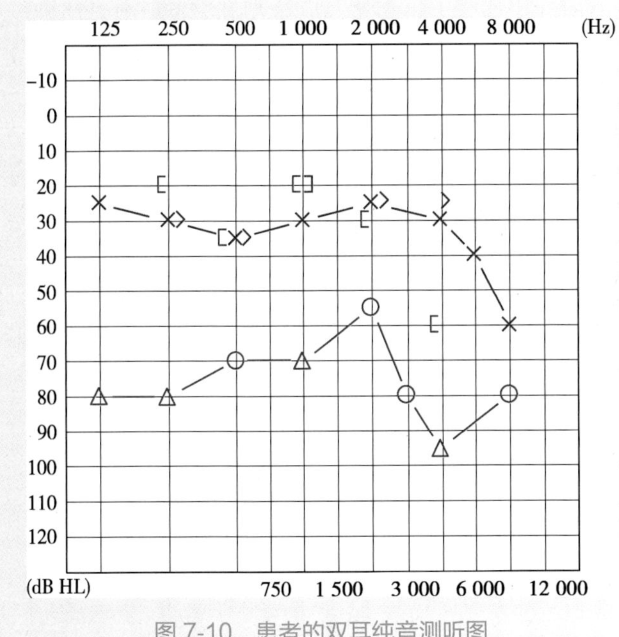

图 7-10　患者的双耳纯音测听图

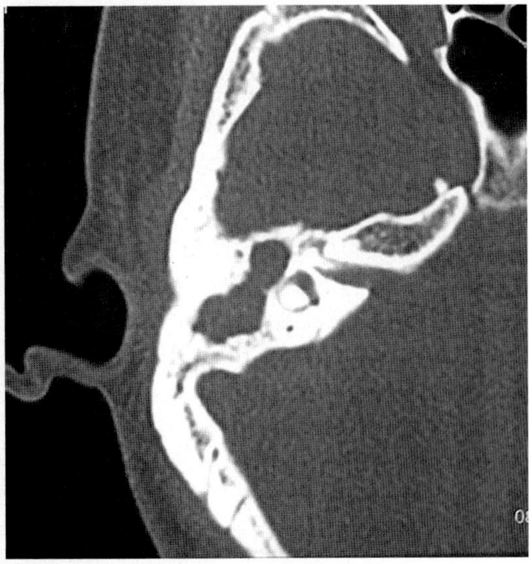

图 7-11　患者右耳的颞骨 CT 表现（轴位）

【病情分析】

问题 1　患者听力损失的性质和程度如何，对诊治方案有何提示？

思路　音叉试验及纯音测听提示右耳为以传导性耳聋为主的混合性聋，气导平均听阈损失程度达重度。通常气骨导差超过 30dB，即提示传音系统存在问题，如果条件允许，可考虑彻底清除病灶后行同期植入听骨、听力重建。如果条件不允许，如无法彻底清除病灶，或面神经遮挡镫骨底板，或咽鼓管鼓口已不可逆封闭，或中鼓室内壁黏膜上皮化时，无法重建鼓室，可首先考虑清理病灶并达到干耳后，佩戴助听器或二期行振动声桥或骨桥植入手术。

问题 2　纯音测听提示一侧听力基本正常，另一侧听力存在较大的骨气导差，此时需要注意什么问题？

思路　这种情况要排除“影子听力”的可能。如一侧听力正常，另一侧为中、重度感音神经性耳聋者，在测试患耳骨导时，因骨导的衰减小（0~5dB）而被对侧耳偷听到，使患耳骨导曲线表现出与对侧耳相似的听阈曲线，气导曲线明显下降而出现较大气骨导差，从而导致将感音神经性耳聋误诊为传导性耳聋，结果施以听力重建术，则会造成误诊误治。

知识点

误诊误治点：如何防止“影子听力”

影子听力（shadow hearing）又称“交叉听力（cross hearing）”，是指在测试聋耳或听力较差耳时，如刺激声达到一定强度但尚未达到受试耳听阈，却已被对侧耳听及的现象，由此绘制的听力曲线与对侧耳之听力曲线极为相似，称为“影子曲线”。为避免“影子曲线”的产生，在测试纯音听阈时，应注意采用掩蔽法（masking process）。同时进行音叉韦伯试验加以验证，必要时行患耳气导 ABR 听阈检查。

问题 3　如何在颞骨 CT 上判断胆脂瘤病变？

思路　胆脂瘤所致骨质破坏的边界较清楚、光滑，多有一圈高密度影，胆脂瘤范围较小时也可边界模糊。由于胆脂瘤呈膨胀侵袭性生长，可造成听骨移位、部分骨质吸收，乳突气房房间隔被侵蚀吸收而形成较大气房。如鼓峡或鼓窦不通畅，乳突腔及其气房可存在阻塞性黏膜改变，使术前预判的病灶范围与术中所见有较大差别。本病例的 CT 表现比较典型。而骨疡型乳突炎（炎性病变导致骨炎，可形成肉芽或息肉，但无胆脂瘤）所致的骨质破坏边缘模糊不清。在一些情况下，只有术中才能明确判断是胆脂瘤还是肉芽或息肉。此外，中耳乳突结核及中耳癌导致的骨质破坏也多边界不清，有时在影像学上也很难与骨疡型乳突炎所致骨质破坏相鉴别。

【诊断】

问题 1 本病例的初步诊断及其诊断依据是什么？

思路 根据长期慢性流脓伴听力下降的病史、查体发现右耳鼓膜松弛部穿孔并存有可疑上皮，纯音听阈检查提示混合性聋，颞骨 CT 提示右耳上鼓室及鼓窦有占位，边界较清楚。同时未发现中耳恶性病变和结核性中耳炎的临床证据，中耳胆脂瘤伴慢性化脓性中耳炎（右侧）的诊断比较明确。

问题 2 本病是属于哪种类型的中耳胆脂瘤？可能源于何种发病机制？

思路 结合反复流脓病史及松弛部穿孔等特点，本病最有可能为袋状内陷机制所导致的后天原发性胆脂瘤，并伴慢性化脓性中耳炎。

知识点

中耳胆脂瘤分类及发病机制

颞骨内胆脂瘤可分为先天性和后天性两种。

先天性胆脂瘤系胚胎期外胚层组织遗留或迷走于颅骨中发展而成，在颞骨可见于岩尖、鼓室或乳突，位于鼓室者少见，主要表现为鼓膜完整，无内陷袋及可疑穿孔痕迹，过去无中耳炎病史。

后天性胆脂瘤又分为原发性和继发性：前者无化脓性中耳炎病史，合并细菌感染后可出现中耳化脓性炎症，其发病机制包括袋状内陷学说（图 7-12）及基底细胞增殖学说。袋状内陷通常在早期有分泌性中耳炎病史或中耳畸形造成鼓峡阻塞，最先于蒲氏间隙形成包囊，后向上、中、后鼓室及鼓窦发展；后者继发于慢性化脓性中耳炎或慢性分泌性中耳炎，其发病机制包括上皮移行学说及鳞状上皮化生学说，鼓膜像通常表现为紧张部中央型或边缘性穿孔。

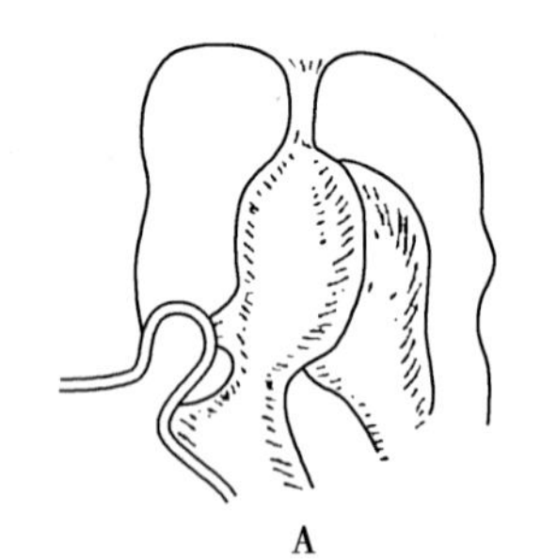

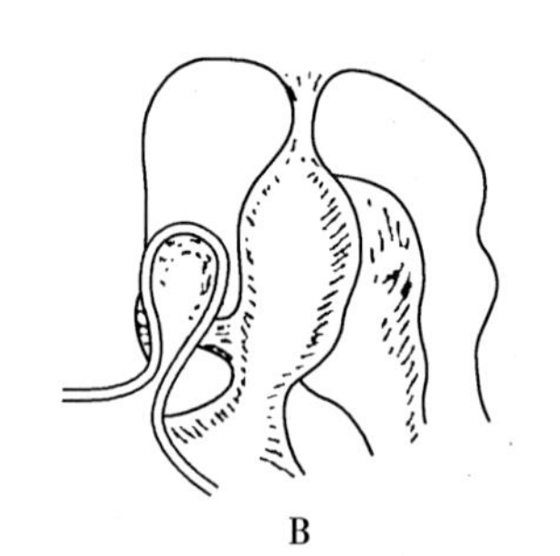

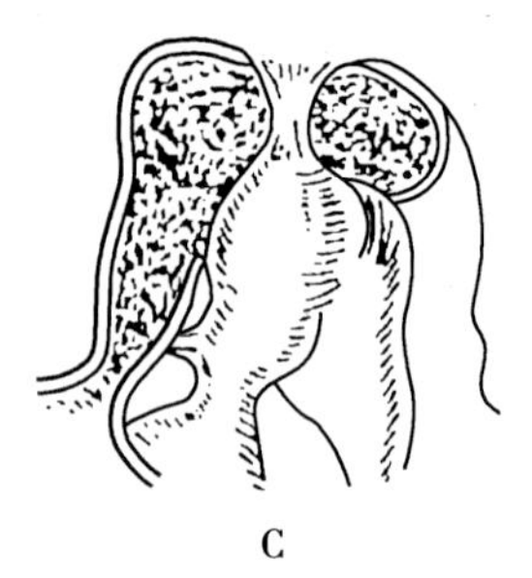

图 7-12 袋状内陷学说示意图

A. 内陷袋形成；B. 囊袋内上皮脱落；C. 囊袋扩大，周围骨质破坏。

【鉴别诊断】

问题 除中耳胆脂瘤外，本病例还应与哪些主要疾病进行鉴别？

思路 本病应与以下三种疾病进行鉴别：

1. 伴有肉芽或息肉（骨疡型）慢性化脓性中耳炎 有持续流脓病史，脓液间混有血丝，可伴臭味，紧张部大穿孔或边缘性穿孔，鼓室内有肉芽或息肉，听力损失较重，为传导性或混合性，鼓室、鼓窦或乳突内有软组织影或骨质破坏，可有并发症。有时需依靠术中发现及术后病理明确诊断。

2. 中耳癌 好发于中年以上患者。大多有患耳长期流脓史，近期耳内出血，伴耳痛，可有张口困难。检查时可见鼓室内有新生物，有接触性出血。早期即可出现面瘫，晚期可有第Ⅵ、Ⅸ、Ⅹ、Ⅺ和Ⅻ脑神经受损表现。颞骨 CT 提示骨质破坏，新生物活检可确诊。

3. 结核性中耳炎 起病隐匿，耳内脓液稀薄，听力损害明显，早期发生面瘫。鼓膜大穿孔，有苍白肉芽。颞骨 CT 提示鼓室及乳突常有骨质破坏区及死骨。肺部或其他部位有结核病灶。肉芽病检可确诊。

【治疗方案】

问题 1　患者下一步应当如何处理？

思路　患者中耳胆脂瘤的诊断较明确，应尽早住院行术前检查，实施手术治疗。

问题 2　手术治疗的原则和目的是什么？

思路　中耳乳突胆脂瘤手术治疗需彻底清除胆脂瘤、肉芽、息肉、病变的骨质等病变组织，预防并发症发生，并在获得干耳的基础上，根据实际情况保存或提高原有听力。这一点与慢性化脓性中耳炎手术的主要目的明显不同。

入院后检查　入院后完成术前常规检查，包括：血常规、尿常规、便常规、血生化（肝功、肾功、血糖、电解质等）、凝血功能、血清四项（乙肝、梅毒、艾滋病及丙肝）、血型、胸部 X 线平片、心电图，各项结果未见异常。复查纯音测听与门诊结果一致。

问题 3　手术术式的选择？

思路　在中耳胆脂瘤手术中，根据是否保留外耳道后壁，分为“完壁式”与“开放式”术式，主要选择依据为胆脂瘤病灶范围、乳突气化情况、乙状窦和中颅窝脑膜底位置等因素，其他需要考虑的因素还包括术前听力损伤情况、工作性质、年龄因素、术后是否能够定期复查等。本病例中，胆脂瘤范围较广泛，且乳突气化不良，脑膜略低垂，不宜行闭合式手术，故首选开放式乳突手术，即将外耳道后壁磨除，使乳突、鼓窦、上鼓室向外耳道开放。

是否能行听力重建，则要根据患者残余听力、术中所见鼓室黏膜状态、胆脂瘤能否彻底清理以及咽鼓管功能决定。可于一期或者二期行听力重建手术，即建立一个含气腔内鼓膜与外淋巴之间的直接连接。重建材料常用自体听骨或人工听骨。如无条件一期植入自体或人工听骨重建听力，还可选择二期行振动声桥或骨桥植入，或干耳后佩戴助听器。本病例中，中鼓室黏膜未见上皮化及明确胆脂瘤，咽鼓管管口通畅，患者有明显骨气导差，术前预估可能有条件行听力重建。

综上，本病例拟行全麻下“开放式乳突切开＋鼓室成形术”，有些医院称为“改良乳突根治术”，但有别于 2012 年我国中耳炎手术分型指南中的改良乳突根治术，后者特指“Bondy”手术，即仅开放上鼓室、鼓窦及乳突，听骨链完整无须重建者。

知识点

中耳炎手术分型

由于中耳乳突解剖结构、手术理念复杂，故手术方式不一。国外经典中耳乳突手术分类包括 Wullstein 鼓室成形术分型（1956）和美国眼耳鼻喉科学会分型（AAOO 1965）、Portmann 分型（1978）等。根据我国最新《中耳炎临床分类和手术分型指南（2012）》分为：

1. 鼓室成形术　Ⅰ、Ⅱ、Ⅲ型鼓室成形术。
2. 中耳病变切除术　①乳突切开术；②乳突根治术；③改良乳突根治术（Bondy 手术）。
3. 中耳病变切除＋鼓室成形术　①完壁式乳突切开＋鼓室成形术；②开放式乳突切开＋鼓室成形术；③完桥式乳突切开＋鼓室成形术；④上鼓室切开＋鼓室成形术。
4. 其他中耳炎相关手术。

问题 4　术前交代的主要内容有什么？

思路　①首先要向患者及其家属介绍病情，强调手术必要性和手术目的。胆脂瘤会导致严重颅内外并发症，手术首要目的是彻底清除病变以预防并发症的发生并获得干耳，在此基础上，如果有条件可考虑重建听力。②其次，要向患者简要介绍术者、手术方案、大致时间。③按照后果的严重程度，依次交代术中及手术后可能出现的各种并发症、表现及其处理原则。包括突发性耳聋、面瘫、脑脊液漏、出血（乙状窦、乳突导静脉、颞浅动脉损伤）、化脓性耳廓软骨膜炎、严重眩晕、移植物坏死、耳鸣，以及术后胆脂瘤复发的情况，术腔反复感染流脓需再次手术、伴发中耳癌需进一步放化疗的可能；要向患者表明并发症发生的概率很低，且一旦发生并经过积极治疗，大部分情况能够全部或部分恢复，但如果遗留长久后遗症，也要理解医疗活动的不确定性。④介绍术中可能用到的高值耗材如人工听骨等。⑤介绍术后恢复过程以及复查换药的时间安排，强调术后可能会出现一过性的各种不适，术后换药和康复时间可能比较长，使患者有一定的心理预期。⑥其他需要交代的事项并合理解答患者提问。

手术情况 术中行耳界沟切口（又称为耳内切口），开放鼓窦，行乳突轮廓化，开放上鼓室，断桥，磨除前后拱柱，见鼓窦、上鼓室内胆脂瘤形成。探查面神经水平段骨管被吸收，面神经部分暴露，锤、砧骨大部分被吸收，残余锤骨柄、镫骨上结构消失，镫骨底板活动好。取出被胆脂瘤侵蚀的残余听骨，彻底清理胆脂瘤后，利用钛质全听骨置换假体（total ossicular replacement prosthesis，TORP）重建听骨链。自切口取颞肌筋膜封闭鼓室，修补鼓膜。将外耳道后壁皮瓣自上方12点处剪断向下铺在乳突腔底壁。行耳甲腔成形，缝合切口，碘仿纱条填塞乳突腔，耳部敷料加压包扎。将胆脂瘤等标本送病理。

【术中要点】

问题1 术中如何判断是否能够重建听力？

思路 听力重建基本条件包括有较好的实用骨导听阈、鼓室内壁黏膜未大面积上皮化、咽鼓管通畅，以及能够彻底清除病灶。如果在术中发现鼓室内胆脂瘤范围广泛无法彻底清除，或鼓室内壁大部分黏膜已上皮化，封闭鼓室后会有再次形成胆脂瘤之虞。另外，咽鼓管闭锁不通也会造成鼓膜大面积粘连并使人工听骨脱出，导致听力重建失败。

问题2 术中最需避免的并发症是什么？发生后如何处理？

思路 医源性面神经损伤是中耳手术需要极力避免的并发症。见第三节相关内容。

术后情况 患者术后恢复顺利，无发热，无鼻漏，无明显头晕，无口角歪斜、闭目露白，患耳听力于术后前两天自觉有所改善，第三天自觉听力下降，测试音叉韦伯试验偏向患耳。耳部敷料于术后第一天为淡血性液体所浸透，给予更换，术后第三天撤除敷料，并每日多次更换耳道口被渗出物浸透的棉球。病理结果回报：（右耳）送检标本为大量鳞状上皮及角化物质，符合中耳胆脂瘤的诊断。

【病情观察】

问题1 术后应注意患者哪些情况？

思路 术后除注意观察患者基本生命体征、意识状态以外，还应注意观察是否有面瘫、眩晕、脑脊液鼻漏、严重耳鸣等症状的发生；局部应注意耳部敷料渗出情况，耳部切口愈合情况，乳突腔上皮及移植筋膜有无坏死感染。对于听骨植入听力重建者，应注意头部制动3d，每日行音叉试验判断术耳是否发生感音神经性耳聋。

问题2 患者术后表现何为正常？何为异常？如何应对？

思路 中耳乳突术后通常会出现一过性切口疼痛，有耳闷、耳鸣、头晕等不适感，多会在拆除绷带及撤除耳内纱条后明显缓解。如术后即刻有明显周围性面瘫发生，应首先考虑术中是否可能损伤面神经，如有则尽快行面神经探查手术；如果出现迟发型周围性面瘫，则要考虑面神经受压或受感染，撤除耳道内填塞物外，给予积极的抗炎、营养神经和激素治疗；如果出现明显的眩晕、恶心、呕吐，则考虑迷路炎的可能，给予抗炎对症处理；如果听力重建者，音叉韦伯试验由偏向患侧变为居中或偏向对侧，则考虑发生感音神经性耳聋的可能，积极及时治疗，多数可以恢复。此外，少许患者出现耳廓弥漫性肿胀疼痛，触痛明显，经短期用药不能缓解，要考虑并发化脓性耳廓软骨膜炎，多为术中损伤软骨继发感染或缝线穿过软骨所致，需要尽快使用强力抗生素、足量足疗程治疗，同时进行脓性分泌物细菌培养及药敏试验。

【出院随访】

问题 中耳乳突术后何时可以出院？出院后应注意些什么？

思路 于乳突术后2~3d撤除头部绷带，7d后拆线。如果病情稳定，没有明显并发症表现，术后2~3d即可出院。术后规律换药非常重要。通常于术后2周第一次复查，撤除耳内碘仿纱条并拆线，视术腔上皮渗出及生长情况，填入干纱条或氧氟沙星地塞米松纱条，注意勿过度加压；如填上纱条，则每2~3d更换一次纱条，直至术腔上皮渗出较少，喷以少许氯霉素可的松粉剂，并每隔1周复查1~2次，然后于3个月、6个月、1年复查；通常术腔达到完全上皮化愈合约需1~3个月。术后1~2个月听力稳定下来后，复查纯音测听。为方便患者，减少换药次数，也可于术中或术后在乳突腔内填上氧氟沙星明胶海绵，每日滴氧氟沙星滴耳液3~4次，10~15d更换，术后1个月后完全撤除并继续滴药直至术腔上皮化。填塞纱条换药的好处是可以对术腔上皮施加足够的压力，有助于愈合，但反复换药可能诱发院内细菌感染。明胶海绵填塞换药可明显减少医患换药负担，最大限度避免术后继发感染，但因压力较弱，可出现术腔局部狭窄可能。

对于行听力重建者还应注意咽鼓管功能状态，可于术后10d行捏鼻鼓气，及时改善鼓室腔通气不良，保证听力重建效果。同时，预防上呼吸道感染，尤其是上呼吸道变态反应性疾病需要及时治疗，以保证新中耳腔黏膜及重建听骨链的功能。

对于双侧中耳胆脂瘤，需要先行病变较重的一侧手术治疗，3~6个月恢复良好后，再行另一侧手术。切忌双耳同期手术，避免发生双耳全聋情况。

出院后情况　本例患者出院后定期复查行耳部换药，恢复顺利，未出现迟发性面瘫、眩晕、听力下降等，于术后45d左右，乳突腔全部上皮化，复查听力提示语频听阈平均提高20dB，较术前明显提高。继续随诊观察，定期清理乳突腔脱落上皮。

小　结

中耳胆脂瘤习题

中耳胆脂瘤是耳科常见病，较慢性化脓性中耳炎更具危险性。虽然高分辨率CT技术的出现使得中耳胆脂瘤的临床诊断更加容易，但鼓膜的表现更具有临床诊断意义。手术治疗首要目的是彻底清除胆脂瘤等病变组织以预防并发症，同时获得术后干耳，在此基础上才考虑听力保留和重建。本病虽然是常见疾病，但对于有长期慢性中耳炎病史的患者，特别是有明显耳痛者，也需要考虑是否伴发中耳癌可能，重视术中病理检查，避免误诊误治。

（杨仕明）

第八章　化脓性中耳炎和中耳胆脂瘤并发症

第一节　耳源性颅内并发症

疾病概要

因中耳炎、中耳胆脂瘤等耳部疾病而导致的多种颅内、颅外并发症，称为耳源性并发症（otogenic complication），重者可危及生命，是耳鼻咽喉头颈外科常见的危急重症之一。其常见发病原因是中耳胆脂瘤或急性中耳炎、慢性化脓性中耳炎急性发作，导致乳突骨质破坏严重、脓液引流不畅，细菌和毒素沿已受破坏的骨壁、解剖间隙、先天性未闭合骨缝、血行途径感染引起。机体抵抗力差，致病菌毒力强或对抗生素不敏感，具有抗药性等也是发生并发症的重要因素。

【主诉】

患者，男，42岁，因“左耳间断流脓伴听力下降20年，流脓加重伴高热、头痛1周”就诊。

【印象诊断】

问题　根据主诉，应考虑哪些疾病？最有可能的诊断是什么？

思路　首先考虑慢性化脓性中耳炎或中耳胆脂瘤，伴发耳源性并发症，特别是颅内并发症可能性大。此外，外耳道胆脂瘤或中耳癌合并感染亦不除外。

知识点

耳源性脑膜炎的症状

1. 耳部症状　大多数有长期耳流脓和听力下降，脓液多为黏脓性，可呈间断性，或长期持续，可以有异味，特别是中耳胆脂瘤患者常有特殊恶臭，当合并颅内外并发症时，脓液常会突然增多或减少。听力下降多为传导性耳聋，病变严重波及内耳时可以表现为混合性聋或全聋。

2. 全身症状　发热、头痛、呕吐等。首先有寒战，继而高热，体温可以达到39~40℃，甚至更高，并伴呕吐，典型者呈喷射状；头痛初期位于患侧，随着病情发展，颅内压增高，头痛变得弥漫而剧烈；由轻到重可以出现精神症状，如易激惹、烦躁、嗜睡、谵妄和昏迷。

【问诊】

问题　根据主诉，在问诊中需要注意哪些要点？

思路

1. 耳源性并发症问诊时要重点关注　①是否有化脓性中耳炎、胆脂瘤？②是否有并发症？③是颅内还是颅外？④全身情况如何？

2. 问诊要点

（1）耳部情况：如有无耳流脓、脓液性质、出现及持续时间、诱因及伴随症状等。出现并发症的中耳炎通常耳流脓病史长，脓液为黏性，常有臭味，此次发病常伴耳流脓突然减少或增多。急性中耳炎引起并发症者，发病急、病情发展快，常伴明显耳痛、头疼、发热等表现。中耳癌耳流脓多为脓血性。

(2)全身情况：包括体温、脉搏、血压、呼吸、意识、眩晕、眼震、运动等。

(3)有无颅外并发症的情况：有无耳后红肿流脓、颈部肿痛，有无面神经麻痹和眩晕。

(4)有无颅内并发症的情况：有无头痛，近期是否明显加重，是否有寒战、高热、剧烈头痛和昏迷病史。注意，个别患者可以同时存在颅内和颅外并发症。

(5)既往诊疗经过：包括曾经的诊断、治疗以及疗效如何；是否伴糖尿病、心脑血管疾病、外伤手术史、传染病史等。

病史问诊　患者左耳反复流脓20年，每遇“上呼吸道感染”易发作，每年6~7次，每次持续10~30d，脓为黏性且有臭味，伴患耳听力渐进性下降。1个月前左耳再次流脓，1周前左耳脓液明显增多，伴高热、寒战、头痛，头痛初起为患耳深部间断性隐痛，迅速加重呈持续性全颅剧痛，伴恶心、喷射性呕吐，意识淡漠，偶有谵妄。口服抗生素无缓解。既往：无其他系统性疾病，无结核病史、耳部手术及外伤史，无耳聋家族史。

小提示　耳源性并发症的发生、发展与中耳炎的发病情况密切相关，因此，病史的采集应包含大量中耳炎相关信息(相关内容可以参见慢性化脓性中耳炎的相应章节)。除此之外，更应关注并发症的相关内容、患者的全身情况等，这对于判断并发症的性质、程度以及进一步的治疗方案有重要的指导意义。

【体格检查】

问题　为进一步明确诊断，查体需要注意哪些要点？

思路

1. 根据病史可以初步怀疑患者为耳源性颅内并发症，因此首先应重点检查患者的生命体征和全身情况。其次应重点检查耳部情况，明确耳源性的疑似诊断，然后逐次检查其他部位，排除其他并发症。

2. 脑膜刺激征、锥体束征和病理征。

知识点

耳源性脑膜炎的相关神经科学检查

1. 脑膜刺激征　轻者颈部抵抗，重者颈强，克尼格征(Kernig's sign)阳性，布鲁津斯基征(Brudzinski sign)阳性。

2. 浅反射(刺激皮肤或黏膜引起的反应)　包括腹壁反射、提睾反射等浅反射减弱。

3. 深反射(刺激骨膜、肌腱引起的反应)　膝反射、跟腱反射等深反射亢进。

4. 病理征(锥体束征)　以下病理征均可出现阳性反应，包括：①巴宾斯基征(Babinski sign)；②查多克征(Chaddock sign)；③戈登征(Gordon sign)；④奥本海姆征(Oppenheim sign)；⑤霍夫曼征(Hoffmann sign)。

3. 耳部体征，包括外耳和中耳，重点检查乳突有无红肿、压痛，外耳道后上有无下塌，鼓膜有无穿孔，常常引起并发症的中耳胆脂瘤多表现为边缘性穿孔、袋状内陷和大穿孔，中耳内常有上皮样物堆积，脓液为黏性，常有恶臭。

4. 此外，还应注意检查有无眼震及其性质、眼动、眼底、面肌静态与动态对称性，颈部有无肿胀、包块等。

专科检查　双侧耳廓无畸形，乳突区未及红肿及压痛；右侧耳道及鼓膜未见异常；左侧外耳道有大量黏性、味臭的脓性分泌物；外耳道后上壁下塌；鼓膜松弛部呈袋状内陷，鼓室内可见白色上皮样物堆积，部分清除后可见脓液呈灯塔征样搏动溢出，鼓室内标志不清(图8-1)；面肌运动良好，双侧对称；眼肌运动灵活，双侧对称，无复视，无自发性眼震，眼底检查视神经乳头轻度水肿。

神经科检查克尼格征阳性，布鲁津斯基征阳性，腹壁反射、提睾反射减弱，膝反射、跟腱反射亢进，巴宾斯基征阳性，双侧肌力正常，双侧肢体运动对称，昂白征阴性。

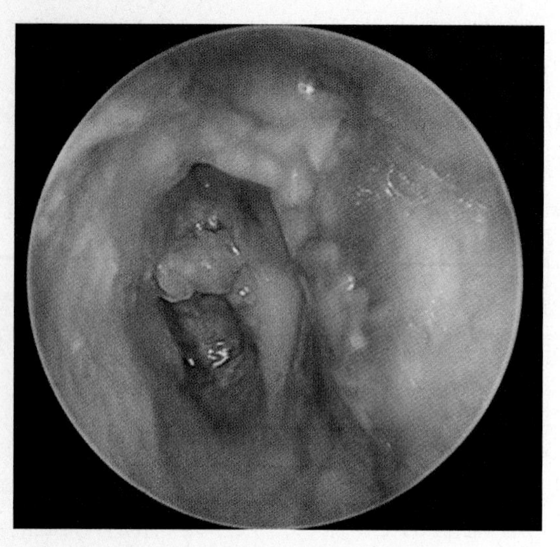

图 8-1　患者耳内镜图片(左耳)

【辅助检查】

问题 1　为进一步明确诊断，此时最需要进行何种检查?

思路　通过上述问诊和体格检查，初步拟诊：①耳源性颅内并发症，耳源性脑膜炎；②中耳胆脂瘤(左)。

为进一步确诊，尚需为此患者检查颞骨高分辨率 CT，提供左侧中耳病变的佐证，特别是了解中耳有无骨质破坏，硬脑膜、乙状窦、半规管、面神经有无暴露，听小骨有无破坏。同时，通过选择软组织窗还可以观察与患耳相邻部位有无炎性改变，颅内有无脓肿形成。颞骨 CT 可以有效和精确地观察中耳及其相邻组织的病变程度和范围，是最有效的辅助诊断方法，对于确定治疗和手术方案也具有重要的指导意义。

问题 2　以诊治为目的，还需进行哪些辅助检查?

思路

1. 音叉试验　简便易行，对于了解双耳听力情况、患耳耳聋性质，甚至耳聋程度都是必不可少的常规检查项目，不能因为有纯音测听就放弃或忽略音叉试验，熟练掌握音叉试验不仅可以了解、掌握患者的听力情况，甚至可以对纯音测听结果进行检测和矫正；作为耳科的基本技能，运用音叉测试瘘管试验还可以初步判断迷路是否受损。

2. 纯音测听　是一种可以量化、更为精确的听力测试方法，也是耳科常规检查方法。

3. 腰椎穿刺和脑脊液检查　是确诊脑膜炎的必备手段，也是鉴别流行性脑膜炎、结核性脑膜炎等的重要指标，但应避免脑脊液突然大量流出，引起颅内压力骤降，诱发脑疝形成，脑脓肿破裂，脑干出血等致死性并发症；脑脊液一次不能放出过多，要注意保证其清洁，以便做镜检和细菌培养。

4. 眼底检查　通过观察视神经乳头是否水肿，间接判断颅内压是否增高。

5. 单侧颈静脉压迫试验[托艾(Tobey-Ayer)试验]　通过分别按压左右侧颈内静脉，观察对比脑脊液压力变化情况，间接判断乙状窦有无阻塞，排除乙状窦血栓性静脉炎。

6. 头颅 MRI 检查　除外硬脑膜外、硬脑膜下或脑脓肿等颅内并发症。

知识点

正常脑脊液检查结果

脑脊液正常值：成人侧卧位压力为 0.78~1.96kPa(80~200mmH_2O)，无色透明，白细胞数 0~8×10^6/L，多为淋巴细胞，蛋白含量为 150~400mg/L，糖含量为 450~750mg/L，氯化物含量为 72~75g/L，培养无细菌生长。

辅助检查结果

1. 音叉试验结果显示左耳传导性聋；瘘管试验阴性。

2. 纯音测听提示为左侧传导性耳聋，平均气骨导差 30dB（图 8-2）。

3. 颞骨高分辨率 CT 示左耳上鼓室、鼓窦入口、鼓窦及乳突扩大，边缘整齐，内有软组织影，听小骨绝大部分被吸收，外半规管完整，鼓室天盖骨质缺损，硬脑膜部分暴露，鼓窦以及乳突天盖完整，乙状窦骨壁完整，颅内未见异常（图 8-3）。

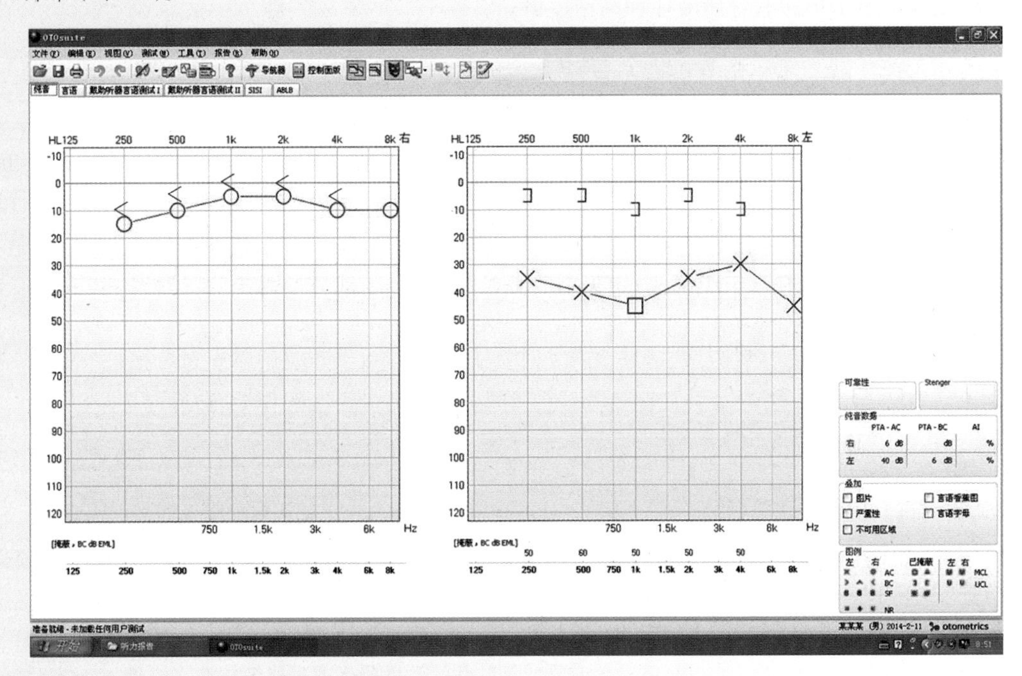

图 8-2　听力图

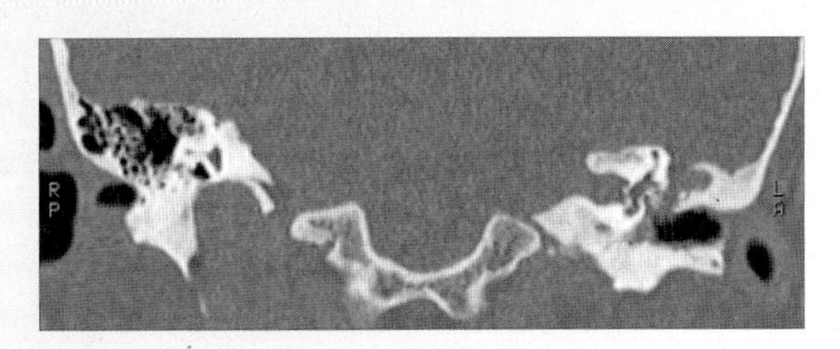

图 8-3　颞骨高分辨率 CT

4. 腰椎穿刺和脑脊液检查显示脑脊液浑浊、压力升高，白细胞数升高，且以中性粒细胞为主，蛋白质含量升高，糖含量减少，氯化物含量减少，细菌培养有铜绿假单胞菌生长，对头孢曲松钠（罗氏芬）等药物敏感。

5. 眼底检查视神经乳头轻度水肿。

6. 托艾试验阴性。

【病情分析】

问题 1　患者病情是否严重？有无生命危险？

思路　根据病史、体格检查及辅助检查，初步怀疑患者为耳源性颅内并发症（脑膜炎）、中耳胆脂瘤（左）。耳源性颅内并发症是耳鼻咽喉头颈外科范畴内危急重症之一，此患者已有剧烈头痛、喷射性呕吐、意识淡漠，并且偶有谵妄，脑脊液浑浊、压力升高，视神经乳头轻度水肿等，病情危重，有生命危险，应予病重通知。

问题 2　是否手术？何时手术？做何手术？

思路　对于耳源性颅内并发症患者，应在其全身情况允许的情况下尽早手术，以便改善患耳引流、清除患耳病变。针对该患者应进一步检查心肺及全身情况，只要条件允许，尽早手术。随着诊疗水平的提高、设备的改进，对此类患者可以一期施行乳突根治术，彻底清除患耳病变，而不必单纯施行乳突切开术，但应二期实施鼓室成形术。

问题 3 在判断患者病情、确定诊断的过程中应遵循什么顺序？

思路 耳源性颅内并发症患者就诊时并不一定首诊耳鼻咽喉头颈外科，不论其在哪里首诊，首先需要确定患者是否有颅内并发症，比如是否是脑膜炎，是否是脑脓肿等，其次要确定是否是耳源性颅内并发症。这里关键是“耳源性”的判断：①耳源性患者除个别原发性先天性中耳胆脂瘤患者，大多数有长期耳流脓病史，本次发病前耳流脓量明显增加。急性中耳炎患者虽没有长期耳流脓病史，但急性耳痛、耳聋、耳闷、耳流脓病史明显（个别儿童急性中耳炎可以没有耳流脓表现），并与颅内并发症表现密切相关。②患侧有急、慢性中耳炎体征。③颞骨 CT 显示患侧有骨质破坏和高密度影。

【诊断】

问题 本病例的初步诊断及其诊断依据是什么？

思路 根据患者的症状、体征、辅助检查，耳源性颅内并发症（脑膜炎）的诊断明确。重点掌握：①发热、头痛、呕吐，有颈强、脑膜刺激征、锥体束征和病理征阳性，特别是脑脊液呈化脓性改变等，可以诊断为脑膜炎；②根据长期左侧耳流脓，左侧外耳道有大量黏性、味臭的脓性分泌物，外耳道后上壁下塌，鼓膜松弛部袋状内陷，鼓室内可见白色上皮样物堆积和脓液呈灯塔征样搏动溢出，并且 CT 显示左耳上鼓室、鼓窦入口、鼓窦及乳突扩大，边缘整齐，内有软组织影，鼓室天盖骨质缺损，硬脑膜部分暴露等，耳源性诊断可以确立。

知识点

见表 8-1。

表 8-1 耳源性脑膜炎与流行性脑膜炎（epidemic meningitis）、结核性脑膜炎的鉴别要点

鉴别		耳源性脑膜炎	流行性脑膜炎	结核性脑膜炎
脑脊液检查	压力	明显升高	明显升高	正常或升高
	外观	轻度浑浊或脓性	轻度浑浊或脓性	透明或毛玻璃样
	凝聚力	轻度凝聚或凝成细柱状	轻度凝聚或凝成细柱状	放置 6~24h 后凝聚成极柔细的蛛网膜状薄膜，涂片检查
	细胞	$1\,000\times10^6$/L 以上，中性多形核白细胞为主	$1\,000\times10^6$/L 以上，中性多形核白细胞为主	200×10^6~$1\,000\times10^6$/L，淋巴细胞为主
	蛋白	+~++++	+~++++	++++
	葡萄糖	较少或消失	较少或消失	明显减少
	氯化物	轻度减少	轻度减少	明显减少
	细菌		脑膜炎双球菌	结核杆菌
症状	发病	与化脓性中耳炎有关	多在流行性脑脊髓膜炎的流行季节和流行地区	可伴有结核性中耳炎或其他部位结核病灶
	体温与脉搏	高热、脉搏与之呼应	高热、脉搏与之呼应	低热或高热，脉搏细微不规则
	头痛	部位不定，偏患侧或弥漫性	弥漫性，发展快	弥漫性，前驱期头痛不剧烈，强度渐增
	衰竭、恶心、呕吐	早期不显著，晚期以谵妄为主	严重	严重
	脑膜刺激征	阳性	强阳性	阳性
	其他	可伴有其他耳源性颅内或颅外并发症	皮肤黏膜上可能出现淤斑、淤点，自淤斑处穿刺或做刮片菌检（+）	多为儿童及青少年，进展缓慢。早期可有发热、盗汗、食欲减退等结核病的一般中毒症状，眼底可发现结核性脉络炎，X 线胸片可发现肺结核

【鉴别诊断】

问题 1　除耳源性脑膜炎外，本病例还应与哪些耳源性颅内并发症进行鉴别？

思路　本病应与以下三种颅内并发症进行鉴别：

1. 耳源性硬脑膜外脓肿　除了部分患者感觉轻微患侧耳内疼痛和轻微头痛外，多数无临床症状，偶尔因乳突手术被意外发现而确诊。硬脑膜外脓肿较大时可出现较明显的患侧头痛，头低位时头痛加重，并伴不规则低热。脓肿持续增大可引起颅内压升高，出现颞叶或小脑的局灶性症状，此时注意与耳源性脑脓肿相鉴别。颅脑 CT 或 MRI 可发现硬脑膜外有占位性病变。

2. 乙状窦血栓性静脉炎　主要表现为脓毒血症症状和局部症状。以前者为主，典型症状有畏寒，寒战，高热和头痛，体温常常达到 40℃以上。后者有患侧耳后、枕后或颈部疼痛，颈部条索状肿块，乳突后方水肿，局部压痛明显等。如颈交感干受累，可发生霍纳综合征。如栓子从乙状窦窦壁脱落，循血行播散至远离器官可导致其发生化脓性炎症或产生脓肿等。颞骨 CT（骨窗）可见乙状窦骨壁破坏，但仅凭窦壁完整不能排除本病。托艾征阳性，如同 CT 显示窦壁完整不能排除本病一样，托艾征阴性者亦不能排除本病。血常规示白细胞明显增多，中性粒细胞比例增加。寒战及高热时抽血做细菌培养可得阳性结果，但脑脊液常规检查多在正常范围内。需要注意的是，随着强力抗生素的应用，出现上述典型症状的患者会愈来愈少，而由于乙状窦周围炎症，致使细菌毒素等致热原间断入血，引发典型弛张热的现象更为少见，应在临床工作中引起重视。

3. 耳源性脑脓肿　约 80% 以上的脑脓肿是耳源性脑脓肿，最多发生于大脑颞叶，其次是小脑，典型表现可分 4 期：

（1）起病期：约数天，表现为局限性脑膜炎症状，如畏寒、发热、头痛、呕吐等。可出现轻度颈项强直，脑脊液中白细胞数略高，蛋白含量稍高。血中白细胞增多，中性粒细胞比例增加。

（2）潜伏期：持续 10d 至数周，此期多无明显症状，可表现为食欲缺乏、便秘、体重减轻、不规则头痛以及精神抑郁，缄默少语或烦躁易怒等精神症状。但无明显神经系统症状。脑脊液正常或轻度异常。

（3）显症期：时间长短不一，此期脑脓肿已形成，并逐渐增大，主要表现为感染症状、颅内压增高症状、局灶性症状。如发热，食欲缺乏，全身不适，乏力；持续性头痛，先始于患侧，后波及全颅，疼痛较剧烈，尤以前额或后枕部显著，常伴有嗜睡或轻度神志不清，喷射性呕吐为其典型症状，脉缓有力，与体温不一致，颅压增高致视乳头水肿；大脑局灶性症状会出现偏瘫、失语、偏盲，小脑脓肿常表现为眼震、共济失调等。

（4）终末期：为脑脓肿晚期，多因脓肿向脑室破溃，出现弥漫性脑膜炎或脑疝而死亡。

颅脑 CT（含增强）和 MRI（图 8-4～图 8-7）可见颅内占位、脑室变形、中线偏移及脑水肿等。特别需要注意的是，行腰椎穿刺检查脑脊液时，务必慎重，防止颅压突然急剧变化诱发脑疝形成，如无必要，宁可不做。

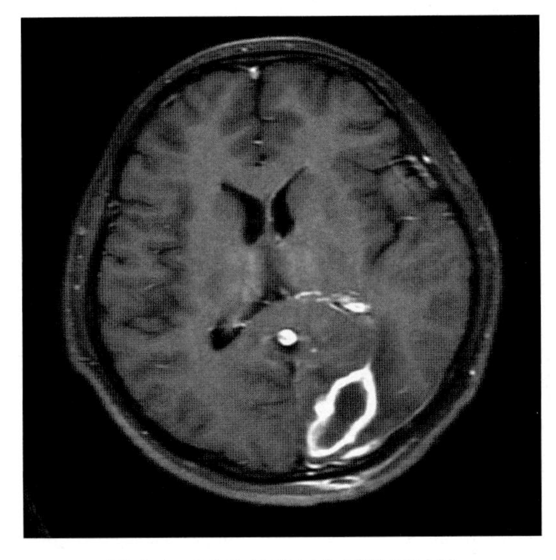

图 8-4　MRI 轴位示左侧枕叶脓肿

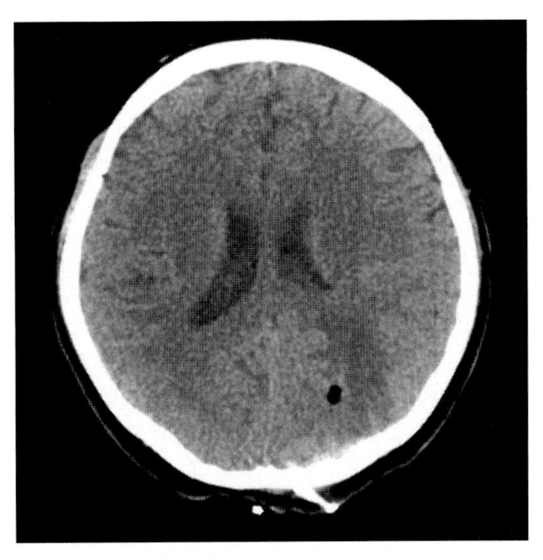

图 8-5　CT 轴位软组织窗示左侧枕叶脓肿

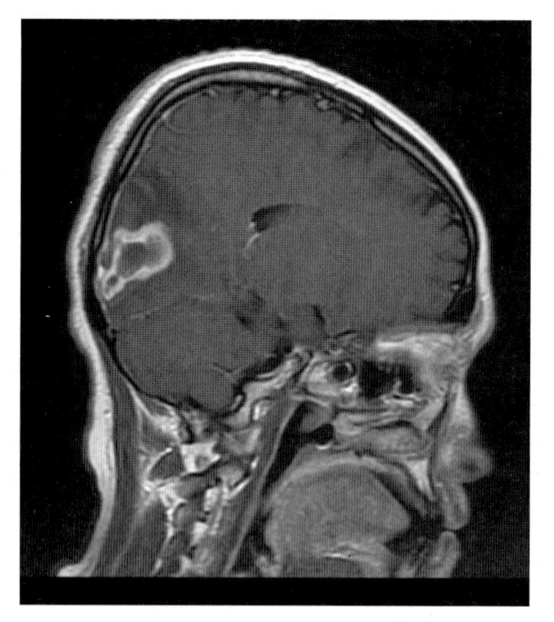

图 8-6 MRI 矢状位示左侧枕叶脓肿

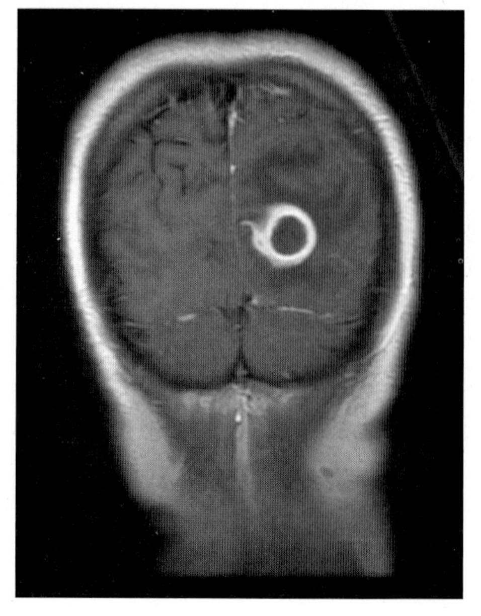

图 8-7 MRI 冠状位示左侧枕叶脓肿

问题 2 除耳源性颅内并发症外，本病例还应与哪些耳源性颅外并发症进行鉴别？

思路 当发生耳源性脑膜炎时，除了与其他颅内并发症鉴别外，还应该与以下五种颅外并发症相鉴别，这是耳源性并发症鉴别诊断的常规；因为耳源性颅内外并发症不仅会单独发生，还会先后发生或同时存在。

1. 耳后骨膜下脓肿和瘘管
2. 颈部贝佐尔德脓肿

知识点

耳源性颅内并发症的影像学检查

X 光平片、CT 和 MRI 是耳科学范畴最常用的影像诊断技术，除了颞骨骨折、异物、电子耳蜗植入后电极位置观察外，X 光平片已被 CT 和 MRI 所取代。后两者对耳源性颅内并发症的诊断、治疗及预后具有决定性的作用，是必须掌握的知识。

CT 主要用于颞骨骨质解剖结构是否受累及其受累程度的判断，除了可以分析原发疾病的范围和破坏程度外，对于有无并发症、是否需要手术及其手术方案的制订均有不可替代的作用。可发现听小骨、面神经管、半规管、耳蜗、天盖、乙状窦骨板的破坏情况，上述骨质受累，特别是天盖、乙状窦骨板的破坏应高度警惕颅内并发症形成的可能，但天盖、乙状窦骨板完整并不能排除脑膜炎、脑脓肿、乙状窦血栓性静脉炎等的可能性，这与耳源性颅内并发症形成的机制有关。中耳或乳突病变不仅可以通过直接破坏的方式，还可以通过自然骨缝、解剖通道、微血管感染的方式累及颅内和乙状窦。前者表现为天盖、乙状窦表面骨质破坏，炎症累及硬脑膜和乙状窦，形成脑膜炎、脑脓肿和静脉周围炎、血栓、乙状窦窦周脓肿；而后者表现为周围小血管静脉炎，感染沿着小血管蔓延至颅内和乙状窦，导致颅内感染。

增强 CT 对脑脓肿的诊断优于 CT 平扫。

MRI 长于软组织显影，诊断耳源性颅内并发症比 CT 更具敏感性。

早期脑炎所致 MRI 低信号区显示明显优于普通 CT，晚期脑炎 T_1 加权像所示低密度区与病理变化坏死区一致。在脑脓肿包膜形成的早期，与 CT 需要增强才能显示不同，普通 MRI 即可显示并确诊。质子磁共振波谱（^{1}H-MRS）较之普通 MRI，诊断细菌性脑脓肿具有更高的敏感性和特异性。

数字减影血管造影（digital subtraction angiography，DSA）是诊断颅内静脉窦血栓的金标准，但乙状窦血栓性静脉炎患者多伴全身发热，病情较重，不宜行 DSA 等有创检查方法。

颅内静脉窦血栓 MRI 的典型表现是，乙状窦流空信号消失，窦内 T_2 加权像高信号，T_1 加权像等、低或稍高信号，增强后可见窦壁增厚强化、腔内软组织影不同程度强化。其中，磁共振静脉成像(MRV)可以清晰显示乙状窦充盈缺损，可以作为乙状窦血栓性静脉炎首选的检测方法。

需要注意的是耳源性肥厚性硬脑膜炎(hypertrophic cranial pachymeningitis，HCP)，该病主要累及岩锥附近的硬脑膜，虽然少见，却易误诊。MRI 增强扫描可显示中、后颅窝及天幕硬脑膜的广泛增厚，优于CT。当中耳乳突炎患者CT和MRI显示患侧中、后颅窝及天幕硬脑膜广泛增厚、密度增高、信号异常、显著强化、附近出现脑水肿时，应考虑本病。

3. 迷路炎
4. 岩锥炎
5. 耳源性面神经麻痹

【治疗方案】

问题 1　患者下一步应当如何处理?

思路　患者耳源性颅内并发症(耳源性脑膜炎)诊断明确，应急诊收入病房，给予一级护理，监测生命体征，支持疗法、抗感染及对症治疗请示上级医师，必要时邀请相关学科会诊，组织病例讨论，视病情给予病危或病重通知，完善术前检查和准备，包括患耳细菌培养，尽早实施手术。

问题 2　手术的原则和目的是什么?

思路　耳源性脑膜炎的手术原则是在保证患者生命安全的前提下，尽早实施乳突切开术，其目的是引流、控制中耳炎症，挽救患者生命。如果病情允许，可以施行一期乳突根治术。

问题 3　术前交代的主要内容有什么?

思路

1. 首先要向患者及其家属介绍、强调耳源性脑膜炎病情的凶险性，使其对病情有全面而客观的认识。
2. 其次，介绍治疗及其顺序，说明术前支持疗法、抗感染及对症治疗的必要性。
3. 在此基础之上，介绍手术必要性、手术时机及手术目的。
4. 如果实施手术，要向患者简要介绍术者、手术方案、大致时间，交代术中及手术后可能出现的各种并发症、并发症的表现及其处理，包括术中病情加重、术后病情迁延变化甚至危及患者生命，如颅内压升高、脑疝形成、昏迷甚至死亡，以及术后神经功能障碍(包括肢体运动功能、语言能力、患耳甚至双耳耳聋等)、智力受损、脑脊液漏、面瘫、耳鸣、平衡障碍、出血、患耳长期流脓、化脓性耳廓软骨膜炎、耳廓畸形，以及变更术式、再次手术、术后转入 ICU 病房等。
5. 介绍术后恢复过程，强调术后可能会出现的各种不适，术后换药和康复时间可能比较长，使患者及其家属有一定的心理预期，如果患者及其家属有进一步提高听力的期望，可以向其说明未来实施二期听力重建手术的情况。
6. 对于医保或公费患者，交代可能需要自费支付的材料和药物，对于自费患者应着重强调该病诊疗费用不同于其他慢性中耳炎患者，应做提前筹备。
7. 其他需要交代的事项并合理解答患者提问。

住院期间的治疗　入院后在不影响诊疗的情况下，尽早完成相关检查，包括心电图、血气分析、生化全项等。完善术前常规检查，包括血常规、尿常规、便常规、凝血功能、血清四项(乙肝、梅毒、艾滋病及丙肝)、血型、胸部X线平片。在此基础上，对患者病情做全面评估，给予一级护理(如病情严重特级护理)，心电监护，流食、半流食或禁食，各种支持疗法，降颅压，注意维护电解质平衡，应用广谱易透过血脑屏障的抗生素，待细菌培养及药敏结果明确后，按药敏给药(此时住院医师应注意遵守抗生素分级医嘱权限及程序)。在等待各项检查结果的过程中，完善病历和各种记录，如果各项检查结果未见异常，经过支持及抗感染治疗，患者病情允许可以考虑手术，此时应提前书写术前讨论、知情同意书、麻醉科会诊、手术通知单等，并约请上级医师与患者和/或家属谈话，签署手术同意书。视病情准备实施乳突切开术或乳突根治术。充分准备后于全麻下实施手术。

手术情况　本例患者术中行耳后入路，开放鼓窦及上鼓室，行乳突轮廓化，使乳突、鼓窦、鼓室与外耳道呈"四位一体腔"。探查见上鼓室、鼓窦、乳突内充满胆脂瘤上皮及脓性分泌物，沿胆脂瘤基质下骨面，如卷帘式边剥除胆脂瘤边探查，发现锤、砧骨大部分被吸收，镫骨板上结构消失，镫骨底板活动良好，彻底清除病变及残损锤骨和砧骨，见鼓膜紧张部完好，松弛部缺损，咽鼓管鼓室口有胆脂瘤堆积。清除后继续探查见面神经水平段骨质被吸收，面神经部分暴露，半规管骨质完好，乙状窦骨壁完好，鼓室天盖骨质缺损 7mm × 5mm，所暴露硬脑膜表面粗糙，有炎性肉芽附着，在鼓室天盖向鼓窦天盖移行处骨与硬脑膜之间有脓液蓄积，仔细磨除残余鼓室天盖及鼓窦天盖骨质，直至显露健康硬脑膜，引流清除上述蓄积的脓液。以中耳钳夹持小棉球沿病损硬脑膜边沿轻轻擦拭剥除其上附着的肉芽，探查未发现脑脊液漏，抗生素液冲洗术腔，先自耳内切开，再将外耳道后壁皮瓣自上方 12 点剪断向下铺在乳突腔底壁，行耳甲腔成型。抗生素冲洗术腔，缝合切口，碘仿纱条轻填术腔，耳部敷料不加压包扎。将术中清理的胆脂瘤等标本送病理。

【术中要点】

问题 1　此病例如何选择耳后或耳前手术入路?

思路　耳前入路手术路径较短，创伤小，适合于乳突病变较轻、硬脑膜低位、乙状窦前位以及上鼓室病变手术。耳后入路暴露充分，解剖标志清楚，适合于病变范围广、破坏严重，特别是合并颅内外并发症的手术，故本例患者选择耳后入路。

问题 2　术中如何清除病变?

思路　大多数耳源性脑膜炎病变范围广泛，破坏严重，不仅会破坏鼓室天盖、鼓窦天盖的骨质，也会破坏乙状窦、面神经管、半规管骨质，使其骨质下面的膜性组织受到破坏，或与其发生粘连。在清除胆脂瘤及肉芽等病变时，一定要仔细观察，轻柔操作，先将部分病变从其囊内中心部位轻轻取出，留出空间，再从确认健康完整骨质处开始，由骨质与胆脂瘤基质之间，用小棉球向前边推边观察探视。一旦发现膜性组织，务必从其周边广泛分离，最后再使其与病变组织分离；如果不能将其与下方膜性组织安全分离，宁可将病变姑息保留，留待术后药物保守治疗，也不能强行撕拽，造成脑脊液漏、膜迷路开放、乙状窦壁破裂、面神经受损等。

问题 3　术中需要注意的事项？发生后如何处理?

思路　如上述手术记录所述，鼓室天盖骨质缺损处所暴露的硬脑膜表面粗糙，有炎性肉芽附着，说明此处硬脑膜已经发生病变，是炎症向颅内发展的可疑途径。处理此处病变时，一是要注意精细操作，不可粗暴，避免硬脑膜破损引发脑脊液漏；二是在保证安全的前提下，尽量将病变清理干净，将病变清理干净是快速彻底治愈耳源性脑膜炎的基础条件。处理硬脑膜病变时，尽量以中耳钳夹持小棉球沿病损硬脑膜边沿轻轻擦拭剥除其上附着的肉芽，用剥离子或刮匙容易损伤硬脑膜，甚至破入颅内。一旦发生脑脊液漏，或者患者本身已有脑脊液漏，则视其程度给予不同的处理。如果脑脊液漏轻微，间断性渗漏，甚至隐性渗漏，只在按压颈内静脉时渗漏，可以尽量清除其周围病变后，留待其自行愈合或二期修补；如果脑脊液漏明显，漏孔较大，应当在尽量清除病变后一期修补。此外，发现硬脑膜暴露并有明显病变时，要将其周围骨质一并磨除，直至显露健康硬脑膜。如果没有发现骨质破坏，也要将鼓室、鼓窦和乳突天盖磨开一部分，进行探查，只有如此，才能保证将潜在病变和积脓清理干净。

【术后情况】

患者术后按耳源性脑膜炎及中耳乳突术后护理常规，视病情给予禁食鼻饲、半流食逐渐过渡到软食，如有脑脊液漏给予 30° 头高卧位，低盐饮食，降颅压、广谱抗生素抗感染(选择能够透过血脑屏障的抗生素)，有药敏结果则遵照用药，同时给予支持疗法和对症处理。如果术后进入 ICU 病房，主管医师要与其上级医师当面交班，每日巡视，负责换药。

【病情观察】

问题 1　术后应注意患者哪些情况?

思路　对此类患者应当加强责任护理，主管医师除了每日 2 次查房之外，应随时巡视，重点检查患者的体温、血压、心率、意识、瞳孔反射、眼震、肢体运动和感觉、面瘫征、伤口敷料情况，了解有无头痛、头晕、耳鸣、恶心、呕吐等。神经科检查如克尼格征、布鲁津斯基征、腹壁反射、提睾反射、膝反射、跟腱反射、巴宾斯基征、昂白征等，应当予以专项检查和记录。局部应注意耳部敷料渗出和耳部切口愈合情况。

问题2 患者术后表现何为正常，何为异常？如何应对？

思路 对于耳源性脑膜炎行乳突根治术者，除观察乳突术后常规内容，如有无头晕，有无恶心及呕吐、有无耳鸣、有无面瘫征外，重点了解患者体温、头痛、意识、瞳孔、肢体运动，以及神经科检查情况。由于手术清除了耳内病变，阻断了颅内感染源，术后体温将逐步恢复正常或明显降低，头痛缓解或减轻，意识逐渐好转、清晰，颈强减弱或消失，病理征消失，进食逐渐恢复正常。如果持续高温、头痛加重、意识持续淡漠，应复查脑部CT或MRI，请神经科会诊，明确诊断。如果怀疑术腔引流不畅，颅内感染持续存在或加重，应尽早再次手术，探查术腔，清除感染灶，开放引流。

如果有脑脊液耳漏，视其严重程度，给予观察、对症处理，或二次手术修补。

【出院随访】

问题 术后何时可以出院？出院后应注意些什么？

思路 一般术后2d进行耳外换药，如果耳内敷料干燥、洁净，或虽潮湿但无脓性分泌物，无异味，可以7~15d更换耳内填塞纱条，否则需加强换药，视情况可以每日换药1次。进入ICU病房的患者，如果术后体温不高，意识清晰，生命体征正常，可以第2d转入普通病房，视病情酌情给予腰穿复查脑脊液常规，术后7d拆除耳后切口缝线，无脑脊液漏、全身情况良好者，可以出院随诊。

出院后情况 本例患者术后7d出院，术后10d更换耳内纱条，见术腔宽敞、潮湿、引流好，无脓性分泌物，无异味，无清亮耳漏，无面瘫，无耳鸣，运动感觉正常，每周换药1次，术后1个月干耳，复查听力无明显减退。出院以后体温正常，未再头痛。拟半年后复查，择期实施二期听力重建术。

小结

耳源性脑膜炎是耳科危重症，是典型的跨学科性疾病，要求医师基础理论扎实，了解相关学科知识，并有较深厚的耳科学临床经验。首先，掌握耳源性脑膜炎的确立条件，如既往有耳病史，本次有耳科征，特别是有颞骨CT、脑脊液化验和神经检查的佐证。其次，要认识到此病的危险性，保证患者生命体征平稳，以支持疗法和抗感染为基础，然后考虑手术。手术首选创伤小、时间短的乳突切开术，术中尽可能彻底清除病变，避免损伤硬脑膜导致脑脊液漏。

耳源性颅内并发症习题

（王宁宇）

推荐阅读资料

[1] 吴净芳，倪道凤，杨见明，等．中耳炎颅内、外并发症的20年临床经验及分析．中华耳科学杂志，2008，6(2)：170-175.

[2] Tov E E，LEIVERMAN A，SHELEF I，et al.Conservative nonsurgical treatment of a child with otogenic lateral sinus thrombosis.Am J Otolargngol，2008，29(2)：138-141.

[3] PONT E，MAZÓN M.Indications and radiological findings of acute otitis media and its complications.Acta Otorrinolaringol Esp，2017，68(1)：29-37.

第二节 耳源性颅外并发症

疾病概要

因中耳乳突炎或胆脂瘤而导致的耳周围邻近组织器官的颅外并发症,称之为“耳源性颅外并发症”。也就是说,因中耳乳突炎或胆脂瘤而导致的病变尚未进入颅内而仅仅局限在颅外的并发症则称之为“耳源性颅外并发症”,包括:①耳后骨膜下脓肿;②贝佐尔德脓肿;③迷路炎;④岩锥炎;⑤耳源性面神经麻痹。发病机制主要由于机体抵抗力下降、细菌毒力很强、抗生素不敏感或耐药迁延、治疗不及时或延误,造成急性化脓性炎症或胆脂瘤对骨质的严重破坏,脓液引流不畅、扩散至乳突外、内耳、面神经及岩锥的区域,可循缺损骨质、解剖窗裂或血行途径扩展至邻近组织,造成严重后果,甚至颅内感染。耳源性颅内外并发症不仅会单独发生,还会先后发生或同时存在。

【主诉】

患者,男,29岁。主因“左耳流脓伴听力下降20年,左耳痛5d,左面部肿胀2d”就诊。

【印象诊断】

问题 根据主诉,应考虑哪些疾病?最有可能的诊断是什么?

思路 首先考虑慢性化脓性中耳炎或胆脂瘤,伴发耳源性并发症、颅外并发症的可能性大。此外,外耳道胆脂瘤侵犯中耳、先天性第一鳃裂瘘管或囊肿继发感染也应该排除。

【问诊】

问题 根据主诉,在问诊中需要注意询问哪些要点?

思路 耳源性颅外并发症问诊时应关注以下几点:①是否有化脓性中耳炎或胆脂瘤?②是否有并发症?③是颅内还是颅外?④全身情况如何?⑤如果是颅外并发症,是哪一种?⑥应该与哪些病进行鉴别?

问诊要点:

1. 耳部情况 有无耳道流脓及分泌物,是单侧还是双侧。流脓持续时间,间歇性还是持续性,脓液是否有腐臭味,是否带血丝或流血性分泌物。脓液量是否很多,近来脓液量有无突然增多或减少。诱发因素如感冒、耳道进水等。有无听力下降,听力下降的程度,是单侧还是双侧,哪一侧听力更差?

2. 并发症情况 有无眩晕,眩晕持续时间多久?严重程度如何?是否是天旋地转还是有不平衡感,发作时走路是否有偏斜,诱发因素是哪些?有无按压耳屏时出现眩晕或听强声时眩晕?有无面瘫,面瘫侧别,严重程度,是否进展?有无耳鸣?有无耳后红肿流脓破溃历史?有无颈部及耳后包块,多次切开历史?有无剧烈头痛,寒战、高热和昏迷史。

3. 全身情况 精神状况,全身合并症,如高血压、糖尿病、心脑血管疾病。了解手术史、传染病史。

4. 诊治经过 曾经所用药物及各种治疗,疗效,病情加重的可能诱因。

5. 其他 用于鉴别诊断的症状及相关情况询问。

病史问诊 患者自幼左耳反复流脓20年,感冒后常诱发,每年2~3次不等,持续1~2周可好转。脓液常为黏脓性,黄色,量多,流出耳道,带有血丝,味臭。经口服四环素、磺胺、头孢菌素等可暂时缓解。听力逐渐下降,需要大声才能用患耳对话,后发展为1周眩晕后卧床不起,用抗生素(用药不详)后眩晕控制,之后该耳完全失聪。伴有耳鸣,呈间歇性低调刮风样耳鸣,流脓发作时耳鸣加重。近5d来,感冒后左耳疼痛,逐渐加重,伴耳后肿胀疼痛,2d前出现左侧面部肿胀,耳道流脓减少。用头孢克洛口服,每日3次,每次1片,仍未见好转并逐渐加重。不伴有高热、寒战、剧烈头痛、喷射样呕吐、意识障碍及昏迷病史。此前从未有过耳后红肿破溃及面部红肿历史。无颈部及耳后包块史。

小提示　耳源性颅外并发症的发生发展与中耳炎的发病情况密切相关，因此，病史的采集除了询问和采集有关与颅内外并发症相关的症状外，亦要注意慢性中耳炎病程中各种各样的症状表现及治疗经过(相关内容可以参见慢性化脓性中耳炎相应章节)。深刻理解颅外并发症的前因后果和发展脉络，以便得到疾病发展更全面的概况。当然，中耳炎颅外并发症一般都是急重症，严重影响患者的生活质量，应该是我们询问病史中非常重要的部分，也是我们的重点内容，以区分是什么并发症，严重程度，如何鉴别，以便为我们制订个性化、合理化和效益最大化的治疗方案提供第一手资料。本病常常伴耳及耳周剧烈疼痛、红肿、破溃流脓、眩晕或不平衡而无法正常生活和痛苦焦虑等全身不适以及口眼歪斜或眼睛深部疼痛；同时，也应该注意有无与颅内并发症同时存在或相互转化的情况。

【体格检查】

问题　查体需要注意哪些方面？

思路

(1)根据病史，初步怀疑患者为慢性化脓性中耳炎或胆脂瘤，引起了颅外并发症。应首先了解患者的生命体征和全身情况，以鉴别是否合并有颅内并发症而危及生命，需要紧急作出决断和处理。

(2)在显微镜下或耳内镜下仔细地重点检查耳部情况，明确耳源性并发症的“蛛丝马迹”和确切体征证据。耳部体征包括外耳和中耳，重点检查耳廓有无牵拉痛、耳屏有无压痛，耳道有无红肿狭窄和分泌物。分泌物的形状，有无腐臭味。是否是血性或耳道内有血痂。如有分泌物需要取其做细菌培养，以了解感染的细菌以及药物敏感情况。了解鼓膜是否完整。如有鼓膜穿孔，是鼓膜松弛部穿孔还是紧张部穿孔，或是紧张部后上穿孔？鼓膜松弛部穿孔是否有豆渣样胆脂瘤上皮，是否有肉芽组织阻塞松弛部穿孔，是否有结痂遮挡了鼓膜松弛部穿孔？遇到较硬的痂皮，应软化后看清穿孔。当鼓膜松弛部穿孔，并有胆脂瘤上皮，胆脂瘤的诊断基本成立。颞骨CT仅仅是明确破坏的范围而已。如果是鼓膜紧张部穿孔，需要明确是紧张部中央型穿孔，还是边缘型穿孔？中耳内有无胆脂瘤上皮？

(3)详细检查鼻部、咽部、喉部及头颈部。判断是哪一种颅外并发症，或几种并发症同时存在。由于上呼吸道各器官的疾病互为因果或为诱因，譬如，鼻咽癌侵犯中耳导致的颅外并发症，就必须检查鼻咽部和颈部，以免漏诊。

(4)结合患者较长的病史，耳及耳后疼痛5d和颜面肿胀2d，和所得阳性和具有鉴别意义的阴性体征，得出患者可能的诊断为慢性化脓性中耳炎或胆脂瘤，引起了颅外并发症耳后骨膜下脓肿的并发症。但颜面肿胀2d，需要排除先天性鳃裂囊肿或瘘管继发感染等引起颜面肿胀。也应该与贝佐尔德脓肿鉴别。

(5)患者左耳在一次眩晕后听力完全丧失，应高度怀疑有化脓性迷路炎的存在。

(6)还需要检查，有无自发性眼震、有无周围性面神经麻痹的体征，颈部有无包块及压痛。

知识点

耳后骨膜下脓肿

1. 耳后骨膜下脓肿　慢性化脓性中耳炎乳突炎急性发作或儿童急性化脓性中耳炎时，或胆脂瘤继发感染时，通过乳突外侧骨质破坏区或先天性未愈合骨缝，乳突腔内蓄积的脓液流入并聚积于耳后乳突骨膜下方，就会形成耳后骨膜下脓肿。当脓肿穿破骨膜和耳后皮肤，就会形成耳后瘘管。病初耳内及耳后疼痛，可伴同侧头痛及发热等全身症状，检查见耳后红肿、压痛，甚至有波动感，需要与外耳道疖肿引起的耳后红肿鉴别。病情进一步发展，脓肿破溃，出现耳后瘘管，此瘘管通向乳突气房。除此之外，多有慢性化脓性中耳炎或中耳胆脂瘤的表现。颞骨CT和耳后脓肿诊断性穿刺有助确诊。

2. 第一鳃裂瘘管继发感染　起源于胚胎时期各鳃器发育异常的颈侧先天性异常疾病，其病变表现为颈侧出现囊肿、窦道或瘘管，常在感染时被发现，出现局部红肿热痛及局部皮肤破溃，又称“先天性颈侧瘘管及囊肿”。在胚胎发育的第4周，第一鳃裂的外胚层组织发育异常，遗留瘘管或囊肿，则称之为“第一鳃裂囊肿或瘘管”。其内口开口于外耳道骨与软骨交界处的软骨侧的底壁或后下壁。外口开口于乳突尖或下颌角附近。耳道会有少量的分泌物溢出，或耳后红肿破溃，长期不愈和反复发作，造成局部板结和瘢痕。

贝佐尔德脓肿

如果乳突内的脓液突破乳突尖内侧骨壁，破溃进入胸锁乳突肌和颈深筋膜中层之间并形成脓肿，则称为贝佐尔德脓肿。此种情况多发生于过度气化、乳突尖内侧骨壁菲薄的患者，临床表现为中耳炎和颈深部脓肿，如发热、寒战，患侧颈部疼痛、运动受限，检查时可见患侧颈部上方，相当于胸锁乳突肌上1/3的部位，即乳突尖至下颌角处肿胀、压痛明显。由于脓肿位置较深，常无明显波动感。颞骨CT证实乳突高密度影、骨质破坏和颈深部脓肿。

贝佐尔德脓肿与Mouret脓肿的区别：如乳突尖的骨质破溃区位于二腹肌沟处，当脓液沿二腹肌后腹下流，并顺颈部大血管鞘向咽侧隙发展，所形成的颈深部脓肿，称为Mouret脓肿。二者均为慢性中耳炎引起的颈深部脓肿，如果脓液进一步沿颈动脉鞘向下发展，可以引起严重的纵隔脓肿。

迷 路 炎

迷路炎也称内耳炎，可分为局限性迷路炎、浆液性迷路炎、化脓性迷路炎。迷路炎是由中耳炎或胆脂瘤波及内耳而引起，除了中耳炎的症状之外，主要表现为眩晕、恶心、呕吐、眼震、瘘管征和其他前庭功能改变。

1. 局限性迷路炎　亦称之为迷路瘘管，眩晕较轻，多为耳内压力改变或强声刺激后诱发的视物旋转性眩晕。由于病变多侵犯水平半规管，眩晕发作时可见快相向患侧的自发性眼震，也可不出现眼震。听力损失程度与中耳炎病变程度一致，属于传导性听力损失，瘘管试验阳性，前庭功能正常或亢进。需要注意的是，瘘管试验阴性不能排除迷路炎的诊断，前庭功能检查宜在发作间歇期进行，不宜行冷热水试验，以免感染扩散，而应改为冷热空气试验。

2. 浆液性迷路炎　是以浆液或浆液纤维素渗出为主的内耳弥漫性非化脓性炎症。其眩晕性质同局限性迷路炎，而程度较重，有自发性眼震，为水平旋转性。轻症者因患侧迷路处于兴奋、激惹状态，眼震快相向患侧。病变加重后，迷路由兴奋转为抑制，眼震快相则转向健侧。听力明显减退，为混合性聋或感音性聋，但非全聋。前庭功能有不同程度的减退。瘘管试验阳性，亦可为阴性。

3. 急性化脓性迷路炎　是化脓菌侵入内耳引起的迷路广泛性化脓性病变。内耳膜迷路遭到彻底破坏，耳蜗和前庭功能尽失；严重者感染可经内淋巴管、蜗水管或内耳道等处向颅内扩散，引起化脓性脑膜炎等严重并发症。重度眩晕患者卧床不起，喜侧卧于眼震快相侧，不敢睁眼，不能活动。其自发性眼震快相向健侧，强度较大。躯干向眼震慢相侧倾倒。患侧严重耳鸣，听力急剧下降直至全聋。但一般体温不高，如果出现发热、头痛、脑脊液压力升高及脑脊液白细胞增多等，提示感染已向颅内蔓延。在急性化脓期症状消失后2~6周，逐渐进入代偿期，此时眩晕及自发性眼震消失，患者逐渐恢复平衡，可自由行动，但患耳全聋，对冷热试验刺激物无反应。

岩 锥 炎

岩锥炎是颞骨岩部气房和骨质因中耳炎扩展而引起的化脓性炎症。多发生于颞骨气化良好者。轻者仅表现为中耳炎症的表现，典型者多为患侧眶内疼痛，复视和患侧脓性耳漏，合称岩尖综合征。眶内疼痛表现为眼球后锥刺样疼痛，可放射至邻近部位，如额、颞、颊部等，以夜间为重，起始为阵发性，以后逐渐变为持续性。这是因为三叉神经半月神经节位于岩锥尖端的前面，且眼神经最靠近骨面，疼痛即由此神经受炎症刺激所致。岩尖综合征为诊断岩锥炎的重要指征。影像学检查早期可见岩部气房模糊，密度增高，晚期则有骨质破坏。

另外，颅外并发症还有耳源性面神经麻痹，详见相关章节。

专科检查　患者自行步入诊室。患者无自发性眼震。闭目直立试验(-)。检查左耳：耳廓无畸形。耳后红肿，范围波及整个乳突区至乳突尖，皮温升高，触痛及压痛(+)。耳道肿胀，狭窄，有大量黄绿色脓液附着。无法检查有无裂隙样瘘孔。鼓膜显示不清，无法检视。右耳：耳廓无畸形，耳道清洁，皮肤无红肿及狭窄。鼓膜完整。

左侧面部较右侧颜面部明显肿胀，以耳屏附近肿胀更为明显。颈部未触及包块。无压痛。

【辅助检查】

问题 1　为进一步明确诊断，此时应该做哪些检查？

思路　为进一步明确诊断，此时需要为患者做颞骨高分辨薄层 CT，提供左耳病变的佐证，在中耳乳突内有无高密度影，有无骨质破坏，尤其注意外耳道后壁及乳突骨皮质有无瘘孔存在。如果有，则耳后鼓膜下脓肿并发症的诊断即可成立。如有骨质破坏，要注意骨质破坏的边缘是否整齐，有无硬边（如有则说明是慢性病变，破骨和成骨同时存在）。还应该注意骨质破坏的范围，与听骨、面神经、耳蜗半规管以及脑板及颈内动脉、乙状窦、颈静脉球的关系。病变有无突破脑板或乙状窦板向颅内侵犯。颞骨 CT 在颅外并发症的诊断中具有重要价值，是必不可少的检查项目。

问题 2　为了明确诊断，制订诊疗计划时，还需要进行哪些检查？

思路

1. 音叉检查　是床旁方便易行的判断耳聋性质的检查方法。初步了解患者的听力状况。

2. 瘘管试验　观察患者是否有自发性眼震，以及在耳道加压时是否引起眩晕和眼震出现。

3. 纯音测听　可以观察从 250~8 000Hz 频率段的骨导强度、气导强度以及气骨导差，以此判断耳聋性质及程度，并可校准音叉检查的准确性。

4. 脓培养　取耳道脓性分泌物进行细菌培养和药敏试验，检查有无细菌，细菌的种类以及对抗生素敏感程度，以指导临床选取敏感的抗生素。

辅助检查结果

1. 音叉检查结果　韦伯试验偏向健侧。左侧骨导和气导消失。右侧耳音叉检查未见异常。初步确定为左耳全聋。

2. 瘘管试验　阴性。

3. 纯音测听　左耳全聋（图 8-8）。

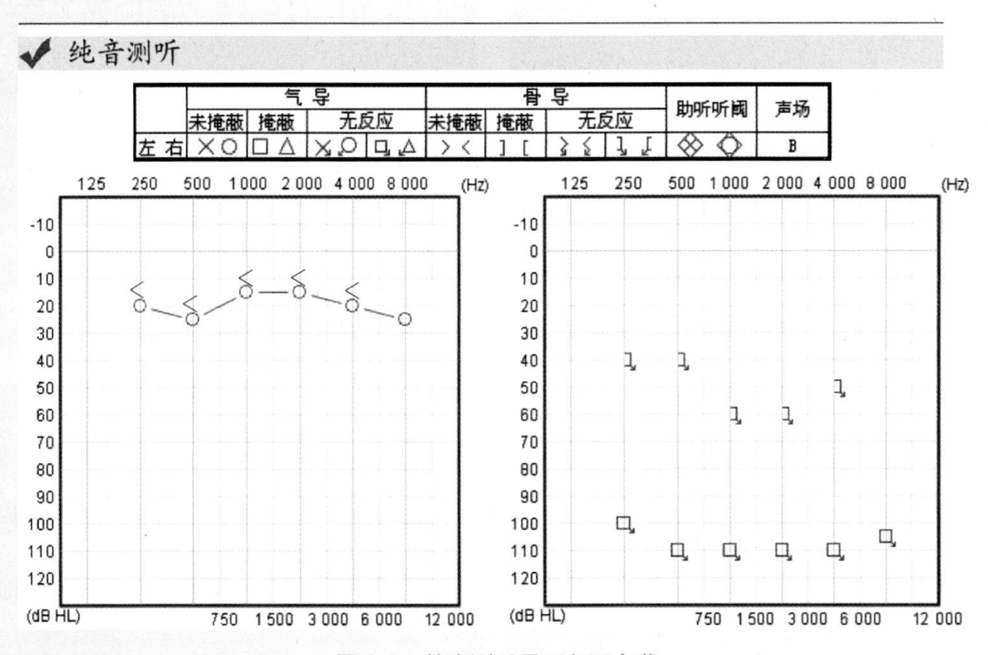

图 8-8　纯音测听显示左耳全聋

4. 颞骨高分辨率薄层 CT　示左侧鼓室鼓窦乳突内充满大量高密度影，呈膨胀样骨质破坏，以鼓室、鼓窦及乳突为甚，周边整齐如刀切样，边缘有骨质增生的硬化边。耳道后壁骨质消失，与乳突腔形成较大交通性瘘孔。乳突内未见明显蜂房结构。少许充气影。乙状窦板破坏不连续，面神经鼓室段及乳突段骨管消失，听骨消失。外半规管结构消失，后半规管及前骨半规管可见骨质破坏后的瘘孔。耳蜗未见瘘孔，颈内动脉少许骨质不连续，下颌关节后壁骨质不连续（图 8-9）。

5. 脓细菌培养　铜绿假单胞菌，对万古霉素、头孢菌素等抗生素敏感。

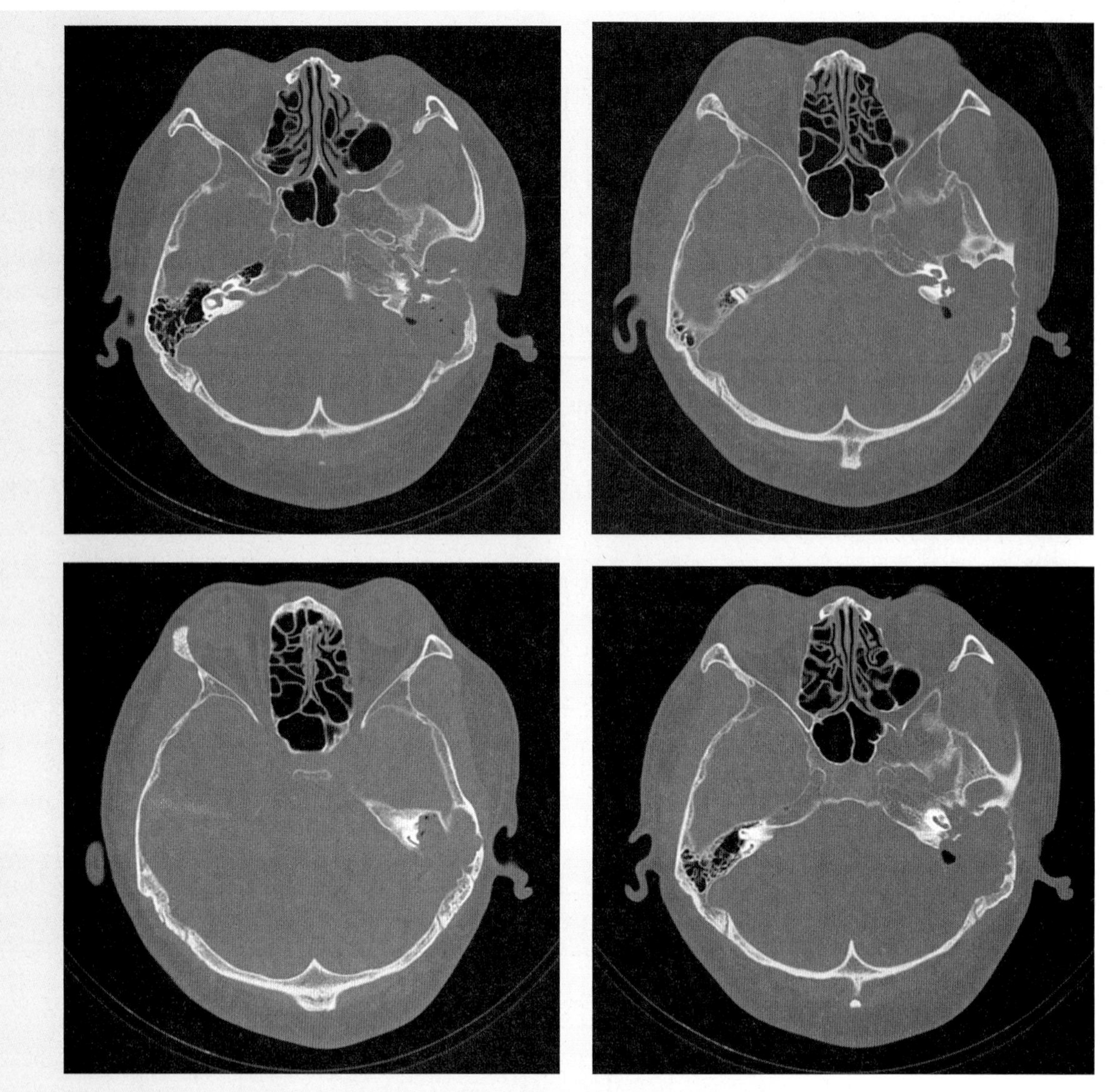

图 8-9　颞骨轴位 CT

【病情分析】

问题 1　根据以上症状、体征、听力学及影像学资料，初步诊断应考虑什么？

思路　根据上述临床表现，初步拟诊：①慢性化脓性中耳炎（左）；②中耳胆脂瘤（左），硬膜外局限性脓肿（左后颅窝）；③化脓性迷路炎（代偿期）（左侧）；④耳后骨膜下脓肿（左）；⑤耳前颞颌关节周围脓肿（左）。

问题 2　该患者的临床特征是什么？

思路　①青年男性；②慢性病程，急性发作；③左耳长期流血性臭脓 + 左耳全聋；④左耳周红肿疼痛及颜面肿胀；⑤眩晕史；⑥颞骨 CT 示左侧鼓室鼓窦乳突边缘整齐的骨质破坏；面神经骨管破坏；外半规管、前半规管、后半规管破坏；乙状窦及后颅窝骨板不连续；颈内动脉少许骨质不连续，下颌关节后壁骨质不连续。

问题 3　需要和什么疾病鉴别？

思路　需要与第一鳃裂瘘管继发感染、颌面间隙感染、外耳道胆脂瘤侵犯中耳、恶性外耳道炎、中耳特异性感染如中耳结核、外中耳良恶性肿瘤如面神经鞘瘤、外中耳恶性肿瘤如中耳癌等继发感染相鉴别。

（1）第一鳃裂瘘管继发感染：第一鳃裂瘘管继发感染会出现外瘘孔在乳突尖周围的皮肤红肿破溃，内瘘口常开口于外耳道内。该患者耳后红肿热痛，耳道肿胀，未见到内瘘孔。该患者耳后红肿范围不仅在乳突尖，并且范围更加广泛，颞骨 CT 已经可以看到乳突皮质骨和外耳道后壁明显破坏，故首先考虑中耳炎或胆脂瘤继发耳后鼓膜下脓肿而不是第一鳃裂瘘管继发感染。最后靠手术确诊和排除。

（2）颌面间隙感染：患者面部红肿，应该除外颌面间隙感染。但患者除了颜面部红肿外，同时合并耳后红肿热痛，颞骨CT提示中耳乳突骨质破坏，有明显的感染源，故可以除外颌面间隙的感染。

(3)恶性外耳道炎：常常发生在患有糖尿病或全身抵抗力低下患者，常常为绿脓杆菌感染，造成中耳及内耳在短期内进展很快、在颞骨CT上表现为没有成骨表现的骨质破坏，患者全身发热及炎症反应重。该患者虽然培养出铜绿假单胞菌，但患者平素体健，无糖尿病史，无发热及全身严重不适等症状，故可以排除。

(4)外耳道胆脂瘤侵犯中耳：患者虽有外耳道后壁的破坏，但外耳道前壁并未有膨胀性骨折破坏，并且，病变的主体范围在中耳乳突，故不考虑外耳道胆脂瘤侵犯中耳的诊断。

(5)中耳结核：患者从未有结核接触史及午后低热、盗汗等结核全身症状。故中耳结核不首先考虑。从颞骨CT中显示有骨质破坏，但边缘整齐，无虫蚀样骨质破坏。

(6)中耳良性肿瘤继发感染：该患者虽然面神经骨管有破坏，临床中无面瘫出现，颞骨CT示骨质破坏范围非常广泛，周边整齐，未见面神经骨管局部增粗等表现，故面神经鞘瘤不考虑。可以进行颞骨增强MRI进一步排除。

(7)中耳恶性肿瘤：患者呈慢性病程，病史长达20多年。故外中耳鳞癌以及转移癌等恶性肿瘤基本可以排除。况且中耳癌会很快侵犯面神经造成严重的面瘫。该患者无面瘫，骨质破坏无虫蚀样破坏，故不考虑，最后靠术中探查，必要时冰冻和石蜡切片确诊。

问题4　该患者有无合并乙状窦血栓性静脉炎？

思路　患者的颞骨CT提示乙状窦骨板有破坏，但是，患者本次发病并未出现弛张热、寒战高热、剧烈头痛及全身严重不适等症状。查体在颈部并未触及条索样物，故目前不考虑乙状窦血栓性静脉炎。可以行颞骨增强MRI及磁共振静脉造影(MRV)进一步除外。

问题5　慢性化脓性中耳炎的诊断依据是什么？

思路　患者慢性病程，左耳长期流脓，听力下降至全聋，颞骨CT示左侧中耳乳突内骨质破坏。

问题6　中耳胆脂瘤的诊断依据是什么？

思路　患者慢性病程，左耳长期流脓，听力下降至全聋，颞骨CT示左侧中耳乳突内骨质破坏，边缘呈膨胀性骨质破坏，边缘整齐，听骨、面神经骨管及三个半规管完全破坏。这些都提示中耳胆脂瘤的破坏。

问题7　化脓性迷路炎的诊断依据是什么？

思路　患者的病史中，曾经有眩晕病史，并且左耳长期流脓，听力逐渐下降，在一次严重眩晕持续几天后，左耳听力完全丧失，从此未再恢复，从颞骨CT上，可以见到左侧三个半规管破坏，尤其是外半规管破坏后结构消失。故化脓性迷路炎诊断基本成立。

问题8　耳后骨膜下脓肿的诊断依据是什么？

思路　长期左耳流血性臭脓病史，左耳后红肿疼痛。颞骨CT提示左侧乳突骨皮质破坏，形成瘘孔。

问题9　耳前颞颌关节周围脓肿的诊断依据是什么？

思路　左侧中耳炎病史，耳痛5d，左侧面颊部肿胀2d。颞骨CT示左侧外耳道前壁有骨质破坏，故考虑中耳感染波及面颊部形成脓肿。患者无张口受限。故翼外肌尚未受侵。

问题10　患者如果病情继续发展下去，其严重后果是什么？

思路　颅内感染，后颅窝硬膜外脓肿、乙状窦血栓性静脉炎等。因为，从颞骨CT上显示后颅窝及乙状窦板骨质严重破坏。

问题11　治疗目的是什么？

思路　彻底清除和引流中耳乳突内病灶，预防和治疗颅内外并发症。

问题12　该患者个性化的治疗方案是什么？如果需要手术，采用什么术式？为什么？

思路　应用透过血脑屏障的广谱足量抗生素联合静脉给药，同时留取左侧外耳道脓性分泌物送细菌培养和药敏试验，以指导临床选择敏感的抗生素。急诊行MRV和增强MRI检查。请神经科和眼科会诊，进一步除外颅内感染及病理征。眼科检查眼底，完善全麻前手术前准备，由于患者病变广泛，外耳道已经被破坏，拟在全麻下行开放式乳突根治术，必要时行面神经减压术及迷路切除术。

问题13　该患者的手术总目标和分目标是什么？

思路

总目标：探查病变，明确诊断，彻底引流，清除病变。

分目标：

(1)探查有无硬膜外脓肿及乙状窦血栓性静脉炎。

(2)探查有无外中耳肿瘤，如有，备术中冰冻。

(3)行开放式乳突根治术，彻底清除病变，保护面神经，必要时行面神经减压术。

(4)引流耳后鼓膜下脓肿及颞颌关节后方脓肿。

问题 14 该患者的转归和预后怎样？

思路 经过彻底引流和清除病灶，加之足量广谱透过血脑屏障的抗生素联合静脉用药，经过术后术腔换药，可以做到干耳，预防颅内并发症，但听力无法用药物及手术恢复。

问题 15 患者手术中遇到的风险是什么？如何应对？

思路

1. 胆脂瘤残留及脑脊液耳漏 患者后颅窝及乙状窦骨板破坏严重，胆脂瘤有沿着脑板潜行的可能，残留病变。可切除后颅窝骨板至正常硬脑膜处以免胆脂瘤残留。在清理脑膜病变时且不可损伤后颅窝脑膜，以免造成脑脊液耳漏。如遇小的破损，应用耳脑胶和颞肌筋膜进行修复和术腔肌肉填压。

2. 大出血 患者乙状窦骨板破坏严重，胆脂瘤有可能破坏静脉壁造成清理病变时大出血。应尽量避免损伤，防止乙状窦破裂后气栓和大出血。

3. 面神经损伤 从颞骨 CT 中可以看到面神经近全程骨管缺失，尤其是面神经乳突段 360° 被胆脂瘤包裹，在清理病变时应进行面神经的轻柔操作，避免面神经损伤。

问题 16 如何与患者进行术前谈话？

思路 将患者及直系亲属召集齐后，交代该患者的病情严重性，以及不及时救治可能出现的风险，强调必须行急诊手术，并会尽最大努力救治；交代术中可能出现的风险、应对措施，转归及预后；手术的可能花费情况及耗材使用情况；交代术后注意事项。

问题 17 该患者手术后应该观察哪些病情变化？

思路 起初，麻醉苏醒后回到病房，应密切观察生命体征及全麻反应。术后应每日询问有无耳痛加剧、发热、眩晕、面瘫等。密切观察体温，有无自发性眼震，面瘫等体征。有无脑膜刺激征及神经系统的体征。换药，观察伤口有无红肿加重及溢脓、敷料渗出情况。必要时复查血常规。同时，注意全麻后饮食、睡眠情况，有无咳嗽、小便及大便情况。

问题 18 患者多久拆线？多久撤出耳内填塞敷料？估计多久术腔可以愈合？

思路 如无伤口感染，常规 6~7d 拆线。1~2 周撤出术腔填塞敷料。一般开放术腔愈合时间 1~3 个月可以完全上皮化。

问题 19 患者术腔愈合之后还需要复查吗？多久复查一次？

思路 需要定期换药和复查。在术腔愈合后第一年，可以每 3~6 月复查 1 次。之后每年至少复查 1 次。

问题 20 患者如果需要患侧提高听力，根据目前科技水平，请给出可选方案供患者选择？

思路 感染完全控制后 6 个月以上，可二期考虑听力辅助设备，如人工耳蜗植入或利用对侧听力，在左耳植入骨桥或 BAHA 进行听力重建。

患者住院期间的治疗经过

入院后尽早地完成了全麻前的必要检查，包括血常规、尿常规、凝血功能、术前免疫八项检查(乙肝两对半、丙肝抗体、梅毒及艾滋病抗体的检查)心电图、胸片、血生化全套检查、电解质检查、血型及配血、血气分析及耳道脓培养及药敏。请神经科及眼科会诊。预约 MRV 及内听道增强 MRI。术前除白细胞增高外，其他血清检查未见明显异常。手术前给予短期医嘱为：一级护理，心电监护，禁食禁水等待急诊手术。静脉足量补液，给予头孢拉定和甲硝唑联合用药静脉滴注。

1. 手术经过 全麻后耳周局部注射含肾上腺素的 1% 利多卡因 5ml。耳后切口，切开皮肤，见乳突皮质骨瘘孔，周围皮肤及皮下组织充血水肿，有约 5ml 脓液溢出。开放并轮廓化乳突，见乳突内充满大量胆脂瘤组织，清除之。小心从脑板上清除胆脂瘤组织，发现脑板骨质部分不连续。乙状窦及后颅窝骨板被胆脂瘤破坏，与乙状窦及后颅窝硬脑膜粘连，清除至正常硬脑膜组织，未见硬膜外脓肿及乙状窦脓肿及血栓。小心清除面神经周围病变，并保持乳突段面神经完整。外半规管结构消失，后半规管及前骨半规管可见瘘孔。乳突尖未见瘘孔，未发现破溃至二腹肌表面的脓肿。外耳道后壁瘘孔。断“桥”，见三块听骨消失，鼓室内充满胆脂瘤组织，面神经鼓室段骨管消失，面神经连续性好。耳蜗无瘘孔。咽鼓管内无胆脂瘤组织，颈内动脉骨板有少许骨质破坏。颈静脉球骨板完整，清除胆脂瘤。颞颌关节后壁组织色暗，有约 2ml 脓液溢出。清理病变组织。取颞肌筋膜覆盖鼓室。行耳甲腔成形术扩大耳道。碘仿纱条填塞术腔。耳后伤口逐层缝合。术腔加压包扎。术中无大出血及脑脊液耳漏。出血量约 50ml。全麻手术顺利，全麻苏醒后生命体征平稳，无引流。安返病房。

2. 手术后情况　一级护理，当日禁食。次日改为半流食。当日患者头侧卧，平卧 4~6h。心电监测，吸氧，密切观察生命体征。观察见患者的生命体征平稳。敷料渗出少，无活动性出血及脑脊液耳漏发生。静脉补液及给予抗生素头孢拉定及甲硝唑。次日鼓励早下床活动。换药，见耳后红肿明显消退。患者无头痛、耳痛、眩晕、面瘫等不适。术后第二天复查血常规正常，术后第 7d 折线。伤口愈合良好，术后第 7d 撤出部分术腔碘仿纱条，未见脓液及渗液。带口服抗生素 1 周，出院换药。经门诊继续换药，患者于手术后 2 个月术腔完全上皮化。嘱咐每年复查 1~2 次。

小　结

耳源性颅外并发症习题

耳源性颅外并发症属于急重症。虽然不如颅内并发症那么高危，但是，由于患者病情发展迅速，亦可相互转化，故应高度重视，防止转化为颅内并发症而危及生命。在门诊遇到该类患者应立即请上级医师会诊，急诊收住入院，进行足量广谱抗生素联合用药静脉点滴，尽快手术引流，以免病情扩散至颅内。要充分认识颅内外并发症的临床表现及特征，并请多学科共同诊治（MDT）。

（马芙蓉）

第九章　耳　　聋

第一节　传导性聋

疾病概要

传导性聋（conductive deafness）是指声音传导径路结构和功能障碍导致进入内耳的声能减弱所造成的听力下降，多为外耳和中耳疾病所致。由于病因及病变部位不同，治疗原则和具体方法也不尽相同。临床上应首先明确病因，并针对不同病因采取针对性治疗。

【主诉】

患者，男，55岁。因“右耳进行性听力下降15年伴耳鸣6年，左侧听力下降伴耳鸣6个月”就诊。

【印象诊断】

问题　根据主诉，应考虑哪些疾病？最有可能的诊断是什么？

思路　根据患者主诉“进行性听力下降、耳鸣，双耳先后起病”，应考虑与进行性听力下降有关的疾病，如迟发性遗传性聋、慢性中耳炎后遗症、耳硬化症等。患者耳聋在30岁以后发生，未提及双耳流脓史，可以基本除外先天性聋、慢性中耳炎后遗症。药物性聋、噪声性聋和老年性聋多为双耳同时发病。单纯根据患者的主诉，尚不能判断耳聋的性质，即传导性聋、感音神经性聋抑或混合性聋。可能的诊断包括耳硬化症、不同原因导致的进行性感音神经性聋等。

知识点

耳聋的分类与分级

1. 耳聋的分类　耳聋按照病变性质及部位可以分为传导性聋、感音神经性聋和混合性聋。传导性聋的病变部位大多在外耳和中耳，也有部分内耳疾病可导致传导性聋；感音神经性聋的病变部位在内耳、听神经及更高级听觉传导通路。混合性聋的病变部位涉及外耳和/或中耳，以及内耳或听神经等听觉传导通路。

2. 耳聋的分级　目前国内外普遍采用的耳聋分级为WHO 1997年的标准。以500Hz、1 000Hz、2 000Hz和4 000Hz言语频率的平均听阈为准，听力损失26~40dB HL为轻度聋，41~60dB HL为中度聋，61~80dB HL为重度聋，≥81dB HL为极重度聋。

【问诊】

问题　根据主诉，问诊时需要注意哪些要点？

思路

(1)根据“进行性听力下降、耳鸣”的主诉，应主要围绕中耳及内耳的常见疾病进行详细问诊。

(2)问诊要点

1）听力下降的进展情况：听力下降有无波动性，听力下降有无加重等情况。

2）是否伴有其他耳部症状：包括外耳道流脓、耳胀满感、耳痛、眩晕等。如伴眩晕发作，注意眩晕每次发作持续时间、发作频率，眩晕与耳鸣、耳聋的关系等。

3）耳疾病史：是否伴有或曾患有耳部疾病，如慢性中耳炎、突发性聋、梅尼埃病等，以及发作的频率、诊治情况、疗效如何等。

4）听力损失的程度：日常交流是否受影响？是无法听到声音，还是仅能听到声音但不能分辨讲话内容？

5）耳聋的诱发因素：耳毒性药物使用情况，工作环境是否接触噪声等。

6）既往诊疗经过：包括采取过哪些治疗措施，疗效如何，家族内是否有听力差的人，与患者的关系等；是否有糖尿病、心脑血管疾病、外伤手术史、传染病史等。

病史问诊　患者15年前无意察觉右耳听力差，呈进行性听力下降，无明确的病因和诱因。6年前右耳出现"风声"样耳鸣，偶有高频虫鸣音。6个月前察觉左耳听力差以及耳鸣，耳鸣呈虫鸣音。双侧耳鸣于劳累或情绪不佳时加重。患者曾在当地医院多次就诊，未能明确具体病因和诊断。患者否认双耳流脓病史，无耳毒性药物及噪声接触史，无眩晕发作史。既往无其他系统性疾病；无结核病史；无耳部手术外伤史；无耳聋家族史。

【体格检查】

问题　为进一步明确诊断，查体时需要注意哪些要点？

思路　首先应重点检查外耳道及鼓膜，注意观察外耳道是否有耵聍、新生物等；鼓膜是否有充血、内陷、穿孔、钙化等。还应检查耳后乳突区，注意有无肿胀、瘘管、分泌物以及瘢痕等。

专科检查　双耳廓无畸形，乳突区未见红肿及压痛；双侧外耳道无耵聍，通畅。双耳鼓膜完整，标志清。

【辅助检查】

问题　为进一步明确诊断，此时最需要进行何种检查？

思路　结合病史及专科检查，尚不能判断双耳听力下降的性质和程度。此时，需要进行音叉试验，初步明确耳聋的性质，并进行基本的听力学测试，包括纯音测听和声导抗测试。根据这两个检查，可以判断听力下降的类型及程度。

辅助检查结果　音叉试验显示双耳林纳试验(-)，双耳ST(+)，韦伯试验居中。纯音测听结果为左耳骨导阈值除2 000Hz外均小于20dB HL，2 000Hz骨导阈值为25dB HL，气导呈上升型曲线，气导阈值在25~50dB HL。右耳骨导阈值在25~45dB HL，其中2 000Hz骨导阈值为45dB HL，气导阈值在55~80dB HL（图9-1）。声导抗测试结果显示双耳鼓室导抗图为As型曲线。

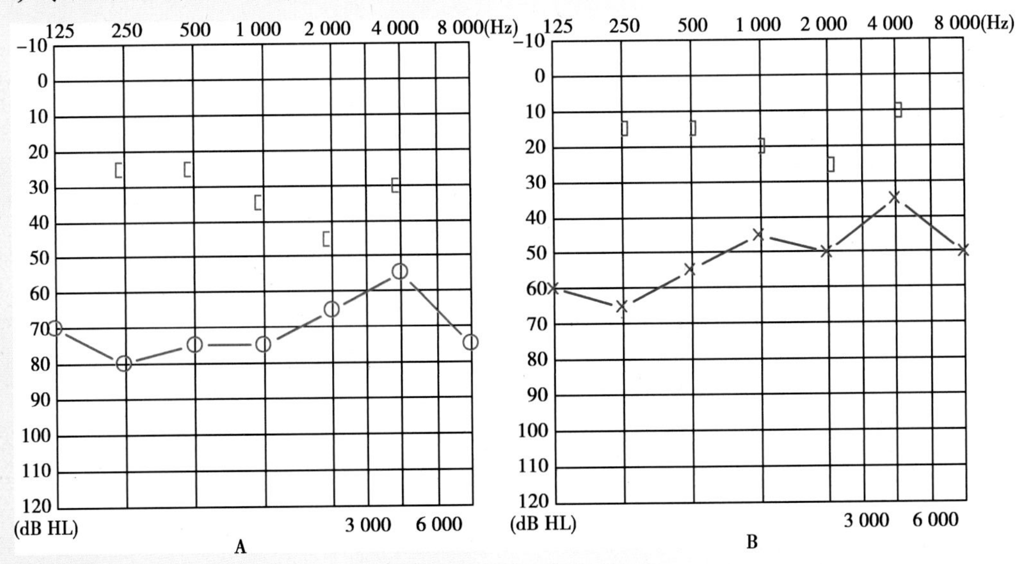

图9-1　耳硬化症纯音听力图

A. 右耳，混合性聋；B. 左耳，传导性聋。

【病情分析】

问题1　如何通过音叉试验、纯音测听及声导抗测试判断耳聋的性质？

思路　音叉试验是耳科门诊最常用、最基本的听力检查方法，根据林纳试验气导和骨导的时间、韦伯试验中的偏向以及ST骨导是否延长初步判定耳聋性质，其缺点是不能判断听力损失的程度。纯音测听中气导与骨导阈值之间的关系可以判断耳聋的性质。传导性聋的纯音测听表现为骨导阈值正常或接近正常（小于25dB HL），气导阈值提高，气骨导阈值间差距（称气-骨导差）大于10dB；感音神经性聋的纯音测听表现为气、骨导阈值一致性提高，无气骨导差（允许3~5dB误差）。混合性聋的纯音测听表现为气骨导阈值均提高，并且气-骨导差大于10dB。感音神经性聋鼓室导抗图多为A型曲线，而传导性聋和混合性聋可能有多种情况。

问题2　该患者听力测试结果提示何种性质的耳聋？

思路　根据音叉试验，双耳林纳试验（-），双耳ST（+），韦伯试验居中，可以判断出患者双耳为传导性聋。纯音测听结果进一步证实左耳为传导性聋，右耳为混合性聋。鼓室导抗图为As型曲线提示听骨链固定。

知识点

传导性聋的病因

传导性聋是多种疾病的一种临床表现。临床上对于传导性聋，首要的任务是确定导致传导性聋的可能病因。传导性聋的主要病因如下：

1. 耳廓畸形　不管是先天性耳廓畸形，还是后天因素所致的残缺，对听力影响均不严重，因为耳廓的主要功能在于集声，其放大功能通常仅在3dB以内。

2. 外耳道堵塞、狭窄或闭锁　除先天性外耳道畸形外，外耳道炎症、异物、耵聍栓塞、胆脂瘤、肿瘤、外伤也可导致外耳道狭窄、堵塞或闭锁。外耳道完全闭锁因常伴随中耳畸形或疾病，可导致45~60dB的传导性听力损失。

3. 鼓膜病变　鼓膜炎症、增厚、瘢痕、粘连或穿孔可影响鼓膜振动的面积与振幅，致声能损失，纯音听阈可上升达30dB，若鼓膜紧张部大穿孔，失去对圆窗的屏蔽功能，听阈可上升至45dB HL。

4. 听骨链病变　先天性缺如、固定或畸形，以及后天炎症、外伤、肿瘤所致的听骨链粘连、残缺、中断、固定等因素可影响听骨链的完整性或灵活性，造成声能传导障碍引起传导性聋。耳硬化为常见的传导性聋，表现为进行性听力下降，早期以传导性聋为主，气骨导差大于30dB。随疾病的进展，传导性聋加重，甚至呈混合性聋，严重者一些频率测不出。

5. 咽鼓管及气房系统病变　咽鼓管功能正常，鼓室、鼓窦、乳突气房的容积及压力正常是鼓膜、听骨链及圆窗膜随声波活动的重要条件。由于炎症、肿瘤或外伤等因素所致的咽鼓管阻塞可造成鼓室气房系统气压下降，鼓膜内陷、鼓室积液，从而导致听力下降，若继发化脓性感染或机化粘连，可造成高达60dB的听力损失以及难以治疗的病理改变。

6. 内耳淋巴液声波传导障碍　可因鼓阶及前庭阶外淋巴液质量改变或液波传导障碍所致，可见于内耳免疫病、迷路积水、浆液性迷路炎以及各种原因造成的蜗窗闭塞，也可见于上半规管裂综合征的第三窗效应。内耳液波传导障碍除表现为气导听力下降外，也可伴有骨导听力下降，常呈现混合性聋的特征。

【诊断】

问题1　本病例的初步诊断及其诊断依据是什么？

思路　本病例可初步判断为左耳传导性聋，右耳混合性聋，双耳耳硬化症。诊断依据包括无明显诱因的缓慢进行性听力下降伴耳鸣，双耳先后发病；查体见鼓膜完整；纯音测听示传导性听力损失，存在卡哈切迹；声导抗测试鼓室导抗图为As型。

知识点

耳硬化简介

耳硬化(otosclerosis)是一种原因不明的慢性进行性听力减退疾病,以内耳骨迷路包囊的密质骨出现灶性疏松,呈海绵状变性为特征的镫骨、内耳病变。病变多发生在前庭窗前部,当病变侵及环韧带和镫骨时,发生镫骨固定而失去其传音功能,表现为传导性聋,称之为镫骨型耳硬化。如病变发生在耳蜗或内听道,侵及听觉感受器或听神经纤维,引起感音神经性聋。临床上以双耳不对称性进行性传导性聋为特征,晚期可发生感音神经性聋。

耳硬化的病因不明,可能致病因素包括遗传、内分泌紊乱、骨迷路包囊发育、自身免疫因素等。

耳硬化主要临床表现为无诱因双耳同时或先后出现缓慢进行性听力减退及低调耳鸣,不伴耳闷、耳漏等其他耳部症状,部分病例可有眩晕。患者自语声小,咬字吐词清晰,为传导性聋自听增强所致。在嘈杂环境中感觉听力改善,称为韦氏误听(Willis paracusis)。

根据临床表现和听力测试结果,可以初步诊断耳硬化。如术中发现镫骨固定、足板增厚,可以最终确诊为耳硬化。

问题 2　除了耳硬化症导致的传导性聋以外,目前是否仍有不能完全排除的疾病?

思路　许多疾病均可表现为传导性聋,尚不能排除其他原因引起的听骨链畸形、固定等,如封闭型鼓室硬化症、Paget 病等。

知识点

耳硬化的纯音听力改变

耳硬化听力损失程度与镫骨固定程度以及是否累及耳蜗有关,可表现为传导性聋或混合性聋。

早期:骨导正常,气导呈上升型曲线,气骨导差 >30dB。

中期:骨导基本正常,也可出现 500~2 000Hz 频率不同程度的骨导下降,而 4 000Hz 正常,气导呈平坦曲线。气骨导差 >45dB。

晚期:低频气骨导差仍可存在,1 000Hz 以上可能消失,骨导与气导均呈下降曲线。

卡哈切迹(Carhart notch):镫骨固定后纯音听力图骨导阈值多在 2 000Hz 提高最为明显,呈“V”形下降,称卡哈切迹。听骨链的共振频率在 2 000Hz 左右,镫骨固定时 2 000Hz 受影响最大,导致纯音听力图骨导 2 000Hz 阈值提高。卡哈切迹的存在对于诊断耳硬化有一定的价值,但其他导致听骨链活动减弱的中耳疾病也可以存在卡哈切迹。

【治疗方案】

问题　耳硬化症治疗方法有哪些?该患者下一步应当如何处理?

思路　耳硬化症以镫骨手术治疗为主,早、中期手术效果良好,晚期伴有感音神经性聋且气骨导差缩小者则效果不佳。不能进行手术治疗者可选择佩戴助听器。该患者收住入院,局麻或全麻下行镫骨手术。术中发现镫骨底板固定,行激光辅助底板开窗,并植入 Piston 听骨。局麻术中底板开窗后即感听觉提高。术后避免剧烈活动,如伴眩晕者可适当卧床休息。

【预后】

耳硬化症为缓慢进行性侵犯骨迷路的内耳病变,早期为传导性聋,晚期伴有感音神经性聋。早期手术治疗效果良好,但不能阻断疾病的进展,目前尚缺乏有效的药物阻断耳硬化症的进展。

小　结

传导性聋是一种临床表现,凡是导致声音传导障碍的疾病均可表现为传导性聋。临床上需要根据病史、查体以及辅助检查结果明确导致传导性聋的病因。传导性聋的病因各异，而大部分的传导性聋均可找到明确病因，应针对病因进行治疗。多数患者可通过药物或外科手术的方法治愈或改善传导性聋。对于药物或手术治疗无效的传导性聋，可以佩戴助听器以改善听力。

（殷善开）

第二节　感音神经性聋

疾病概要

感音神经性聋（sensorineural hearing loss）是指由于内耳毛细胞、血管纹、听神经或听觉传导径路受损，声音的感受与神经冲动传递障碍导致的听力减退或听力丧失。感音神经性聋由于病因、病程的不同，治疗原则与方法也不尽相同。

【主诉】

患者，女，35岁。因“右耳听力下降1d”就诊。

【印象诊断】

问题　根据主诉，应考虑哪些疾病？最有可能的诊断是什么？

思路　患者听力下降具有快速进行性的特点，许多中耳及内耳疾病可以导致突发性听力下降，如分泌性中耳炎、外伤性鼓膜穿孔、突发性聋以及内听道肿瘤等。最有可能的诊断包括突发性聋、分泌性中耳炎等。

知识点

感音神经性聋的主要症状

1. 听力下降　不同病因引起的感音神经性聋听力下降的表现稍有不同。先天性感音神经性聋表现为出生即听力下降。突发性耳聋表现为72h内发生的不明原因的听力下降。老年性聋表现为伴随年龄老化逐渐出现的听力下降。无论是何种原因引起的感音神经性聋，听力下降的程度都可以是轻度、中度或重度、极重度。

2. 耳鸣　部分感音神经性聋患者可伴有高调或低调耳鸣。

【问诊】

问题　根据主诉，在问诊中需要注意哪些要点？

思路

（1）患者听力下降具有快速进行性的特点，应围绕表现为听力突然下降的疾病进行详细问诊。

（2）问诊要点

1）诱发因素：有无上呼吸道感染病史、外伤史等。

2）听力下降侧别：是单侧耳还是双侧耳？如果是双侧耳，两耳听力下降的顺序是怎样的？

3）听力损失的程度：日常交流是否受影响，如果有影响，是需要大声说话才能听得到，还是很大声音都无法交流。

4）是否伴有其他耳部症状：是否有耳鸣、耳胀满感、耳痛、耳溢液、眩晕等。

5）既往史：以前有无听力下降的病史，有无家族史、用药史、噪声接触史、慢性疾病史。如采取过哪些治疗，疗效如何。家族内是否有听力不好的人、与患者的关系等。是否有糖尿病、心脑血管疾病、手术史、传染病史等。

病史问诊　患者无明显诱因突然出现右耳听力下降，伴右耳耳鸣、耳闷，无耳痛和耳溢液，无眩晕；无耳毒性药物及噪声接触史。既往无其他系统性疾病，无结核病史、耳部手术外伤史，无耳聋家族史。

知识点

感音神经性聋可以分为先天性和非先天性。先天性又可以分为遗传性和非遗传性。非先天性包括老年性聋，突发性聋，药物中毒性聋，创伤性聋，自身免疫性聋等。

【体格检查】

问题 为进一步明确诊断，查体需要注意哪些要点？

思路 应全面检查双侧外耳、乳突及鼓膜，注意观察耳廓是否有疱疹，外耳道是否有耵聍、新生物等；鼓膜是否有充血、内陷、穿孔、钙化等；耳后乳突区有无肿胀、瘘管、分泌物以及瘢痕等。此外，应检查面肌活动情况，有无不能闭眼、口角歪斜等。

专科检查 双耳廓无畸形，乳突区无红肿及压痛；双侧外耳道及鼓膜未见异常；无面瘫。

【辅助检查】

问题 1 为进一步明确诊断，此时最需要进行何种检查？

思路 结合病史及专科检查，可以排除急性中耳炎症引起的耳聋，突发性聋诊断的可能性大。此时，听力学测试是最有价值的诊断方法。基本的检查包括纯音测听和声导抗测试。根据这两个检查，可以初步判断听力下降的类型，是传导性聋、感音神经性聋，还是混合性聋以及听力下降的程度。

问题 2 以诊治为目的，还需进行哪些辅助检查？

思路

1. 听性脑干反应 检测声诱发的脑干生物电反应，由潜伏期在 10ms 以内的 7 个正波组成。桥小脑角的占位性病变伴突发性聋表现为Ⅴ波潜伏期或Ⅰ～Ⅴ波间期延长。

2. 耳声发射检查 由于感音神经性聋的病变部位可以是位于内耳毛细胞，也可以是听神经及听觉中枢。耳声发射检查可以确定感音神经性聋的病变部位是否在耳蜗毛细胞。如果多数频率的耳声发射幅值均明显降低或无法引出，则表明患者的耳蜗毛细胞功能障碍；如果耳声发射幅值正常，则表明感音神经性聋的病变部位在听神经及听觉中枢。

3. 言语功能测试 言语功能测试可以反映患者听力下降对日常言语交流的影响。对于区别感音神经性聋与听神经病有诊断意义。

4. 内听道和脑 MRI 主要目的是明确有无听神经瘤等，排除中枢疾病。

辅助检查结果 音叉试验检查显示双耳林纳试验(+)；韦伯试验偏向左侧。纯音测听结果为左耳气骨导阈值均在 15dB HL 以内，右耳低频气骨导阈值一致性下降，呈低频下降型曲线，250Hz 和 500Hz 骨导阈值为 45dB HL(图 9-2)。中耳声导抗测试结果为双侧鼓室导抗图 A 型；耳声发射左耳引出，右耳未引出。内听道 MRI 无异常。

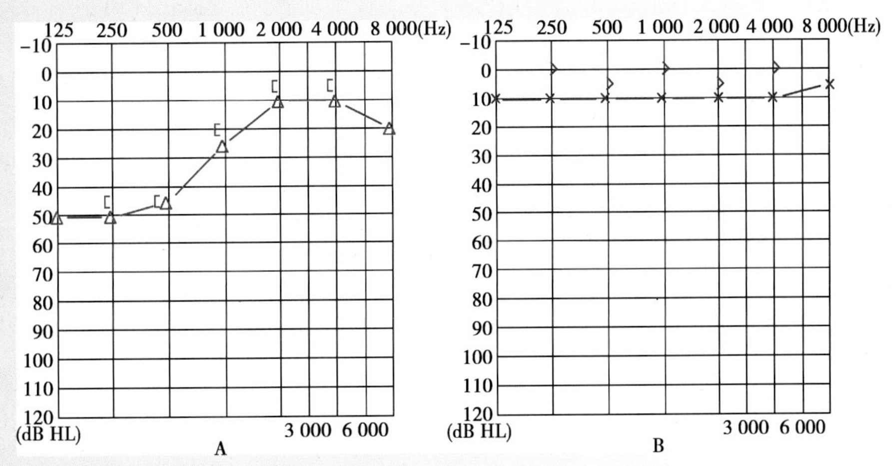

图 9-2 右耳突发性聋纯音听力图

A. 右耳，低频听力下降；B. 左耳，听力正常。

【诊断】

问题 1　本病例的初步诊断及其诊断依据是什么？

思路　初步诊断为突发性聋(右)。诊断依据包括右侧听力下降 1d 的病史，查体外耳道和鼓膜未发现异常，纯音听阈检查提示低频下降型曲线，鼓室导抗图为 A 型，畸变产物耳声发射结果为右耳未引出，内听道 MRI 未见明显异常，因此突发性聋的诊断比较明确。

知识点

《中华耳鼻咽喉头颈外科》杂志编辑委员会和中华医学会耳鼻咽喉头颈外科学分会制订了《突发性聋的诊断和治疗指南(2015)》，定义和诊断依据如下：

1. 定义　72h 内突然发生的、原因不明的感音神经性听力损失，至少在相邻的两个频率听力下降 ≥ 20dB。

2. 诊断依据

(1) 在 72h 内突然发生的，至少在相邻的两个频率听力下降 ≥ 20dB 的感音神经性听力损失，多为单侧，少数可双侧同时或先后发生。

(2) 未发现明确病因(包括全身或局部因素)。

(3) 可伴耳鸣、耳闷胀感、耳周皮肤感觉异常等。

(4) 可伴眩晕，恶心、呕吐。

3. 突发性聋分型标准　突发性聋根据听力损失累及的频率和程度，建议分为高频下降型、低频下降型、平坦下降型和全聋型(含极重度聋)。

(1) 低频下降型：1 000Hz(含)以下频率听力下降，至少 250Hz、500Hz 处听力损失 ≥ 20dB。

(2) 高频下降型：2 000Hz(含)以上频率听力下降，至少 4 000Hz、8 000Hz 处听力损失 ≥ 20dB。

(3) 平坦下降型：所有频率听力均下降，250~8 000Hz(250Hz、500Hz、1 000Hz、2 000Hz、3 000Hz、4 000Hz、8 000Hz)平均听阈 ≤ 80dB HL。

(4) 全聋型：所有频率听力均下降，250~8 000Hz(250Hz、500Hz、1 000Hz、2 000Hz、3 000Hz、4 000Hz、8 000Hz)平均听阈 ≥ 81dB HL。

问题 2　患者确诊为突发性聋，诱因和可能的发病机制是什么？

思路　突发性聋是较为常见的感音神经性聋，指无明显原因突然发生的感音神经性聋，多在 3d 内听力急剧下降，患者多能准确提供发病时间、地点与情形。目前认为本病的发生与病毒感染或内耳供血障碍有关。临床上观察到部分突发性聋患者发病前有上呼吸道病毒感染的症状，血清学检查常提示抗病毒抗体滴度增高。少数颞骨病理学研究显示患耳螺旋器和血管纹有不同程度萎缩，螺旋神经纤维与前庭感觉上皮细胞减少，与病毒性迷路炎的病理改变相似。由于内耳迷路动脉为终末动脉，内耳血供障碍学说受到重视。此外，不同听力下降类型的突发性聋其发病机制也可能不同。低频听力下降的原因可能是膜迷路积水，也可能为螺旋韧带局部供血障碍，造成组织缺氧损伤以及电解质内环境紊乱所致；高频听力下降的原因可能是外毛细胞损伤或者是内毛细胞损伤；平坦型听力下降主要考虑为内耳血管纹的功能障碍和 / 或耳蜗供应血管血供障碍以及组织缺氧所致；全聋或接近全聋的极重度聋的病因可能是耳蜗总动脉或者蜗轴螺旋动脉的血管栓塞或者血栓形成。

问题 3　其他类型的感音神经性聋有哪些？

思路　临床上很多原因都可以导致感音神经性聋，其他类型的感音神经性聋包括药物性聋、遗传性聋、老年性聋、噪声性聋、全身系统性疾病引起的耳聋、自身免疫性聋、梅尼埃病、耳蜗性耳硬化症、小脑脑桥角占位性疾病等。

知识点

突发性聋的鉴别诊断

突发性聋的诊断需要排除其他以突发性聋为首发症状的疾病，主要包括以下疾病。

1. 大前庭导水管综合征 是一种先天性内耳畸形，主要表现为出生后出现波动性听力下降。患儿出生时听力一般接近正常，多在3~4岁发病，感冒和外伤常常是发病的诱因。听力损失程度多为极重度和重度耳聋，半数患者的听力损失是对称的。颞骨CT表现为前庭导水管扩大，可伴有其他不同程度内耳畸形。

2. 听神经瘤 部分听神经瘤患者首发症状为突发性聋，多数伴有耳鸣，呈持续性高音调，可以伴有眩晕以及恶心、呕吐等。ABR测试可见患耳Ⅴ波潜伏期、Ⅰ~Ⅴ波间期延长或Ⅱ~Ⅴ波消失或不能重复。颞骨CT可见内听道口扩大，而MRI是诊断听神经瘤的金标准，可检测到最小3mm的听神经瘤。

3. Hunt综合征 多数与带状疱疹病毒感染有关，以侵犯面神经为主，也可侵犯前庭神经、耳蜗神经和三叉神经。该病的特征为周围性面瘫伴耳部疱疹出现。临床表现为剧烈耳痛，耳甲腔及其周围出现充血伴簇状疱疹，严重时疱疹破溃有黄色渗液。依受侵犯神经的不同可以出现面瘫、耳聋和眩晕。

4. 脑卒中 突发性耳聋可以为脑血管意外的早期症状，对于年龄较大、起病急、存在心脑血管疾病高危因素、伴头晕头痛患者应警惕脑卒中的可能，全面的耳科和神经科查体以及眩晕的床旁查体有利于及早发现脑卒中的可能。

【治疗方案】

问题1 患者下一步应当如何处理？

思路 患者突发性聋的诊断较明确，以中低频下降型为主。治疗的原则是恢复或部分恢复已丧失的听力，尽量保存并利用残余的听力。治疗方法包括：①糖皮质激素：泼尼松冲击治疗，成人60mg/d，连续3~5d。②改善血液流变学、扩血管以及纤溶治疗，如金纳多、复方丹参静脉滴注、倍他司汀或敏使朗口服。③高压氧舱治疗等。

问题2 不同类型的突发性聋在治疗上有何差异？

思路 针对不同类型的突发性聋以及伴有症状，应采取个体化的治疗方案。

1. 低中频下降型突发性聋 治疗效果良好。糖皮质激素、改善内耳微循环或内耳血液流变学的药物治疗效果良好，推荐联合用药。

2. 高频下降型突发性聋 治疗效果较差，应联合用药。中国突发性聋多中心研究显示，就治愈率而言，金纳多＋糖皮质激素有效率最高。如伴发症状以耳鸣为主，治疗首选利多卡因＋糖皮质激素治疗方案。

3. 平坦下降型和全聋型突发性聋 治疗效果较差，应联合用药，中国突发性聋多中心研究显示金纳多＋巴曲酶＋糖皮质激素方案有效率最高。

知识点

感音神经性聋的治疗与干预

1. 药物治疗 因致聋原因很多，发病机制和病理改变复杂，迄今尚无一个简单有效且适用于任何情况的药物或疗法。目前多在针对病因治疗的同时，尽早选用可扩张内耳血管的药物，降低血液黏稠度和溶解小血栓的药物，维生素B族药物，能量制剂，必要时还可应用抗细菌、抗病毒及糖皮质激素类药物。

2. 助听器 是一种帮助聋人听取声音的扩音装置。语频平均听力损失35~80dB HL者均可使用；听力损失60dB HL左右效果最好。单侧耳聋一般不需配用助听器。双侧耳聋者，若两耳损失程度大体相同，可用双耳助听器或将单耳助听器轮换戴在左、右耳；若两耳听力损失程度差别较大，但都未超过50dB HL者，宜给听力较差耳配用；若有一耳听力损失超过50dB HL，则应给听力较好耳佩戴。此外，还应考虑听力损害的特点；例如助听器应该先用于言语识别率较高，听力曲线较平坦，气骨导间距较大或动态听力范围较宽之耳。

3. 电子耳蜗植入 适用于双耳重度以上感音神经性聋患者。

4. 听觉脑干植入 适用于病变部位位于听神经之后的感音神经性聋患者。

5. 听觉和言语训练。

治疗后随访情况 本例患者门诊给予泼尼松、弥可保口服，1周后，自觉听力明显好转，2周时复查听力示听力完全基本恢复正常。

【感音神经性聋的预防】

感音神经性聋的预防比治疗更重要，因此，注意以下方面可以避免部分感音神经性聋的发生。

(1)广泛宣传杜绝近亲结婚，积极防治妊娠期疾病，减少产伤。大力推广新生儿听力筛查，努力做到早期发现婴幼儿耳聋，尽早治疗或尽早做听觉言语训练。

(2)提高生活水平，防治传染病，锻炼身体，保证身心健康，减慢老化过程。

(3)严格掌握应用耳毒性药物的适应证，尽可能减少用量及疗程，特别对有家族药物中毒史者、肾功能不全、孕妇、婴幼儿和已有耳聋者更应慎重。用药期间要随时了解并检查听力，发现有中毒征兆者尽快停药治疗。

(4)避免颅脑损伤，尽量减少与强噪声等有害物理因素及化学物质接触，戒除烟酒嗜好。除努力减少噪声及有害理化因素，改善劳动条件和环境等社会行为外，加强个体防护观念及措施实属必要。

小 结

感音神经性聋是一种主要病变在耳蜗，听神经及听觉传导通路的耳聋。临床上需要明确感音神经性聋的病因，根据病因进行针对性治疗。一般来说，突发性耳聋经药物治疗后，尚有恢复的希望，永久性感音神经性聋目前尚无有效药物治疗。因此。感音神经性聋的预防非常重要，早诊断、早治疗、早干预是感音神经性聋的治疗和康复原则。

（殷善开）

第三节 混合性聋

疾病概要

混合性聋(mixed deafness)系耳的传声系统和感音神经系统两部分均有病损，且不论两者是受同一疾病所累，亦或由不同疾病所致，导致中耳和内耳功能障碍。混合性聋常见于慢性化脓性中耳炎合并内耳病变、晚期耳硬化、感音神经性聋合并分泌性中耳炎等。治疗混合性聋时，可分别处理中耳、内耳病变。

问题1 混合性聋的常见病因有哪些？

思路

1. 慢性化脓性中耳炎伴感音神经性聋 有慢性中耳炎病史，听力下降为渐进性，初期为传导性聋，当中耳炎的细菌性、病毒性毒素经前庭窗或圆窗进入内耳引起内耳损伤，可呈混合性聋。

2. 耳硬化症 当病变侵及镫骨，并使之活动受限或固定，可出现进行性的传导性聋，该情况称为"镫骨性耳硬化症"，多以传导性聋为主；而当病变发生在耳蜗区甚至侵袭内耳道，引起耳蜗神经损害或听神经变性，临床表现为感音神经性聋，该情况称为"耳蜗性耳硬化症"。当"镫骨性耳硬化症"和"耳蜗性耳硬化症"并存，则呈现混合性聋。

3. 感音神经性聋(药物性聋、噪声性聋等)伴中耳疾病 在感音神经性聋基础上若合并有化脓性中耳炎或分泌性中耳炎，亦可表现为混合性聋。

问题 2 为进一步明确诊断，此时最需要进行何种检查？

思路 纯音测听检查对诊断混合性聋至关重要。典型的混合性聋表现为骨导、气导阈值一致性下降，并存在气骨导差(见图 9-1)。声导抗测试可用于判断鼓膜及鼓室内的病变情况，有助于明确是否存在鼓膜穿孔，顺应性降低，听骨链固定、鼓室积液、咽鼓管功能障碍等情况，对混合性聋病因的诊断有重要价值。其他听力学测试包括 ABR、耳声发射等。

问题 3 除听力学测试外，还需进行哪些辅助检查？

思路

1. 影像学检查 包括颞骨 CT 及内听道 MRI。颞骨 CT 用于检查中耳及内耳病变的情况，明确患者是否有中耳胆脂瘤、中耳癌、内耳的畸形等，内听道 MRI 用于检查是否有内听道的占位性病变。

2. 电子鼻咽镜检查 了解是否有鼻咽部的病变，如腺样体肥大、鼻咽部新生物等机械性阻塞因素导致的咽鼓管功能异常。

3. 病理学检查 对于查体中发现的外耳道及鼻咽部新生物，可做病理学检查明确诊断。

4. 其他 混合性聋的患者若合并有其他症状，如面瘫、眩晕，应完善面神经功能检查及前庭功能测试；若患者有遗传性聋的家族史，需做染色体组型分析。

问题 4 混合性聋的治疗有哪些？

思路 应针对引起感音神经性聋及传导性聋的病因分别给予不同的处理。若为突发性聋，应给予泼尼松或地塞米松以及扩血管、营养神经药物；对于老年性聋、噪声性聋、药物性聋，可使用神经营养类药物；若为化脓性中耳炎，应给予抗感染治疗，待感染控制后，可行鼓室成形术；对于分泌性中耳炎，可使用抗生素、咽鼓管吹张、鼓膜切开术等治疗手段。

知识点

听觉植入

听觉植入是指通过手术将人工植入体部分或完全埋植到体内以达到改善听力的一种技术。目前成功应用于临床听觉植入的装置包括人工耳蜗、振动声桥以及骨锚式助听器等。

1. 人工耳蜗植入 人工耳蜗是一种电子装置，由体外言语处理器将声音转换为一定编码形式的电信号，通过植入体内的电极系统直接兴奋听神经来恢复或重建聋人的听觉功能。人工耳蜗植入是目前最为成熟、有效的技术，适用于重度和极重度感音神经性聋患者。

2. 振动声桥 是一种振动式的中耳植入装置，植入体接收到信号后会驱动其末端的漂浮质量传感器，振动声桥产生振动并带动听骨链的振动或直接将该能量通过圆窗或前庭窗传到内耳，使之产生听觉。振动声桥植入适应证包括传导性、中重度感音神经性聋和混合性聋，效果肯定。

3. 骨锚式助听器 是一种通过骨导方式改善听力的助听设备，包括声音处理器、钛质桥基和植入体 3 部分。它的工作原理是声音处理器通过麦克风收集环境中的声音，换能器通过桥基将声音引起的振动通过颅骨和颌骨传导到内耳，引起耳蜗内淋巴液波的振动，刺激毛细胞并将振动的动能转变成电脉冲，通过听觉神经传至听觉中枢，产生听觉。适应证包括传导性聋、混合性聋、单侧感音神经性聋，以及其他特殊听力受损者等。

小 结

耳聋习题

混合性聋是耳鼻咽喉科较常见的疾病。纯音测听检查是诊断的重要手段。耳科医师应结合病史、查体及辅助检查结果进行病因探讨。根据病因给予相应的药物治疗或手术治疗,也可考虑助听器选配及人工听觉植入改善听功能。

(殷善开)

第十章　大前庭水管综合征及人工耳蜗植入术

疾病概要

大前庭水管综合征（large vestibular aqueduct syndrome，LVAS）是一种隐性遗传的先天性内耳畸形引起的听力障碍性疾病，也是导致儿童耳聋最常见的内耳畸形。临床上以渐进性、波动性听力下降为主，可伴有反复发作耳鸣或眩晕，听力下降多为感音神经性聋，少数为混合性聋。该疾病相关致病基因为 *SLC26A4*，编码 Pendrin 蛋白。影像学上以双侧前庭水管及内淋巴囊扩大为特征，常合并耳蜗和/或半规管畸形，如 Mondini 畸形。

【主诉】

患儿，男，6 岁，汉族，河北人，以“发现听力差 4 年，头部碰撞后耳聋加重 2 年”为主诉。

【印象诊断】

问题　根据主诉，应考虑哪些疾病？

思路　根据患者年龄及病史，应主要考虑如下疾病：① LVAS；②分泌性中耳炎；③突发性耳聋；④其他原因引起的感音神经性耳聋或混合性耳聋的疾病。

知识点

大前庭水管综合征的症状

1. 听力下降　LVAS 的典型临床特征为进行性、波动性听力下降，听力损失程度不一，且多表现为双侧不对称性，轻微头部外伤或其他引起颅内压增高的活动（感冒、用力咳嗽）都能导致突发性听力下降。

2. 耳鸣　部分 LVAS 患者可以伴有耳鸣。

3. 眩晕　LVAS 不仅损伤听力，前庭也会受累，除听力下降，患者可以出现眩晕、平衡障碍。

【问诊】

问题　根据主诉，在问诊中需要注意哪些要点？

思路

(1) 本病为儿童患者，并且以“耳聋”为主诉，问诊是应该围绕耳聋进行，集中在引起儿童耳聋的疾病上。

(2) 问诊要点

1) 耳聋发生时间、诱因及性质：仔细向患儿及家属了解听力下降发生的时间、诱发耳聋的原因，以及听力是否时好时坏或逐渐下降。

2) 了解患儿语言发育情况，包括学说话的时间、是否吐字不清、语言发育迟滞。

3) 头痛、头晕、走路不稳等伴发症状。前庭功能障碍的患儿可能出现学步延迟、夜间走路不稳等。

4) 了解出生听力筛查是否通过，但部分 LVAS 患儿可能“通过”新生儿听力筛查。

5) 家族及直系亲属中耳聋发病情况，包括发病年龄、性别、程度。

病史问诊 患儿剖宫产，生后7d在当地医院行听力筛查通过。4岁时查体，发现双耳听力较差，建议佩戴助听器。近2年家长发现患儿听力下降进一步加重，佩戴助听器也无法交流，需看口形且言语发育欠佳，说话较含糊。体格、智力发育良好，走路平衡感好，病程中无眩晕、耳痛、恶心、呕吐等不适。既往：无其他系统性疾病，无结核病史、耳部手术外伤史，无耳聋家族史。

【体格检查】

问题 为进一步明确诊断，查体需要注意哪些要点？

思路

1. 耳廓、外耳道及鼓膜 注意排除耳廓畸形、外耳道狭窄或闭锁、分泌性中耳炎、慢性化脓性中耳炎、耵聍栓塞等。

2. 耳聋患者的查体 还应该包括眼部、脑神经尤其是面神经功能、颅面颈部的发育情况，甲状腺、毛发及皮肤情况，以排除伴发其他器官畸形的遗传性综合征性耳聋。

专科检查 患儿颅面骨发育正常，双耳廓无畸形，双耳道通畅，双侧鼓膜完整，标志清楚。双乳突区无压痛。耳后及颈部未见瘘口。音叉检查患儿无法配合。

知识点

遗传性综合征性耳聋的相关体征

1. 耳前瘘管、鳃裂瘘或囊肿 可见于腮-耳-肾(branchio-oto-renal，BOR)综合征。
2. 内眦增宽、虹膜异色、白色额发 见于Waardenburg综合征。
3. 甲状腺肿 见于彭德莱(Pendred)综合征。
4. 高度近视 见于Usher综合征。
5. 颅面畸形 见于特雷彻·柯林斯(Treacher Collins)综合征(下颌颜面发育不全)。

【辅助检查】

问题1 为进一步明确诊断，此时最需要进行何种检查？

思路 根据患儿出生通过听力筛查、语言发育正常、外伤后耳聋的情况，还必须行影像学检查，以了解有无内耳发育畸形、颞骨骨折、中耳炎症等。颞骨CT对颞骨骨折、内耳畸形及中耳炎症的诊断具有重要价值，尤其可以清楚显示前庭导水管扩大、耳蜗发育不良、内听道狭窄等内耳发育畸形，是诊断LVAS的金标准。但CT只能显示前庭水管的骨性结构，无法显示内淋巴管和内淋巴囊等膜性结构。而颅脑MRI及内听道水成像不仅可以了解脑发育情况，如脑白质发育不良等，还能提示内耳膜迷路是否纤维化骨化、前庭导水管是否扩大、内听道内诸神经是否有缺如等，对疑难病例诊断和治疗方案的制定具有重要价值。

问题2 以诊治为目的，还需进行哪些辅助检查？

思路

1. 行为测听 可以了解患儿实际听力水平，但对婴幼儿则需要借助条件反射听力检查法才能获得相对准确的纯音听阈。

2. 客观听阈 对无法配合的患儿，可以利用听觉诱发电位等客观听阈测试方法测定听阈，如ABR、40Hz相关电位、ASSR等。此外，声导抗检查可以了解中耳及听觉通路的功能状态。

3. 言语测试 在一定程度上可以反映语后聋患者的语言发育情况，对进一步的康复和治疗措施的选择具有重要意义。

4. 助听听阈 反映了患儿佩戴助听器后听力提高的程度，可以帮助确定助听器佩戴后是否达到预期目标，帮助医师和家长决定是否需要安装人工耳蜗。

5. 双侧耳聋特别是重度耳聋的患儿，不能除外遗传性耳聋可能 因此对*GJB2*、*SLC26A4*等常见耳聋基因进行检测也是必要的。

辅助检查结果　颞骨高分辨率CT示双侧前庭导水管扩大并与前庭池相通（图10-1A）。内听道水成像显示双侧内淋巴管、内淋巴囊明显扩大（图10-1B）。纯音测听、ABR及ASSR等主客观听阈测试显示左侧平均听阈82dB HL，右侧平均听阈102dB HL，且低频均存在一定气骨导差（图10-2）。因患儿无法理解，故音叉试验未能完成；未见自发性眼震。

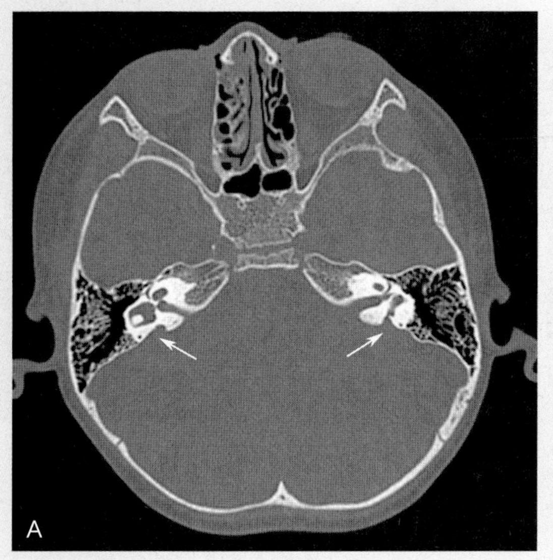

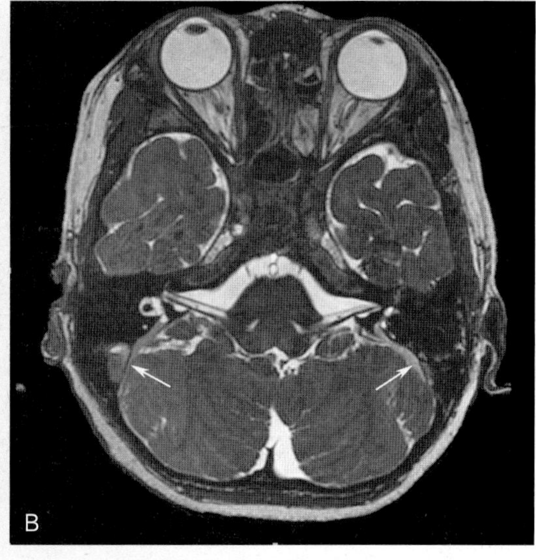

图10-1　患儿颞骨影像学表现

A. 颞骨CT显示双侧前庭导水管扩大并与前庭池相通（箭头）；
B. 内听道MRI水成像显示双侧前庭导水管、内淋巴囊扩大（箭头）。

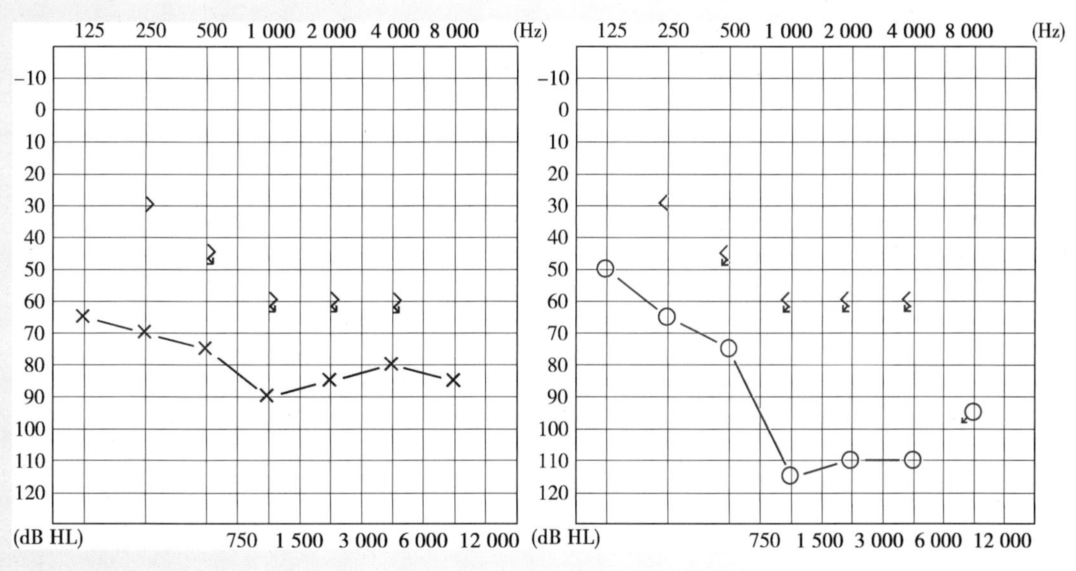

图10-2　患儿纯音测听结果

知识点

大前庭水管综合征的影像学诊断标准

1. 高分辨CT　①外半规管或总脚层面显示岩骨后缘深大的三角形缺损；②前庭导水管内口与前庭直接相通，或通过总脚、外半规管、前半规管及后半规管与前庭相通；③轴位CT示前庭水管直径（前庭总脚至前庭水管外口之间中点的最大管径宽度）>1.5mm（图10-3、图10-4）。

2. MRI T_2 加权像上显示扩大的内淋巴囊和前庭导水管。

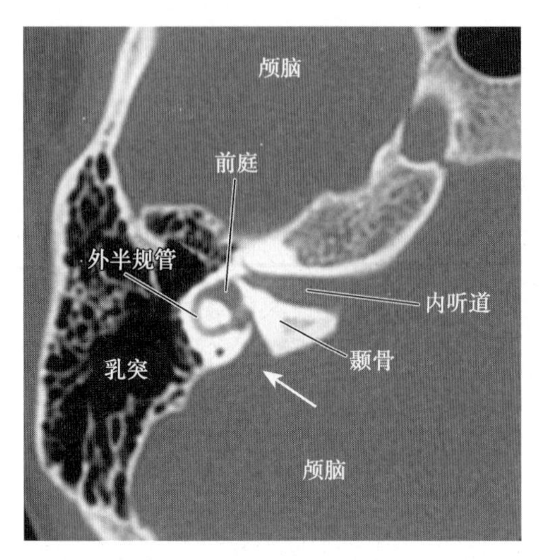

图 10-3 前庭大水管综合征的颞骨轴位 CT 表现
图中箭头所示为扩大的前庭水管。

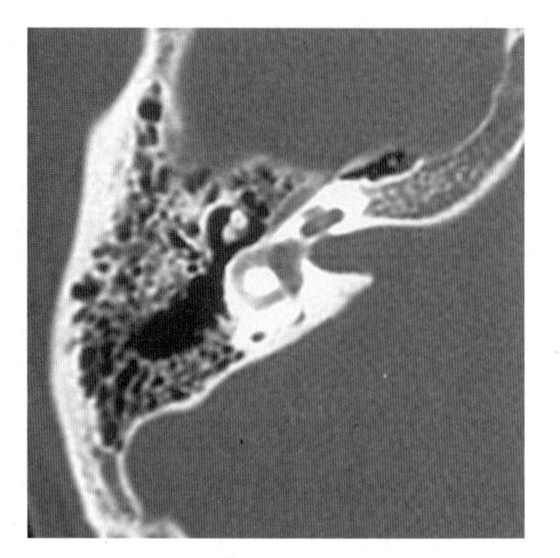

图 10-4 正常颞骨轴位 CT 表现

【诊断】

问题 本病例的初步诊断及其诊断依据是什么?

思路 根据患者的发病特点、听力学,尤其是影像学的检查,LVAS 的诊断并不难。进一步的 *SLC26A4* 基因检测可以证实 LVAS 诊断。

知识点

大前庭水管综合征引起感音神经性聋的发病机制

1. 内淋巴囊功能障碍 大前庭水管畸形常伴有的内淋巴囊功能障碍,导致蜗内电解质紊乱、毛细胞受损而听力下降。

2. 内淋巴液反流学说 颅内压增高时,高渗的内淋巴囊内液经扩大的前庭水管倒流至内耳,引起耳聋和眩晕。

3. 脑压波动损伤学说 CSF 压力异常波动,经宽大的前庭水管传到内耳,造成膜迷路损伤。

4. 膜迷路破裂和外淋巴漏学说 基底膜和/或前庭膜因突然增高的脑压而致破裂,内外淋巴混合,毛细胞受损。

【鉴别诊断】

问题 除 LVAS 外,本病例还应与哪些疾病进行鉴别?

思路 本病应与以下三种疾病进行鉴别:

(1)梅尼埃病:听力呈波动性下降的 LVAS 患者要注意与梅尼埃病鉴别。前者以儿童多见且听力损失多呈平坦或高频下降型,而梅尼埃病则常以低频听力损失为主,常有典型眩晕反复发作的病史。部分 LVAS 患者伴有明显的耳鸣和眩晕,也需要与梅尼埃病鉴别。

(2)突发性耳聋:突发性听力下降的 LVAS 患者,应该与突发性特发性感音神经性耳聋鉴别。影像学是主要鉴别手段。

(3)其他原因引起的混合性耳聋:LVAS 患者听力表上出现的骨气导差常被误认为是耳硬化症或中耳炎所致。

【治疗方案】

问题1　LVAS的治疗原则是什么？本例患者下一步应当如何处理？

思路

(1)对于近期出现的急剧听力下降，应按突发性耳聋治疗方法积极治疗，尽可能挽救听力，争取让患者在相对较长时间里维持原有听力。同时，应根据LVAS病情转归和发病特点，教育患儿及家属定期复查听力，尽量保护残余听力，避免头部外伤、感冒等可能诱发听力下降的因素。

(2)对于双耳听力损失程度达重度及以上，且助听器已经无法满足言语交流需要者，应积极行人工耳蜗植入手术治疗，以帮助患者恢复听力，促进语言功能的发育。

该患者通过影像学检查，LVAS诊断明确，建议入院进行右耳人工耳蜗植入手术，左耳佩戴助听器。

知识点

我国人工耳蜗植入的适应证

1. 语前聋患者的选择标准　①双耳重度或极重度感音神经性聋；②最佳年龄应为12个月~6岁；③家庭和/或植入者本人对人工耳蜗有正确认识和适当的期望值；④有听力语言康复教育条件；⑤无手术禁忌证。

2. 语后聋患者的选择标准　①各年龄段的语后聋患者；②双耳重度或极重度感音神经性聋，依靠助听器不能进行正常听觉言语交流；③无手术禁忌证；④植入者本人和/或监护人对人工耳蜗植入有正确的认识和适当的期望值。

知识点

人工耳蜗是什么样的装置?

人工耳蜗(cochlear implant)是用来为重度或极重度感音神经性耳聋患者提供听觉感受的植入式电子装置，主要包括需要通过手术植入的体内机(implant)(图10-5A)和佩戴在耳后的言语处理器(speech processor)组成(图10-5B)。声音被言语处理器收集并转换为数字信号后由线圈(图10-5C)传入到植入体，然后通过内置接受-刺激器转换为电信号后传送到电极阵列上。人工耳蜗临床应用已经超过30年，被认为是治疗重度感音神经性聋最安全有效的方法。

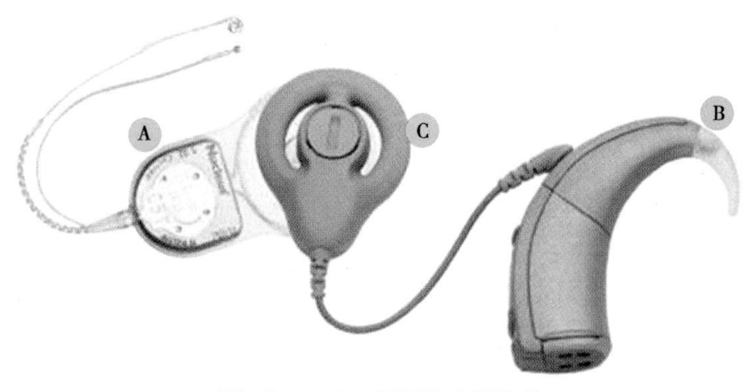

图10-5　人工耳蜗的主要构件

问题2　耳蜗植入侧别的选择依据?

思路　对于双耳重度、极重度感音神经性耳聋患儿，国内多行单侧人工耳蜗植入，虽然有学者认为双侧人工耳蜗植入对患儿的获益更大。选择植入侧别时具有个体化的特点，不仅要充分考虑双耳的残余听力、中内耳及听神经结构和功能状态，还要考虑优势手侧别、患者本人及家属意愿等各种情况，全面分析并和患者及家属充分讨论后决定。一般来说，如双耳残余听力水平相近，应首选右侧，方便手术操作及占绝大多数的右利手患儿取戴设备；如一侧全聋，或存在内耳、听神经结构或功能异常，植入效果预期很差者，则植入条件相对好的一侧。

本例LVAS患者虽然右耳听力较差（平均听阈102dB HL），但仍有残余听力，内耳及内听道形态正常，预计植入效果良好；而左耳保留较好残余听力（平均听阈82dB HL），可以尝试通过佩戴助听器进行一定的听力补偿。故经和家属讨论后，最终决定选择右耳行人工耳蜗植入，左耳术后佩戴助听器，通过双模式进一步提高言语识别率。

住院期间的治疗 入院后首先完成常规的全麻术前检查。在全麻下经面隐窝入路实施人工耳蜗植入术。

手术情况 本例采用标准的耳部手术体位，仰卧，头转向非手术耳，术耳朝上，下方垫头圈。耳蜗植入手术的关键步骤如下：①切口及软组织分离：通常采用耳后切口、两层切开软组织的技术；②单纯局限性乳突切开术；③面隐窝开放；④制作刺激器埋植床和电极槽，固定接收器；⑤耳蜗开窗术；⑥电极植入和固定；⑦术中电生理监测；⑧关闭术腔；⑨伤口包扎。术后患儿苏醒后未见面瘫及眼震，安返病房，按中耳乳突手术护理常规。

【术中要点】

问题1 术中发生井喷（Gusher现象）的处理原则是什么？

思路 大前庭水管不是人工耳蜗植入术的禁忌证，但应警惕术中可能出现“井喷”。脑脊液井喷处理不当会引起术后脑脊液耳漏，继而发生脑膜炎。LVAS耳蜗植入术中发生井喷常见于伴发Mondini内耳畸形病例，一旦术中发生“井喷”，必须以肌肉组织严密填塞封闭开窗处。

问题2 人工耳蜗植入手术的相关并发症及其处理？

思路 人工耳蜗植入术常见并发症有鼓索神经损伤、面神经损伤、头皮下或硬膜外血肿，头皮厚而影响信号传输，眩晕，电刺激时出现面肌抽搐或疼痛，切口严重感染，乳突血管或乙状窦损伤导致大出血，脑脊液漏，脑膜炎等。

一般的并发症采取保守治疗即可，少量的皮下血肿可自行吸收，不用特殊处理。较大的血肿可采用血肿穿刺抽吸，并加压包扎。中耳的感染一般不会影响植入装置，用常规方法可以得到控制。轻度眩晕多在数日内自行消失，眩晕较重者可酌情使用抗眩晕药物。严重的并发症多需再次手术，如面神经减压术、脑脊液修补术、人工耳蜗更换术等。

术后情况 患者术后预防性使用抗生素3d。无发热、意识障碍、面瘫、脑脊液鼻漏等。术后患儿出现头昏、恶心、呕吐等不适，给予对症治疗并适当补液，术后第3d上述症状消失。术后第5d拆除耳部包扎及皮内缝合线，头颅侧位片显示电极完全植入耳蜗。术后7d拆线出院。

【病情观察】

问题 术后应重点注意患儿的哪些情况？

思路 术后除注意观察患者意识状态及基本生命体征如体温、心率、呼吸以外，还应注意观察是否有面瘫、眩晕、脑脊液鼻漏、耳道溢液等症状的发生；局部应注意头皮水肿及血肿、耳部敷料渗出情况、耳部切口愈合情况。虽然人工耳蜗手术致死的情况极为罕见，但仍要特别注意硬膜外血肿的发生，主要由于术中硬脑膜暴露和游离过多及未确切止血，多在48h之内出现，术后应密切观察生命体征尤其是意识和瞳孔变化，发现后应及时急诊清除血肿止血，以免形成脑疝危及生命。

【出院随访】

问题 耳蜗植入术后开机、调机与语言康复注意事项？

思路 体外机的连接和言语处理器的编程调试要在头皮伤口完全愈合之后进行，一般安排在术后2~4周。开机之前应该安排一次复诊，检查局部伤口愈合情况。开机之后第1个月内每周调机1次，之后每半个月或1个月调机1次，待听力稳定后调试时间间隔相应延长，最终1年调机一次。通常术后1年植入者的语言会取得相当的进步，语言康复效果欠佳时应在医师、听力师和老师的共同努力下分析原因，以便提高语言训练的效果。

出院后情况 本例患者出院1个月后进行了开机，并经过数次调机，目前植入耳蜗的各项参数稳定，初步的语言训练效果明显，患者对侧耳仍然佩戴助听器，人工耳蜗配合助听器的双模式已经初显效果。

小 结

人工耳蜗植入术习题

LVAS是最常见的内耳畸形之一，与*SLC26A4*基因突变相关，是引起儿童感音神经聋最常见原因之一。影像学检查是诊断LVAS的金标准。LVAS引起的双侧重度感音神经性耳聋是耳蜗植入的适应证。植入手术可以选择在听力较差的一侧，有低频残余听力的一侧可以继续佩戴助听器，这种双模模式有助于言语识别率的提高。

（龚树生）

第十一章 眩晕疾病

第一节 梅尼埃病

疾病概要

梅尼埃病(Ménière's disease)是病因不明的,以反复发作的眩晕、波动性听力下降、耳鸣及耳闷感为特征的耳源性眩晕疾病。其病理学特征为膜迷路积水。该病的诊断为临床症状诊断,治疗方法包括保守及手术等多种方式,可根据分期选择相应治疗方式。

【主诉】

患者,女,35 岁,主因“反复发作旋转性眩晕,伴听力下降,耳鸣,耳闷 1 年”就诊。

【印象诊断】

问题 根据主诉,应考虑哪些疾病?

思路 眩晕是一种症状,涉及的系统多,从风险较高的中枢性疾病到良性外周疾病均有可能。一定要进行详细的问诊,根据眩晕发作的性质和伴发症状,才能作出相对明确的诊断。

【问诊】

问题 根据主诉,在问诊中需要注意哪些要点?

思路 眩晕、听力下降、耳鸣、耳闷是梅尼埃病的典型表现,应该围绕该病的临床症状进行问诊。问诊的要点包括:病史长短,诱发因素,眩晕持续时间及发作频率,有无伴发耳部症状,如听力下降情况,耳鸣的音调,耳闷的情况,眩晕发作后耳部症状有无缓解等,有无头痛、畏光、畏声、复视、肢体障碍、言语不利等。

病史问诊 患者 1 年前无明显诱因右耳突发耳闷,伴有轻微低调耳鸣及听力下降,后出现旋转性眩晕,持续 2h 后,眩晕及耳部症状缓解。1 年内上述症状反复发作,近 3 个月发作频繁,每月发作 1~2 次,听力在最初眩晕发作后可恢复,后逐渐变差,无畏光、畏声、头痛等症状。1 周前再次发作,现旋转感消失,仅有轻度平衡不稳。既往无特殊病史,无家族史。

体格检查 神经科检查正常,耳镜检查正常,韦伯试验偏左,林纳试验(+)。自发眼震(–),头脉冲试验(–),摇头后出现左向水平眼震,闭目泡沫平面站立摇摆(–),踏步试验轻度偏右。

问题 如何解释这些结果?

思路 神经科检查正常,提示耳源性疾病可能性大。音叉试验提示右耳感音神经性聋。闭目站立于泡沫面,提示平衡功能已基本恢复。摇头后眼震及踏步试验阳性提示双侧前庭系统输入信号不对称。

【辅助检查】

问题 结合上述体检结果,为明确诊断进一步实施哪些检查?

思路 结合病史及查体,梅尼埃病诊断可能性大,可进行下列辅助检查:纯音测听是诊断梅尼埃病最重要的一个检查,可了解耳聋性质及程度,有助于疾病分期及治疗方案制订。结果见图 11-1。

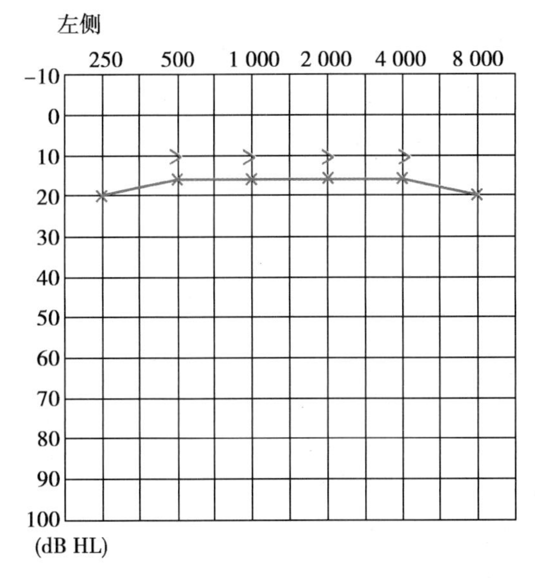

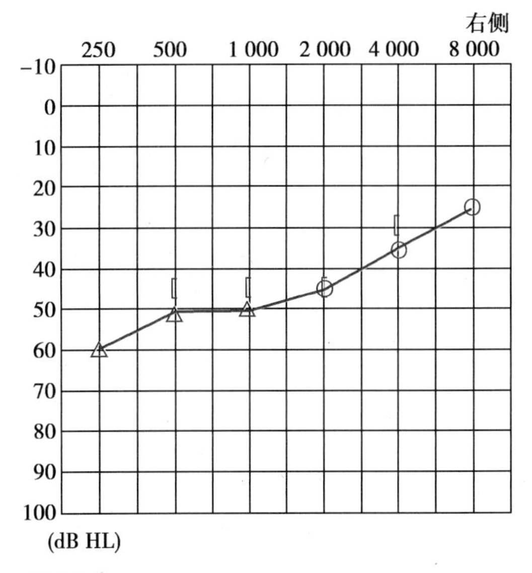

图 11-1　纯音测听图

辅助检查结果　眼震电图：眼动检查及位置试验阴性，温度试验提示右侧水平半规管功能低下(CP=35%)。cVEMPs：右侧振幅下降。耳蜗电图：右侧 −SP/AP=60%，左侧 20%。一般认为比值 >0.4 可作为诊断内淋巴积水的依据。影像学检查：MRI 未见异常。

知识点

梅尼埃病的临床表现

1. 梅尼埃病典型的病史　包括发作性眩晕，耳鸣，波动性听力下降及耳闷，眩晕急性发作一般持续20min 至 12h，超过 1d 的少见。一般为波动性感音神经性听力下降，早期多以低中频为主，间歇期听力可恢复正常，随着病情进展，听力损失逐渐加重至间歇期听力无法恢复至正常或发病前水平。

2. 早期前庭症状和耳蜗症状　可能单独出现，发病 1~2 年后所有症状均可出现，如患者长期出现不伴听力下降的单纯的旋转性眩晕，多不是梅尼埃病。

3. 两种特殊类型梅尼埃病

(1) Tumarkin 危象：梅尼埃患者有时会出现不伴意识丧失，伴或不伴眩晕的突然跌倒。

(2) Lermoyez 综合征：耳鸣和听力下降在眩晕发生之前出现，当眩晕出现后，耳鸣和听力下降就会好转。

4. 双侧梅尼埃病　梅尼埃病可以双侧发病，文献报道双侧发病的比例变异很大，可达 2%~78%。

【诊断】

问题 1　本病例的初步诊断及其诊断依据是什么？

思路　根据患者反复发作的眩晕、波动性听力下降，耳鸣、耳闷的病史，结合纯音测听检查提示低频感音神经性听力损失，按照 2017 年我国的梅尼埃病诊断和治疗指南，该患者考虑为梅尼埃病(右)，3 期。

知识点

梅尼埃病的诊断

《梅尼埃病诊断和治疗指南(2017)》中将梅尼埃病分为临床诊断和疑似诊断，诊断标准见表 11-1。

表 11-1　梅尼埃病的诊断和疑似诊断

项目	临床诊断	疑似诊断
眩晕	2 次或 2 次以上眩晕发作，每次持续 20min~12h	2 次或 2 次以上眩晕发作，每次持续 20min~24h
听力下降	病程中至少有一次听力学检查证实患耳有低到中频的感音神经性听力下降	
耳鸣及耳闷胀感	患耳有波动性听力下降、耳鸣和 / 或耳闷胀感	患耳有波动性听力下降、耳鸣和 / 或耳闷胀感
排除诊断	排除其他疾病引起的眩晕，如前庭性偏头痛、突发性聋、良性阵发性位置性眩晕、迷路炎、前庭神经炎、前庭阵发症、药物中毒性眩晕、后循环缺血、颅内占位性病变等；此外，还需要排除继发性膜迷路积水	排除其他疾病引起的眩晕，如前庭性偏头痛、突发性聋、良性阵发性位置性眩晕、迷路炎、前庭神经炎、前庭阵发症、药物中毒性眩晕、后循环缺血、颅内占位性病变等；此外，还需要排除继发性膜迷路积水

梅尼埃病的临床分期

根据患者最近 6 个月内间歇期听力最差时 500Hz、1 000Hz 及 2 000kHz 纯音的平均听阈进行分期。梅尼埃病的临床分期与治疗方法的选择及预后判断有关。双侧梅尼埃病，需分别确定两侧的临床分期(表 11-2)。

表 11-2　梅尼埃病的临床分期

分期	纯音平均听阈 /dB HL
1 期	≤ 25
2 期	26~40
3 期	41~70
4 期	>70

问题 2　梅尼埃病的病因有哪些？

思路　梅尼埃病病因尚不明了，可能与内淋巴产生和吸收失衡有关，目前公认的发病机制主要有内淋巴管机械阻塞与内淋巴吸收障碍学说、免疫反应学说、内耳缺血学说等。一般认为该病的发生可能与自身免疫，病毒感染，外伤，血管缺血，以及先天异常等多个因素有关。其诱因包括劳累、精神紧张及情绪波动、睡眠障碍、不良生活事件、天气或季节变化等(图 11-2、图 11-3)。

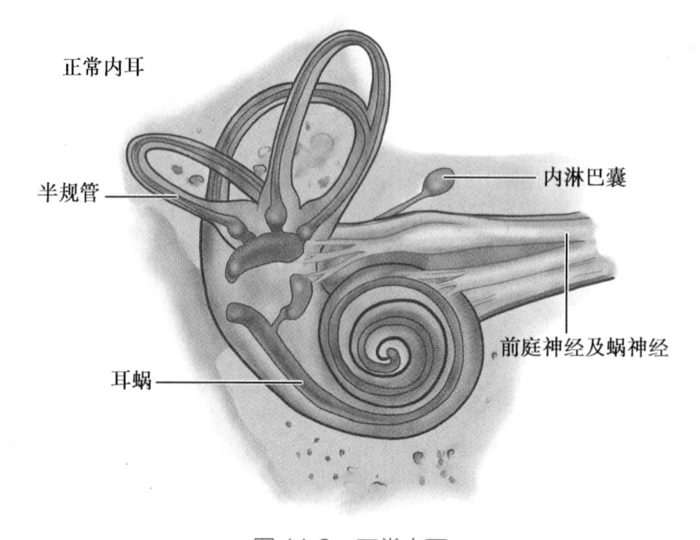

图 11-2　正常内耳

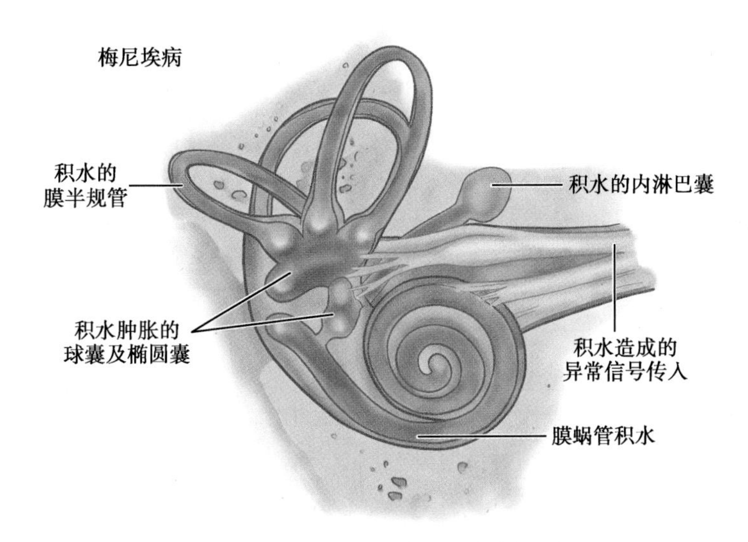

图 11-3 梅尼埃病病因和发病机制

问题 3 所有的膜迷路积水都是梅尼埃病吗?

思路 膜迷路积水是多种病因导致的内耳病变的最终病理状态,尸解显示 6% 的人存在膜迷路积水,但只有 0.2% 是梅尼埃病患者,所以大部分为无症状积水人群。

有症状的膜迷路积水也不都是梅尼埃病,梅尼埃病特指没有任何病因的、特发性膜迷路积水。有明确病因的一般认为是继发性膜迷路积水,如梅毒性膜迷路积水、自身免疫相关性膜迷路积水、迟发性膜迷路积水等。

梅尼埃病的诊断和鉴别诊断必须依据完整而翔实的病史调查和必要的听 - 平衡功能检查、影像学检查等;诊断前需要排除其他疾病引起的眩晕,如前庭性偏头痛、突发性聋、良性阵发性位置性眩晕、迷路炎、前庭神经炎、前庭阵发症、药物中毒性眩晕、后循环缺血、颅内占位性病变等;此外,还需要排除继发性膜迷路积水。部分梅尼埃病患者可合并其他不同类型的眩晕疾病,如良性阵发性位置性眩晕、前庭性偏头痛等,则需分别作出多个眩晕疾病的诊断。

知识点

梅尼埃病的治疗

150 年来,针对梅尼埃病提出了很多保守及手术治疗的方案,很多患者通过联合药物、手术、心理疏导及生活方式及饮食结构的改变,可得到相当程度的控制。2008 年《柳叶刀》杂志登出了梅尼埃病的阶梯治疗方案。2017 年《中华耳鼻咽喉科杂志》发表了最新的梅尼埃病诊断和治疗指南,提出可以根据分期选择治疗方案(表 11-3)。

表 11-3 梅尼埃治疗方案的选择

临床分期	治疗方案
1 期	患者教育,改善生活方式,倍他司汀,利尿剂,鼓室注射糖皮质激素,前庭康复训练
2 期	患者教育,改善生活方式,倍他司汀,利尿剂,鼓室注射糖皮质激素,低压脉冲治疗,前庭康复训练
3 期	患者教育,改善生活方式,倍他司汀,利尿剂,鼓室注射糖皮质激素,低压脉冲治疗,内淋巴囊手术,鼓室注射庆大霉素,前庭康复训练
4 期	患者教育,改善生活方式,倍他司汀,利尿剂,鼓室注射糖皮质激素,低压脉冲治疗,鼓室注射庆大霉素,三个半规管阻塞术,前庭神经切断术,迷路切除术,前庭康复训练

注:对于部分眩晕发作频繁、剧烈,有强烈手术意愿的 2 期患者也可以考虑行内淋巴囊手术;对于部分眩晕发作频繁、剧烈,内淋巴囊手术无效,言语识别率小于 50%,强烈要求手术的 3 期患者也可以考虑行三个半规管阻塞术。

问题 1 梅尼埃病的治疗目的和方法有哪些?

思路 对于梅尼埃病来说,主要治疗目的是减少或控制眩晕发作,保存听力,减轻耳鸣及耳闷胀感。梅尼埃病分为间歇期和发作期,在发作期主要是通过药物控制眩晕对症治疗,更加重要的是间歇期的治疗,需要减少、控制或预防眩晕发作,同时最大限度地保护患者现存的内耳功能。对每一个患者都应该进行患者教育和调整生活方式,让患者充分了解梅尼埃病,消除患者恐惧心理。规律作息,避免不良情绪、压力等诱发因素。避免咖啡因制品、烟草和酒精类制品的摄入,建议患者低盐饮食。除此还可以给予倍他司汀、利尿剂、鼓室给药、鼓室低压脉冲等保守治疗。约 20% 的患者保守治疗无效,保守治疗失败的患者可考虑手术治疗。

问题 2 什么是低压脉冲治疗?

思路 低压脉冲治疗是规律性的给予外耳道高低压力,以促进内淋巴纵流从而减轻膜迷路积水。研究显示,Meniett 治疗能够明显缓解眩晕发作,短期和长期都有一定效果,而且对于温度试验显示前庭功能较差或者眩晕程度比较严重的患者效果更加明显。但是 Meniett 治疗对听力改善效果不明显。

问题 3 鼓室内激素注射效果如何?

思路 该方法可控制患者眩晕发作,治疗机制可能与其改善内淋巴积水状态、调节免疫功能等有关。激素鼓室内注射后,通过圆窗等途径进入内耳。激素通过和受体结合发挥抗炎以及免疫抑制的作用,还可以通过和盐皮质激素受体结合,调节钠钾以及其他内耳离子平衡。该方法副作用较小,而且可能减小使用破坏性治疗的可能性,因此临床还是推荐使用。如果初始注射效果不佳者可重复鼓室给药以提高眩晕控制率。

问题 4 什么是内淋巴囊减压术?

思路 手术旨在减轻内淋巴压力,对听力和前庭功能多无损伤。是 3 期及部分眩晕症状严重、有强烈手术意愿的 2 期梅尼埃病患者首选手术方式。与破坏性手术相比较,其各种并发症风险明显低,而且该手术可以有效降低患者进行进一步破坏性手术的风险。

问题 5 梅尼埃病的破坏性治疗措施有哪些?

思路 四期梅尼埃病患者如眩晕仍频繁发作,正规保守治疗无效,非破坏性手术治疗疗效差,并且头晕导致患者失能的情况下考虑破坏性手术。破坏性手术也应有不同选择。首先考虑行三个半规管填塞术,可望保留球囊和椭圆囊功能。前庭神经切断术及迷路切除术目前已经很少采用,化学迷路切除术在不能耐受手术的患者中是比较好的选择。如果听力很差可考虑在控制眩晕后进行人工耳蜗植入术。该患者发作频繁,应该给予医疗干预,预防眩晕的反复发作以及听力的进一步损伤。对患者进行患者教育及调整生活方式,保守治疗效果不佳,后采用内淋巴囊减压术,术后至今随访 2 年,未再有眩晕发作,耳鸣较前减轻。

小 结

梅尼埃病习题

梅尼埃病是严重影响生活质量的常见内耳病变。随着工作生活节奏的加快,发病率有明显上升趋势。应该根据患者的病史、病程、发作频率、是否有双侧化趋势、临床分期等选择合适的治疗方案,经过治疗,90% 以上的患者眩晕都可以得到控制。

(余力生)

第二节 良性阵发性位置性眩晕

疾病概要

良性阵发性位置性眩晕(benign paroxysmal positional vertigo,BPPV)俗称“耳石症”,是最常见的耳源性眩晕疾病,表现为头部运动到某一特定体位时诱发短暂的眼震和眩晕。诊断主要依靠位置试验检查眼震情况,手法复位是目前公认的首选治疗方法,是前庭疾病领域的一个里程碑式的进步。

【主诉】

患者,女,65岁,主诉"头晕1周"。

【印象诊断】

问题 根据主诉,应考虑哪些疾病?最有可能的诊断是什么?

思路 看到这个主诉,其实我们很难明确患者是何种头晕疾病,因为头晕只是症状,从良性发作性疾病到可能有生命危险的疾病都可能出现头晕,明确诊断,详细的病史问诊至关重要。详细全面的病史采集能够为头晕的诊断和鉴别诊断提供重要的方向和依据,根据病史可使70%~80%的患者明确诊断方向,再辅以相应的辅助检查,即可进一步明确诊断。

针对"晕"的症状的问诊应包括以下六个方面:起病形式及发作频率、表现形式(晕的性质)、症状持续时间、诱发因素、伴随症状,此外还需询问既往史、用药史及家族史。

1. 起病形式及发作频率 分为三种起病形式,包括急性首次持续性,反复发作性,慢性持续性;划分为急性前庭综合征、发作性前庭综合征和慢性前庭综合征三种类型前庭综合征。急性前庭综合征是一组以急性起病、持续性眩晕/头晕或不稳为主要症状,持续数天至数周。发作性前庭综合征是一组以短暂发作的眩晕、头晕、站立不稳为主要症状,持续几秒到数小时,偶有数天者。慢性前庭综合征是一组以慢性头晕或不稳为主要症状,持续数月至数年。

2. 表现形式(晕的性质) 在2009年前庭症状国际分类发表之前,国内一直沿用美国1972年提出的头晕分类及定义,将"dizziness"作为所有症状的总称,分为四类,包括头晕、眩晕、失衡和晕厥前(状态)。2009年发表的前庭疾病国际分类中前庭症状包括眩晕、头晕、前庭-视觉症状、姿势性症状,每个症状有不同的内涵。值得注意的是,在患者描述的症状中,一些症状可以共存或依次出现,如眩晕合并头晕,这种情况可能是在疾病不同阶段的不同表现,或者患者同时患有两种不同的头晕疾病。因此,要详细追问患者的全部病史,还原整个疾病过程,才能更好地进行诊断。

3. 症状持续时间 包括数秒、数分钟、数小时、数天、数月到数年。此持续时间指以上每一特定头晕形式的持续时间,比如眩晕发作间歇期患者可能有明显的头晕感觉,这时分别描述眩晕或者头晕的持续时间。不同的疾病,有特定的发作时间界定,对诊断非常重要。

4. 诱发因素 主要包括体位诱发,情绪诱发,劳累,紧张,睡眠欠佳诱发,经期或者绝经期雌激素水平波动诱发,Valsava动作(排便,屏气、剧烈咳嗽)诱发,声音、色彩、形状诱发,复杂视觉环境诱发,长时间车船诱发等。不同的诱发因素,提示不同的疾病。

5. 伴随症状 包括自主神经症状,耳部症状,中枢神经系统症状,心血管症状,精神情绪症状,眼部症状,颈部症状等。

6. 既往史、用药史及家族史 目前在头晕的诊断中,既往或者家族史中是否有头痛头晕病史非常重要,前庭性偏头痛作为最常见的发作性前庭综合征的疾病,非常值得重视。另外,既往高血压、糖尿病、高脂血症、吸烟饮酒、心脑血管病史的急性头晕/眩晕患者需优先鉴别脑血管病;既往是否有耳聋、中耳炎等病史,药物使用史,精神心理疾病病史,对诊断都有很大帮助。

【问诊】

问题 根据主诉,在问诊中需要注意哪些要点?

思路 按照上面的介绍,对该患者六个方面进行进一步的问诊。

(1)患者病史只有一周,但是并非持续头晕,而是间断发作,每日发作数次,因此属于发作性前庭综合征。

(2)患者发作时为眩晕症状,有明显的旋转感和运动错觉,发作间歇期有轻微的、持续的昏沉感觉。

(3)每次眩晕发作的时间为几十秒,头晕为持续性,头晕程度有轻微变化。

(4)眩晕都是体位变动时出现,在床上起卧或者翻身时容易出现,尤其右侧明显。此外,抬头晾晒衣服,或低头时也有发作。

(5)患者眩晕发作时有恶心,没有明显的呕吐,没有明显的中枢神经体征及耳部症状。患者感觉情绪紧张,担心摔倒或者有其他严重疾病。

(6)既往年轻时曾有偏头痛病史,已经数年没有发作;年轻时曾有反复旋转性眩晕数次,每次持续数小时,休息后好转,当年曾诊断"梅尼埃病";睡眠长期欠佳,无其他相关疾病史。

病史问诊 患者于一周前出现与特定体位相关的短暂眩晕，多于床上翻身，起卧出现，右侧明显，伴恶心，无呕吐，无中枢神经系统及耳部症状。眩晕间歇期有轻微头部昏沉感。既往曾有偏头痛病史，年轻时曾有反复旋转性眩晕数次，每次持续数小时，休息后好转；无高血压、糖尿病、高脂血症、吸烟饮酒、心脑血管病史等血管性高危因素。长期睡眠欠佳。

总结病史：首先，患者是旋转性眩晕，提示耳源性疾病的可能性较大；其次，眩晕时间短暂，且与头位变动有关，进一步提示 BPPV 的诊断。此外，患者在发病期间有一定的焦虑情绪，治疗过程中要给予足够重视。

【体格检查】

问题 为进一步明确诊断，查体需要注意哪些方面？

思路

1. 观察患者的一般情况 所有患者，从迈入诊室的第一步，就开始给我们提供一些诊断信息。患者病史 1 周，如果是急性前庭综合征的疾病，不管是前庭神经元炎，还是中枢神经系统出血或者梗死，患者都会有一定的姿势症状，行走不稳，甚至无法独立行走，但是该患者自如地走入诊室，在“问诊”前，我们已经通过“望诊”，排除了一些急性眩晕以及恶性眩晕的可能，心里有了一定的诊断方向。

2. 专科重点查体 在头晕 / 眩晕的临床诊断思路中，需要优先除外脑干小脑病变所致恶性中枢性眩晕疾病，除提示中枢病变的典型体征外，还应注意神经 - 耳科专项检查，外耳道及鼓膜有无异常，还要注意眼球运动是否受限，观察眼震和眼震样眼球运动。患者中枢神经系统查体未见明显异常，姿势检查未见明显异常，踏步试验阴性，自发眼震，凝视性眼震均为阴性，位置试验右侧 Dix-Hallpike 出现眩晕和眼震，位置试验眼震特点将在辅助检查 - 前庭功能检查中给予详细描述。

【辅助检查】

头晕诊断中常用到的辅助检查包括前庭功能检查、听力检查、影像学检查、血生化检查、精神心理评估，以及其他可能的内科检查（包括固视稳定性检查、平稳追踪、扫视、视动、凝视性眼震检查、摇头后眼震检查、位置试验、甩头试验、温度试验、步态、动态以及静态平台检查、前庭诱发肌源性电位检查）。但是不是所有的头晕患者都要进行所有的检查，而是根据病史问诊，选择适合的检查项目。

问题 1 为进一步明确诊断，此时最需要进行何种检查？

思路 根据患者病史，首先进行前庭功能检查。

前庭功能检查是针对前庭系统进行的一系列检查，检查种类众多，每项检查意义不同。按照检查反射弧的不同，分为针对视眼动反射、前庭眼反射和前庭脊髓反射的检查。临床上常用的针对前庭眼反射的检查，包括针对前庭中枢，比如视眼动系统检查；针对不同的前庭外周感受器所做的检查，比如自发眼震检查，摇头后眼震检查，位置试验，温度试验，甩头试验；还有针对前庭脊髓反射进行的动态以及静态平台检查；另外，还有针对椭圆囊和球囊的前庭诱发肌源性电位检查。根据病情，为患者选择合适的检查，没必要所有的检查都进行。本文患者主要表现为头位相对于重力改变出现眩晕，首选眼震电图的检查，尤其是位置试验的检查，明确是否 BPPV。

辅助检查结果 本例患者自发眼震（-），视眼动系统检查（-），凝视眼震（-），摇头后眼震（-）。位置试验：右侧 Dix-Hallpike 试验出现 10s 潜伏期，持续 20s 左右，渐强渐弱，向上向右逆时针扭转的眼震，坐起后出现相反方向短暂眼震。其余位置试验（-）。

问题 2 还需进行何种辅助检查？

思路

1. 测听检查 患者曾有反复自发发作性，数小时眩晕发作，曾于当地诊断梅尼埃病，为明确诊断，需进行听力检查。患者测听检查显示双侧对称，正常，不支持梅尼埃病的诊断。

2. 心理评估 患者有明显焦虑情绪，进行心理状态评估，显示具有明显焦虑情绪。

3. 平衡检查 静态或动态姿势描记、平衡感觉整合能力测试以及步态评价等。如果治疗后患者仍有持续姿势症状，可以考虑进行此项检查，不是首选的检查项目。

4. 影像检查 根据患者的病情，影像检查目前都不是必须检查，可以先对患者进行治疗，如果反复治疗效果不佳，再考虑进行影像学等其他检查。

5. 病因学检查 对于反复频繁发作 BPPV 的病例，可以考虑进行病因学检查。包括钙离子代谢相关检查、血糖、血脂、尿酸、性激素等相关检查。

【诊断】

问题1 本病例的初步诊断及诊断依据是什么？

思路 根据患者起卧及翻身出现短暂眩晕的病史，以及前庭功能检查中位置试验出现符合BPPV指南的特征眼震，符合右后BPPV(管结石症)的诊断。

问题2 是否合并其他可能和头晕相关的疾病？

根据患者曾有偏头痛病史，反复眩晕发作病史，虽然不能明确眩晕发作中是否伴有偏头痛样发作，要考虑到有前庭性偏头痛的可能，需要进一步仔细追问病史，明确眩晕的次数和程度，进一步明确诊断。

根据心理测评的结果，目前患者符合焦虑状态的诊断。

知识点

良性阵发性位置性眩晕确切的发病机制尚不清楚，目前公认的学说包括以下两种。

1. 管结石症 椭圆囊囊斑上的耳石颗粒脱落后进入半规管管腔，当头位相对于重力方向改变时，耳石颗粒受重力作用相对半规管管壁发生位移，引起内淋巴流动，导致壶腹嵴嵴帽偏移，从而出现相应的体征和症状。当耳石颗粒移动至半规管管腔中新的重力最低点时，内淋巴流动停止，嵴帽回复至原位，症状及体征消失。

2. 嵴帽结石症 椭圆囊囊斑上的耳石颗粒脱落后黏附于壶腹嵴嵴帽，导致嵴帽相对于内淋巴的密度改变，使其对重力敏感，从而出现相应的症状及体征。

知识点

良性阵发性位置性眩晕诊断标准

根据2017年良性阵发性位置性眩晕诊断和治疗指南：

(一) 诊断标准

1. 相对于重力方向改变 头位后出现反复发作的、短暂的眩晕或头晕(通常持续不超过1分钟)。

2. 位置试验中出现眩晕及特征性位置性眼震

(1) 潜伏期：管结石症中，眼震常发生于激发头位后数秒至数十秒，而嵴帽结石症常无潜伏期。

(2) 时程：管结石症眼震短于1min，而嵴帽结石症长于1min。

(3) 强度：管结石症呈渐强渐弱改变，而嵴帽结石症可持续不衰减。

(4) 疲劳性：多见于后半规管BPPV。

3. 排除其他疾病 如前庭性偏头痛、前庭阵发症、中枢阵发性位置性眩晕、梅尼埃病、前庭神经炎、迷路炎、上半规管裂综合征、后循环缺血、体位性低血压、心理精神源性眩晕等。

4. 位置试验 Dix-Hallpike试验(图11-4)以及滚转试验(Roll test)(图11-5)，常规的位置试验如下图。

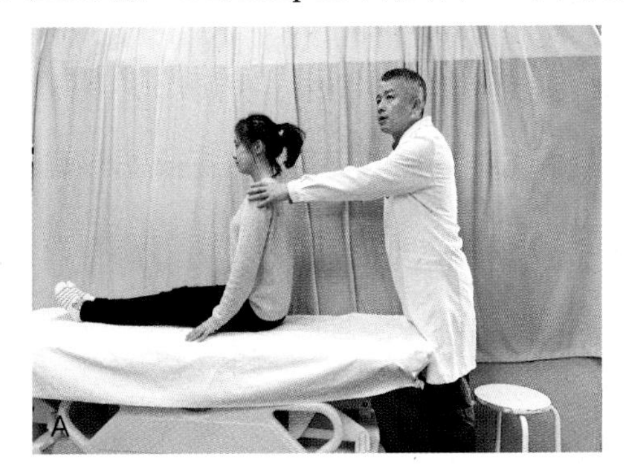

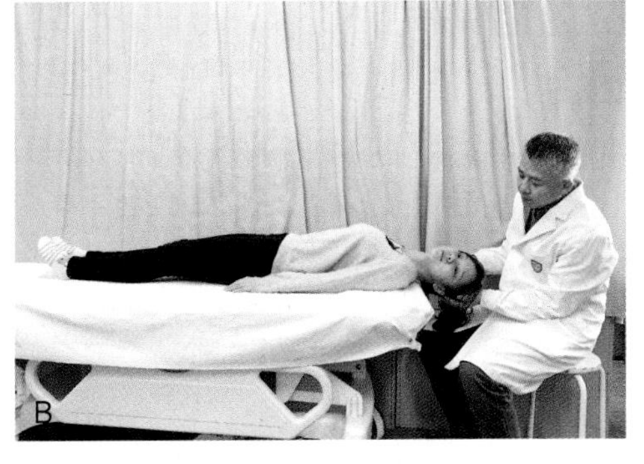

图11-4 Dix-Hallpike试验

A. 体位示例步骤1；B. 体位示例步骤2。

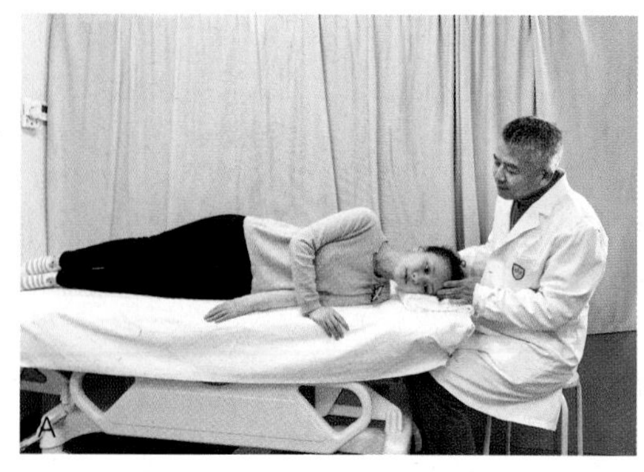

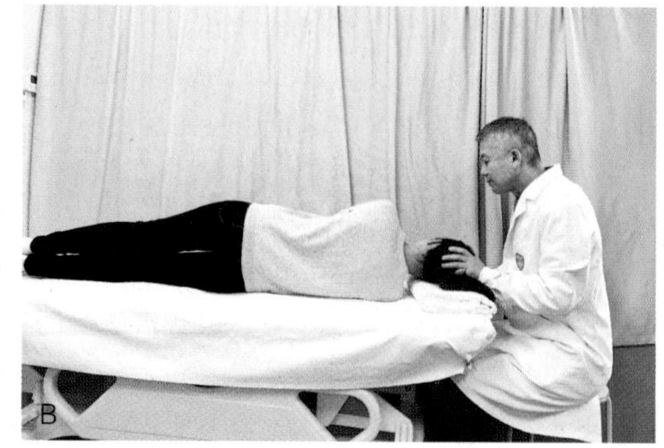

图 11-5 滚转试验
A. 体位示例步骤 1；B. 体位示例步骤 2。

考虑到半规管的角度，以及临床的操作性，Dix-hallpike 试验可以在患者肩下垫枕，达到一定的垂头角度，而不会引起患者过度的不适。

滚转试验头下垫枕，则可以使水平半规管与地面尽量垂直，更好地诱发眼震。

Dix-hallpike 试验
（视频）

Roll test 试验
（视频）

（二）各类良性阵发性位置性眩晕位置试验的眼震特点

1. 后半规管 BPPV（PC-BPPV） 在 Dix-Hallpike 试验或侧卧试验（side-lying test）中患耳向地时出现带扭转成分的垂直上跳性眼震（垂直成分向上，扭转成分向下位耳），由激发头位回复至坐位时眼震方向逆转。

2. 外半规管 BPPV（HC-BPPV） 眼震分型：①水平向地性：若双侧滚转试验均可诱发水平向地性眼震（可略带扭转成分），持续时间 <1min，则可判定为漂浮于外半规管后臂内的管石症。②水平离地性：双侧滚转试验均可诱发水平离地性眼震（可略带扭转成分），若经转换手法或能自发转变为水平向地性眼震，持续时间 <1min，则可判定为漂浮于外半规管前臂内的管石症；若诱发的水平离地性眼震不可转换，持续时间 ≥ 1min，且与体位维持时间一致，则可判定为外半规管嵴帽结石症。

3. 前半规管 BPPV（AC-BPPV） 在 Dix-Hallpike 试验或正中深悬头位试验中出现带扭转成分的垂直下跳性眼震（垂直成分向下，扭转成分向患耳），若扭转成分较弱，可仅表现为垂直下跳性眼震。

4. 多半规管 BPPV 多种位置试验可诱发相对应半规管的特征性眼震。

【鉴别诊断】

阵发性位置性眩晕是一类不同发病机制下引起的类似临床表现的疾病，可能涵盖很多发病机制，其中耳石的异位是最为常见的一种发病机制，但绝对不是全部。有文献指出，位置试验出现阳性的患者中，大约只有 40% 符合 BPPV 的诊断，要正确看待耳石异位这种发病机制在阵发性位置性眩晕中的地位，位置试验中的眼震特征是最重要的鉴别依据。

问题 BPPV 需要和哪些疾病相鉴别？

思路

1. 偏头痛相关位置性眩晕 文献指出，前庭性偏头痛（vestibular migraine，VM）是最常见的发作性前庭综合征疾病，其临床特点以“多变性”最为明显，前庭症状多种多样，发作时间、眼震形式多种多样，VM 发作期,几乎 100% 的患者都会出现位置性眼震,但是眼震特点多为低频低速持续眼震,眼震方向互换或者各个位置眼震方向一致,与受刺激半规管平面无关。

2. 中枢性阵发性位置性眩晕 位置试验中出现以下特征的眼震要警惕中枢病变的可能,包括:①伴有中枢性异常眼动,如自发或诱发的垂直方向的眼震、凝视性眼震、扫视异常、平稳追踪异常;②位置性眼震潜伏期或潜伏期极短;③眼震和头晕或者眩晕的感觉不平行;④反复进行诱发试验,眼震没有疲劳性;⑤可伴有其他神经科查体的异常。需进行头颅 MRI 明确诊断。

3. 前庭阵发症 为前庭神经根入颅区的神经血管交叉性压迫诱发的位置性眩晕。诊断标准:①短暂而频繁的持续数秒至数分钟的旋转性眩晕;②特殊头位可致发作频繁;③可伴听力减退及耳鸣;④可测到听觉或前庭功能障碍;⑤抗癫痫(卡马西平)治疗有效。

4. 迷路病变的急性期 迷路病变的急性期各个头位都会出现眩晕,但不是特定位置出现有规律的眼震,而是各个位置出现和自发眼震或者摇头后眼震方向一致的眼震。

5. 颈性头晕 目前关于颈性眩晕的争议比较大,全盘否定和过度泛化都是不可取的,这部分内容可探讨的空间非常大。

【治疗】

最初该病治疗以前庭抑制药物为主。后期,则以康复治疗为主,从体位训练到针对不同半规管的复位治疗,目前都有应用,尤其 1980 年 Epley 根据管石症理论提出的手法复位,是今日最有效的首选治疗方法。半规管填塞术仅适用于反复保守治疗无效的患者。

知识点

不同类型良性阵发性位置性眩晕复位方法

1. 针对 PC-BPPV 常用的复位方法有两种,包括 Epley、改良 Epley 以及 Semont 复位(图 11-6)。

Epley 复位方法(视频)

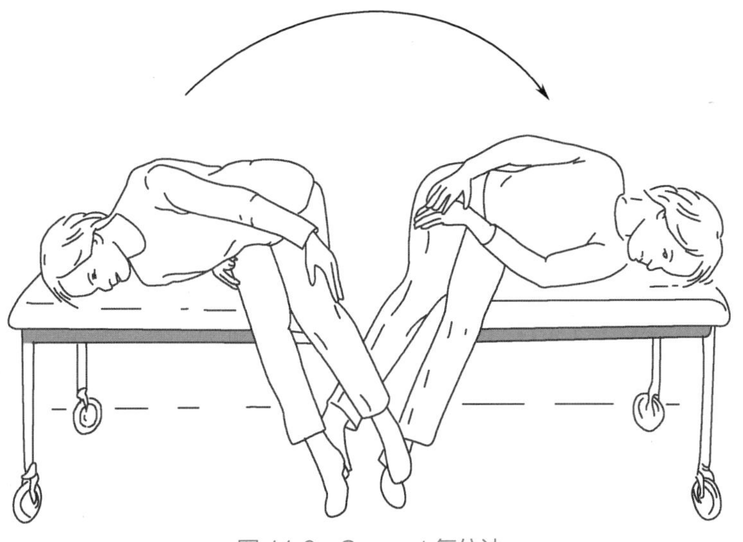

图 11-6 Semont 复位法

2. 针对 HC-BPPV 常用的复位方法为 Barbecue roll,以及 Gufoni 复位。

Barbecue roll:患者从仰卧位开始,向健侧旋转 90°,逐渐旋转一定的角度(360°),翻滚过程中尽量保持水平半规管垂直位。复位有几种选择,可以 360°、270°、180° 复位治疗,我们自己的临床实践显示,患者平躺后,根据平躺眼震判断侧别,直接进行 180° 复位,不影响复位疗效,同时可以避免患者过多的处于诱发体位,对患者更加有利。

Barbecue roll 复位方法(视频)

3. 针对 AC-BPPV 主要有 Yacovino 复位(图 11-7)和李氏复位(图 11-8)。

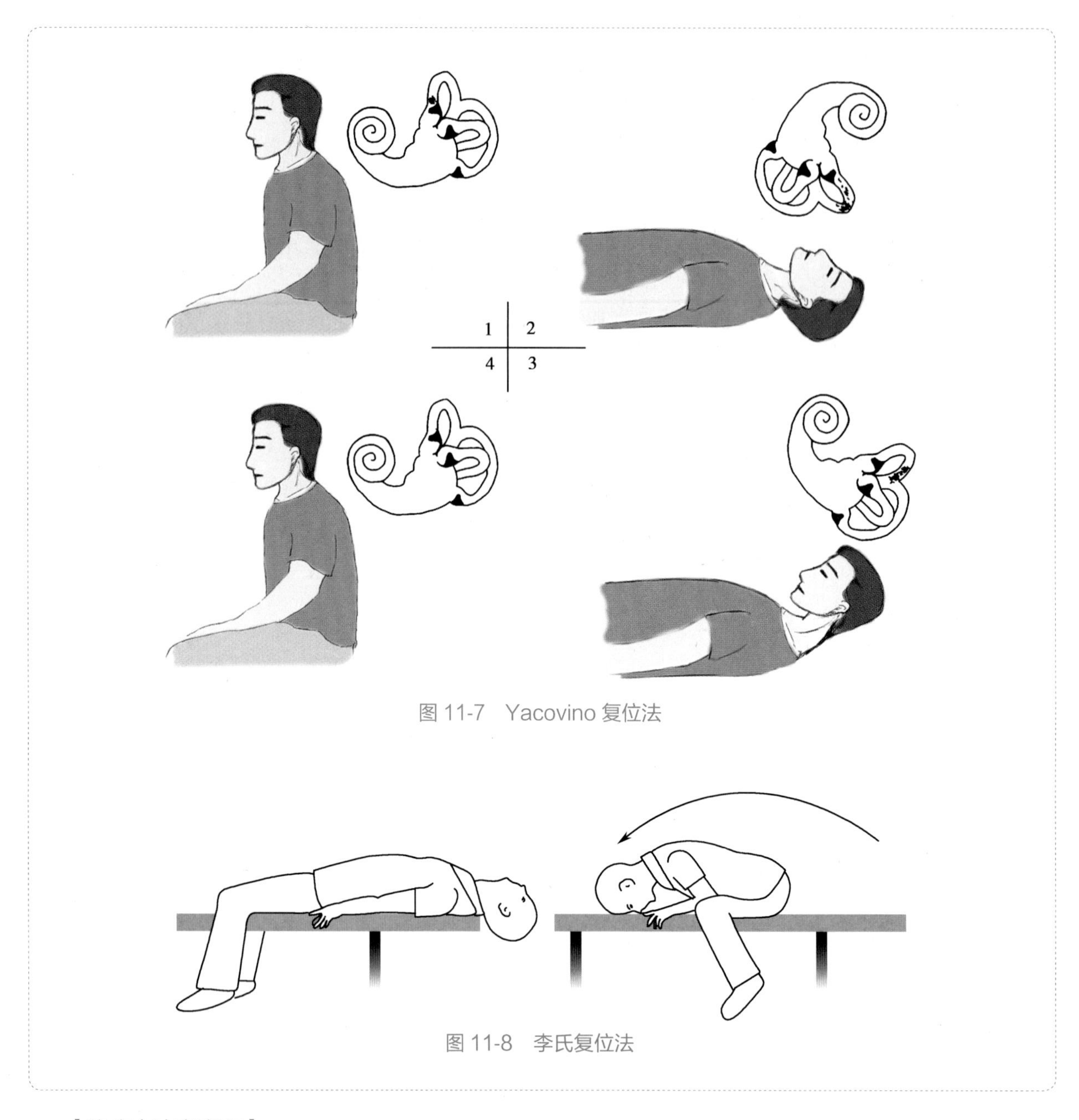

图 11-7　Yacovino 复位法

图 11-8　李氏复位法

【治疗中注意事项】

该患者当天给予 Epley 手法复位治疗 2 次，第三次 Dix-Hallpike 试验眼震消失。

问题 1　复位治疗中需注意哪些问题？

思路

1. 特殊情况的复位　如果患者眩晕，呕吐特别严重，不必强求完成治疗，先给予一定的对症处理，再进行复位即可。

2. 复位过程中注意事项　观察每一个位置眼震情况。如果 Epley 复位中两个或者两个以上位置出现和诱发体位方向相同的眼震，提示复位效果较好。

3. 复位中可能出现半规管的转化　异位的耳石由后半规管进入水平半规管，再按照水平半规管管石复位即可。

4. 复位后是否需要一定的体位限制　近期的文献以及指南都不再推荐使用体位限制，对于复位后眼震消失不理想或症状未完全消失的病例，可以建议健侧卧位 12h。

5. 患者不能复位，或者复位效果欠佳　可以进行 Brandt-Daroff 康复练习（图 11-9）。

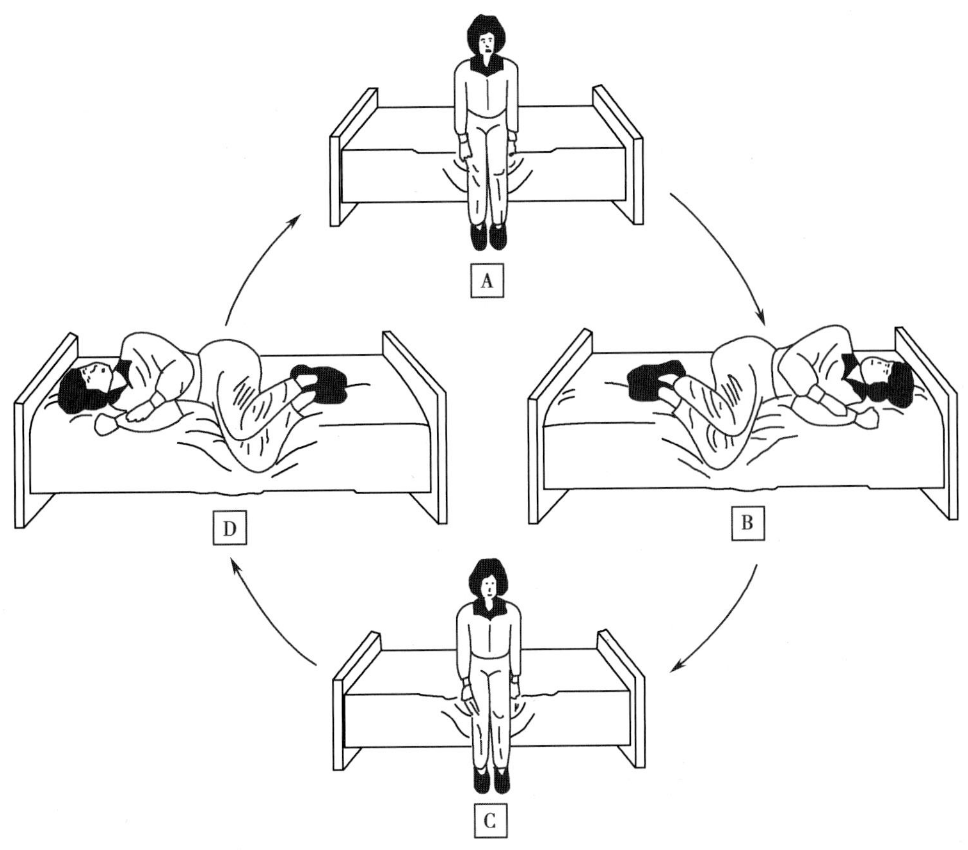

图 11-9　Brandt-Daroff 康复练习

问题 2　复诊中出现头昏沉感，如何处理？

思路　患者 3d 后复诊，Dix-Hallpike 试验阴性，但是患者仍然感到头昏沉感，不敢起卧以及快速翻身。临床处理：给患者对症止晕及抗焦虑药物，患者症状明显缓解。

知识点

良性阵发性位置性眩晕复位后残余头晕

复位后很多患者位置试验眼震消失，但仍有昏沉的感觉，多表现为持续性，非旋转性，昏沉感，头重脚轻和漂浮感，称为残余头晕（residual dizziness，RD），文献中残余症状的出现率为 36.6%~70%，曾有研究认为如果不给予治疗，大概 20d 左右消失。

目前一般认为有生理机制和心理机制两种发病机制，一是耳石回到椭圆囊需要一定的适应时间，二是因为该病的发作导致的焦虑抑郁情绪，需要一定的药物治疗。随着研究的深入，逐渐认识到前庭系统对体位变动中血压调整起重要的作用，也有机制认为前庭病变导致了体位性低血压的发生，从而出现昏沉感，此机制以前研究不多，今后可以进行多学科合作，探寻眩晕的奥秘。

针对目前公认的可能发病机制，给予抗头晕或者抗焦虑药物治疗，辅以康复练习，一般都能取得很好的效果。

问题 3　如果患者残余症状持续时间较长，不能很好地缓解，如何处理？

思路　前庭系统和情绪系统之间有密切的结构功能联系，引起头晕的疾病可以分为三大类，包括结构性、功能性和精神性。如果患者残余头晕的症状超过 3 个月，很多患者符合持续性姿势 - 知觉性头晕（persistent postural-perceptual dizziness，PPPD）的诊断，这时要加强心理方面的评估和治疗，必要时转诊心理专科进行进一步治疗。

知识点

持续性姿势 - 知觉性头晕(persistent postural-perceptual dizziness，PPPD)：PPPD 这一术语是将恐惧性位置性眩晕(phobic postural vertigo，PPV)与慢性主观性头晕(chronic subjective dizziness，CSD)整合后的疾病诊断术语。临床诊断必须满足所有以下 5 项标准。

1. 1 个或多个症状 头晕、不稳或非旋转性眩晕出现于≥3 个月中大多数日子。①症状持续时间久(长达数小时)，但严重度可有起伏。②症状不需要一整天持续存在。

2. 持续性症状 发生没有具体诱因，但 3 个因素可加剧 ①直立姿势；②主动或被动运动但与方向或位置无关；③暴露于移动视觉刺激或复杂视觉环境。

3. 通常由引起眩晕不稳、头晕或平衡问题的情况引发疾病 包括急性、发作性或慢性前庭综合征，其他神经性、内科疾病或心理压力。①当诱发事件是急性或发作性情况时，症状随着诱发事件化解表现为持续头晕，但可最初间歇出现，然后融合成一个持续过程。②当诱发事件是慢性综合征时，症状最初产生缓慢并且逐渐恶化。

4. 症状引起显著压力或功能损害。

5. 症状最好不归因于另一个疾病或疾患。

【如何预防 BPPV 的复发】

问题 1 该病复发率如何？

思路 该病复发比例较高，成功复位后的累积复发率大概每个月 1%，患者应该被告知这种复发的可能性。管石复位治疗对复发的患者依然有效。

问题 2 能否预防该病的复发？

思路 因为目前报道 50%~90% 为特发性 BPPV，病因不明，因此在现阶段没有很好的预防复发的方法。但是值得注意的是，BPPV 只是一种多因素导致耳石异位的结果，可以继发于其他耳科或全身系统性疾病，如梅尼埃病、前庭神经炎、特发性突聋、中耳炎、头部外伤、偏头痛、手术后(中耳内耳手术、口腔颌面手术、骨科手术等)以及应用耳毒性药物、钙、尿酸等代谢异常疾病。预防这些原发疾病，对于预防 BPPV 有一定的帮助。同时，也要注意头晕疾病的共病，患者的每次头晕发作都有可能是不同的病因，每次都需要仔细诊治。

小 结

良性阵发性位置性眩晕习题

良性阵发性位置性眩晕(BPPV)是最常见的耳源性眩晕疾病，是 65 岁以上老年人眩晕发病的首要病因。该病的主要发病机制有管石症理论以及嵴顶耳石症理论。典型的病史包括头位相对于重力改变时出现短暂的有典型特征的眼震，诊断的金标准为 Dix-Hallpike 以及翻滚位置试验，根据位置试验中出现的眼震类型进行定位和定侧诊断。复位治疗是目前公认的首选治疗方案。

(余力生)

第三节 前庭神经(元)炎

疾病概要

前庭神经(元)炎(vestibular neuronitis)是累及前庭周围系统的急性前庭综合征之一，可能与病毒感染前庭神经节后导致前庭神经受损有关，伴有严重平衡障碍和自主神经症状，患者一般无耳蜗及中枢神经系统异常体征，典型表现为急性发作，表现为眩晕、恶心、呕吐、视震荡以及身体不稳感等，不伴听力下降，症状可持续数日，一般呈自限病程。

【主诉】

患者，男，52岁，主因"持续眩晕3d"就诊。

【印象诊断】

问题 根据主诉，应考虑哪些疾病？最有可能的诊断是什么？

思路 看到这个主诉，我们很难明确患者是何种头晕疾病，必须进行详细的病史问诊，问诊的主要内容详见良性阵发性位置性眩晕一章，这里不做赘述。

【问诊】

问题 根据主诉，在问诊中需要注意哪些要点？

思路 对该患者头晕的六个方面进行进一步的问诊。

(1)患者病史3d，为持续眩晕，无法独自行走，患者为第一次发作。

(2)患者为明显旋转性感觉，而且呈持续性，患者不动时仍有旋转感，头动时明显加重。

(3)从发病至今，一直都有旋转感，只是程度较第一天有所减轻。

(4)眩晕发作前2周左右曾有轻微感冒病史和劳累史。对于急性前庭综合征，还要着重询问是否有药物过量使用史，是否平时长期服用某些药物，该患者均无这些病史。

(5)眩晕第一天有明显的恶心呕吐，最近2d有所减轻，头动时仍有恶心的感觉，无畏光畏声，无明显的中枢神经体征及耳部症状。患者感觉情绪紧张，非常担心头动时眩晕加重的感觉，几乎不敢转头。

(6)既往无头痛、头晕病史。高血压病史5年，服药控制，控制效果不详。吸烟史20年，3支/d，每日少量饮酒(2两左右)20年。无其他基础病史。

病史问诊 患者于3d前突发旋转性眩晕，这是该患者第一次眩晕发作，伴持续旋转感。第一天眩晕严重，出现明显恶心呕吐，近2d有所缓解，但是头动时仍有恶心，无中枢神经系统及耳部症状，无畏光畏声。发病2周前曾有轻微上呼吸道感染病史。患者既往无头痛头晕病史，高血压病史5年，不规律服药控制，控制不详。吸烟史20年，3支/d，每日少量饮酒(2两左右)20年。无其他基础病史。

总结病史，首先，患者为首次发作、持续超过24h、旋转性眩晕，属于急性前庭综合征。患者2周前曾有轻微上呼吸道感染病史，无任何中枢及耳部体征，提示前庭神经炎的可能性比较大。但是患者有高血压、吸烟饮酒史等血管病高危因素，要警惕急性脑血管病的危险。此外患者在发病期间有一定的焦虑情绪，不敢动头，该焦虑紧张情绪可能会对前庭代偿造成一定的影响，影响患者的长期恢复，治疗过程中要给予足够重视。

【体格检查】

问题 为进一步明确诊断，查体需要注意哪些方面？

思路 眩晕常规查体包括：基本生命体征、神经-耳科检查、视眼动检查、前庭眼动检查、前庭脊髓反射检查。对于任何一位急性前庭综合征患者，尤其有血管病高危因素的患者，查体时最关注的是要鉴别中枢疾病还是外周疾病。

查体中如何鉴别中枢或者外周疾病，可以从以下三个方面进行。

1. 神经科查体 首先，要注意生命体征、意识和精神状态的评估；其次，优先除外脑干小脑病变所致中枢性眩晕疾病，观察患者是否有以下症状或体征，包括：复视、霍纳综合征、构音障碍、吞咽困难、饮水呛咳、视野缺损、肢体或躯干共济失调、交叉性或偏身感觉障碍、肢体运动障碍、严重平衡失调。当出现神经系统体征时需要转诊神经内科就诊。

2. 眼震及眼震样眼球运动的检查 包含视眼动、前庭眼动系列检查。首先注意眼球运动是否受限，双侧眼球运动是否协调。前庭功能的床旁查体对于鉴别中枢和外周病变有重要的意义，比如众所周知的HINTS。包括三种检查项目：头脉冲试验(head impulse test)、眼震(nystagmus)、眼偏斜(test of skew)。在急性前庭综合征(acute vestibular syndrome，AVS)早期，依据HINTS就能敏感而准确地区分中枢或外周病变，敏感性高于发病48h内的头颅MRI。

3. 共济运动和姿势步态平衡的检查　包括指鼻试验、跟膝胫试验、快速轮替试验、Romberg征、步基宽、醉汉步态等。虽然急性前庭外周病变也会出现一定的姿势症状，但是一般来说，中枢病变的姿势症状更为严重，尤其在眼震和姿势症状不匹配的时候，更要怀疑中枢病变。

问题　本文患者查体有哪些表现？

思路　患者神清语利，不愿睁眼，轮椅上强迫体位，不敢动头。但是要求患者睁眼后，能正常配合所有检查。正中位可以看到左向水平自发眼震，向左侧凝视眼震加强，向右侧凝视没有眼震。扫视及视跟踪基本正常。左向头脉冲试验阴性，右向头脉冲试验阳性，无明显头偏斜或眼偏斜。患者勉强自己站立，明显向右侧偏斜。粗测听力正常，Weber试验居中。

知识点

外周前庭性眼震的特点

(1)通常为水平略带扭转眼震。

(2)快相朝向兴奋侧(一般为健侧)；朝向快相侧注视，眼震更强，朝向慢相侧注视时眼震减弱，符合Alexander定律，但是眼震方向不改变。

(3)通常可被固视抑制。

自发眼震强度分度：Ⅰ度：仅出现于向快相侧注视。Ⅱ度：出现于向快相侧和向前注视。Ⅲ度：出现于快相侧，向前，慢相侧注视。

【辅助检查】

头晕/眩晕原因很多，最重要的检查是详细的病史采集和体格检查，之后根据病史和查体选择相应的辅助检查。本文患者从病史和查体看，倾向急性外周病变-前庭神经元炎的诊断，但仍需进行一定的辅助检查排除诊断，包括如下：

1. 血液指标检查　进行常规的血液检查，包括血常规、肝肾功能、血糖、血脂、电解质筛查贫血或电解质代谢紊乱等。该患者血液常规检查基本正常。

2. 影像学检查　因为检查时限的问题，首先给患者进行头颅CT检查，可见腔隙性脑梗死。考虑到CT对出血比较敏感，而患者有一定的血管病危险因素，还是给患者开具头部MRI检查，尤其DWI序列。患者核磁共振未见新发病灶。

3. 前庭功能检测　包括视频眼震电图和前庭诱发肌源性电位(vestibular-evoked myogenic potential，VEMP)检查，视频眼震电图显示正中位可以看到左向水平自发眼震，向左侧凝视眼震加强，向右侧凝视没有眼震，摇头后眼震加强，固视抑制可。扫视及视跟踪基本正常。位置试验中均出现和自发眼震方向相同的水平眼震。温度试验显示右侧冷热及冰水刺激均未引出眼震，右侧水平半规管功能丧失。眼肌前庭诱发肌源性电位(ocular vestibular-evoked myogenic potential，oVEMP)显示右侧未引出正常波形，颈肌前庭诱发肌源性电位(cervical vestibular-evoked myogenic potential，cVEMP)双侧波形正常。

4. 听力学评价　纯音测听、声导抗显示未见明显异常。

【诊断】

病史、查体、辅助检查结果如下：急性持续性眩晕伴随自主神经系统症状、单向性水平性眼震+无听力下降及其他中枢神经系统受累症状、头脉冲试验阳性。综上，提示前庭神经(元)炎(右侧，前庭上神经)。

【注意事项】

(1)值得注意的是，如发病48~72h的头颅核磁检查阴性，不足以否定后循环梗死的诊断，对症状没有缓解的高度可疑病例，建议48h后复查DWI序列。该患者在进一步诊治过程中，根据病情变化继续进行后续的检查。如果后续病情改变呈现前庭神经元炎自限病程的特点，可不进行复查，如果病情进一步加重，或者出现其他中枢神经体征，一定要及时复查。

(2)AVS的常见病因以前庭周围性疾病为主，但卒中引起的急性眩晕后果最为严重，需要高度重视并优先识别。应该高度警惕的一些陷阱：无常规神经科体格检查阳性发现(如偏瘫、言语障碍等)的眩晕不一定就是周围性眩晕，伴有听力损害的眩晕也不一定是周围性眩晕，突聋伴眩晕也可能是小脑前下动脉梗死所致，但是多发生于全聋类型，因此准确的听力学检查非常有意义。

【鉴别诊断】

1. 急性前庭综合征(acute vestibular syndrome，AVS) 是一组以急性起病、持续性眩晕/头晕或不稳为主要症状，持续数天至数周，通常有进行性前庭系统功能障碍的临床综合征，具有单时相持续一定时间的特点。以AVS形式出现的疾病主要有：

(1)前庭周围性疾病　前庭神经(元)炎、中耳疾病(如中耳炎症、积液及胆脂瘤导致的迷路瘘管)、伴眩晕的突发性聋。

(2)前庭中枢性疾病　后循环脑梗死、短暂性脑缺血发作(TIA)、脑干小脑出血、脱髓鞘疾病、颅内感染等。

(3)非前庭系统疾病　药物诱发、体位性低血压。

2. 其他伴发眩晕疾病

(1)突发性聋伴眩晕：突发性聋伴发的眩晕可以有多种疾病类型，部分为急性前庭综合征的表现，持续眩晕超过24h，部分可能为发作性前庭综合征的表现，以BPPV居多。还有部分突聋后数年再次出现反复眩晕，则可能与迟发性膜迷路积水有关。在急性发作期，听力检查是最重要的检查依据。但是也要警惕小脑前下动脉梗死引起的突聋。对于部分有血管病危险因素，眩晕特别剧烈，姿势症状特别严重，且在3~5d症状无明显缓解的患者，要积极进行核磁检查，除外中枢病变。急性持续性眩晕、突发迅速听力下降、自发单向水平扭转性眼震不伴其他中枢神经系统受累体征，提示突发性聋伴眩晕。

(2)后循环梗死：是常见的累及前庭中枢系统的急性前庭综合征之一。病变多位于脑干小脑，典型后循环梗死常见的症状和体征包括眩晕、恶心和呕吐，大多数不伴有耳鸣还可出现眼震、复视(眼外肌麻痹)、交叉性感觉障碍、脑神经交叉性瘫痪、吞咽困难和构音障碍(真性或假性延髓麻痹)、共济失调及平衡障碍、意识障碍等。突发持续性头晕/眩晕、脑干小脑体征、心脑血管病危险因素，常提示后循环梗死。

(3)脑干小脑出血：突发持续性头晕/眩晕，早期出现意识障碍，伴脑干小脑受累体征，常提示脑干小脑出血。

(4)前庭性偏头痛：首次发作急性持续数日的眩晕，中枢神经系统未见明显异常，既往有偏头痛病史，提示可能是前庭性偏头痛首次发作。

(5)梅尼埃病：发作时间一般不会超过24h，因此只有首次发作，且病史在1d以内就诊的急性前庭综合征需要和梅尼埃病鉴别。随着病程的进展，眩晕和眼震都会呈现特定的特点。

值得注意的是，头晕的诊断是一个动态的过程，介入的时间点不同，诊断有所不同，对于病史特别短(1d以内)的急性眩晕患者，很多疾病难以排除，但是随着病程的延长，很多疾病特征得以呈现，前庭外周性疾病逐渐呈现自限的特点，而前庭中枢性疾病病情可能有所加重，有些检查必须及时复查，鉴别诊断会更加清晰。

【治疗】

急性期治疗：主要以缓解症状为主。

1. 前庭抑制剂　如抗组胺类、苯二氮䓬类或抗胆碱能类等药物，可有效控制眩晕急性发作，原则上使用不超过72h。急性期的症状控制后应及时停药，否则会抑制中枢代偿机制的建立，如茶苯海明、苯海拉明、美克洛嗪、异丙嗪。

2. 对症支持治疗　眩晕急性发作持续时间较长且伴有严重恶心呕吐者，应予止吐剂等药物，如甲氧氯普胺、多潘立酮；补液支持治疗。

3. 糖皮质激素　虽然不同的研究显示不同的结论，目前尚无证据级别很高的推荐意见支持急性期应用激素，但根据目前的研究及2017年《中国眩晕诊治多学科专家共识》的建议，前庭神经炎急性期若无禁忌，应尽早使用糖皮质激素，具体剂量可参照2016年《中国特发性面神经麻痹诊治指南》进行，泼尼松0.5~1mg/(kg·d)，最大剂量不超过60mg，连续使用5d，5d后逐渐减量停药。

4. 前庭康复训练　前庭康复训练是一种物理训练方法，通过中枢适应和代偿机制提高患者前庭功能，减轻前庭损伤导致的后遗症。不同种类的前庭康复训练可作为各种眩晕类疾病的重要或辅助治疗方式。既往认为急性期患者眩晕症状较严重，不适合进行任何康复锻炼。近些年，随着对前庭康复的认识，目前基本公认需要尽早进行康复治疗，在急性期和间歇期根据患者病情，采用不同强度、不同策略的康复方法，对远期的平衡恢复有很大帮助。

5. 心理干预的意义 本文患者就诊时呈现明显的强迫体位，惧怕任何动作，而这种状态对前庭康复不利，不利于前庭代偿的建立。这时一方面要进行很好的患者教育，解释疾病的过程、预后，前庭康复在其中的重要意义。必要时加用抗焦虑药物。避免一次急性前庭事件后，因为过高的焦虑水平导致前庭代偿不完全，而出现慢性前庭综合征的症状。

知识点

慢性前庭综合征（chronic vestibular syndrome，CVS）是一组以慢性眩晕/头晕或不稳为主要症状，持续数月至数年，通常有持续性前庭系统功能障碍（视振荡、眼震、步态不稳）的临床综合征，也有一些症状和体征提示耳蜗或者中枢神经系统功能障碍。慢性前庭综合征常见病因如下：

1. 前庭周围性疾病　不能代偿的单侧前庭病、慢性双侧前庭病。

2. 前庭中枢性疾病　小脑退变性疾病（可分为先天遗传性或后天获得性），先天遗传性共济失调有多种类型：脊髓小脑共济失调（spino-cerebellar ataxia，SCA）、原发性迟发性小脑共济失调、X-连锁共济失调、Friedreich 共济失调、早发性共济失调等；后天获得性共济失调的病因主要有：毒物损害，免疫性损害，肿瘤损害，内分泌性损害，退行性变，血管病变，代谢性损害以及脑病等。此外，还可见于后颅窝肿瘤、颅颈结合部畸形、脑干小脑脱髓鞘病和感染性疾病。

3. 非前庭系统疾病　与精神心理因素相关的头晕，如以前庭症状为突出表现的精神或行为疾病（PPPD）、血流动力学直立性头晕、贫血、多种药物副作用等全身疾病。

PPPD 详见良性阵发性位置性眩晕（benign paroxysmal positional vertigo，BPPV）章节。

【后续治疗中需要关注的问题】

问题 1　前庭神经炎患者出现良性阵发性位置性眩晕的比例和治疗方法。

思路　文献报道，前庭神经元炎的患者，15%~20% 在发病数周后可能出现 BPPV 的表现。这时患者再次出现眩晕症状，非常恐惧，因此在最初治疗期间，就向患者传达该可能性，会更好地降低焦虑情绪，患者的依从性也会大大提高。尤其该患者，主要为前庭上神经炎症，而前庭下神经功能完整，有出现后半规管 BPPV 的可能。

问题 2　前庭神经炎复发的可能性有多少？

思路　既往的教科书中，曾将前庭神经炎分为单次发作型以及复发型。近些年，随着对头晕疾病的认识更加深入，也有观点认为前庭神经炎以急性单一病程为主，如果出现复发，则要考虑其他诊断，根据患者其他病情，考虑前庭性偏头痛、良性复发性眩晕或者复发性前庭病可能更加合理。

前庭神经炎是累及前庭周围系统的急性前庭综合征之一，可能与病毒感染前庭神经节后导致前庭神经受损有关，伴有平衡障碍和自主神经症状，患者一般无耳蜗及中枢神经系统异常体征，典型表现为急性发作，表现为眩晕、恶心、呕吐、视震荡以及身体不稳感等，不伴听力下降，症状可持续数日，一般呈自限病程。部分患者可能出现代偿不良，从而出现慢性前庭综合征的表现，值得关注。

前庭神经炎习题

（余力生）

第四节　前庭性偏头痛

疾病概要

前庭性偏头痛（vestibular migraine，VM）是一种常见的自发的发作性眩晕疾病，主要表现为反复发作的多样性的前庭症状和偏头痛。眩晕发作时，可能出现自发性眩晕、头部运动引发的眩晕等前庭症状，视觉环境诱发的眩晕等视觉相关性症状，头痛、畏光、畏声、视觉先兆等偏头痛症状，恶心、呕吐等自主神经症状及耳鸣、耳堵、听力下降、听力丧失等症状。患者发作期表现为外周性眼震或中枢性眼震。前庭症状和偏头痛症状常不同步，头痛症状可出现在眩晕症状发作前、发作中或发作后。

【主诉】

患者，女，60岁，因“发作性眩晕伴头痛4年，再发5h”就诊。

【印象诊断】

问题1 此病例诊断，需补充询问哪些病史？

思路 从患者眩晕、头痛症状可以联想到诸多疾病，因此深入详细的问诊，对诊断尤为重要，比如需要进一步了解患者眩晕、头痛发作的诱因、性质、伴随症状，既往史、家族史等详尽的病史。

问题2 从哪些方面进行病史问诊？

思路 详细询问病史需要从以下几方面进行：

1. **患者每次眩晕发作的诱因** 月经、睡眠不足或过度睡眠、焦虑抑郁、情绪改变、过度紧张和压力，特别是食物（巧克力、红酒、奶酪、味精）应激、不规律饮食、天气变化、感觉刺激（暴露于闪烁光线、气味、噪音）等因素可诱发眩晕发作。

2. **患者每次眩晕发作的持续时间** 发作时间为数秒、数分钟、数小时、数天或更长时间。

3. **症状发作频率** 数天、数月、数年发生1次或1d、1个月、1年发作数次。

4. **患者眩晕发作的症状** 自发性或位置性眩晕、视物旋转、漂浮错觉，姿势性不稳，视觉性眩晕，畏光、畏声，视觉先兆，头痛，耳鸣、耳堵、听力下降等。

进一步询问病史可知：患者眩晕发作时畏光、畏声，觉头重脚轻、肢体不平衡感，有漂浮感，尤其在头部运动和看到闪烁的灯光时感觉加重，伴恶心呕吐，不能进行日常生活，无耳鸣、耳堵、听力下降。无视觉异常，四肢无力。追问眩晕和头痛的相关病史，4年来发作性眩晕8~10次，眩晕发作时有时伴有头痛，为搏动性偏头痛，3~4次发作性剧烈的搏动性偏头痛，有时不伴头痛。平时有头昏沉感。既往有头痛病史20年，间断服用止痛药，颈椎病20年。家族史：母亲和妹妹有偏头痛。

问诊后诊断 从该患者的详细病史来看，前庭性偏头痛可能性最大。

问题3 前庭性偏头痛问诊有哪些要点？

思路 非特异的头晕或眩晕伴头痛的患者要考虑前庭性偏头痛。询问偏头痛的病史或家族史。前庭性偏头痛的偏头痛症状开始之前可出现先兆症状，出现闪光、暗点等视觉现象。大多前庭性偏头痛患者在特定的视觉环境下，头晕、平衡失衡、眩晕症状可加重。问诊时需注意询问患者，但不可诱导患者。

【体格检查】

体征：神经系统未见阳性体征，摇头试验阴性，甩头试验阴性，Dix-Hallpike test（-），Roll test（-），Romberg（-）。

【辅助检查】

问题1 以诊治为目的，还需进行哪些辅助检查？

思路 该患者的病史和体格检查没有器质性异常，在疾病的评估过程中颅脑影像学无异常。但是可以评价前庭功能和听力情况。结合纯音测听及冷热试验、VEMP和视频头脉冲试验检查了解半规管、椭圆囊、球囊的功能情况。前庭性偏头痛患者可能出现实验室检查异常结果。旋转试验出现方向性优势偏向，温度试验单侧减弱，位置性眼球震颤或自发性眼震。检查可提供患者前庭系统信息。

问题2 为进一步明确诊断，哪些实验室检查有助于确诊？

思路 前庭性偏头痛的临床表现非常多样，诊断主要依靠病史和临床表现。目前没有任何检查可以确诊，是一个排他性诊断。

【临床表现】

1. **症状**

（1）前庭症状的形式：主要为发作性的自发性眩晕，头动诱发或位置诱发性眩晕或不稳，姿势性不稳，视觉性眩晕或头晕。

(2)前庭症状的持续时间:不同的患者,前庭症状的持续时间可能会存在较大的差别,多数发作时间为数分钟到数小时,很少超过 72h。

(3)与头痛的关系:眩晕发作可以出现在偏头痛发作之前、之中或之后,部分患者甚至没有偏头痛发作。

(4)其他症状:畏光、畏声,听力损害,焦虑等。

2. 体征 发作间期,患者多无相应的异常体征。

问题 1 什么是前庭症状?

思路 前庭疾病国际分类(International Classification of Vestibular Disorders,ICVD)的前庭症状包括:

(1)自发性眩晕:内在眩晕(自身运动的错觉)和外在眩晕(视觉环境运动的错觉)。

(2)位置性眩晕:发生在头位相对于重力变化之后。

(3)视觉诱发性眩晕:由运动性视觉刺激诱发。

(4)头动诱发性眩晕:发生于头动期间。

(5)头动诱发性头晕伴恶心(这里所指的头晕是空间定向障碍感,不包括其他形式的头晕)。

问题 2 怎样判断中度和重度前庭症状?

思路 中度指的是前庭症状使患者的日常受到了干扰但不影响日常活动,重度指前庭症状导致患者不能继续日常活动。

【诊断】

2012 年,国际头痛学会(IHS)和 Báránу 学会共同探讨制定了前庭性偏头痛的诊断标准,且编入第三版国际头痛疾病分类(ICHD-3)中。

知识点

1. 前庭性偏头痛诊断标准

(1)至少 5 次中重度的前庭症状发作,持续 5min 至 72h。

(2)既往或目前存在有或无先兆偏头痛。

(3)50% 的前庭症状发作时伴有至少一项偏头痛性症状。①头痛,至少有下列两项特点:单侧、搏动性、中重度疼痛、日常体力活动加重头痛;②畏光、畏声;③视觉先兆。

(4)不能由另一前庭疾病或 ICHD 诊断解释。

2. 可能前庭性偏头痛诊断标准 ①至少 5 次中或重度前庭症状发作,持续 5min 至 72h;②符合前庭性偏头痛诊断标准中的(2)或(3)之一(偏头痛病史或发作期间的偏头痛特征);③不能由另一前庭疾病或 ICHD 诊断解释。

【鉴别诊断】

问题 需要和哪些疾病相鉴别?

思路

1. 良性阵发性位置性眩晕(BPPV) BPPV 诊断的金标准是变位试验阳性。在急性期可直接观察其眼震持续时间、发作频率及眼震类型。前庭性偏头痛患者位置性眼震的特点为持续性,不显示单一半规管特点;而 BPPV 眼震具有时间短、潜伏期、疲劳性、角度性变位等特性。

2. 梅尼埃病 前庭性偏头痛患者前庭症状相对较轻,症状持续数分钟至 72h,头昏沉可达 1 个月。眼震以位置性眼震为主,形态多样,方向可变。听觉症状通常是轻微和主观的。梅尼埃病患者有较为剧烈的自发性、旋转性眩晕。症状不超过 12h。眼震以自发性眼震、水平眼震为主。有突出的听觉症状和听力丧失。

3. 前庭阵发症 表现为发作性眩晕,持续时间为 1 至数分钟,每日多次,卡马西平或奥卡西平治疗有效。其发病机制可能与脑桥小脑区血管与前庭蜗神经的交互压迫有关。

4. 后循环缺血 发病年龄多在 60 岁以上,男女无性别差异。60 岁以上伴有多种血管危险因素的眩晕患者应警惕小脑或脑干卒中。大多数脑干和小脑病变常伴随有中枢神经系统症状和体征,如单侧肢体无力或麻木,复视,构音障碍,饮水呛咳等。而部分小梗死灶,表现为孤立性眩晕,可进行相关的影像检查,排除责任血管的病变。

【发病机制】

问题 前庭性偏头痛的发病机制是什么?

思路 目前不完全清楚前庭性偏头痛的发病机制。前庭性偏头痛的遗传学是不确定的、复杂的。相关性研究发现有家族的常染色体遗传。病理生理机制尚不十分清楚,但已有学者提出一些理论来进行阐述。可能是离子通道(尤其是钙离子通道)缺陷和皮层扩布性抑制。皮层扩布性抑制导致脑血流量发生变化,表现为血管充血而后血流减少。随着皮层扩布性抑制向脑底面延伸,激活三叉神经血管系统。三叉神经节激活释放降钙素基因相关肽、P 物质和其他神经肽,引起脑膜血管炎症如血管扩张、血浆渗出及肥大细胞脱颗粒,最终导致偏头痛症状的发生。由于中枢神经系统内负责痛觉和平衡感的传导通路有重叠,三叉神经核和前庭神经核之间有纤维连接,而且三叉神经同样支配内耳,最终导致前庭症状的发生。

【治疗】

问题 1 前庭性偏头痛有哪些治疗措施?

思路 病因机制不明,缺乏对因治疗,大多数治疗属于对症治疗。有药物治疗和非药物治疗。急性发作期治疗和预防性治疗。曲坦类药物可能对前庭性偏头痛的急性发作治疗有效。

问题 2 如何进行预防性治疗?

思路 预防性治疗的目的是降低头痛和头晕的发作频率,减轻发作程度,减少失能,增加急性发作期治疗的疗效。预防性治疗药物主要包括钙通道阻滞剂、β 受体阻滞剂、抗癫痫药物、抗抑郁药。

问题 3 非药物治疗有哪些?

思路

(1) 前庭康复训练被证明是前庭性偏头痛患者的有效辅助治疗,甚至是可以作为独立的治疗方案。发作间歇期的症状,尤其是不平衡感,应该考虑前庭康复治疗。

(2) 透皮眶上神经刺激是在前额放置神经刺激器装置,透过皮肤传送低压脉冲电信号刺激三叉神经分支眶上神经的方法。可能是通过提高镇静作用降低兴奋性,降低偏头痛发作,是一种偏头痛预防性治疗的新尝试。

问题 4 前庭性偏头痛如何预防发作?

思路 首先努力找到诱发因素,改变不良的工作习惯、生活习惯,避免诱发。常见的诱发因素有视觉诱发:运动、摇晃、晃动的物体;闪亮的霓虹灯,长时间看电脑、手机等电子产品。嗅觉诱发:闻到某种气味;食物诱发:烟、酒、咖啡、味精;其他:强声、温度等。

前庭性偏头痛的临床表现复杂,个体差异明显,疾病诊断高度依赖于患者主诉的临床症状,因此详细且有针对性的问诊及患者精确的描述对于疾病正确的诊断不可或缺。但尚缺乏相应的客观评价手段,不同研究得出结论不尽一致,需要我们去进一步研究和验证。

前庭性偏头痛习题

(王宁宇)

推荐阅读资料

[1] 李焰生,华驾略 . 正确掌握前庭性偏头痛的诊断 . 中国现代神经疾病杂志,2019,19(1):1-3.

[2] 周畅,张蕾,潘永惠 . 前庭性偏头痛发病机制的研究进展 . 中国临床神经科学,2018,26(5):588-592.

[3] VON B M,LEMPERT T.Vestibular migraine.Handbook Clin Neurol,2016,137(1):301-316.

[4] O'CONNELL F,ASHLEY P,PRIESOL A J,et al.The clinical manifestations of vestibular migraine:a review.Auris Nasus Larynx,2017,44(3):249-252.

[5] BEH S C,MASROUR S,SMITH S V,et al.The spectrum of vestibular migraine:clinical features,triggers,and examination findings.Headache,2019,59(5):727-740.

第五节 眩晕的诊疗流程

人体基于视觉、本体感觉系统、前庭系统以及大脑皮层、小脑、网状结构和锥体外系的整合与协调，维持空间定位和保持平衡。前庭系统在维持平衡的过程中发挥着最重要作用。眼球运动与前庭系统密切联系，在有意识和无意识的凝视目标或跟踪目标的协同作用下，使得外界静止的或运动的景象都能映入眼帘投射到眼底的中心凹中以维持清晰视野，进而得以维持平衡。如果空间定位和平衡遭到破坏，即出现主观上的眩晕、客观上的平衡障碍和眼球震颤。眩晕的诊断治疗应遵循以下流程(图 11-10)。

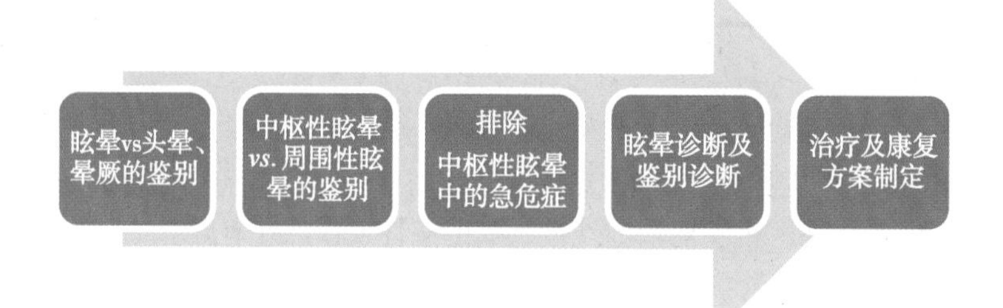

图 11-10 眩晕的诊治流程

病历摘要 患者，女，55 岁。主因“突发眩晕 2h”来诊。近日睡眠障碍，情绪不良，2h 前突发天旋地转的眩晕、恶心、呕吐，呕吐物为胃内容物。伴右耳鸣，低调，刮风样，持续。右耳闷堵感。面色苍白，出冷汗。不敢睁眼和转动身体。需要卧位。2 年来，每年均有 1~2 次类似发作，每次持续半天，经用茶苯海宁片等可缓解。之后耳鸣减轻，听力恢复。既往高血压病史 10 年，规律服药可以控制至 130/90mmHg。体格检查：急性病容，血压 160/90mmHg，可见水平方向快向向左的Ⅲ度眼震。耳鼻咽喉专科检查、神经科及眼科专科检查未见异常。给予茶苯海宁片、地西泮、甲磺酸倍他司汀片等药物治疗后病情控制。3d 后检查纯音测听为以低频下降为主的感音性聋。纯音测听(PTA)30dB HL；OAE 示蜗性损害；耳蜗电图 SP/AP 0.56，发病 1 周后行前庭功能检查，示右侧前庭功能减退。3 周后复查听力，听阈恢复至 15dB HL。

问题 1 患者的临床特征是什么？

思路 中年女性，眩晕急性发作，伴波动性听力减退，耳鸣及耳闷胀感，前庭功能减退，膜迷路积水。用前庭抑制剂等可以控制眩晕。

问题 2 患者的诊断是什么？

思路 ①梅尼埃病(右耳)；②原发性高血压。

问题 3 在眩晕 2h 来到医院时，最需要排除的是什么病，为什么？需要紧急做什么检查进行排除？

思路 中枢性眩晕、脑血管疾病。因为患者有高血压病史，到医院后血压仍高，加之眩晕，呕吐，不敢睁眼，眼震检查不满意。故应急诊行颅脑 CT 检查，排除颅内出血或脑梗死。

问题 4 梅尼埃病的诊断依据是什么？

思路 病史非常典型，四联症：眩晕 1~2 次 / 年，反复发作 2 年。单侧听力下降，但已经根据颅脑 CT 初步排除了内听道占位。纯音测听显示右耳听力波动，耳声发射(OAE)示右侧耳蜗性损害。右侧 SP/AP 0.56，前庭功能右侧减退。之后可行颞骨 MRI 检查，排除颅脑 CT 所不能发现的小的小脑脑桥角和内听道占位性病变。

知识点

首先，要区别是眩晕，还是头晕和晕厥。眩晕是指没有自身运动时的旋转感或摆动感等运动幻觉。头晕或头昏是指非幻觉性的头内出现不适感。晕厥是指大脑意识状态有短暂缺失。接下来，应该进行中枢性眩晕与周围性眩晕的鉴别。

前庭性眩晕，包括中枢性眩晕与周围性眩晕，大部分(非全部病例)可依据以下几点进行鉴别(表 11-4)：

表 11-4 周围性眩晕和中枢性眩晕的鉴别

鉴别点	周围性眩晕	中枢性眩晕
眩晕程度	重	轻
眩晕发病	急	缓
眩晕持续时间	短，1min 至数天	长，数月至数年（除脑梗死及脑出血等急症外）
眼震	自发性眼震呈水平方向，粗大，有快慢相，诱发性眼震有潜伏期，易疲劳	自发性眼震呈垂直方向或斜向，细小，眼震方向变化，诱发性眼震无潜伏期，无疲劳
伴随症状	耳鸣、耳聋、耳闷胀感等	中枢神经系统症状
代偿	可	困难
凝视试验	无眼震出现	凝视时出现眼震
平滑跟踪试验	Ⅰ型或Ⅱ型	Ⅲ型或Ⅳ型
固视抑制	可以抑制	不可抑制
扫视试验（辨距不良试验）	无异常	小脑或脑干病变时出现异常
听力学及前庭学	提示在末梢听觉及前庭器官有异常	提示在中枢
影像学	提示病变在内耳前庭半规管	中枢病变

除常规的体格检查之外，如果患者能够配合，还应检查患者的平衡功能。包括静态平衡仪和动态平衡仪。动态平衡仪可以区分是视觉、前庭系统还是本体觉系统病变。当然，最简便易行的床边和诊间检查平衡功能的方法包括：患者步态、闭目直立试验（Romberg 试验）、过指试验、踏步试验等。应重视神经 - 耳科学的检查，包括视眼动检查、前庭 - 眼反射以及前庭 - 脊髓反射等内容。自发性眼球震颤、平滑跟踪、扫视、甩头试验和闭目难立征及加强试验均属于基础性的检查，对于鉴别中枢和周围前庭病变或判断前庭功能低下的侧别，具有极为重要的价值；位置试验对于良性阵发性位置性眩晕的诊断和鉴别诊断，具有重要的价值；眼偏斜反应和摇头性眼震试验对于部分中枢和周围前庭病变的鉴别有帮助；瓦氏动作、耳屏压迫试验和强声诱发试验等对于某些周围和中枢前庭病变具有一定的参考价值。前庭功能检查包括两部分，分别针对半规管和耳石器功能：冷热试验和视频头脉冲试验（vHIT）用于判断半规管的低频和高频功能。前庭诱发肌源性电位包括颈性前庭诱发肌源性电位（cVEMP）和眼性前庭诱发肌源性电位（oVEMP），用于判断球囊和椭圆囊及其通路的功能。

在接触眩晕患者时，首先需要排除风险较高的中枢性病变。以眩晕为首发症状的中枢神经系统急危重症如脑卒中、短暂性脑缺血（TIA）及后循环病变的快速识别非常重要。HINTS 是一种三步床边眼球运动检查方法，包括头脉冲试验、眼偏斜和凝视性眼震。用于检测急性脑卒中时的敏感性甚至优于 48h 内的 MRI，尤其是弥散加权成像也常常被遗漏的后颅窝小卒中。

其次，由于引起眩晕症状的疾病涉及临床各科，前庭功能客观检查方法尚缺乏特异性，应综合判断加以分析。详细的病史采集在诊断中占有很重要比重。应全面详细地询问眩晕情况，甚至需要追溯至几十年前，还原眩晕的场景；询问眩晕是否为天旋地转的感觉，持续时间，伴发症状如听力有无下降、耳鸣、耳闷胀感，诱发因素，是急性起病还是缓慢进展。有无基础疾病，如心脑血管疾病、高血压、糖尿病、动脉粥样硬化等。

同时，根据患者病史、体征，选用必要的听力学检查、前庭功能检查和影像学检查。听力学检查包括纯音测听，声导抗、OAE、ABR、耳蜗电图等。前庭功能检查包括：①自发性眼震、位置性眼震和变位性眼震。②前庭诱发性眼震，常采用旋转试验或冷热气诱发。③固视抑制试验。④视动性试验。⑤扫视试验、平滑跟踪试验、凝视试验，前庭诱发性肌源性电位（VEMP）。影像学检查包括颞骨 CT、MRI 等。辅助检查包括血清学检查、甲状腺功能、颈动脉超声、经颅多普勒超声等。并请相关科室会诊。

在鉴别诊断方面，应区分前庭性和非前庭性眩晕。前庭性眩晕包括前庭周围性眩晕和前庭中枢性眩晕两大类。周围性眩晕病变主要在耳蜗前庭周围器官，主要有 BPPV、梅尼埃病、迷路炎、突聋伴眩晕、前庭神经炎、前庭导水管扩大综合征、药物中毒、外淋巴瘘、上半规管裂综合征、耳蜗型耳硬化症、颞骨外伤等，也有迷路外病变如外耳道耵聍栓塞、中耳炎及中耳胆脂瘤等。中枢性眩晕有：后循环缺血及后颅窝脑卒中、肿瘤、外伤、变性疾病等。如小脑脑桥角占位、小脑肿瘤、多发性硬化。非前庭性眩晕包括眼性、颈性、心血管、血液、代谢性、内分泌、精神性疾病引起。基于患者的发病状况、触发因素、持续时间，发作频次、眼球运动和前庭功能方面的检查结果，绝大多数眩晕性疾病都可以获得合理的临床诊断方向。

- 根据眩晕持续时间诊断：持续数秒者考虑为 BPPV；持续数分钟至数小时者考虑为梅尼埃病、TIA 或偏头痛相关眩晕；持续数小时至数天者考虑为前庭神经元炎或中枢性病变；持续数周到数月者考虑为精神心理性。
- 根据眩晕发作频度诊断：单次严重眩晕应考虑前庭神经元炎或血管病；反复发作性眩晕应考虑梅尼埃病或偏头痛；伴有其他神经系统表现的反复发作眩晕应考虑为后循环缺血；反复发作的位置性眩晕应考虑 BPPV。
- 根据伴随症状诊断：不同疾病会伴随不同症状，包括耳闷、耳痛、头痛、耳鸣、耳聋、面瘫、失衡、畏光和畏声或其他局灶性神经系统体征。
- 根据诱发因素诊断：有些眩晕为自发性或位置性，有些因素则是在感染后、应激、耳压、外伤或持续用力后发病。

1. 周围性眩晕

(1) 耳源性：BPPV、梅尼埃病、中耳炎相关性眩晕、突聋伴眩晕、前庭神经炎、前庭导水管扩大综合征、外淋巴瘘、上半规管裂综合征、耳蜗型耳硬化症、前庭性偏头痛、前庭阵发症等。

(2) 药物性：氨基糖苷类、有害气体等。

(3) 外伤性：耳爆震伤、耳气压伤、颞骨骨折等。

2. 中枢性眩晕

(1) 血管性。

(2) 肿瘤：脑桥小脑角占位性病变，如听神经瘤、脑膜瘤、胆脂瘤。

(3) 炎症及感染。

(4) 变性。

3. 系统性病变，非前庭性眩晕　颈性眩晕、心血管如病窦综合征，高血压，代谢性如糖尿病、高血脂，免疫性如各种免疫性疾病的内耳损害。肿瘤性如白血病、转移瘤等。一些非器质性病变，焦虑、抑郁、睡眠障碍、自主神经功能紊乱等精神疾病。

眩晕及头晕的诊断及鉴别诊断流程见图 11-11、图 11-12。

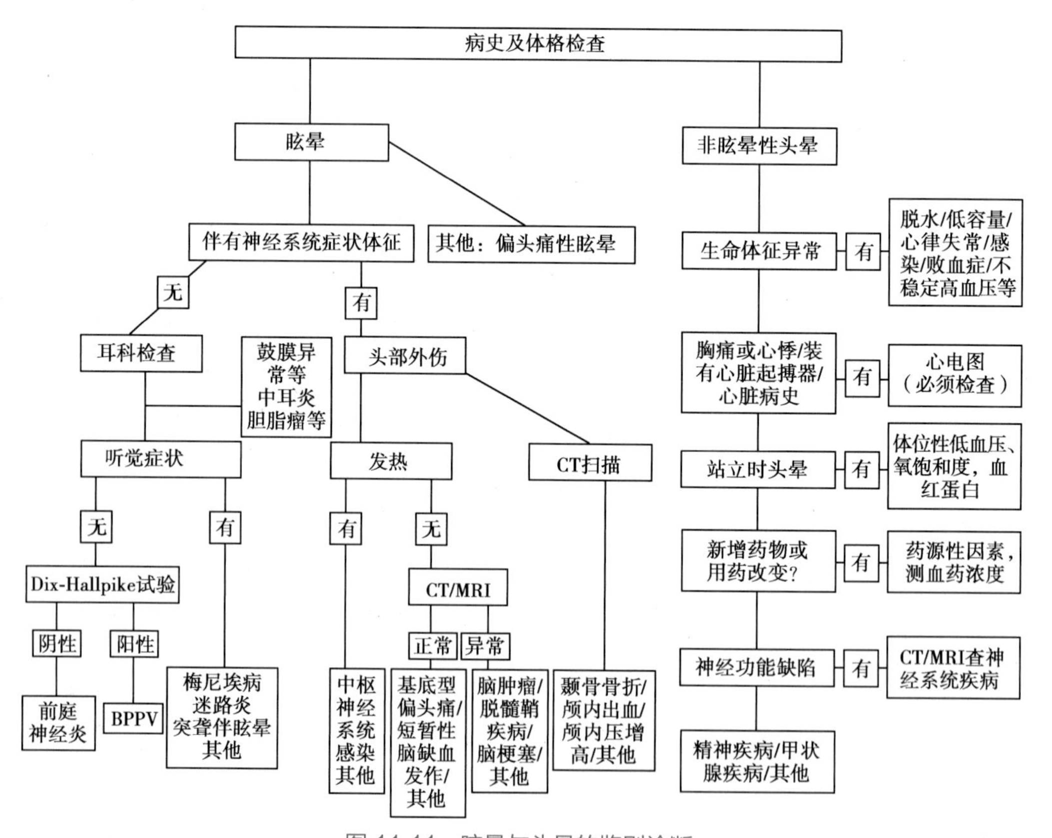

图 11-11　眩晕与头晕的鉴别诊断

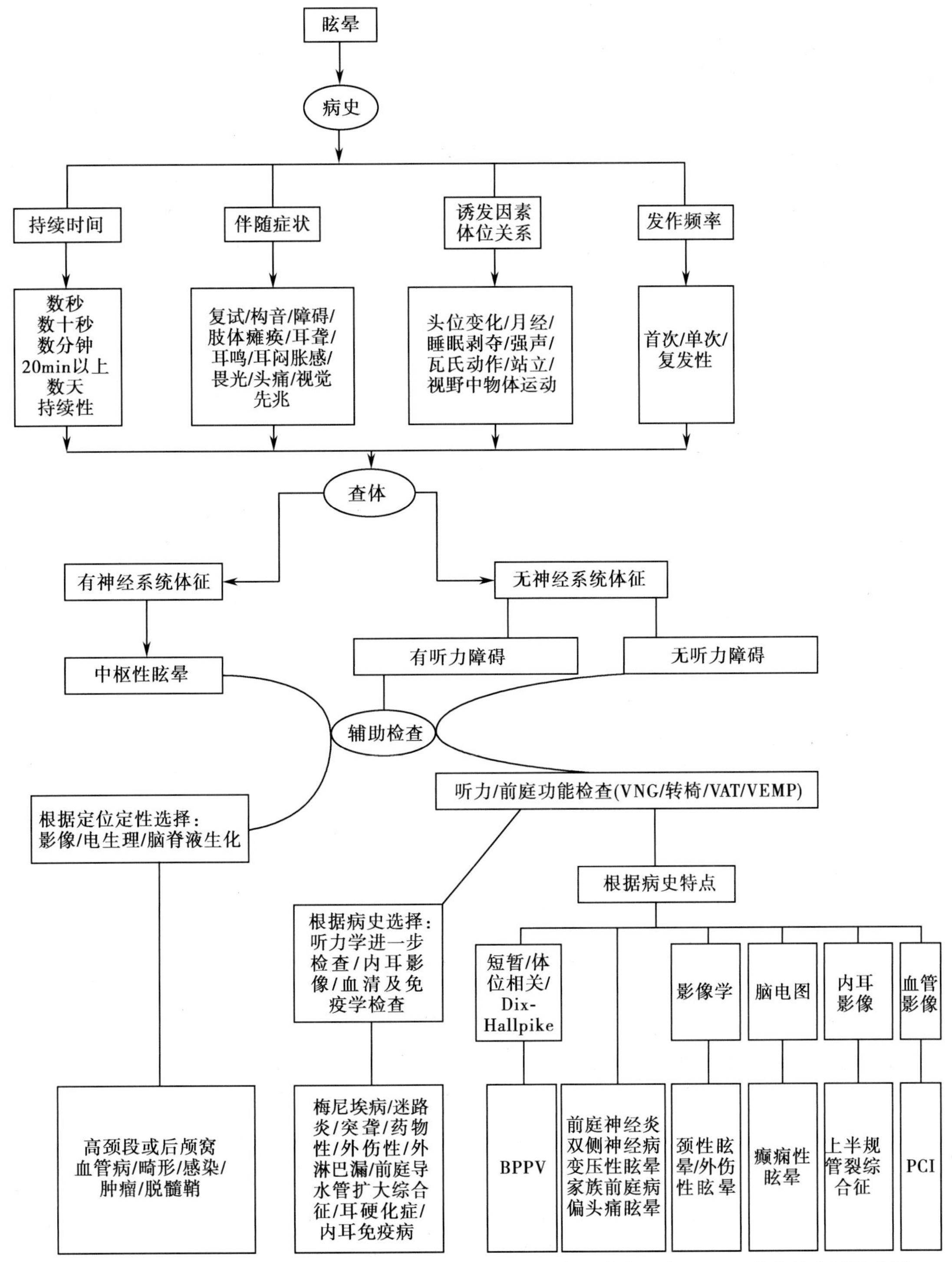

VAT:前庭自旋转测试;VEMP:前庭诱发肌源性电位;PCI:经皮冠脉介入术;BPPV:阵发性位置性眩晕。

图 11-12 眩晕的诊断流程

眩晕的治疗分为急性期治疗和缓解期治疗。中枢性眩晕急性发作期应紧急请神经内科会诊,切勿延误。周围性眩晕的急性期治疗以对症和控制眩晕症状为主要目标,同时积极针对病因治疗。包括镇静药、止吐药、前庭功能抑制剂、利尿剂、血管扩张药物、钙离子拮抗剂、抗组胺药物、糖皮质激素等。缓解期治疗主要针对病因治疗,包括病因治疗、患者教育、不良生活方式调整及心理辅导、药物(包括鼓室内给药)、手术和手法、康复治疗等手段。亦包括全身疾病的综合治疗。

病因治疗:病因明确者应及时采取针对性强的治疗措施,如耳石症患者应根据受累半规管的不同分别以不同的体位法复位;急性椎基底动脉缺血性脑卒中,对起病 3~6h 的合适患者可进行溶栓治疗等。

对症治疗：对于眩晕发作持续数小时或频繁发作，患者因此出现剧烈的自主神经反应并需要卧床休息者，一般需要应用前庭抑制剂控制症状。目前临床上常用的前庭抑制剂主要分为抗组胺剂（异丙嗪、苯海拉明等）、抗胆碱能剂（东莨菪碱等）和苯二氮䓬类；止吐剂有胃复安和氯丙嗪等。前庭抑制剂主要通过抑制神经递质而发挥作用，但如果应用时间过长，会抑制中枢代偿机制的建立，所以当患者的急性期症状控制后宜停用；抑制剂不适合用于前庭功能永久损害的患者，头晕一般也不用前庭抑制剂。心理治疗可消除眩晕造成的恐惧心理和焦虑、抑郁症状，需要时应使用帕罗西汀等抗抑郁或抗焦虑药物。

手术治疗：对于药物难以控制的持续性重症周围性眩晕患者，需考虑内耳手术治疗。前庭康复训练主要针对因前庭功能低下或前庭功能丧失而出现平衡障碍的患者，这些平衡障碍往往持续了较长时间，常规药物治疗无效。常用的训练包括适应、替代、习服训练等，其目的是通过训练，重建视觉、本体觉和前庭的传入信息整合功能，改善患者平衡功能，减少振动幻觉。

眩晕诊断流程习题

（马芙蓉）

推荐阅读资料

[1] 中华医学会神经病学分会．眩晕诊治专家共识．中华神经科杂志，2010，43（5）：369-373.

[2] 中华医学会神经病学分会，中华神经科杂志编辑委员会．眩晕诊治多学科专家共识．中华神经科杂志，2017，50（11）：805-812.

[3] 头晕诊断流程建议专家组．头晕的流程诊断建议．中华内科杂志，2009，48（5）：435-437.

[4] 中华耳鼻咽喉头颈外科杂志编辑委员会，中华医学会耳鼻咽喉头颈外科学分会．梅尼埃病诊断和治疗指南（2017）．中华耳鼻咽喉头颈外科杂志，2017，52（3）：167-172.

[5] 中华耳鼻咽喉头颈外科杂志编辑委员会，中华医学会耳鼻咽喉头颈外科学分会．良性阵发性位置性眩晕诊断和治疗指南（2017）．中华耳鼻咽喉头颈外科杂志，2017，52（3）：173-177.

[6] BHATTACHARYYA N，GUBBELS S P，SCHWARTZ S R，et al.Clinical Practice Guideline：Benign Paroxysmal Positional Vertigo（Update）.Otolaryngol Head Neck Surg，2017，156（3 suppl）：S1-S47.

[7] FIFE T D，IVERSON D J，LEMPERT T，et al.Practice parameter therapies for benign paroxysmal positional vertigo（an evidence-based review）：report of the Quality Standards Subcommittee of the American Academy of Neurology. Neurology，2008，70（22）：2067-2074.

第十二章　周围性面瘫

疾病概要

面瘫为常见的脑神经疾病，可严重影响患者生活质量。面瘫根据病变部位可分为中枢性面瘫（central facical paralysis）和周围性面瘫（peripheral facial nerve paralysis），中枢性面瘫源于面神经核以上的神经系统受损，周围性面瘫为面神经核及面神经受损所致。面瘫的诊断主要基于面瘫的临床表现，如抬眉无力、闭眼不全、嘴角下垂、干眼、味觉下降等。不同患者面瘫程度不同，其治疗方案及治疗效果亦不同。

第一节　贝尔面瘫

疾病概要

贝尔面瘫（Bell's palsy）是指原因不明的急性周围性面神经麻痹，既往常被称为“特发性面瘫（idiopathic palsy）”。发病机制不明，目前倾向于认为与单纯疱疹病毒等介导的炎性免疫反应有关。贝尔面瘫约占单侧周围性面瘫的2/3，可在任何年龄发病。为一种自限性疾病，发病后面瘫程度快速达峰，之后可自发缓解。

【主诉】

患者，女，56岁。主因“右眼不能闭合、口角向左歪斜5d”就诊。

【印象诊断】

问题　根据主诉有何诊断思路？最有可能的诊断是什么？

思路　患者症状符合面瘫表现，应进行面瘫的鉴别诊断。首先鉴别是中枢性面瘫还是周围性面瘫。中枢性面瘫是指面神经运动核以上传导通路损害所致的面神经麻痹，而周围性面瘫则源于面神经核及面神经核以下传导通路病变。由于每侧眼睑以上面肌的运动都受双侧大脑皮层的支配，故一侧中枢性面瘫时，双侧眼睑以上的面肌运动仍存在。此外，中枢性面瘫时味觉、泪腺和唾液分泌功能大多正常。

根据面瘫病程，常可对病因作出初步判断。急性发作面瘫，症状快速达峰之后逐渐缓解，提示可能为炎症、感染、外伤。若为隐匿起病，之后症状逐渐加重，则提示为肿瘤等占位性病变可能。但部分面神经肿瘤也可表现为反复发作的急性面瘫，临床中应予以鉴别。

【问诊】

问题　根据主诉，在问诊中需要注意哪些要点？

思路　问诊要点应包括：

(1) 面瘫情况：起病时间、程度及程度的变化，有无受凉、应激等前驱病史。

(2) 伴随症状：有无耳廓红肿、疱疹，有无耳痛、头痛、听力下降、耳鸣、眩晕、听觉过敏，有无复视、视力下降、面部痛温觉减退等其他脑神经受累症状。

(3) 有无头面部外伤史、耳部手术史，既往有无面瘫史。

(4) 检查及治疗史，如：做过何种检查，有无激素、抗病毒治疗，疗程及疗效如何。

患者5d前晨起突发右眼闭合不全、口角歪斜、饮水漏水，逐渐加重。无明显听力下降、耳鸣、头晕，无耳痛、耳流脓，无耳周疱疹、耳廓红肿，无视物模糊、伸舌偏斜、肢体活动不利。于社区医院“针灸”治疗后无明显缓解，遂来就诊。

【体格检查】

问题　为进一步明确诊断，查体需要注意哪些要点？

思路

(1)面部静态及运动情况：静态是额纹、眼裂、鼻唇沟、口角是否对称，有无自发运动；抬眉、闭眼、皱鼻、鼓腮、微笑、张口等动作完成情况及双侧对称情况，有无联动；眼球尤其是角膜情况，有无贝尔征。

(2)其他脑神经检查：粗测视力、视野，眼球各向运动；双侧面部感觉是否对称；伸舌是否居中；软腭抬举及咽反射；声带活动情况等。

(3)耳周、耳廓有无红肿、疱疹，外耳道有无肿物，鼓膜完整性及色泽；有无眼震。音叉试验初步判断听力情况。

专科检查　面部静态大致对称，张口向左侧歪斜，右侧额纹变浅，右侧闭眼露白，贝尔征(+)，右侧抬眉不能，右侧鼻唇沟变浅，示齿时口角向左侧偏斜，H-B分级为Ⅳ级，舌前2/3味觉正常，余脑神经查体未见异常。

双耳周无疱疹，双耳廓无畸形，双外耳道通畅无分泌物，双耳鼓膜完整，标志清楚。音叉试验(C256)：Weber试验居中，Rinne试验双侧(+)。

知识点

面神经功能检查

1. 面神经功能　临床查体：静态时额纹、眼裂、鼻唇沟、口角是否对称，抬眉、闭眼、皱鼻、鼓腮、微笑、张口等动作的完成情况及两侧对称情况，是否有连带运动、鳄鱼泪等。

2. 面神经功能评价方法　目前主要应用House-Brackmann(H-B)分级法、简易H-B分级法、Sunnybrook评分法等(图12-1)。

3. 面神经定位检查　Schirmer试验、声反射检查、味觉试验、唾液流率试验。

4. 电生理检查　神经刺激试验、瞬目反射、面神经电图(ENoG)、面肌电图(EMG)等检查。

5. 面神经电图检查　是测量超强刺激诱发的面神经动作电位。双极刺激电极放在茎乳孔附近，面部不同肌群表面放置。给予阈上刺激后，记录诱发的复合肌肉运动电位(CMAP)的振幅和潜伏期。将病变侧CMAP最大振幅和健侧最大振幅相除，其结果用百分数表示。该百分数结果理论上反映的是面肌的失支配程度，而且与神经纤维的退变程度相关。该检查的前提是神经病变已向茎乳孔外的神经纤维发展，但肌纤维尚未出现明显萎缩，故多在急性面瘫后4d~3周进行。一般神经退变<30%多能完全恢复，70%~90%提示轻中度的功能缺损，>90%提示预后不好。见表12-1。

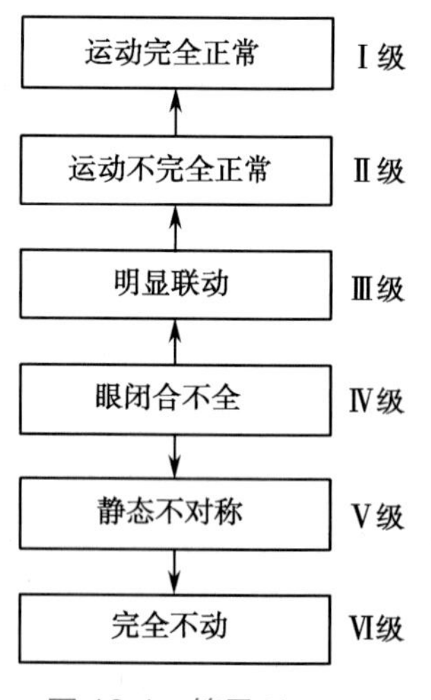

图12-1　简易House-Brackmann分级法

表12-1　各面神经电生理检查时机及解读

检查	检查时机	结果	解读
肌电图	面瘫>2周	活动运动单元	运动轴突完整
		多相运动单元	再生神经
		运动单元+纤颤电位	部分变性
神经电图	面瘫<3周	变性<90%	预后可能好
		变性>90%	预后可能差
神经兴奋试验	完全性面瘫<3周	阈值<3mA	预后好
最大刺激试验	完全性面瘫<3周	显著减弱或没有收缩	进行性变性

【辅助检查】

问题 为进一步明确诊断，此时最需要进行何种检查？

思路 患者右侧突发面瘫 5d，无耳周疱疹、听力下降及其他脑神经受损表现，初步考虑为贝尔面瘫。对于贝尔面瘫，症状典型且已开始恢复的患者，辅助检查非必需。若症状较重，面神经电图等电生理检查可协助判断病情及预后。可行定位检查以初步判断损伤节段，但实际意义有限。纯音测听和声导抗评估听力及中耳情况。对于病情无改善甚至加重者，应完善影像学检查以除外占位性病变。

辅助检查 瞬目反射：右侧 R1、R2 波及对侧 R2 波未引出。面神经电图：右侧平均面神经损失 78%。面神经定位检查：Schirmer 试验：双侧无明显差异；味觉试验：右侧舌前 2/3 味觉减退。纯音测听：双侧听力正常范围。声导抗：双耳鼓室图“A”型，右侧镫骨肌声反射未引出。颞骨 CT+ 面神经重建：双侧面神经走行区域未见明显异常。

【诊断及鉴别诊断】

问题 1 本病例的初步诊断及其诊断依据是什么？

思路 根据病史、查体，考虑诊断为：“周围性面瘫（右），面神经功能 H-B Ⅳ级，贝尔面瘫（右）？”。

诊断依据：①症状：突发右眼不能闭合、口角歪斜等面瘫症状，否认外伤、听力下降。②体征：耳周无疱疹、红肿，双侧鼓膜完整，标志清楚；右侧抬眉无力，闭眼不全，右侧鼻唇沟变浅，鼓腮漏气；音叉试验：Weber 试验居中，Rinne 试验：双侧（+）。③辅助检查：纯音测听：无明显异常；瞬目反射：右侧面神经周围性损害；神经电图：左侧平均面神经损失 78%；颞骨 CT：未见明显异常。

问题 2 诊断中需主要考虑哪些鉴别诊断？

思路 根据病史、体征、检查等，本病可基本诊断为“贝尔面瘫”。但临床中仍需与亨特综合征、外伤性面瘫等相鉴别。

亨特综合征：目前认为与水痘 - 带状疱疹病毒（VZV）感染相关。与贝尔面瘫相比，亨特综合征还可出现耳廓的疱疹，眩晕和听力下降等第八脑神经受累的症状，还有少数患者出现舌咽神经、迷走神经甚至展神经受损症状。出疹前常有皮区疼痛和感觉倒错称为带状疱疹前神经痛，也可能是带状疱疹的唯一征象。其面瘫程度多较贝尔面瘫重且恢复慢，面神经电图也较贝尔面瘫差。贝尔面瘫可能复发，但亨特综合征几乎不会复发。若行 MRI 常可见面神经走行处节段性或广泛增强。

外伤性面瘫：多有明确的外伤病史，多为外伤后即刻发生面瘫，少数可出现迟发性面瘫。外伤后可合并颅内损伤，可出现耳出血、脑脊液耳漏等伴随症状。CT 可能发现颞骨骨折。外伤后即刻出现的严重面瘫，多需手术干预。

【治疗方案】

问题 贝尔面瘫的预后如何？

思路 贝尔面瘫的预后与面瘫的严重程度相关，换言之 H-B 分级越高，面神经电图所示双侧差异越大，预后越差。Ⅱ级基本痊愈，Ⅲ级、Ⅳ级可能遗留部分后遗症，而Ⅴ级、Ⅵ级往往预后不良。面瘫后 3 周内观察到开始恢复，一般预后较好。

问题 贝尔面瘫的内科治疗方案是什么？

思路 贝尔面瘫建议早期口服糖皮质激素。激素治疗剂量为泼尼松 1mg/（kg·d）或甲泼尼龙片 0.8mg/（kg·d），最大量不超过 60mg 泼尼松或 48mg 甲泼尼龙，晨起顿服，持续 5d，之后每日递减 2 片，持续 1 周。激素应用时间越早越好。面瘫发病早期（3d 内）或面瘫严重（H-B 分级 > Ⅳ级），采用激素与抗病毒药物联合治疗方法，即口服激素同时加用伐昔洛韦，剂量为 500mg，2 次 /d，共 7d。若闭眼不全，需同时应用眼药水及眼膏，防止角膜病变。

治疗方案

患者目前“贝尔面瘫”诊断明确，其体重为 70kg，给予泼尼松口服，60mg/d，口服，5d 后每日减量 10mg，直至停药。患者面瘫 5d，且 H-B Ⅳ级，未给予抗病毒治疗。白天玻璃酸钠滴眼液滴眼，睡前安布霉素眼膏涂眼。

问题 外科手术治疗的时机及原则是什么？

思路 贝尔面瘫是否采用手术治疗及手术时机目前尚存争议。贝尔面瘫发病 2 周内，面神经变性

>90%,可考虑尽早行面神经减压。面神经减压范围为全程或近全程。对于病程超过1年的贝尔面瘫,可考虑进行肌肉瓣修复或面肌悬吊。

【治疗后随访】

患者遵医嘱服药1周后觉面部活动有所恢复,1个月后复诊面神经功能从Ⅳ级恢复至Ⅰ级。

(高志强)

第二节 亨特综合征

疾病概要

亨特综合征(Hunt syndrome)由水痘-带状疱疹病毒(varicella zoster virus,VZV)引起,是急性周围性面瘫第二常见原因。亨特综合征引起的面瘫程度多较贝尔面瘫重,预后更差,早期识别与治疗对改善患者预后具有重要意义。

【主诉】

患者,男,64岁。主因"右耳痛、耳廓疱疹2d,右侧嘴角歪斜伴眩晕1d"就诊。

【印象诊断】

问题 根据主诉,有何诊断思路?最有可能的诊断是什么?

思路 根据患者主诉,考虑面神经及前庭神经同时受累可能,应进行相关鉴别诊断。首先判断面瘫和眩晕性质为中枢性还是周围性。中枢性病变如Millard-Gubler综合征常合并复视、伸舌偏斜、肢体运动障碍等情况,无明显耳痛、听力下降等不适。周围性面瘫伴眩晕、耳部疱疹,最常见的是亨特综合征,其次是急性中耳炎、颞骨占位性病变、耳外伤也需除外。

【问诊】

问题 在问诊中需要注意哪些要点?

思路 问诊思路大致同贝尔面瘫,对伴随症状的变化需重点询问。

患者2d前于外地旅游时突发右耳刺痛,右侧耳廓疱疹样物形成,伴发热,体温最高达37.8℃。口服"布洛芬"后症状缓解不明显。1d前晨起后出现右侧嘴角歪斜、闭眼不全,伴视物晃动,运动时明显。无明显听力下降、耳鸣,无视物模糊、伸舌偏斜、肢体活动不利。

【体格检查】

问题 为进一步明确诊断,查体需要注意哪些要点?

思路

(1)耳周、耳廓有无疱疹,面部、口腔内及躯体皮肤有无疱疹,外耳道有无肿物,鼓膜完整性及色泽。有无眼震及眼震方向。音叉试验初步判断听力情况。

(2)面部静态及运动情况。

(3)其他脑神经检查:粗测视力、视野,眼球各向运动;双侧面部感觉是否对称;伸舌是否居中;软腭抬举是否对称,咽反射是否存在;声带活动情况等。

专科检查 右侧耳廓可见疱疹,以耳甲腔为主(图12-2),右侧外耳道充血,未见明显分泌物;双耳鼓膜完整,标志清楚。音叉试验(C512):Weber试验偏左,Rinne试验双侧(+)。脑神经查体:右侧额纹、鼻唇沟变浅,右侧嘴角下拉;右侧抬眉几乎无运动,闭眼不全,贝尔征(+),鼓腮漏气。

示齿时口角向右侧偏斜,H-B分级为Ⅴ级。双眼视力粗测可,未见自发性眼震;右侧面部痛觉较左侧敏感;舌前2/3味觉正常,余脑神经查体未见异常。

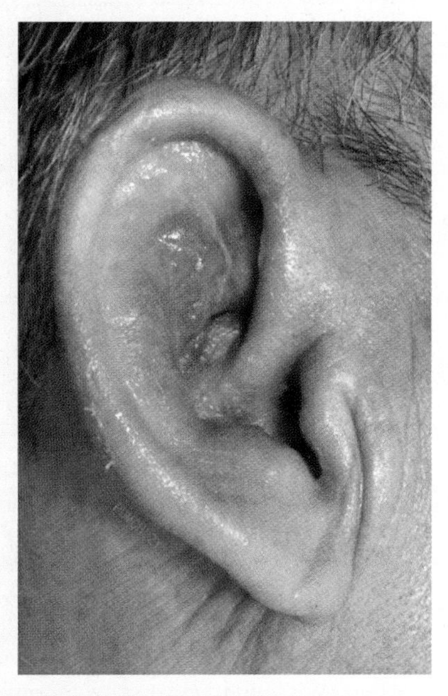

图 12-2　右侧耳廓疱疹

【辅助检查】

问题　为进一步明确诊断,需要进行何种检查?

思路　因亨特综合征预后较贝尔面瘫差,多需行面神经电图、肌电图以协助判断病情并判断预后。纯音测听和声导抗评估听力及中耳情况。前庭功能检查、前庭诱发肌源性电位以评估前庭受累情况。病情无改善甚至加重者,应完善影像学检查以除外占位性病变。

辅助检查　瞬目反射:右侧 R1、R2 波及对侧 R2 波未引出。面神经电图:右侧平均面神经损失 85%。纯音测听:右耳轻度感音神经性听力下降。声导抗:双耳鼓室图"A"型,右侧镫骨肌声反射未引出。前庭功能检查:未见自发性眼震,温度试验:右侧半规管功能减退(CP 45%)。前庭诱发肌源性电位(VEMP):右侧 oVEMP 未引出,右侧 cVEMP 振幅减低。颞骨 CT+ 面神经重建:双侧面神经走行区域未见明显异常。

【诊断及鉴别诊断】

问题 1　本病例的初步诊断及其诊断依据是什么?

思路　根据病史、查体,考虑诊断为"亨特综合征(右),H-B Ⅴ级,右耳轻度感音神经性听力下降"。

诊断依据:①症状:右耳痛、耳廓疱疹;右侧嘴角歪斜、闭眼不全;伴眩晕症状。②体征:右侧耳甲腔疱疹;右侧抬眉无明显活动,闭眼不全,右侧鼻唇沟变浅,鼓腮漏气。③辅助检查:瞬目反射示左侧面神经周围性损害;神经电图:左侧平均面神经损失 85%;纯音测听:右耳轻度感音神经性听力下降;颞骨 CT 未见明显异常。

问题 2　诊断中需主要考虑哪些鉴别诊断?

思路　根据病史、体征、检查等,本病可诊断为"亨特综合征"。需与贝尔面瘫、急性中耳炎等相鉴别。在起病早期,单纯耳廓疼痛、红肿,需与耳廓化脓性软骨膜炎、耳廓湿疹伴感染等相鉴别。

【治疗方案】

问题　亨特综合征的内科治疗方案是什么?

思路　鉴于亨特综合征病因,应早期应用糖皮质激素 + 抗病毒药物。激素治疗剂量为泼尼松 1mg/(kg·d)或甲泼尼龙片 0.8mg/(kg·d),晨起顿服,持续 1 周,然后逐渐减量至零。抗病毒治疗越早越好,但只要病情有进展,应用抗病毒药就有获益。建议应用伐昔洛韦或阿昔洛韦。

治疗方案　患者目前"亨特综合征"诊断明确,其体重:61kg,给予甲泼尼龙口服,48mg/d,晨起顿服,5d 后每日减量 8mg,此后每 3d 剂量减半至停药。口服伐昔洛韦 1 000mg,3 次 /d,共 1 周。口服培他司汀 6mg,3 次 /d。日间玻璃酸钠滴眼液,3 次 /d 滴眼,睡前涂抹妥布霉素眼膏。

问题 外科手术治疗的时机及原则是什么？

思路 ①面神经减压术对亨特综合征治疗效果不确切，若早期神经变性 >90%，可考虑行面神经减压。②面瘫后期，为预防眼部并发症，可进行眼睑手术；为恢复面部静态表情，可进行面部肌肉悬吊术或肌瓣转移术。

治疗后随访 患者遵医嘱口服激素至停药，1 个月开始出现恢复，随访 3 个月面神经功能从Ⅴ级恢复至Ⅰ级，头晕症状完全缓解，复查听力基本正常。

（高志强）

第三节 面神经肿瘤

疾病概要

面神经肿瘤（facial nerve tumor）为来源于面神经的原发性肿瘤。多发生在颞骨内，临床少见。面神经肿瘤虽然是面瘫的少见原因，但对于有持续面神经功能障碍的患者，应该警惕面神经肿瘤的可能性。在所有面神经肿瘤中，面神经本身来源的面神经鞘膜瘤（facial nerve schwannomas，FNSs）最为常见，其次为神经外起源的面神经血管瘤（facial nerve hemangiomas，FNHs）。治疗上根据病情选择观察、面神经减压、手术切除肿瘤等治疗方式。

【主诉】

患者，男，35 岁。主因“左耳流黄水伴左侧抬眉、闭眼无力 2 个月”就诊。

【问诊及查体】

问题 根据主诉，在问诊及查体中需要注意哪些要点？

思路 参见本章第一节。患者病史较长，需仔细询问面瘫的变化情况。

病史问诊 2 个月前左耳再发流黄水，伴过电样持续耳鸣，并出现左侧抬眉、闭眼无力，鼓腮漏气，饮水漏水，伴有味觉轻度减退。就诊于外院，查体可见左侧耳道内淡红色肉芽样新生物填充，表面少量白色分泌物。查颞骨 CT 见左侧颞骨面神经走行区域内软组织密度影，向前突破外耳道，向后突破乳突后壁，向下超过茎乳孔（图 12-3、图 12-4）。外院予以抗炎、激素和营养神经治疗，并行左侧外耳道肿物活检，病理提示：可见梭形细胞，等免疫组化。术后面部活动障碍无进一步加重。为进一步诊治转院。病程中无发热、头痛、头晕，无眼干、进食溢泪，无听觉过敏。既往史无特殊。

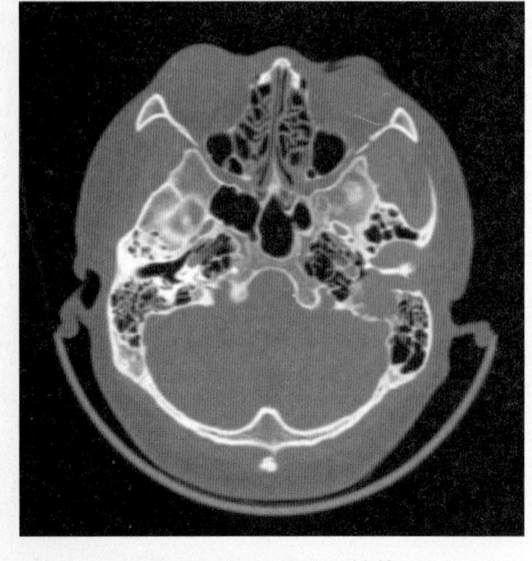

图 12-3 颞骨 CT 轴位

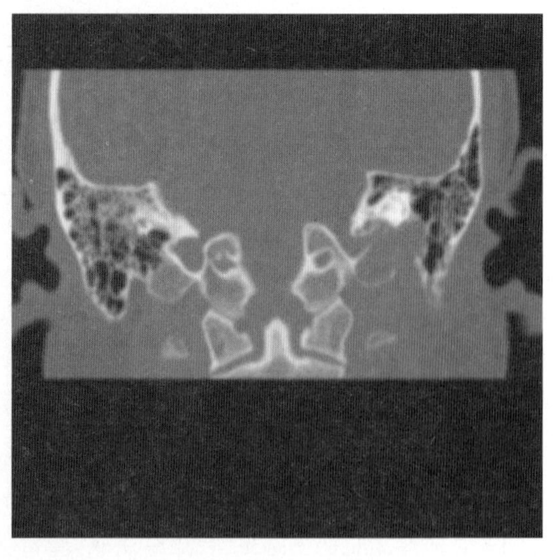

图 12-4 颞骨 CT 冠状位

专科检查　双外耳廓正常对称无畸形，无牵拉痛，双耳屏前无按压痛。左侧外耳道距外耳道口 1.5cm 左右可见粉色肿物，表面可见少量血痂，余部位尚光滑。右外耳道畅，无耵聍及肿物。右侧鼓膜紧张部中央型穿孔，鼓室内未见积液。双侧乳突区无压痛。颈：气管居中，甲状腺不大，颈部未触及明确肿大淋巴结。脑神经：Ⅱ，粗侧视力、视野可。Ⅲ、Ⅳ、Ⅵ，双侧瞳孔等大等圆，d=3mm，对光反射灵敏，双眼活动充分，未引出眼震，无复视。Ⅴ，角膜反射存在，面部针刺觉、触觉正常存在，咀嚼有力对称，张口下颌无偏斜，未引出下颌反射。Ⅶ，左侧额纹减少，抬眉弱，闭眼力弱，用力闭眼可见小缝，Bell 征(+)，左侧鼻唇沟较右侧稍浅，示齿口角不对称，左侧鼓腮不饱满。Ⅷ，粗测右侧听力下降，Weber 居中。Ⅸ、Ⅹ，构音尚可，悬雍垂居中，双侧软腭抬举可，双侧咽反射存在。Ⅺ，双侧转颈、耸肩有力。Ⅻ，伸舌居中，未见舌肌萎缩、纤颤。

【辅助检查】

问题　为进一步明确诊断，此时需要进行何种检查？

思路　患者目前面瘫，颞骨 CT 可见颞骨肿物并乳突骨质破坏，进一步需行颞骨增强 MRI 以进一步明确肿物性质及范围。面瘫并伴有听力下降，应常规行纯音测听、声导抗、面神经电生理检查。

辅助检查

面神经电图：左侧周围性面神经损害，平均损失 70%。颞骨增强 MRI（图 12-5、图 12-6）：左侧乳突面神经走行区见不规则等 T_1 稍高 / 高 T_2 信号，呈分叶状，大小约 25mm×24mm×36mm，增强扫描明显强化，DWI 呈高及稍高信号，病变与左侧内听道关系密切，向下延续至左侧腮腺，向外延续至外耳道。

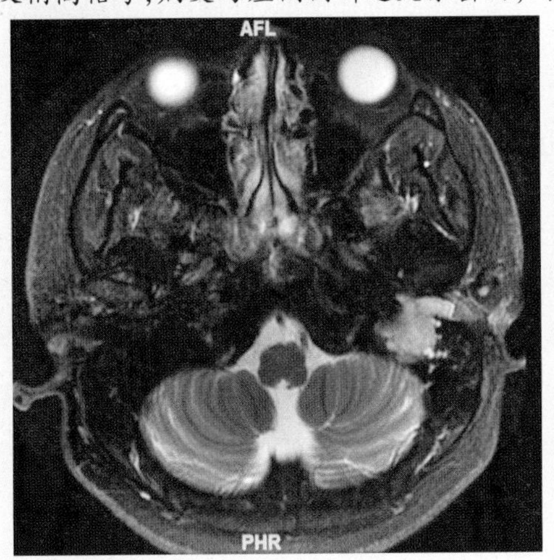

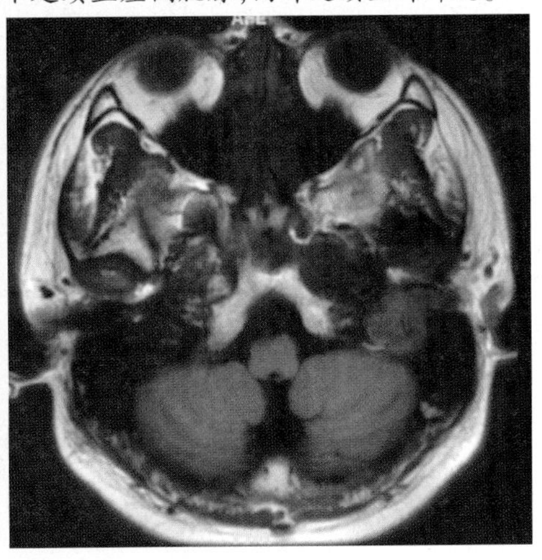

图 12-5　颞骨增强 MRI

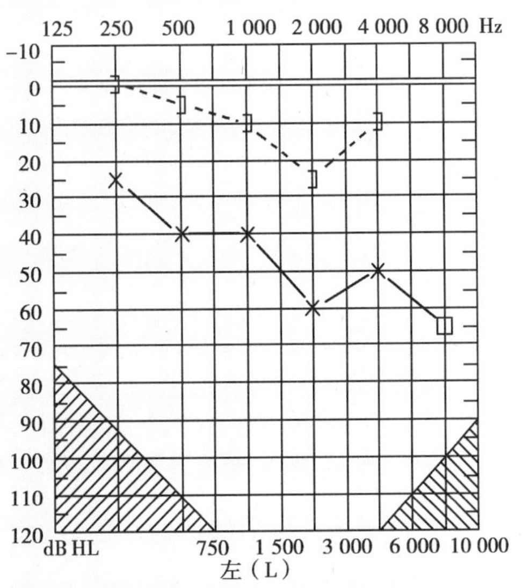

图 12-6　左耳纯音测听

纯音测听：左耳轻度传导性听力下降。

【诊断与鉴别诊断】

问题 1　本病例的初步诊断是什么？

思路　根据病史、专科检查、影像学检查结果综合分析，考虑面神经肿瘤的可能性比较大。

在周围性面瘫患者中约 5% 是面神经肿瘤所致。面神经肿瘤患者病史较长，常被误诊为贝尔面瘫等长期接受“针灸”等治疗，若不行影像学检查很难发现。对激素治疗有反应，并不能完全除外面神经肿瘤可能。面瘫逐渐发展伴耳部疼痛、听力下降提示面神经肿瘤可能。

问题 2　面神经肿瘤需要与哪些疾病鉴别？

思路　一旦确诊为面神经肿瘤，鉴别诊断相对简单。面神经鞘膜瘤最为常见，其次为面神经血管瘤，其他占位性病变如脑膜瘤、胆脂瘤、转移癌也偶见。膝状神经节肿物，且肿物大小与面瘫严重程度不成比例时应怀疑面神经血管瘤的可能。如果是发生在内听道和桥小脑角，首先考虑听神经瘤和面神经鞘膜瘤。增强 MRI T_1 加权像迷路段强化伴桥小脑角肿物应高度怀疑面神经鞘膜瘤，因听神经瘤基本不会出现迷路段强化。岩尖的较大脑膜瘤可累及面神经膝状神经节部位，但其引起面瘫非常少见，“脑膜尾征”有助于鉴别。胆脂瘤可表现为突发性完全性面瘫或慢性进行性面瘫，CT 上胆脂瘤表现为边缘锐利的骨质破坏，而面神经血管瘤常表现为边缘不锐利的骨质破坏。腮腺或颞骨恶性肿瘤面瘫可为首发症状，CT 上可见周围不规则浸润，增强可见明显或不规则强化。

【治疗方案】

问题 1　面神经肿瘤如何治疗？

思路　绝大多数面神经肿瘤为良性肿瘤，具体治疗方案应根据面瘫情况、肿瘤部位及患者需求采取个性化治疗方案。肿瘤大小稳定，位于无骨质限制的部位，面神经功能≤ HB Ⅲ级，可考虑观察。肿瘤位于有骨质限制的部位，面神经功能进行性下降，可考虑骨质减压术或手术切除。肿瘤增大，面神经功能≥ HB Ⅳ级，累及邻近结构，出现压迫症状，建议手术切除 + 神经移植术。

问题 2　手术入路如何选择？

思路　面神经肿瘤手术径路的选择应根据肿瘤的部位决定。肿瘤位于桥小脑角者可行乙状窦后入路。术前听力丧失，可经耳囊入路。位于面神经鼓室段和乳突段，可经乳突入路。涉及多个部位的，根据具体病变部位联合入路。

患者入院后完善常规术前检查，未见明显手术禁忌证。于全麻下行左侧岩骨部分切除术 + 面神经肿瘤切除术 + 鼓室成形 + 耳大神经移植面神经重建，术中切除组织送冰冻病理检查见梭形细胞，吻合端面神经未见肿瘤细胞。术后病理回报符合神经鞘膜瘤。

知识点

常见的面神经缺损修复方法

当面神经缺损时，应尽可能一期修复或者自体神经移植技术来重建面神经的连续性。①面神经不完全裂伤时，整复裂伤部位。②面神经完全断裂，但可直接对合或改道对合时，进行一期神经吻合修复术。③无法无张力吻合时，可行面神经桥接，6cm 以内的移植，耳大神经是最理想的。④当近端面神经残余部分不可用，远端面神经和面肌功能却存在的时候，可行神经跨接，如面神经 - 舌下神经吻合术。

【病情观察及随访】

问题　术后治疗方案如何？出院如何随访？

思路　①术后观察体征变化，若术中切开脑膜，应观察意识、脑膜体征，警惕颅内感染、脑脊液漏的情况。②术后应用抗生素预防感染。③观察面神经功能、听力变化。④对症治疗。

术后予以抗生素抗感染，静脉及口服补充电解质，玻璃酸钠 + 抗生素软膏护眼治疗。隔日换药。术后第 3d 拔除引流管，1 周间断拆除皮肤缝线，10d 后取出外耳道部分填塞物，见外耳道肿胀。予以复方诺氟沙星滴耳液滴耳后好转。

小　结

周围性面瘫习题

周围性面瘫对患者生理功能和社会功能都会造成很大影响，早期识别并根据病情进行相应处理，对改善预后、减低副损伤具有重要意义。严重的急性面瘫，若药物治疗无效，可采取手术治疗。对于进行性加重或者症状反复的面瘫，需高度警惕占位性病变可能。

（高志强）

推荐阅读资料

[1] DE ALMEIDA J R，GUYATT G H，SUD S，et al. Management of Bell palsy：clinical practice guideline. CMAJ，2014，186（12）：917-922.

[2] SCHWARTZ S R，JONES S L，GETCHIUS T S，et al. Reconciling the clinical practice guidelines on Bell's palsy from the AAO-HNSF and the AAN. Neurology，2014，82（21）：1927-1929.

[3] 威廉·H. 斯拉特里三世 . 面神经学 . 北京：中国协和医科大学出版社，2017.

第十三章　耳及侧颅底肿瘤

第一节　外、中耳恶性肿瘤

疾病概要

外耳恶性肿瘤(malignancy of external acoustic meatus)是指发生于耳廓及外耳道的恶性肿瘤,病理上以鳞状细胞癌最常见。其次,在耳廓为基底细胞癌,外耳道为腺样囊性癌,其他恶性肿瘤如横纹肌肉瘤、恶性黑色素瘤均极少见。耳廓恶性肿瘤多发于老年男性,可能与过度日晒有关,外耳道恶性肿瘤可能与外耳道损伤、慢性炎症、放射线、紫外线及真菌感染等诱发因素有关。

中耳恶性肿瘤即中耳癌,可原发于中耳,或由邻近器官侵犯的恶性肿瘤,多有慢性中耳炎病史。病理类型以鳞状细胞癌最常见,基底细胞癌和腺癌较少见。

【主诉】

患者,男,53岁。主因"左耳道反复流水10余年,伴耳道疼痛及流血水半年"就诊。

【印象诊断】

问题　根据主诉,应考虑哪些疾病?最有可能的诊断是什么?

思路　因患者有长期左耳流水,伴耳痛、耳道流血水,应首先排除局部炎性病变,但在病程较长的情况下,需考虑外、中耳原发或继发恶性肿瘤的可能。

【问诊】

问题　根据主诉,在问诊中需要注意哪些要点?

思路

1. 外耳道肿瘤初期症状　不典型,可以仅为流水、轻度的瘙痒、疼痛,有些患者在自行或于医院挖耳时意外发现,大多数患者都是在肿物堵塞耳道出现听力下降或流脓、流血后方来就诊,晚期肿瘤侵犯中耳可以出现面瘫或出现邻近组织和引流区淋巴结的转移。因此问诊时需围绕相关症状开展,多存在反复外耳道炎治疗效果欠佳的病史。

2. 问诊要点

(1)耳漏发生的时间和性状(臭味、血性耳漏等),有无治疗及疗效如何。

(2)是否存在耳痛,耳痛的性质、程度、部位及持续时间。

(3)是否存在听力下降,发生的时间和程度。

(4)是否存在面瘫,面瘫的程度、类型(突发性、渐进性还是一过性),有无既往发作史及治疗史。

(5)伴发症状或有意义的阴性症状:是否有颈淋巴结肿大、张口困难;是否伴有眩晕等症状。

(6)慢性疾病史:是否有糖尿病、心脑血管疾病、外伤手术史、传染病史等。

病史问诊　患者10余年前无明确诱因下出现左耳流脓,黄色,当时无耳痛、血性耳漏、听力下降、面瘫、眩晕等不适。于当地医院按照中耳炎反复治疗效果欠佳。半年前开始间断出现血性耳漏及耳周疼痛,不伴面瘫、听力下降、耳鸣、眩晕及张口受限。既往史:无其他系统性疾病,无结核病史,无耳部手术外伤史,无特殊家族史。

【体格检查】

问题　为进一步明确诊断，查体需要注意哪些要点？

思路

1. 首先，应重点检查外耳道及鼓膜，注意外耳道局部皮肤黏膜的性状，局部是否有隆起、溃破或肿块，是否存在肉芽或息肉，鼓膜是否有穿孔，鼓室内黏膜情况及分泌物性状等。

2. 其次，应注意是否有面瘫等脑神经相关症状、颈部淋巴结有无肿大、张口有无受限等。

专科检查　左侧外耳道前壁可见不光滑新生物（图 13-1），鼓膜暴露不清。右侧外耳道及鼓膜正常。鼻外观无畸形，鼻腔通气正常，未见有新生物和脓性分泌物，鼻甲正常，鼻中隔居中。双侧鼻唇沟对称，面神经功能正常。咽部无充血，扁桃体及鼻咽部查体未见明显异常，会厌无充血，声带表面光滑，运动正常。颈部未扪及明显肿块。

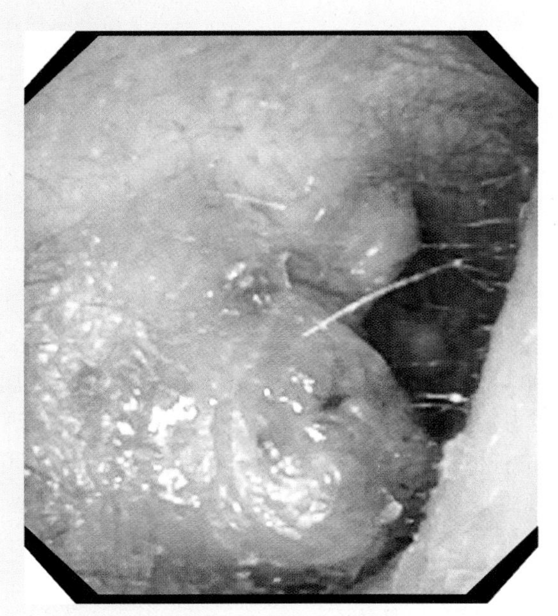

图 13-1　耳内镜下表现（左）
左耳道前壁可见不光滑粉红色新生物，
耳道狭窄，鼓膜未窥及。

【辅助检查】

问题　为进一步明确诊断，此时最需要进行何种检查？还应做何其他检查？

思路　结合病史及专科检查，外、中耳恶性肿瘤的可能性明显增加。首先，完善影像学检查，颞骨高分辨率 CT 是最常见的检查，它能够清晰地显示耳部及其邻近组织的精细解剖结构，对各种中耳炎症及颞骨肿瘤等具有较高诊断价值，对手术方案的制订也具有重要的指导意义。如病变范围较大，疑累及腮腺、颅脑等重要组织器官，或颈部淋巴结转移，可进一步行增强 MRI 及颈部淋巴结超声等影像学检查。其次，在排除血管性病变的基础上，若条件许可，可在门诊取病理活检明确诊断，为制订治疗方案提供可靠依据。此外，还应行听力学检查等。如果伴随感染性因素，应进行病原学检查。

辅助检查结果　颞骨 CT：左侧外耳道软组织增厚，考虑肿瘤性病变，请进一步行 MRI 平扫及增强扫描检查。MRI 平扫及增强扫描显示：左侧外耳道区域内异常信号并强化，考虑恶性肿瘤可能（图 13-2）。

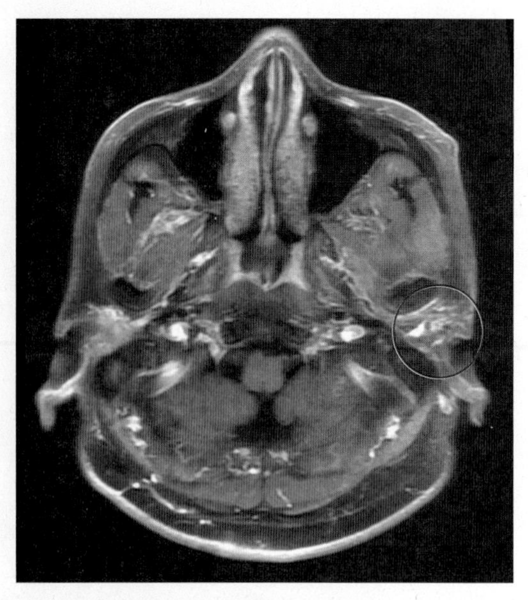

图 13-2 颞骨 MRI 增强(轴位)
左侧外耳道区域内异常信号并强化,
考虑恶性肿瘤可能。

【病情分析】

问题 如何在影像学上判断外、中耳恶性肿瘤?

思路 颞骨 CT 显示外、中耳恶性肿瘤导致的骨质破坏边界较毛糙,而胆脂瘤等病变的骨质破坏多因膨胀性生长导致边界光滑。此外,中耳乳突结核、骨疡型乳突炎、恶性外耳道炎导致的骨质破坏也大多边界不清,有时仅通过颞骨 CT 检查很难鉴别。MRI 扫描显示外、中耳恶性肿瘤增强后强化明显,胆脂瘤病变增强后强化不明显,且 DWI 弥散加权扫描显示为高信号。但只有靠病理才能确诊是否为恶性肿瘤或炎症。

【诊断】

问题 本病例的初步诊断及诊断依据是什么?

思路 患者有左耳长期、反复流水等慢性外耳道炎症状,近期出现左耳周疼痛及血性耳漏;查体发现外耳道不光滑新生物;影像学检查见左侧外耳道新生物,增强后有强化。因此,高度怀疑外耳道恶性肿瘤的诊断。

【鉴别诊断】

问题 除外耳道恶性肿瘤外,本病例还应与哪些疾病进行鉴别?

思路 本病还应与以下疾病进行鉴别:

1. **慢性外耳道炎** 外耳道皮肤增厚伴发急性炎症时,耳道肿胀狭窄,堵塞外耳道容易混淆,病理活检可鉴别。

2. **外耳道胆脂瘤** 可表现为耳内长期流脓,脓量多少不等,常有恶臭,伴或不伴传导性听力损失。当外耳道胆脂瘤反复感染导致肉芽组织增生堵塞外耳道时,易与恶性肿瘤混淆,结合影像学及病理活检可明确诊断。

3. **外耳道乳头状瘤** 多发生于外耳道外段皮肤,是鳞状细胞或基底细胞长期受刺激增殖的结果,单发或多发、表面粗糙不平、带蒂或无蒂的棕黄色肿物,触之较硬,多数基底较广,病理活检可明确诊断。

4. **外耳道骨疣** 多发生于从事冷水运动的人,如冲浪、游泳等,病变常位于外耳道峡部内侧,外耳道骨质呈宽基底过度增生,表面覆盖的软组织正常。常为双侧性的多发性骨质隆起,颞骨 CT 可明确诊断。

5. **外耳道骨瘤** 为局限性病变,多为单侧、单发,生长于外耳道峡部附近之带蒂肿块,骨性隆起,表面皮肤正常,颞骨 CT 可明确诊断。

知识点

外耳道恶性肿瘤的分期

参考外耳道鳞癌改良匹兹堡分期标准：

T1，肿瘤局限于外耳道，无骨质及软组织侵犯；

T2，肿瘤小范围的骨质侵犯（非全层）或局限的软组织侵犯（<0.5cm）；

T3，肿瘤侵犯骨质全层，伴有局限软组织侵犯（<0.5cm），或累及中耳，和/或乳突。

T4，肿瘤侵犯耳蜗、颧突、鼓室内侧壁、颈内动脉管，或脑膜，或广泛累及软组织，或面瘫

【治疗方案】

问题1　下一步应当如何处理？

思路　该患者初步诊断为外耳道恶性肿瘤，应收入病房，进一步行术前检查，条件许可时先行外耳道肿物活检明确诊断，并完善相关检查排除邻近组织侵袭和远处转移情况，制订和实施手术治疗方案。

问题2　手术治疗的原则和目的是什么？

思路　外、中耳恶性肿瘤的治疗主要有单纯手术、手术结合放疗和单纯放疗三种。治疗原则是清除肿瘤的同时尽可能保存患者的相关脑神经功能，注重患者的术后生活质量。外、中耳恶性肿瘤一般采用扩大切除术为主，按肿瘤部位决定切除范围，临床上常见的术式有：外耳道袖状切除、颞骨外侧切除、扩大乳突根治术、颞骨次全切术、颞骨全切术等。目前，国内学者认为手术联合放疗是较好的治疗方式。若颞骨全切仍不能保证全切肿瘤，或有转移性病灶，或患者身体情况不能耐受手术，可行姑息性治疗，如单纯放疗等。

问题3　手术方式应如何选择？

思路　患者的肿瘤侵犯外耳道、腮腺及Ⅱ区淋巴结，故应采用颞骨外侧切除术。因病变范围涉及腮腺，术区较大，故需在彻底清除病灶的基础上，取腹部脂肪填塞封闭术腔。故本病例拟订手术方案为全麻下"外耳道扩大切除+颞骨外侧切除+腮腺浅叶切除+左颈部Ⅱ区淋巴结清扫+腹部取脂术+外耳道封闭术"。

问题4　术前交代的主要内容有哪些？

思路　首先，要向患者及家属介绍病情，本病为恶性肿瘤，需积极治疗。若无明显手术禁忌证及特殊要求，扩大手术切除为首选，术后一般辅以放疗。

其次，要向患者简要介绍术者、手术方案、所需的大致时间，交代术中及术后可能出现的各种并发症、表现及对症处理方式等，让患者对术后生活质量的改变有所认识。强调术后可能会出现各种一过性甚至永久性的神经功能损伤或不适，强调术后换药和康复时间可能比较长，令患者有正确的心理预期。

知识点

外耳道恶性肿瘤的手术方式应根据肿瘤的大小来确定，一般包括：

(1) 外耳道肿瘤扩大切除；

(2) 全外耳道扩大切除；

(3) 全外耳道扩大切除加颞骨外侧切除、腮腺浅叶及淋巴结切除；

(4) 外耳道切除及颞骨次全或近全切除加腮腺切除及上颈部淋巴结切除。

对于部分T1病变，可以选择(1)(2)术式；对于T2病变应选择(2)或(3)术式；而T3以上病变应选择(3)或(4)术式。

住院期间检查　住院后完成术前常规检查，包括：血常规、尿常规、便常规、血生化（肝功、肾功、血糖、电解质等）、凝血功能、血清四项（乙肝、梅毒、艾滋病及丙肝相关抗体）、血型、胸部X线平片、心电图。各项检查结果未见异常。左侧外耳道活检病理显示：外耳道鳞状细胞癌。腮腺及淋巴结超声显示：左侧腮腺内多发低回声结节，异常淋巴结不除外，左颈部Ⅱ区低回声结节，异常形态淋巴结。

手术情况 左侧耳周“Y”形腮腺切口，分离并暴露部分乳突、外耳道及上颈部。离断外耳道，耳廓翻向前方，分离切除腮腺浅叶，注意解剖保护面神经，左颈部Ⅱ区选择性淋巴结清扫。磨除外耳道底壁及前壁骨质，切除外耳道深部皮肤及鼓膜。腹部脂肪填塞术腔及腮腺术区消灭无效腔。分两层封闭外耳道，皮瓣复位后分层缝合，腮腺区及颈部术区置引流管局部加压包扎。术中冰冻病理提示符合鳞状细胞癌表现，切缘及淋巴结未见明确癌组织。

【术中要点】

问题 术中应注意哪些要点？

思路 早期的扩大根治性手术虽然对听功能影响较大，但可以明显改善患者的预后，术中建议切缘行冰冻病理确保肿瘤尽可能完全切除。术中注意保护面神经完整。为避免术腔填塞的脂肪组织液化，应确保外耳道封闭稳妥。

术后情况 患者耳科术后常规护理，术后心电监护6h，密切关注患者生命体征，观察引流管引流情况。术后第2d患者诉左侧张口疼痛明显，未诉其他不适。查体见左侧眼睑闭合不全，左侧嘴角鼓气轻微漏气。术后第3d拔出引流管。术后第5d，患者恢复顺利，眼睑闭合情况好转，遂出院。

【病情观察】

问题 术后应注意患者哪些情况？

思路 颞骨外侧切除、外耳道底壁及前壁切除术后，除注意观察患者的基本生命体征外，还应注意观察是否有面瘫、张口受限等症状的发生。术后腮腺区引流注意观察引流管是否通畅以及引流液的性质，注意抗感染及预防术区脂肪感染液化。

【出院随访】

问题 外、中耳恶性肿瘤术后何时可以出院？出院后应注意什么？

思路 若伤口愈合好，无明显并发症，术后5~7d可以出院。出院前需联系肿瘤科或放疗科会诊，为后继联合治疗制订方案。出院后应注意伤口的护理，如有面瘫要注意保护角膜，同时注意受损神经功能的锻炼。建议于术后半年、1年、2年、3年时复查影像学等。

出院后情况 术后2周就诊于放疗科门诊，给予局部放射治疗40次；放疗剂量：DT 80Gy/40fx，单次2Gy。目前术后半年，患者眼睑闭合良好，未诉鼓气漏气及张口疼痛受限，影像学未见复发。

小 结

外、中耳恶性肿瘤较少见，容易误诊导致延误治疗，应提高对其临床特征的认识。CT扫描有利于该疾病的早期诊断。治疗的选择因人而异，但首选仍是手术切除。手术的方式取决于肿瘤的范围，肿瘤能否完整切除对预后有很大影响。

外、中耳恶性肿瘤
习题

（杨仕明）

推荐阅读资料

[1] NEMECHEH A J, AMEDEE R G.Tumors of the external ear.J La State Med Soc, 1995, 147 :239-242.

[2] LIU S C, KANG B H, NIEH S, et al.Adenoid cystic carcinoma of the external auditory canal.JChinMed Assoc, 2012, 75: 296-300.
[3] MOODY S A, HIRSCH B E, MYERS E N.Squamous cell carcinoma of theexternal auditory canal: an evaluation of a staging system.Am J Otol, 2000, 21 (4): 582-588.
[4] ARRIAGA M, CURTIN H, TAKAHASHI H, et al.Staging proposal for external auditory meatus carcinoma based on preoperative clinical examination and computed tomography findings.Ann Oto RhinolLaryngol, 1990, 99 (9 Pt 1): 714-721.
[5] NYROP M, GRONTVED A.Cancer of the external auditory canal.Arch Otolaryngol Head Neck Surgery, 2002, 128 (7): 834-837.

第二节 颈静脉球副神经节瘤

疾病概要

颈静脉球副神经节瘤（glomus jugular paraganglioma）是一种起源于颈静脉体的化学感受器小体，这些小体由神经、肌肉、血管等组织（副神经节细胞）聚集而成，除存在于颈静脉球外膜中，还与迷走神经耳支或舌咽神经鼓室支有关。按肿瘤生长的部位，常将发生于颅底颈静脉孔及其附近，侵犯颈静脉球和颈内静脉，并殃及中耳和乳突区的肿瘤，称为颈静脉球副神经节瘤；将发生于中耳腔及鼓室者，称为鼓室体瘤，但临床常难确定肿瘤的原发部位。有些国外学者将颈静脉球副神经节瘤和鼓室副神经节瘤合称为颞骨血管球瘤，其两者胚胎来源均为神经嵴组织的化学感受器细胞，但起源部位及生长路径不同。该病发病高峰年龄为 41~70 岁，女性多见，常见多发，生长缓慢，病程可长达数十年。该病大多属于良性肿瘤，但由于其位置特殊、血供丰富，瘤体较大时可侵犯周围结构，导致严重后果。

【主诉】

患者，男，23 岁。因“左侧搏动性耳鸣 5 年，听力下降 3 年，声嘶 1 年，吞咽梗阻感半年”就诊。

【印象诊断】

问题 根据主诉，应考虑哪些疾病？

思路 耳鸣、听力下降可从全身因素如精神因素、血压变化以及局部因素如肿瘤、炎症、耵聍栓塞、脑颈部血管异常等方面进行考虑。声嘶、吞咽梗阻感可从脑神经异常受累等方面进行考虑。

知识点

1. 他觉性耳鸣 除了患者本身听得到，他人也可用仪器甚至于用耳朵即可听到患者主诉之耳鸣声。他觉性耳鸣包括：血管性疾病造成的搏动性耳鸣（与心跳同步），肌肉性疾病（邻近组织的肌肉）所造成的痉挛性耳鸣。

2. 自觉性耳鸣 指耳鸣声仅患者听得到，他人听不到。其原因众多，在听觉传导路径中任何地方出现不正常都可产生此种耳鸣，包括外耳疾病、中耳疾病、内耳疾病、听神经传导通路上的疾病（如听神经瘤、脑干血管硬化等）、大脑皮质疾病等皆可产生自觉性耳鸣。

【问诊】

问题 根据主诉，在问诊中需要注意哪些要点？

思路

1. 搏动性耳鸣是颈静脉球副神经节瘤的临床表现之一 应主要围绕该疾病的临床症状进行问诊。但不能除外全身血管性疾病及局部病变的可能，应针对性询问症状加以排除。

2. 问诊要点

(1)搏动性耳鸣的诱因,加重及缓解因素,耳鸣的持续时间、程度等。特别注意有无压迫患侧颈动脉后耳鸣消失的情况。是自觉性耳鸣还是他觉性耳鸣。

(2)有无听力下降,及其发生时间和程度。

(3)伴发症状或有意义的阴性症状:有无眩晕、面瘫、耳流脓等症状,与局部炎症等鉴别;有无高血压或情绪波动;有无头痛、意识障碍等发生;有无饮水呛咳、声嘶等症状,如有该症状说明有后组脑神经受累,需特别注意颈静脉孔区病变的可能。

(4)既往诊疗经过,特别是中耳、内耳手术史,放化疗史、心脑血管疾病、外伤史等。

病史问诊 患者5年前出现左侧耳鸣,间断性,搏动性,伴有耳闷胀感,无恶心、无呕吐、无意识障碍,3年前出现左耳听力下降,无耳痛,无耳流脓等症状。近年来左耳鸣持续性,无明显加重或减轻,1年前无明显诱因出现声嘶,半年前出现吞咽梗阻感,病程中无发热,无咳嗽,无口角歪斜,无眩晕等症状。既往史:无高血压等心脑血管疾病史,无其他系统性疾病,无耳部手术外伤史,无传染病史。

【体格检查】

问题 为进一步明确诊断,查体需要注意哪些要点?

思路

(1)首先,需重点检查外耳道及鼓膜,特别注意鼓膜后下方有无暗红肿物,是否向外隆起(若颈静脉球瘤累及鼓室常有此特征)等。若发现鼓膜后有红色搏动肿物,与脉搏跳动一致时,可用鼓气耳镜向外耳道加压使鼓膜与肿物良好相贴,随后进一步加压,若肿物因受压导致其颜色转白并停止搏动,此现象即为Brown征。

(2)其次,还应注意患者听力情况,有无眩晕发作,有无面神经、后组脑神经的相关症状。

知识点

鼓膜的病理性色泽改变

1. 急性鼓膜炎症 多表现为鼓膜弥漫性充血、肿胀。

2. 鼓室内积液 无菌性积液(分泌性中耳炎)常表现为淡黄或琥珀色,有时可见气泡。化脓性中耳炎的鼓膜多有膨隆,可呈灰白色,且多见血管纹。若鼓室内有出血或淤血,则鼓膜可呈蓝色(蓝鼓膜)。

3. 钙质沉着 鼓膜上可见斑片状的白斑,界限分明,病程长时可略呈黄色,该情况多伴有鼓室硬化。

4. 真菌性病变 多可在鼓膜表面见到粉状灰白色或黑色菌斑。

5. 颈静脉球(鼓室)副神经节瘤 多表现为鼓膜的局限性隆起,一般呈樱桃红色,局部可见与心跳一致的搏动。

专科检查 左外耳道前壁可见樱桃红色隆起,堵塞外耳道大部分,鼓膜紧张部无法窥清,松弛部完整(图13-3)。左耳气导>骨导,韦伯试验偏左;未查及自发性眼震;双侧鼻腔通畅,各鼻道清洁,鼻甲形态正常,后鼻孔未见新生物;伸舌居中,咽部无充血,双扁桃体未见明显肿大,咽峡对称,悬雍垂居中,抬举对称;会厌未见肿大;左侧声带固定于旁正中位,右侧声带活动正常;双侧面部运动正常,无鼓腮漏气,无嘴角歪斜。双侧耸肩有力、对称;闭目直立试验(−)。

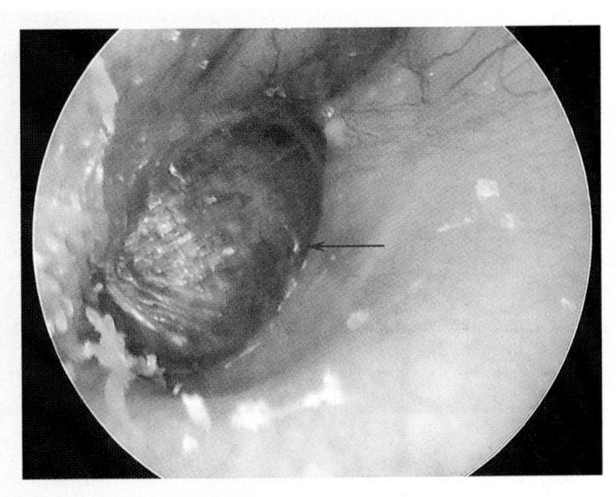

图 13-3　(左耳)鼓膜下方可见淡红色肿物

【辅助检查】

问题 1　为进一步明确诊断，此时最需要进行何种检查？

思路　结合病史及专科检查，颈静脉球(鼓室)副神经节瘤的诊断可能性显著增加。此时，影像学检查是最直接、有效的诊断方法，它能够清晰地显示耳部及其邻近组织的精细解剖结构，对肿瘤的部位及累及范围有直观的认识，对手术方案的制订也具有重要的指导意义。一般常采用高分辨率 CT 和 MRI 增强扫描。CT 对于骨性结构的显示较 MRI 好，而 MRI 能更好地辨别肿块周围软组织情况以及肿块性质。

问题 2　如 CT 或 MRI 提示中耳有占位，以诊治为目的，还需进行哪些辅助检查？

思路　考虑到颈静脉球副神经节瘤的诊断，进一步的检查包括：

(1)肿瘤范围和边界的检查，常采用高分辨 CT 和 MRI 增强扫描，CT 有助于定位术中需要的骨性标志，增强 MRI 有助于判断肿瘤与周围软组织的关系，尤其是脑组织与颈内动脉的关系，为肿瘤分级和制定手术方案提供依据。

(2)肿瘤多发性检查，副神经节瘤常有多发现象，治疗之前要完成全身检查，包括生长抑素受体显像、PET，重点检查肾上腺区域，明确其他部位是否有肿瘤发生。约 5% 的头颈部副神经节瘤为恶性，有淋巴结或远处转移。

(3)肿瘤及脑部循环评估，包括 MRV、MRA、数字减影血管造影(DSA)等，DSA 应为金标准，除提供肿瘤血供信息和栓塞外，更重要的可以进行球囊试验，评估患侧颈内动脉及侧支循环状况，评估双侧乙状窦发育情况等。

(4)肿瘤分泌功能性检查，头颈部副神经节瘤多数没有分泌功能，但是如果具有分泌功能，除导致患者血压波动之外，在术中会导致血压剧烈波动，甚至影响患者生命，术前必须明确，包括血、尿儿茶酚胺检查，患者卧立位血压监测等，若明确患者肿瘤有内分泌功能，则需要术前药物准备。

(5)肿瘤占位导致相关功能受损评估：由于肿瘤位于颈静脉孔区，与舌咽、迷走、副、舌下神经关系密切，另外也容易侵犯肿瘤表面的面神经、中耳的听骨链、耳蜗、迷路、内听道等结构，由于肿瘤侵犯或手术损伤，容易导致相应功能障碍，如吞咽、发音、肩部活动、舌部运动、面部运动、听力等。需要进行的检查包括听力学检查、面肌电图、电子喉镜等。术前要准确评估，客观评价术后效果，并做好相应功能补偿准备。

(6)全身情况评估，由于此类患者手术时间长、创伤大，对于全身情况包括心肺肾功能检查要求都较一般患者高。

辅助检查结果　纯音测听：左耳 30dB HL，气骨导差 20dB；右耳 10dB HL，提示左侧轻度传导性耳聋。声导抗：双耳 A 型。听觉脑干反应(ABR)：双耳Ⅰ、Ⅲ、Ⅴ波均引出，但左耳各波潜伏期较右耳均延长。电子喉镜：左侧声带固定于旁正中位，右侧声带运动正常，其余咽喉部未及明显异常。CT：显示左侧颈静脉球窝扩大，周围骨质虫蚀样的侵蚀破坏，密度不均匀(图 13-4)。MRI：左侧颈静脉孔区增强后见肿块呈不均匀强化，颅内硬脑膜外侵犯(图 13-5、图 13-6)。DSA：左颈外动脉系统造影，见肿瘤主要由咽升动脉供血(图 13-7)，用明胶海绵将相应血管栓塞后肿瘤血供明显减少。

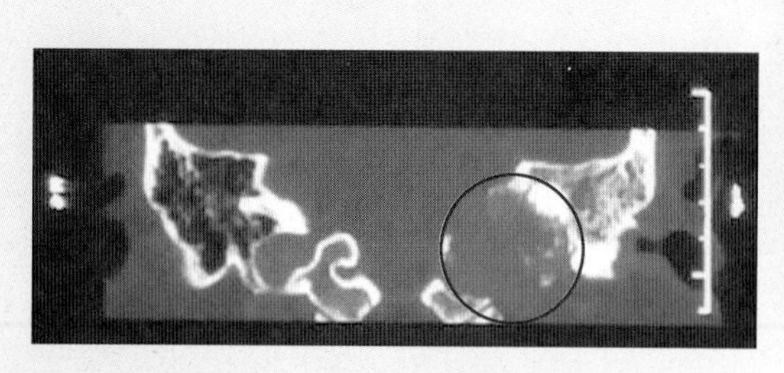
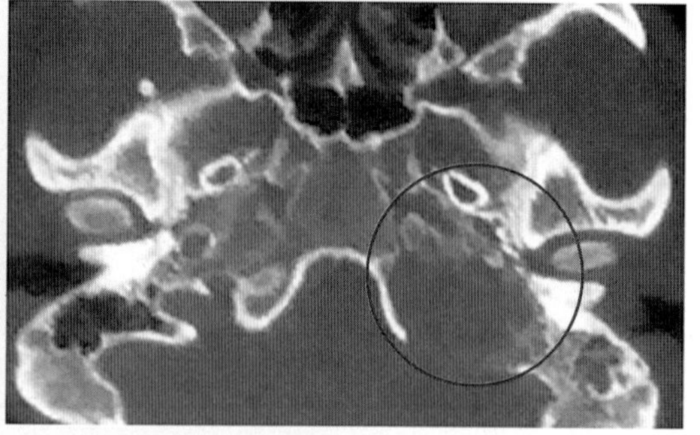

图 13-4　颞骨 CT 显示左侧颈静脉球窝扩大，周围骨质虫蚀样侵蚀破坏，密度不均匀

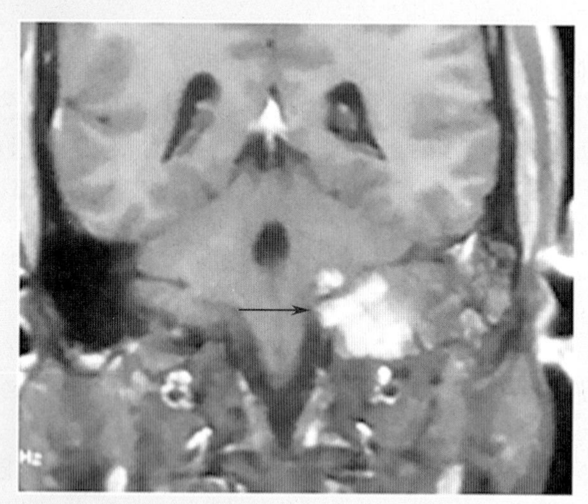
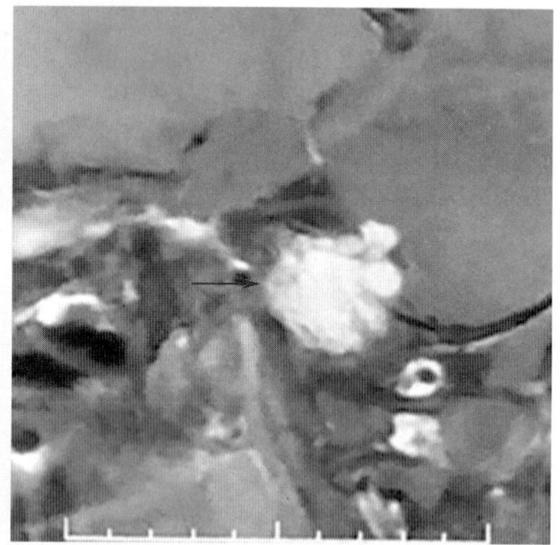

图 13-5　颞骨 MRI 显示左侧颈静脉孔区增强后见肿块呈不均匀强化，颅内硬脑膜外侵犯

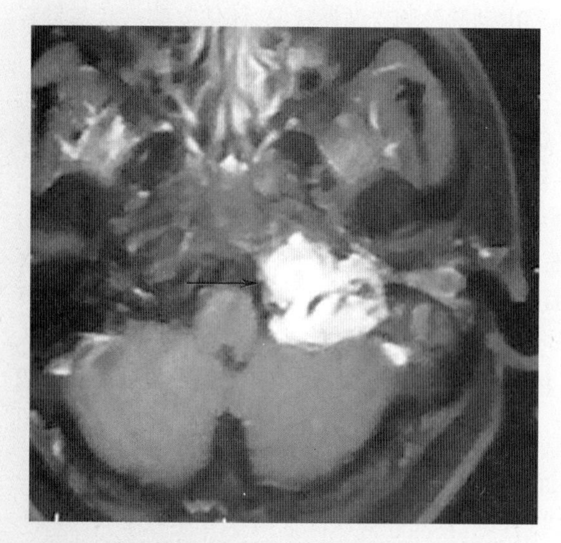

图 13-6　颞骨 MRI 显示左侧颈静脉孔区增强后明显强化，边界清晰，表现“盐和胡椒征”

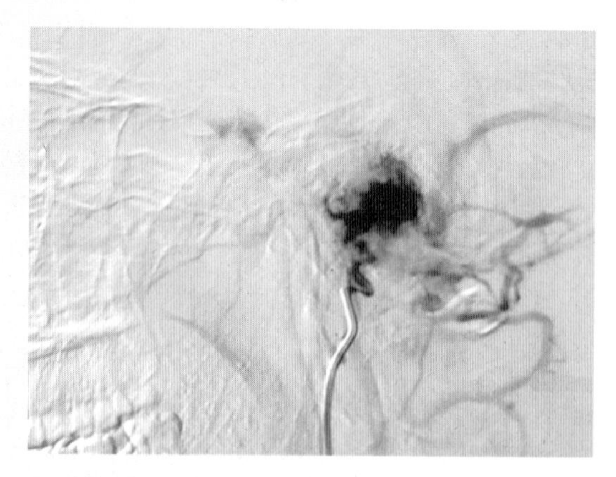

图 13-7　DSA 显示左颈外动脉系统造影，见肿瘤主要由咽升动脉供血

【病情分析】

问题1　根据影像学检查，如何判断病变是颈静脉球瘤？

思路　颈静脉球瘤在CT上的表现主要是颈静脉孔扩大，边缘骨质虫蚀样破坏，可累及颅底或中耳腔，可有骨质破坏及稍高密度软组织影。增强后肿块有明显、均一的强化。同时，需仔细观察肿瘤和面神经的关系、累及内耳的程度、与颈内动脉的关系。当颈静脉球窝和下鼓室之间的骨性分隔尚完整时，CT可以分辨出肿瘤的来源是颈静脉球窝还是中耳。若此骨性分隔已被破坏时，则难以区分肿瘤的来源。岩骨段颈内动脉与颈静脉球窝之间的骨嵴被破坏则提示颈内动脉已受累。面神经骨管破坏可提示肿瘤与面神经粘连或已侵犯面神经。但有时仅凭CT难以和后组脑神经鞘膜瘤鉴别。

在MRI上，颈静脉球瘤呈T_1加权像等信号、T_2加权像混杂信号影，轮廓不规则，增强后明显强化，边界清晰。可以显示肿瘤是否侵入颈内动脉、颈内静脉或乙状窦。体积较大的肿瘤可以在瘤体内出现血管流空现象，称为“盐-胡椒”征，是颈静脉球瘤的特征性表现。

在DSA上，颈静脉球瘤能被发现有明显的肿瘤供血，直接与神经鞘膜瘤相鉴别。一般多为咽升动脉。肿瘤可呈湖状、巢状或分叶状染色；静脉期同侧乙状窦末端、颈静脉球及其近端颈内静脉不显影，提示受压闭塞或瘤栓占位；亦可见相邻静脉窦回流受阻、血流缓慢。

副神经节瘤血供极其丰富，故属于明显强化的肿瘤，CTA重建能形象地展示肿瘤范围及其与血管的关系；DSA能明确肿瘤的供血动脉分支，有无与颈内动脉、椎动脉形成交通支，以及颈内动脉侧支循环评估和动脉阻断耐受评估等，并可选择性地行术前肿瘤供血动脉栓塞。

本病例CT、MRI、DSA表现比较典型，符合颈静脉球瘤的诊断。

问题2　颈静脉球瘤会引起哪些脑神经症状？

思路　颈静脉孔区的颈静脉球瘤患者常以搏动性耳鸣为首发症状就诊，此时病变多已累及鼓室，故颈静脉孔区的骨质破坏已较多，甚至侵犯乳突，累及神经（Ⅸ、Ⅹ、Ⅺ脑神经，第Ⅶ和/或Ⅻ脑神经）。

颈静脉球瘤多来源于颈静脉孔穹隆，故肿瘤主体位于颈静脉孔内，易向上侵犯鼓室，向内易侵犯颅内。颈静脉孔区的副神经节瘤较大时，肿瘤多侵犯颈内静脉，并易沿颈内静脉腔向上向下生长。沿乙状窦向上生长可达横窦内，静脉腔内的肿瘤在增强MRI中可明显强化，DSA中亦显影。这种侵犯颈内静脉并沿血管内生长的方式在颈静脉球瘤中较多见。颈静脉球瘤可进入面隐窝、面神经后气房以及通过鼓窦入口进入乳突，导致面神经骨管受侵犯而出现周围性面瘫。若肿瘤侵犯颈静脉球窝，可累及后组脑神经从而出现相关症状，如吞咽困难、声嘶、误吸和构音障碍等。肿瘤也可通过前庭窗或圆窗进入内耳，出现感音神经性听力下降或眩晕；或者肿瘤进入中耳，产生传导性听力下降和搏动性耳鸣；肿瘤若进入岩尖、海绵窦和颅中窝，可累及三叉神经，出现面部麻木等症状。

【诊断】

问题1　本病例的初步诊断及诊断依据？

思路　根据患者左侧耳鸣的病史、查体发现左侧外耳道前壁淡红色隆起，堵塞外耳道大部分，影像学提示颈静脉孔区、中耳占位，DSA提示肿瘤有明显的咽升动脉供血，颈静脉球瘤的诊断比较明确。

问题2　本病属于哪种程度的颈静脉球瘤？

思路　术前影像学检查见肿瘤位于颈静脉孔区，迷路下区受累，颈内动脉水平段骨管破坏（图13-8），侵入颅内但在脑膜外，因此属于Fisch C3De1分期。DSA提示肿瘤供血丰富，但已行供血血管栓塞。根据目前情况，适合行手术切除，并应采用颞下窝A型径路。

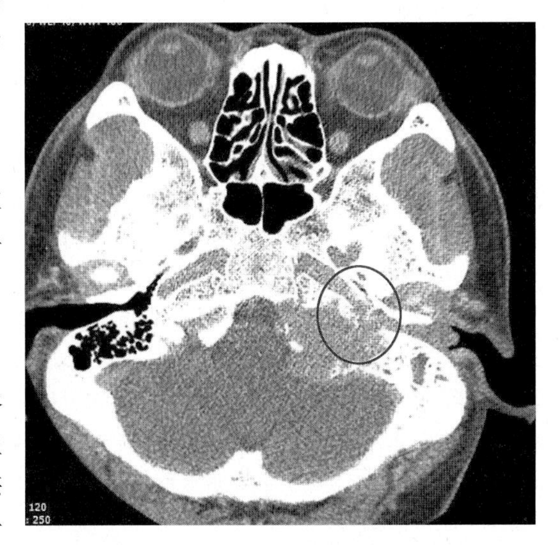

图13-8　肿瘤侵犯颈内动脉水平段

知识点

颈静脉球瘤分型见表 13-1。

表 13-1 颈静脉球瘤分型(Fisch 分型)

分型	标准
A 型	肿瘤局限于中耳腔,未侵及下鼓室
B 型	肿瘤局限于鼓室乳突区,迷路下区,无骨质破坏
C 型	肿瘤向迷路下区和岩锥伸展,并破坏该处骨质
C1 期	肿瘤破坏颈静脉孔骨质和颈静脉球,颈内动脉管垂直段轻度受侵
C2 期	肿瘤破坏迷路下区及颈内动脉管垂直段
C3 期	破坏迷路下区,岩锥和颈内动脉管水平段
C4 期	肿瘤到达前破裂孔
D 型	特指侵及颅内的肿瘤,并作为 C 期的补充
De	硬膜外
De1	侵入颅内但是在脑膜外少于 2cm
De2	侵入颅内但是在脑膜外超过 2cm
Di	硬膜内
Di1	侵入脑膜内少于 2cm
Di2	侵入脑膜内超过 2cm

【鉴别诊断】

问题 除颈静脉球瘤外,本病还应与哪些疾病进行鉴别?

思路 本病主要与以下疾病相鉴别:

1. **颈静脉孔区血管病变** 包括颈静脉孔外凸性裂开畸形、颈静脉球高位、颈内动脉走行异常等。以上病变均局限于中耳内,CT 显示颅底各骨孔位置正常,无骨质虫蚀性破坏。

2. **中耳恶性肿瘤** 血性耳漏、耳聋、耳内发胀常为该病早期症状;CT 等影像学检查可提示肿瘤侵蚀范围,骨质破坏明显;病理结果可以明确。

3. **神经鞘膜瘤或神经纤维瘤** 可出现相应的神经症状,如舌后 1/3 味觉减退(舌咽神经)、声带及软腭麻痹(迷走神经)和斜方肌及胸锁乳突肌力弱(副神经)、面瘫(面神经);CT 检查一般显示为局部区域的软组织影,骨质呈膨胀性破坏;MRI 上可见 T_1、T_2 加权像的等低信号影,增强后有强化,但 DSA 上神经鞘瘤一般无明显血管供血,得以鉴别。

4. **脑膜瘤** 可发生在颅底的颈静脉孔区,CT 扫描和血管造影时,可有类似颈静脉球瘤的征象,但脑膜瘤可见密集钙化,肿瘤边缘骨质增生和硬化明显,脑膜瘤还可见脑膜尾征(图 13-9);脑膜瘤亦可表现为虫蚀样骨质破坏,另肿瘤内无丰富的血管影,增强亦不如副神经节瘤明显。

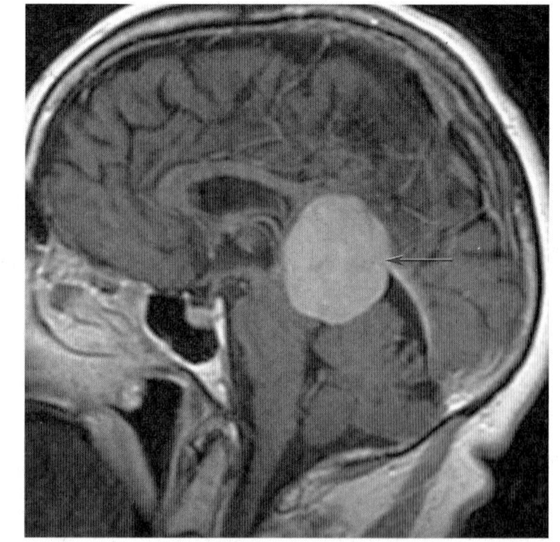

图 13-9 鼠尾征。在增强的 MRI 图像上,表现为强化并增粗的硬脑膜从肿块延伸出来,形似一条尾巴

5. **血管纤维瘤** 血管纤维瘤形态不规则,瘤内血管间为致密的纤维组织,MRI T_1 表现为等低混合信号,增强扫描病灶中度强化。

【治疗方案】

问题 1 患者下一步应当如何处理?

思路 患者颈静脉球瘤的诊断较明确,应根据病变范围结合患者年龄、健康状况、术后生活质量等因素综合考虑治疗方法,主要方法有手术切除、栓塞治疗和放射疗法等。

首选治疗为手术全切肿瘤。肿瘤较大者应在术前 1~3d 行血管造影,同时行肿瘤栓塞,以减少术中出血,缩短手术时间,减少术后并发症。因放射治疗对肿瘤细胞并无杀伤力,只能促使神经血管纤维化,引起瘤内血管血栓形成和血管闭塞,且放疗后手术并发症明显增加,故只作为无法耐受手术患者的首选治疗。

问题 2 手术方式如何选择?

思路 局限于鼓岬的小肿瘤可经耳道或下鼓室入路切除。充满中耳或侵犯乳突的肿瘤可经扩大的面隐窝入路切除,开放式乳突根治或岩骨次全切除,条件允许的可以同期行听骨链重建。位于颈静脉孔区(C 型)则选择颞下窝 A 型入路为基础,必要时联合 B 型入路,术中需移位面神经。若术中有可能切断颈内动脉,则应在 DSA 时行血管内球囊阻塞试验等,以评估脑侧支循环情况。近期,对于 C1 期肿瘤,也有采用岩枕跨乙状窦入路,该入路对外耳、中耳、面神经的影响较小。同时,因肿瘤侵犯颅底,多需要脂肪或肌肉填塞术腔,防止术后脑脊液漏。

故本病例拟订手术方案为全麻下“A 型颞下窝入路 + 脑脊液漏修补术”。

问题 3 术前交代的主要内容有什么?

思路

(1)首先,要向患者及其家属介绍病情,强调手术必要性和手术的目的:颈静脉球瘤会逐渐生长,加重相关脑神经功能的损伤,也有颅内侵犯的趋势,因此手术的首要目的是全切肿瘤。

(2)其次,要向患者简要介绍术者、手术方案、手术所需时间。

(3)交代术中及手术后可能出现的各种并发症、表现及其处理,尤其是严重的并发症如术中大出血、术后因后组脑神经麻痹导致的呼吸困难及误咽、术后脑脊液漏、颅内感染等。术后可能根据情况需行气管切开、腰穿持续引流治疗等。介绍术后恢复、康复过程,使患者有正确的心理预期。

手术经过 左耳后颞下窝 A 型入路切口(图 13-10),切断外耳道,解剖颈动脉三角,将乳突充分轮廓化,在乳突尖前下方找到面神经总干,暴露面神经上支及下支,在二腹肌后腹及胸锁乳突肌起始处附近切断肌肉。于颈部识别颈内静脉、颈外及颈内动脉,使用血管带标记这些血管。自膝状神经节至茎乳孔轮廓化面神经,用骨膜剥离子去除面神经表面最后一层骨片,使用显微剪切断镫骨足弓后再切除镫骨上结构;游离面神经乳突段,将面神经向前改道;用咬骨钳切除乳突尖,于咽鼓管上方的颧弓根磨出一条新的面神经骨槽;在腮腺内制作一容纳改道后面神经的隧道,并在上下两处缝合固定;完成迷路下气房的磨除,识别颈内动脉垂直段;用大号鼻中隔剥离子分离下颌骨髁突与外耳道前壁。用 Fisch 颞下窝撑开器将下颌骨髁突向前移位,注意操作时不要损伤面神经。进一步切除外耳道前下壁骨质以完全显露颈内动脉垂直段及水平段,可见水平段颈内动脉部分骨质受侵,血管外膜完整,磨除侵犯的骨质直至显露正常骨质。使用止血纱布腔外填塞封闭乙状窦;使用咬骨钳折断茎突,双重结扎颈内静脉并切断;将结扎的静脉向上翻起,注意不要损伤相邻的后组脑神经;术中可见肿瘤侵犯经静脉孔区、鼓室、乳突、颈内静脉、颈内动脉管垂直段,完整切除肿瘤后使用腹部脂肪封闭硬脑膜的开口,水密性缝合肌骨膜瓣,缝合皮肤后加压包扎。术毕带管入 ICU 病房,术后病理诊断副神经节瘤。

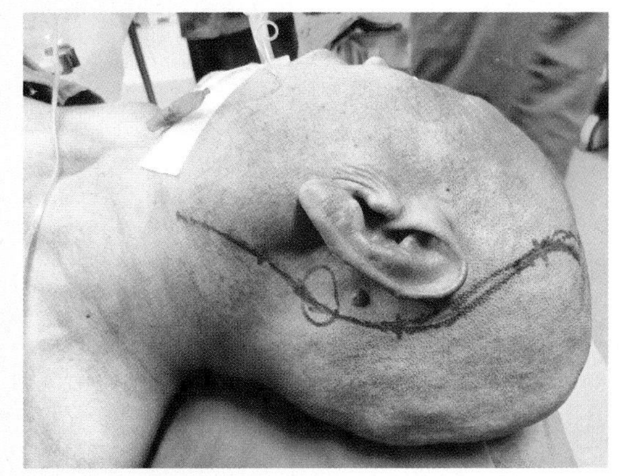
图 13-10 颞下窝 A 型入路切口

问题 术后应注意患者哪些情况?

思路 颈静脉区肿瘤手术后,除注意观察患者基本生命体征、意识状态以外,特别要注意患者后组脑神经的症状,如呼吸、声嘶、呛咳情况,需床边备急诊气管切开包。术后防止脑脊液漏,但需加强翻身、拍背等,防止肺部感染、痰液影响呼吸等。此外,还应注意观察是否有面瘫、眩晕、脑脊液漏等症状发生。局部应注意敷料渗出情况、切口愈合情况。

【出院随访】

问题 颈静脉孔区肿瘤术后何时可以出院?出院后应注意什么?

思路 如果病情稳定，没有明显术后并发症表现，可在拆线后观察 2d 出院（约术后 2 周，见图 13-11）。患者出院时及半年后均需复查 MRI，了解肿瘤有无残留、复发。同时，对于有明显后组脑神经症状的患者，特别是进食有呛咳的患者，要鼓励其积极行功能锻炼。若 6 个月后仍有呛咳，并确定有声带麻痹，可行声带脂肪注射和 / 或胃造瘘等。若患者住院期间因呼吸困难行气管切开，可以在住院期间尝试堵管、拔管后出院。

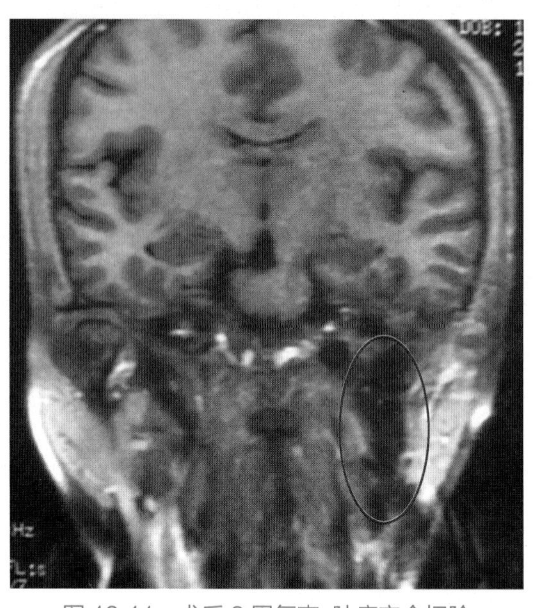

图 13-11 术后 2 周复查，肿瘤完全切除

小 结

颈静脉球瘤习题

颈静脉球瘤是累及颈静脉孔的最常见病理类型，可表现为搏动性耳鸣、进行性耳聋和耳内胀满感，压迫同侧颈部血管可使耳鸣短暂减弱或消失，肿瘤位于颈静脉孔附近，可出现后组脑神经损害症状。影像学检查的普及使其诊断更加容易。DSA 既能明确诊断，也能行血管栓塞以减少术中出血。该病治疗的首选是全切肿瘤，但术后需密切注意后组脑神经功能受损的护理和干预。

（华清泉）

第三节 听神经瘤

疾病概要

听神经瘤（acoustic neuroma）起源于前庭神经鞘膜细胞，也称为前庭神经鞘膜瘤（vestibular schwannoma），是常见颅内良性肿瘤，位于蛛网膜下腔内，由内听道向桥小脑角发展，占颅内肿瘤的 7%~12% 和桥小脑角肿瘤的 80%~95%，发病率约为 2~20 人 / 百万人年。肿瘤多来自前庭上神经，其次为前庭下神经，一般为单侧，两侧同时发生者较少。典型临床表现为渐进性或突发性听力下降、耳鸣和眩晕，若肿瘤较大，也能出现三叉神经受累、小脑和脑干受压、颅高压、面神经麻痹及味觉改变、后组脑神经受累等症状。根据临床症状及影像学检查可作诊断，处理策略包括随访观察、手术切除和立体定向放疗，其选择取决于肿瘤分期、位置、生长速度、囊性变、听力水平、年龄、全身情况和期望值。

【主诉】

患者,男,28岁。主因"左耳听力下降伴耳鸣3年"就诊。

【印象诊断】

问题 根据主诉,应考虑哪些疾病?

思路 根据患者有听力下降、耳鸣等症状,首先考虑听觉通路上的原发疾病,需考虑外、中、内耳的疾病。外耳、中耳的疾病容易通过体检发现,若体检无阳性发现,则需高度怀疑内耳的病变。

知识点

听神经瘤的症状

早期肿瘤体积小时,出现患侧耳鸣、听力下降及眩晕。耳鸣可以音调高低不等,可伴随听力下降。听力下降多为渐进性,少数人听力下降为突发性或曾有突发性耳聋后好转的病史。眩晕由于起初症状轻,一般不易引起患者重视,或由于逐渐代偿而消失。眩晕多为旋转性。

当肿瘤继续增大时,可压迫同侧的面神经和三叉神经。面神经受累后可出现程度不同的周围性面瘫及面肌痉挛等;三叉神经受累则表现为面部麻木、痛、触觉减退、角膜反射减弱、颞肌和咀嚼肌力差或肌萎缩。当肿瘤压迫脑干、小脑,可引起交叉性偏瘫及偏身感觉障碍,小脑性共济失调、步态不稳,当肿瘤压迫后组脑神经(舌咽神经、迷走神经、舌下神经),引起声音嘶哑、吞咽困难、饮水呛咳等。若脑室受压发生脑脊液循环梗阻则有头痛、呕吐、视力减退、视乳头水肿或继发性视神经萎缩等颅高压症状。

【问诊】

问题 根据主诉,在问诊中需要注意哪些要点?

思路

1. 听力下降、耳鸣是耳神经外科疾病的典型表现 应主要围绕该类疾病的临床症状进行问诊。应针对性询问有意义的阴性症状加以排除。

2. 问诊要点

(1)听力下降的程度,渐进性或突发性,有无突聋病史。耳鸣的程度,音调,有无诱发或缓解因素。有无走路不稳、眩晕等发生。

(2)是否有面瘫、面部麻木、眼干(角膜反射弱)、声嘶、呛咳等情况及程度。

(3)伴发症状或有意义的阴性症状:是否伴有耳流脓,与中耳炎等疾病辨别;是否有头痛、恶心、呕吐等症状,初步排除颅高压等可能。

(4)既往诊疗经过以及慢性疾病史:如采取过哪些治疗,疗效如何;是否有糖尿病、心脑血管疾病、外伤手术史、传染病史等,这对诊治方案的制订有意义。

病史问诊 患者约在3年前突感左耳听力下降伴耳鸣,耳鸣呈高调吹风样,持续性,安静时明显,当时无头晕,无恶心呕吐,未重视。数日后因症状无改善,遂至外院就诊,听力检查示左耳平均气导45dB,骨导40dB,右耳气骨导均为15dB,考虑为突发性听力下降,给予药物治疗,但无明显好转。因症状不影响生活,患者未重视。3年来左耳听力持续下降,无法用左耳接电话。既往无其他系统性疾病,无结核病史,无耳部手术外伤史,无耳聋家族史。

【体格检查】

问题 为进一步明确诊断,查体需要注意哪些要点?

思路 首先,应重点检查外耳道及鼓膜,排除外耳道、鼓膜病变引起的听力下降,排除中耳炎的可能。其次,应对相关脑神经功能、小脑功能进行检查,了解神经受损情况。

专科检查 双耳对称，外观无异常，左耳听力明显下降。右耳听力正常。鼻外观无畸形，鼻腔通气正常，未见有新生物和脓性分泌物，下鼻甲、中鼻甲正常，鼻中隔居中。

咽部无充血，扁桃体未见异常，鼻咽部未见异常，会厌无充血，声带运动正常，无红肿。

嗅神经：无嗅觉减退和丧失。视神经：无视力减退，无瞳孔扩大，对光反射灵敏，视野无缩小。动眼神经、滑车神经、展神经：眼球活动正常，无复视。三叉神经：无面部、口唇、舌等感觉异常，左侧角膜反射明显减弱，右侧无减弱。面神经：双侧额纹存在、对称，眼睑闭合好，双侧鼻唇沟对称，鼓腮无漏气，嘴角无歪斜。听神经：左耳耳鸣，听力下降，AC>BC，韦伯试验→右侧。向左凝视时可见水平旋转眼震，眼震向左。舌咽神经：舌后1/3味觉、咽部感觉正常，悬雍垂居中，无吞咽困难。迷走神经：无声嘶，声带活动正常。副神经：双侧耸肩有力对称。舌下神经：伸舌舌尖无偏斜。闭目直立试验(-)，加强试验向右偏。轮替试验、指鼻试验正常。

【辅助检查】

问题1 为进一步明确诊断，此时最需要进行何种检查？

思路 结合病史及专科检查，桥小脑角病变的可能性大大增加，此时，影像学检查是最有效的诊断方法。内听道及桥小脑角增强MRI为诊断金标准，肿瘤外观呈“冰激凌征”，特征为T_1加权像呈低信号或等信号，T_2加权像呈不均匀高信号，增强后呈不均匀强化。而颞骨CT对骨性结构的显示比MRI清楚，故对手术方案的制订具有重要指导意义，其特征为桥小脑角区域等密度或低密度团块，瘤体内一般无钙化，形态大多为圆形、椭圆形，少数形态不规则，骨窗可显示内听道正常或不对称性扩大，增强后肿瘤实体部分明显强化，而囊性部分无明显强化。

问题2 以诊治为目的，还需进行哪些辅助检查？

思路

(1)听神经瘤的治疗策略包括随访观察、手术切除以及立体定向放射治疗等。因肿瘤涉及颅内，术后短期可能出现相应的神经功能障碍影响生活质量。因此术前对于脑神经功能的评估非常必要，听力学检查(纯音测听、言语测听、听觉诱发电位、耳声发射)、前庭功能检查(眼震电图、平衡试验)、其他脑神经检查(面肌电图、电子喉镜)必不可少。可以了解患者目前病情，对治疗方案进行选择，并预估术后相关神经功能损伤的风险及程度。

(2)因听神经瘤手术为颅脑手术，术前常规检查需充分完善，排除手术禁忌证，如血常规、凝血、肝肾功能、血糖、胸片、心电图，必要时根据患者的身体状况行超声心动图、肺功能等检查。

辅助检查结果 纯音听阈测定：左耳平均气导100dB HL，骨导>70dB HL，右耳气骨导均为15dB HL。言语能力评定：左耳最大言语识别率30%，言语识别阈未测得。声导抗：双耳A型。耳声发射检查(自发性)：右耳引出，左耳未引出。脑干听觉诱发电位：右耳Ⅰ波、Ⅲ波、Ⅴ波分化可，Ⅴ波潜伏期延长，Ⅰ~Ⅴ波间期明显延长，左耳各波均未见明显分化。前庭功能：存在向左自发性眼震，4°/s。凝视试验见Brun眼震。变温试验均为左向眼震。电子喉镜检查：悬雍垂居中无偏斜，双侧声带活动正常，吞咽功能正常，舌咽神经、迷走神经无麻痹。耳内镜检查：双耳耳道、鼓膜未见异常。MRI：左侧内听道增宽，肿瘤累及内听道底及全程，向左侧桥小脑角区扩展，呈冰激凌征，T_1加权像等低信号、T_2加权像混杂高信号影，T_1钆增强后明显强化，桥小脑角最大径为45mm，边界尚清，脑干受压向右偏斜(图13-12A~C)。CT：左侧内听道增宽、内口扩大。双侧乳突小房气化程度佳，外耳道通畅，听小骨形态正常，中耳鼓室内未见明显异常密度影(图13-12D)。

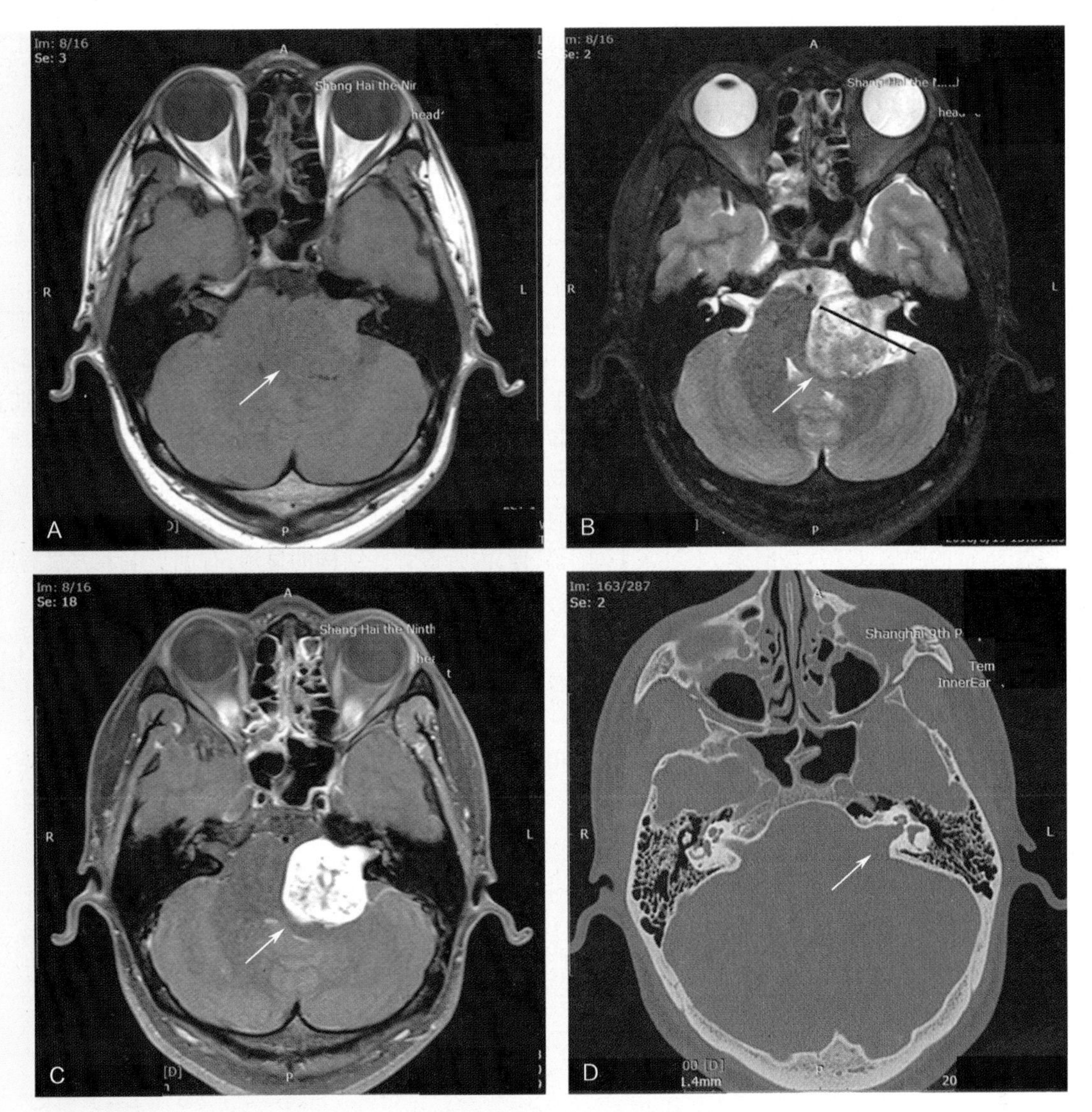

图 13-12　听神经瘤影像学检查

图 A~C 显示内听道及桥小脑角 MRI 增强(轴位),可见左侧内听道、桥小脑角区肿块(白色箭头),桥小脑区最大径达 45mm。呈 T_1 加权像等低(A)、T_2 加权像混杂高信号影(B),增强后明显强化(C)。图 D 显示颞骨 CT(轴位),可见左侧内听道扩大,骨质呈膨胀性改变。外耳、中耳、内耳结构未见明显异常。CT、MRI 同时显示双侧前后组筛窦黏膜增厚软组织密度影。

【病情分析】

问题 1　患者脑神经功能受累程度如何,对诊治方案有何提示?

思路　根据患者体检及辅助检查结果,患者左侧听神经功能受损,出现重度感音神经性听力下降及前庭功能减弱,面神经功能正常,后组脑神经功能正常。在这种情况下,面神经功能的保存为诊治策略中必须重点考虑的问题。因患者肿瘤大,已压迫脑干,手术摘除是最佳的治疗选择。患者已无实用听力(D 级),故手术径路可选择不考虑保留听力的径路。

知识点

听力分级标准

我国主要采用 AAO-HNS 听力分级标准(1995 年,美国耳鼻咽喉头颈外科学会):

A 级(听力良好):纯音听阈≤ 30dB HL,言语分辨率≥ 70%。

B 级(实用听力):纯音听阈≤ 50dB HL,言语分辨率≥ 50%。

C 级(可测听力):纯音听阈 >50dB HL,言语分辨率≥ 50%。

D 级(无可测听力):言语分辨率 <50%。

注:纯音听阈取 500Hz、1 000Hz、2 000Hz、3 000Hz 或 4 000Hz 平均值。术后听力保留率以听力水平 C 级以上(含)为统计率,术后听力良好率为听力水平 B 级以上(含)为统计率。

问题 2 如何在影像学上判断听神经瘤?

思路 MRI 是目前诊断听神经瘤最敏感、最有效的方法,使用增强 MRI 已能发现小至 3mm 的内听道内肿瘤。听神经瘤 MRI 的典型表现为:①肿瘤在 T_1 加权像显示为略低信号或等信号,T_2 加权像上为高信号,当肿瘤内有囊变时在 T_1 加权像上为更低信号,T_2 加权像上信号更高;②肿瘤呈类圆型或半月型,以内听道为中心,与岩骨背面成锐角,紧贴内听道处可见肿瘤呈漏斗状伸出,尖端指向内听道底(冰激凌征);③注射 GD-DTPA 后肿瘤呈均匀、不均匀或环状强化,视肿瘤内部实质成分与囊性成分的比例及分布而异。CT 检查在诊断上的意义不如 MRI 大,大的听神经瘤常可导致内听道膨胀性扩大而被发现,而对内听道内或进入桥小脑角不超过 5mm 的肿瘤,CT 常易漏诊。不过,CT 对于颞骨、内听道骨性结构的显示,有助于手术方式的选择。

【诊断】

问题 1 本病例的初步诊断及诊断依据是什么?

思路 根据患者的听力下降、耳鸣病史,纯音听阈检查提示感音神经性听力损失,内听道 MRI 发现内听道桥小脑角肿块,左侧听神经瘤的诊断比较明确。

问题 2 本病属于哪一期听神经瘤?听力分级如何?

思路 结合影像学特点和听力分级,本病应属于左侧听神经瘤(Ⅳ期)伴左耳感音神经性听力下降(D 级)。

知识点

听神经瘤的分期(2014 年,中华医学会耳鼻咽喉头颈外科学分会)

1. Ⅰ期(管内) 肿瘤仅局限于内听道(IAC)内。
2. Ⅱ期(小) 肿瘤进入桥小脑角(CPA),但不触及脑干,CPA 处肿瘤最大直径≤ 15mm。
3. Ⅲ期(中) 肿瘤触及脑干,CPA 处肿瘤最大直径 16~30mm。
4. Ⅳ期(大) 肿瘤明显压迫脑干和小脑,CPA 处肿瘤最大直径 31~40mm。
5. Ⅴ期(巨大) 肿瘤明显压迫脑干并使之从中线移位,CPA 处肿瘤最大直径 >40mm。

【鉴别诊断】

问题 除听神经瘤外,本病例还应与哪些疾病进行鉴别?

思路

(1)桥小脑角脑膜瘤:脑膜瘤多附着岩下窦、乙状窦部位硬脑膜,听力损害较轻,前庭功能损害不明显,内听道一般不扩大,MRI 增强呈均匀变化。

(2)面神经瘤:面神经瘤临床表现多样,发展慢,因此常易忽视或误诊。早期主要症状有面部肌肉痉挛、面瘫等,其听力症状出现一般较晚。原发在内听道内的面神经瘤,仅凭影像学检查易和听神经瘤相混淆。特征性的面神经瘤可在面神经上呈跳跃式分布,可见到面神经通路上的多节段肿瘤。

【治疗方案】

问题 1 患者下一步应当如何处理?

思路 患者听神经瘤的诊断较明确,且肿瘤已达Ⅲ期,应收入病房,进一步行术前检查,制订和实施手术治疗方案。

问题 2 手术治疗的原则和目的是什么?

思路 听神经瘤手术的首要目标是安全地全切除肿瘤,并尽量保证面神经功能的完整(因为与术后生活质量密切相关),以及无严重神经系统后遗症,如术后昏迷、偏瘫、延髓性麻痹等。此外,对有实用听力的患者要争取保存听力。

知识点

单发性听神经瘤的处理策略

1. 随访观察 主要针对Ⅰ~Ⅱ期听神经瘤，若随访过程大小稳定，则继续随访，反之需进行干预治疗。观察的第一年需每半年进行1次MRI检查，以后可改为每年1次。

2. 手术切除 主要适用于以下三种情况：①Ⅲ期以上肿瘤（但在以下情况时可采取其他处理策略：一是70岁以上老年患者，肿瘤症状耐受，可采取随访观察；二是患者全身情况差，无法手术者）；②Ⅰ~Ⅱ期听神经瘤（满足以下条件：听力良好，未侵犯内听道底，术后有听力保留可能，或伴难治性眩晕和平衡失调）；③囊性听神经瘤。

3. 立体定向放射治疗 适用于70岁以上、全身条件差、无手术适应证的Ⅲ期以下肿瘤患者。

问题3 手术方式的选择？

思路 听神经瘤手术方式的选择主要考虑两个问题 实用听力程度及肿瘤在内听道内的位置。针对该患者肿瘤较大，无实用听力，经扩大迷路径路是最佳的选择。同时，因径路所致局部颅骨及脑膜缺损，应取自体或人工材料填塞术腔，常见的有腹部脂肪等。

因此，该患者选择"经扩大迷路径路左侧听神经瘤摘除术＋腹部取脂术"。

知识点

耳鼻咽喉头颈外科的听神经瘤手术径路

听神经瘤的手术径路主要有迷路径路或扩大迷路径路、耳囊径路、乙状窦后径路、颅中窝径路。各种径路的选择主要根据肿瘤大小、术前听力情况、患者年龄及一般状况等。听神经瘤术中可应用面、听神经监护，以达到神经损伤预警的作用。

迷路径路或扩大迷路径路：以骨性外耳道后壁和面神经垂直段为前界，颅中窝底硬脑膜为上界，乙状窦为后界，颈静脉球为下界，切除乳突及部分迷路，进入内听道和桥小脑角，是从颅外到达桥小脑角的最短径路，无须牵拉小脑，易于在内听道底定位面神经，适用于任意大小肿瘤而不考虑保存听力者。

耳囊径路：是迷路径路向前的扩展，切除范围除迷路径路的范围外，还包括外耳道、鼓室内容物及耳蜗，面神经以骨桥形式保留在原位，能充分暴露岩尖及桥小脑角前部，适用于Ⅳ期以上肿瘤，不考虑保留听力，或肿瘤累及耳蜗、岩尖及向桥小脑角前方扩展较多者。

乙状窦后径路：经乙状窦后缘、横窦下缘进入桥小脑角，是可能保留听力的径路。该径路在切除侵犯内听道外侧1/3的肿瘤时，可在双镜联合（显微镜及内镜）辅助下完成。术中需牵拉小脑和磨除内听道后唇，容易损伤后半规管及蜗神经和耳蜗的血供，导致听觉功能的丧失。该径路适用于Ⅰ~Ⅱ期肿瘤，听力A级或B级，内听道底未受累，考虑保留听力者；或任意大小肿瘤而不考虑保留听力者。

颅中窝径路：于颞骨鳞部开骨窗，经颅中窝底、内听道上壁进入内听道，可暴露整个内听道及部分桥小脑角，是可能保留听力的径路。该径路优点是从正上方暴露内听道中间部分，减少内耳的损伤，避免对脑干的挤压。缺点是术野小，解剖标志不易识别，定位内听道较乙状窦后入路困难，所以术中损伤面神经的概率相对较高。该径路适用于Ⅰ~Ⅱ期肿瘤，听力A或B级者。

问题4 术前交代的主要内容有什么？

思路

（1）首先，要向患者及其家属介绍病情，强调手术必要性和手术的目的：听神经瘤是颅内良性肿瘤，但会增大压迫邻近脑神经、脑干等导致相应的脑神经受损，甚至严重的功能障碍，因此手术的首要目的是全切肿瘤。

（2）其次，要向患者简要介绍术者、手术方案、大致时间。

（3）交代术中及手术后可能出现的各种并发症、表现及处理，包括眩晕、听力丧失、耳鸣、面瘫、出血（乙状窦、岩上窦损伤）、脑脊液漏的可能。

（4）介绍术后恢复过程，强调术后可能会出现一过性的各种不适，术后换药和康复时间可能比较长，使患者有正确的心理预期。

手术经过 左侧耳后C形切口，分两层翻起皮瓣及肌骨膜瓣，将乳突充分轮廓化，将乙状窦后方硬脑膜暴露，乙状窦表面保留岛状骨片，并使乙状窦能向后轻压。开放鼓窦，暴露砧骨短脚，定位面神经垂直段，将三个半规管逐步切除，在前庭深部逐步磨开内听道并将内听道呈270°显露。将内听道口与乙状窦之间的骨质全部去除，暴露桥小脑角硬脑膜，将乳突天盖、颅中窝底的骨质全部去除后暴露此处硬脑膜，并将窦脑膜角骨质全部去除。颈静脉球无高位，将桥小脑角硬脑膜呈“一”字剪开，并在内听道口处折向内听道，释放脑脊液。内听道明显扩大，显露内听道及桥小脑角的肿瘤，将肿瘤与周围血管及蛛网膜略加分离后，将肿瘤部分囊内切除减容。寻找并保护面神经脑干段，将肿瘤后部由脑干表面翻起，见肿瘤与脑干部分粘连。切除大部肿瘤后，在内听道底部定位面神经，将肿瘤由内听道处分离切除。面神经自内听道上方直下走行至脑干，分离保护面神经后，将肿瘤全切除并送病理。彻底止血并冲洗术腔，骨蜡封闭前庭深面及鼓窦入口。将腹部脂肪裁剪成条索状，逐条填塞入脑膜缺损处，并充填整个术腔。将耳后肌骨膜瓣复位后拉拢缝合，皮瓣复位后分两层缝合。术后病理提示神经鞘膜瘤。术后患者带管入ICU。

【病情观察】

问题 术后应注意患者哪些情况？

思路 侧颅底术后，需密切观察患者生命体征、意识状态，术毕可先带管到重症监护室过渡1d，通过轻微镇静避免患者因术后烦躁引起颅内出血，但镇静期间要密切注意患者瞳孔变化，待病情稳定后拔管回普通病房，此时要观察是否有脑脊液漏、头痛、面瘫、眩晕等症状；术后前3d要求患者严格卧床、制动，并用甘露醇等药物降颅压，同时叮嘱禁用力排便，合理应用开塞露等药物，防止脑脊液漏；若有面瘫、闭眼露白应注意角膜的保护，叮嘱滴眼液、眼膏的应用；局部应注意耳后、腹部敷料渗出情况，切口愈合情况。颅内手术患者还应注意患者术后体温变化，防止颅内感染等并发症。

【出院随访】

问题 听神经瘤术后何时可以出院？出院后应注意什么？

思路 患者于术后每隔2~3d更换头部敷料、绷带，加压包扎至少6d，若伤口愈合良好，则术后10d可拆线。若病情稳定，切口愈合好，可以观察2d后出院。术后半年或1年复查MRI。如有面瘫，注意眼部护理；如有眩晕、饮水呛咳等要注意相关功能的康复。

小 结

听神经瘤习题

听神经瘤是耳神经外科的常见病，对于单侧或非对称性听力下降、耳鸣、眩晕为主诉的患者，应及时排除该病。首先行听力学和前庭功能检查，内听道及桥小脑角增强MRI是诊断金标准，颞骨薄层CT对手术有指导意义。术前应良好评估患者的脑神经功能。该病治疗策略要考虑到患者术后的生活质量，有手术切除、立体定向放射治疗、观察随访等选择。主要手术径路有迷路径路或扩大迷路径路、耳囊径路、颅中窝径路、乙状窦后径路等。

（吴 皓）

第十四章　鼻及鼻窦外伤

第一节　鼻骨骨折

疾病概要

突出于面部中央的外鼻，易受到直接的撞击致使鼻骨发生骨折，常合并鼻中隔软骨脱位或骨折，并可伴有鼻腔黏膜撕裂，严重者可同时致鼻窦、眼眶、颅底发生骨折及颌面复合性骨折。

【主诉】

患者，男，36岁。因“骑摩托车侧翻后，面部受到撞击，面部肿胀、疼痛，鼻腔间断出血水，左眼肿胀明显5h”就诊。

【印象诊断】

问题　根据主诉，最有可能的诊断是什么？

思路　因鼻部突出于面部中央且支撑较弱，最易受外伤累及。如果外界作用力强且范围大，可同时致面部其他结构骨折。此病例首先考虑车祸撞击后，直接强的作用力导致鼻面部外伤、鼻出血，同时应考虑是否合并鼻骨骨折、鼻窦骨折、鼻颅面部复合性骨折及脑脊液鼻漏的可能。

知识点

1. 直接暴力及创伤如运动、交通事故等是导致鼻外伤鼻骨骨折的常见原因。
2. 外鼻支架是由骨和软骨构成，支撑力较弱。
3. 骨性支架主要由左右对称的鼻骨、上颌骨额突、额骨的鼻突组成，其突出于面部正中，受外力作用后易发生骨折。
4. 软骨支架主要由两侧鼻外侧软骨、鼻中隔软骨、大翼软骨、鼻副软骨组成。由于骨性支架与软骨支架联系紧密，外力作用后可致鼻中隔软骨脱位、血肿。构成鼻中隔骨性支架的筛骨垂直板、犁骨、上颌骨腭突外伤后亦可发生骨折。
5. 鼻窦位于外鼻周围的颅骨内，额窦、筛窦、上颌窦位置表浅，可因外力作用发生单个或多个鼻窦骨折，常同时并发眼眶、颅底、颧弓或脑组织的损伤。

【问诊】

问题　根据主诉，问诊需要注意哪些要点？

思路　车祸致面部碰撞是鼻外伤的直接原因。

问诊要点应包括：

(1) 颅面部外伤的时间及外力作用的方向。

(2) 鼻腔通气、嗅觉、眼球运动及视力情况。

(3) 鼻腔出血的时间，量的多少，是否流清水或带血的清水？与体位或活动有无关系？

(4)伴发的症状或有意义的阴性症状:肢体及躯体的活动情况,是否有头痛、恶心、呕吐、头晕等症状,是否有胸腹疼痛等其他并发症的可能。

(5)既往是否有头颅及鼻部的外伤史,鼻腔是否通气等?

(6)是否存在其他部位的严重损伤,如颅内、胸腔、腹腔、脊柱等损伤?

病史问诊 患者骑摩托车侧翻,面部受到撞击,面部肿胀青紫、疼痛,鼻腔间断出血水,约50ml左右,鼻腔通气差,左眼肿胀5h到医院就诊。患者意识清楚,步入病房,肢体运动正常,无恶心、呕吐、头晕及胸腹痛等表现。既往无头颅及鼻部外伤史。

【体格检查】

问题 为进一步明确诊断,查体需要注意哪些要点?

思路

1. 首先重点检查外鼻的形状 歪鼻或鞍鼻?外鼻及面部皮肤是否红肿、淤血?皮肤是否有挫裂伤。触诊时是否有骨擦音或捻发音?

2. 眼球 是否突出或内陷,眼周是否淤血及肿胀,溢泪,球结膜下出血,复视?视力下降及程度,皮下是否有气肿?瞳孔大小,对光反射等?眼球运动是否受限?

3. 鼻腔 鼻中隔是否偏曲,偏向哪一侧?是否影响鼻腔通气,鼻腔是否出血?出血的部位,是否有清亮的液体,来源于何处?

4. 面部 是否凹陷或高低不平?张口是否受限?

5. 颅脑、胸腹、脊柱及四肢的相关检查

专科检查 外鼻及其周围面部皮肤肿胀,淤血以左侧为主,左侧鼻翼处有一约1.5cm大小的裂口,表面附有血痂,鼻梁偏向右侧,触之有捻发音和骨擦音。左侧眼眶及眼睑水肿淤血,压痛明显。双瞳孔对光反射正常,视物正常,眼球运动正常。内镜检查:左侧总鼻道可见混有血的水样分泌物,充分收缩鼻腔黏膜后,中鼻甲与鼻中隔之间的鼻顶处可见有少许清亮液体搏动。鼻中隔明显偏向左侧,张口正常。颅脑、胸腹、脊柱及四肢的相关检查未见明显异常。

知识点

1. 受力范围 若外鼻侧面受力,可导致鼻骨骨折,常使伤侧鼻骨塌陷,对侧鼻骨隆起扭转,外鼻表现为歪鼻。若外鼻正面受力,则鼻梁塌陷,为鞍鼻,数小时后软组织肿胀,可掩盖外鼻畸形。

2. 骨折分类

(1)额窦骨折:额窦位置表浅,易受直接暴力作用发生骨折。根据骨折的位置分为:前壁骨折、后壁骨折、底壁骨折(鼻额管骨折)和完全性骨折。根据骨折类型分为:线性骨折、凹陷性骨折、粉碎性骨折。临床表现为鼻出血,额部凹陷,眼球下移。后壁骨折和完全性骨折可伴脑膜撕裂,颅内出血,气脑,脑脊液鼻漏,颅内感染等。

(2)筛窦骨折:筛窦顶壁为前颅底,有筛前动脉穿行,外侧壁为眶纸板,骨折易导致严重出血,眶内血肿,眶尖综合征,眼球移位,视力障碍,脑脊液鼻漏,失嗅。临床以鼻额眶筛复合性骨折多见。

(3)上颌骨骨折:上颌骨骨折常合并颧骨、腭骨骨折或合并鼻骨骨折的复合型骨折,称之为面中部骨折,亦称为Le Fort骨折,分四型:Le Fort Ⅰ型骨折是一种低位的上颌骨-腭骨骨折,Le Fort Ⅱ型骨折又称锥形骨折,Le Fort Ⅲ型骨折是颅面分离骨折,Le Fort Ⅳ型骨折是Ⅱ或Ⅲ型合并颅底骨折。上颌窦骨折常为上颌骨骨折的一部分,骨折类型多见上颌窦前壁凹陷。可伴发颧弓骨折。临床表现为面部受力点肿胀、淤血、畸形、压痛。如合并颧骨骨折,可出现张口受限等症。如上颌骨顶壁骨折可合并眼球内陷、复视、视力障碍等表现。

(4)蝶窦骨折:少见,多为颅底骨折的一部分。复合性骨折累及视神经管、颈内动脉及颅底等。临床表现为视力减退、失明、Marcus-Gunn瞳孔征、大出血、假性动脉瘤、脑脊液鼻漏等。

(5) 击出性骨折：外力作用于眼球部，致眶内压力急骤增加，可使眶内壁及眶下壁发生爆裂性骨折。眶内容物（脂肪、肌肉）和骨折片陷入筛窦和 / 或上颌窦内。临床常见眼睑皮下肿胀、淤血、眶内气肿、复视、眼球运动受限、眼球下陷、视力下降或失明、眶下皮肤感觉麻木、鼻出血等。

(6) 击入性骨折：来自于眼眶外侧壁的暴力作用，致使眶外侧壁骨折，可累及颧弓、上颌骨及眶下壁，眶下旋转入眶内。临床表现：受伤的眼睑、颧部及面部软组织肿胀，眶周皮下淤血。由于眶腔变小，致使眼球突出，导致外眦向外下方移位，但是视力、瞳孔对光反射及眼球运动均正常，咀嚼及张口不受限。局部压痛明显。

【辅助检查】

问题 1　为进一步明确骨折的部位及并发症，需要进行何种检查？

思路　为进一步确定骨折的部位、类型及是否为复合性骨折，需要做影像学检查。如 X 线鼻骨侧位片、鼻窦 X 线。此外，高分辨率 CT 扫描及三维成像可清晰地显示骨折的部位及类型、颅底的情况，以及眶内、颧弓、视神经管是否合并骨折及眶内容物的状况。如合并颅脑损伤的症状，需行 MRI 检查。

问题 2　怀疑脑脊液鼻漏，还需要进行何种辅助检查？

思路

(1) 收集鼻腔流出的血性的液体，行葡萄糖定量分析检查，判定是否有颅底骨折合并脑脊液鼻漏。

知识点

脑脊液鼻漏

脑脊液经先天性或外伤破裂或缺损的颅底通道流入鼻腔、鼻窦或鼻咽部，称为脑脊液鼻漏。鼻腔流出的清亮或血性液体，行葡萄糖定量分析，其含量 >1.7mmol/L (30mg/dl) 即可确诊，但应排除血液污染。

(2) 漏孔定位：鼻内镜检查压迫同侧颈内静脉，观察和 / 或椎管内注射荧光染料，高分辨率 CT 或 MRI 脑池造影，均可用于脑脊液鼻漏的漏孔的定位。

辅助检查结果　CT 扫描示（图 14-1、图 14-2）：左侧鼻骨骨折，左侧眶纸板骨折断裂，少部分眶内容物内移至右侧筛窦，左侧筛窦骨质不连续，左侧筛窦内有液体。鼻腔血性液体行葡萄糖定量分析 >1.7mmol/L。

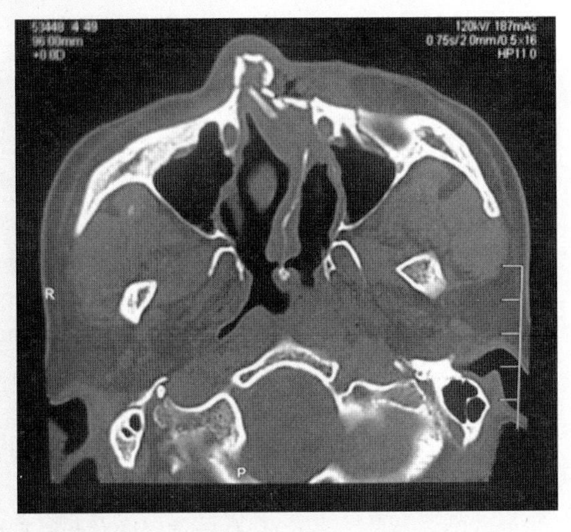

图 14-1　鼻腔 CT 轴位，显示鼻骨骨折

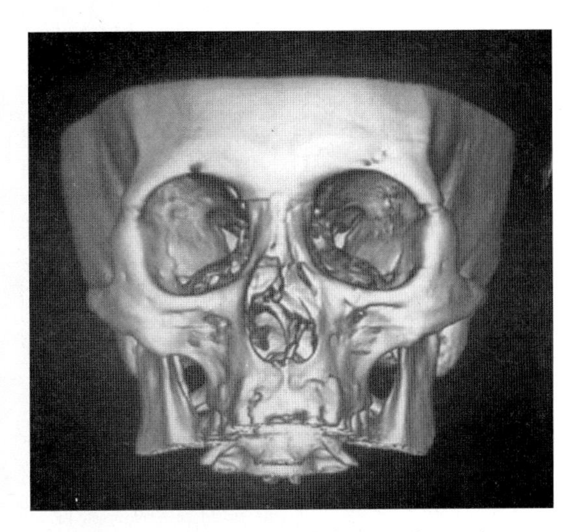

图 14-2　鼻 CT 三维成像，显示鼻骨骨折

【病情分析】

问题 1　患者外伤后 5h,面部肿胀,触之有捻发音和骨擦音,对诊断有何提示?

思路　颅面部外伤 5h,面部软组织发生明显肿胀,掩盖外鼻的畸形情况,触有骨擦音,提示合并鼻骨骨折。触有捻发音,提示皮肤下有积气,皮肤黏膜有裂伤。

问题 2　CT 扫描提示左眶纸板骨折,此时应该注意什么问题?

思路　应仔细检查眼球运动、眼底、视力、对光反射情况。了解是否有眼内直肌及视神经的损伤,眼球是否凹陷。

问题 3　颅面外伤后,如果出现眼睑肿胀、视力下降、复视、球结膜出血,需要注意什么问题?

思路　行对光反射检查,是否有 Marcus-Gunn 瞳孔征。如阳性,可考虑视神经管骨折,仔细阅读高分辨 CT 明确视神经管骨折处,为手术做好准备。此患者通过检查排除相关损伤。

【诊断】

问题　本病的初步诊断及其诊断依据是什么?

思路

(1)颅面部外伤史。

(2)鼻出血伴液体。

(3)左鼻翼外伤伤口。

(4)左眶及眼睑及外鼻肿胀,皮下淤血,复视。

(5)内镜检查鼻顶可见血性液体,葡萄糖定量分析 >1.7mmol/L,鼻中隔偏左。

(6)眼球运动正常,瞳孔对光反射正常,Marcus-Gunn 瞳孔征阴性。

(7)CT 扫描提示:筛顶骨折,眶纸板骨折,鼻骨骨折,鼻中隔偏曲。

因此初步判断:鼻外伤,鼻骨骨折,左前颅底(筛顶)骨折合并脑脊液鼻漏。

【治疗方案】

问题　患者下一步应当如何治疗?

思路

(1)患者外鼻皮肤有伤口,首先需清创缝合,注射破伤风抗毒素,抗生素预防感染,观察生命体征,对症治疗,1 周后拆线。

(2)外鼻伤后面部及鼻部肿胀,24~48h 可冷敷,48h 后热敷。

(3)恢复鼻腔通气,矫正外鼻畸形。如患者外伤后颅面部肿胀明显,掩盖了鼻部畸形,为不影响复位效果,嘱患者肿胀消退后,外伤 14d 内复位效果为佳。

知识点

(1)单纯鼻骨骨折无错位者,无须复位。

(2)骨折伴畸形者在 2~3h,局部软组织无明显肿胀,即刻复位;若已明显肿胀,应待消肿后 10~14d 行复位术;超过 2 周,局部骨痂形成,复位不易。

(3)闭合式鼻骨骨折复位术:儿童及成人配合欠佳者全麻,多数成人可行局麻下手术。1% 麻黄碱和 1% 丁卡因棉片行鼻腔黏膜表面麻醉。特别注意:复位器械伸入鼻腔的长度不能超过两侧内眦连线,以免损伤筛顶。

1)双侧鼻骨骨折:将双叶鼻骨复位钳的两叶分别伸入鼻腔至骨折部下后方,轻轻向前上用力,抬起塌陷的骨折部位。

2)单侧鼻骨骨折:将单柄的复位器或剥离器等缠绕一层凡士林油砂布或紫草纱条后,轻轻放入骨折侧鼻腔,抬起骨折部位,另一只手在另一侧鼻外侧协助。

3)合并鼻中隔骨折,脱位偏曲:同步复位,先将双侧复位钳两叶置于鼻中隔偏曲处的下方,钳住鼻中隔垂直向上移动至正中后,再复位骨折的鼻骨。如程度较重,效果不佳者可行手术复位。

4)复位后鼻腔填塞:可填塞膨胀海绵、凡士林纱条、紫草纱条或碘仿纱条 48h 左右,起支撑和止血作用，抗生素预防感染。合并脑脊液鼻漏时禁止填塞。

5）合并鼻中隔脓肿和血肿：应尽早手术清除并引流。

6）复合性或开放性骨折及鼻骨骨折时间较长者：不适合鼻内复位，应在全麻下行开放性复位术。必要时与颌面外科多学科合作手术。

（4）患者合并脑脊液鼻漏，嘱其取半卧位，限制水盐的摄入量，降低颅内压，避免用力。如防止咳嗽、便秘、喷嚏、擤鼻，禁止鼻腔用药，观察2~4周，多数可自愈。如无效或继发感染性脑膜炎者，需手术。

知识点

脑脊液鼻漏修补术分为鼻内法和鼻外法。

1. 鼻内修补法　鼻内镜下修补脑脊液鼻漏，适用于蝶筛顶及部分额窦的瘘孔修补，创伤小，预后佳。方法：全麻下，经内镜找到瘘孔，剥离并去除部分瘘孔周围的黏膜。根据瘘管的大小选择同侧鼻中隔带蒂的黏膜瓣、大腿阔筋膜、鼻甲黏膜、肌肉等，封闭瘘孔，碘仿纱条压迫两周。

2. 鼻外修补法及颅内修补法　内镜手术无法完成的瘘孔部位修补方法，创伤较大。

住院期间的诊断和治疗　患者入院诊断明确，行常规检查，血、尿、便常规，生化、血液、颅脑、胸腹、脊柱及四肢等相关检查，结果均未见明显异常。排除相关并发症，头高位卧床3d后，颅面部肿胀消退。外鼻畸形，左鼻背塌陷明显，鼻中隔左偏，眼球无明显内陷，血性清水样分泌物明显减少，鼻腔内碘伏消毒后，1%地卡因和1%麻黄碱收缩鼻腔黏膜及表面麻醉；应用双叶鼻骨复位钳先抬起复位鼻中隔后，再抬起左侧凹陷的鼻骨，纠正畸形后，少量出血自行停止，未做鼻腔填塞；鼻夹外固定，嘱患者勿触外鼻，继续半卧位卧床，勿使力，观察。

复位术重点：

（1）鼻骨复位器的两叶或柄伸入鼻腔时勿超过两侧内眦连线。

（2）先复位鼻中隔软骨，后复位鼻骨，并行外固定。

（3）因患者有脑脊液鼻漏，故不填塞鼻腔，密切观察。

（4）术后观察：复位后的鼻中隔软骨及鼻骨是否再次偏曲和塌陷。

术后情况　患者复位术后2d，病情稳定，体温正常，无出血，鼻中隔及鼻骨对位良好，鼻腔通气良好，脑脊液鼻漏明显减少，复视消失，视力正常，眼睑及颅面部软组织肿胀消退，可出院，回家半卧位，避免用力，定期随访。

出院后情况　出院2周后门诊随访。颅面部肿胀消退及淤血全部消退，鼻腔无清水样分泌物溢出已1周，鼻腔通气佳，患者对鼻骨复位效果满意，内镜检查，右鼻腔及鼻顶无清水样分泌物溢出。鼻中隔无明显偏曲，鼻腔黏膜及鼻甲正常，各鼻道通畅。双眼对称，无塌陷，视力正常，随访。

小　结

鼻外伤是鼻科常见的外伤性疾病，复合性外伤常合并鼻颅底及颅面骨（包括眼、鼻窦、颧弓等）多处骨折，伴发程度不等的鼻出血、颅底及颜面部并发症。影像学检查，特别是CT技术，有助于确定诊断。根据相关症状、体征及并发症进行及时的骨折复位和多学科治疗，十分重要。

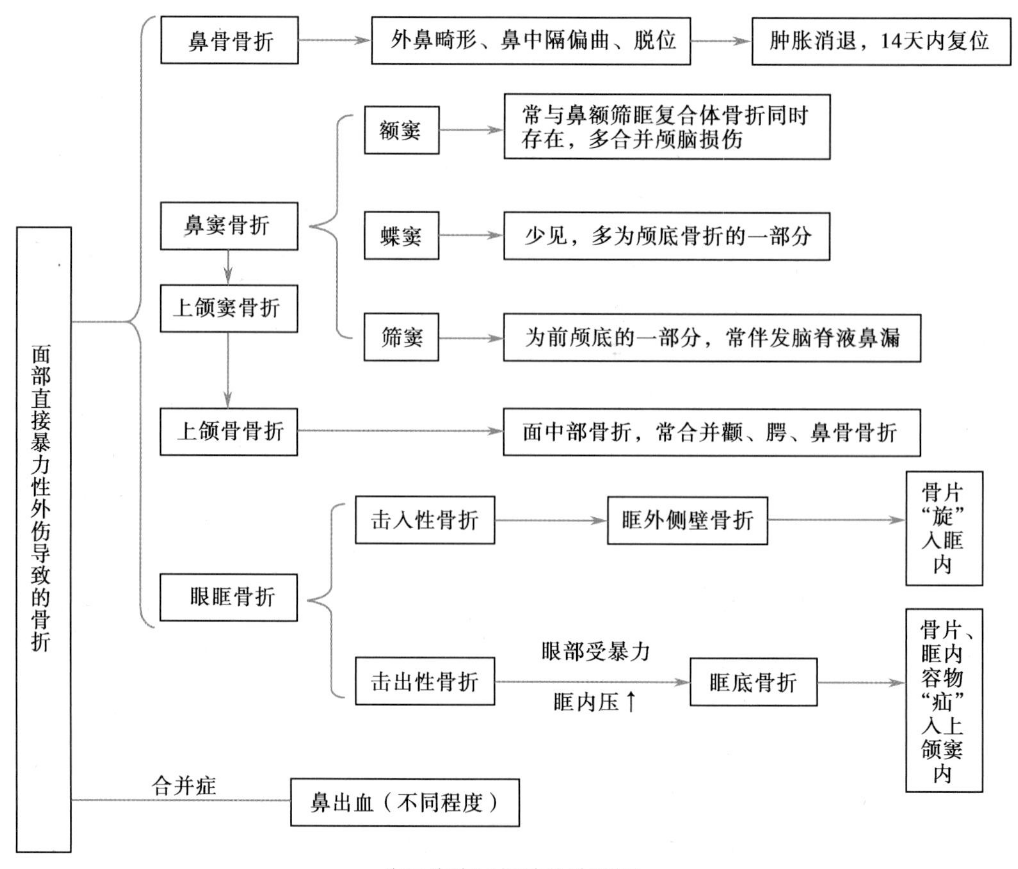

鼻及鼻窦骨折诊治流程图

（张 华）

第二节 鼻窦气压伤

疾病概要

鼻窦气压伤(sinus barotrauma)亦称航空性鼻窦炎。外界压力突然发生变化,鼻窦内压力与外界的压力形成明显压力差,引发鼻窦黏膜损伤,多见于飞行员和深潜员等。

【主诉】

患者,男,30岁。主因“游泳池高台跳水后左鼻少量出血,伴前额部胀痛2h”就诊,否认有颅面部碰撞史。

【印象诊断】

问题 根据主诉,该患者可能的诊断是什么?

思路 依据主诉首先考虑鼻窦气压伤、鼻出血。

知识点

鼻窦气压伤

鼻窦内外突然发生明显的压力差,且无法迅速平衡内外压力即可导致鼻窦内黏膜损伤。如黏膜水肿、渗出、出血、剥脱。多发生于额窦和上颌窦。临床表现为额部或面颊部不同程度疼痛或麻木、鼻塞和鼻出血。鼻腔鼻窦正常状况下较少发生,机体可自行调节压力。

【问诊】

问题　问诊时需要注意哪些要点?

思路

1. 鼻腔鼻窦存在结构异常或某些疾病　此时可致窦口狭窄堵塞。当外界压力骤变,鼻窦内外压力平衡发生障碍,窦内形成相对负压,引发窦内黏膜损害,因此要针对性询问相关疾病。

2. 问诊要点

(1)既往鼻腔通气情况。

(2)是否患急性及慢性鼻炎、鼻窦炎、鼻息肉?

(3)是否患有变应性鼻炎等鼻腔疾患?

病史问诊　患者患有“常年性变应性鼻炎”3年,间断鼻喷糖皮质激素1年余,平时左鼻通气较右鼻稍差,否认有其他疾病。

【体格检查】

问题　查体需注意的要点有哪些?

思路

(1)首先检查鼻腔通气状况,判断鼻中隔是否偏曲、各鼻甲的大小、鼻腔黏膜的颜色。

(2)内镜下检查嗅裂、中鼻道、下鼻道及总鼻道是否通畅,是否有异常分泌物。

(3)鼻咽部是否正常。

专科检查　外鼻无畸形,颅面部无红肿,无创伤。内镜检查:鼻中隔高位轻度左偏,左侧中鼻甲外移,左侧中鼻道较狭窄。两侧中鼻道及嗅裂未见新生物,鼻黏膜暗红色、肿胀,左侧中鼻道少量血性稀薄分泌物,余各鼻道未见明显异常。双侧中鼻甲、下鼻甲稍大,双下鼻甲靠近鼻中隔,表面略呈桑葚状。左眶内上角压痛明显,余鼻窦投影区无明显压痛。鼻咽部黏膜光滑且标志清。

【辅助检查】

问题　为进一步明确诊断,需进行何种检查?

思路　根据患者的症状及体征,特别是头痛较剧烈,建议行头颅鼻窦CT可清晰了解鼻窦情况,并排除其他疾患。

辅助检查结果　CT扫描提示:左侧额窦腔内密度增高明显,右侧额窦黏膜增厚,鼻中隔左偏,双下鼻甲肥大;余窦腔及颅内未见明显异常。

【诊断】

问题　该病例的初步诊断及诊断依据是什么?

思路　①患者有10m高台跳水的经历,在此之后出现鼻出血、剧烈头痛;②专科检查示左眼眶内上角及额部压痛明显,鼻中隔左偏,鼻腔黏膜充血肿胀,左侧中鼻道有血性分泌物。③CT扫描示左额窦高密度阴影,鼻中隔左偏,双下鼻甲肥大。既往有“常年性变应性鼻炎”。综上所述,有骤然压力差病史,典型体征和CT显示存在导致窦口狭窄的原因(鼻中隔偏曲和变应性鼻炎),推断初步诊断是鼻窦气压伤(额窦)、鼻中隔偏曲。

【治疗方案】

问题1　鼻窦气压伤的治疗原则是什么?

思路　治疗原则为减轻鼻腔及窦口黏膜水肿,平衡内外压力,促进液体吸收及排出,预防感染。如保守治疗无效,血肿不吸收及黏膜剥脱需手术治疗。

问题2　该患者的治疗方案是什么?

思路

(1)鼻用减充血剂5d,鼻喷糖皮质激素减轻黏膜充血水肿,通畅鼻窦引流。

(2)局部物理治疗如红外线超短波等,促进液体吸收。

(3)应用抗生素预防感染。

(4)口服抗组胺药,减轻变应性鼻炎症状。

(5) 如经上述治疗仍头痛明显,可行鼻窦负压置换法,平衡鼻窦内外压力。

(6) 如果窦内血肿不吸收或窦腔黏膜剥脱不恢复者可行窦口开放术,清理血肿及复位黏膜。

门诊及随访情况 患者经羟甲唑啉滴鼻剂滴鼻,3 次 /d,共 5d;鼻喷糖皮质激素 1 次 /d,共 2 周;理疗 1 次 /d,共 1 周;口服抗组胺药。5d 后来门诊随访,鼻阻塞情况明显好转,鼻腔无血性分泌物流出,但仍有明显的前额部疼痛。

专科检查 双侧鼻腔通气佳,鼻腔黏膜充血水肿较治疗前明显减轻,各鼻道未见异常分泌物。嘱患者除停用减充血剂外,继续用上述其他药物至少 2 周,并行鼻窦负压置换疗法,1 次 /d,共 5d。5d 后复诊,头疼症状明显好转,停用负压置换治疗,随访。

鼻窦气压伤的预防十分重要,患有鼻腔鼻窦疾患及急性上呼吸道感染和变应性鼻炎发作期不宜飞行或跳水、潜水。

小 结

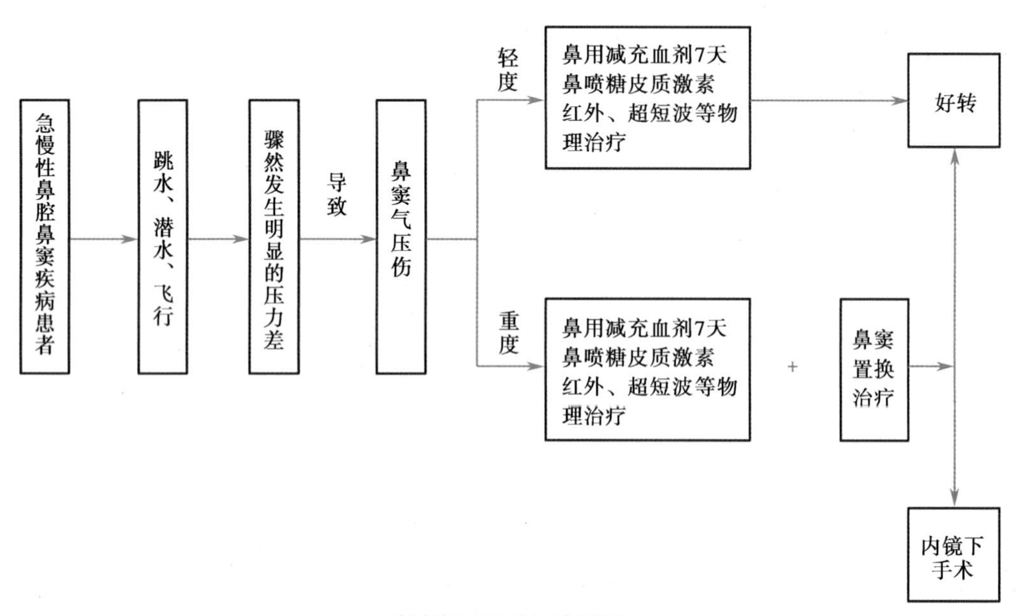

鼻窦气压伤诊治流程图

鼻及鼻窦外伤习题

(张 华)

第十五章　鼻及鼻窦炎性疾病

第一节　鼻前庭炎

疾病概要

鼻前庭炎(nasal vestibulitis)是鼻前庭皮肤的弥漫性炎症,分为急性和慢性两种。急性鼻前庭炎可引起剧烈疼痛;慢性鼻前庭炎主要表现为鼻前庭灼热、干痒、异物感及触痛。糖尿病患者易发。

【主诉】

患者,男,56岁。诉"反复鼻部疼痛2个月"就诊。

【问诊】

问题　根据患者主诉,在问诊中需要重点注意询问哪些情况?

思路

(1)患者病史较长,以鼻部疼痛为主要症状,应重点关注疼痛的部位、程度、性质、持续时间等。

(2)有无可能的诱因,如挖鼻、鼻腔异物、拔鼻毛等。

(3)是否有发热等全身伴随症状。

(4)既往全身病史,如糖尿病、免疫功能缺陷病史。

知识点

前鼻孔至鼻内孔部分鼻腔表面覆盖皮肤,有鼻毛生长,皮肤损伤可继发感染引起鼻前庭炎。常见病因有急、慢性鼻炎,鼻窦炎,变应性鼻炎,鼻腔异物或有害粉尘的刺激及挖鼻等。鼻前庭炎是外鼻较常见的炎症性疾病。

此病需与鼻前庭湿疹相鉴别:后者主要是以瘙痒症状为主,局部表现以渗出为主,可见小丘疹和水疱。

病史问诊　患者于2个月前无明显诱因自觉双侧鼻腔前部干痛,结痂较多,症状时好时坏。无畏寒发热,无鼻塞流涕。患者有拔鼻毛的习惯。既往史:2型糖尿病3年,口服降糖药控制血糖在正常水平,无其他系统性疾病,无鼻部手术及外伤史。

【体格检查】

问题　根据获得的病史,查体应注意哪些情况?

思路　患者主要症状表现为鼻腔前部干痛,查体应主要集中于局部疼痛部位,但也不能局限于鼻腔前部,外鼻、鼻腔内也应逐一仔细检查。

专科检查　外鼻无畸形,无触痛;双侧鼻前庭鼻毛稀少,干痂覆盖,触痛。鼻腔内镜检查未见异常。

知识点

鼻前庭炎的查体表现

1. 急性鼻前庭炎　鼻前庭及周围皮肤弥漫性充血、糜烂，表面可有痂皮。

2. 慢性鼻前庭炎　鼻前庭处鼻毛因脱落而变得稀少，局部皮肤可有红肿，增厚有痂皮形成，去除痂皮后可见皮肤糜烂、出血。

【诊断】

问题　根据病史及查体，最有可能的诊断是什么？

思路　患者病史较长，症状与体征表现为鼻前庭局部炎症，可诊断为慢性鼻前庭炎，但需与鼻前庭湿疹鉴别。

【治疗方案】

(1)局部热敷、理疗。

(2)保持鼻前庭局部清洁，戒除拔鼻毛、挖鼻等不良习惯。

(3)局部涂抹红霉素软膏。

知识点

鼻前庭炎的治疗

1. 局部治疗　急性期可给予湿热敷，外用抗生素软膏。慢性期可给予3%过氧化氢溶液清除脓液和痂皮，再涂抗生素软膏，局部加用红外线理疗。

2. 全身治疗　急性期严重者口服使用抗生素；慢性期可适量补充B族维生素。

3. 其他治疗　积极治疗原发病，保持局部清洁。糖尿病患者应控制血糖。

鼻前庭炎习题

(杨　弋)

第二节　鼻　疖

疾病概要

鼻疖(furuncle of nose)是鼻前庭、鼻尖或鼻翼皮肤的毛囊、皮脂腺或汗腺的急性局限性化脓性炎症，包括毛囊炎和皮脂腺炎。常见的临床症状有局部红、肿、热、痛等化脓性炎性表现，同时可伴有发热等全身症状。病情严重者可引起周围组织、眶内及颅内的感染，严重者或处理不当可危及生命。

【主诉】

患者，男，24岁。主因“鼻部搏动性疼痛4d”就诊。

【问诊】

问题　根据患者主诉，在问诊中需要重点注意询问哪些情况？

思路

(1)患者起病急，病程短，以“鼻部疼痛”为主要症状。

(2)重点在鼻部疼痛的部位、性质、程度等特点。

(3)伴随症状：畏寒、发热、恶心、呕吐、头痛等，若有类似症状，应详细了解症状的特点。

(4)是否有挖鼻、拔鼻毛等致外鼻皮肤受损的情况。

(5)是否合并糖尿病或其他导致免疫系统功能下降的疾病。

知识点

鼻疖早期表现为局部搏动性剧烈胀痛，病情发展可以有畏寒、发热、头痛及全身症状。并发海绵窦血栓性静脉炎时，可有寒战、高热及剧烈头痛。

病史问诊　患者于4d前出现鼻尖部疼痛，初为局限、轻触痛；2d后疼痛加重，为搏动性，范围扩大为鼻腔前部，不伴有鼻塞、脓涕及鼻出血，无发热及头痛等症状。患者有拔鼻毛和挖鼻习惯。无糖尿病及高血压病史。

【体格检查】

问题　根据获得的病史，查体应注意哪些情况？

思路

(1)根据病史中疼痛的部位及性质应重点检查外鼻及鼻前庭，观察表面皮肤是否有红、肿、热、痛表现，是否有局部感染的表现。

(2)“面部危险三角区”是否有异常表现。

(3)患侧眶有无异常表现，如：眼睑及结膜水肿，眼球突出、运动受限，视力有无影响等。

(4)同时不能忽略检查鼻腔及各鼻道是否有脓性分泌物和新生物。

专科检查　外鼻无畸形，皮肤正常；左侧鼻前庭底有局限性隆起，周围皮肤充血，顶部未见化脓点，鼻尖及左侧鼻翼部触痛。上唇无红肿；眼球运动、视力正常，球结膜无水肿；鼻内镜下见鼻中隔正；双中、下鼻甲无肥大；双侧各鼻道及嗅裂光滑、无脓，未见新生物(图15-1)。

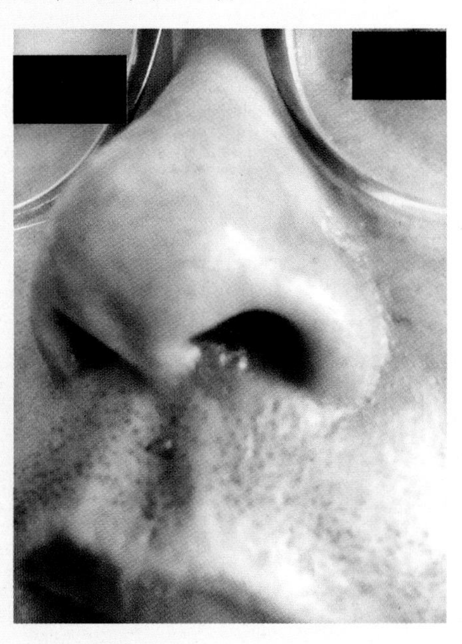

图15-1　鼻前庭疖

知识点

鼻疖可发生在鼻尖、鼻前庭，表现为鼻尖部或一侧前鼻孔红肿，可有局限性隆起，炎症进展局部可有化脓点。1 周左右脓肿破溃而自愈。可以伴有颌下及颏下淋巴结肿大。若因为挤压等原因，可致炎症扩散，引起周围蜂窝织炎，表现为上唇及面颊部软组织充血肿胀。

鼻面部危险三角区是指自两侧口角至鼻根部连线所形成的三角形区域，此处面静脉无瓣膜，血液可逆向流动。挤压疖肿，感染可经面静脉、内眦静脉及眼上、下静脉直达海绵窦，引起海绵窦血栓性静脉炎，出现眼睑及结膜水肿，眼球突出或运动受限，视神经乳头水肿等。

【诊断】

问题　根据病史及查体，最有可能的诊断是什么？除了诊断，还应关注些什么？

思路　患者起病急、病程短，临床表现及鼻前庭局部查体发现，考虑诊断鼻疖。诊断鼻疖的同时应注意是否有眶及颅内并发症的情况。

【治疗方案】

(1) 给予敏感抗生素，感染严重可以静脉给药。

(2) 患处保持清洁，可给予碘伏消毒，局部使用 10% 鱼石脂软膏或各种抗生素软膏。

(3) 嘱不要挤压患处。

(4) 如症状无减轻，随时就诊。

知识点

鼻疖的治疗原则是控制感染，预防并发症。

1. 全身治疗　合理应用敏感抗生素。疼痛剧烈者，可给予止痛药物。如有糖尿病，则要积极控制血糖。

2. 局部治疗　初期可用 1% 氧化氨基汞软膏、10% 鱼石脂软膏或抗生素软膏涂抹，局部消毒清洁，热敷或理疗；脓肿形成后，可在碘酒消毒后将脓点挑破，取出脓栓。

3. 疑有眶内或颅内并发症　应请相关科室会诊。

鼻疖习题

（杨　弋）

第三节　急、慢性鼻炎

一、急性鼻炎

疾病概要

急性鼻炎(acute rhinitis)即普通感冒，多由病毒感染引起，通常表现为上呼吸道的自限性疾病。也有许多急性传染病常以急性鼻炎的表现为其前驱症状。常见的临床症状为鼻干、鼻痒、喷嚏、流涕、鼻塞、头痛、发热及周身不适等。治疗原则以抗病毒、对症支持治疗为主。

知识点

急性鼻炎通常为病毒感染所致，常见为鼻病毒、冠状病毒及流感病毒等，可以有传染性。病毒感染导致血管扩张和血管通透性增加；在胆碱能神经递质的刺激下，黏液腺分泌增加引起急性鼻炎的症状。

诊断的金标准是从细胞培养、抗原检测等方法中检测出病毒，但大部分病例通过症状即可确诊。

【主诉】

患者，女，35岁。主因“鼻塞，流涕4d”就诊。

【问诊】

问题　根据患者主诉，在问诊中需要注意哪些要点？

思路

(1) 患者起病急、病程短，应了解可能的诱因，如受凉、劳累过度等情况。

(2) 重点了解症状的性质、特点，如鼻塞是双侧还是单侧、持续性还是间歇性，涕的性状等。

(3) 伴随症状：是否伴有头痛、咽痛、耳闷、发热及周身不适等。

(4) 患病后的治疗情况。

知识点

急性鼻炎的临床表现

患病后症状通常持续7~10d。鼻塞、清涕、喷嚏和咳嗽为常见症状，多合并有咽喉疼痛。儿童多有发热。与变应性鼻炎不同，患者通常还会有头痛、乏力、肌肉酸痛及食欲不振等全身症状。部分患者在疾病后期可伴细菌感染，表现为黏脓涕、下呼吸道的感染。

病史问诊　患者于4d前自觉因受凉后出现双侧鼻塞，喷嚏。鼻塞持续进行性加重，流涕初为清涕后呈黏液性。自觉头昏沉、全身乏力，无畏寒发热，无咽痛，无咳嗽、咳痰。患病后服“氯雷他定”效不佳。既往无变应性鼻炎病史。

【体格检查】

问题　根据获得的病史，查体应注意哪些情况？

思路

(1) 患者起病急、病史短，以鼻部症状为主要表现，应重点检查鼻腔黏膜情况，以及分泌物的性状。

(2) 同时，应对耳及咽喉部进行检查。

(3) 可行血常规检查以了解是否伴有细菌感染情况。

专科检查　生命体征正常，外鼻无畸形，无触痛；鼻中隔偏向右侧；鼻腔黏膜充血、肿胀，总鼻道和鼻底可见黏液性分泌物，中鼻道光滑，无脓性分泌物。咽部黏膜稍充血；外耳道及鼓膜未见异常。

【诊断】

问题1　根据病史及查体，最有可能的诊断是什么？

思路　患者起病急，病史短，鼻部以鼻塞流涕为主要症状，查体发现黏膜充血肿胀，伴黏性分泌物，考虑诊断为急性鼻炎。

问题2　鉴别诊断有哪些？

思路

1. 变应性鼻炎 既往有反复发作的变应性鼻炎病史，主要为突发性鼻痒、喷嚏及清水样涕，全身症状轻或无。查体可见鼻腔黏膜苍白、水肿。

2. 急性传染病 麻疹、猩红热等急性传染病的前期表现与急性鼻炎前期表现相似，应注意鉴别。前者全身中毒症状较重，但鼻部症状相对较轻。

【治疗方案】

治疗原则为抗病毒、支持治疗，预防并发症。

1. 一般治疗 卧床休息，给予支持治疗，保持室内空气流通。

2. 口服抗病毒药物 如板蓝根等。针对流感病毒的抗病毒药物，如奥司他韦，在症状发作48h内服用，可使症状持续时间减少1~2d。

3. 鼻用减充血剂 鼻塞症状明显，可以考虑短期使用鼻用减充血剂，如盐酸羟甲唑啉等。用药不宜超过5d。

4. 鼻用激素 用以减充血、抗炎、抗水肿。

5. 抗组胺药 缓解喷嚏、流涕及鼻塞。

6. 解热镇痛药物 缓解全身酸痛、头痛、发热。

7. 早期不宜使用抗生素 若伴脓涕或黄痰，血象升高，可给予敏感抗生素治疗。

二、慢性鼻炎

疾病概要

慢性鼻炎（chronic rhinitis）是指鼻腔黏膜及黏膜下层的慢性炎症持续或反复发作，无明确致病微生物，并伴有鼻功能异常。可表现为鼻塞、前/后滴漏、嗅觉减退/消失、面部疼痛/肿胀感，以及鼻痒、喷嚏和清水样鼻涕等症状，查体可见鼻腔黏膜肿胀、鼻甲肥大、分泌物增多等。病因复杂，包括急性炎症迁延、解剖结构异常、鼻窦病变刺激、内分泌紊乱、长期应用减充血剂、全身营养状况不良等。

知识点

长期以来，国内多是从组织病理学角度，将鼻炎划分为急性鼻炎、慢性鼻炎、干燥性鼻炎、干酪性鼻炎、萎缩性鼻炎等，而慢性鼻炎又分为慢性单纯性鼻炎和慢性肥厚性鼻炎。

根据变应性鼻炎及其对哮喘的影响(allergic rhinitis and its impact on asthma，ARIA)，鼻炎是指以前/后鼻漏、喷嚏、鼻塞和/或鼻痒等鼻部症状为特点的鼻黏膜炎症，症状持续2d或以上，并且每日超过1h以上。ARIA指南(2008年版)中，将所有的鼻炎划分成变应性鼻炎和非变应性鼻炎两大类。非变应性鼻炎则被从病因学角度分为感染性鼻炎、职业性鼻炎、药物性鼻炎、内分泌性鼻炎、食物诱发性鼻炎、血管运动性鼻炎和嗜酸性粒细胞性鼻炎、萎缩性鼻炎、原因不明的特发性鼻炎等。

【主诉】

患者，男，28岁。主因“反复鼻塞10余年，加重1年”就诊。

【问诊】

问题 根据患者主诉，在问诊中需要注意哪些要点？

思路

(1)患者病史长，以鼻塞为主要症状，问诊应围绕这一主要症状。

(2)重点了解症状的性质、特点，如鼻塞是双侧还是单侧，持续性还是间歇性，涕的性状等。病史较长，还应了解加重与缓解因素，患病以来的治疗用药情况。

(3)主要的伴随症状,有无流涕、鼻腔出血、嗅觉情况、头痛、耳鸣、耳闷等。

(4)既往有无鼻部外伤史和手术史。

病史问诊　患者10余年前无明显诱因出现鼻塞,交替性,右侧为著。涕多,多为黏液性。患者自行使用"滴鼻净"等药物,用药后好转。此后鼻塞反复发作,近一年鼻塞加重,使用"滴鼻净"无效。无喷嚏、鼻痒、鼻干、鼻出血,无嗅觉减退,无耳鸣、耳闷等,自觉头昏伴记忆力减退。无鼻部外伤史和手术史。

【体格检查】

问题1　根据获得的病史,查体应注意哪些情况?

思路

(1)患者病程长,以鼻塞为主要症状,应注意是否有可以引起该症状的鼻部解剖学异常、炎症性病变及新生物。

(2)长期使用"滴鼻净"药物,应考虑药物副作用。

(3)检查外鼻是否存在畸形,注意前鼻孔是否有狭窄。鼻中隔是否有明显的偏曲。

(4)鼻腔黏膜是否充血肿胀,抑或增生肥厚,注意各鼻甲的状态。

(5)各鼻道有无分泌物及其性状等。

(6)鼻内镜下观察鼻腔内有无新生物,鼻咽部也是观察的重点之一。

(7)鼻腔检查中应使用减充血剂,不仅利于观察鼻腔上部及后部,还可比较鼻腔黏膜对减充血剂使用前后的反应。

问题2　还应进行哪些辅助检查?

思路

(1)若鼻内镜检查鼻腔内无新生物、无脓性分泌物不建议行鼻窦CT检查。

(2)可行鼻阻力测定和鼻声反射检查,客观评价患者鼻塞的严重程度和可能原因,结果可能与主观症状存在不一致。

专科检查　外鼻无畸形;鼻中隔居中,双侧下鼻甲黏膜增生肥厚,双侧鼻腔狭窄;麻黄素收缩鼻腔黏膜效果差。各鼻道光滑无脓,未见新生物;鼻咽部光滑。鼻阻力测定显示双侧鼻腔阻力增高,鼻声反射示最狭窄处位于下鼻甲头端。

【诊断】

问题1　根据病史及查体,最有可能的诊断是什么?

思路　患者病程长,长期使用"滴鼻净",鼻塞为主要症状,查体发现黏膜增生肥厚,减充血剂效果差,考虑诊断为慢性药物性鼻炎。

知识点

药物性鼻炎(rhinitis medicamentosa)指长期应用鼻减充血剂导致的药物诱导性鼻炎,常见症状为鼻塞。导致药物性鼻炎的药物包括:拟交感神经药物(苯丙胺、麻黄碱和去氧肾上腺素等)和咪唑啉药物(萘甲咪唑、羟甲唑啉和赛洛唑啉等),药物性鼻炎所引起的鼻部症状通常在连续应用鼻用减充血剂后缓慢出现,停药后鼻部症状持续出现。

问题2　鉴别诊断有哪些?

思路

1. 萎缩性鼻炎　以鼻腔黏膜萎缩为主要表现,病史较长,多与职业相关,常被归为慢性鼻炎。有鼻塞、鼻干痛、嗅觉减退等症状,鼻腔检查可见鼻甲黏膜萎缩,鼻腔宽大,多有结痂,有臭味。

2. 慢性单纯性鼻炎　鼻堵呈交替性、非持续性,鼻腔检查可见双侧下鼻甲肿胀,可与鼻中隔或鼻底黏膜接触,对减充血剂反应敏感。

【治疗方案】

(1)停用导致鼻炎的药物"滴鼻净"。

(2)鼻用糖皮质激素为主要治疗方法,逐渐减量。

(3)如果鼻用糖皮质激素疗效不佳,则可联合鼻用抗组胺药物。

(4)对于长期药物治疗无效或存在鼻腔结构异常的慢性鼻炎患者,可以考虑使用外科治疗。

知识点

慢性鼻炎的治疗原则为有明确致病因素者,应予以避免,并对因治疗;病因不明者,主要对症治疗。对于长期药物治疗无效或存在鼻腔结构异常的慢性鼻炎患者,可以考虑使用外科治疗,包括下鼻甲骨折外移、黏膜下骨质切除、黏膜下微型吸切钻切除和黏膜下射频消融等。下鼻甲部分切除术或烧灼术因对黏膜破坏过多,可能导致萎缩性鼻炎、鼻腔过度宽大,临床已基本不用。

急、慢性鼻炎习题

(杨 弋)

第四节 急性鼻窦炎

疾病概要

急性鼻窦炎(acute nasosinusitis)多伴发于急性上呼吸道感染,主要是病毒和细菌感染引起的鼻窦黏膜的急性卡他性或化脓性炎症,严重者可累及骨质和周围组织器官,引起眶内和颅内并发症。临床上其全身症状常表现为畏寒、发热、头痛、精神萎靡及嗜睡等;局部症状常表现为鼻塞、流涕、嗅觉障碍、局部疼痛或头痛。治疗原则以非手术治疗为主,包括去除病因,改善鼻窦的通气引流,控制感染以防止产生并发症或迁延为慢性鼻窦炎,当发生眶内或颅内并发症且保守治疗无效时可适时采用手术治疗。

【主诉】

患者,女,28岁。因"鼻塞、流清涕伴头痛、发热1周,流脓涕、嗅觉障碍2d"就诊。

【印象诊断】

问题 根据主诉应考虑哪些疾病?最有可能的诊断是什么?

诊断思维 对于该患者的症状和体征,考虑鼻腔、鼻窦的感染性疾病,最常见的是急性鼻炎、急性鼻窦炎,同时应考虑有无全身性疾病导致的鼻部症状以及鼻腔鼻窦有无占位性病变。

知识点

急性鼻窦炎的症状

1. 全身症状 可伴有畏寒、发热、头痛、精神萎靡及嗜睡等症状。早期症状较轻,后期合并细菌感染时上述症状加重。儿童患者可出现咳嗽、呕吐、腹泻等呼吸道和消化道症状。

2. 局部症状

(1)鼻塞:多为患侧持续性鼻塞,若双侧同时感染,则为双侧持续性鼻塞。系因鼻黏膜急性充血、肿胀,分泌物积蓄于鼻腔而引起,清除分泌物后,通气状况可暂时改善。

(2)流涕:鼻分泌物的量及性质视病变轻重、病程和致病菌而定,早期病毒感染多为清涕,后期合并细菌感染时变为黏脓涕。鼻腔内大量脓性或黏脓性鼻涕,难以擤尽,脓涕可倒流至咽部或喉部,引起咽痒、咳嗽、"痰多"等症状。牙源性上颌窦炎(多为厌氧菌或大肠杆菌感染),其脓涕可有恶臭。

(3)嗅觉障碍:多为暂时性,主要原因是脓性分泌物积蓄于嗅裂或炎症导致嗅区黏膜肿胀,气流不能到达引起。但病毒感染也可导致嗅上皮细胞坏死,引起永久性嗅觉障碍。

(4)局部疼痛或头痛:或多或少地感到局部沉重、痛感,多在低头、咳嗽、用力等情况下使头部静脉压增高时,或情绪激动时症状加重。

【问诊】

问题　根据主诉,在问诊中需要注意哪些要点?

思路

1. 症状　急性鼻窦炎典型的局部症状为鼻塞、脓涕、嗅觉障碍和局部疼痛或头痛,全身症状包括畏寒、发热、头痛、精神萎靡及嗜睡等。应详细问诊上述症状的发作特点,同时注意询问有无眶内和颅内并发症的症状。

2. 问诊要点

(1)诱因及一般情况:有无过度疲劳、受寒受湿、营养不良、维生素缺乏、烟酒过度、工作和生活环境的理化因素等。

(2)鼻塞:单侧还是双侧,交替性还是持续性,清除分泌物后,通气状况可否改善。

(3)流涕:鼻分泌物的量及性质,黏脓性或脓性,有无特殊气味。分泌物是从前鼻孔擤出还是倒流至咽部,有无"痰多"、咽痒、咳嗽等症状。

(4)嗅觉障碍:交替性还是持续性,应用鼻黏膜收缩剂或擤出脓涕鼻塞暂时缓解时嗅觉症状能否改善。

(5)局部疼痛和头痛:疼痛的部位、出现时间、持续时间,有无周期性,有无缓解和加重的因素。

(6)有无眶内和颅内并发症:注意眼部症状如眶周有无红肿胀痛,视力、视野、眼球运动有无变化等,有无颅内压增高的症状等。

(7)全身症状的问诊:畏寒、发热、精神萎靡等症状是否与鼻部症状相一致,有无缓解和加重的因素。

(8)既往史:有无变应性鼻炎和特应性体质,有无内分泌失调、贫血、结核、糖尿病等全身疾病,有无急性传染病接触史。

知识点

一、急性鼻窦炎时各窦引起的疼痛特点

1. 急性上颌窦炎　疼痛多位于上颌窦前壁尖牙窝处,且可放射至额部;上列磨牙牙槽处疼痛,疼痛具有规律性,多晨起时不明显,后逐渐加重,至午后最明显。

2. 急性额窦炎　表现为前额部疼痛,具有明显的周期性,即晨起后明显,渐加重,中午最明显,午后渐减轻,下午和夜间可完全缓解。

3. 急性筛窦炎　可感到内眦或鼻根处疼痛,程度较轻,晨起明显,午后减轻。

4. 急性蝶窦炎　疼痛定位较深,多不准,多是眼球后或枕后钝痛,但有时可引起广泛的反射性痛,如牵扯三叉神经,常可引起恶心症状。疼痛也多晨起轻,午后重。

二、鼻窦炎头痛特点

①伴随鼻塞、流脓涕和嗅觉减退等症状;②多有时间性或固定部位,多为白天重、夜间轻,且常为一侧,如为双侧者必有一侧较重;前组鼻窦炎者多在前额部痛,后组鼻窦炎者多在枕部痛;③休息、滴鼻药、蒸汽吸入或引流改善、鼻腔通气后头痛减轻。咳嗽、低头位或用力时因头部静脉压升高而使头痛加重。吸烟、饮酒和情绪激动时头痛亦加重。

病史问诊　患者于1周前因受凉后出现鼻塞、流清涕、头痛伴发热症状，发病后的第2天口服新康泰克胶囊，发热及头痛症状减轻，后又发作，出现内眦及前额部胀痛，无明显周期性；2d前出现大量脓涕伴嗅觉障碍，鼻塞、脓涕及嗅觉障碍为双侧持续性，擤出脓涕后可暂时缓解，无耳痛、耳闷、听力下降、眼胀、视力下降、恶心、呕吐等症状。既往体健，无其他系统疾病，无结核病史，无传染病接触史。

问诊要根据主诉预设几个可能性的疾病，并在咨询的过程中逐步将疾病的范围缩小。同时在确诊的过程中还要结合查体及辅助检查考虑其他诊断的可能性。

【体格检查】

问题　为进一步明确诊断，查体需要注意哪些要点？

思路

(1)鼻窦体表投影区检查如额部及上眼睑、颊部及下眼睑、内眦部的皮肤和软组织有无红肿，有无压痛和叩痛。

(2)前鼻镜检查了解下鼻甲及中鼻甲充血及肿胀情况，脓涕积聚部位，鼻腔有无息肉组织及新生物，鼻腔解剖结构有无异常等。

(3)咽部检查了解口咽部有无充血，咽后壁有无脓涕聚集。

(4)了解有无眶内及颅内并发症，应检查眶周有无充血、肿胀及压痛，视力、视野及眼球运动，有无复视等，检查有无颅内高压症状，包括精神状态、有无颈部抵抗等症状。

专科检查　患者神志清楚，无颈部抵抗，眼球运动正常，无视力下降、视野缺损、复视，面部皮肤及眶周无红肿，内眦部及前额有压痛，鼻腔检查见双侧下鼻甲黏膜充血肿胀，双侧中鼻道及嗅裂大量脓涕，鼻中隔无明显偏曲，擤出脓涕后检查双侧鼻腔未见新生物。咽部充血，咽后壁未见脓性分泌物。

【辅助检查】

问题　结合上述体检结果，为明确诊断应进一步实施哪些检查？

思路　结合病史及专科检查，急性鼻窦炎可能性大，根据病情进展可行下列辅助检查：

(1)血常规检查了解感染类型及程度，另外，红细胞沉降率和C反应蛋白可作为判断感染严重程度的指标。

(2)可收集脓涕行细菌培养及药物敏感实验，根据药物敏感实验结果调整抗生素的使用。

(3)鼻内镜检查了解鼻腔黏膜充血肿胀情况，脓涕积聚部位以及脓涕是从何部位引流出，鼻腔有无息肉和新生物，鼻腔的解剖结构有无异常等。

(4)影像学检查一般不作为首选检查项目，当保守治疗效果不佳，病情持续发展或怀疑有眶内、颅内并发症时应及时行影像学检查。首选鼻窦CT扫描，可了解受累鼻窦范围、炎症轻重程度以及有无周围骨质破坏，如果患者头痛、发热症状较重，可行头部CT检查了解有无硬膜外脓肿或脑脓肿等颅内并发症可能。MRI检查可较好地显示软组织病变，如需与肿瘤性疾病鉴别可选择鼻窦MRI检查，鼻窦X线平片已较少使用。

辅助检查结果　血常规提示白细胞总数为15.8×10^9/L，中性粒细胞比例为80%，鼻内镜检查提示鼻黏膜充血肿胀明显，双侧中鼻道、上鼻道及嗅裂均有大量的脓性分泌物，未发现息肉及新生物。中鼻道脓涕细菌培养提示肺炎链球菌感染，对青霉素和头孢类抗生素敏感。鼻窦CT检查提示双侧全组鼻窦炎。

知识点

不同鼻窦炎症其分泌物引流的部位特点

1. 前组鼻窦炎症　包括前组筛窦、上颌窦和额窦，其分泌物引流至中鼻道，特别是上颌窦炎症可以观察到分泌物直接从上颌窦口溢出。

2. 后组筛窦炎症　鼻内镜下可以观察到分泌物来自上鼻道。

3. 蝶窦炎症　可以观察到分泌物来自蝶筛隐窝，经嗅裂流至后鼻孔部位。

【病情分析及诊断】

问题 1　本病例的诊断及其诊断依据是什么？

思路　患者有受凉病史，早期为病毒感染，表现为普通感冒的症状如鼻塞、流清涕伴头痛发热，用感冒药后暂时缓解，后期合并有细菌感染，表现为流脓涕伴嗅觉障碍，全身症状加重，血常规白细胞总数及中性粒细胞升高提示为细菌感染性炎症，结合鼻内镜检查双侧鼻腔各个鼻道均有脓性分泌物，脓液细菌培养提示肺炎链球菌感染，可诊断为急性细菌性鼻窦炎。

问题 2　发热、头痛是否为颅内并发症？

思路　患者神志清楚，无烦躁不安、兴奋、谵妄及昏迷等精神症状，体检无颅内高压症状，无颈部抵抗，可初步排除颅内并发症，后期若出现上述症状或体征应及时行头部 CT 检查以确诊。

【鉴别诊断】

问题 1　急性鼻窦炎与慢性鼻窦炎急性发作如何鉴别？

思路　急性鼻窦炎和慢性鼻窦炎急性发作在临床上有许多相似的症状和体征。临床上主要是根据病史、临床表现和发病持续的时间。急性鼻窦炎是鼻部症状如鼻塞、流涕急性发作，发作前患者无鼻部症状，全身症状常较重，症状经治疗后多可完全缓解；慢性鼻窦炎患者平时即有鼻部症状，在某些诱因下鼻部症状加重导致急性发作。

问题 2　患者有无变应性鼻炎的可能？

思路　变应性鼻炎的许多症状包括鼻塞、鼻痒和流清涕，与急性鼻窦炎早期病毒感染时症状相似，但是变应性鼻炎通常没有发热、全身乏力等全身中毒症状，发作由变应原激发，鼻腔检查可见鼻黏膜苍白水肿，鼻腔清水样涕。可通过询问病史了解患者既往有无鼻痒、流清涕和连续打喷嚏反复发作的症状，如有上述症状可通过变应原检查确诊。

【治疗方案】

问题 1　该患者下一步应当如何处理？

思路　患者鼻腔脓性分泌物培养出肺炎链球菌，应选择包含敏感抗生素为主的综合治疗方案，包括注意休息、针对全身症状的对症治疗，鼻腔局部治疗等。

问题 2　全身药物治疗如何选择？

思路　主要是对症治疗，适时选择合适的抗生素治疗。

1. 抗生素　急性鼻窦炎早期主要为病毒感染，一般不提倡使用抗生素，后期全身症状加重，鼻腔出现黏脓涕时提示合并细菌感染，可适时加用抗生素治疗。最好是依据鼻腔分泌物细菌培养和药敏试验结果确定合适的抗生素。在未得到确切的细菌培养和药敏检验依据前，可凭经验选用针对急性鼻窦炎常见的致病菌化脓性球菌（肺炎链球菌和溶血性链球菌等）和杆菌（流感嗜血杆菌等）有效的抗生素，如头孢类、抗耐药的青霉素或喹诺酮类药物，也可适当加用抗厌氧菌类药物。

2. 黏液促排剂　有稀化黏液、促进纤毛活动的作用。

3. 对症治疗　针对头痛、发热症状明显的患者可适当使用解热镇痛药物。

问题 3　鼻腔局部治疗如何选择？

思路　鼻腔局部治疗主要包括鼻腔局部药物、鼻腔冲洗和鼻腔局部特殊治疗。

1. 鼻腔冲洗　冲洗液可根据患者具体情况选择生理盐水或高渗盐水等，每日 1~2 次，有助于清除鼻腔分泌物，改善症状，并有助于其他局部用药更好地作用于鼻黏膜。

2. 局部糖皮质激素　最重要的局部抗炎药物。局部糖皮质激素与抗生素联合使用可以提高疗效、缩短病程。

3. 鼻黏膜减充血剂　早期应用鼻黏膜减充血剂可以缓解鼻塞、流涕症状，扩大鼻窦窦口开放，促进窦腔分泌物的排出。常用羟甲唑啉，应用时间 2~3d，不宜超过 1 周。

4. 其他治疗　①负压置换疗法：简单易行且有效，特别是对儿童效果明显，可以改善症状。②鼻窦穿刺冲洗：急性炎症控制后使用，多用于慢性上颌窦炎的治疗。

问题 4　何时该选择手术治疗？

思路　急性鼻窦炎的手术治疗主要针对保守治疗无效，症状持续加重出现颅内或眶内并发症者，因此在保守治疗过程中应密切观察患者眼部和头部症状。

急性鼻窦炎习题

(刘 争)

第五节 慢性鼻窦炎伴 / 不伴鼻息肉

疾病概要

慢性鼻窦炎(chronic rhinosinusitis,CRS)是发生于鼻窦黏膜的常见慢性炎症性疾病,在西方国家的发病率达 11%~12%,中国流行病学调查报告发病率为 2.2%~8%。慢性鼻窦炎分为慢性鼻窦炎不伴鼻息肉(chronic rhinosinusitis without nasal polyps,CRSsNP)和慢性鼻窦炎伴鼻息肉(chronic rhinosinusitis with nasal polyps,CRSwNP)。其病因复杂,是遗传、环境、免疫和组织重塑等多种因素共同作用的结果。临床表现通常表现为以下四种症状:鼻塞、黏性或黏脓性鼻涕、头面部胀痛和嗅觉减退或丧失,其中主要症状为鼻塞和黏性或黏脓性鼻涕,次要症状为头面部胀痛以及嗅觉减退或丧失,症状反复或持续超过 3 个月。鼻腔检查常有黏脓性分泌物,中鼻道和嗅裂区黏膜肿胀或伴有鼻息肉。CT 扫描可见鼻窦或窦口鼻道复合体处密度增高影。会不同程度地降低患者的生活质量,也可对下呼吸道某些炎症性疾病的发生和进程产生影响,早期治疗效果较好。根据不同的临床类型和症状的严重程度采取药物治疗和 / 或手术治疗的综合干预。

一、慢性鼻窦炎不伴鼻息肉

【主诉】

患者,男,40 岁。主因"双侧持续性鼻塞与脓性涕倒流 13 年,伴头面部闷胀感,伴轻度嗅觉减退"就诊。

【印象诊断】

问题 根据主诉,应考虑哪些疾病?最有可能的诊断是什么?

思路 首先考虑慢性鼻窦炎,还应考虑慢性鼻炎和重度的鼻中隔偏曲合并慢性鼻窦炎,以慢性鼻窦炎的可能性最大。

知识点

慢性鼻窦炎伴 / 不伴鼻息肉的临床症状

1. 鼻塞 根据鼻腔黏膜炎症程度、是否有鼻息肉和鼻息肉的大小,鼻塞可为间歇性、交替性或持续性,较重者会严重影响睡眠并伴有打鼾,患者可伴有白天嗜睡、记忆力、注意力下降,影响生活质量和精神状态。

2. 流涕 多为黏液性或黏脓性,持续性多见,也可为间断性,量多少不一。当发生急性上呼吸道感染时可转为脓性,一般不伴有血性分泌物。鼻内镜检查可见分泌物来源于或积聚于中鼻道和嗅裂,也可见分泌物向后流向后鼻孔。

3. 头面部闷胀感 多因鼻窦内分泌物积聚、窦内压力增高,分泌物刺激局部组织引起,患者常表现为头面部闷胀感和压迫感,有时伴有轻微的胀痛。伴有急性上呼吸道感染时,可有明显的头痛并有一定的规律性,有利于定位哪一鼻窦发病。

4. 嗅觉减退或消失 多因嗅区黏膜炎症、肿胀、鼻息肉阻塞等原因引起,轻症或早期患者经药物治疗后嗅觉可获得改善,严重者或病史较长者,尤其是伴有多发性鼻息肉或哮喘者保守治疗效果较差,手术去除阻塞因素可能会有一定程度的缓解。

【问诊】

问题　根据主诉，在问诊中需要注意哪些要点？

思路

1. 问诊要点　慢性鼻炎、变应性鼻炎、鼻中隔偏曲等多种鼻病都有鼻塞的症状，也可伴有涕倒流，鼻分泌物增多是慢性鼻窦炎的代表性症状。如果在临床上怀疑患者是慢性鼻窦炎，应主要围绕鼻分泌物进行问诊。

(1)鼻分泌物的性状，是黏液性、黏脓性还是清水样；分泌物的色泽，是白色、黄色还是黄绿色；是否伴有血性涕；是否伴有异味。

(2)鼻塞的严重程度，是间断性还是持续性，是双侧、单侧还是交替性。

(3)是否伴有头面部闷胀感，是否规律，是否伴有嗅觉减退。

(4)注意有意义的其他伴随症状：有无发热、头痛等急性炎症症状，头痛是否有规律，有无变应性鼻炎症状或哮喘。

(5)既往诊疗经过及慢性疾病史：如采取过哪些治疗，疗效如何；是否伴有哮喘、糖尿病、心脑血管疾病、外伤手术史、传染病史等，这对诊治方案的制订有意义。

病史问诊　患者于13年前无明显诱因开始出现间断性鼻塞，伴有白色黏脓性分泌物，未经过系统治疗，仅于鼻塞严重时用些滴鼻剂(具体药名不详)。后来嗅觉逐渐减退，偶有头部闷胀感，鼻分泌物较多，为黏稠的白色，有时为黄色脓性，无涕中带血。伴涕倒流，无异味。服用抗生素可以缓解，但过一段时间后又可再发。目前鼻塞较重，多在夜间发生，严重影响睡眠，晨起后常感觉头昏沉或“未睡醒”的感觉。既往无鼻部过敏和哮喘史；无其他系统性疾病，无结核病史，无鼻部手术外伤史，无变应性鼻炎家族史。

通过问诊，可以初步排除几个相关的疾病。虽然其他几种鼻病都会有鼻塞症状，但是鼻分泌物的性状通常会有差别：变应性鼻炎多为清水样；慢性鼻炎引起的鼻涕倒流多为较为稀薄的黏性，而且量不多；牙源性鼻窦炎的分泌物是稀薄白色脓性涕，伴有臭味；真菌性鼻窦炎多为干酪样，可伴有血性分泌物；急性鼻窦炎多为脓性涕且伴有明显的节律性头痛等。在问诊中还要根据患者的叙述，发现相关重要信息以完善病史询问。

【体格检查】

问题　为进一步明确诊断，查体需要注意哪些要点？

思路

(1)首先应重点进行鼻腔检查。观察鼻腔黏膜状态，包括色泽、弹性、有无肿胀；有无黏脓性或其他异常分泌物，分泌物的性状以及存留位置，例如在鼻底、中鼻道、嗅裂区、蝶筛隐窝抑或钩突尾端后部，根据分泌物存在的位置通常可以初步判断哪些鼻窦有病变(图15-2、图15-3)。中鼻道前部与窦口鼻道复合体部位的脓性引流多来源于前组鼻窦，包括额窦和前组筛窦；钩突尾端后部的分泌物来源于上颌窦；蝶筛隐窝的引流来源于蝶窦或后组筛窦。分泌物较多时可造成下鼻道和鼻底积聚。

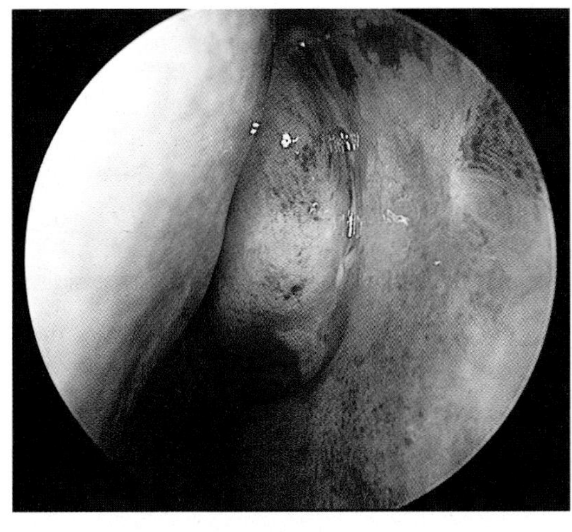

图15-2　左中鼻道黏脓性分泌物

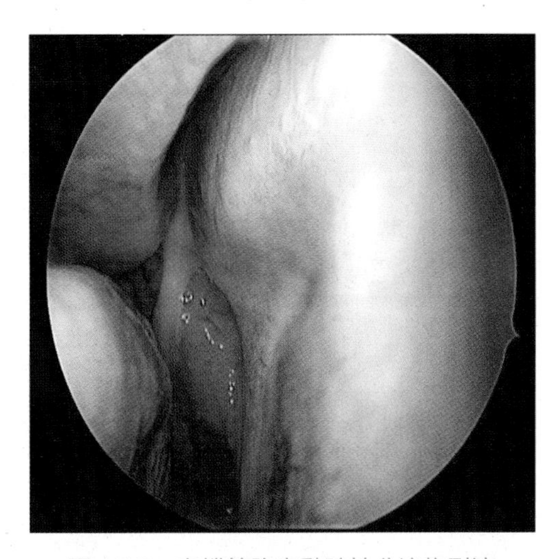

图15-3　右蝶筛隐窝黏脓性分泌物引流

(2)检查鼻腔是否有鼻息肉,单发还是多发,单侧还是双侧,息肉源发于钩突、筛泡、中鼻甲、嗅裂、上颌窦还是黏膜整体息肉样变。鼻息肉的性状往往能够帮助临床判定鼻窦炎的分类。多发的息肉多见于中鼻道和嗅裂区,多数伴有鼻腔整体黏膜均水肿样改变,多与过敏或嗜酸性粒细胞增多有关,治疗效果差,极易复发(图 15-4)。

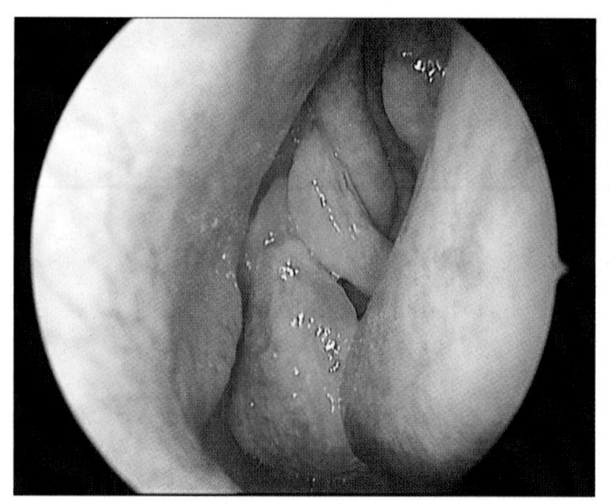

图 15-4　左嗅裂区及中鼻道多发息肉

(3)检查是否有鼻腔解剖学异常:重度的鼻中隔偏曲、肥大的泡状中鼻甲、肥大的钩突等解剖结构的异常,通常可以影响窦口鼻道复合体引流(图 15-5~ 图 15-8)。

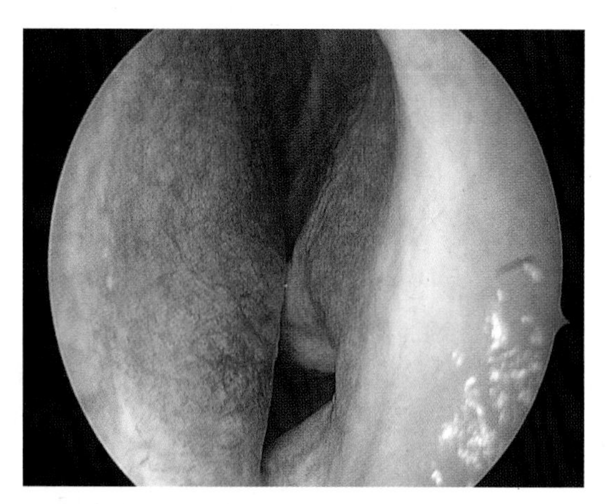

图 15-5　鼻中隔偏曲

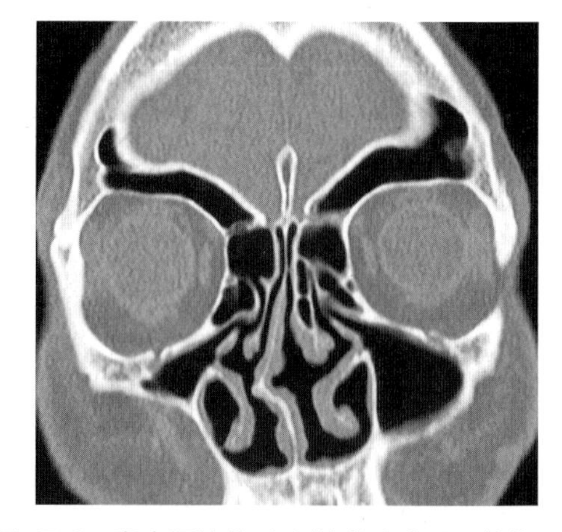

图 15-6　鼻中隔偏曲,左侧泡状中鼻甲冠状位 CT

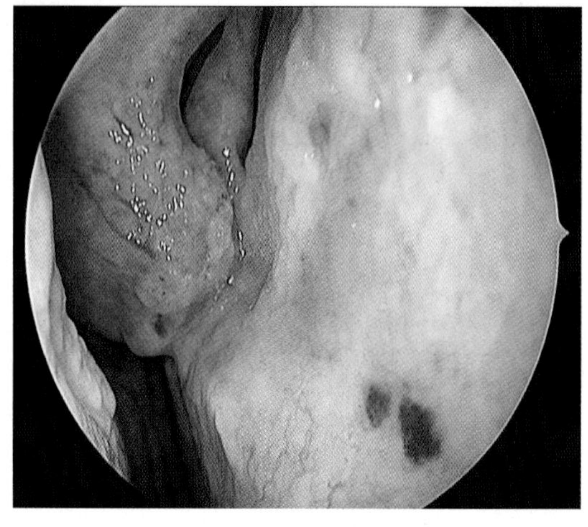

图 15-7　鼻内镜下显示钩突肥大

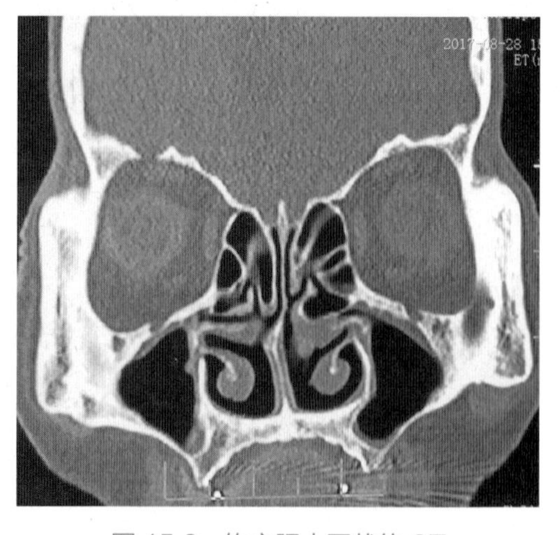

图 15-8　钩突肥大冠状位 CT

专科检查　外鼻无畸形，鼻腔黏膜略充血肿胀，双下鼻甲肥大，中鼻道可见较多黏白涕，未视及新生物。鼻咽部黏膜光滑、对称，标志清楚，鼻咽后壁较多黏白涕。

【辅助检查】

问题 1　为进一步明确诊断，此时最需要进行何种检查？

思路　结合病史及鼻内镜检查，慢性鼻窦炎不伴鼻息肉的诊断可能性很大。中华医学会《中国慢性鼻窦炎诊断和治疗指南(2018)》提出：慢性鼻窦炎的临床症状为鼻塞、黏性或黏脓性鼻涕、头面部胀痛和嗅觉减退或丧失四种，其中前两种为主要症状，后两种为次要症状，当患者具有其中的 2 个或 2 个以上的症状(主要症状必居其一)，鼻腔检查发现中鼻道和 / 或嗅裂有分泌物积聚，就可以作出诊断，鼻窦 CT 扫描并不是必备检查项目。

如果为了进一步了解病情的轻重程度，哪些鼻窦受累(定位)，是否和解剖学异常有密切关联，以及是否需要手术，特别是如何设计和实施正确的手术方式以及手术范围，CT 扫描则是必不可少的。

问题 2　以诊治为目的，还需进行哪些辅助检查？

思路

1. 病情评估　对慢性鼻窦炎患者病情做整体评估的主要目的，是为了查找病因和致病因素，判定患者炎症类型、范围及严重程度，并据此选择合适的治疗方式，以及对疗效和预后作出预判。这类评估辅助检查方法较多，可结合评估目的和实际情况采用相应的方法。

(1) 主观病情评估：通常采用视觉模拟量表(visual analogue scale，VAS)：按照 VAS 将病情分为：轻度，0~3 分，中度，3~7 分，重度，7~10 分。若 VAS 评分 >5，则表示患者的生活质量受到影响。也可使用鼻腔鼻窦结局测试 -22(sino-nasal outcome test-22，SNOT-22)量表进行评估。

(2) 客观病情评估：主要依靠 CT 扫描来评定，推荐使用 Lund-Mackay 计分法。这是对鼻窦病变严重程度的一种量化评价方法，结果可进行统计学处理。根据患者提供的主诉、VAS 评分，结合客观检查对病情严重程度作出的评估，评估的内容包括：①鼻腔解剖学变异情况；②感染、免疫和变应性因素；③伴发疾病与鼻窦炎的相互关系；④病变范围及严重程度。

2. 判定过敏因素　变应原皮肤点刺和特异性 IgE 检测应作为辅助检查常规，用以判定是否与过敏因素有关。按照临床指南，非过敏患者的药物治疗可以使用小剂量长期大环内酯类药物，而过敏的患者则不采用；过敏者还可增加全身激素的使用量和时间。

3. 炎症细胞情况　主要包含嗜酸性粒细胞和中性粒细胞，观察血常规中嗜酸性粒细胞的比例、鼻分泌物中嗜酸性粒细胞数量、黏膜组织中各类炎症细胞浸润情况。嗜酸性粒细胞明显增高且伴有下呼吸道炎症的患者需增加抗白三烯类药物，全身激素的使用，注意定期随访，有复发的可能。

4. 其他相关检查　如果深入评价患者病情，并作为治疗后疗效对比的依据，还可以进行鼻阻力检查、纤毛输送功能检查、嗅觉功能检查等。对过敏患者以及伴有下呼吸道反应性增高的患者还应进行肺功能测定，注意患者是否伴有哮喘。

【诊断】

问题 1　本病例的初步诊断及其诊断依据是什么？

思路　患者具备鼻塞、黏脓性鼻分泌物两个慢性鼻窦炎的主要症状，并伴有嗅觉减退和头面部闷胀感两个次要症状。鼻内镜检查在中鼻道和后鼻孔可见到黏脓性分泌物引流，CT 扫描窦口鼻道复合体与多个鼻窦可见密度增高影，因此可以诊断为慢性鼻窦炎不伴鼻息肉。

问题 2　本病应与哪些鼻窦疾病鉴别？

思路

1. 急性鼻窦炎　通过病史询问(病程超过 3 个月)，全身症状(没有发热和头痛等急性症状)、鼻腔鼻窦引流的分泌物(非脓性和浆液脓性)即可区别。

2. 真菌性鼻窦炎(真菌球型)　真菌性鼻窦炎通常单窦发病，可伴有脓涕、涕倒流，鼻涕中有时伴血丝，CT 常显示窦壁骨质增生，窦口扩大，窦口骨质可见压迫吸收，窦腔内软组织密度影中可见特征性的点片状钙化斑。MRI 常显示 T_2 加权相窦内可见信号缺失影。

3. 变应性真菌性鼻窦炎　病史的差别是这类患者常伴有明显的过敏症状或哮喘；鼻腔常有多发性鼻息

肉，鼻分泌物为黄绿色胶冻样黏稠物；过敏原检测有真菌过敏；CT 显示窦口扩大，窦腔内可见云雾状密度增高影（黏蛋白），可有骨质吸收变薄。

问题 3 慢性鼻窦炎不伴鼻息肉的发病机制和病理改变是什么？

思路 慢性鼻窦炎发病机制非常复杂。病原微生物（细菌、真菌、病毒）、变应原（过敏原）、先天性或获得性黏液纤毛功能异常、先天免疫或获得性免疫功能异常、鼻内解剖异常、上皮屏障破坏、细菌生物膜等因素可通过不同途径和方式引起鼻窦黏膜超过 12 周以上的炎症反应。

CRSsNP 主要病理表现为：炎性细胞浸润、组织水肿、胶原沉积、黏液腺体增生和鳞状上皮化生，部分患者呈现明显的纤维化、血管增生和水肿。其病理大致分三个阶段：①致病原的攻击；②以促炎细胞激活、细胞因子、炎性介质释放为主的应答反应；③终末器官的炎症反应（细胞浸润、腺体分泌、血管新生、组织水肿等）。其病理实质是黏膜的慢性炎症，由鼻窦黏膜上皮细胞和 T 细胞介导，通过细胞因子、趋化因子以及炎性介质对促炎细胞的激活，引起炎细胞浸润、腺体增生和黏蛋白分泌的异常、组织重塑等病理改变。可分为嗜酸性粒细胞性和非嗜酸性粒细胞性 CRSsNP。与 CRSwNP 比较，CRSsNP 组织中嗜酸性粒细胞、浆细胞、$CD8^{+}$T 细胞、B 细胞及巨噬细胞浸润严重程度相对较轻，而中性粒细胞浸润和胶原沉积更显著，黏液腺数量增加。

【治疗方案】

问题 1 患者下一步应当如何处理？

思路 患者慢性鼻窦炎不伴鼻息肉的诊断比较明确，首先选择药物保守治疗，如治疗效果不佳，可考虑手术治疗。在制订慢性鼻窦炎临床诊疗指南（CPOS，2018）时主要考虑的是个体化治疗。慢性鼻窦炎是一种非常复杂的疾病，其发病机制、炎症类型、病程长短、病情严重程度会对治疗效果产生影响。对慢性鼻窦炎的治疗，应该按照疾病分类和病情程度区别对待。

问题 2 首选的药物治疗方式是什么？

思路 鼻用抗炎药（鼻用激素），疗程不少于 12 周；口服黏液促排药物，可稀化鼻腔和鼻窦分泌物并改善鼻腔黏液纤毛清除功能；鼻腔冲洗；酌情使用全身抗炎药（如 14 元环大环内酯类药物具有抗炎和免疫调节作用，推荐小剂量长期口服）。

问题 3 鼻腔盐水冲洗的机制与临床应用有哪些？

思路 鼻腔冲洗是指借助机械或其他辅助装置，采用各种成分的冲洗液对鼻腔进行机械性冲刷使之清洁，达到非特异性减轻炎症的目的。部分洗液含有化学物质和药物成分，对鼻黏膜炎症也有一定的治疗作用。在出版的欧洲鼻窦炎、鼻息肉诊疗白皮书（EPOS，2012）和中国慢性鼻窦炎诊断和治疗指南（2018）中，鼻腔冲洗均被推荐用于慢性鼻窦炎和鼻息肉的临床治疗（A 类推荐）。

问题 4 CRSsNP 的其他辅助治疗方法有哪些？

思路 在上述治疗基础上，慢性鼻窦炎还可根据患者的具体情况给予适当的辅助治疗药物：

1. **抗过敏** 伴有过敏或者哮喘的患者，采用抗过敏治疗。口服抗组胺药或抗白三烯药物，疗程不少于 4 周。

2. **抗生素** 只有在患者发生鼻窦急性感染时才可考虑使用，疗程 2 周以内。

3. **中药** 在国际指南中是不推荐的，但是考虑到我国的国情和部分患者的就医习惯，可以适当使用。

4. **减充血剂** 伴有严重的鼻塞时可使用，疗程不超过 7d。

【手术治疗】

内镜鼻窦手术（endoscopic sinus surgery，ESS）是慢性鼻窦炎的基本手术方式，在鼻内镜和电视监视下，彻底清除不可逆性病变，开放鼻窦，纠正鼻中隔偏曲和泡状中鼻甲等鼻腔解剖学异常，尽可能保留鼻腔鼻窦正常黏膜，重建鼻腔鼻窦通气引流，为鼻腔鼻窦黏膜炎症的良性转归创造条件。

问题 1 本患者什么时候可以选择手术治疗？

思路 规范的药物治疗 12 周以上，症状没有得到有效缓解，可以考虑行鼻内镜手术，开放病变鼻窦，以利通畅引流。

问题 2 鼻内镜手术治疗有哪些优点？

思路

1. **手术可改善鼻腔、鼻窦的通气** 鼻塞是慢性鼻窦炎患者的主要症状和影响生活质量的重要原因，也是多数患者要求解决的主要诉求。内镜鼻窦手术可明显缓解患者的鼻塞症状,疗效优于药物治疗。鼻腔通气的改善也改善了鼻窦的通气,提高了鼻窦腔内的氧分压,维护了鼻腔鼻窦的局部微环境,有利于黏液纤毛运输系统。

2. 手术改善了窦口鼻道复合体的通畅和引流 窦口鼻道复合体是以筛漏斗为中心的解剖区域,是鼻窦炎发病的重要解剖学基础,开放鼻窦窦口和窦口鼻道复合体使通畅引流的效果最大化。

3. 有利于术后鼻内用药和鼻腔、鼻窦盥洗 鼻窦开放术以后,气流可直接进入各个鼻窦,更有利于鼻喷激素和鼻腔冲洗液直接到达或者间接弥散。

问题 3 手术方式如何选择?

思路 手术方式应根据患者病变的原因、特点、范围来确定,可包括:功能性手术、修正性手术、轮廓化手术。

1. 功能性手术 绝大多数慢性鼻窦炎的首次手术都是采取功能性手术方式,主要原则是:结构修正、病变清除、黏膜保留、窦口开放、通畅引流。包括:①纠正鼻腔、鼻窦的解剖学异常,如重度的鼻中隔偏曲、较大的泡状中甲、钩突肥大等;②使用动力切割系统清除病变组织;③钩突切除、筛泡与前筛气房切除,保证窦口鼻道复合体通畅;④视病情开放扩大上颌窦自然开口,清理额隐窝气房及开放额窦,切除中鼻甲基板并开放后组筛窦,开放和扩大蝶窦自然开口。

2. 修正性手术 对前期手术遗漏和缺陷予以重新修正,需要经验丰富的医师来实施。

3. 轮廓化手术 适用于伴有过敏或嗜酸性粒细胞增高的鼻窦炎,如多发性、复发性鼻息肉,伴有哮喘及变应性真菌性鼻窦炎的患者。

【手术后的综合药物治疗】

鼻窦炎术后的黏膜炎性反应与功能改善的时间不少于 3 个月,这段时期的抗感染治疗是保证手术效果最重要的时期。根据不同病因、术腔黏膜状态,药物的种类与剂量也相应改变。

问题 1 哪些药物是手术后常规使用的?

思路 鼻用皮质类固醇激素、鼻腔冲洗、黏液促排剂是常规使用的药物。

问题 2 什么时候使用全身激素,怎样掌握适应证、剂量和时间?

思路 对伴有过敏或嗜酸性粒细胞增高的鼻窦炎,术前和术后可使用口服激素,序贯治疗,视病情不同疗程略有不同。服用期间注意签署知情同意书、补钙及保护胃黏膜。

问题 3 哪些患者适合用小剂量、长期大环内酯类药物?

思路 以中性粒细胞浸润为主的 CRSsNP,多伴有黄色黏脓涕。

问题 4 术后局部如何处理?

思路 一般术后 2 周左右时可在内镜下清理鼻腔未降解的填塞物、结痂及分泌物,术后 1 个月左右进行术腔检查,清理水肿的囊泡,其后根据术腔黏膜修复情况选择复查时间。

二、慢性鼻窦炎伴鼻息肉

疾病概要

鼻息肉(nasal polyp)是鼻腔、鼻窦黏膜的慢性炎性疾病,以炎性黏膜高度水肿,并在鼻腔、鼻窦形成息肉为临床特征。因此,临床上将其归类为慢性鼻窦炎伴鼻息肉。息肉多双侧发病,长于窦口鼻道复合体和嗅裂。临床通常表现为进行性加重的持续性鼻塞、嗅觉障碍、流涕及喷嚏等。息肉初期可应用鼻喷激素进行治疗,如息肉体积较大,需行鼻内镜手术切除。

【主诉】

患者,女,44 岁。主因“双鼻持续性鼻塞、流黏脓涕 5 年,渐加重 3 个月”就诊。

【印象诊断】

问题 根据主诉,应考虑哪些疾病?最有可能的诊断是什么?

思路 首先考虑鼻腔、鼻窦的炎性疾病，如慢性肥厚性鼻炎、慢性鼻窦炎伴或不伴鼻息肉，还应考虑变应性鼻炎的可能。

知识点

慢性鼻窦炎伴鼻息肉的症状

1. 鼻塞 初期多为间断性、交替性，随病情发展逐渐加重为持续性。如为息肉生长引起的鼻塞，因息肉表面血管较少，减充血剂喷鼻的效果不明显。严重者可有闭塞性鼻音、睡眠打鼾的症状。

2. 流涕 因为鼻腔、鼻窦黏膜的炎症，鼻腔分泌物增多，可为黏液性或浆液性，伴感染的可为脓性，伴变应性因素的可为清水样涕。

3. 嗅觉障碍 鼻腔黏膜炎症肿胀或息肉生长于嗅裂区，阻碍气味到达嗅区，则会影响嗅觉功能。

4. 头痛 部分患者可有头痛，为头昏沉、压迫感、钝痛或闷胀痛。

【问诊】

问题 根据主诉，在问诊中需要注意哪些要点？

思路

1. 鼻塞和流涕是慢性鼻窦炎伴 / 不伴鼻息肉的主要症状 应主要围绕该疾病的临床症状进行问诊。如果为单侧病变，不能除外特殊类型的息肉和鼻腔肿瘤的可能，应针对性询问有意义的阴性症状加以排除。

2. 问诊要点

(1)鼻塞的时间和诱因，单侧还是双侧，交替性、间断性还是持续性，是否逐渐加重及其缓解因素。

(2)是否伴有流涕、流涕发生时间及分泌物的性状。

(3)是否伴有嗅觉障碍。

(4)头痛：头痛的部位，发作的时间规律，提示是何鼻窦存在阻塞性炎症。

(5)伴发症状或有意义的阴性症状：是否伴有喷嚏等症状，其与过敏因素的关系。

(6)既往诊疗经过以及慢性疾病史：如采取过哪些治疗，疗效如何；是否有哮喘、糖尿病、心脑血管疾病、外伤手术史、传染病史等，这对诊治方案的制订有意义。

病史问诊 患者于5年前“感冒”后出现双侧鼻塞，开始为交替性，自行应用减充血剂滴鼻后症状缓解，但疗效不能持久，后鼻塞逐渐加重呈持续性。同时伴流白色黏涕，应用抗生素后略有好转，秋季时每日晨起喷嚏，流清水样涕，伴头昏沉，伴嗅觉减退，3个月前症状明显加重，不伴头痛，无明显夜间睡眠打鼾。既往：哮喘病史7年，近两年病情平稳，无活动性发作，发作时应用舒利迭及沙丁胺醇吸入剂缓解。无其他系统性疾病，无结核病史，无鼻部手术外伤史，无药物过敏史。

问诊要有针对性，先根据主诉预设几个可能性大的疾病，在问诊过程中逐步将疾病范围缩小。当然，有些病例不可能仅靠问诊即可圈定准确诊断，如在问诊、查体和辅助检查中发现其他诊断的可能性，可随时补充、完善问诊内容，直至获得全面而可靠的病史信息。

【体格检查】

问题 为进一步明确诊断，查体需要注意哪些要点？

思路

(1)首先应重点检查鼻腔的情况，注意鼻腔黏膜的颜色，是否充血、苍白，黏膜是否肿胀、萎缩，黏膜的弹性。

(2)鼻腔是否有新生物，单侧还是双侧，起源部位在哪里(图15-9)。

(3)鼻甲形态大小，是否有肥大。轻触下鼻甲黏膜有助于了解黏膜的弹性，对于药物的疗效推断有一定的帮助。

(4)鼻腔分泌物的性状，是清水样、黏液性还是脓性，分泌物引流的部位，有助于推断炎性病变的部位。

(5)鼻中隔是否存在偏曲，偏曲的程度、部位，判断偏曲对鼻塞症状的影响。

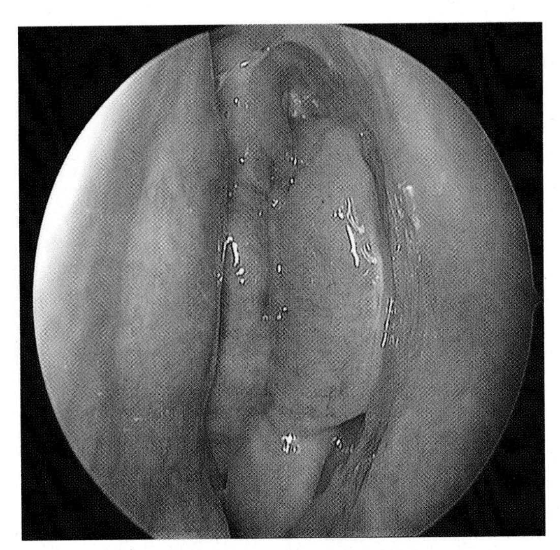

图 15-9　中鼻道息肉(左)

专科检查　外鼻无畸形,鼻腔黏膜略苍白肿胀,双下鼻甲肥大,鼻底可见较多黏白涕,鼻腔可视及淡黄色、光滑、荔枝肉样新生物,触之柔软,不易出血,主要来源于中鼻道,鼻窦区无压痛(图 15-10)。鼻咽部黏膜光滑、对称,标志清楚。咽部黏膜淡红,双扁桃体不大,咽后壁较多稀薄分泌物,会厌无红肿,抬举好,双声带色白,边缘整齐,活动好,闭合好,双梨状窝无积液存留。双耳廓无畸形,外耳道畅,鼓膜完整,标志清,乳突区无压痛。

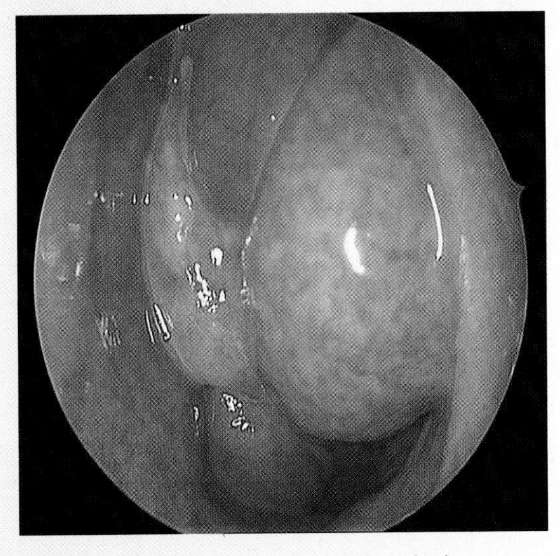

图 15-10　患者鼻内镜图片(左)

【辅助检查】

问题 1　为进一步诊治,此时最需要进行何种检查?

思路　结合病史及专科检查,慢性鼻窦炎伴鼻息肉的诊断大大增加,此时,鼻窦三维 CT 能够清晰地显示诸鼻窦的发育情况,炎症病变范围及骨质增生情况。冠状位、轴位和矢状位相互结合立体定位病变,为手术提供帮助。在鼻腔鼻窦疾病中,对于骨质变化的诊断,CT 的价值要高于 MRI,但对于软组织性质的推断,MRI 存在着巨大的优势。

问题 2　以诊治为目的,还需进行哪些辅助检查?

思路

(1)过敏原皮肤点刺试验和血清特异性 IgE 检测,可以提示患者是否存在变态反应因素及其在本疾病病程中所起的作用,为疾病的诊疗和预后提供帮助。

(2)鼻阻力和鼻声反射检查，能够客观地反映鼻腔通气功能，但是否能够与患者的真实感受相一致，还需结合鼻腔检查及详细的问诊，综合地进行评判。

(3)鼻腔分泌物涂片，如果鼻腔分泌物中嗜酸性粒细胞(eosinophil，EOS)阳性，且血液中、组织中 EOS 增多，则提示患者预后欠佳，为治疗方案提供帮助。

(4)嗅功能检查。可提示嗅区是否存在病变，为与患者沟通提供帮助。

辅助检查结果　过敏原皮肤点刺试验显示蒿草(+++)，血清总 IgE 升高；鼻阻力、鼻声反射检查提示鼻腔阻力增高，应用 1% 麻黄碱收缩后能够明显缓解；鼻腔分泌物涂片示嗜酸性粒细胞(++)；嗅觉功能检查示嗅觉轻度减退。鼻窦 CT 显示，鼻窦发育良好，双额、筛、上颌窦和蝶窦内显示软组织密度影，双侧中鼻道软组织密度影(图 15-11)。

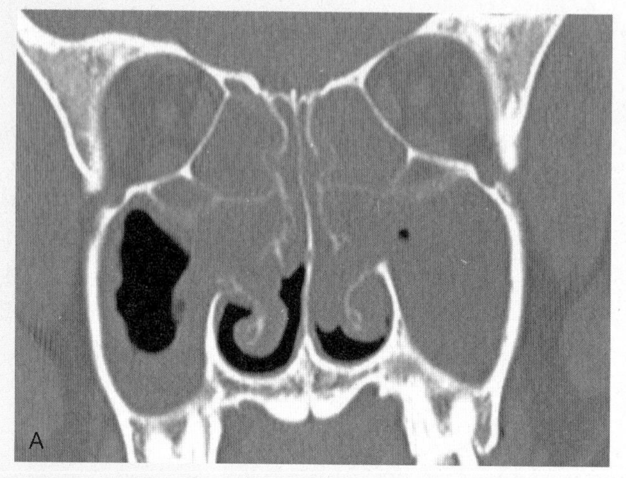

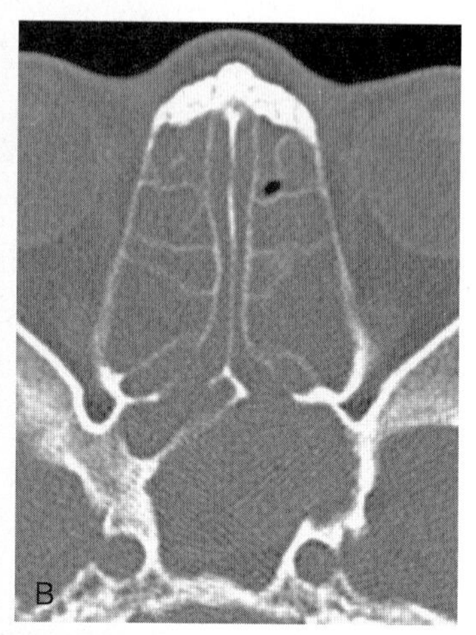

图 15-11　患者鼻窦 CT

A. 冠状位；B. 轴位。

【病情分析】

问题 1　患者既往病史，对诊治方案有何提示？

思路　患者既往有哮喘病史 7 年，提示可能会有变态反应因素存在，需要进行过敏原和血清 IgE 的检测，同时要关注嗜酸性粒细胞的高低。通过辅助检查发现患者蒿草过敏且嗜酸性粒细胞增高，进一步验证了患者变态反应因素的存在，并提示在疾病的发生、发展和预后转归方面发挥着重要的作用。

问题 2　变态反应因素的存在，对疾病的诊疗方案有何影响？

思路　确定患者有变态反应因素存在，在治疗方面会有不同。首先是药物的使用，全身口服糖皮质激素的序贯治疗，根据患者的身体状况和疾病的严重程度不同，疗程可长短不一；使用抗白三烯类药物孟鲁司特钠；其次是手术方案的选择，开放鼻窦尽量要彻底，做到“轮廓化”，不留骨茬边缘。

问题 3　如何阅读鼻窦 CT？

思路　在阅读鼻窦 CT 时，需要观察各鼻窦的发育情况、钩突的形态、窦口鼻道复合体的炎症程度、额窦引流口的位置、蝶窦引流口位置，注意眶纸板是否完整，是否存在眶下气房和蝶上筛房，是否存在骨质增生，这些对于评价病变范围与选择术式非常重要。本病例的 CT 表现比较典型。鼻窦发育良好，双侧全组鼻窦的软组织密度影，提示炎性病变的可能性大。

【诊断】

问题 1　本病例的初步诊断及其诊断依据是什么？

思路　根据患者双鼻长期持续性鼻塞、流黏脓涕，秋季时每日晨起喷嚏，流清水样涕，既往有哮喘病史，查体发现鼻腔黏膜略苍白肿胀，双下鼻甲肥大，鼻底可见大量黏白涕，鼻腔可视及淡黄色、光滑、荔枝肉样新生物，源于中鼻道，触之柔软，不易出血。过敏原皮肤点刺试验显示蒿草(+++)，血清总 IgE 升高；鼻腔分泌物涂片示嗜酸性粒细胞(++)；鼻窦 CT 显示，鼻窦发育良好，双侧全组鼻窦内显示软组织密度影，双侧中鼻道和总鼻道软组织密度影。“慢性鼻窦炎伴鼻息肉(双)，变应性鼻炎，哮喘”的诊断比较明确。

问题 2　CRSwNP 的发病机制有哪些，与本病例相关的发病机制是哪种机制？

思路　CRSwNP 的病因和发病机制复杂，是多种因素共同作用的结果。可以是慢性炎症、变态反应因素和嗜酸性粒细胞的作用，后两者对本病例可能有较重要的作用。

【鉴别诊断】

问题 1　双侧鼻息肉应与哪些疾病进行鉴别？

思路

1. 变应性真菌性鼻窦炎　有持续鼻塞，伴喷嚏，流灰黄色或黄绿色黏稠胶冻样分泌物。查体可见鼻腔黏膜苍白肿胀，中鼻道可见淡黄色半透明光滑肿物。过敏原皮肤点刺试验可有真菌阳性，鼻腔分泌物涂片可查见真菌菌丝，鼻窦 CT 显示鼻窦内软组织影中有片状云雾影。

2. 阿司匹林耐受不良三联征　慢性鼻窦炎、鼻息肉，哮喘，非甾体类抗炎药物诱发鼻炎哮喘发作是此病的特征。

问题 2　单侧鼻息肉应与哪些疾病进行鉴别？

思路

1. 上颌窦后鼻孔息肉　多见于青少年，病因不明，中鼻道可见自上颌窦口处有淡黄色或苍白色带蒂光滑肿物脱出至后鼻孔，上颌窦内可见囊肿。

2. 鼻腔内翻性乳头状瘤　有鼻出血或涕中带血史，肿物多发于单侧鼻腔，多呈淡红色，表面不平呈乳头状增生，质软，触之易出血，确诊需病理结果。

3. 鼻咽血管纤维瘤　多见于青少年男性，可有单侧鼻塞、鼻出血史，多单侧发病，肿物呈淡红色、暗红色，质略硬，触之易出血，增强 CT 或 MRI 显示肿物血供丰富，来源于鼻咽部蝶腭孔或翼突根部。综合病史、体征和影像学检查有助于诊断。

4. 真菌性鼻窦炎（真菌球型）　多见于中老年人，多单侧发病，好发于上颌窦、蝶窦，患侧中鼻道或蝶筛隐窝区可见黄白色分泌物，发生于上颌窦的真菌性鼻窦炎多可见中鼻道黏膜充血、高度肿胀或者息肉样变。CT 扫描示病变窦腔内软组织密度影，其间可见点片状高密度影，窦壁骨质增生变厚，窦口扩大；MRI 影像 T_2 加权相可有信号缺失影。手术可见窦内真菌团块有利于鉴别。

5. 鼻腔鼻窦恶性肿瘤　好发于中老年人，单侧发病，可有进行性鼻塞，血性涕，面颊部疼痛或麻木感，肿物淡红色、表面不平、质脆、触之易出血。CT 扫描多可见到骨质破坏，MRI 增强可见肿物明显增强，肿物可侵犯颅底、眼眶。最终确诊需病理诊断。

【治疗方案】

问题 1　患者下一步应当如何处理？

思路　患者慢性鼻窦炎伴鼻息肉的诊断较明确，应收入病房，进一步行术前检查，制订和实施鼻内镜下鼻窦开放手术治疗方案。

问题 2　手术治疗的原则和目的是什么？

思路　CRSwNP 的手术治疗原则是去除病变组织，开放鼻窦，使鼻腔鼻窦引流通畅。

问题 3　手术方式如何选择？

思路　对于 CRSwNP 的手术治疗，目前基本都是选择内镜鼻窦手术。手术方式有两种，一种是由前向后法，由奥地利鼻科学者 Messerklinger 提出，即 Messerklinger 术式，是常用术式，首先是钩突切除，然后筛窦开放，上颌窦开放，蝶窦开放，最后额窦开放。另一种是由后向前法，即 Wigand 术式，又称蝶窦筛窦开放术，适用于后组鼻窦病变。本病例是全组鼻窦病变伴发鼻息肉，因而选择 Messerklinger 术式，进行全组鼻窦开放。

是否需要进行功能性内镜鼻窦开放术，则要根据患者病变范围、既往病史及检查结果综合分析后决定。本病例中，患者既往有哮喘病史，查体鼻黏膜苍白肿胀，鼻腔可见淡黄色、光滑、荔枝肉样肿物生成，检查结果血液和鼻分泌物涂片中可见嗜酸性粒细胞增高，鼻窦 CT 显示全组鼻窦病变，功能性鼻内镜手术难以施行，而是需要尽可能扩大开放鼻窦，做到根治性切除，以减少复发的概率。

故本病例拟订手术方案为全麻下“全组鼻窦开放、鼻息肉切除术”。

问题 4　术前交代的主要内容有什么？

思路

(1) 首先，要向患者及其家属介绍病情，强调手术必要性和手术的目的：CRSwNP 会产生的主要症状，上下气道一致性的理论，对哮喘的影响及糖皮质激素使用的重要性。手术的目的是彻底清除病变组织，开放鼻窦,使鼻腔鼻窦引流通畅。

(2)其次,要向患者简要介绍术者、手术方案、大致时间。

(3)交代术中及手术后可能出现的各种并发症、表现及其处理,包括麻醉意外、出血、眶内血肿、眼肌的损伤、失明、脑脊液鼻漏及可能诱发哮喘发作及其他全身可能并发症如脑梗死、心脑血管意外等,以及术后鼻窦炎鼻息肉复发。

(4)介绍术后恢复过程,强调术后可能会出现一过性的各种不适,术后鼻腔出血、鼻塞、鼻腔粘连,定期随访清理鼻腔和康复时间可能比较长,使患者有正确的心理预期。

(5)对于医保或公费患者,交代可能需要自费支付的材料和药物。

(6)其他需要交代的事项并合理解答患者提问。

住院期间的治疗 入院后完成术前常规检查,包括:血常规、尿常规、便常规、血生化(肝功、肾功、血糖、电解质等)、凝血功能、血清免疫功能检查四项(乙肝、梅毒、艾滋病及丙肝)、血型、胸部X线平片、心电图。其他检查包括肺功能、鼻阻力、鼻声反射、嗅功能、鼻腔分泌物涂片、过敏原检查、血清总IgE和鼻窦CT。各项检查结果显示过敏原皮肤点刺试验显示蒿草(+++),血清总IgE升高;鼻阻力、鼻声反射检查提示鼻腔阻力增高,应用1%麻黄碱收缩后能够明显缓解;鼻腔分泌物涂片示嗜酸性粒细胞(++);嗅觉功能检查示嗅觉轻度减退;鼻窦CT显示,鼻窦发育良好,双额、筛、上颌窦和蝶窦内显示软组织密度影,双侧中鼻道软组织密度影。鼻内镜检查提示:鼻腔黏膜略苍白肿胀,双下鼻甲肥大,鼻底可见较多黏白涕,鼻腔可视及淡黄色、光滑、荔枝肉样新生物,触之柔软,不易出血,主要来源于中鼻道,鼻窦区无压痛。临床诊断:慢性鼻窦炎(双),鼻息肉(双),变应性鼻炎,哮喘。术前请呼吸科会诊,充分准备后于全麻鼻内镜下行双侧全组鼻窦开放、鼻息肉切除术。

手术情况 本例患者依次切除双侧钩突,切除双侧中鼻甲,开放前后组筛窦、蝶窦、上颌窦和额窦,去除息肉样病变组织,术中见鼻窦内黏膜高度水肿,有较多黏白涕,筛窦间隔骨片尽量去除干净,做到根治性切除,术腔填塞止血材料。将术中去除的息肉样组织分别送病理。

【术中要点】

问题 术中最需要注意避免的并发症是什么?发生后如何处理?

思路 一是眼部损伤,轻微的眶纸板损伤无须特殊处理,只需注意填塞时勿太紧,术后可能会出现眶周淤血,用冰袋冷敷即可;如眶内壁损伤较重并使眼肌受伤,及时请眼科会诊,确认是否有视神经的损伤,对症处理,后期可行眼肌手术矫正;严重者有视神经损伤,在眼科会诊确认后立即进行视神经减压手术。二是脑脊液鼻漏,主要发生于筛顶部位,发现有明显搏动性清亮液体流出,可在术中用鼻中隔或中鼻甲黏膜进行修补。三是严重的出血,筛前动脉出血引发眶内血肿,双极电凝后进行眶减压手术;蝶腭动脉出血可电凝止血。

鼻息肉摘除术(视频)

术后情况 患者术后按鼻内镜术后护理常规,由半流食逐渐过渡到软食、普食,给予抗炎、促排、抗过敏对症治疗,其中注意糖皮质激素的使用。术后鼻腔少量渗血,轻微鼻塞、鼻胀痛,无明显发热,如果患者鼻腔填塞物为凡士林纱条或其他不可吸收的材料,可于术后第二日撤除鼻腔填塞物,然后术后第三日开始冲洗鼻腔;如果鼻腔填塞物为可吸收材料,可于术后第二日开始冲洗鼻腔,填塞物可于1周后进行清理。病理结果回报:(双鼻腔)送检标本为息肉样黏膜组织伴大量嗜酸性粒细胞浸润,符合慢性鼻窦炎伴鼻息肉的诊断。

【病情观察】

问题1 术后应注意患者哪些情况?

思路 鼻内镜术后,除注意观察患者基本生命体征、意识状态以外,还应注意观察是否有出血、眶周淤血、眼球的运动和视力、脑脊液鼻漏等症状的发生。

问题2 患者术后糖皮质激素如何使用?

思路 对于本病例,术后需短期口服糖皮质激素,需注意与患者签署知情同意书,晨起空腹顿服,序贯治疗。口服时间长短根据病情不一可有所不同。

【出院随访】

问题 鼻内镜术后何时可以出院？出院后应注意些什么？

思路 患者于术后第二日开始冲洗鼻腔，因鼻腔填塞可吸收材料，于术后第4d清理总鼻道，病情稳定，没有出血等术后并发症，可以出院。术后定期随访清理鼻腔非常重要。嘱患者于术后2周内复查，清除鼻腔内残余填塞物，每日冲洗鼻腔，鼻喷激素喷鼻，鼻内镜检查需注意术腔上皮化情况、囊泡情况、窦口开放状态、术腔是否粘连和复发情况，视术腔情况，一般于术后1个月、3个月、6个月、1年复查，通常术腔完全上皮化愈合约需3个月。

出院后情况 本例患者出院后口服糖皮质激素约1个月，每日冲洗鼻腔和鼻喷激素治疗，定期复查并清理鼻腔，恢复顺利，无眶内和颅内并发症等。于术后1个月左右，鼻窦内大量淡黄色囊泡形成，清理。于术后3个月左右，鼻窦术腔上皮化良好，无脓性分泌物，下鼻甲形态良好。继续随诊观察。

CRSwNP是鼻科常见病、多发病，严重影响了患者的生活质量。查体和各项辅助检查有助于疾病的诊断和治疗方案的制订。手术治疗首要目的是清除病变组织，开放鼻窦，使鼻腔鼻窦引流通畅。本病要注意术后合理的用药和随访，以减少复发的可能。

150502

慢性鼻窦炎伴/不伴鼻息肉习题

（张 罗）

第六节 真菌性鼻窦炎

疾病概要

真菌性鼻窦炎（fungal rhinosinusitis，FRS）是真菌在鼻腔、鼻窦内引起的一种感染性或变应性疾病，近年来其发病率呈上升趋势，是临床较为常见的一种特异性鼻窦炎症。根据真菌是否侵袭鼻窦黏膜及骨质和患者机体的免疫功能状态，真菌性鼻窦炎分为两大类，即非侵袭型真菌性鼻窦炎（noninvasive fungal rhinosinusitis，NIFRS）和侵袭型真菌性鼻窦炎（invasive fungal rhinosinusitis，IFRS）。非侵袭型又分为两类：真菌球和变应性真菌性鼻窦炎；侵袭型又分为两类：急性/暴发型真菌性鼻窦炎和慢性侵袭型真菌性鼻窦炎。宿主免疫状态决定了真菌性鼻窦炎的表现：非侵袭型患者免疫功能大多正常，侵袭型多发生在长期使用抗生素，免疫力低下或缺陷者，如器官移植，急性白血病、淋巴瘤、大剂量使用糖皮质激素和免疫抑制剂、放化疗、免疫功能缺陷和HIV等疾病。上述不同类型临床表现各异、病理过程互不相同，其中，真菌球型真菌性鼻窦炎最为多见，治愈率最高。

真菌性鼻窦炎发病的相关因素包括吸入的孢子数量和大小，解剖因素，黏液纤毛清除，黏膜健康状态及宿主免疫状态。发病机制与真菌可能释放霉菌毒素，导致上皮细胞损伤并破坏纤毛功能，真菌抗原暴露可能触发局部炎症。

【主诉】

患者，女，44岁。主因“右持续性鼻塞及阵发性头痛10余年，回吸涕中带血伴臭味1年加重2个月”就诊。

【印象诊断】

问题 根据主诉，应考虑哪些疾病？最有可能的诊断是什么？

思路 首先考虑鼻窦炎症性疾病。该患者病史长达10年之久，鼻塞及头痛为其主要症状，1年前出现鼻涕倒流及涕中带血，患者自觉鼻腔有异味，应考虑诊断为鼻窦的感染性疾病如厌氧菌感染及真菌感染，最有可能的诊断是真菌性鼻窦炎的可能性较大，最常见的是真菌球。

真菌球（fungus ball，FB）是一种黏膜外型的真菌病，由致密的菌丝紧紧缠绕在一起形成，表现为单一鼻窦内的碎屑样、沙粒状或灰黑色团块状。

真菌球型鼻窦炎患者免疫功能正常，女性发病率高于男性，通常为单侧，只累及单个鼻窦，最常见的是上颌窦（约占83%~88%），其次是蝶窦（约占15%），筛窦受累多与上颌窦的真菌病原体相关，额窦更为罕见，多窦累及比较少见。上颌窦的真菌球多为牙源性，常见的病原体是曲霉菌，尤其是烟曲霉，其次是毛霉菌，很少有黄曲霉、黑曲霉和构巢曲霉。组织病理学显示是真菌的定殖而不是真菌的入侵。

真菌球型鼻窦炎患者的临床表现是非特异性的，与抗生素耐药的细菌性慢性鼻窦炎患者症状相同。应该引起临床医师注意的是它的单侧症状：最常见的症状是单个鼻窦感染导致的面部压力感或面部疼痛，这些伴随着可能的相关性症状（黏液脓性或化脓性分泌物，出现前后鼻漏、痂皮、恶臭味或嗅觉异常）。偶尔，患者可能出现不典型症状——鼻出血、视力障碍、癫痫发作、发烧、咳嗽和眼球突出。真菌球如发生在蝶窦，头痛和面部疼痛很常见。症状通常持久，可能存在数月甚至数年，偶尔可以检测到真菌球。约 18% 的患者可能无症状，10% 存在鼻腔息肉病。如果无任何症状，偶尔在鼻窦影像学检查时可发现。

【问诊】

问题 根据主诉，在问诊中需要注意哪些要点？

思路

1. 诊断思路 以头痛、鼻后滴漏及涕中带血为主诉，首先要想到真菌性鼻窦炎的诊断，单侧鼻塞、涕中带血、鼻腔异味是真菌性鼻窦炎的典型表现，如发生于蝶窦则以头痛为主要症状，因为头痛也是慢性鼻窦炎常见的症状。应围绕该疾病的主要临床症状，发病特点进行问诊，还需要进一步询问患者有无复视、视力下降、面颊部疼痛不适及鼻痒、喷嚏，若出现复视、视力下降则提示鼻窦病变累及眼眶，而鼻痒、喷嚏可以提示有变应性真菌性鼻窦炎的可能。是否曾经进行药物治疗，如鼻喷激素、抗生素、黏液促排剂等，是否接受过手术治疗，最后，一定要询问患者有无糖尿病、有无放化疗史，是否患有免疫缺陷病等慢性疾病史以及诊治经过，这些信息有助于我们明确诊断并提高治疗效果。

2. 问诊要点

（1）向患者询问鼻塞程度，是持续性鼻塞还是间断性鼻塞，确定是单侧还是双侧。

（2）患者有鼻后滴漏且涕中带血，进一步询问出血量及频次。

（3）鼻腔偶有异味，进一步询问有无发热、大量的黏脓分泌物等，有无牙科治疗史。

（4）详细询问头痛部位、发作的时间及头痛严重程度，曾经的治疗。

（5）有无面部不适及压力感。

（6）病情进展速度及并发症：明确是数小时、数天、数月还是数年，是否伴有复视、视力下降、眶周肿胀、突眼等。

（7）既往诊疗经过以及慢性疾病史：是否进行过药物治疗，鼻喷激素、抗生素、黏液促排剂；是否接受过手术治疗，以及治疗效果如何；是否有高血压病史、心脏病史、过敏史、哮喘发作史、糖尿病史、放化疗史、免疫缺陷病史。

（8）患者是否长期在温暖、潮湿的环境中工作。

病史问诊 患者于 10 年前无明显诱因出现右侧间断性鼻塞，并伴有头痛，疼痛部位位于枕后部，时间不固定，自行口服止痛药缓解，未予重视，自觉鼻涕倒流，偶有涕中带血丝，鼻腔偶有异味，近两月自觉涕中带血加重，病程无鼻痒及阵发性喷嚏，不伴有复视及视力减退，无眶周胀痛感。曾就诊于外院，行头颅 MRI 发现右侧蝶窦密度增高影，提示右侧蝶窦炎症性病变，予以鼻喷激素、口服黏液促排剂、口服抗生素治疗，病情未缓解。既往体健，否认过敏史、哮喘史、糖尿病史及免疫缺陷病史。

知识点

通过问诊可以初步排除几个密切相关的疾病，多种鼻病都可能出现头痛，但慢性鼻窦炎主要是鼻塞和黏脓性分泌物，其急性鼻窦炎多为脓涕且其头痛具有一定的规律。鼻腔分泌物的性状也不同，如其他几种疾病可能出现回吸涕中带血，但是其伴发症状会有差别，鼻咽癌患者会出现耳闷，剧烈的头痛及颈部淋巴结的肿大等症状；鼻腔鼻窦肿瘤可在短期出现进行性鼻塞，并伴有较多的脓涕、溢泪、眼球突出等症状。

【体格检查】

问题 为进一步明确诊断，查体需要注意哪些要点？

思路

（1）首先应观察患者一般情况，体温是否正常，有无眼球突出，双侧眼球活动度是否正常，眶周及面部有无肿胀及压痛。

(2) 重点进行鼻腔检查，前鼻镜检查及鼻内镜检查，具体包括：观察鼻黏膜的充血状态，各鼻道有无黏脓性或其他异常的分泌物，明确分泌物的颜色、性状及位置，是否有干酪样团块及息肉样增生，可取分泌物行真菌培养或真菌涂片镜检以明确诊断。观察鼻腔有无鼻中隔偏曲、鼻息肉、鼻甲增生肥大等可能导致鼻塞的解剖异常或疾病，鼻咽部有无腺样体残留及新生物；还需注意鼻腔有无新生物，触之是否易出血，鼻腔外侧壁是否向内膨隆，以便与鼻腔鼻窦恶性肿瘤相鉴别。

专科检查　体温正常，眼球无突出，各向活动正常。外鼻无畸形，鼻内镜下可见双侧鼻腔黏膜充血，鼻中隔右偏，右鼻腔狭窄，双侧下鼻甲肥大，减充血剂收缩鼻腔黏膜后，右侧蝶筛隐窝可见奶白色脓性分泌物，鼻咽部黏膜呈颗粒状增生。

【辅助检查】

问题 1　为进一步明确诊断，此时最需要进行何种检查？

思路　结合病史及专科检查，真菌球型真菌性鼻窦炎诊断的可能性较大，鼻窦 CT 是最准确的诊断方法。如为真菌球，病变侧窦腔内软组织影填充，内有点状、线状或絮状高密度钙化影，可能由真菌菌丝中沉积的钙盐所致。可伴有窦腔壁局部骨质的增厚或硬化，或骨质吸收变薄、破坏、不完整。

问题 2　以诊治为目的，还需进行哪些辅助检查？

思路

(1) 可取鼻腔分泌物分别送细菌培养、真菌涂片镜检以明确诊断；

(2) 若要与鼻腔鼻窦肿瘤相鉴别，则需进一步行鼻窦 MRI 检查，真菌球在 T_1 加权像表现为低或等信号，T_2 加权像表现为极低信号或信号缺失，增强后无强化。后者在 T_1 加权像表现为中等信号，T_2 加权像表现为高信号，有明显强化。

【诊断】

问题 1　本病例的初步诊断及其诊断依据是什么？

思路　初步诊断为真菌球型真菌性鼻窦炎(右蝶窦)。患者的病史较长，最主要的临床症状是头痛、鼻内镜检查鼻中隔向右偏曲，蝶筛隐窝可见黏脓分泌物，鼻咽部黏膜可见颗粒状增生，咽鼓管口开放良好。鼻窦 CT 显示：右侧蝶窦软组织密度影，并可见点状及絮状高密度影，这是真菌球型真菌性鼻窦炎最具特异性的影像学特征(图 15-12、图 15-13)。MRI 蝶窦内病灶 T_1 加权像显示低信号，T_2 加权像显示极低信号，蝶窦黏膜水肿，根据患者的病史及鼻腔检查以及影像学特征提示真菌性蝶窦炎可能，明确诊断需在术中开放蝶窦后是否存在真菌团块，及术后的组织病理学检查。

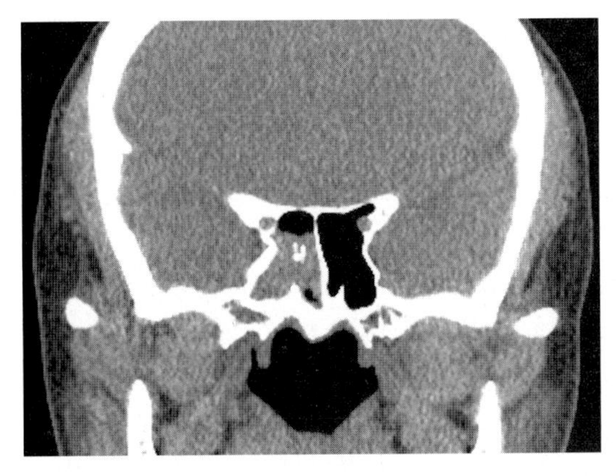

图 15-12　术前冠状位 CT

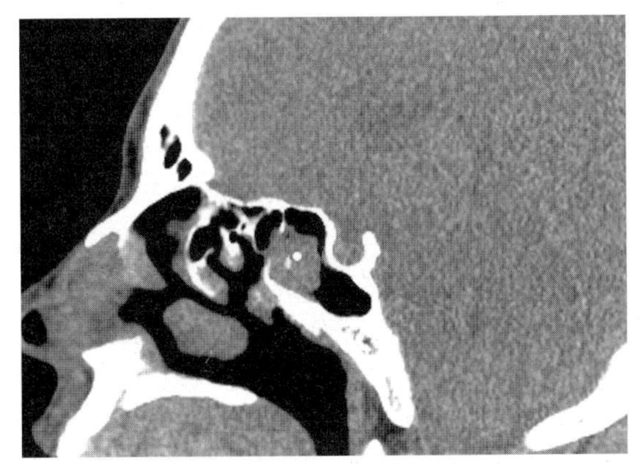

图 15-13　术前矢状位 CT

知识点

真菌球临床诊断标准

真菌球的诊断需要结合临床症状、鼻内镜所见和 CT 特征。单窦发病，鼻内镜下看到真菌团块和

CT 显示钙化斑(点)是 FB 临床诊断的最佳依据。

真菌球的最终诊断是依据病理,鼻窦内褐色、黄色或黑色的干酪样物,或碎片样黏土样物,镜下可见大量真菌菌丝的聚集,并相互缠绕,与真菌相邻的鼻窦黏膜可出现的不同的慢性炎症反应。这种反应包括淋巴细胞,浆细胞,肥大细胞和嗜酸性粒细胞,HE 染色不存在过敏黏蛋白。没有组织学证据表明真菌侵入黏膜、血管或骨组织。

问题 2 除真菌球外还包括哪几种真菌性鼻窦炎,各自的特点是什么?

思路 除最常见的真菌球外,还有三种类型的真菌性鼻窦炎。

1. 变应性真菌性鼻窦炎(allergic fungal rhinosinusitis,AFRS) 起病隐匿,发展缓慢,主要是单侧脓涕和鼻塞,多有嗅觉下降。患者多有特应性体质、变应原皮试或血清学检查证实为Ⅰ型变态反应,多伴有变应性鼻炎长期反复发作的全组鼻窦炎或鼻息肉史,50% 合并哮喘,25% 伴有阿司匹林不耐受。鼻内镜检查可见黄色或褐色的黏稠分泌物,镜检可见大量黏蛋白物质中有嗜酸粒细胞及 Charcot-Leyden 结晶,有散在的真菌,鼻窦 CT 显示全组或多个鼻窦黏膜增厚,窦腔内充满软组织影,软组织窗可见线状或斑片状高密度影(图 15-14A),骨窗可呈云雾状或毛玻璃状阴影(图 15-14B)。

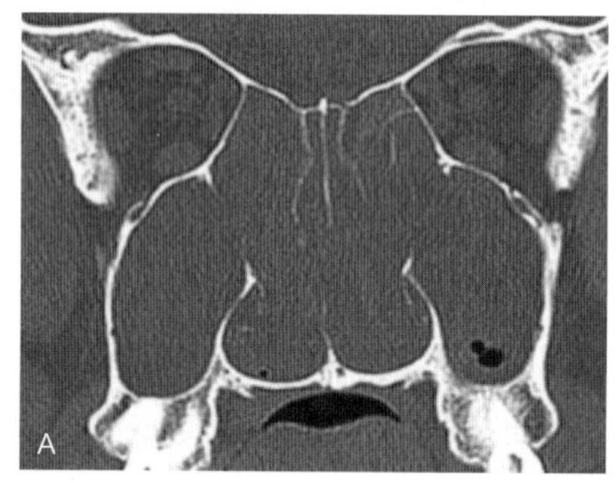

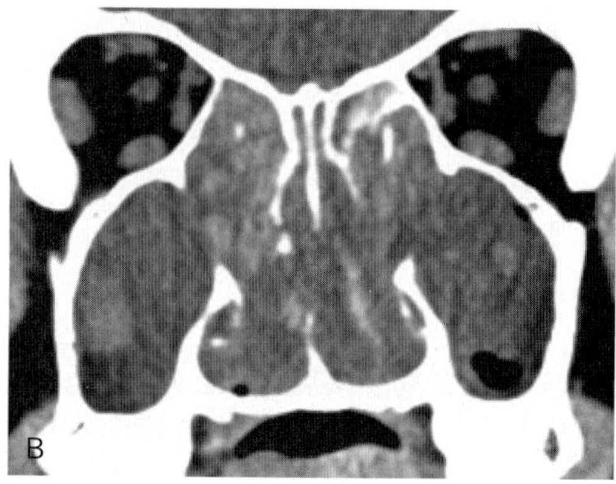

图 15-14 变应性真菌性鼻窦炎冠状位 CT

A. 骨窗示双侧筛窦、上颌窦及鼻腔被软组织影充填;

B. 软组织窗示双侧筛窦、上颌窦内软组织中散在的磨玻璃样高密度影。

2. 急性侵袭性真菌性鼻窦炎(acute invasive fungal rhinosinusitis,AIFRS) 又称为急性暴发性真菌性鼻窦炎,起病急,进展快。临床表现早期出现发热,剧烈头痛、眶周及面颊部肿胀、突眼、视力减退,此类患者免疫功能严重低下,如糖尿病酮症,器官移植术后,暴发性真菌感染向周围结构和组织侵犯迅速,若得不到及时治疗,常在数小时或数天内死亡。检查:鼻腔结构破坏、中隔或硬腭穿孔、大量黑色坏死结痂、结膜充血、眼球突出等。鼻窦 CT 显示累及鼻腔和多个鼻窦的密度不均匀混杂的软组织影,骨壁呈片状破坏,侵蚀面部、眼眶、颞下窝、翼腭窝、硬腭及颅底等部位(图 15-15)。特点为起病急、发展快、病程短、预后差,死亡率在 90% 以上。

3. 慢性侵袭性真菌性鼻窦炎(chronic invasive fungal rhinosinusitis,CIFRS) 起病隐匿,进展缓慢,病程至少 4 周以上,早期症状类似真菌球,晚期如侵犯眼眶,出现眶周肿胀、突眼,眼眶疼痛,视力下降等。如侵犯上颌窦底就会出现腭部溃烂缺损,破坏筛顶侵犯颅底,出现头痛、癫痫、意识模糊或者偏瘫,如侵犯蝶窦外侧壁,可引起眶尖综合征或海绵窦综合征,如侵犯翼腭窝,出现相应的脑神经麻痹。鼻内镜检查早期类似真菌球,鼻黏膜重度充血或息肉样变,总鼻道有脓性分泌物。破坏上颌窦内侧壁,鼻腔外侧壁可见黄色或者黑色块状的软组织肿物,晚期鼻腔鼻窦结构破坏,组织坏死,正常的结构消失,大片的焦痂样的物质和黏稠的脓性分泌物。镜检可见真菌,中度炎症和坏死。鼻窦 CT 显示受累窦壁骨质膨胀破坏,同时伴有断端骨质的增生硬化(图 15-16)。

问题 3 本病例还应与哪些疾病进行鉴别?

思路 本病应与慢性鼻窦炎、鼻腔鼻窦内翻性乳头状瘤及鼻腔鼻窦性肿瘤相鉴别,详见相关章节。

【病情分析】

蝶窦真菌球临床症状通常不典型,其的症状是头痛,头痛的部位常不固定,最常见的区域是眶部、额部、

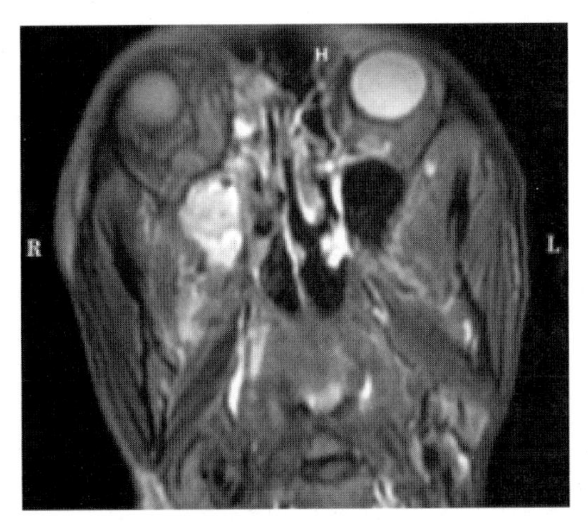

图 15-15 急性侵袭性真菌性鼻窦炎
MRI 轴位图像示右侧筛窦软组织改变，明显侵犯右侧眼眶。

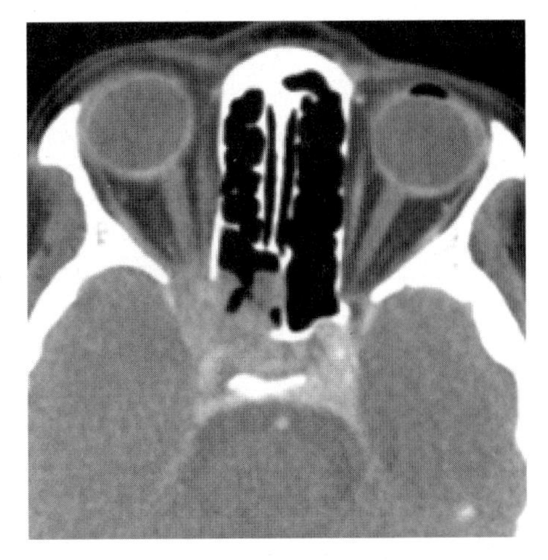

图 15-16 慢性侵袭性真菌性鼻窦炎
右侧眶尖、海绵窦及蝶窦内软组织密度影，并中度强化，右侧蝶窦外侧壁骨质破坏、吸收。

枕后。视力障碍是常见的症状，发生率为 24%~50%，其机制可能与感染、缺血及压迫有关。

问题 结合患者病史、查体、辅助检查对诊治方案有何提示？

思路 患者间断性头痛 10 余年，且部位不固定，单侧鼻塞伴脓血涕，有异味，回吸涕中带血，无喷嚏、鼻痒等鼻过敏症状，无大量黏脓涕及头面部胀痛不适，无眼球突出，视力下降等症状；鼻内镜检查示鼻中隔右偏，右侧蝶筛隐窝有奶白色脓性分泌物，鼻窦 CT 显示右侧蝶窦软组织密度影，有点状高密度的高密度影。结合上述信息高度怀疑蝶窦真菌球（右）。真菌球型真菌性鼻窦炎最有效的治疗手段为手术彻底清除病灶，术后复发率低，预后好。

【治疗方案】

问题 1 患者下一步应当如何处理？

思路 真菌球型鼻窦炎最有效的治疗手段是手术彻底清除病灶，无须应用全身抗真菌药物治疗，对该患者应建议其接受鼻内镜手术治疗。

知识点

真菌性鼻窦炎（FRS）的治疗

FRS 治疗原则和方法是复杂的，总的来说不同类型的真菌性鼻窦炎需要采取不同的治疗，主要的治疗方法包括外科手术和药物治疗，其次包括免疫治疗、矫正代谢性疾病及高压氧等方法。

1. 外科手术 外科手术的目的是彻底清除真菌和切除受真菌侵犯的组织，包括鼻窦黏膜骨质和其他组织。

(1) 真菌球：彻底清除窦内的真菌病变是关键，尽可能保留和不损伤鼻窦黏膜，同时重建鼻腔鼻窦的通气引流，真菌球可获治愈。

(2) 变应性真菌性鼻窦炎（AFRS）：是鼻窦清创术，本病常累及多个鼻窦，因此需对受累的鼻窦开放，彻底清除鼻窦腔内的病变及变应性黏蛋白，并切除息肉样变鼻窦黏膜和息肉，创造良好的鼻腔鼻窦引流条件。

(3) 侵袭性真菌性鼻窦炎（IFRS）：需要行根治性的切除，根治性切除鼻腔鼻窦任何坏死的组织直至正常的组织。如累及颅面和眼眶，同样行根治性的切除。尤其对急性侵袭性真菌性鼻窦炎（AIFRS）的外科治疗是抢救性的，因此应采取紧急手术，以最快的速度行 CT 检查明确病变。

2. 药物治疗 真菌球术后不需要抗真菌治疗。AFRS 术后全身使用糖皮质激素有助于控制病情；AIFRS 不仅要逆转免疫功能抑制状态，术前术后必须抗真菌治疗，静脉注射两性霉素 B 等广谱的抗真菌药，颅内感染者可以行鞘内注射。对于 CIFRS，全身口服抗真菌药物治疗，如伊曲康唑口服。同时鼻腔局部抗真菌药盥洗，防止局部复发。

3. 免疫治疗。

问题 2　手术治疗的原则和目的是什么？

思路　手术治疗的原则是开放受累的鼻窦，清理窦腔内的真菌团块，恢复窦腔的通气引流功能，改善鼻腔微环境。目的是减轻患者痛苦，缩短术后愈合时间，避免非侵袭性病变衍变为侵袭性病变。

问题 3　手术方式如何选择？

思路　手术方式主要为鼻内镜手术，对于上颌窦病变可经 0° 及 70° 鼻内镜下扩大上颌窦自然开口并完全清除病变，对经窦口看不到的残留病变可联合应用下鼻道开窗术或泪前隐窝入路清除病灶；筛窦病变可采取 Messerklinger 术式开放筛窦，清除病灶；对于蝶窦病变可在鼻内镜下尽量扩大其前壁自然口。因此，以开放和扩大窦口，彻底清除真菌团块，保留黏膜和改善引流为目标的鼻内镜手术是治疗真菌球型鼻窦炎的首选术式。

故本例拟订手术方案为全麻下“鼻内镜下鼻中隔矫正术 + 右侧蝶窦开放术”。

问题 4　术前交代的主要内容有什么？

首先向患者及其家属介绍病情，强调手术必要性和手术的目的，即开放和扩大窦口，彻底清除真菌团块，保留黏膜和改善引流为目标的鼻内镜手术是治疗真菌球型鼻窦炎的首选术式，并向患者及家属交代手术的风险及意外，术中及术后可能出现的各种并发症，签署知情同意书。

住院期间检查及治疗　入院后完成术前常规检查，包括：血常规、尿常规、便常规、血生化（肝功、肾功、血糖、电解质等）、凝血功能、血清四项（乙肝、梅毒、艾滋病及丙肝相关抗体）、血型、胸部 X 线平片、心电图。鼻内镜及 CT 检查提示右侧蝶窦真菌球可能。临床诊断：真菌球（右蝶窦）。

治疗经过　术前准备完善后于全麻下行鼻内镜下鼻中隔矫正术 + 右侧蝶窦开放术。

(1) 伴有或不伴有絮状钙化的鼻窦浑浊的影像学表现。

(2) 鼻窦内的黏液脓性、干酪样或泥土样物质。

(3) 术中见蝶窦内为大量孤立的无光泽、密集的褐色干酪样真菌团块样物（图 15-17），角度镜下予以彻底清除，盐水冲洗，窦内无残留的真菌团块，去除病变的黏膜。组织病理学检查证实该患者为真菌引起的蝶窦真菌球，右侧蝶窦内为褐色干酪样物内可见大量的真菌菌丝聚集，缠绕成团，真菌团块右侧蝶窦黏膜为黏膜慢性炎，间质多量的淋巴细胞、浆细胞及少许嗜酸粒细胞浸润，局部可见少许真菌及出血（图 15-18）。术后患者临床症状逐渐好转，头痛消失。

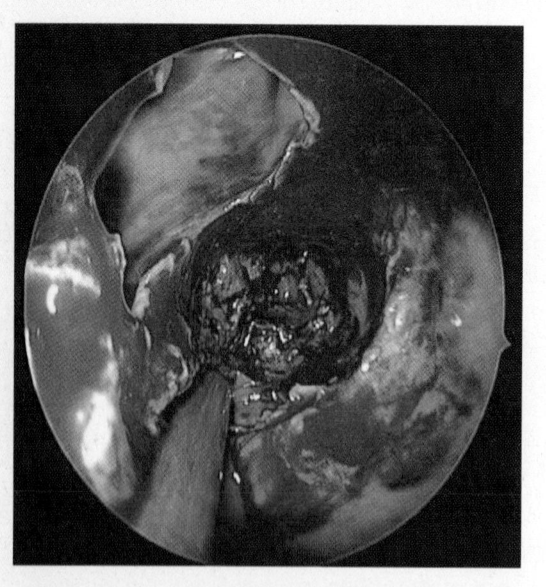

图 15-17　术中见右蝶窦内充满黄褐色泥沙样物

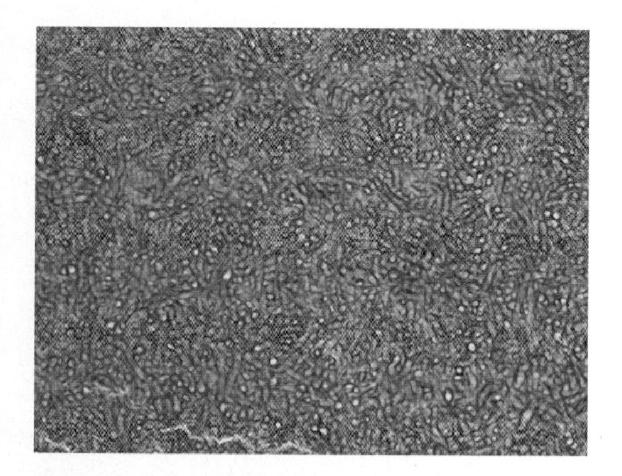

图 15-18　术后病理可见蝶窦内泥沙样的团块为大量的真菌菌丝缠绕

【术中要点】

问题　术中应注意哪些要点？

思路　手术目的是彻底清除窦内真菌和重建鼻腔鼻窦的通气引流通道，术中开放并扩大窦口，可通过冲洗、吸引，钳取的方法彻底清除窦内真菌团块，冲洗术腔，同时注意保护正常的结构，保留窦腔正常黏膜组织，清除病变的黏膜及伴发的病变，如黏液囊肿及息肉组织。

术后情况 膨胀海绵及可吸收的纳吸棉填塞双侧鼻腔，术后两天取出鼻腔填塞物，术后 3d 开始生理盐水冲洗鼻腔，保持引流口通畅。

【病情观察】

问题 术后应注意患者哪些情况？

思路 鼻腔仍欠通畅，可能为术后血痂附着于总鼻道，鼻内镜下清理鼻腔血性痂皮，并观察鼻腔黏膜有无粘连，窦口是否开放良好，窦内有无分泌物堆积，若有均需给予相应处理。

【出院随访】

问题 真菌球型鼻窦炎患者出院后应注意些什么？

思路 患者术后拔出填塞物，如无出血，病情平稳则可出院。嘱患者术后鼻腔冲洗，每日两次，必要时可用抗真菌药溶液盥洗术腔，每周 1 次，以保持窦腔引流口通畅。根据术腔情况，大约 2~3 周术后随访 1 次，以清理鼻腔鼻窦分泌物，并观察窦腔上皮化情况，指导患者治疗及告知下一次复诊时间。

出院后情况 本例患者出院后定期复查，术后 3 个月左右，窦腔上皮化良好，自诉鼻腔通畅，头痛缓解，嘱患者定期复查，继续鼻腔冲洗，继续随诊观察。

小 结

真菌性鼻窦炎发病率逐年升高，虽然真菌性鼻窦炎有多种形式，但对此疾病保持高度的警惕，作出正确诊断非常重要。根据患者的临床表现、鼻内镜检查和影像学检查，可以作出真菌性鼻窦炎的初步诊断，组织和黏液标本和微生物学检查可作为确诊的依据，病理学检查鼻窦黏膜和骨质有无真菌侵犯是鉴别侵袭性和非侵袭性真菌性鼻窦炎的最终依据。对于非侵袭性的真菌性鼻窦炎首选手术治疗，可以配合使用药物治疗，以减轻伴发的细菌感染所导致的炎症反应，全身类激素治疗在处理变性真菌性鼻窦炎治疗时可起到显著的作用，用免疫疗法和抗真菌治疗侵袭性真菌病价值目前仍在研究中，侵袭型必须要全身的抗真菌治疗和广泛的手术切除。开始治疗急性侵袭型真菌性鼻窦炎时，首要的和十分重要的一步是逆转任何原发的免疫抑制或者代谢紊乱，硬脑膜和眶骨膜可视为防止疾病扩散的天然屏障，术中除非发现已被病变侵犯，否则应予以保留。由于本病常见迁延和复发，不管什么类型、如何治疗，应该治疗后经鼻内镜随访以获得良好的长期疗效。对于病变迁移或复发的，不能单用患者的症状作为疗效评价的标准。

真菌性鼻窦炎习题

（赵长青）

推荐阅读资料

[1] LIM H S，YOON Y H，XU J，et al.Isolated sphenoid sinus fungus ball：a retrospective study conducted at a tertiary care referral center in Korea.Eur Arch Otorhinolaryngol，2017，274（6）：2453-2459.

[2] PAGELLA F，MATTI E，DE BERNARDI F，et al.Paranasal sinus fungus ball：diagnosis and management.Mycose，2007，50（6）：451-456.

[3] 肯尼迪，博尔杰，宗赖克．鼻窦疾病的诊断和治疗．赵长青，李泽卿，译．北京：中国医药科技出版社，2006.

[4] KENNEDY D，HWANG P.Rhinology：diseases of the nose，sinuses，and skull base.New York：Thieme medical Publishers，2012.

[5] SNOW J B，Jr，WACKYM P A.Ballenger 耳鼻喉头颈外科学．李大庆，译．北京：人民卫生出版社，2016.

第七节　鼻窦炎眶内并发症

疾病概要

鼻窦与眼眶关系密切，眼眶 2/3 为鼻窦的骨壁，鼻窦炎引起的眶内并发症，多系鼻窦炎引流障碍后侵蚀骨壁引起，或外伤、手术损伤骨壁所致。按照炎症累及范围与严重程度，分为五种并发症：① 1 级，眶周蜂窝织炎：又称隔前蜂窝组织炎或眶炎性水肿，是眼睑软组织和隔前周围组织的感染，临床表现为眼睑红肿、触痛，但无结膜水肿、眼球突出、视力下降；② 2 级，眶蜂窝织炎：是眶隔后方软组织的弥漫性感染，临床表现为眼睑红肿、结膜水肿、眼球突出、眼球活动受限、眼眶疼痛；③ 3 级，骨膜下脓肿：是眶骨膜与眶壁骨质之间形成脓肿感染，临床表现为眼球明显突出、移位，眼球活动受限，转向脓肿方向明显疼痛；④ 4 级，眶脓肿：是眶内脂肪组织或其他组织发生脓肿感染，全身表现为高热，局部表现为眼球明显突出、眼球活动障碍、结膜水肿、视力下降、眶内深部剧痛；⑤ 5 级，海绵窦血栓性静脉炎：是眶内感染通过眶上裂途径侵入海绵窦，全身表现为高热、寒战、头痛或呕吐，局部表现为眼球突出、活动障碍，眼睑肿胀、下垂，结膜水肿、淤血，角膜混浊、溃疡，瞳孔散大、对光反射迟钝，视力减退、消失。眶内并发症多发生于幼儿及青年人。

【主诉】

患者，女，28 岁。主因“鼻塞、流涕伴右眼睑胀痛 10d”就诊。

【印象诊断】

问题　根据主诉，应考虑哪些疾病？最有可能的诊断是什么？

思路　首先考虑鼻腔、鼻窦感染性疾病，另外还要考虑眼眶感染性疾病和鼻腔鼻窦良恶性肿瘤。综合判断不同症状出现的时间先后顺序，急性鼻窦炎伴发眶周蜂窝织炎的可能性比较大。

知识点

急性鼻窦炎伴发眶周蜂窝织炎（paraorbital cellulitis）的症状

1. 鼻塞　多在急性上呼吸道感染之后发生，开始为间歇性鼻塞，后逐渐加重，发展成持续性鼻塞。患者可出现张口呼吸，严重时可出现胸闷、气短、呼吸憋闷感。

2. 流涕　起初多为清涕或黏涕，经过 7~10d 的发展，逐渐转变为黏脓涕、脓涕，颜色黄白色、黄绿色多见。黏稠鼻涕不易擤出，导致鼻塞、咳嗽症状。

3. 眼睑胀痛　常常在鼻塞、流涕症状持续数天之后出现。上下眼睑出现红肿、胀痛，可伴有头面部疼痛。若炎症范围扩散，可进一步发展为眶内蜂窝织炎或脓肿，导致眼球外凸、移位、结膜水肿、视力下降。

【问诊】

问题　根据主诉，在问诊中需要注意哪些要点？

思路

1. 鼻塞、流涕是急性鼻窦炎的典型表现，主要围绕该疾病的临床症状进行问诊。不能排除其他疾病以及鼻窦炎眼眶并发症、颅脑并发症的可能，应针对性地询问有重要意义的阴性症状，加以排除。

2. 问诊要点

（1）鼻塞、流涕的时间与原因、侧别和诱因，加重与缓解因素，分泌物的性状。

（2）眼睑胀痛的时间、范围、程度，是否伴有眼球运动障碍、瞳孔对光反射异常以及视力下降等症状。

（3）有意义的阴性症状：是否伴有发热、头痛和呕吐等症状，以排除颅脑并发症的可能。

（4）既往诊疗经过，以及慢性病史：采用了哪些治疗，治疗方案是什么？疗效如何？是否有糖尿病、外伤手术史、传染病等相关病史？

病史问诊　患者10d前因“感冒”后出现双侧鼻塞、流涕，伴有发热，自服“银翘片”“抗病毒口服液”后，症状一度有所减轻。但3d前鼻塞症状明显加重，鼻涕转变为黄白色脓涕，同时出现右眼上下眼睑红肿、胀痛，自服抗感冒药无效后，改用“阿莫西林”等抗生素药片，症状仍无法减轻，视物尚无明显不适。否认明显头痛、头晕、恶心、呕吐等症状。既往：无糖尿病史以及其他系统性疾病史，无鼻部外伤手术史。

小提示　问诊要有针对性、层次感（针对主要症状详细问诊；包括症状发生的诱因、部位、时间、性质、伴发症状、具有鉴别意义的阴性症状、既往诊疗经过逐一问诊），根据主诉，先假设几种可能性大的疾病，在问诊过程中逐步将考虑的疾病范围缩小，直至确定为一种或几种疾病。问诊时应追溯是否曾患急性传染病如猩红热、麻疹及流行性感冒等。根据症状，有时并不能立即确诊，需要结合查体、实验室检查或特殊检查，再次补充完善问诊内容，直至获得充分可靠的病史信息。

【体格检查】

问题　为进一步明确诊断，查体需要注意哪些要点？

思路

（1）首先，要检查鼻腔，观察有无明显解剖学结构异常，重点区域是中鼻道，注意中鼻道黏膜有无红肿，是否有异常新生物，中鼻道窦口鼻道复合体区域是否有异常分泌物积聚，分泌物呈现什么性状等。

（2）此外，还应注意检查眼睑肿胀范围，眼球有无突出、移位，活动度，瞳孔有无散大，直接和间接对光反射有无异常，视力有无下降。

专科检查　双侧鼻腔黏膜红肿，下鼻甲肿胀，麻黄碱收缩反应可，鼻中隔居中，右侧中鼻道黄白色脓性分泌物引流，未见明显新生物；鼻咽部光滑、对称；扁桃体无肿大，舌根无明显增生，会厌无红肿，双侧室带、声带无充血、肿胀及新生物，运动对称，闭合良好；双侧耳廓无畸形，乳突区未见红肿及压痛，外耳道干洁、通畅，鼓膜标志清楚，无穿孔及分泌物。右眼上下眼睑明显红肿、触痛，眼裂缩小，眼球无突出，活动自如，瞳孔无散大，直接和间接对光反射灵敏。

【辅助检查】

问题1　为进一步明确诊断，此时最需要进行何种检查？

思路　结合病史及专科检查，急性鼻窦炎并发眶周蜂窝织炎诊断的可能性大（图15-19、图15-20）。此时，鼻窦及眼眶CT或MRI检查是最有效的诊断方法。CT能够清晰地显示鼻窦、眼眶的骨性解剖结构，以及炎症累及的范围，MRI可更好地显示眼眶内的软组织结构，明确判断炎症是否累及眶筋膜内的神经与血管结构。如果怀疑伴发良恶性肿瘤，增强CT或MRI扫描则具有更高的鉴别诊断意义。此外，CT或MRI检查对于手术方案的制订具有重要的指导意义（图15-21）。

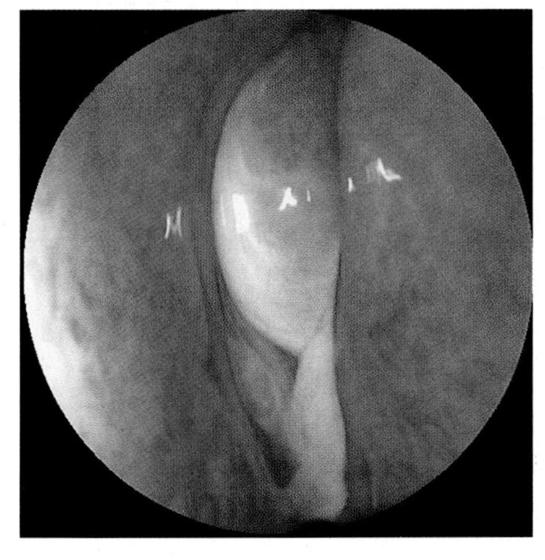

图15-19　急性鼻窦炎（右鼻）中鼻道大量脓性分泌物积聚

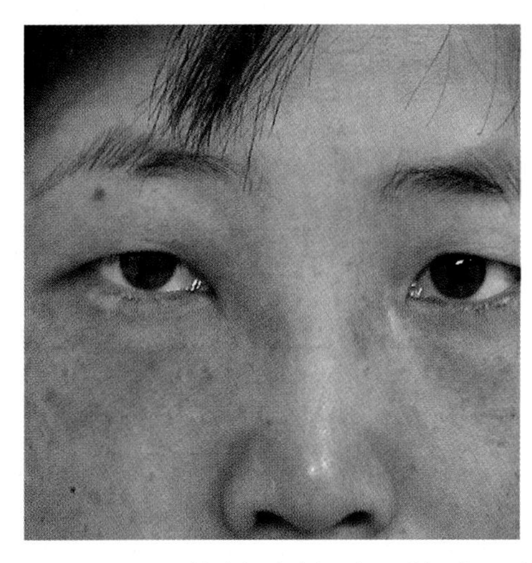

图15-20　眶周蜂窝织炎（右眼）眼睑红肿、压痛

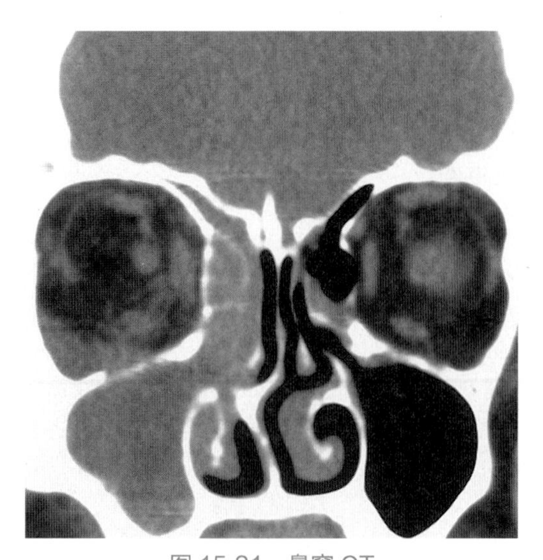

图 15-21　鼻窦 CT

扫描显示右侧上颌窦、筛窦和额窦充满软组织影，眶下壁局部软组织受累。

问题 2　以诊疗为目的，还需要进行哪些辅助检查？

思路

(1) 视力检查必不可少，可判断眼眶炎症是否累及视神经。眼球活动度检查也有必要，可判断眼眶炎症是否累及眼外肌。此外，为了与患者术后的视力以及眼球活动度进行比较，判断有无手术并发症的发生，术前需要完成这些基本检查。

(2) 角膜、前房、晶状体、玻璃体以及眼底视网膜检查，有助于判断炎症是否已经累及到眼球内部。

辅助检查结果　患者右眼眼睑上抬轻度受限，左眼眼睑上抬无明显异常。双侧眼球无明显突出，各个方向运动自如，视力检查均为 1.5。

【病情分析】

问题　患者眼球突出、视力下降的程度对诊疗方案有何提示？

思路　患者若无眼球突出、视力下降，提示眶周蜂窝织炎尚未形成眶周脓肿。若出现眼球突出，但无视力下降，提示眶周脓肿形成。若出现视力明显下降，甚至瞳孔直接对光反射迟钝或消失，则提示眶内蜂窝织炎或脓肿形成。

知识点

眼球突出，眼球运动障碍，传入性瞳孔反射障碍，视敏度下降是区分眶周蜂窝织炎与其他类型眶并发症的重要依据。

【诊断】

问题 1　本病例的初步诊断及其诊断依据是什么？

思路　根据患者短期出现鼻塞、流涕伴眼睑胀痛的病史，查体发现右侧中鼻道明显脓性分泌物潴留、右侧眼睑红肿，鼻内镜显示右侧中鼻道脓性分泌物积聚，鼻窦 CT 扫描显示右侧上颌窦、筛窦和额窦充满软组织影，眶下壁局部软组织受累，而各项检查未发现鼻窦、眼眶存在特殊感染或恶性肿瘤的临床证据，急性鼻窦炎合并眶周蜂窝织炎的诊断比较明确。

问题 2　鼻源性眶并发症的发病机制是什么？

思路　鼻窦与眼眶的解剖关系密切，上颌窦、筛窦、蝶窦和额窦分别从下方、内方和上方围绕眼眶，筛窦外侧壁纸样板存在解剖结构的薄弱，筛前动脉管和筛后动脉管直接沟通眶内与筛窦腔。因此，当机体免疫力降低时，感染鼻窦的细菌和脓液可通过上述解剖途径累及眶内，导致鼻源性眶并发症。

【鉴别诊断】

问题　除了眶周蜂窝织炎外，本病例还应与哪些疾病进行鉴别？

思路　本病应与以下两种疾病进行鉴别：

1. 急性泪囊炎　眼睑红肿主要局限于内眦部，挤压泪囊有脓液从泪小点溢出，无鼻部症状。

2. 鼻窦淋巴瘤　患者可出现上下眼睑红肿表现，但无明显鼻塞、流涕症状，常伴有不明原因的发热病史，对抗感染治疗无效，而激素治疗可暂时缓解症状。鼻窦CT扫描提示鼻窦病变范围广泛，明显破坏眼眶骨质，累及眶内组织。确诊有赖于病理检查。

【治疗方案】

问题1　患者下一步应当如何处理？

思路　患者急性鼻窦炎合并眶周蜂窝织炎的诊断明确，应住院治疗，积极进行抗感染等药物治疗。如果高阶抗感染治疗48~72h症状仍未改善或缓解，必要时进一步检查，制订手术治疗方案。

问题2　手术治疗的原则和目的是什么？

思路　充分清除病变，开放阻塞的窦口，恢复鼻腔鼻窦的通气引流功能，实现治愈鼻窦炎症的目的。

住院期间检查及治疗　入院后完成术前常规检查，包括：血常规、尿常规、便常规、血生化（肝功、肾功、血糖、电解质等）、凝血功能、血清四项（乙肝、梅毒、艾滋以及丙肝相关抗体）、血型、胸部X线平片、心电图。各项检查结果无异常。行鼻内镜检查提示：右侧鼻腔中鼻道脓性分泌物引流，未见明显新生物。临床诊断：急性鼻窦炎合并眶周蜂窝织炎（右）。取中鼻道适量分泌物进行细菌培养及药敏试验。充分准备后于全麻下行右侧上颌窦、筛窦和额窦开放。

手术情况　本例患者术中切除钩突、筛泡，打开中鼻甲基板，开放后筛气房，见筛窦腔大量黄白色脓性分泌物潴留，黏膜明显肿胀。去除钩突尾端，开放上颌窦，清理窦内潴留的脓性分泌物。去除钩突头端，开放额隐窝周围气房，进一步开放额窦，清理窦内脓性分泌物。若眶内脓肿已经形成，则需进一步开放眶壁组织进行引流。最后，使用膨胀海绵填塞术腔。将术中筛窦肿胀黏膜标本送病理，脓性分泌物送细菌培养和药敏试验。

【术中要点】

问题1　术中如何既充分去除病变又充分引流，保证手术效果？

思路　充分开放病变的鼻窦气房，彻底清理窦腔的病变，重建鼻腔鼻窦的通气与引流功能是内镜鼻窦手术的基本原则。术中除了对于上颌窦、额窦、蝶窦自然开口的部位应准确判断，同时要对眶下气房、蝶上筛房以及额隐窝周围各种类型的气房等可能存在的解剖变异熟练掌握。对于窦内的脓性分泌物要反复冲洗、彻底清除，对病变不严重的黏膜尽可能予以充分保留，以最大限度促进鼻窦生理功能的恢复。

问题2　术中最需要注意避免的并发症是什么？发生后如何处理？

思路　视神经毗邻后筛或蝶窦，一旦损伤将严重影响视力，极易引发医疗纠纷，故内镜鼻窦手术要极力注意避免损伤视神经，其关键就在于准确辨别蝶上筛房、蝶窦和视神经管的走行。对视神经相关解剖结构的透彻理解和扎实的手术技巧是避免视神经损伤最重要的前提。此外，术中有效控制创面出血，提高术野的清晰度，对手术安全性也具有重要意义。如果术中出现损伤视神经，应及时磨开视神经骨管，充分减压，而术腔可填塞适量材料，不宜过多、过紧。术后静脉给予营养神经、激素等治疗。

术后情况　患者术后按照内镜鼻窦手术后护理常规，由半流质逐渐过渡到软食，给予抗感染治疗，恢复顺利。术后无发热、头痛、眼球运动障碍、视力下降。患者右眼睑肿胀逐渐消退，术后第3天撤除鼻腔填塞物。病理结果回报：（右侧鼻窦）送检黏膜标本见中性粒细胞浸润，符合黏膜急性炎症的诊断。鼻窦分泌物细菌培养结果回报：金黄色葡萄球菌，凝固酶阳性。

【病情观察】

问题1　术后应注意哪些情况？

思路　鼻窦开放术后，除注意观察患者基本生命体征、意识形态以外，还应注意观察是否有发热、头痛、眼球运动障碍、视力下降等症状的发生；拔除鼻腔填塞物后，应注意观察鼻腔有无出血、脑脊液鼻漏等症状的发生。

问题2　患者术后常见表现何为正常？何为异常？如何应对？

思路　术后眼睑肿痛症状应逐步缓解、消退，而鼻塞、流涕症状在拔除鼻腔填塞物亦应逐步好转。若出现眼睑肿痛加重，甚至眼球运动障碍、视力下降，应考虑炎症范围向眼眶深部扩散，除撤除鼻腔填塞物外，给予积极的抗感染、营养神经和激素治疗，通过积极治疗，病情多数可以有效控制。

【出院随访】

问题　内镜鼻窦手术后何时可以出院？出院后应注意些什么？

思路　患者术后2~3d撤除鼻腔填塞物，若同期实施了鼻中隔矫正术，切口在术后5d可以拆线。术后7d，如果病情稳定，没有出现明显术后并发症的表现，此时可以出院。出院可带布地奈德或糠酸莫米松等鼻喷剂，每日1~2次，每次每个鼻孔1~2喷，可带标准桃金娘油等黏液促排剂，3次/d，每次1粒，酌情使用时间1~3个月。出院后每隔2周复查1次，1~3个月后每隔4周复查1次，直至鼻窦术腔黏膜完全上皮化。此间注意预防上呼吸道感染和有害气体刺激，减少愈合伤口瘢痕增生。

出院后情况　本例患者出院后定期复查行鼻内镜检查换药，恢复顺利，眼睑红肿逐步消退，未发生眼球运动障碍和视力改变等，于术后3个月左右，鼻窦黏膜全部上皮化，无囊泡增生和分泌物潴留，亦无鼻腔鼻窦结构粘连。

小　结

急性鼻窦炎合并眶周蜂窝织炎是鼻科急重症，因高度突眼，角膜暴露溃疡穿孔风险较高，眶内组织肿胀可压迫视神经，导致缺血水肿继而萎缩；还可能发生视网膜出血、静脉栓塞、动脉血栓及色素层炎，甚至全眼球炎。如炎症向后扩展，可引起海绵窦血栓栓塞或脑膜炎而致死亡。详细的问诊及查体，鼻内镜检查、CT或MRI扫描有助于疾病的明确诊断及评估。治疗原则为早期使用足量、敏感抗生素等药物进行抗感染治疗为基础，抗生素治疗48~72h无效，则应及时选择手术治疗，尽早开放受累鼻窦，必要时可同时沿内眦部做弧形切口进入眼眶，眶骨膜多处切开引流，外置引流条，以减低眶内压力。应密切观察几种眶内并发症在治疗期间的相互转化，以眼球突度和视力下降的程度作为估计病情的依据。

鼻窦炎眶内并发症习题

（朱冬冬）

第八节　鼻窦炎颅内并发症

疾病概要

鼻窦炎颅内并发症的发生率仅次于眶内并发症，鼻和鼻窦与颅底密切的解剖学关系是发生鼻源性颅内并发症的基础：鼻腔顶壁、筛窦顶壁和额窦后壁均是前颅底壁，这些骨壁偶有先天缺损，鼻及鼻窦黏膜与硬脑膜相邻；额窦黏膜静脉与硬脑膜、蛛网膜静脉相通，额骨板障静脉汇入上矢状窦，蝶骨板障静脉汇入海绵窦；嗅神经鞘膜与硬脑膜相延续。最常见的病变鼻窦是额窦，其他依次为筛窦、蝶窦和上颌窦。按鼻源性感染途径和病情程度不同，颅内并发症分为硬脑膜外脓肿、硬脑膜下脓肿、化脓性脑膜炎、脑脓肿、海绵窦血栓性静脉炎等。临床表现主要有三类：①一般炎症症状；②颅内压增高症状；③局部脓肿症状：一般首先出现的症状为性格改变，或后天获得性复杂动作障碍，如失语症、失读症、失写症等，还可出现一侧嗅觉丧失。可出现典型的小脑症状。鼻源性颅内并发症一旦发生，后果严重，甚至可以导致死亡，因此应以预防为主。

【主诉】

患者，女，57岁。主因“反复鼻塞流涕头痛7年，加重伴发热、复视10d”入院。

【印象诊断】

问题　根据主诉，应考虑哪些疾病？最有可能的诊断是什么？

思路　首先应该考虑鼻部感染性疾病向颅内直接播散引起，还应考虑鼻部良恶性肿瘤（继发感染）以及其他邻近病灶炎症的直接播散，亦不能排除身体其他部位血行播散引起颅内感染的可能，其中，鼻窦炎症（原发 / 继发）的可能性比较大。

知识点

鼻源性化脓性脑膜炎的症状

1. 鼻窦炎症状　为鼻塞、流脓涕，伴或不伴头痛、头面部胀满感、嗅觉下降等。

2. 头痛、呕吐等颅内高压症状　鼻源性化脓性脑膜炎多继发于筛窦和蝶窦感染或颅内其他脓肿的扩散。临床表现初起为头痛、发热、癫痫等，进一步发展会出现嗜睡、狂躁或昏迷症状。

【问诊】

问题　根据主诉，在问诊中需要注意哪些要点？

思路

1. 症状　鼻塞、流脓涕为鼻窦炎症（原发 / 继发）最典型表现，发热、头痛等颅内高压症状及复视等脑神经受累症状应高度怀疑化脓性脑膜炎可能，应主要围绕该疾病的临床症状进行问诊，不能除外其他邻近部位疾病引发颅内并发症可能，应针对性询问有意义的阴性症状加以排除。

2. 问诊要点

(1) 鼻塞、流脓涕的时间和诱因，加重及缓解因素，分泌物的性状，有无臭味等。

(2) 发热、头痛等颅内高压症状、复视的时间，加重及缓解因素，有无意识障碍等。

(3) 伴发症状或有意义的阴性症状：是否伴有鼻出血、头面部麻木感、压痛、视力下降、眼球突出、眼球运动受限、眼睑下垂、溢泪等症状，其与头痛、发热是否存在时间上的关系，是否伴有恶心呕吐等症状，如果伴有耳流脓、听力下降及头晕、面瘫等症状，要注意排除中耳炎所致的颅内并发症或中耳良恶性肿瘤的可能。

(4) 既往诊疗经过，以及慢性疾病史，如采取过哪些治疗，疗效如何，是否伴有糖尿病、心脑血管疾病、外伤手术史、传染病史等，这对诊治方案的制订有意义。

病史问诊　患者于7年前一次“感冒”后出现鼻塞、流脓涕，伴额部钝痛，就诊于当地医院，予以口服消炎药物后鼻塞、流脓涕症状缓解，仍偶有额部钝痛，感冒后明显，患者未予重视。不伴发热、头痛、恶心、呕吐、鼻出血、嗅觉下降等不适。10d前无明显诱因再次出现额部钝痛，并逐渐加重，表现为右侧额顶部剧烈而又严重的搏动性疼痛，就诊于当地医院，医师诊断为右中耳炎，予以红霉素治疗，症状有所好转，后头痛复发，且伴有发热、复视，无恶心呕吐。既往无高血压、糖尿病、冠心病病史，无其他系统性疾病，无结核、鼻部手术外伤史。

【体格检查】

问题　为进一步明确诊断，查体需要注意哪些要点？

思路

(1) 首先应重点检查鼻腔情况，注意有无鼻腔鼻道分泌物，有无新生物，特别注意分泌物引流位置及新生物性状、范围（往往提示肿物性质及严重程度），鼻窦区有无压痛、红肿。

(2) 此外还应注意患者一般情况，有无颈部抵抗、烦躁不安、兴奋、谵妄或昏迷等，对提示预后很有帮助。

(3) 注意检查眼部情况，有无眼睑下垂，视力下降、眼球突出、眼球运动受限、瞳孔大小等，有助于判断是否为动眼神经麻痹所致。

知识点

化脓性脑膜炎的感染途径

1. 血行播散　化脓性脑膜炎最主要的感染途径。

2. 邻近病灶的直接侵犯　如中耳炎、乳突炎、鼻窦炎入颅引起脑膜炎。

3. 颅内感染蔓延、扩散　如脑脓肿破裂引起脑膜炎。

4. 医源性因素造成的疾病　如颅脑手术引发的感染。

一般查体 患者烦躁不安，口腔温度39.5℃，右上眼睑完全下垂，除外展，眼球向各个方向活动受限，右眼瞳孔散大；轻度颈部抵抗，神经科及眼底镜检查均正常。

专科检查 外鼻无畸形，双侧鼻黏膜急性充血肿胀，鼻中隔基本居中，无穿孔，右侧鼻腔总鼻道可见脓性分泌物引流，未见明显新生物，双侧下鼻甲肿胀，头面部无明显压痛。鼻咽部黏膜光滑，未见明显新生物及分泌物，双侧外耳道通畅，外耳道皮肤无充血肿胀，双侧鼓膜完整，无充血肿胀，无内陷、穿孔。

【辅助检查】

问题1 为进一步明确诊断，此时最需要进行何种检查？

思路 结合病史及专科检查，鼻窦炎（原发/继发）引起化脓性脑膜炎可能性大大增加，此时鼻窦、头颅CT及腰椎穿刺脑脊液检查是最有效的诊断方法。CT检查临床最常采用冠状位。腰椎穿刺脑脊液检查是确诊化脓性脑膜炎最有效的诊断方法，脑脊液测压可明确有无颅内高压，脑脊液常规及生化检查有助于排除病毒性脑膜炎及结核性脑膜炎可能。

鼻窦CT检查提示 右侧蝶窦及筛窦充满低密度影；腰椎穿刺结果显示：脑脊液蛋白：67mg/100ml，糖65mg/100ml，红细胞计数15个/HP（正常<10个），白细胞计数400个/HP（正常<10个/HP）。脑脊液及蝶窦分泌物培养结果均为金黄色葡萄球菌。

问题2 以诊治为目的，还需要进行哪些辅助检查？

思路 鼻腔分泌物及腰椎穿刺脑脊液微生物学检查有助于明确细菌的种类，对判断预后及指导治疗很有帮助，革兰阴性杆菌引发的脑膜炎死亡率更高。

【诊断】

问题1 本病例的初步诊断及其诊断依据是什么？

思路 根据患者长期鼻塞流脓涕伴头痛病史，鼻窦CT示右侧蝶窦及筛窦充满低密度影；腰椎穿刺结果显示：脑脊液蛋白67mg/100ml，糖65mg/100ml，红细胞计数15个（正常<10个/HP），白细胞计数400个/HP（正常<10个/HP）。脑脊液及蝶窦分泌物培养结果均为金黄色葡萄球菌。

问题2 本病是属于哪种类型鼻源性颅内并发症？

思路 结合病史及查体特点，本病应属于化脓性脑膜炎，继发于鼻窦炎。

知识点

鼻源性颅内并发症分类

1. 硬脑膜外脓肿（epidural abscess） 常继发于急性额窦炎和额骨骨髓炎。因硬脑膜与额骨附着处较疏松，脓液常聚积于此处。虽有头痛、发热症状，由于症状轻微，不具有神经定位体征，腰穿除压力增高外，脑脊液通常正常或仅有反应性蛋白增多。

2. 硬膜下脓肿（subdural abscess） 为硬膜下腔弥漫性或包裹性积脓。病变早期表现为头痛、发热和较明显的颅内压增高症状，由于蛛网膜的屏障作用，一般不伴有脑膜炎体征。如果病变继续发展，炎症波及软脑膜和脑皮质可引起局部脑膜炎症状，脓肿增大压迫可致皮质缺血梗死。

3. 化脓性脑膜炎（purulent meningitis） 临床表现初起为头痛、发热、癫痫等，进一步发展会出现嗜睡、狂躁或昏迷症状。腰穿可发现脑脊液淋巴细胞增多、蛋白含量增加、葡萄糖含量减低及致病菌。

4. 脑脓肿（brain abscess） 以额窦炎引起的额叶脑脓肿较多见，因额叶为大脑"安静"区，神经定位体征常不明显，可能仅伴有情绪、行为的异常或后天获得性复杂动作障碍。如果脓肿破溃进入脑室系统则很快致死。CT扫描对诊断有重要价值，表现为额叶有一周围密度较高的低密度团块。MRI对脑脓肿的诊断价值优于CT。为了避免大脑幕疝形成，当怀疑有脑脓肿时应避免腰穿。

5. 海绵窦血栓性静脉炎（cavernous sinus thrombosis，CST） CST的一些早期症状和体征有发热、头痛、畏光、复视和眶周水肿。进一步发展可产生诸如眼睑下垂、眼球突出、球结膜水肿、眼球麻痹及视力减退等典型表现。

【鉴别诊断】

问题　除化脓性脑膜炎外，本病例还应与哪些疾病进行鉴别？

思路　本病应与以下疾病进行鉴别：

(1) 结核性脑膜炎：脑脊液中淋巴细胞增多，不易查出细菌，中度发热，腰椎穿刺脑脊液澄清或略浑浊，静置几小时后，可出现小羽毛样物，其中可查出结核杆菌。

(2) 流行性脑脊膜炎：发病迅速而严重，脑脊液或浑浊脓性，有大量中性粒细胞，涂片见细胞内有脑膜炎球菌。

(3) 蛛网膜下腔出血：突然发病，呈现谵妄和呼吸不规则等中枢症状，腰椎穿刺可见鲜血。

(4) 急性流行性脑炎：早期为上呼吸道感染症状，之后出现头痛、眩晕、耳鸣和中度发热，主要症状为昏睡，病变部位不同，可有不同类型的运动障碍。脑脊液压力增高，淋巴细胞增多。

(5) 急性淋巴细胞性脑膜炎：因病毒感染所致，特点为脑脊液中淋巴细胞增高，可超过 $4\,000 \times 10^6$/L，蛋白质水平增高，无细菌发现。

(6) 严重中毒性肺炎、流行性感冒、破伤风或重症酸中毒引起的脑膜刺激症状，可经实验室及影像学检查鉴别。

【治疗方案】

问题 1　患者下一步应当如何处理？

思路　患者目前鼻窦炎引发的化脓性脑膜炎较明确，应住院治疗，根据细菌培养结果静脉应用大剂量抗生素治疗，全身支持治疗，密切观察病情变化，完善相关检查，制订和实施手术治疗方案。

问题 2　手术治疗的原则和目的是什么？

思路　足量使用广谱抗生素，尤其要选用能穿透血脑屏障的抗生素。可取鼻腔或鼻窦脓性分泌物进行细菌培养和药物敏感试验，如行脓肿切除或穿刺，可直接进行细菌培养。如病情允许，在处理并发症的同时可采用较为彻底的手术方法清除鼻窦病变；如病情不允许则只解决鼻窦的引流问题。

(1) 硬膜外脓肿，术中应去除坏死的窦壁至正常范围，广泛暴露硬脑膜，使脓肿获得充分引流。

(2) 硬膜下脓肿，可用开颅清除或钻孔引流。发生于额窦者也可经鼻外额窦手术路径，切除额窦后壁，广泛切开硬脑膜，引流脓肿。

(3) 单纯的化脓性脑膜炎：主要是药物治疗和病变鼻窦的引流。必要时可施行腰穿放出适量脑脊液以降低颅内压。

(4) 脑脓肿：以穿刺引流或开颅切除为主。因其创伤小且远期后遗症少，近来更倾向于反复抽吸。开颅切除术适用于脓肿体积大、包裹好且未累及皮质主要部位或抽吸治疗失败的患者。

(5) 海绵窦血栓性静脉炎：应手术彻底清除受累鼻窦的病灶，充分引流，同时静脉内应用足量抗生素。对于抗凝剂的使用目前仍存在争议，早期使用可能有助于防止血栓扩散和减少死亡率与致残率，但存在潜在出血的危险。

问题 3　术前交代的主要内容有什么？

思路

(1) 首先，要向患者及其家属介绍病情，强调手术必要性和手术目的：鼻窦炎已经导致严重的化脓性脑膜炎，因此若病情允许，可手术彻底清除病灶，病情不允许则只行鼻窦引流手术。

(2) 其次，要向患者及其家属简要介绍术者、手术方案、大致时间，交代术中及术后可能出现的各种并发症、表现及其处理，包括眶周淤血、视力下降、复视、脑脊液鼻漏，术后化脓性脑膜炎进一步加重可能。

(3) 介绍术后恢复过程，强调术后可能会出现一过性的各种不适，术后换药和康复时间可能比较长，仍需大剂量静脉应用抗生素，使患者有一定的心理预期。

(4) 对于医保或公费患者，交代可能需要自费支付的材料和药物。

(5) 其他需要交代的事项并合理解答患者提问。

住院期间检查及治疗　入院后完善相关术前常规检查，包括：血常规、尿常规、便常规、血生化（肝功、肾功、血糖、电解质）、凝血功能、血清四项（乙肝、梅毒、艾滋病及丙肝相关抗体）、血型、胸部 X 线平片、心电图、鼻内镜检查、腰椎穿刺脑脊液常规生化及微生物培养、鼻窦 CT 等。血常规提示：白细胞计数 15.1×10^9/L，中性粒细胞占 90%,余未见明显异常;鼻内镜检查:双侧鼻黏膜急性充血肿胀,鼻中隔基本居中,无穿孔,右侧鼻腔总鼻道可见脓性分泌物引流,未见明显新生物,双侧下鼻甲肿胀,头面部无明显压痛。鼻窦 CT 检查提示右侧蝶窦及筛窦充满低密度影;腰椎穿刺结果显示:脑脊液蛋白 67mg/100ml,糖 65mg/100ml,红细胞计数 15 个 /HP(正常 <10 个 /HP),白细胞计数 400 个 /HP(正常 <10 个 /HP)。临床诊断:鼻窦炎引发的化脓性脑膜炎,立即应用头孢他啶及甲硝唑作为经验用药治疗鼻窦炎及脑膜炎,同时充分准备后于全麻下行鼻内镜右侧筛窦及蝶窦开放术,术中取鼻腔鼻窦引流物送培养。

手术情况 本例患者行鼻内镜下右侧筛窦、蝶窦开放术,开放前后组筛窦、蝶窦前壁,见筛窦蝶窦内大量脓性分泌物,黏膜充血肿胀明显,周围骨质未见明显破坏、吸收,彻底清除脓性分泌物,病变鼻腔鼻窦部分黏膜送病理,术腔填塞膨胀海绵。

术后脑脊液及蝶窦分泌物培养结果均为金黄色葡萄球菌。

问题 4 术后应注意哪些情况?

思路 鼻窦开放术后,除注意观察患者基本生命体征、意识障碍以外,还应注意观察是否有发热、头痛、恶心、呕吐、颈部抵抗、视力下降等症状发生;局部应注意有无活动性鼻腔出血。

【预防】

上呼吸道感染时避免游泳和跳水。鼻腔和鼻窦急性感染期应避免鼻部手术。积极改善鼻和鼻窦通气引流。鼻窦手术和鼻窦外伤后的鼻腔和鼻窦填塞不应超过 48h。脑脊液鼻漏患者应早期应用足量可透过血脑屏障的抗生素。

小 结

鼻窦炎颅内并发症习题

鼻源性颅内并发症仅次于眶内并发症,由于抗生素的广泛使用,鼻窦炎向颅内蔓延如今比较少见。治疗原则为应用足量可透过血脑屏障的抗生素;施行腰椎穿刺;及时行病灶性鼻窦清理术,根治鼻窦病灶;切开硬脑膜引流,手术清除脓肿,全身支持疗法;对海绵窦血栓性静脉炎者还需考虑应用抗凝剂。虽然该病较为少见,但为严重的颅内病变,一旦发生,后果严重,甚至可以导致死亡,因此应以预防为主。

(朱冬冬)

第九节 变应性鼻炎

疾病概要

变应性鼻炎(allergic rhinitis)俗称过敏性鼻炎,是特应性个体接触变应原后由特异性 IgE 介导的炎症介质释放,由多种免疫活性细胞和细胞因子参与的鼻黏膜慢性炎症性疾病。变应性鼻炎是鼻科常见病,全球变应性鼻炎的患者至少在 4 亿 ~5 亿,呈逐年上升趋势。患者的工作效率、学习成绩、活动能力、认知功能、睡眠状况和生活质量等受到不同程度的影响,是影响人类健康的常见慢性疾病,应予重视。

临床常出现鼻痒、阵发性喷嚏、流清涕、鼻塞等症状,还可伴有眼痒、眼部充血和流泪等眼部症状。流行病学研究表明,约 30% 的变应性鼻炎同时合并哮喘,50% 以上哮喘患者同时患有变应性鼻炎。针对变应性鼻炎的治疗,可以在一定程度上缓解支气管哮喘症状。

【主诉】

患者,女,32 岁。主因"间断晨起喷嚏、流涕、鼻痒和鼻塞 2 年,加重 2 周"就诊。

【印象诊断】

问题 根据主诉,应考虑哪些疾病?最有可能的诊断是什么?

思路　根据患者临床症状，可诊断慢性鼻炎，在进一步的鉴别诊断中，首先考虑变应性鼻炎，还应考虑非变应性鼻炎，包括：血管运动性鼻炎（vasomotor rhinitis，VMR）和非变应性鼻炎伴嗜酸性粒细胞增多综合征（nonallergic rhinitis with eosinophilia syndrome，NARES）等。

知识点

变应性鼻炎的主要症状

1. 鼻痒　为鼻黏膜感觉神经末梢受组胺等炎性介质等刺激引起，一部分患者同时伴有眼部和咽喉部痒感。

2. 阵发性喷嚏　为鼻黏膜神经反应性增高的表现，呈阵发性发作，喷嚏次数在几至几十个不等。

3. 清水样鼻涕　为鼻黏膜血管通透性增加和杯状细胞、腺体分泌亢进的表现。

4. 鼻塞　程度轻重不一，由血管通透性增高、黏膜水肿和炎性细胞浸润引起。

5. 其他症状　包括嗅觉下降等其他鼻部症状、眼痒和流泪等结膜炎症状以及鼻窦炎、分泌性中耳炎和支气管哮喘等伴发疾病的症状。

【问诊】

问题　根据主诉，在问诊中需要注意哪些要点？

思路

1. 症状　以阵发性喷嚏、流涕、鼻痒和鼻塞为主诉，首先要想到是变应性鼻炎的典型临床症状。应围绕该疾病的发病季节和发病特点问诊，判断临床症状与致敏原之间的关联性。同时，应考虑到血管运动性鼻炎和非变应性鼻炎伴嗜酸性粒细胞增多综合征的疾病特点，进一步询问是否有咳嗽、喘憋等支气管症状，以判断疾病的严重程度。

2. 问诊要点

(1) 鼻部症状发作时间和诱因，加重及缓解因素。

(2) 是否伴有眼部、咽喉部和支气管症状。

(3) 应注意咳嗽、喘鸣和胸闷等症状，需进行肺功能检查和舒张试验，必要时行激发试验，早期诊断哮喘并干预。

(4) 既往诊疗经过，药物过敏史：如采取过哪些治疗，疗效如何；是否有糖尿病、心脑血管疾病、外伤手术史、传染病史等，对诊治方案的制订有意义。

病史问诊　患者2年前的8月初开始无明显诱因出现晨起喷嚏、流清涕、鼻痒、鼻塞，由于症状较轻，自行购买药物间断对症治疗后缓解，2年后8月初再次出现上述症状，症状加重，在附近医院开鼻喷药物和口服抗过敏药物治疗后症状有一定缓解，无咳嗽、胸闷，无黄涕、头痛及发热。既往：无其他系统性疾病，无结核病史、无鼻部手术外伤史，无哮喘家族史，无药物过敏史。

提示　问诊要有针对性，突出重点，围绕几个可能性大的疾病，在问诊过程中逐步将疾病范围缩小。同时可在问诊、查体和辅助检查中发现其他诊断的可能性，可随时补充、完善问诊内容，直至获得全面可靠的病史信息。

【体格检查】

问题　为进一步明确诊断，查体需要注意哪些要点？

思路

(1) 首先应进行前鼻镜和／或鼻内镜检查。发作期鼻腔是否有多量水样分泌物，鼻黏膜是否苍白水肿、充血，对1%麻黄碱反应如何。

(2) 是否合并哮喘、湿疹，是否有药物过敏史。是否有慢性感染史、糖尿病和高血压等慢性病史。

(3) 双侧下鼻甲充血肥厚，应询问有无使用减充血剂及使用时间。

专科检查　鼻外观对称，无畸形，鼻黏膜淡红肿胀，双侧下鼻甲与鼻中隔相贴，遮挡中鼻甲，鼻腔可见大量清水样分泌物（图15-22）。

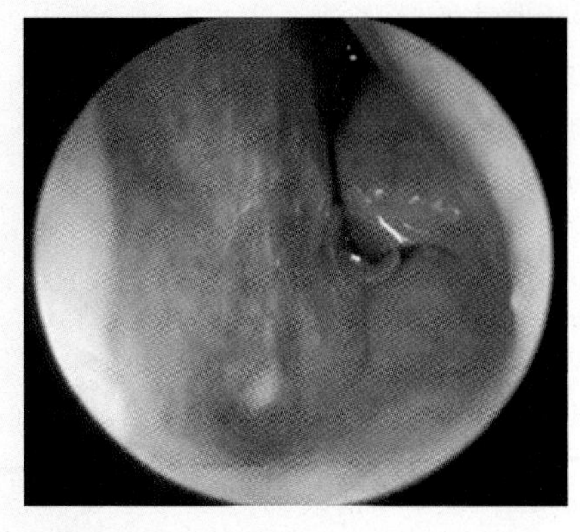

图 15-22 变应性鼻炎典型鼻腔体征

【辅助检查】

问题 为进一步明确诊断，此时最需要进行何种检查？

思路 结合病史及专科查体，变应性鼻炎可能性较大，实验室检查包括皮肤点刺试验、血清变应原特异性 IgE 检测（以下简称血清特异性 IgE 检测）、鼻分泌物涂片，有条件时可进行鼻黏膜激发试验。皮肤点刺试验是最常用的诊断方法，在前臂掌侧滴上变应原点刺液后用点刺针刺破表皮使微量点刺液进入表皮，依据皮肤激发部位出现的风团大小与阳性对照组的风团直径对比，判断阳性程度。血清特异性 IgE 检测为阳性。

辅助检查结果 皮肤点刺试验是最常用的诊断方法，如果主要致敏原为粉尘螨、屋尘螨，则提示患者可能是常年性症状存在，本病例为艾蒿、豚草阳性，结合患者 8 月初发病，符合艾蒿和豚草秋季播散花粉引起季节性发病。

【病情分析】

问题 患者致敏原的种类和程度如何，对诊治方案有何提示？

思路 致敏原的种类可以提示患者变应性鼻炎的类型，阳性程度的不同可根据变应性鼻炎治疗指南选择不同的药物。

【诊断】

问题 1 本病例的初步诊断及其诊断依据是什么？

思路 根据患者病史、查体并进行皮肤点刺试验，明确致敏原后即可诊断为变应性鼻炎。

问题 2 本病是属于哪种类型的变应性鼻炎？

思路 结合病史、查体和皮肤点刺试验结果特点，即可明确变应性鼻炎的类型。本病例应属于季节性变应性鼻炎和中重度持续性变应性鼻炎。

问题 3 变应性鼻炎的发病机制有哪些？

思路 变应性鼻炎的确切机制尚不清楚，参与炎症反应的细胞、介质、细胞因子、趋化因子、神经肽和黏附分子组成复杂的网络，导致特定的鼻部症状和非特异性鼻高反应性。

1. IgE 依赖性机制 环境中的致敏原刺激机体合成特异性 IgE，并与肥大细胞和嗜碱粒细胞膜表面的 FceRI 相连接，引起呼吸道黏膜中出现肥大细胞聚集，而特异性致敏原介导的 IgE 与受体结合，可致炎症介质生成（组胺、白三烯等），从而产生过敏性症状。速发反应的症状取决于致敏原作用的靶器官，鼻部出现鼻痒、喷嚏、流涕和鼻塞，而肺部则由于平滑肌收缩而出现支气管收缩和哮鸣。

2. 非 IgE 依赖性机制 致敏原由于具备酶蛋白水解活性，可直接活化上皮细胞而产生 Th2 免疫反应，释放细胞因子和趋化因子，产生非 IgE 依赖性气道炎症。此外，感觉神经和自主神经也参与发病。

知识点

变应性鼻炎的分类

（1）依据过敏原的性质和临床特点分为 2 类：常年性和季节性变应性鼻炎。

(2)依据症状出现的时程,将变应性鼻炎分为间歇性变应性鼻炎(intermittent allergic rhinitis,IAR;症状 <4d/ 周,或病程 <4 周)和持续性变应性鼻炎(persistent allergic rhinitis,PER;症状≥ 4d/ 周,且病程≥ 4 周)。

由于变应性鼻炎对生活质量影响日益受到关注,依据患者是否出现睡眠异常、日间活动、休闲和运动受限、学习和工作受限,以及症状是否显著,将变应性鼻炎的严重程度分为轻度和中重度。

【鉴别诊断】

问题 变应性鼻炎应与哪些疾病进行鉴别?

思路 本病应与以下疾病进行鉴别:

1. 血管运动性鼻炎 是非变应性鼻炎的一种,一般认为与鼻黏膜感觉神经 C 类纤维功能亢进和自主神经功能失调有关,环境温度变化、情绪激动、精神紧张、疲劳、内分泌失调可诱发本病,临床症状与变应性鼻炎类似,但过敏原检测为阴性。

2. 非变应性鼻炎伴嗜酸性粒细胞增多综合征 症状与变应性鼻炎相似,鼻分泌物含大量嗜酸性粒细胞,但皮肤点刺试验和血清特异性 IgE 均为阴性,也无明显的诱因使症状发作。

【治疗方案】

问题 1 患者下一步应当如何处理?

思路 患者应属于季节性变应性鼻炎,应减少外出,避免接触致敏原;药物治疗以口服抗组胺药物联合鼻用糖皮质激素等,可有效控制变应性鼻炎的症状。必要时还需要采用特异性免疫治疗和外科手术治疗。

问题 2 药物治疗如何选择?

思路 变应性鼻炎的药物治疗主要是联合用药,主要包括:

1. 抗组胺药物 口服和鼻腔局部给药,作用机制主要是竞争性拮抗组胺 H1 受体,缓解鼻痒、喷嚏、流涕症状。第一代抗组胺药物可以透过血脑屏障引起中枢抑制导致嗜睡,目前仅有部分复方抗感冒药中含有该成分,第二代抗组胺药如氯雷他定、西替利嗪、咪唑斯汀等临床使用普遍,新一代抗组胺药物如地氯雷他定、枸地氯雷他定、左西替利嗪及盐酸非索非那定,因其剂量小,疗效安全应用渐广。

2. 鼻用糖皮质激素 可以全面抑制炎症细胞、介质和细胞因子的生成,从而在多个层面抑制炎症。喷鼻激素局部利用度高,全身副作用少,代表产品如布地奈德、丙酸氟替卡松、糠酸莫米松和糠酸氟替卡松等。不推荐肌内注射糖皮质激素。

3. 白三烯受体拮抗剂 通过阻断半胱氨酰白三烯受体而有效控制鼻部和眼部症状,包括孟鲁司特钠等。白三烯受体拮抗剂对缓解鼻塞效果优于 H1 抗组胺药物,可以跟糖皮质激素鼻喷剂和 H1 抗组胺药物合用。

4. 抗胆碱药 主要抑制亢进胆碱能神经的分泌,用于减少分泌物,对鼻痒、喷嚏无效。常用药物为异丙托溴铵。

5. 肥大细胞稳定剂 稳定肥大细胞,减少炎症介质释放,主要有色甘酸钠。

6. 鼻用减充血剂 结合鼻黏膜容量血管壁的肾上腺能受体 α1 和 α2,缓解鼻塞,应限制时间使用,一般不超过 7d。

问题 3 变应原疫苗特异性免疫治疗的适应证?

思路

变应原疫苗特异性免疫治疗(以下简称“免疫治疗”)。目前主要采用皮下和舌下两种给药途径,通过递增阶段达到维持剂量后,以维持剂量继续使用 3 年,以皮下途径为例,采用标准化的过敏原疫苗,通过传统的递增方式(16 周)或者快速的集群注射方式(6 周)从低浓度开始注射逐渐达到维持剂量,然后间隔 4~6 周维持注射 3 年(条件允许也可以维持 5 年)。免疫治疗是目前唯一可以改变患者免疫状态的对因治疗方法,可以使患者达到对过敏原的免疫耐受,具体机制是上调调节性 T 细胞和诱导产生针对过敏原特异性的 IgG_4 封闭抗体。

对于有明确变应原,并且变应原种类较少的变应性鼻炎患者,可以尽早开始,儿童患者 5 岁以上可以使用。免疫治疗起效以后可以减轻患者症状,明显减少用药。免疫治疗结束后,疗效可以长期维持。临床研究表明,免疫治疗可以预防哮喘和减少患者对新的变应原致敏。尽管皮下免疫治疗的安全性很高,但是临床上要求患者在免疫治疗专科门诊或中心,由受过专门培训的护士进行注射,每次注射后需要在医院观察不少于

30min，由专科医师和护士共同监控注射后是否出现局部和全身不良反应，以便及时发现和规范处理。舌下含服免疫治疗的安全性更高，常见不良反应多为局部反应，患者可以按照说明书自行使用，但是也需要了解可能的不良反应，并且定期由主治医师和护士随访。

问题 4 什么时候选择手术治疗？

思路 外科手术治疗针对部分患者，通过纠正解剖学异常或者阻断支配鼻腔的副交感神经以缓解鼻塞症状。

(1)药物治疗无效的下鼻甲肥大，可以采用下鼻甲骨折外移扩大鼻腔通气面积，或者切除部分黏膜下组织，缩小下鼻甲体积，但是应避免损伤黏膜表面导致黏膜干燥等并发症，必要时可以开放部分筛窦，通过鼻腔扩容术进一步扩大鼻腔有效通气面积。

(2)鼻中隔解剖变异导致功能障碍，矫正偏曲的鼻中隔使双侧鼻腔通气保持平衡。

(3)慢性鼻窦炎伴或不伴鼻息肉、单侧鼻息肉样病变和变应性真菌性鼻窦炎：开放鼻窦，切除鼻息肉，清除窦内病变。

(4)翼管神经切断术和鼻后外侧神经切断术：对于经过规范的药物治疗和免疫治疗仍然不能有效控制症状的患者，可以通过翼管神经和鼻后外侧神经切断术，减轻副交感神经引发的鼻塞、流涕等变应性鼻炎症状。由于翼管神经有控制泪腺分泌的分支，因此个别患者术后有眼干症状，一般会逐渐代偿。鼻后外侧神经切断术可以避免眼干症状，副作用更小，并且手术操作相对简单，更容易掌握。

小 结

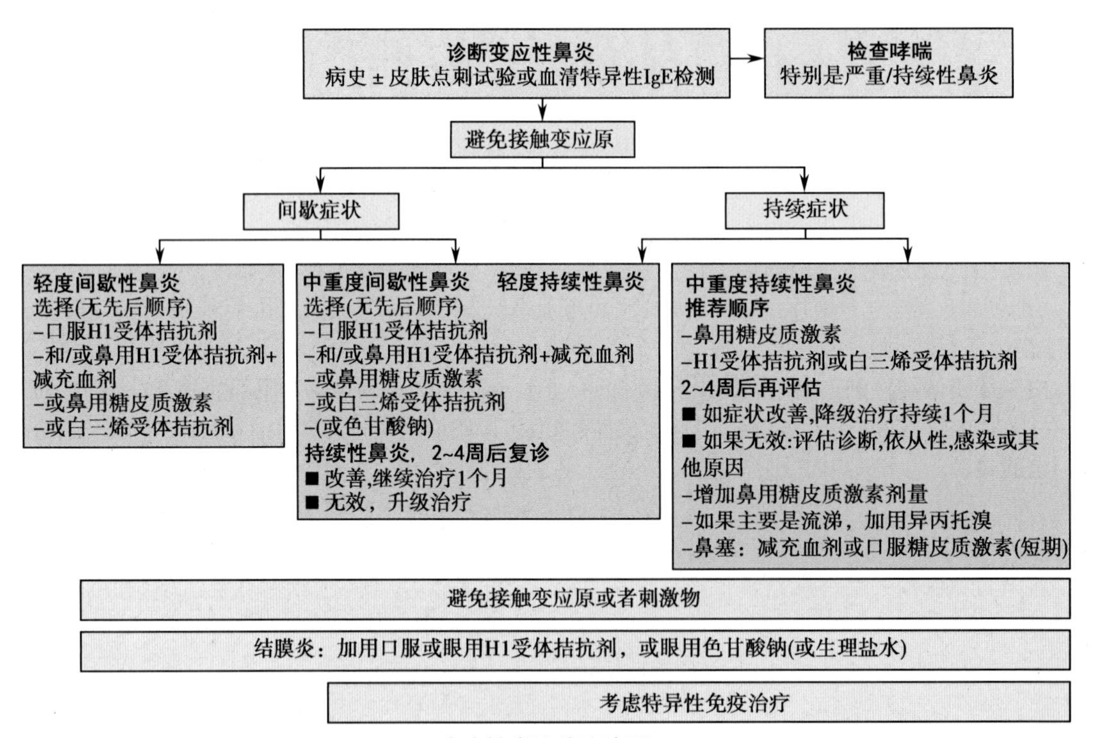

变应性鼻炎诊治流程

变应性鼻炎习题

(张 罗)

第十六章 鼻腔异物

疾病概述

鼻腔异物（foreign bodies in the nasal cavity）分为内源性和外源性两大类，外源性异物常见，儿童发病率高于成人。

【主诉】

患儿，男，3岁。主因“发现右侧鼻腔放入小纽扣电池2d伴鼻面部肿痛、发热1d”就诊。

【印象诊断】

问题 根据主诉及病史最可能的诊断是什么？还应考虑哪些疾病？

思路 根据电动玩具纽扣电池丢失和患儿及家长的口述，诊断为右鼻腔异物（纽扣电池），面部蜂窝织炎，鼻出血。此外根据纽扣电池具有腐蚀性，还应考虑是否合并鼻中隔穿孔。

知识点

鼻异物包括鼻腔和鼻窦，以鼻腔异物多见，异物分类见图16-1。异物在鼻腔停留时间过长可形成结石，成为鼻石，可阻塞鼻腔鼻窦的通畅引流，导致鼻窦炎。

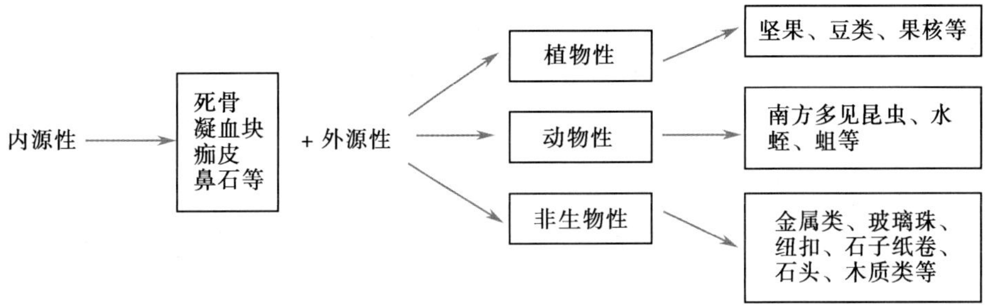

内源性 → 死骨 凝血块 痂皮 鼻石等

+ 外源性 → 植物性 → 坚果、豆类、果核等

+ 外源性 → 动物性 → 南方多见昆虫、水蛭、蛆等

+ 外源性 → 非生物性 → 金属类、玻璃珠、纽扣、石子纸卷、石头、木质类等

图16-1 鼻腔异物的分类

【问诊】

问题 问诊中需要注意哪些要点？

思路 明确异物的类型、在鼻腔停留的时间、伴发的症状及曾处理的经过。针对金属纽扣电池，其内容物渗漏对黏膜具有很强的腐蚀性，在鼻腔停留的时间越长，危险越大，易造成鼻中隔穿孔、鼻出血、继发感染。不恰当处理可加重鼻腔黏膜的损伤。

病史问诊 家长述患儿2d前曾在家中玩过电动小车，现患儿告诉家长右鼻腔疼痛。追问得知患儿2d前将玩具拆开，并将小圆形金属电池塞入右鼻。家长检查电动玩具发现缺失一枚纽扣电池，遂用小钩伸入患儿右鼻腔试图钩出电池未果，伴少量鼻腔出血，患儿鼻腔疼痛加重，伴有鼻部肿胀，发热，体温38.9℃，遂来医院就诊。

纽扣电池中含有汞、银、锰、镉、锂、硫氧化物，铜或钢。这些均为阳极、阴极和包装成分，此外还含有氢氧化钠或氢氧化钾，以加强通过阴阳极分离器产生的电流反应，对黏膜具有相当强的腐蚀作用，导致严重并发症。

损伤机制：3 个“N”——negative（负极）、narrow（狭窄）、necrotic（坏死）。

负极（negative）：由于电池负极端所产生的外部电流水解组织间液，产生氢氧化物，致其周围组织的腐蚀性损伤。

狭窄（narrow）：压力坏死，电池压迫周围的黏膜组织致炎症、缺血。

坏死（necrotic）：电池内容物泄漏可导致周围组织的液化性坏死，含锂电池产生的损害严重于其他类型电池，易造成烧伤、穿孔、瘘管形成及坏死。

【体格检查】

问题 查体需注意哪些问题？

思路

(1) 外鼻及面部是否有红肿及触痛？鼻前庭有无红肿、皲裂等。

(2) 鼻内镜检查双侧鼻腔，明确异物所在位置，鼻腔黏膜充血肿胀情况，鼻中隔黏膜情况，鼻腔是否溃烂、出血？

(3) 如患儿不配合，无法实施内镜检查需进行 X 线检查，以了解鼻腔内是否有纽扣电池及位置。

提示 ①不正确地钩取异物，易损伤鼻前庭皮肤及固有鼻腔和鼻中隔黏膜，造成继发感染。②纽扣电池压迫鼻黏膜及电池内容物均可造成鼻黏膜损伤、继发感染，引起鼻前庭炎、面部蜂窝织炎，严重者可导致海绵窦血栓性静脉炎。③金属异物可在 X 线片上显示其明确定位。

专科检查 外鼻红肿以右侧明显，伴右侧鼻前庭上唇及右面颊轻度红肿，触痛明显，内镜检查：右侧鼻前庭及固有鼻腔前端可见少量血痂及黏脓性分泌物，清除后，可见约 0.5cm 大小的圆形金属纽扣电池卡在右下鼻甲中部与鼻中隔之间，周围黏膜充血水肿。患儿配合不佳，无法正常取出异物。

【诊断】

问题 本病例的初步诊断及其诊断依据是什么？

思路 根据患儿塞入右侧鼻腔异物的病史。查体发现外鼻、鼻前庭、上唇及右面部红肿、触痛。内镜检查见右侧鼻腔内 0.5cm 左右大小的圆形金属物。右侧鼻腔异物（金属纽扣电池）、右鼻前庭炎、面部蜂窝织炎的诊断比较明确，还需进一步明确是否合并鼻中隔穿孔？

【治疗方案】

问题 1 患儿应如何处理？

思路 患儿诊断较明确，考虑到鼻腔异物、鼻前庭炎、面部蜂窝织炎且患儿难以配合操作，应收入病房，进一步行术前检查实施手术，使用抗生素控制感染。

问题 2 手术治疗的原则及术式？

思路 全麻下应用内镜取出异物，清洗创面，清除电池泄漏物。

问题 3 术中注意事项有哪些？

思路 ①收缩鼻腔黏膜，钳夹异物使其平面平行于鼻中隔，取出，避免再次损伤鼻黏膜。②钳夹异物时需小心，以免将异物推向鼻咽部。如下坠致鼻咽或口咽应及时取出。③生理盐水灌洗鼻腔，仔细检查鼻中隔及鼻腔黏膜的损伤程度。④检查取出的纽扣电池情况，是否有泄漏，并清除泄漏物。

圆形鼻腔异物特别是珠子类的异物，应使用前端为环形或钩状的器械，绕到或放置于异物后方，向前钩出，切勿用镊子钳取，易将异物推向后鼻孔至口咽部，误吸至喉部或气管，引发并发症甚至窒息，造成取出困难及危及生命。

手术及术后情况 全麻后，内镜下肾上腺素 + 利多卡因棉片收缩双侧鼻腔黏膜后清除右侧鼻腔痂皮及分泌物，小心钳取异物，保持与鼻中隔平行的方向轻轻取出。生理盐水灌注鼻腔后，见鼻中隔黏膜充血，右侧面糜烂有血迹，右侧下鼻甲及总鼻道黏膜充血肿胀糜烂，鼻中隔无穿孔，术毕。患者术后按鼻腔异物取出术的常规护理。给予抗炎对症治疗。面部给予超短波或理疗，外鼻及鼻腔用抗生素软膏涂抹治疗，生理盐水冲洗鼻腔，3 次 /d。术后 3d 体温恢复正常，外鼻、上唇、面部红肿明显消退，鼻腔通气良好。内镜检查鼻腔黏膜肿胀明显减轻，但鼻中隔黏膜略充血及糜烂，表面附有血痂，患者 2d 后出院随访。

【出院随访】

问题 出院应注意些什么?

思路 纽扣电池有泄漏,具有腐蚀性应告知患儿家长密切随访。有迟发型鼻中隔穿孔的可能性。每日冲洗鼻腔,涂抹抗生素软膏,2 次 /d,每周来医院门诊鼻内镜下随访。

鼻腔异物分为内源性和外源性异物,外源性多见,常发生于儿童。当发现鼻腔异物特别是纽扣电池类时,应及时取出,并预防并发症的发生。

鼻腔异物习题

(张 华)

第十七章　鼻及鼻窦其他疾病

第一节　鼻中隔偏曲

疾病概述

鼻中隔偏曲(deviation of nasal septum)的临床表现常为鼻塞、头痛和鼻出血等,为鼻中隔偏向一侧或两侧,或局部有突起所致。鼻中隔偏曲的类型有"C"形、"S"形、棘突(呈尖锥样突起),或嵴突(由前向后的条形山嵴样突起)。

【主诉】

患者,男,48岁。主因"交替性鼻塞,左侧为甚15年余,近1年左侧鼻腔易出血"就诊。

【印象诊断】

问题　根据主诉,应考虑哪些疾病?最有可能的诊断是什么?

思路　鼻塞呈交替性以一侧为主,首先考虑慢性鼻炎或鼻腔结构异常,其次为鼻腔内占位性病变,如鼻息肉、良恶性肿瘤等。根据病程考虑鼻中隔偏曲可能性较大。

知识点

鼻中隔偏曲是鼻腔最常见的解剖异常,对鼻腔、鼻窦的生理功能产生诸多影响,不仅影响鼻腔的通气,而且与鼻窦炎的发生有着密切的关系。

鼻中隔偏曲常见的临床症状:

1. 鼻塞　可为单侧或双侧性,若为交替性鼻塞,多表现为偏曲侧较重。鼻塞的程度、性质与偏曲的类型以及下鼻甲是否有代偿性肥大相关。

2. 鼻出血　常发生在偏曲侧,此处黏膜最薄,受气流及尘埃刺激易发生黏膜糜烂而出血。

3. 头痛　常为偏曲侧反射性头痛,为偏曲之凸出部压迫同侧鼻甲所致。头痛常于鼻塞时出现或加重;改善鼻腔通气后,头痛可缓解。

4. 邻近器官症状　鼻中隔高位偏曲可致同侧中鼻甲反向弯曲,对侧中鼻甲/钩突代偿性肥大或黏膜肥厚,导致窦口鼻道复合体通气和引流障碍,可诱发鼻窦炎产生。偏曲所致鼻腔通气不畅而长期张口呼吸,易诱发慢性咽炎、下呼吸道感染等。

【问诊】

问题　根据主诉,在问诊中需要注意哪些要点?

思路

1. 症状　偏曲侧鼻塞、鼻出血及反射性头痛是鼻中隔偏曲的典型症状。应围绕该疾病的主要临床症状进行问诊,并判断偏曲的严重程度。同时询问有无邻近器官的症状等。

2. 问诊要点

(1)向患者询问鼻塞是单侧还是双侧,交替性还是持续性,有无哪侧为重等特点。

(2)有无头痛,头痛的性质和部位,与鼻塞是否为同侧,使用减充血剂是否可以缓解。

(3)有无鼻出血,出血为单侧还是双侧,是否固定为一侧鼻腔的出血,出血量是点滴而出还是涕中带血。

(4)是否有脓涕或脓血涕,是否有耳鸣、听力下降及耳闷等症状。

(5)既往诊疗经过,采取过哪些治疗措施,疗效如何;是否长期使用减充血剂;是否有鼻外伤史、鼻腔-鼻窦手术史等。

病史问诊　患者于15年前无明显诱因出现交替性鼻塞,并以左侧为甚,近1年左侧鼻腔易出血,量少,可自止,无头痛,无耳部闷胀不适,无明显头痛及嗅觉下降,无颈部肿块。无高血压病史,无出血性疾病史。无鼻部外伤史。

【体格检查】

问题　为进一步明确诊断,查体需要注意哪些要点?

思路

(1)首先观察患者外鼻有无畸形,患者呼吸是否有急促,是否存在呼吸音粗等。

(2)重点检查确定鼻中隔偏曲的类型与部位,具体包括:鼻中隔前缘是否有前脱位,鼻阈处是否有狭窄;鼻中隔偏曲的位置是高位还是低位,前端还是后端,是整体偏曲还是"C"形或"S"形,是"嵴"还是"棘",偏曲部与鼻腔外侧壁或下鼻甲是否相接触。各鼻道是否有分泌物,分泌物的性状如何,鼻腔内是否有新生物等。

知识点

鼻中隔偏曲可因构成鼻中隔的软骨和骨质发育不均衡所致,也可因鼻外伤或鼻腔占位性病变引起。鼻中隔偏曲的临床类型有"C"形、"S"形、棘突(呈尖锥样突起)或峭突(呈由前向后的条形山嵴样突起)。亦可表面为中鼻甲游离缘以上相对应的高位鼻中隔偏曲,鼻中隔高位偏曲虽然对鼻腔通气功能影响较小,但对窦口鼻道复合体的通气和引流产生影响,是鼻窦炎发生的一个重要因素。近鼻阈处鼻腔前部的鼻中隔偏曲对鼻腔通气功能影响最大,是鼻阻力升高及患者鼻塞的主要因素。外伤所致的鼻中隔偏曲常伴有外鼻畸形。鼻中隔偏曲是否引起临床症状,除取决于偏曲程度的类型外,还与鼻腔其他结构有关。部分患者表现为非偏曲侧鼻塞,主要是因为宽敞侧鼻腔下鼻甲代偿性肥大所致。

专科检查　外鼻无畸形,鼻前庭皮肤无红肿;鼻中隔左侧嵴突,嵴突部压迫左侧下鼻甲,双侧下鼻甲轻度肿大,黏膜光滑;肾上腺素棉片收缩效果好。鼻内镜下见左侧鼻腔总鼻道狭窄,鼻中隔左侧嵴突,左侧下鼻甲受嵴突压迫,双侧中鼻道、嗅裂无脓性分泌物和新生物,鼻咽部黏膜光滑,未见分泌物及新生物。(图17-1)

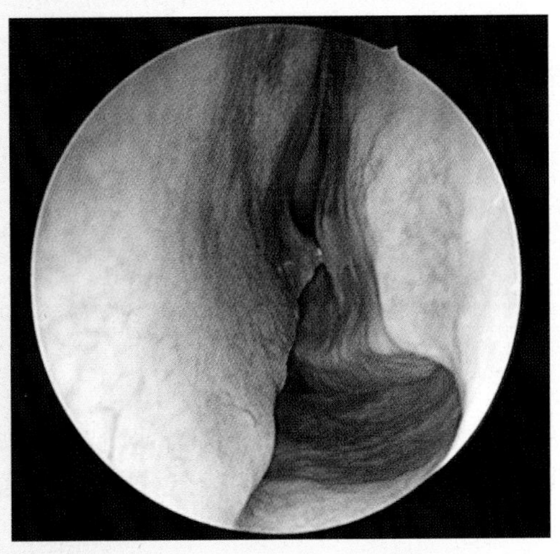

图17-1　鼻中隔左侧嵴突

【诊断】

问题 1 本病例的初步诊断及诊断依据是什么?

思路 根据患者交替性鼻塞,左侧为甚 15 年余,近 1 年左侧鼻腔易出血的病史,查体见左侧鼻腔总鼻道狭窄,鼻中隔左侧嵴突,左侧下鼻甲受嵴突压迫,双侧下界甲轻度肿大,双侧中鼻道、嗅裂无脓性分泌物和新生物,鼻咽部黏膜光滑,未见分泌物及新生物。诊断考虑鼻中隔左侧偏曲,慢性鼻炎。

问题 2 以诊治为目的,还可以考虑进行哪些辅助检查?

思路 为更好地显示鼻腔、鼻窦及其邻近组织的解剖结构,排除鼻窦炎及肿瘤等,可考虑行鼻窦 CT 检查。为客观评价患者鼻塞的严重程度和后期疗效评定,可行鼻阻力测定和鼻声反射测量。

【治疗方案】

问题 1 患者下一步应如何处理?

思路 患者目前症状与检查结果一致,考虑以左侧为甚的鼻塞与鼻中隔左侧偏曲相关,应积极治疗,改善症状、提高生活质量。向患者交代非手术治疗与手术治疗的优缺点,由患者选择治疗方案。若患者有前期药物治疗症状改善不佳,可考虑手术治疗,进一步行术前检查,制订和实施手术治疗方案。

问题 2 术前与患者沟通的主要内容有哪些?

思路

(1)首先要向患者及其家属介绍病情,强调手术的目的:即改善患者鼻塞及其对鼻窦的不利影响;要了解患者对手术效果的预期,对手术后能改善的症状要客观介绍。

(2)向患者简要介绍术者、手术方案、大致手术时间。

(3)交代术中及手术后可能出现的各种并发症及处理。包括:鼻中隔穿孔、鼻中隔血肿、鼻中隔脓肿、鼻梁塌陷等,以及术后症状改善不明显等。

(4)介绍术后恢复过程,强调术后鼻腔堵塞的时间及头痛等不适,使患者有正确的心理预期。

(5)在与患者沟通过程中,若发现患者有焦虑或抑郁倾向,应向上级医师汇报,进行心理状态的评估,慎重选择手术。

(6)交代可能需要自费支付的材料与药物。合理解释患者及家属提问。

住院期间检查及治疗 入院后完成术前常规检查,如心电图、胸片、三大常规、血型、血生化(肝功、肾功、血糖、电解质等)、凝血功能、血清四项(乙肝、梅毒、艾滋病及丙肝相关抗体),各项检查结果无异常。临床诊断:鼻中隔偏曲、慢性鼻炎。在全麻/局麻鼻内镜下行鼻中隔黏膜下矫正术+双侧下鼻甲骨折外移术。

知识点

鼻中隔偏曲的手术术式有:鼻中隔黏膜下切除术、鼻中隔成形术和局限性的鼻中隔矫正术。对伴有外鼻畸形时,若患者有强烈意愿并在条件成熟的情况下,可同期行鼻-鼻中隔成形术。鼻中隔黏膜下切除术的适应证一般包括:①鼻中隔偏曲导致鼻塞严重者;②鼻中隔偏曲影响窦口鼻道复合体通气引流者;③鼻中隔偏曲导致反复鼻出血者;④偏曲的鼻中隔压迫下鼻甲引起反射性头痛者;⑤鼻中隔偏曲导致对侧下鼻甲代偿性肥大,影响咽鼓管功能者。对于发育期间的青少年鼻中隔偏曲手术应慎重,应权衡利弊,对严重影响青少年患者的鼻中隔偏曲,可考虑采取局限性的鼻中隔矫正术。

【术后观察及处理】

除常规观察生命体征外,应重点观察术后出血情况。如有活动性出血,应采取相应处理措施。疼痛剧烈者,可酌情给予止痛药物。鼻腔填塞物于术后 24~48h 取出。取出鼻腔填塞物后,应密切观察是否存在鼻中隔血肿或穿孔等。鼻腔干燥及结痂者,可给予鼻腔湿化或油剂滴鼻。于术后第 5 天拆除鼻中隔切口处缝线。

【出院随访】

问题　鼻中隔偏曲患者出院后应注意什么？

思路　患者术后 4~5d 若无明显并发症即可出院。嘱患者清淡饮食，避免鼻部受击，预防感冒。可于出院后 2 周左右门诊随诊，在内镜下清理鼻腔内结痂，评估鼻中隔矫正情况，了解有无鼻中隔穿孔、血肿等。

（张革化）

第二节　鼻　出　血

疾病概述

鼻出血（epistaxis，nasal bleeding）是临床常见症状之一，可为全身疾病，亦可为局部疾病导致鼻出血。可表现为反复、间歇性鼻出血，亦可为持续性鼻出血。轻者为涕中带血或回吸血涕，重者出血量可为数百毫升，危及生命，是耳鼻咽喉科常见的急症。

【主诉】

患者，男，62 岁，主因“右鼻出血 1h”就诊。

【印象诊断】

问题　根据主诉，考虑诊断为什么？

思路　老年患者右鼻出血 1h 首先考虑诊断为：鼻出血。应根据出血量及伴随症状、既往史，对鼻出血的部位及病因作出初步判断并采取积极措施。

知识点

鼻出血的常见病因

1. 局部病因

（1）外伤：①鼻内损伤：挖鼻、用力擤鼻或鼻内用药/插管不当、手术等损伤鼻腔黏膜均可导致鼻出血。②鼻外伤：鼻骨骨折、鼻-鼻窦外伤合并颅底骨折等均可导致鼻出血，严重者伤及颈内动脉出现致命性大出血。

（2）鼻腔异物：多见于儿童，多为一侧鼻腔出血或血涕。

（3）炎症：各种鼻腔、鼻窦特异性或非特异性炎症均可致鼻黏膜血管受损而出血。

（4）肿瘤：鼻腔血管瘤最为常见。鼻腔、鼻窦及鼻咽部的良恶性肿瘤早期多可表现为反复涕中带血，晚期破坏大血管可致大出血。

（5）其他：鼻中隔偏曲、鼻中隔黏膜糜烂、鼻中隔穿孔亦是鼻出血的常见原因。萎缩性鼻炎亦可因鼻黏膜萎缩变薄、干燥、毛细血管易破裂出血。

2. 全身原因

（1）急性发热性传染病：多发生在疾病的高热期，多因高热、鼻黏膜充血、干燥和肿胀致毛细血管破裂出血。出血部位多在鼻腔前部。

（2）循环系统疾病导致的血管压力过高：其中最常见的是高血压病和动脉硬化。常为单侧性、动脉性出血，出血量较大，部位多位于鼻腔后部，为搏动性出血。

（3）凝血功能障碍性疾病：各种血液病、服用抗凝药物、肝病和化学物或药物中毒等。多为双侧性、持续性渗血，可反复发生，常伴身体其他部位的出血。

（4）内分泌功能异常：主要见于女性，经期和妊娠期鼻出血，可能与毛细血管脆性增加有关。

（5）遗传性出血性毛细血管扩张症：常有家族史，为常染色体显性遗传性疾病，鼻腔毛细血管扩张、迂曲，易破裂出血。

【问诊】

问题 根据主诉,在问诊中需要注意哪些要点?

思路

1. 鼻出血患者就诊需根据出血情况采取不同措施 若就诊时仍有活动性出血,应问诊、观察生命体征和止血处理同时进行;若就诊时已无活动性出血,可以先问诊,再行相关检查。

2. 问诊要点

(1)首先要通过问诊评估出血量,是否有伴随症状。

(2)询问出血的可能诱因。出血是否由外伤引起。

(3)询问过去史:既往是否有导致凝血功能障碍的血液系统疾病、是否有高血压病史或心脑血管疾病史、是否有严重肝病史、是否有鼻部手术史等。

(4)既往是否有类似出血病史,治疗经过如何。

病史问诊 患者于1h前无明显诱因出现右鼻出血,自行塞鼻后仍出血不止,遂急至医院就诊。既往无类似出血病史。无高血压病史,就诊时血压为175/105mmHg,无其他系统性疾病,无鼻部手术及外伤史。

【体格检查】

问题 为进一步明确诊断,查体需要注意哪些要点?

思路

(1)首先观察患者鼻出血的情况,若暂无剧烈出血,准备好含丁卡因和肾上腺素血管收缩剂的棉片和吸引器,取出鼻腔内填塞物,在前鼻镜 / 鼻内镜下吸除鼻腔内血凝块,寻找出血点。若出血较猛,准备好填塞材料,在前鼻镜 / 鼻内镜下取出鼻腔内原有填塞物,用无菌填塞材料行前鼻孔和 / 或后鼻孔填塞。

(2)在止血的同时应注意患者血压及相关生命体征。

专科检查 外鼻无畸形,鼻前庭皮肤无红肿;右侧鼻腔内见血凝块,吸除后见鼻中隔右侧有一活动性出血(如图17-2所示),局部凸起,类似小血管瘤样改变。鼻腔、鼻咽部未见新生物。

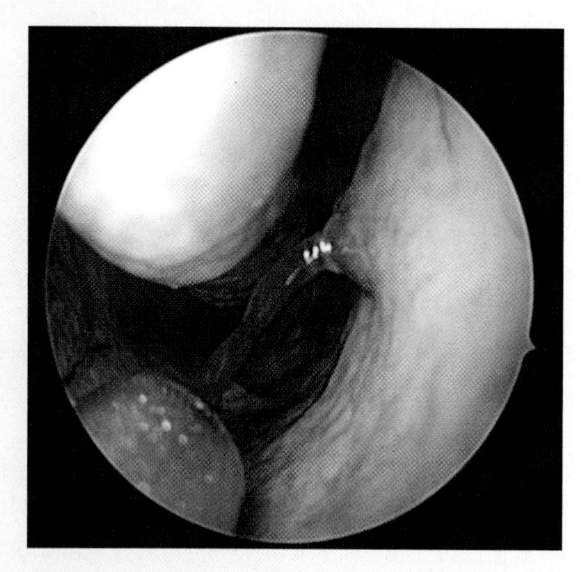

图17-2 鼻内镜示中鼻中隔右侧活动性出血

【诊断】

根据患者主诉及症状和体征,可确诊为鼻出血。

【治疗方案】

问题 患者下一步应如何处理?

思路　患者就诊时仍有活动性出血，应首先安慰患者使其镇静，嘱患者取坐位、头部略前倾，用手指捏紧双侧鼻翼，同时吐出口内血液，避免误吞。同时准备棉片和止血材料，取出鼻腔内原有填塞物，在前鼻镜/鼻内镜下使用吸引器吸除鼻腔内的凝血块，沿出血血流方向寻找出血点。

该患者鼻中隔无明显偏曲，鼻中隔右侧搏动性出血，考虑为鼻中隔小血管瘤出血，在给予黏膜表面麻醉后应用双极电凝进行止血。止血后吸净鼻腔残存血液，检查鼻腔未见其余异常。

知识点

1. 鼻出血的常见部位　一是位于鼻中隔前下部的利特尔动脉丛（Little area）或克氏静脉丛（Kiesselbach plexus）；二是位于鼻腔后部的吴氏鼻-鼻咽静脉丛（Woodruff plexus）。利特尔动脉丛由鼻腭动脉、腭大动脉、上唇动脉、筛前和筛后动脉的鼻中隔支在鼻中隔前下部的黏膜下交互吻合形成动脉丛，是临床上鼻出血最常见部位，又称利特尔区。吴氏鼻-鼻咽静脉丛位于下鼻道外侧壁后部近鼻咽部的表浅扩张的鼻后侧静脉丛，是老年人鼻腔后部鼻出血的主要来源。

2. 鼻腔止血的常用方法　鼻腔填塞：包括前鼻孔填塞和后鼻孔填塞。鼻腔填塞材料有：可吸收止血材料、高分子膨胀海绵、气囊或水囊及无菌凡士林纱条等材料。一般留置48h左右，同时全身应用抗生素预防感染。对由凝血功能障碍引起的出血，在针对病因治疗的同时，建议采用可吸收止血材料进行填塞，以减少撤除填塞材料时对鼻腔黏膜的损伤。鼻内镜下电凝止血术：内镜下彻底收缩鼻腔黏膜，找到出血点，双极/单极或低温等离子电凝止血，通常无需再行鼻腔填塞。

血管结扎术：中鼻甲下缘平面以上出血者，需结扎筛前动脉；中鼻甲下缘平面以下出血者可结扎上颌动脉或颈外动脉；鼻中隔前部出血者可结扎上唇动脉，目前临床较少采用。

血管栓塞术：对顽固性鼻出血者可采用此法。应用数字减影血管造影和超选择栓塞技术，找到责任血管并栓塞之。

【术后观察及处理】

除常规观察生命体征外，应重点监测血压及血常规情况。如血压过高，应采取相应处理措施。对既往发生过脑血管意外或心肌梗死的患者，应用止血药物时应谨慎。对低血容量或贫血患者应予纠正。对有明确病因的患者，应针对病因进行相应治疗。应告知患者术后存在再次出血的可能，应避免用力擤鼻和剧烈活动。止血后出现鼻塞及鼻内结痂，嘱其勿挖鼻，可给予油剂滴鼻，随访观察。

（张革化）

第三节　鼻窦囊肿

一、鼻窦黏膜囊肿

疾病概述

鼻窦黏膜囊肿（mucosal cyst of paranasalsinus）多发生于上颌窦或蝶窦。由浆液腺或黏液腺阻塞，分泌物蓄积，腺体膨胀而形成。患者多无明显症状，多在行CT或MRI检查时偶然发现。对于大多数无症状的鼻窦黏膜囊肿，可不予处理。

【主诉】

患者，女，40岁。主因头晕行头颅CT检查发现“左侧上颌窦占位性病变”（图17-3）就诊。

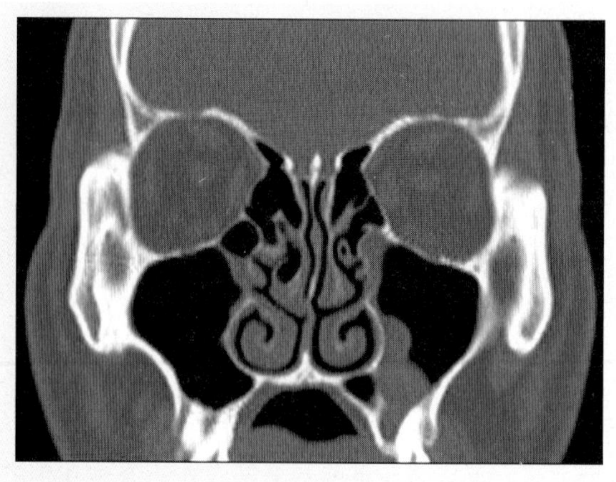

图 17-3 头颅 CT 示左侧上颌窦内占位性病变

【印象诊断】

问题 根据 CT 检查结果考虑最可能的诊断是什么？

思路 根据影像学考虑“左侧上颌窦黏膜囊肿”可能性最大。因头颅 CT 鼻窦层面较少，进一步确诊应行鼻窦 MRI 检查。

知识点

黏膜囊肿可发生于任何鼻窦，多见于上颌窦和蝶窦。发生于一侧鼻窦的多见，也可为双侧性。黏膜损伤、炎症或变态反应等导致黏膜浆液腺或黏液腺阻塞，分泌物蓄积，腺体膨胀而逐渐形成黏膜囊肿。囊内有透明黄色的液体或混浊黏液。患者多无明显症状，偶有面颊部压迫感或同侧上列牙齿不适感等，部分患者有间歇性从鼻腔流出黄色透明液体的病史。多在行 CT 或 MRI 检查时偶然发现。

【问诊】

问题 根据患者影像学检查结果，在问诊中需要注意哪些要点？

思路

1. **影像学检查** 提示病变位于鼻窦，应围绕鼻腔、鼻窦的临床症状进行问诊。

2. **问诊要点**

(1) 有无鼻塞、流涕，尤其是鼻腔流清亮黄水样分泌物病史。

(2) 有无面颊部胀痛或上列牙齿不适感。

(3) 有无面部外伤和鼻腔、鼻窦手术史等。

病史问诊 患者于 2 周前因头晕在神经内科就诊，行头颅 CT 检查发现“左侧上颌窦占位病变”。无鼻塞、流涕、喷嚏等症状，无面颊部胀痛或上列牙齿不适感，无从鼻腔流出黄色液体的病史。否认鼻外伤史和手术史。

【体格检查】

问题 为进一步明确诊断，需要进行哪些检查？

思路

(1) 患者头颅 CT 提示“左侧上颌窦占位病变”，因头颅 CT 鼻窦层面较少，进一步检查应行鼻窦 MRI 检查。

(2) 应行鼻内镜检查，注意鼻中隔是否偏曲，中、下鼻甲的大小，各鼻道（尤其是左侧中鼻道）是否有分泌物，是否有新生物等。

(3) 检查上列牙齿是否有叩痛、牙齿松动或脱落。

专科检查　外鼻无畸形，鼻前庭皮肤无红肿；鼻腔黏膜无明显充血，双侧中、下鼻甲无肿大，总鼻道、下鼻道、中鼻道及嗅裂均未见分泌物和新生物。鼻中隔无偏曲。鼻窦区无明显压痛。鼻咽部黏膜光滑，双侧咽隐窝对称，鼻腔及鼻咽部未见新生物。

【诊断】

问题　本病例的初步诊断及诊断依据是什么？

思路　根据患者无鼻塞、流涕、喷嚏等症状，无面颊部胀痛或上列牙齿不适感，无从鼻腔流出黄色液体的病史。无鼻外伤史和手术史。仅影像学提示左侧上颌窦下壁内有一类圆形凸出于窦腔内均一影，左侧上颌窦黏膜囊肿的诊断即可成立。鉴于该囊肿位于牙根尖部，应注意除外牙根囊肿的可能。

【治疗方案】

鉴于患者无临床症状，CT 显示囊肿较小，故向患者详细解释病情，建议观察。

知识点

大多数鼻窦黏膜囊肿，由于囊肿较小，无明显症状，可不予处理。若有较重症状或囊肿较大影响鼻窦引流，可手术切除。经鼻内镜鼻窦黏膜囊肿切除术具有微创的优势，是最佳手术方式。在鼻内镜下经扩大的上颌窦或蝶窦自然口，可将窦内黏膜囊肿壁彻底切除。如上颌窦黏膜囊肿位于前、内壁，经扩大的上颌窦自然口不易彻底切除时，可经泪前隐窝进路或下鼻道开窗进路切除囊肿。

二、鼻窦黏液囊肿

疾病概述

鼻窦黏液囊肿(mucous cyst of nasal sinus)最常见于额窦、筛窦，上颌窦较少见，单侧多见。由于鼻窦自然开口堵塞，鼻窦引流受阻，窦内分泌物潴留而形成。黏液囊肿增长缓慢，病程较长。早期囊肿局限在窦腔范围，窦壁无骨质破坏，可无任何症状；后期若有鼻窦骨壁破坏，囊肿扩大至窦腔范围以外，则视其部位及扩展的方向不同而出现相应的临床症状。影像学检查是鼻窦黏液囊肿最有价值的检查手段。手术开放囊肿，建立通畅引流是最有效的治疗手段。

【主诉】

患者，男，71 岁。主因“右额部隆起伴右眼胀痛感 2 个月余”就诊。

【印象诊断】

问题　根据主诉应考虑哪些疾病？最有可能的诊断是什么？

思路　首先考虑额窦占位性疾病，如额窦囊肿、额窦肿瘤。根据患者病史，考虑前者的可能性较大。

知识点

鼻 窦 囊 肿

原发于鼻窦内或来源于牙或牙根并向上颌窦内发展的囊性肿物。

1. 黏膜囊肿　多见于上颌窦，常位于上颌窦底壁或内壁；多为单侧，生长缓慢，囊肿发展到一定程度可自然破裂，囊液经鼻口流出。常无症状，多在头颅影像学检查时发现。

2. 黏液囊肿　好发于筛窦、额窦，上颌窦较少见；囊肿增大时可累及邻近器官，如筛窦囊肿增大可侵犯眼眶和颅底。囊肿可继发感染演变成脓囊肿。

3. 牙源性囊肿　上列牙发育障碍或病变，突入上颌窦内形成的囊肿，称为上颌窦牙源性囊肿，分为含牙囊肿和牙根囊肿。含牙囊肿为囊肿环绕着未萌出牙或额外牙的牙冠，一般多发生于下颌骨。牙根囊肿在成牙组织囊肿中最常见，多发生在上列切牙、尖牙或磨牙等。

【问诊】

问题 根据主诉,在问诊中需要注意哪些要点?

思路 应围绕着引起右侧额部隆起伴胀痛感的疾病的临床症状进行问诊。

问诊要点:

(1)有无鼻塞、涕中带血等症状。

(2)隆起增大的速度如何,表面皮肤感觉、温度等有无异常。

(3)有无眼痛、复视及眉弓麻木感,视力有何变化。有无眼球突出、移位及运动障碍。

(4)是否有发热和头痛。

(5)是否有外伤史或鼻部手术史。

病史问诊 患者2个月前发现右额部隆起,缓慢增大,伴有右眼胀痛感。无鼻塞、涕中带血,无复视及视力减退。无发热和头痛。无鼻部手术及外伤史。

【体格检查】

问题 为进一步明确诊断,查体需要注意哪些要点?

思路

(1)首先应进行常规鼻内镜检查,注意鼻中隔是否偏曲,中、下鼻甲的大小,各鼻道是否有脓性分泌物,是否存在隆起和移位,是否有新生物等。

(2)如头、面部存在隆起,应仔细触诊,了解隆起的范围、质地,有无骨质破坏。仔细触诊唇龈沟或眶缘,是否可触及隆起,质地如何。

(3)注意对眼部体征的检查,检查有无复视、视力下降;是否存在眼球突出、移位或运动障碍。

专科检查 右眉弓眶顶外侧隆起,触诊右眶内上壁骨质缺损,可触及囊性包块,边界清,质软。右侧眼球向外下移位,运动自如,无复视,视力无下降。外鼻无畸形,鼻前庭皮肤无红肿;鼻中隔无偏曲;右中、下鼻甲轻度肥大;双侧中鼻道及嗅裂无脓性分泌物,无膨隆;未见新生物;鼻咽部光滑、对称,标志清楚。

知识点

黏液囊肿增长缓慢,病程较长。早期囊肿局限在窦腔范围,窦壁无骨质破坏,可无任何症状。如鼻窦骨壁有破坏,囊肿扩大至窦腔范围以外,则视其部位及骨质破坏的方向不同而出现相应的临床症状。鼻窦黏液囊肿患者眼部症状多见,侵入眼眶后可压迫眼球导致眼球突出、移位、复视等,压迫眶尖而致视力减退或失明,囊肿向翼腭窝膨胀可出现张口困难、面部麻木、胀痛等。偶有囊肿破坏颅底和鼻腔结构所致脑脊液鼻漏者。鼻窦黏液囊肿如发生感染,可形成黏脓性囊肿,患者临床症状有发热、头痛等中毒症状,局部表现有红肿、疼痛及压痛,可引起眶内及颅内等严重并发症。不同鼻窦黏液囊肿有各自的特点:额窦黏液囊肿常表现为眶内上角的隆起和眼球移位,筛窦黏液囊肿最多见内眦隆起和眼球突出,上颌窦黏液囊肿常见面颊隆起,蝶窦黏液囊肿最常见的症状为头痛和视力障碍。

【辅助检查】

问题 为进一步明确诊断,需要进行何种检查?

结合症状及专科检查,额窦黏液囊肿可能性较大,鼻窦增强CT/MRI是最直接的诊断方法。影像学检查有助于了解病变范围、周围是否有骨质破坏,增强有助于了解血供情况,为诊断提供依据。

辅助检查结果 鼻窦MRI检查见图17-4:右侧额窦外侧见一致密影,右侧额窦外上壁和外下壁骨质缺损,右侧眼球向下受压移位。

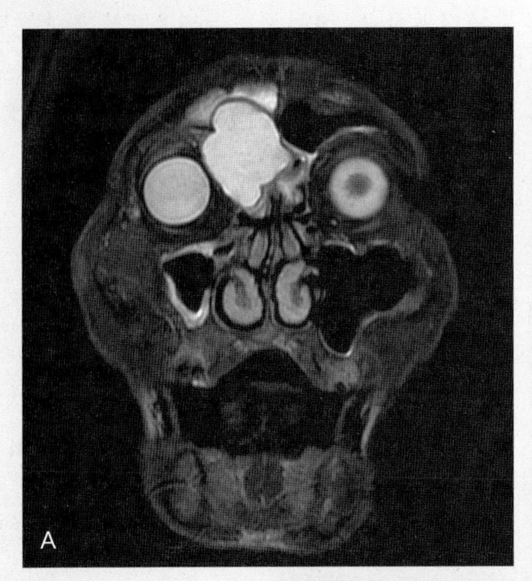

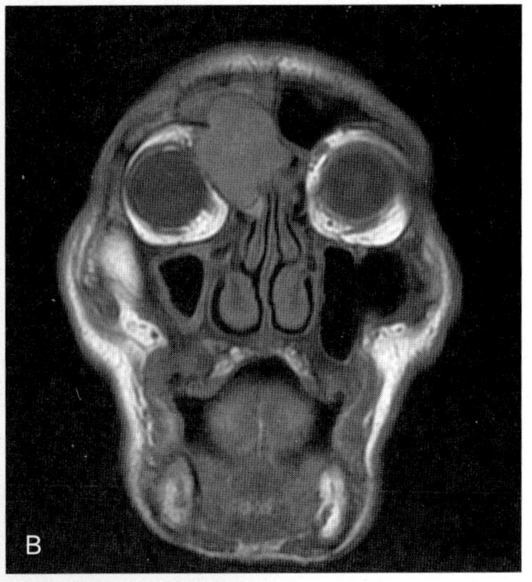

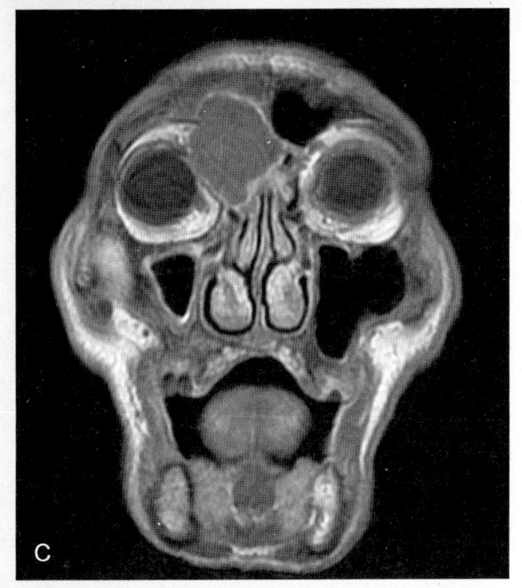

图 17-4　鼻窦 MRI
A. 冠状位 T_2 加权像；B. 冠状位 T_1 加权像；C. 冠状位增强 T_1 加权像。

【诊断】

问题　本病例的初步诊断及其诊断依据是什么？

思路　根据患者右额部隆起伴胀痛感 2 月余，查体发现右眉弓眶顶外侧隆起，触诊右眶内上壁骨质缺损，可触及囊性包块，边界清，质软。右侧眼球向外下移位，运动自如，无复视，视力无下降。鼻腔、鼻咽未见新生物及分泌物。鼻窦 MRI 检查提示右侧额窦外侧见一均匀致密影，右侧额窦外上壁和外下壁骨质缺损。诊断考虑右侧额窦黏液囊肿。

知识点

黏液囊肿早期局限于单个窦腔内，未向周围侵犯，则鼻内镜检查中鼻道无异常改变；囊肿扩展后可发现表面覆有黏膜之肿块隆起于中鼻道内，中鼻甲或筛泡受压移位；中鼻道结构分辨不清，如合并有阻塞性鼻窦炎，可在鼻腔或中鼻道看见脓涕或息肉。蝶窦黏液囊肿可发现鼻咽顶壁向下突出；上颌窦黏液囊肿可见鼻腔外侧壁向内移位，下鼻甲被推向鼻中隔致鼻腔狭窄。在隆起处可穿刺抽出黏液。黏液囊肿 CT 表现为低密度或等密度影，囊肿周围骨质变薄或吸收缺损，增强扫描后部分病例可见囊肿壁呈环形强化，而囊肿无强化。囊肿扩展到眼眶、颅内、鼻咽腔、翼腭窝和颞下窝等部位，则导致邻近骨质破坏。MRI 可见窦腔内密度均匀膨胀，有完整的囊壁，常表现为 T_1 加权像低信号、T_2 加权像高信号，但根据囊液中蛋白质的浓度高低不同而有所变化。

【治疗方案】

问题 1 患者下一步应当如何处理？

思路 患者右侧额窦黏液囊肿诊断明确，临床症状明显，应积极治疗；首选经鼻内镜手术，鉴于该囊肿主要位于右侧额窦外侧，若内镜下难以达到病变部位，需考虑内外联合进路行囊壁切除开放引流术。

问题 2 手术治疗的原则和目的是什么？

思路 手术治疗是鼻窦黏液囊肿的目前唯一手段。目的为切除囊肿，解除因囊肿对邻近结构压迫或破坏导致的症状。治疗原则为通过手术开放囊肿，建立鼻窦与鼻腔的永久性通道，以利引流，防止复发。本例患者在全麻下行经鼻内镜右侧额窦黏液囊肿开放术，术中经额窦口切除部分囊肿底壁，开放囊肿，囊液经扩大额窦底壁彻底引流。

问题 3 术前与患者沟通的主要内容有哪些？

思路

(1) 首先要向患者及其家属介绍病情，解释手术的原则和手术的目的，对手术后症状的缓解要客观介绍。

(2) 向患者简要介绍术者、手术方案和手术时间。

(3) 交代术中及手术后可能出现的各种并发症及处理，重点是手术对眼部的影响以及术后复发的可能性。

(4) 介绍术后恢复过程，强调术后随访的必要性。

知识点

手术是唯一的治疗方法，鼻内镜手术避免鼻外径路造成的面部瘢痕及其他并发症，操作相对简单，手术涉及范围小，对周围结构的破坏极少，术中出血少，术后恢复快，复发率低。同时，还可以同期处理鼻腔鼻窦的病变。目前鼻窦黏液囊肿均可经鼻内进行囊壁部分切除术，切除的范围以达到病变窦或囊肿腔与鼻腔能有足够的通畅引流为目的，尽可能切除囊壁，对较大囊肿破坏骨壁后，因常与外周组织粘连，如硬脑膜、颈内动脉、海绵窦和视神经等，强行切除囊肿壁易造成损伤，引起脑脊液鼻漏、失明、大出血等严重并发症。由于额窦引流通道狭窄的特殊解剖特点，额窦黏液囊肿复发率较高，特别是由外伤或额窦手术后形成的黏液囊肿，术后再狭窄封闭的概率更高。因此，术中应对额窦口进行扩大并切除部分额窦底，可行 Draf ⅡB 手术，以期获得较大的引流通道，减少复发。必要时可行鼻内镜改良 Lothrop 手术或结合鼻外径路进行手术。

【术后观察及处理】

除常规观察生命体征外，应观察术后出血情况。如有活动性出血，应采取相应处理措施。疼痛剧烈者，可酌情给予止痛药物。还应重点观察眼部情况，如有无眼睑肿胀、淤血，有无复视或视力下降。鼻腔填塞物于术后 24~48h 取出。取出鼻腔填塞物后，给予鼻腔冲洗。出院后定期复查。

鼻中隔鼻出血鼻窦囊肿习题

(张革化)

第十八章　鼻腔鼻窦肿瘤

第一节　鼻腔鼻窦良性肿瘤

鼻腔鼻窦的良性肿瘤分类方法较多，按组织来源有上皮组织源性肿瘤、结缔组织源性肿瘤、脉管组织源性肿瘤、神经组织源性肿瘤等，近四十余种。鼻腔良性肿瘤往往首先引起鼻塞症状。而来源于鼻窦的良性肿瘤因生长缓慢，往往早期症状隐匿，因瘤体逐渐长大压迫相邻器官引发症状。常见的鼻腔鼻窦良性肿瘤主要有内翻性乳头状瘤、血管瘤和骨瘤。本节重点介绍鼻腔鼻窦骨瘤的诊断与治疗。

一、骨瘤

疾病概要

骨瘤(osteoma)多发生于额窦(70%)，其次为筛窦(25%)，上颌窦和蝶窦较少(5%)。多见于青春期，男性较多。病因未明，近年来认为由骨膜的"胚性残余"所发生，故多发生于额骨(膜内成骨)和筛骨(软骨内成骨)交界处；亦可由外伤、感染引起鼻窦壁骨膜增生而成。依其病理特点可分为3种类型：①密质型(硬型或象牙型)：质硬、较小、多有蒂，生长慢，多发于额窦。②松质型(软型或海绵型)：质松软，由骨化的纤维组织形成，基底广，体积较大，生长快，有时中心可液化成囊肿；表面为较硬的骨囊，常见于筛窦。③混合型：外硬内松，常见于额窦。除单纯性骨瘤外，还可有各种混合性骨瘤，如纤维性骨瘤、骨脂肪瘤等。

【主诉】

患者，女，29岁。主因"右眼突出1年，伴视力下降1个月"就诊。

【印象诊断】

问题　根据主诉，应考虑哪些疾病？最有可能的诊断是什么？

思路　根据患者主诉单侧视力下降，除了鼻腔鼻窦占位病变外，还需考虑感染性或炎性疾病(如真菌性鼻窦炎、特殊感染等)的可能，视力下降主要考虑病变压迫所致。

【问诊】

问题　根据主诉，在问诊中需要注意哪些要点？

思路

1. 症状　右眼突出1年，伴视力下降1个月主诉说明病变为缓慢进展，很可能病变为良性，但近1个月视力下降说明肿物已压迫视神经。

2. 问诊要点

(1)视力下降的起始时间、进展情况，目前视力水平。

(2)是否鼻塞伴有流涕，以及鼻涕的色泽、性状等。是否有黏脓涕、涕中带血或反复鼻出血。注意是否有鼻腔异味，与真菌性鼻窦炎、鼻腔及鼻窦特殊感染等相鉴别。

(3)是否有邻近器官的相关症状。鼻面部肿胀、麻木感或头痛多提示病变压迫周围组织。如伴有面部隆起，提示病变侵及颞下窝。出现头痛伴脑神经症状时提示病变侵犯颅内，应详细检查各对脑神经的功能。如伴有突眼、视力障碍、眼球运动异常，则提示病变侵及眶内。

(4)既往诊疗经过，以及慢性疾病史。是否有多次"鼻息肉"手术史，采取过哪些治疗，疗效如何，复发频率等。是否有哮喘、糖尿病、心脑血管病、传染病史以及外伤手术史等，这对诊治方案的制订有临床意义。

病史问诊 患者于1年前无明显诱因出现右眼突出，无鼻塞、流黏脓涕、涕中带血，无发热、头痛和嗅觉异常等症状，未诊治。近一个月来右眼视力逐渐下降，一周前进展加快，降至手动水平。但无明显头痛和麻木感。无其他系统性疾病，无结核等传染病史，无外伤史和手术史，无食物及药物过敏史。

本病最主要的症状是单侧视力下降呈进行性加重，无流黏脓涕时带血，采集病史应该围绕这两个主要症状详细询问。通过问诊，初步了解疾病发作经过及特点，病变可能影响的范围。但鼻腔鼻窦占位性病变的临床表现相类似，仅通过问诊常常难以鉴别，应进一步通过查体和辅助检查发现有诊断价值的体征及相关线索。

【体格检查】

问题 为进一步明确诊断，查体需要注意哪些要点？

思路 首先应进行耳鼻咽喉科常规检查，尤其是鼻内镜局部查体。

专科检查 鼻内镜检查见右眼膨出，眼位向外下偏斜，左眼视力1.0，右眼视力手动。右鼻腔见中鼻道膨隆，拨开黏膜见光滑骨性占位（图18-1）。左侧鼻腔未见明显异常。颈淋巴结无明显肿大，其他专科检查均无特殊。

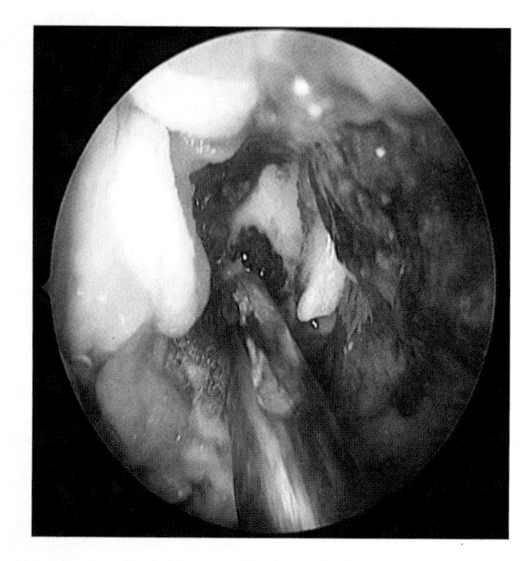

图18-1 鼻内镜下见右鼻腔中鼻道光滑骨性占位

【辅助检查】

问题 为进一步明确诊断，需要进行何种辅助检查？

思路 结合病史及专科检查，鼻腔鼻窦骨瘤诊断的可能性大，需要进行影像学检查。

影像学检查结果 鼻窦CT扫描显示，右侧筛窦、蝶窦内不均匀高密度影充填，呈膨胀性压迫，凸入右眶内压迫视神经（图18-2）。

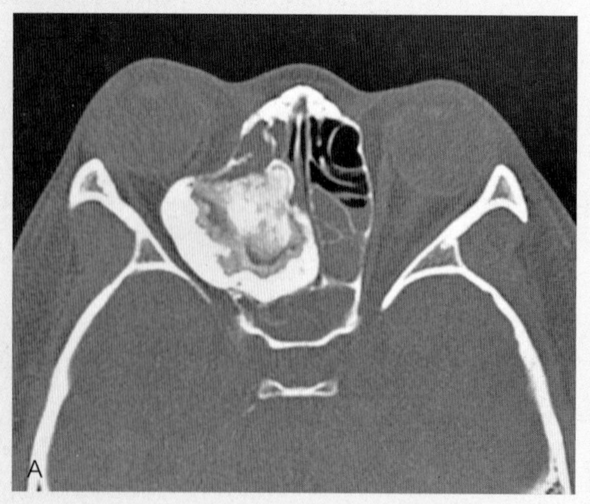

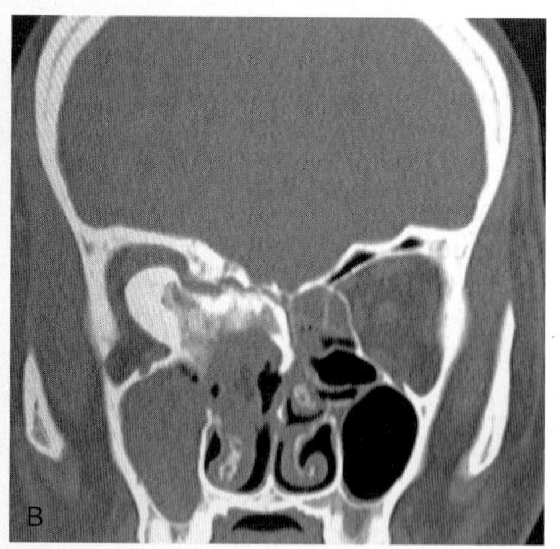

图18-2 该患者CT表现

A. 轴位鼻窦CT；B. 冠状位鼻窦CT，右筛窦、蝶窦高密度影像，病变凸入右侧眶内，压迫视神经。

【诊断】

问题　本病例的初步诊断是什么？

思路　结合患者的病史、症状、专科检查和辅助检查结果，可作出“筛窦、蝶窦骨瘤，(右侧)”诊断。

【鉴别诊断】

问题　本病例应重点与哪些疾病进行鉴别？

思路　鼻窦骨瘤主要应与鼻腔鼻窦骨纤维结构不良和骨化纤维瘤进行鉴别。

1. 骨纤维结构不良　又称骨纤维异常增殖症，为先天性骨发育异常，由本应发育为成骨细胞的间叶组织发育异常导致，常见于上颌骨、下颌骨等。可分为单骨型、多骨型、McCune-Albright 综合征。组织类型为正常骨髓质被不同骨化程度的蜂窝状骨纤维组织代替，病变无明确骨缘，无成骨细胞。女性多于男性。治疗原则为仅在有功能障碍、颜面畸形或已有恶变时采取手术。

2. 骨化纤维瘤　主要发生于颌面部，蝶骨最多见。男女比例约 1∶5，罕有恶变病例，组织学特点为纤维组织和矿物质构成。与骨纤维结构不良相比，该病组织基质中富含细胞，成纤维细胞肥大，可见钙化球。不同个体间差异很大，可以是致密的细胞，也可以是胶原或坏死组织构成。瘤体主体部分为大小不同的板状骨小梁或螺纹状骨。瘤体边缘则为成骨细胞，构成明确的骨皮质边界。治疗原则为彻底手术切除。

【治疗方案】

问题 1　患者下一步应当如何处理？

思路　患者初步诊断为骨瘤，右侧筛窦、蝶窦受累，凸入眶内，压迫视神经。为挽救视力，应视为亚急诊手术，收入病房，尽早手术。

问题 2　手术方式如何选择？

思路　应在鼻内镜下尽量彻底切除肿瘤(图 18-3)，如有条件，可使用导航系统辅助下手术，以提高安全性。

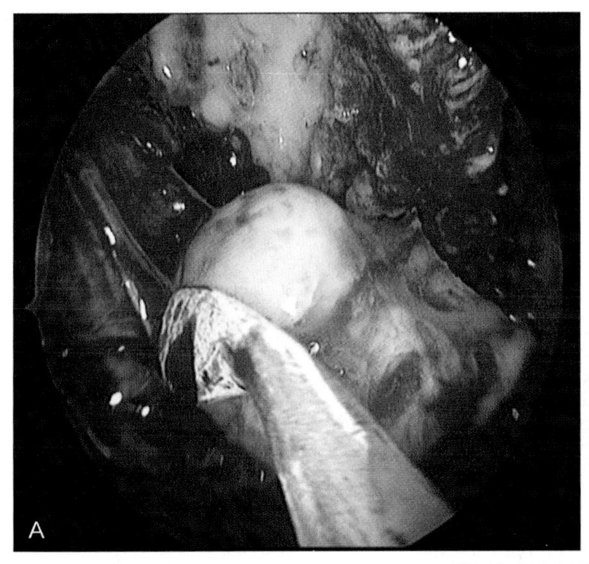

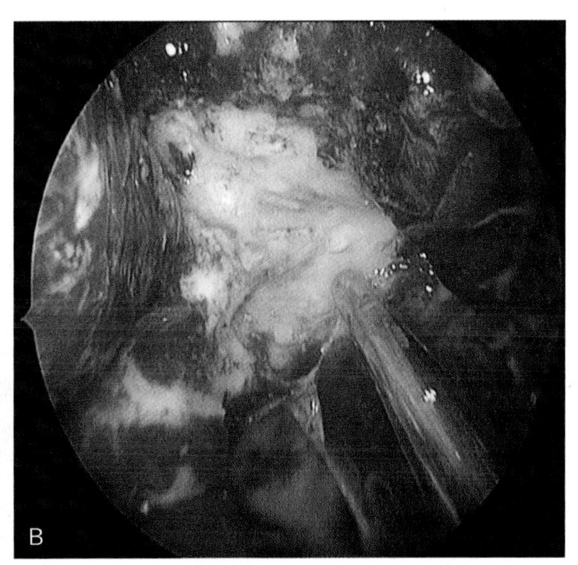

图 18-3　该患者术中所见

内镜下分块切除骨瘤，解除对右眶壁(A)及视神经(B)的压迫。

问题 3　术前需交代的主要内容有什么？

思路

1. 首先，要向患者及其家属介绍病情，强调手术的必要性和手术目的。

2. 其次，向患者简要介绍术者、手术方案和大致的手术时间，做到知情同意。

3. 交代术中及术后可能出现的各种并发症、临床表现及处理方法，包括出血、感染、眼部并发症及颅内并发症等，术中出血量过大需要输血，以及术后复发等问题。

4. 应说明术中如果按照预先制订的手术方案无法完全切除病灶，但尽量完成眶壁和视神经减压，以期缓解、改善视力。

治疗经过 入院后完成术前常规检查，充分准备后于全麻导航下经鼻内镜右筛窦、蝶窦、颅底、眶内骨瘤切除术。完整切除肿瘤病灶并充分减压眶壁及视神经。手术经过顺利，术中出血约800ml，输血400ml。术后予以右侧鼻腔填塞止血，常规抗感染治疗。

【术中要点】

问题 术中最需要注意避免的并发症是什么？发生后如何处理？

思路 该骨瘤手术要注意勿损伤眶壁及视神经，同时注意保护颅底硬膜的完整。既做到瘤体的完整切除，又要对周围重要解剖结构充分保护，若术中不慎伤及这些重要解剖结构，应立即暂停手术，评估损伤范围，必要时予以修补，防止发生眶内和颅内并发症。

术后情况 患者术后按鼻内镜鼻窦手术常规护理，恢复顺利。术后4h后右眼视力恢复至0.8。术后无明显并发症发生。于术后48h抽出术腔填塞物，少量出血，予以1%羟甲唑啉棉片压迫止血。手术切除标本病理学检查结果，确诊为“骨瘤”。

【病情观察】

问题1 术后应注意患者哪些情况？

思路 术后除注意观察患者基本生命体征、意识状态以外，还应注意观察口、鼻有无活动性出血，是否有视力下降、眼球运动障碍等眼部症状，有无头痛、眩晕、脑脊液鼻漏及颅内感染发生，如有异常及时处理或请相关科室会诊。

问题2 患者术后常有哪些并发症？如何应对？

思路 术后常见并发症有出血、感染、头痛等，应在仔细分析病情和查体的基础上，对症处理。

【出院随访】

问题 术后何时可以出院？出院后应注意些什么？

思路 术后鼻腔鼻窦填塞时间一般为48h，如无明显出血和感染等并发症，术后3d可以出院。嘱患者定期到门诊进行鼻内镜下换药，密切随访。近期随访至少3个月，目的是帮助术腔上皮化及愈合。远期随访至少3年。

出院后情况 本例患者出院后在门诊定期复查，鼻内镜下清理术腔，右眼视力恢复顺利，术后1周复查视力至1.0。于术后6个月左右，术腔上皮化良好。随访2年无复发（图18-4），继续随访观察。

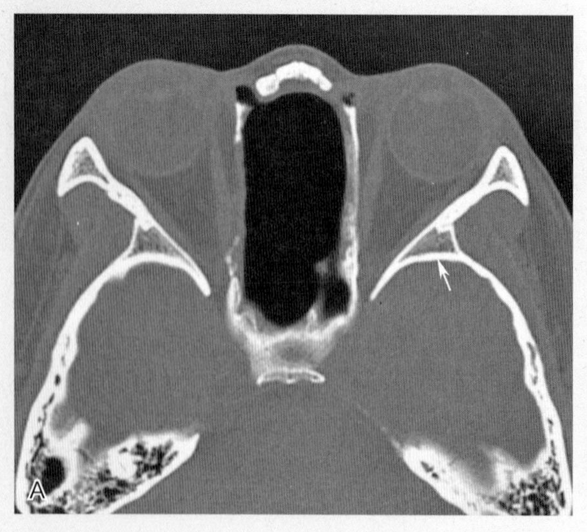

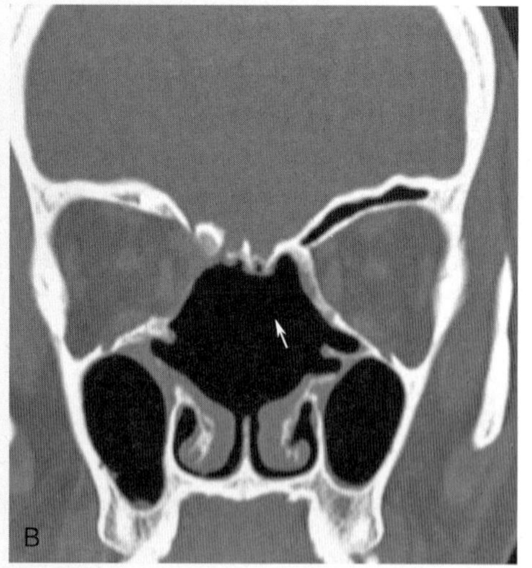

图18-4 术后两年骨瘤无复发

A. 轴位CT；B. 冠状位CT。

骨瘤是鼻腔鼻窦常见良性肿瘤。一般增长缓慢，小者多无症状，不需手术。大的骨瘤可引起疼痛、感觉异常，亦可伴有相关鼻窦黏液囊肿，致窦壁隆起变形。如向眶壁突出，常将眼球向前、向外下推移，引起突眼和复视等症状。出现上述情况时，应及时手术干预，解除压迫，改善症状。鼻内镜术式对大多数骨瘤是首选，个别巨大骨瘤可采取外进路术式。

二、血管瘤

疾病概要

发生于鼻部脉管组织来源的肿瘤包括血管瘤、血管内皮细胞瘤、血管外皮细胞瘤以及血管淋巴管瘤。其中血管瘤最为多见，本病可发生于任何年龄，但多见于青壮年。鼻部血管瘤一般分为毛细血管瘤和海绵状血管瘤，以前者为多见，多发生于鼻腔内，尤其以发生于鼻中隔者为多。后者好发于鼻骨、鼻前庭、下鼻甲和上颌窦。鼻腔毛细血管瘤由分化良好的毛细血管组成，瘤体通常较小，有细蒂或广基，色鲜红或暗红，质软、有弹性，易出血。海绵状血管瘤瘤体常较大、基广，质软、可压缩。镜下瘤体多无完整的包膜，由大小不一的血窦组成。血管瘤的病因至今不清，可能与外伤、感染和内分泌功能紊乱有关，也可认为本病为胚性组织残余所致。

【临床表现】

随病程长短及病变范围大小而异。单侧进行性鼻塞、反复鼻出血为突出表现。早期鼻窦血管瘤可无任何症状，随着病变增大，可出现鼻塞、反复鼻出血，或血管瘤向前由前鼻孔脱出，或向后进入鼻咽部导致咽鼓管阻塞。肿瘤较大者可导致窦腔扩大、骨壁受压、吸收、变薄。

【诊断】

根据临床表现、体征、影像学检查可获得初步诊断，由于该肿瘤血供丰富，往往术前很难获得病理诊断。需与出血坏死性息肉、鼻腔鼻窦恶性肿瘤相鉴别。

【治疗】

血管瘤的治疗以手术切除为主，鼻内镜手术可胜任绝大多数病例的手术治疗。对于瘤体巨大，经鼻内镜不能完全切除者，可根据瘤体位置采用开放进路，估计术中出血多者，可术前预防性行责任血管栓塞术，以减少出血。

（王成硕）

第二节　鼻腔鼻窦内翻性乳头状瘤

疾病概要

鼻腔鼻窦内翻性乳头状瘤（sinonasal inverted papilloma，SNIP）是鼻部最常见的良性肿瘤，约占全部鼻腔鼻窦肿瘤的4%，好发于成年男性。鼻腔鼻窦乳头状瘤的诊治历史可追溯至150余年前。最早的病例由英国医师Ward于1854年报道。其病因不明，有研究认为与人乳头状瘤病毒（human papilloma virus，HPV）感染有关，但亦存在争议。临床表现为单侧鼻塞进行性加重，可伴有黏脓涕，涕中带血或反复鼻出血。首选手术治疗，但术后复发率高，有恶变倾向。

【主诉】

患者，男，56岁。主因“左侧鼻塞、流黏脓涕、伴涕中带血1年，加重3个月”就诊。

【印象诊断】

问题　根据主诉，应考虑哪些疾病？最有可能的诊断是什么？

思路 根据患者主诉，单侧鼻塞、流黏脓涕、伴涕中带血，且为进行性加重的症状特点，除了鼻腔鼻窦感染性或炎性疾病(如真菌性鼻窦炎、特殊感染等)，还应考虑良性及恶性肿瘤的可能。鼻腔及鼻窦常见良性肿瘤有内翻性乳头状瘤、血管瘤、纤维瘤、骨瘤等；恶性肿瘤除了鳞状细胞癌、腺癌外，恶性淋巴瘤也并非罕见。

知识点

鼻腔鼻窦内翻性乳头状瘤的临床表现

一般单侧发病，症状主要为鼻塞，呈渐进性加重，发展为持续性鼻塞；可伴黏脓涕，涕中带血或反复鼻出血，偶有嗅觉异常。随着肿瘤生长，导致鼻腔鼻窦引流不畅，瘤体增大可压迫鼻-鼻窦静脉和淋巴管造成回流障碍，出现鼻面部肿胀、麻木感以及头痛等症状。

【问诊】

问题 根据主诉，在问诊中需要注意哪些要点？

思路

1. 单侧进行性鼻塞、流黏脓涕带血是鼻腔及鼻窦内翻性乳头状瘤常见的临床症状，应主要围绕该疾病的症状进行问诊，并针对性询问有意义的阴性症状进行鉴别。

2. 问诊要点

(1)鼻塞的侧别、程度及发作特点，有无缓解因素等。本病多为单侧鼻塞，早期不明显，逐渐发展为一侧鼻腔出现持续性鼻塞。鼻用减充血剂和鼻用糖皮质激素等药物治疗效果不佳。

(2)鼻塞是否伴有流涕，以及鼻涕的色泽、性状等。本病可有黏脓涕、涕中带血或反复鼻出血。注意是否有鼻腔异味，与真菌性鼻窦炎、鼻腔及鼻窦特殊感染等相鉴别。

(3)是否有邻近器官的相关症状。鼻面部肿胀、麻木感或头痛多提示病变压迫周围组织。如伴有面部隆起，提示病变侵及颞下窝。出现头痛伴脑神经症状时提示病变侵犯颅内，应详细检查各对脑神经的功能。如伴有突眼、视力障碍、眼球运动异常，则提示病变侵及眶内。

(4)既往诊疗经过，以及慢性疾病史。是否有多次"鼻息肉"手术史，采取过哪些治疗，疗效如何，复发频率等。是否有哮喘、糖尿病、心脑血管病、传染病史以及外伤手术史等，这对诊治方案的制订有临床意义。

病史问诊 患者于1年前无明显诱因出现左侧鼻塞、流黏脓涕、涕中带血，无发热、头痛和嗅觉异常等症状，当地医院诊断为"慢性鼻窦炎"，予以药物治疗，症状改善不明显。近3个月来左侧鼻塞进行性加重，发展为持续性鼻塞，流黏脓涕带血的次数也变得频繁，并有间断性鼻面部肿胀感，但无明显头痛和麻木感。无其他系统性疾病，无结核等传染病史，无外伤史和手术史，无食物及药物过敏史。

本病最主要的症状是单侧鼻塞呈进行性加重，流黏脓涕时带血，采集病史应该围绕这两个主要症状详细询问。通过问诊，初步了解疾病发作经过及特点，病变可能影响的范围。但鼻腔鼻窦占位性病变的临床表现相类似，仅通过问诊常常难以鉴别，应进一步通过查体和辅助检查发现有诊断价值的体征及相关线索。

【体格检查】

问题 为进一步明确诊断，查体需要注意哪些要点？

思路

(1)首先应进行耳鼻咽喉科常规检查，重点检查鼻腔和鼻咽部，注意病变的位置、大小、色泽、表面是否光滑、与周围组织是否粘连等。还应注意外鼻形态，有无畸形改变。

(2)检查邻近器官的相关体征，例如面部有无肿胀、隆起；眼球运动有无异常，有无突眼、视力障碍等。必要时进行脑神经功能检查，有助于了解病变侵犯的部位和程度。

专科检查 鼻内镜检查见左侧鼻腔新生物，位于中鼻道，部分进入总鼻道，未发现明显的根蒂部。外观呈息肉样，粉红色，表面粗糙不平，质地较软，触之易出血(图18-5)。下鼻甲稍充血肿大，中鼻甲被新生物遮挡，鼻道内可见少量黏脓性分泌物。右侧鼻腔未见明显异常。颈淋巴结无明显肿大，其他专科检查均无特殊。

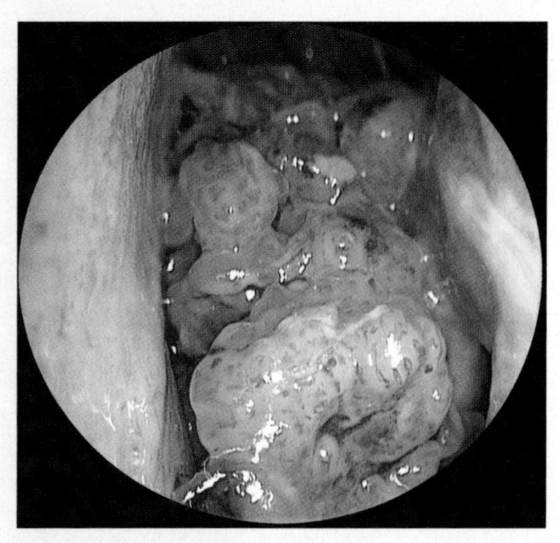

图 18-5　鼻内镜下见左鼻腔新生物触之易出血

【辅助检查】

问题　为进一步明确诊断,需要进行何种辅助检查?

思路　结合病史及专科检查,鼻腔鼻窦内翻性乳头状瘤诊断的可能性大,需要进行影像学检查。鼻窦CT和MRI为常用检查方法,可以明确肿块大小和侵犯范围,并对初步判断肿块的原发部位有一定价值,有助于制订下一步的诊治方案。

影像学检查结果:鼻窦CT及MRI扫描显示,左侧上颌窦内不均匀软组织密度影充填,呈膨胀性压迫鼻腔外侧壁,导致骨质变弯、欠连续,可见软组织影突入鼻腔内(图18-6)。右侧上颌窦,两侧筛窦、额窦及蝶窦未见明显异常。鼻中隔轻度偏曲。

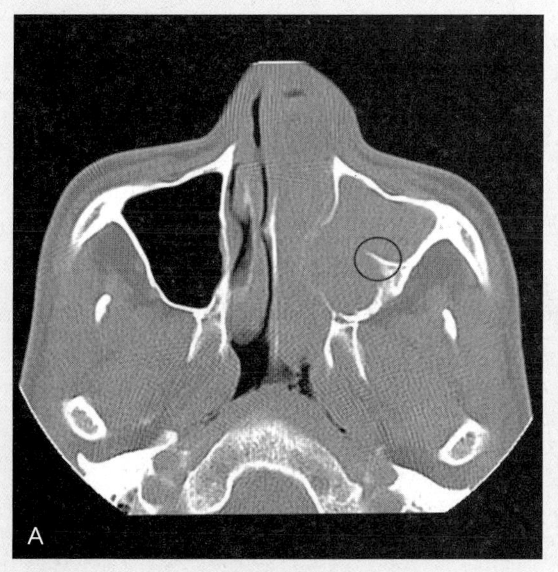

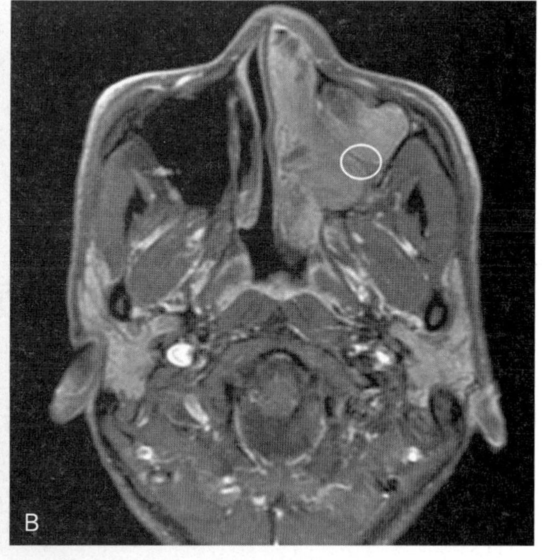

图 18-6　鼻腔及鼻窦内翻性乳头状瘤的 CT、MRI 表现
A. 鼻窦 CT 显示左上颌窦和鼻腔占位性病变,黑色圆圈示意骨质增生;B. 鼻窦 MRI 示左上颌窦和鼻腔占位性病变,白色圆圈示意与 CT 相对应的骨质增生。

由于对骨质和软组织的良好对比度,CT对于肿瘤侵犯范围的判断较准确,但由于无法准确区分软组织性质,常导致对肿瘤范围的估计扩大。针对SNIP这样的软组织肿瘤,MRI清楚地区分肿瘤和伴发的阻塞性炎症、息肉、囊性变及坏死,准确显示病变的大小,对于肿瘤侵犯范围的判断更为直接和准确。

与邻近肌肉比较，MRI T_1 加权像大多呈等信号或稍高信号，T_2 加权像呈不均匀高信号。与鼻中隔黏膜比较，增强后呈明显不均匀强化，在 T_2 加权像和增强 T_1 加权像上，瘤体主体部分呈高、等信号相间，形态较规整的栅栏状或辐射征，终末端呈现典型脑回征，部分起源部位由于骨质增生表现为影像缺失。时间 - 信号强度曲线表现为速升缓降型。合并恶变时，表现为不规整的栅栏状，不均匀强化，脑回征欠规整或局部缺失，这部分时间信号增强曲线可表现为速升速降型。

在 MRI 上，SNIP 起源部位由于骨质增生，表现为影像缺失征；主体部分表现为辐射征（栅栏征、相间条纹征）；终末端表现为脑回征。根据“影像缺失征 - 辐射征 - 脑回征”的特点，可以采用脑回征逆向回溯法，较准确的预判肿瘤起源部位。总之，MRI 能够准确显示 SNIP 的侵犯范围、预判肿瘤起源、脑回征结合时间信号增强曲线预判是否合并癌变，都具有较高的价值。

【病情分析】

问题 1　病史、临床表现和辅助检查对诊治方案有何提示？

思路　结合患者的病史、症状、专科检查和辅助检查结果，可作出初步诊断。CT 和 MRI 等影像学检查有助于诊断，而且可以确定病变范围以及与周围重要结构的关系，对选择手术方式很有价值。本例患者的患病经过和临床表现符合内翻性乳头状瘤的一般特征，CT 扫描显示左侧上颌窦软组织肿块，鼻腔外侧壁有膨胀性骨质破坏，可见肿块突入左鼻腔。进行鼻窦 MRI 检查，进一步明确肿块的原发部位，有助于术中对病变的细致、精确处理。

问题 2　以诊治为目的，此时最需进行何种检查？

思路　对于鼻腔鼻窦占位性病变，为明确肿块性质，术前有必要经鼻腔取材活检，依据病理学检查结果明确诊断，这样有助于制订周密的治疗方案。但应注意对于有出血倾向的新生物，门诊不宜盲目活检，以免发生难以控制的大出血。此时可考虑在术中行快速病理检查。本例患者初诊行鼻内镜检查时，发现右鼻腔新生物，触之易出血，为避免意外而未做活检。

乳头状瘤的组织病理学特点：瘤体较大、质软、色红，多呈弥漫性生长，外形分叶状或乳头样，有蒂或广基。起源于鼻腔或鼻窦的黏膜上皮，主要由鳞状细胞和柱状细胞构成，向间质呈指状内翻生长，故名内翻性乳头状瘤。需要与外生性乳头状瘤相鉴别：后者瘤体较小、质硬、色灰，局限而单发，呈桑葚状。外观及组织结构与一般皮疣相似，上皮向体表增生，主要由鳞状上皮组成，故又称为外生性乳头状瘤。此型多见于鼻前庭、鼻中隔前部及硬腭等处。

【诊断】

问题 1　本病例的初步诊断及其诊断依据是什么？

思路　根据病史、临床表现和影像学检查，初步诊断为左鼻腔及上颌窦内翻性乳头状瘤。诊断依据为：①单侧发病，左侧鼻塞进行性加重，流黏脓涕带血；②鼻内镜检查见右鼻腔新生物，外观呈息肉样，表面不平，触之易出血；③鼻窦 CT 扫描显示左上颌窦不均匀软组织密度影，并突入鼻腔内，鼻腔外侧壁骨质膨胀性破坏。

问题 2　本例鼻腔鼻窦内翻性乳头状瘤侵犯部位和分期？

思路　结合鼻内镜检查及影像学检查结果，本例内翻性乳头状瘤侵犯右侧上颌窦和鼻腔。按照 Krouse 分期系统，临床分期为 T_3。

知识点

鼻腔及鼻窦内翻性乳头状瘤的 Krouse 临床分期（Krouse，2000）

T_1：肿瘤仅局限于鼻腔，无鼻窦侵犯。肿瘤可位于鼻腔的一个壁或一个区，或鼻腔内广泛的区域，但不侵犯鼻窦或鼻外；无恶变。

T_2：肿瘤侵犯窦口鼻道复合体，筛窦和 / 或上颌窦的内侧壁，伴或不伴鼻腔侵犯；无恶变。

T_3：肿瘤侵犯上颌窦的外侧壁、下壁、上壁、前壁或后壁，蝶窦和 / 或额窦，伴或不伴侵犯上颌窦的内侧壁、筛窦或鼻腔；无恶变。

T_4：肿瘤侵犯至鼻腔鼻窦外，累及毗邻的结构，如眼眶、颅内或翼突上颌区；已有恶变。

鉴于国内外研究均显示，Krouse 分期尤其是 T_2 和 T_3、T_3 和 T_4 之间的复发率并无统计学差异，提示该分期存在一定局限，并不能通过分期来体现治疗难度和复发风险。2018年，北京同仁医院张罗、王成硕团队提出了基于肿瘤根基部的鼻内翻性乳头状瘤内镜下分期（同仁分期，Head & Neck，2019）（表18-1）。按照该分期系统，临床分期为T_2，意味着通过充分开放上颌窦即可彻底切除肿瘤。

知识点

表18-1 鼻腔鼻窦内翻性乳头状瘤的同仁分期和术式选择

分期	病变根基部定位	推荐术式
1期	鼻腔	内镜下肿瘤切除术（无须开放鼻窦）
2期	各鼻窦较易处理部位	内镜下鼻窦手术（充分开放鼻窦即可切除肿瘤）
	筛窦：除外眶上筛房	
	上颌窦：上壁或后外侧壁	
	额窦：内侧，面中线至眶纸板间	
	蝶窦：除外外侧隐窝	
3期	各鼻窦较难处理部位	鼻内镜下鼻窦手术同时追加鼻内进路
	筛窦：眶上筛房	筛窦开放+Draf Ⅱb+眶纸板切除术
	上颌窦：下壁、前壁或内侧壁	上颌窦开放+鼻泪管前径路上颌窦手术
	额窦：外侧，眶纸板至瞳孔中线间；或双侧额窦受累	Draf Ⅱb+眶纸板切除术或Draf Ⅲ内镜额窦手术
	蝶窦：外侧隐窝/双侧蝶窦受累	蝶窦开放+翼突径路/蝶嘴径路双侧蝶窦融合手术
4期	额窦：最外侧，即瞳孔中垂线外侧	内镜鼻窦手术+鼻外径路手术

【鉴别诊断】

问题 本病例应与哪些疾病进行鉴别？

思路 鼻腔及鼻窦内翻性乳头状瘤主要应与以下几种疾病进行鉴别：

1. **鼻息肉** 好发于30~60岁，一般为双侧发病，单侧者较少见。常见症状为双侧持续性鼻塞，随息肉增大而加重；鼻腔分泌物增多，为浆液性或黏液性，合并鼻窦炎时为脓性；多有嗅觉减退或丧失，可伴喷嚏和鼻痒。鼻腔内有一个或多个表面光滑、灰白色或淡红色荔枝肉状半透明肿物，表面光滑，触之柔软，不易出血。对于单侧鼻息肉，尤其更应注意鉴别。

2. **上颌窦后鼻孔息肉** 好发于儿童和青少年，起源于上颌窦黏膜，呈单发性，经上颌窦口脱出并向后垂至后鼻孔。主要症状为单侧鼻塞，垂入鼻咽部的较大息肉可引起双侧鼻塞。检查见蒂部位于中鼻道的息肉样新生物向后鼻孔延伸，表面光滑，呈半透明状，灰白色，触之柔软并可移动。间接鼻咽镜见肿物位于后鼻孔或鼻咽部。

3. **上颌窦出血性息肉** 病程较长，发展缓慢，主要临床表现为鼻出血或涕中带血。反复鼻出血为其特点，也可出现鼻塞和上颌窦骨壁破坏表现。鼻腔内可有暗红色、触之易出血的新生物，也可见坏死性息肉和肉芽，伴发感染时有恶臭味。上颌窦骨壁破坏者，面颊处可扪及隆起或硬腭凸起。局部无转移性包块。鼻窦CT扫描显示上颌窦窦腔呈膨胀性扩大，窦壁骨质可变薄或消失，窦腔内呈密度均匀增高的块状软组织影。本病易误诊，需依靠术后病理学检查确诊。

4. **真菌性上颌窦炎** 包括非侵袭性和侵袭性两大类。临床主要应与较常见的上颌窦真菌球相鉴别。后者一般单侧发病，主要症状为鼻塞、流涕、涕中偶尔带血、头痛及面部压迫感等。检查可见鼻黏膜充血、肿胀，中鼻道有脓性分泌物，中鼻甲可呈息肉样变。鼻窦CT扫描表现为病变窦腔内不规则软组织影，密度不均匀且有钙化灶，无骨质破坏现象。如鼻内镜发现中鼻道或上颌窦内有豆腐渣样物，鼻窦MRI检查T_1加权像呈低信号、T_2加权像呈极低信号，则有助于鉴别。

5. **鼻腔恶性肿瘤** 早期仅有单侧鼻塞、涕中带血或反复少量鼻出血；症状进行性加重，可出现血性脓涕伴恶臭，甚至反复大量鼻出血，顽固性头痛，嗅觉减退或丧失。晚期由于肿瘤侵入鼻窦和眶内，表现为鼻窦恶性肿瘤的症状。对于40岁以上患者，多次行“鼻息肉”切除术以及术后迅速复发者，应怀疑鼻腔恶性肿瘤的可能，及时进行病理学检查。内翻性乳头状瘤有恶变可能，需注意鉴别。

【治疗方案】

问题1 患者下一步应当如何处理？

思路 患者初步诊断为内翻性乳头状瘤，左侧上颌窦及鼻腔受累，应收入病房，进一步行术前检查，制订和实施手术治疗方案。

鼻腔及鼻窦内翻性乳头状瘤的治疗方法：手术治疗目前为首选。但该病术后易复发，其主要原因即为根基部肿瘤切除不彻底，且反复手术可致恶变。

问题2 手术治疗的原则和目的是什么？

思路 内翻性乳头状瘤虽属于良性肿瘤，但具有侵袭性生长、易复发及恶变的特点，应做根治性切除术，彻底清除病变组织（尤其是肿瘤的根基部），预防或减少复发。

问题3 手术方式如何选择？

思路 根据同仁分期，T_2期可采用鼻内镜下鼻窦开放＋肿瘤切除手术。该患者肿瘤根基部位于上颌窦后外壁，只要充分开放上颌窦口，70°内镜下可清楚观察到肿瘤的根基部并彻底切除肿瘤（图18-7）。

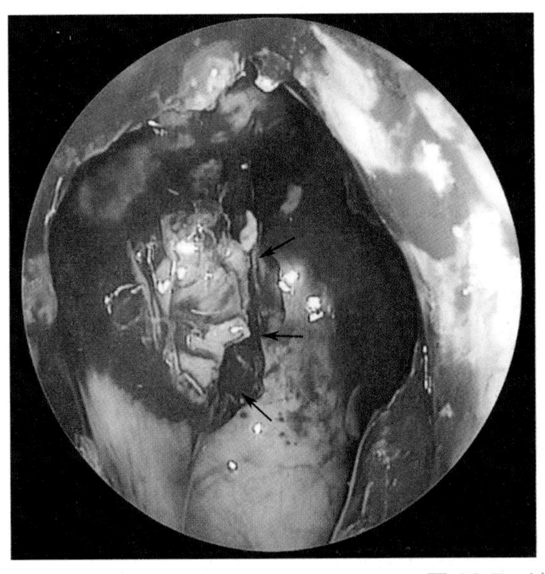
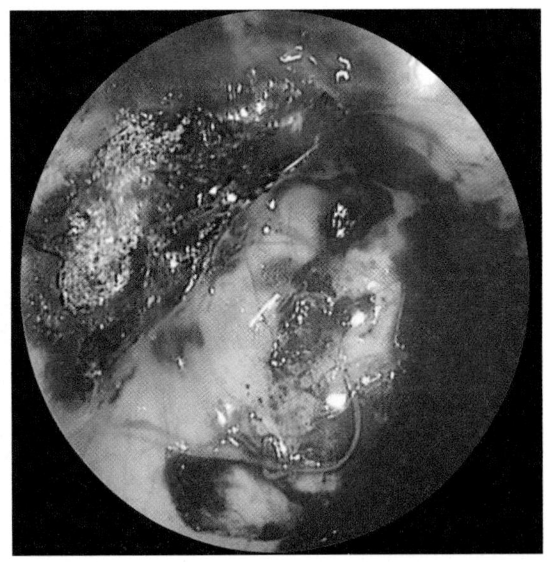

图18-7 该患术中所见

经70°内镜可见肿瘤根基部位于左上颌窦后外壁，充分开放上颌窦口即可彻底切除肿瘤（按同仁分期该肿瘤分期为T_2）。

问题4 术前交代的主要内容有什么？

思路

（1）首先，要向患者及其家属介绍病情，强调手术必要性和手术目的。内翻性乳头状瘤首选手术治疗。该肿瘤具有侵袭性生长、易复发及恶变的特点，应做根治性切除术。手术目的是彻底清除病变组织，预防或减少复发。

（2）其次，向患者简要介绍术者、手术方案和大致的手术时间，做到知情同意。

（3）交代术中及术后可能出现的各种并发症、临床表现及处理方法，包括出血、感染、眼部并发症及颅内并发症等，术中出血量过大需要输血，以及术后复发等问题。

（4）应说明术中如果按照预先制订的手术方案无法完全切除病灶，根据具体情况可能需要变更手术径路和方法。

（5）简要介绍术后恢复过程，强调术后可能会出现各种一过性不适症状，术后换药和康复时间可能比较长，使患者有一定的心理预期。

（6）其他需要交代的事项，并合理解答患者及其家属的提问。

治疗经过　入院后完成术前常规检查，包括血常规、尿常规、便常规、血生化(肝肾功能、血糖、电解质等)、凝血功能、血清四项(乙肝、丙肝、梅毒及艾滋病标志物)、血型、胸部X线平片及心电图等。各项检查结果未见明显异常，无明显手术禁忌证。充分准备后于全麻下经鼻内镜中鼻道扩大开窗，行左侧鼻腔和上颌窦内翻性乳头状瘤切除术。术中取鼻腔及上颌窦新生物送检，冷冻快速病理符合内翻性乳头状瘤。完整切除肿瘤病灶及右鼻腔外侧壁，手术经过顺利。术中出血约80ml，未予输血。术后予以左侧鼻腔和上颌窦填塞止血，常规抗感染治疗。

【术中要点】

问题1　为什么要进行术中活检？

思路　本例患者术前未行活检，为明确新生物的性质，排除恶性病变，有必要行术中快速病理检查，从而确定手术方式和手术范围。

问题2　术中最需要注意避免的并发症是什么？发生后如何处理？

思路　鼻腔鼻窦内翻性乳头状瘤手术要注意瘤体的完整切除，以及周围重要结构的保护，术中最需要注意避免损伤眶纸板和筛顶(前颅底)。若术中不慎伤及这些重要解剖结构，应立即暂停手术，评估损伤范围，必要时予以修补，防止发生眶内和颅内并发症。

术后情况　患者术后按鼻内镜鼻窦手术常规护理，恢复顺利。术后其他无明显并发症发生。于术后48h抽出术腔填塞物，少量出血，予以1%羟甲唑啉棉片压迫止血。手术切除标本病理学检查结果，确诊为左侧鼻腔及上颌窦内翻性乳头状瘤。

【病情观察】

问题1　术后应注意患者哪些情况？

思路　术后除注意观察患者基本生命体征、意识状态以外，还应注意观察口、鼻有无活动性出血，是否有视力下降、眼球运动障碍等眼部症状，有无头痛、眩晕、脑脊液鼻漏及颅内感染发生，如有异常及时处理或请相关科室会诊。

问题2　患者术后常有哪些并发症？如何应对？

思路　术后常见并发症有出血、感染、呼吸困难等，应在仔细分析病情和查体的基础上，对症处理。

【出院随访】

问题　鼻内翻性乳头状瘤术后何时可以出院？出院后应注意些什么？

思路　术后鼻腔鼻窦填塞时间一般为48h，如无明显出血和感染等并发症，术后4~5d可以出院。嘱患者定期到门诊进行鼻内镜下换药，密切随访。近期随访至少3个月，目的是帮助术腔上皮化及愈合。远期随访至少3年，目的是及时发现肿瘤复发或恶变。

出院后情况　本例患者出院后在门诊定期复查，鼻内镜下清理术腔，恢复顺利。于术后3个月左右，左侧上颌窦术腔上皮化良好。随访3年无复发，继续随访观察。

小　结

内翻性乳头状瘤是鼻腔及鼻窦最常见的良性肿瘤之一，发病原因尚未完全清楚，多为单侧发病，首选手术治疗。本病虽然在组织学上是良性肿瘤，但具有恶性肿瘤的生物学行为，表现为多发性生长、组织破坏性、高复发率、反复手术后易恶变等临床特征，故主张根治性切除。术后密切随访，定期复查，有利于早期发现复发病例。

鼻腔鼻窦良性肿瘤/
内翻性乳头状瘤习题

(王成硕)

第三节　鼻腔鼻窦恶性肿瘤

疾病概要

鼻腔鼻窦恶性肿瘤较为常见，在耳鼻咽喉科疾病范围内发病率仅次于鼻咽癌、喉癌，位于第三位。病理类型上以鳞状细胞癌最为多见，约占80%，好发于上颌窦，其次为筛窦。其次还有淋巴上皮癌、移行细胞癌、基底细胞癌、黏液表皮样癌、腺样囊性癌和鼻腔恶性黑色素瘤、淋巴瘤等。此外，起源于黏膜、骨膜、淋巴组织、脉管、骨、软骨或肌肉的肉瘤也有发生，好发于上颌窦。鼻腔鼻窦的恶性肿瘤男性多见，男女比例约为(1.5~3)∶1，可发生与任何年龄组，但绝大多数发生于50~70岁。目前，鼻腔鼻窦恶性肿瘤的病因尚不明。

【主诉】

患者，男，48岁。主因"右侧面颊部间断性胀痛麻木1个月"就诊。

【印象诊断】

问题　根据主诉，应考虑哪些疾病？最有可能的诊断是什么？

思路　首先考虑患者为上颌窦肿瘤相关疾病，包括上颌窦恶性肿瘤、上颌窦良性肿瘤、鼻腔鼻窦出血坏死性息肉、真菌性鼻窦炎等。其中，上颌窦恶性肿瘤的可能性比较大。

知识点

鼻腔鼻窦恶性肿瘤的临床症状

根据病变范围、病理类型、病程、扩展方向等呈多样性。

1. 鼻腔恶性肿瘤　早期单侧进行性鼻塞、血涕、恶臭脓涕。可有头胀痛、嗅觉减退或丧失。晚期由于肿瘤侵入鼻窦、眼眶，表现为相应鼻窦恶性肿瘤的症状。

2. 鼻窦恶性肿瘤

(1) 上颌窦恶性肿瘤：由于侵犯眶下神经而发生的面颊疼痛和麻木对本病的早期诊断较为重要，脓血鼻涕，单侧进行性鼻塞，磨牙疼痛和松动；晚期可出现面颊部隆起，眼部溢泪、眼球运动受限和复视，硬腭下塌、牙槽变形，侵入翼腭窝可出现顽固性神经痛和张口困难，颈部淋巴结转移，多发生于下颌下淋巴结。

(2) 筛窦恶性肿瘤：早期局限于筛气房可无症状，肿瘤侵入鼻腔可出现单侧鼻塞、血涕、头痛和嗅觉障碍。侵犯纸样板入眶可引起眼球向外、前、下或上方移位，复视。侵犯球后、眶尖，出现突眼，动眼神经麻痹，上睑下垂。侵犯筛板累及颅内则有剧烈疼痛。淋巴结转移常在同侧颌下或同侧颈上部。

(3) 额窦恶性肿瘤：少见，早期无症状，发展后有局部疼痛、麻木和鼻出血，可致前额及眶上内缘隆起，眼球向下、外、前移位，突眼及复视。

(4) 蝶窦恶性肿瘤：少见，肿瘤发展后可出现单侧或双侧眼球移位、运动障碍和视力减退。

【问诊】

问题　根据主诉，在问诊中需要注意哪些要点？

思路

1. 症状　右侧面颊部间断性胀痛麻木感是上颌窦恶性肿瘤的典型表现，应围绕该疾病的主要临床症状进行问诊，并判断可能的侵犯范围，同时询问有无其他可能造成类似症状的口腔或神经系统疾病。

2. 问诊要点

(1) 向患者及家属询问和了解面颊部胀痛麻木感出现的时间，包括有无面颊部胀痛麻木的诱因，持续时间，性质和具体部位，有无同侧牙齿治疗史，有无面瘫。

(2) 询问和了解鼻部症状，包括有无鼻涕，鼻涕的性质，是否伴有血丝。平素鼻腔通气情况，有无鼻塞及其他鼻部症状。

(3) 牙齿：有无磨牙疼痛和松动脱落，是否被诊治过牙病。

(4) 眼部症状：有无溢泪，眼球运动是否受限，是否有复视，视力是否下降。

(5) 硬腭牙槽：硬腭是否塌陷、有破溃，牙槽是否有增厚感。

(6) 翼腭窝：是否有顽固性神经痛和张口受限。

(7) 是否有头痛、耳痛症状，颈部是否有包块。

(8) 既往诊疗经过以及慢性疾病史：如采取过哪些治疗及疗效如何；外伤手术史，传染病史，吸烟饮酒史以及是否患有牙齿疾病或脑血管意外等可影响面颊感觉异常的疾病。

小提示　Ohngren 自内眦和下颌角之间做一斜面，于瞳孔做垂直平面，将上颌窦分为 4 个象限：前内象限生长的肿瘤易侵入筛窦；而后外象限的肿瘤，晚期易破坏后壁，侵入翼上颌窝和翼腭窝，进而可能破坏翼腭窝顶，或侵入颞下窝而侵犯颅中窝。Sebileau 自中鼻甲下缘做假想平面，将上颌窦分为两个部分，上部分发生的肿瘤，容易经筛窦或眼眶侵犯颅底，故预后不如发生在下部分者。

病史问诊　于 1 个月前无明显诱因出现右侧面颊部间断胀痛麻木感，伴有右侧磨牙持续性锐痛，伴右眼眼睑肿胀，视物模糊，眼球活动度下降。无鼻塞、鼻涕及头痛耳痛症状，无张口受限，发病以来体重下降约 5kg。既往：高血压病 10 年，口服替米沙坦 1 片 /(次·d) 治疗，控制良好。否认糖尿病及冠心病史，否认肝炎、结核病史。否认吸烟、饮酒史。

【体格检查】

问题　为进一步明确诊断，查体需要注意哪些要点？

思路

(1) 首先应观察患者一般情况，有无发热，精神食欲状态，嗜睡，恶心、呕吐，有无肢体活动不利。

(2) 重点检查确定患者的鼻腔、口腔及眼部，具体包括：鼻腔有无异常新生物、各鼻道有无脓性或血性分泌物，鼻咽部有肿物，口咽腔是否有牙齿畸形、牙周炎症或新生物，硬腭是否变形、是否塌陷，是否有张口受限。眼球活动度、突出度，视力粗测有无下降及是否有复视。

专科检查　外鼻无畸形，鼻中隔略向左侧偏曲，右侧中鼻道及总鼻道内可见淡粉色新生物，表面欠光滑。右侧眼球向下运动受限，左侧眼球各向运动可。右侧面颊隆起，无压痛，硬腭及牙槽对称，无张口受限。

【辅助检查】

问题 1　为进一步明确诊断，此时最需要进行何种检查？

思路　结合病史及专科检查，上颌窦恶性肿瘤诊断的可能性较大，鼻内镜下取肿瘤组织病理活检是最准确的诊断方法，作为上颌窦恶性肿瘤诊断的金标准，它能够确定上颌窦恶性肿瘤的病理类型，辅助制订综合治疗方案，评估预后。

问题 2　以诊治为目的，还需进行哪些辅助检查？

思路

(1) 对于肿瘤大小和侵犯范围通常以鼻窦 CT 及鼻窦 MRI 平扫及增强检查为主（图 18-8~ 图 18-10）。鼻窦 CT 可见鼻腔及鼻窦软组织密度影，可显示周围骨质破坏情况，以及是否扩散，是否伴有阻塞性炎症。增强 CT 能较好地显

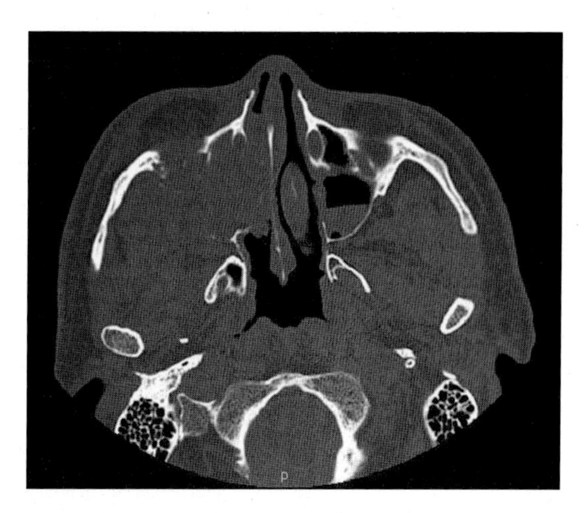

图 18-8　鼻窦 CT

示骨质受侵破坏及肿瘤的血供。MRI 检查的优势在于软组织分辨率高，能够更清楚地显示肿瘤病变范围及周围组织的受侵情况，可为临床分期提供客观依据。增强 MRI 可显示肿瘤是否强化，可准确评估眼眶、颅内、翼腭窝及颞下窝等邻近组织的受累情况。

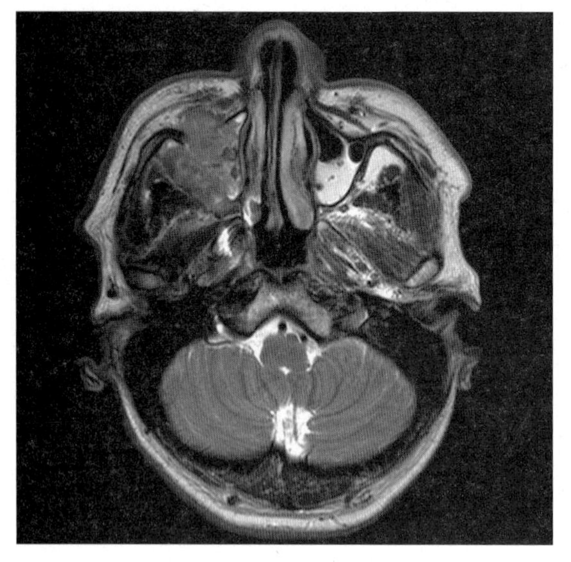

图 18-9 鼻窦 MRI 轴位

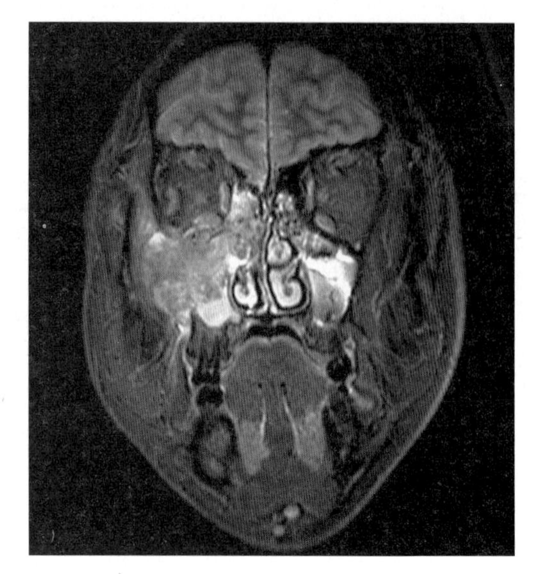

图 18-10 鼻窦 MRI 冠状位

(2)颈部淋巴结转移情况，可以通过颈部淋巴结彩色多普勒超声检查确定。

(3)眼部受累的评估还需进行视力、视野、眼球突出度、眼压等眼科辅助检查。

【诊断】

问题 1 本病例的初步诊断及其诊断依据是什么？

思路 根据患者的面颊部胀痛、麻木感的病史，查体发现的鼻腔淡粉色表面不平新生物。病理活检提示：恶性肿瘤，鳞状细胞癌可能性大。诊断考虑上颌窦恶性肿瘤(右侧)。

问题 2 本病是属于何种分期的上颌窦恶性肿瘤？

思路 结合辅助检查结果，本病应属于 $T_3N_0M_0$，Ⅲ期。

知识点

鼻 - 鼻窦恶性肿瘤的 TNM 分类

根据肿瘤的生长范围和扩散程度，按美国癌症联合会(AJCC)分期第八版(2017 年)的方案如下。

1. 解剖划分 上颌窦、鼻腔和筛窦。

2. TNM 临床分类

(1)T——原发肿瘤；Tx——原发肿瘤无法评估；T_0——无原发肿瘤的证据；T_{is}——原位癌。

1)上颌窦

T_1：肿瘤局限于上颌窦黏膜，无骨质侵蚀或破坏

T_2：肿瘤导致骨侵蚀或破坏，包括侵犯硬腭和 / 或中鼻道，除外侵犯上颌窦后壁和翼板

T_3：肿瘤侵犯下列任一部位：上颌窦后壁骨质、皮下组织、眶底或眶内侧壁、翼窝、筛窦

T_{4a}：肿瘤侵犯前部眶内容物、颊部皮肤、翼突内侧板、颞下窝、筛板、蝶窦或额窦

T_{4b}：肿瘤侵犯下列任何一个部位：眶尖、硬脑膜、脑、颅中窝，除三叉神经上颌支以外的脑神经、鼻咽部或斜坡

2)鼻腔和筛窦

T_1：肿瘤局限于一个亚区，伴或不伴有骨质侵犯

T_2：肿瘤侵犯单一区域内的两个亚区或侵犯至鼻窦复合体的一个相邻区域，有 / 无骨质侵犯

T_3:肿瘤侵犯眼眶内侧壁或底壁、上颌窦、上颚或筛板

T_{4a}:肿瘤侵犯下列任何一个部位:前部眼眶内容物、鼻部或颊部皮肤、最小限度的延伸至前颅窝底、翼板、蝶窦或额窦

T_{4b}:肿瘤侵犯下列任何一个部位:眶尖、硬脑膜、脑、颅中窝、除三叉神经上颌支以外的脑神经、鼻咽部或斜坡

(2)N——区域淋巴结转移

Nx:区域淋巴结无法评估

N_0:无区域淋巴结转移

N_1:同侧单个淋巴结转移,最大直径≤ 3cm,ENE(-)

N_2:同侧单个淋巴结转移,最大直径>3cm,不超过6cm;或同侧多个淋巴结转移,最大直径均不超过6cm;双侧或对侧多个淋巴结转移,最大直径均不超过6cm;ENE(-)

N_{2a}:同侧单个淋巴结转移,最大直径>3cm,不超过6cm,ENE(-)

N_{2b}:同侧多个淋巴结转移,最大直径均不超过6cm,ENE(-)

N_{2c}:双侧或对侧多个淋巴结转移,最大直径均不超过6cm,ENE(-)

N_3:

N_{3a}:淋巴结转移,最大直径>6cm

N_{3b}:淋巴结任何大小,并有明显包膜侵犯ENE(+)

注:中线淋巴结视为同侧淋巴结。

(3)M——远处转移

M_0:无远处转移

M_1:有远处转移

3. 分期

0期:$TisN_0M_0$

Ⅰ期:$T_1N_0M_0$

Ⅱ期:$T_2N_0M_0$

Ⅲ期:$T_1N_1M_0$,$T_2N_1M_0$,$T_3N_0M_0$,$T_3N_1M_0$

Ⅳ期A:$T_1N_2M_0$,$T_2N_2M_0$,$T_3N_2M_0$,$T_{4a}N_0M_0$,$T_{4a}N_2M_0$

Ⅳ期B:任何TN_3M_0,T_{4b}任何NM_0

Ⅳ期C:任何T,任何NM_1

【鉴别诊断】

问题　除上颌窦恶性肿瘤外,本病例还应与哪些疾病进行鉴别?

思路　本病应与以下疾病进行鉴别:

1. 内翻性乳头状瘤　单侧发病,进行性加重的鼻塞,流黏脓涕带血;鼻内镜检查可见鼻腔新生物,外观呈息肉样,表面不平,触之易出血;鼻窦CT扫描显示右上颌窦不均匀软组织密度影,骨质呈膨胀性破坏。与恶性肿瘤不易区分,需做病理检查鉴别。

2. 鼻息肉　好发于30~60岁,一般为双侧发病,单侧者较少见。常见症状为双侧持续性鼻塞;鼻腔分泌物增多,为浆液性或黏液性,合并鼻窦炎时为脓性;鼻腔内有一个或多个荔枝肉状半透明肿物,表面光滑,触之柔软,不易出血。

3. 上颌窦良性出血性新生物　包括血管瘤、假性血管瘤、出血性息肉、坏死性上颌窦炎等。病程较长,常有量较多的鼻出血,鼻窦CT示骨壁破坏多局限于上颌窦内侧壁。

4. 上颌窦囊肿　局限于上颌窦内,囊肿增大,可产生压迫症状,可有面颊隆起,触诊有乒乓球感觉,鼻窦CT扫描可显示囊肿的特有形态,如经上颌窦穿刺有黄色液体或黏液。

【治疗方案】

问题1　患者下一步应当如何处理?

思路　患者上颌窦恶性肿瘤诊断较明确，应积极治疗，向患者家属交代以手术为主的综合治疗方法，包括术前的放射治疗，手术彻底切除原发灶，必要时行单侧或双侧颈部淋巴结清扫术，术后辅以放射治疗、化学疗法等。进一步行术前检查，制订和实施手术治疗方案。

问题 2　手术方式如何选择？

思路　鼻侧切开术、上颌骨全切术、扩大上颌骨全切除术为上颌窦恶性肿瘤的 3 种基本术式。应根据具体情况灵活变换术式。

(1) 鼻侧切开术：适于切除鼻腔恶性肿瘤，该术式能够充分暴露鼻腔，并可适当延长切口将手术延伸到各鼻窦。

(2) 上颌骨全切术：是处理鼻腔、鼻窦恶性肿瘤的常用术式，尤其适用于上颌窦、筛窦恶性肿瘤。但对于肿瘤侵犯翼腭窝或颞下窝者，较难处理。如肿瘤已侵犯眼眶，同时应行眶内容物切除术。

(3) 扩大上颌骨全切术：适用于较广泛的上颌窦恶性肿瘤已侵犯颞下窝。

(4) 一期选择行上述 3 种基本术式，可同期行游离腓骨皮瓣修复颌面缺损；二期制作配戴腭托分隔术腔与口腔；如行游离腓骨皮瓣修复，可在转移骨进行二期植牙。

问题 3　术前交代的主要内容有什么？

思路

(1) 首先向患者及其家属介绍病情，强调手术必要性和手术的目的：即切除肿瘤病灶，预留安全缘。

(2) 其次向患者简要介绍术者、手术方案、大致时间。

(3) 交代术中及术后可能出现的各种并发症、表现及其处理，包括术中、术后出血，感染，术后需辅以放射治疗、化学治疗，以及术后症状改善不明显或者复发。

(4) 介绍术后恢复过程，强调术后会出现一定程度的颜面畸形，进食反流入鼻腔，嗅觉障碍等，使患者有正确的心理预期。

(5) 对于医保或公费患者，交代可能需要自费支付的材料和药物。

(6) 其他需要交代的事项并合理解答患者提问。

【病情观察】

问题　术后应注意患者哪些情况？

思路　术区出血多由于术中止血不彻底，术腔填塞较松有关，术中需彻底止血，手术操作宜轻柔。如患者拔管回到病房，应密切监测生命体征情况，术后疼痛致动脉血压升高也是出血的重要诱因之一。嘱患者先进流食，餐后漱口，保持口腔清洁。术后应用足量抗生素，术后 10~14d 抽出填塞物。

【出院随访】

问题　患者出院后应注意些什么？

思路　嘱患者注意饮食，以半流食为主，进食后漱口，如出现术区出血及时处理。术后 1 个月后可佩戴腭托，术后 4 周后需进行放射治疗、化学治疗。术后需定期鼻内镜复查。

出院后情况　本例患者出院后定期复查，术腔愈合良好。术后 1 个月复查，术区瘢痕化形成良好，右侧颜面略塌陷，眼球活动度正常。嘱患者进行放射治疗及化疗，继续随诊观察。

鼻腔鼻窦恶性肿瘤习题

（朱冬冬）

推荐阅读资料

GRESS D M，EDGE S B，GREENE F L，et al.Principles of cancer staging//AMIN M B.AJCC cancer staging manual.8th ed.New York：Springer，2017.

第十九章　鼻眼及鼻颅底相关疾病

第一节　慢性泪囊炎

疾病概要

慢性泪囊炎(chronic dacryocystitis)是感染、外伤、结石和异物或先天性鼻泪管膜性闭锁等各种原因引起的鼻泪管阻塞出现的泪囊慢性炎症。临床表现为溢泪、结膜炎和泪囊积脓，严重者形成脓囊肿。慢性泪囊炎的保守治疗有：挤压泪囊排脓及抗生素滴眼、泪道冲洗、泪道探通及扩张。当保守治疗不能解除鼻泪管阻塞时，外科手术是其最终选择。经鼻内镜泪囊鼻腔造口术是治疗慢性泪囊炎的首选术式。

【主诉】

患者，女，64岁。主因“鼻内镜术后左眼溢泪8年，加重伴溢脓2年”就诊。

【印象诊断】

问题　根据主诉，应考虑哪些疾病？最有可能的诊断是什么？

思路　患者左眼溢泪、溢脓，首先考虑患者为泪道炎症性疾病，临床上多见的是慢性泪囊炎和鼻泪管阻塞。主诉为鼻内镜术后出现左眼溢泪，病因上考虑鼻内镜手术损伤鼻泪管导致阻塞，进而发生慢性泪囊炎的可能性比较大。

> 知识点
>
> 慢性泪囊炎临床症状包括：
>
> (1)溢泪，内眦部结膜充血，泪囊表面皮肤弥漫性充血，或伴有湿疹。
>
> (2)泪囊积脓，以手指挤压泪囊部，有黏液或脓性分泌物自泪小点流出。
>
> (3)由于大量分泌物聚积，泪囊逐渐扩张，内眦韧带下方可呈囊状隆起，严重者形成脓囊肿。

【问诊】

问题　根据主诉，在问诊中需要注意哪些要点？

思路

1. 症状　眼部溢泪、溢脓是慢性泪囊炎的典型表现，应注意引起该疾病的病因，包括外伤、感染、异物等，同时询问有无鼻部的相关症状以及眼部其他病变。

2. 问诊要点

(1)诱因，包括是否患过沙眼、结膜炎、鼻部或眼部异物进入史、外伤史等。

(2)溢泪的频率、量、性状，是否有眼痛、视力改变，以及是否妨碍社交活动。

(3)平素鼻腔通气情况，有无鼻塞及其他鼻部症状。

(4)既往诊疗经过以及慢性疾病史：如采取过哪些治疗及疗效如何；外伤手术史，传染病史，吸烟饮酒史。

病史问诊 患者于8年前因“慢性鼻窦炎”在外院行鼻内镜手术治疗，术后1周出现左眼溢泪，泪液清，无眼睛红痒、无眼部胀痛、无视力下降，无鼻塞，无鼻出血，未予治疗。症状逐渐加重，全天均有溢泪。2年前“感冒”后出现左眼溢脓，黏稠，黄白色，无臭味，按压内眦部溢脓增加。既往：平素身体健康，否认高血压、糖尿病及冠心病史，否认肝炎、结核病史。无吸烟嗜酒等不良嗜好。

【体格检查】

问题 为进一步明确诊断，查体需要注意哪些要点？

思路

(1)首先应检查眼附属器情况，包括泪小点有无扩大、瘢痕、红肿，按压泪囊有无泪液或脓液溢出，结膜有无红肿，泪囊表面皮肤有无隆起、充血。

(2)重点检查鼻腔，具体包括：下鼻道是否通畅、有无新生物，鼻腔有无鼻息肉、慢性肥厚性鼻炎等可能导致鼻泪管阻塞的解剖异常或疾病。

专科检查 左侧泪小点慢性充血，按压泪囊有脓液溢出，内眦部结膜充血，眼球活动无受限。双眼视力：0.8。外鼻无畸形，鼻中隔大致居中，双下鼻甲不大，双侧下鼻道、中鼻道未见新生物及分泌物，各鼻窦区无压痛。鼻咽黏膜光滑，未见占位。

【辅助检查】

问题1 为进一步明确诊断，此时最需要进行何种检查？

思路 结合病史及专科检查，慢性泪囊炎(外伤性)诊断的可能性较大，泪道影像学检查对诊断慢性泪囊炎和鼻泪管阻塞，了解泪囊的形态大小、解剖位置以及与周围结构的关系非常重要。包括泪囊碘油造影和鼻窦CT扫描。泪囊碘油造影选择3%碘油，经下泪小点注入后摄颅骨正位平片，可以显示泪囊的大小和位置，以及鼻泪管的通畅性。鼻窦CT有助于确定鼻丘气房的发育程度及其与泪囊的解剖关系，同时也可了解鼻腔、鼻窦和泪囊的各种异常，尤其对鼻窦和泪道外伤或前期手术史者更有价值。

问题2 以诊治为目的，还需进行哪些辅助检查？

思路

(1)慢性泪囊炎的辅助检查还包括鼻内镜检查，目的是了解可能影响手术的各种鼻腔鼻窦情况，以决定是否需在手术前先治疗或手术中处理。比如是否患有不宜手术的鼻腔鼻窦急性感染或者肿瘤等其他严重病变。是否存在鼻中隔偏曲等阻碍手术的解剖学变异。是否患有鼻息肉、鼻窦炎等影响手术疗效的疾病。

(2)泪道冲洗：用生理盐水经下泪小点或上泪小点冲洗泪囊，清洗泪囊中积存的脓液，以减少术中污染，亦可判断泪道阻塞的部位。

知识点

泪道冲洗试验：可以根据液体排出情况判断泪道阻塞或狭窄的部位。

(1)泪道狭窄：冲洗液自下泪点注入仅有部分液体进入鼻咽部而部分液体自上泪点反流。

(2)冲洗液全部由上泪点反流为泪总管泪囊端阻塞或鼻泪管阻塞，如有大量的黏性或黏脓性分泌物冲出为鼻泪管阻塞的慢性泪囊炎。

(3)冲洗液全部由下泪点返回，冲洗时阻力大，应再从上泪小点冲洗，如泪道通畅，则为下泪小管阻塞，如上泪点冲洗也从原上泪小点反流则为泪总管阻塞。

辅助检查结果 鼻内镜检查提示双侧鼻窦呈术后改变，上颌窦通畅，上皮化好。双侧中下鼻道未见新生物及异常分泌物。泪道冲洗左侧上泪小点有脓液洗出，自觉无液体流入鼻腔及口咽部。

【病情分析】

问题 病史、临床表现和辅助检查对诊治方案有何提示？

思路　结合患者的病史、症状、专科检查和辅助检查结果，可作出初步诊断。病因上考虑为鼻内镜手术损伤鼻泪管引起阻塞导致慢性泪囊炎。鼻内镜检查及鼻窦CT扫描对于术前评估泪囊的大小、位置和解剖关系具有重要价值。

【诊断】

问题　本病例的初步诊断及其诊断依据是什么？

思路　根据病史、临床表现和影像学检查，初步诊断为左侧慢性泪囊炎（外伤性鼻泪管阻塞）。诊断依据为：①鼻内镜手术后出现左眼溢泪8年、溢脓2年；②左侧泪小点慢性充血，按压泪囊有脓液溢出，内眦部结膜充血；③泪道碘油造影显示左侧泪囊造影剂积聚，鼻泪管不通；鼻窦CT扫描显示左侧泪囊扩大、积液，内侧骨壁骨折；④鼻内镜检查双侧鼻窦术后改变。

【鉴别诊断】

问题　本病例应与哪些疾病进行鉴别？

思路　本病应与以下疾病进行鉴别：

1. 急性泪囊炎　一般病程短，眼部流泪，泪小点处可以伴有脓性分泌物溢出，当脓肿局限时可以自皮肤面破溃，鼻根部泪囊区皮肤会出现红、肿、热、痛的现象，甚至同侧面部肿胀，有时伴有耳前和颌下淋巴结肿大和压痛。

2. 泪道肿瘤　特征为溢泪或泪囊区肿块，大部分患者泪道冲洗通畅或能探通，常伴有血性或黄水性分泌物反流，肿块一般较硬且不可压缩，无触痛，抗生素治疗无效。而黏液囊肿分泌物为黏液性或脓性。CT可帮助诊断，组织学检查可确诊。

【治疗方案】

问题1　患者下一步应当如何处理？

思路　患者慢性泪囊炎（外伤性鼻泪管阻塞）诊断较明确，应积极治疗，保守治疗方法有：挤压泪囊排脓及抗生素滴眼、泪道冲洗、泪道探通及扩张。但由于外伤性鼻泪管损伤保守治疗往往无效，可选择住院手术治疗，进一步行术前检查，制订和实施手术治疗方案。

问题2　手术治疗的原则和目的是什么？

思路　手术是治疗慢性泪囊炎的重要手段之一，目的为重建新的泪液鼻腔排泄引流途径。

问题3　手术方式如何选择？

思路　经鼻内镜泪囊鼻腔造口术是治疗慢性泪囊炎的首选术式。

知识点

慢性泪囊炎的治疗方式

(1) 药物治疗：包括抗生素滴眼液，如氧氟沙星滴眼液等；防止泪道黏膜粘连的药物，透明质酸钠滴眼液等；促进泪道黏膜组织修复的药物，如上皮生长因子滴眼液等；

(2) 泪道冲洗、扩张、探通：泪道探通和冲洗，既是检查也是治疗。泪道探通的步骤：上下泪小点表面麻醉后，操作者分开患者下眼睑，充分暴露泪小点，嘱患者向上看；针头垂直插入患者泪小点（1~2mm）后，再以水平方向，朝内眦部顺泪小管方向进入（5~6mm），左手固定针头柄，右手推注冲洗液，询问患者感觉鼻腔或咽部是否有水流出。

(3) 激光泪道成形术、高频电灼术、泪道支架置入手术是眼科治疗慢性泪囊炎的常用术式，但存在单一术式治愈率低，远期疗效不确切，置管留置时间存在争议等问题。传统外进路经皮泪囊鼻腔吻合术疗效确切，手术损伤较大，面部遗留瘢痕，患者不易接受。

(4) 经鼻内镜泪囊鼻腔造口术具有手术损伤较小，术后面部不留手术瘢痕，患者易接受的优点，是耳鼻咽喉科医师治疗慢性泪囊炎的首选术式。对于药物治疗和眼科保守治疗无效的患者可选择此术式。

知识点

1. 经鼻内镜泪囊鼻腔造口术手术适应证
(1)慢性及复发性泪囊炎。
(2)泪囊黏液囊肿。
(3)泪囊结石。
(4)外伤性泪囊炎,包括鼻科手术损伤后泪囊炎。
2. 经鼻内镜泪囊鼻腔造口术手术禁忌证
(1)泪小管狭窄或阻塞。
(2)泪小点狭窄或阻塞。
(3)全身疾病不能耐受手术者。
(4)鼻腔、鼻窦急性炎症。

问题4 术前交代的主要内容有什么?

思路

(1)首先,向患者及其家属介绍病情,强调手术必要性和手术的目的:即重新建立新的泪液鼻腔排泄引流途径,改善溢泪、溢脓症状。

(2)其次,向患者简要介绍术者、手术方案、大致时间。

(3)交代术中及术后可能出现的各种并发症、表现及其处理,包括术中术后出血、感染、纸样板损伤等,术后造口再次狭窄、闭锁,鼻腔粘连,以及术后症状改善不明显或者复发。

(4)介绍术后恢复过程,及其他需要交代的事项,并合理解答患者提问。

住院期间检查及治疗 入院后完成术前常规检查,包括:血常规、尿常规、便常规、血生化(肝功、肾功、血糖、电解质等)、凝血功能、血清四项(乙肝、梅毒、艾滋病及丙肝相关抗体)、血型、胸部X线平片、心电图。各项检查结果未见异常。临床诊断:慢性泪囊炎(外伤性)。术前行鼻内镜检查及泪道冲洗,充分准备后于全麻下行经鼻内镜泪囊鼻腔造口术。

手术情况 内镜下在左侧鼻腔平中鼻甲前端附着处,钩突为后界的鼻黏膜处做直径约为1.5cm,蒂在上方的黏膜瓣,至骨表面,分离局部黏膜并将其向上翻转至嗅裂固定,暴露上颌骨额突及泪骨前部;用磨钻(或咬骨钳)自上颌骨额突下部与泪骨接合处开始咬除上颌骨额突,分离泪骨前部并将其钳除,形成直径约为1cm的骨窗,即可暴露泪囊内壁。为了准确定位,可经泪小点、泪小管导入探针进入泪囊,经内镜观察可验证是否已将泪囊准确暴露。切开泪囊前缘,形成一蒂在后缘并翻转向后的黏膜瓣,与钩突前缘黏膜相贴。复位鼻腔黏膜瓣并覆盖上颌骨额突骨面。

经鼻内镜泪囊鼻腔造口术(视频)

【术中要点】

问题 术中应注意哪些要点?

思路 术中泪囊定位,泪囊在鼻腔外侧壁的投影基本恒定,即中鼻道前端,平中鼻甲水平。泪囊内壁与鼻腔隔有两层结构:上颌骨额突+泪骨前部和鼻黏膜,去除上颌骨额突时可用探针经泪小管确定泪囊内壁。在暴露泪囊内壁时,尽可能将骨窗开大,有利于泪囊鼻腔造孔。部分病例如小泪囊或泪总管狭窄等可放置硅胶扩张管。

术后情况 患者鼻内镜泪囊鼻腔造口术后护理常规,术后3d泪道冲洗,每日1次,之后使用滴眼液滴眼。术后3d出院。

【病情观察】

问题 术后应注意患者哪些情况?

思路 术后注意溢泪症状是否好转,鼻腔有无出血。术后1周行鼻内镜检查,清理鼻腔内血痂和分泌物等。若留置扩张管者应注意扩张管的位置。

【出院随访】

问题　经鼻内镜鼻腔泪囊造口术患者出院后应注意些什么?

思路　患者术后 2~3d 如无明显并发症即可出院。嘱患者每日使用滴眼液滴眼 1 周。术后 1 周首次返院鼻内镜复查,根据造口情况确定下一次复查时间。随访至少 6 个月。

出院后情况　本例患者出院后定期复查,术腔愈合良好。术后 3 个月复查鼻腔泪囊造口上皮化好,通畅。无溢泪症状。嘱患者继续随诊观察。

知识点

疗效评定依据

1. 治愈　鼻内镜下观察泪囊造口形成,宽敞,上皮化,溢泪、溢脓等症状消失,泪道冲洗通畅。
2. 好转　鼻内镜下观察泪囊造口形成,上皮化完成,症状减轻,泪道通畅或加压后通畅。
3. 无效　鼻内镜下泪囊造口闭锁,症状无缓解,泪道冲洗不通或加压后仍不通。

小　结

慢性泪囊炎是眼科常见病,持续性溢泪、溢脓对患者生活质量造成影响,并且易发生急性泪道感染。随着鼻内镜技术的发展,经鼻内镜鼻腔泪囊造口术比传统手术更为微创、简洁、易行和安全,为慢性泪囊炎手术治疗提供了一条新途径。

慢性泪囊炎习题

(文卫平)

推荐阅读资料

[1] MARCET M M, KUK A K, PHELPS P O. Evidence-based review of surgical practices in endoscopic endonasal dacryocystorhinostomy for primary acquired nasolacrimal duct obstruction and other new indications. Curr Opin Ophthalmol, 2014, 25(5): 443-448.

[2] ONERCI M. Dacryocystorhinostomy. Diagnosis and treatment of nasolacrimal canal obstructions. Rhinology, 2002, 40(2): 49-65.

第二节　嗅神经母细胞瘤

疾病概要

嗅神经母细胞瘤(olfactory neuroblastoma)是一种发病率较低的鼻腔鼻窦恶性肿瘤,约占鼻腔鼻窦恶性肿瘤总体发病率的 3%,男性发病占 46%,女性发病占 54%。于各年龄段均可发病,但以 11~20 岁和 50~60 岁两个年龄段为发病高峰。大部分学者认为其起始于鼻腔的上部筛骨水平板,沿嗅神经分布。少数可原发于蝶窦、鼻咽部。极少数情况下其可经筛板侵犯入额叶。其病因目前尚无定论,组织学多属于小圆细胞恶性肿瘤家族，其进一步组织学分型多样，包括未分化癌、神经内分泌癌、小细胞癌、黑色素瘤等。

【主诉】

患者，男，65岁。主因“左侧鼻塞伴嗅觉减退1年，进行性加重半年”就诊。

【印象诊断】

问题　根据主诉，应考虑哪些疾病？最有可能诊断是什么？

思路　老年男性，单侧起病，鼻塞进行性加重，高度怀疑鼻腔占位性病变、恶性可能性大。嗅觉减退提示肿瘤所在部位可能涉及筛板嗅区结构，嗅神经母细胞瘤可能性大。

知识点

嗅神经母细胞瘤临床症状

1. 鼻塞　最为多见。多为单侧，初为间歇性，后随肿瘤生长进行性加重。由于嗅神经母细胞瘤原发于鼻腔上部，只有肿瘤较大时才产生明显症状，因此常常诊断较晚。

2. 鼻出血或流血性分泌物　成人一侧鼻腔分泌物中经常包含血性成分甚至伴有特殊臭味时，首先提示恶性肿瘤可能。初期出血量及次数可能较少，随着肿瘤的生长及浸润逐渐增多。

由于嗅神经母细胞瘤多位于筛板前颅底处，肿瘤向周围组织侵犯压迫可进一步造成复视、上睑下垂及视力下降等。颅内侵犯症状极为少见。

【问诊】

问题　根据主诉，问诊中注意哪些要点？

思路　鼻塞及鼻出血是嗅神经母细胞瘤最典型表现，要注意此类疾病出现症状较晚，早期前鼻镜检查常容易漏诊。高危患者特别伴有嗅觉下降者建议常规进行鼻内镜检查，同时询问有无眼部症状。

问诊要点：

嗅神经母细胞瘤鼻塞可伴有嗅觉减退，需要关注疾病起病及进展的速度，鼻塞症状是单侧还是双侧，间歇性或者持续性。

鼻出血需要关注出血的诱因、性质、出血量及有无进行性加重。有无伴有坏死组织及异常新生物。

由于肿瘤压迫可能出现眼部症状，需要特别关注患者的视力情况，有无复视。

病史问诊　患者于1年前无诱因出现左测鼻塞，持续性，呈进行性加重，运用鼻用激素后无缓解，伴持续性嗅觉下降。未予进一步诊治。半年前鼻塞加重，出现涕中带血，暗红色，量少，伴少量坏死组织。无脓涕、头痛、喷嚏；无眼部胀痛、视力下降及复视。既往：平素身体健康，否认高血压、糖尿病、冠心病史，否认肝炎、结核病史。无烟酒等不良嗜好。

【体格检查】

问题　为进一步明确诊断，查体需要注意哪些要点？

思路　早期，前后鼻镜检查常无异常发现。老年患者，出现单侧进行性加重的鼻塞症状，鼻内镜检查应作为常规检查手段。镜下常可见肿物呈灰红色、带蒂、血供丰富、表面光滑，多位于中鼻甲内侧。部分晚期患者肿瘤表面可出现溃疡及颗粒状新生物。查体需特别注意检测患者视力有无复视及眼球运动情况。

【辅助检查】

问题1　为进一步明确诊断，此时最需要进行何种检查？

思路　利用鼻内镜检查可直观了解肿瘤原发部位、大小、外形，并可直视下取活组织检查进一步明确诊断。若反复出血或活检后出血，运用鼻内镜也有利于确切止血。

病理检查：肿瘤的确诊依赖于病理学检查，必要时可进行多次活检。脱落细胞学对此类疾病诊断意义有限。

问题2　该疾病影像学检查有何特征？

思路　嗅神经母细胞瘤的影像学检查非常重要。CT 及 MRI 平扫 + 增强扫描最为常用。

1. CT 扫描（推荐 1.5mm 层厚）　能够更全面显示肿瘤大小和侵犯范围，特别是了解骨壁破坏情况、眶纸板侵犯、颅底结构是否完整等重要信息。直接征象表现为鼻腔内密度均匀的软组织肿块，增强后肿瘤轻度强化，可伴有继发性鼻窦炎改变。反应性骨质增生少见。

2. MRI 扫描　是肿瘤分期的重要依据，其经典影像呈"哑铃形"，对比 CT 能更好显示肿瘤与脑组织、眼球、视神经等重要软组织的关系。与脑组织信号相比，肿瘤在 T_1 加权像呈低信号，在 T_2 加权像呈高信号，多数信号均匀，少数信号不均匀，内有囊变坏死，在 T_2 加权像呈明显高信号。Gd-DTPA 增强后肿瘤中度至明显强化。

【病情分析】

问题　病史、临床表现和辅助检查对诊治方案有何提示？

思路　结合病史、症状，特别是鼻内镜检查及活检结果可以初步诊断。影像学可充分评估肿瘤的大小及范围，以确定分期，从而为下一步制定综合治疗方案提供充分依据。若确诊嗅神经母细胞瘤还需进行颈部淋巴结及全身转移可能性的评估。

【诊断】

问题　本病例的初步诊断及诊断依据是什么？

思路　根据病史、临床表现、影像学及鼻内镜检查可初步诊断为左鼻腔占位性病变，通过活检病理确诊嗅神经母细胞瘤及进一步病理亚型。肿物通过是否局限于鼻腔 / 鼻窦，有无淋巴结及全身转移进行分期。

知识点

最早用于嗅神经母细胞瘤分期的为 Kadish 分期方法（Kadish A 肿瘤局限于鼻腔；KadishB 肿瘤侵入鼻窦；KadishC 肿瘤超出鼻窦范围），由于仅着眼于肿瘤是否局限于鼻腔或是鼻窦，未提及淋巴结及远处转移情况，Morita 等改良了 Kadish 分期，将颈部淋巴结或远处转移列为 D 期。

Hyams 提出嗅神经母细胞瘤可根据病理进行分级，并且与预后相关。Ⅰ级和Ⅱ级肿瘤患者的平均 5 年生存率为 56%，Ⅲ级和Ⅳ级患者的平均 5 年生存率为 25%，因此评估预后时，Hyams 分级亦非常重要。

【鉴别诊断】

1. 与鼻腔鼻窦囊肿的鉴别　囊肿多为青年人，发展缓慢，肿物表面光滑，境界清晰。肿物对周围骨质压迫吸收。增强扫描囊壁可呈环形强化。

2. 与鼻息肉鉴别　鼻息肉质地较典型，呈荔枝肉样新生物，对周围骨质压迫性吸收，病理活检可最终确诊。

3. 与骨纤维异常增殖症鉴别　头面部或颌部常有不对称畸形隆起，少数伴有内分泌症状，病变发展缓慢，可长达十余年。影像学表现为骨质增厚，呈毛玻璃样改变，其内有不规则密度减低影，与正常骨分界不清。

4. 与鼻腔鼻窦鳞癌鉴别　鼻腔鼻窦鳞癌以一侧上颌窦、鼻腔、筛窦首发多见，嗅母细胞瘤呈现以神经走形为特点，以鼻腔中部特别是筛板为中心的"哑铃状"表现。但由于嗅神经母细胞瘤病理表型多样，亦有极少数起源于低位鼻腔及单侧上颌窦，诊断还需要依靠病理类型最终明确。

【治疗方案】

问题 1　患者下一步应当如何处理？

思路　对于嗅神经母细胞瘤的治疗，最大的挑战在于其不同的病理亚型可能带来完全不同的预后。总体来说肿瘤的分期及分级非常重要，需要依照不同的病理类型特点及个体差异进行个性化精准治疗。除极早期或肿瘤范围较局限的病例，针对大部分嗅神经母细胞瘤建议采用综合治疗。最大化手术切除结合术后放疗是目前主流的治疗方案，而对于辅助化疗或者新辅助化疗、颈部淋巴结清扫的必要性等需要通过多学科协作组（MDT）讨论后制订方案。

问题 2 手术方式如何选择？

思路 传统手术方式采取颅面联合入路，此类术式暴露充分，有利于肿瘤整块切除及术后重建，但创伤巨大，术后瘢痕明显。近年来，鼻内镜手术处理此类肿瘤的理念被普遍接受。最初内镜手术仅用于肿瘤范围较局限的早期病例，此后随着鼻内镜下鼻颅底手术技巧的发展及术后重建方式的丰富，鼻内镜入路已逐渐扩展到不需要面部切口可对范围较大的高分期肿瘤彻底切除。单纯内镜手术的术野范围向前至额窦后壁，向后至蝶骨平台，向外侧可至肿瘤外侧边界。然而，若肿瘤侵及额窦前部、皮肤及皮下组织、鼻泪管、颈内动脉、眶内及脑组织等部位时，则需采用联合开放入路。

问题 3 采用内镜手术的判断标准是什么？

思路 嗅神经母细胞瘤的内镜手术治疗需要把握严格的手术适应证，需结合肿瘤的病理分型、生物学特征、肿瘤侵及的范围、术者的熟练程度及多学科协作水平。一般对于早期、低度恶性、范围较局限或局部复发病例效果较好。

问题 4 术前的注意事项有哪些？

思路 术前完善各项常规检查，排除手术禁忌。需要仔细询问病史，认真阅片，准确分期。并且对手术方案的选择及潜在风险充分与患者沟通。

肿瘤侵犯颅内或邻近大血管特别是颈内动脉要格外谨慎，必要时需要有神经外科、介入科参与协作。总体方案的治疗也需要通过 MDT，制订最优方案。

【术中要点】

问题 术中应注意哪些要点？

思路 术中有条件建议借助影像导航系统，对手术进行过程中判断重要结构帮助很大。此类手术术中常常不易对安全边界进行判定，因此手术切缘的送检亦非常重要。

经内镜入路也需秉承最大限度切除病变、最大程度保护正常结构的原则。预先处理肿瘤供应血管可减少出血，保持术野清晰。如果瘤体太大可从肿瘤中心减瘤，逐步暴露肿瘤边界。

脑脊液鼻漏是此类手术面临的最常见问题。常规采用多层组织（筋膜、肌肉、脂肪）构成的“浴缸塞”方式进行小范围脑脊液鼻漏的修补。另外，带蒂的鼻中隔黏膜瓣也是近年来经常采用的重建方法。除此之外，大出血、颅内感染、眶内损伤等并发症也需要高度重视。因此，一定要权衡手术风险和患者受益的权重关系。

术后情况 术后取出填塞物时需要轻柔，若痂皮较多可用温生理盐水软化后再行清除。若行颅底重建填塞物拔出时间可适当延长，必要时可分次拔除填塞物。

【病情观察】

问题 术后应注意患者哪些情况？

思路 详细询问患者有无头痛、呕吐等不适；密切观察患者体温、神志、鼻腔分泌物及感染相关指标；密切观察眶周情况、视力，有无复视。

【出院随访】

问题 嗅神经母细胞瘤术后随访需遵行什么原则？

思路 嗅神经母细胞瘤自然病程很长，常规治疗后常有局部及区域性复发。因此随访非常重要。主流研究认为在所有治疗结束后的 2~4 个月复查 1 次，5 年后每一年复查 1 次。每年持续的临床随访可以及时检查出复发征象。

【疗效评定】

主要决定于回顾性数据的分析。包括生存期数据（5 年，10 年无瘤生存率 / 总生存率，带瘤生存患者 / 死亡患者 / 发病期间死亡患者 / 失访患者），疾病控制的效果（局部 / 区域控制效果，远处转移；需要采取其他治疗方式）和手术并发症。

【放射治疗相关要点】

嗅神经母细胞瘤局部复发概率较高。术后放疗已越来越成为一种常规治疗方案。而对于早期局限的病例（Kadish A）切缘阴性，是否需要接受放射治疗目前还存在争议。术后放疗 90% 的患者采用三维调强放疗，以减少周围组织的放疗副作用及使放疗区域达到最大杀伤效果。放射治疗总剂量一般在 55~65Gy。放疗后可能产生的并发症也是临床需要密切关注及随访的重

190201

前颅底嗅神经母细胞瘤切除及颅底修复术（视频）

要内容。

【化疗相关要点】

由于其病理分类较多，嗅神经母细胞瘤的化疗效果目前尚无统一结论。然而，临床上如果系晚期肿瘤，肿瘤范围大、伴随远处转移、切缘阳性、肿瘤残留或复发等因素存在时，建议行化疗。辅助化疗目前认为可以改善肿瘤的局部控制及延后复发时间，但对总体生存率的影响有限。而新辅助化疗也已被越来越多运用到巨大肿瘤侵犯颅内及眶内的病例，为手术治疗争取了机会。

小　结

嗅神经母细胞瘤是一种较为少见的恶性肿瘤，有多种生物学表现，从惰性到侵袭性增殖。Kadish 分期和 Hyam's 病理分期都与预后相关。鼻内镜检查结合 CT 及 MRI 影像学检查为临床最为常用。手术联合放疗是最常用且有效的方法。经多年发展，鼻内镜下进行颅底手术已成为治疗此区域病变的常用术式。精细的解剖学研究及术中影像导航系统的运用使微创处理此类病变并行颅底重建成为可能。

嗅母细胞瘤习题

（文卫平）

推荐阅读资料

[1] OW T J, BELL D, KUPFERMAN M E, et al. Esthesioneuroblastoma. Neurosurg Clin N Am, 2013, 24(1): 51-65.

[2] ABDELMEGUID A S. Olfactory Neuroblastoma. Curr Oncol Rep, 2018, 20(1): 7.

[3] BELL D. Sinonasal Neuroendocrine Neoplasms: Current Challenges and Advances in Diagnosis and Treatment, with a Focus on Olfactory Neuroblastoma. Head Neck Pathol, 2018, 12(1): 22-30.

[4] SCHWARTZ J S, PALMER J N, ADAPPA N D. Contemporary management of esthesioneuroblastoma. Curr Opin Otolaryngol Head Neck Surg, 2016, 24(1): 63-69.

[5] KHOURY T, JANG D, CARRAU R, et al. Role of induction chemotherapy in sinonasal malignancies: a systematic review. Int Forum Allergy Rhinol, 2019, 9(2): 212-219.

第三节　脑垂体腺瘤

疾病概要

脑垂体腺瘤是鞍区最常见的良性肿瘤之一，发病率约为 1/10 万，约占原发性脑肿瘤的 12% 左右。大部分垂体腺瘤无明显特异性临床症状，发现较晚。临床可表现为头痛、乏力、性功能减退、体重增加、视力视野障碍等，经常被认为有眼疾而反复就诊于眼科。以上这些情况常使部分患者延误诊断甚至误诊。垂体腺瘤根据是否有功能可分为功能性和无功能性腺瘤，功能性腺瘤根据分泌激素的种类可分为：生长激素腺瘤、催乳素瘤、促甲状腺激素腺瘤、促肾上腺皮质激素腺瘤、促性腺激素腺瘤、多种激素腺瘤等。临床上垂体腺瘤以无功能腺瘤和催乳素瘤最为多见。

【主诉】

患者，男，48 岁。主因"双眼视力下降伴视野缺损半年"就诊。

【印象诊断】

问题 根据主诉,应考虑哪些疾病?最有可能的诊断是什么?

思路 根据临床症状首先考虑为鞍区及相关结构的占位性病变,包括脑垂体腺瘤、Rathke 囊肿、颅咽管瘤、鞍结节脑膜瘤、海绵窦肿瘤等。其中,脑垂体腺瘤的可能性比较大。

知识点

脑垂体腺瘤的常见临床症状:垂体位于鞍区的垂体窝内,是人体重要的内分泌器官,毗邻下丘脑、视交叉、颈内动脉、动眼神经、外展神经等周围的重要神经血管结构。临床症状主要表现为局部压迫症状和内分泌异常所致的全身临床症状。

1. 局部压迫引起的症状

(1) 视力、视野障碍及眼底改变:垂体上方毗邻视交叉,肿瘤向上生长,可侵犯或压迫视交叉、视神经或视束,导致视力或视野障碍。视野改变常表现为双颞侧偏盲。眼底检查可见视乳头颜色变浅或视神经萎缩表现。

(2) 头痛:大多数患者可出现头痛,头痛一般不重。若肿瘤侵犯三叉神经,可出现较严重的头痛。

(3) 脑神经压迫症状:肿瘤压迫或侵犯海绵窦,可导致突眼和眼球运动障碍。若肿瘤进一步侵犯海绵窦内的动眼神经、滑车神经和外展神经,则会出现相应的脑神经受损症状。若肿瘤向蝶鞍外生长侵犯麦氏囊,则会出现三叉神经痛或面部麻木等。

(4) 蝶窦症状:若肿瘤侵犯蝶窦、筛窦、鼻咽、鼻腔,则会出现鼻塞、头痛等症状,少有脑脊液鼻漏出现。

(5) 垂体卒中:垂体卒中多因肿瘤血液循环障碍导致的梗死或出血所致,患者出现垂体功能障碍和急剧占位效应。垂体功能丧失造成肾上腺皮质功能衰竭,引起水、电解质平衡紊乱和低血压。因肿瘤梗死或出血引起的占位效应,患者出现突然性剧烈头痛、视力急剧下降或失明、动眼神经麻痹等症状,严重者进而可出现意识障碍、消化道出血、高热、脑膜刺激症状等。病程进展快者可迅速死亡。

(6) 其他症状:垂体毗邻第三脑室和下丘脑。肿瘤向上侵犯第三脑室,导致脑脊液循环障碍,则出现颅内压增高症状。肿瘤压迫下丘脑,则引起下丘脑功能紊乱,出现尿崩、电解质紊乱、体温调节紊乱、睡眠节律改变、饮食中枢紊乱、意识障碍等。

2. 内分泌异常的症状

(1) 激素缺乏的内分泌症状:由于肿瘤压迫导致垂体分泌功能降低,则出现多种激素缺乏的症状。常见的激素缺乏症状包括:①促肾上腺皮质激素分泌减少,患者出现全身倦怠无力、体重下降、食欲不振、低血压、低血糖等。②促性腺激素分泌减少,女性患者表现为性欲减退、毛发脱落、闭经、生殖器官萎缩等;男性患者表现为性功能障碍、皮肤光滑细腻、胡须减少、阴毛脱落等。③促甲状腺激素分泌减少,患者可出现甲状腺功能减退的症状,如黏液性水肿、性功能减退、声音变低、皮肤干燥等。

(2) 激素分泌过多的内分泌症状

1) 生长激素细胞腺瘤:根据疾病的发病年龄,则出现不同的临床症状。发生于青少年,则出现巨人症;发生于成年人,则出现肢端肥大症。女性患者可出现性欲减退、月经紊乱或闭经。男性患者早期可表现为性欲亢进,晚期则低下。少数患者可出现糖尿病。由于生长激素分泌过多,导致心、肝、脾、胃等脏器肥大,部分患者可出现心力衰竭症状。

2) 泌乳素瘤:女性患者主要表现为溢乳、月经紊乱、不育、多毛及性欲减退等。男性患者可出现性功能障碍、溢乳、乳房增生等。

3) 促肾上腺皮质激素细胞腺瘤:主要表现为糖皮质激素升高导致的向心性肥胖、满月脸,水牛背、皮肤菲薄、多毛、高血压等。女性患者出现月经紊乱或闭经、性欲减退。男性则出现性功能障碍。

4) 促甲状腺激素细胞腺瘤:TSH 分泌增多导致甲状腺组织增生,分泌过多的甲状腺激素而引起甲状腺功能亢进。临床主要表现为难治性甲状腺功能亢进,血浆 T3、T4、FT3、F4、TSH 水平升高,而自身免疫抗体升高不明显。

(3) 无功能的垂体腺瘤:无功能垂体腺瘤临床表现多不典型,可出现头痛、视力障碍等占位性症状。

【问诊】

问题　根据主诉，在问诊中需要注意哪些要点？

思路

1. 症状　视力下降及视野缺损是脑垂体腺瘤的常见症状，但并非是特异性症状。总体而言肿瘤引起的占位效应和内分泌改变是垂体腺瘤主要的临床表现，应围绕脑垂体腺周围毗邻结构的功能表现和内分泌改变进行问诊，并初步评估疾病的严重程度。同时询问有无其他可能造成类似症状的肿瘤或其他内分泌系统疾病及合并症。

2. 问诊要点

(1) 向患者询问视力下降的情况，是否有渐进性，单侧还是双侧，是否有颞侧视野缺损，是否有复视。是否有视力下降突然加重的情况。

(2) 是否有头痛，头痛的部位和程度，是否有突然加重的情况。

(3) 平素鼻腔通气情况，是否有清亮液体流出。

(4) 是否有眼球运动障碍，是否有斜视等。是否有多尿、易疲劳等。并询问睡眠和饮食情况是否正常。

(5) 合并症：是否伴有甲状腺疾病、肾上腺疾病等内分泌系统疾病，以及其他心脑血管或消化呼吸系统疾病等。

(6) 既往诊疗经过以及慢性疾病史：如采取过哪些治疗及疗效如何；外伤手术史，传染病史，吸烟饮酒史以及是否患有眼科、甲状腺等系统的疾病。

病史问诊　患者半年前无明显诱因下出现视力下降，伴双颞侧视野缺损逐渐加重，伴头痛，为隐痛，部位多位于前额部。不伴头晕，无发热，无意识障碍，不伴恶心呕吐，无眼球运动障碍和突眼，无上睑下垂，无眼外肌麻痹，无复视，伴鼻塞流涕，有流清水涕，无鼻出血，无明显听力下降。无肢端肥大，无异常发育，无溢乳，无向心性肥胖，无满月脸、水牛背，无多饮多尿，无疲劳、软弱，无不育。自发病以来，饮食睡眠可，大小便无异常。体重无短期内下降。既往：平素体健，否认糖尿病及冠心病史，否认肝炎、结核病史。无吸烟、饮酒史。

【体格检查】

问题　为进一步明确诊断，查体需要注意哪些要点？

思路

1. 首先应观察患者一般情况，包括皮肤色泽和细腻程度、毛发分布情况、脂肪分布情况。有无肢端肥大、乳腺增生、甲状腺包块等，身高情况，观察有无巨人症、侏儒等。

2. 重点检查Ⅱ～Ⅵ对脑神经功能情况，并进行详细的眼科检查，包块视力、视野、眼球运动以及有无突眼、斜视、上睑下垂、瞳孔改变等。

专科检查　身高 1.73m，体重 75kg。外鼻无畸形，鼻中隔大致居中，双下甲不大，双侧中鼻道未见新生物及分泌物，各鼻窦区无压痛。鼻咽黏膜光滑，未见占位。口咽：黏膜慢性充血，双扁桃体Ⅱ度肿大，表面无脓栓及角化物。会厌、杓会厌皱襞形态正常，双侧声带光滑，无明显充血，活动正常。双眼视力 0.2，双眼颞侧偏盲，双眼球运动正常，无上睑下垂，无斜视，无眼球突出。双侧颌面部三叉神经分布区触诊对称，痛温觉无异常。甲状腺触诊无异常，乳腺发育无异常，全身脂肪分布无异常，四肢发育无异常，无活动障碍。

【辅助检查】

问题 1　为进一步明确诊断，此时最需要进行何种检查？

思路　结合病史及专科检查，考虑有视神经通路占位的可能，首先应考虑行进一步的颅脑 CT 或 MRI 检查。MRI 检查是判断头颅软组织占位最常用的诊断方法，MR 动态增强扫描对垂体微腺瘤的诊断具有较高价值。垂体由垂体上、下动脉供血，垂体上动脉首先通过垂体漏斗部向下到达垂体前叶形成垂体门脉系统，垂体后叶主要由垂体下动脉供血。因此，行垂体动态增强 MR 扫描时，最先强化的是垂体后叶和漏斗部，而垂体前叶强化较慢。在垂体 MR 动态增强扫描时，可通过观察垂体微腺瘤的强化过程，从而与正常垂体组织鉴别。总体上，正常垂体强化较快，肿瘤强化较慢，通过两者之间的 MR 信号差别，可以确定肿瘤的部位及大小。

问题 2　以诊治为目的，还需进行哪些辅助检查？

思路

(1)脑垂体内分泌功能检查:脑垂体腺瘤的发生常常伴随内分泌水平的改变。通过对神经内分泌的检查可以对垂体瘤的早期诊断、治疗前后的变化、随诊观察、预后判断等提供重要价值。常用的检测指标包括皮质醇、生长激素(GH)、促肾上腺皮质激素(ACTH)、促甲状腺激素(TSH)、卵泡刺激素(FSH)、催乳素(PRL)、促黄体生成素(LH)等血浓度的测定。

(2)虽然CT检查对视交叉、垂体、海绵窦等鞍区结构的分辨率明显低于MR,但若因患者体内有金属等因素不能行MRI检查时,行冠状位增强CT扫描对鞍区疾病的诊断也有一定的价值。另外,CTA检查对鞍区周围血管结构的评价很有帮助,可显示双侧鞍旁颈内动脉的走形以及是否有动脉瘤的存在等,为术前制定手术方案提供参考。

辅助检查结果 鞍区增强MRI显示鞍区-鞍上区垂体瘤伴囊变及少量出血可能,双侧眼球和眼眶未见明显病变征象。脑垂体内分泌检查未见明显异常。心电图、胸片未见明显异常。谷草转氨酶43U/L,甘油三酯4.46mmol/L,尿酸0.50mmol/L,谷丙转氨酶91U/L。嗜碱性粒细胞百分比1.2%,嗜酸性粒细胞百分比7.5%,单核细胞百分比8.2%,中性粒细胞百分比45.9%。余未见明显异常。

【病情分析】

问题 视力视野检查、鞍区MRI检查与脑垂体内分泌检查对诊疗方案有何提示?

思路 患者双眼视力0.2,双颞侧视野缺损,提示病变压迫视交叉可能。鞍区增强MRI显示鞍区-鞍上区垂体瘤伴囊变及少量出血,提示病变从垂体窝向上生长,并突向鞍上区,需要考虑肿瘤与第三脑室和下丘脑的关系,并需与颅咽管瘤等相鉴别。脑垂体内分泌检查正常,提示病变可能是无功能腺瘤,并对正常垂体内分泌功能的影响较小。因此,总体印象考虑为脑垂体的无功能腺瘤,需仔细分析肿瘤与海绵窦、视交叉、颈内动脉、第三脑室、下丘脑、脑神经的关系,并考虑患者电解质及内分泌情况,制订合理的治疗方案。

【诊断】

问题1 本病例的初步诊断及其诊断依据是什么?

思路 根据患者的视力下降、视野缺损的病史,查体鼻腔、鼻窦、眼部未见明显器质性病变。MRI检查发现鞍区占位。脑垂体内分泌功能正常。诊断考虑脑垂体腺瘤。

问题2 本病是属于哪一种脑垂体腺瘤?

思路 内分泌检查,本病应属于脑垂体无功能腺瘤。

【鉴别诊断】

问题 除脑垂体腺瘤外,本病例还应与哪些疾病进行鉴别?

思路 本病应与以下疾病进行鉴别:

(1)颅咽管瘤:是鞍区、鞍上区常见肿瘤,其发生是因胚胎期颅咽管的残余组织发生的先天性良性肿瘤。多见于儿童和青年人,病程缓慢。儿童患者可表现为视力、视野障碍,多伴有性器官发育不良、尿崩症、侏儒、肥胖等垂体功能减低和下丘脑功能受损的表现。肿瘤向上压迫第三脑室可出现颅内压增高症状。影像学检查肿瘤多有囊性变、钙化等表现。

(2)鞍结节脑膜瘤:主要临床表现为渐进性视力减退、视野缺损、头痛等。内分泌症状多不明显。影像学检查可发现鞍结节区骨质增生,肿瘤主要位于鞍上,肿瘤形态规则,可明显强化。

(3)空蝶鞍:多见于中年人,女性多于男性,主要临床表现为头痛、视力减退等,有时伴有肥胖、月经紊乱等内分泌症状,头颅MR和CT扫描有助于鉴别。

(4)动脉瘤:鞍上区、鞍旁区是动脉瘤的常见发生部位,临床表现可为头痛、视野缺损、垂体功能低下、Ⅲ、Ⅳ、Ⅴ、Ⅵ对脑神经麻痹等,多无内分泌症状。

【治疗方案】

问题1 患者下一步应当如何处理?

思路 患者无功能的垂体腺瘤诊断较明确,应积极治疗。治疗方式的选择应根据患者的具体情况而定。目前常用的治疗方式包括手术治疗、放射治疗和药物治疗。若肿瘤较大,患者出现视力、视野障碍以及其他脑神经功能障碍者,手术治疗为首选。术后肿瘤残瘤、年老体弱不适合手术者、术后复发等,可考虑放射治疗,放射治疗多选择立体定向放射神经外科治疗(γ刀)。药物治疗多用于具有内分泌功能异常的肿瘤,可作为术前的准备治疗，也可作为术后及放疗后的辅助治疗。

问题 2　手术方式如何选择？

思路　垂体瘤的手术方式主要根据肿瘤的大小和位置而定。常用手术方式如下：

1. 开颅手术　由于 95% 以上的垂体瘤可通过经蝶手术入路完成，因此，需要开颅手术的垂体瘤腺瘤较少。适应证为：①肿瘤向上突向鞍上或向颅中窝、颅后窝扩展显著；②肿瘤呈哑铃型生长，并向上扩展较多，鞍隔硬膜环缩窄，而肿瘤向蝶鞍方向扩大不明显者；③经蝶入路术后复发，肿瘤纤维化明显、质地较韧者。常用手术入路包括：额下入路、翼点入路、经眉锁孔入路。

2. 经蝶入路　只要肿瘤向鞍上扩展较小而鞍隔硬膜环缩窄不明显，肿瘤未明显向颅中窝、颅后窝扩展者，均可经蝶入路手术。常用手术入路包括：唇下经鼻中隔经蝶窦入路、经鼻黏膜下经鼻中隔经蝶窦入路、经鼻黏膜下鼻中隔推移入路、内镜经蝶窦入路等。

根据本例肿瘤特点，选择经鼻内镜下经蝶窦入路手术。

问题 3　术前交代的主要内容有什么？

思路

(1) 向患者及其家属介绍手术的必要性和手术的目的：即肿瘤压迫视交叉，且为无功能腺瘤，以手术为主要治疗方式。

(2) 向患者简要介绍术者、手术的方式。经鼻内镜垂体瘤切除术，目前多采取多学科合作模式，实现患者利益最大化。

(3)交代术中及术后可能出现的各种并发症、表现及其处理。主要包括：术中术后出血、感染、电解质紊乱、尿崩、内分泌功能障碍等。

(4) 告知术后恢复的大体过程，如有脑脊液鼻漏，需行修补，且术后卧床半个月左右。

(5) 术中如有脑脊液鼻漏，需要取自身材料，如阔肌筋膜等，或自费的人工材料进行修补。

(6) 其他需要交代的事项，并合理解答患者提问。

【术中要点】

问题　术中应注意哪些要点？

思路　经鼻内镜下经蝶窦垂体瘤切除术，首先要充分收敛双侧鼻腔黏膜，收敛方法同常规功能性内镜鼻窦手术（FESS）。术腔需充分消毒，消毒可用不含酒精的无痛碘消毒液灌洗，然后温盐水反复冲洗。如果预计术中会出现脑脊液鼻漏，可预先制作鼻中隔黏膜瓣，也可以在开放蝶窦时避免过度向下开放蝶窦前壁，保留好鼻后中隔动脉，术后若有需要可再制作鼻中隔黏膜瓣。蝶窦腔尽量扩大，并充分去除蝶窦黏膜。

术后情况　患者术后常规静脉抗生素防止感染，尽量卧床休息 1 周，观察体温和意识情况，并计算 24h 出入液量。常规全身使用糖皮质激素 3d，鼻腔填塞 1 周，术后重新检测脑垂体功能有无明显异常。

【病情观察】

问题：术后有哪些常见并发症，应注意患者哪些情况？

思路　垂体瘤术后并发症较多，需严密观察，积极处理。常见的有：①脑脊液鼻漏，若术中发现有脑脊液鼻漏需进行修补，术后若仍有少量脑脊液漏，且每日逐渐减少，嘱患者卧床休息即可。若脑脊液漏量较大，保守治疗效果不明显者，需积极探查重新修复。②颅内感染。多出现于术后脑脊液漏患者，另外，术中术腔反复温盐水冲洗可减少感染的发生。③出血。术后 24h 内常规行颅脑 CT 扫描，了解颅内出血情况，并严密观察瞳孔和意识情况。④术后需观察患者视力、视野改变情况，可了解手术对视交叉及其供血的影响，若有改变，需积极使用营养神经药物和糖皮质激素。⑤术后若有尿崩，需严格计算出入液量，并使用抗利尿激素。⑥观察是否有水、电解质紊乱，并积极对症治疗。

【出院随访】

问题　患者出院后应注意些什么？

思路　垂体腺瘤患者需终身长期随访，主要了解激素分泌水平和肿瘤复发情况。一般术后 1 个月需复查垂体相关激素及电解质情况。如有异常需及时对症处理。垂体瘤的治疗及术后康复需多学科合作处理，包括内分泌、神经内科、神经影像、神经外科、眼科、耳鼻喉科等专业医师密切合作。经鼻内镜经蝶入路手术者术后常规行鼻内镜下随访，及时处理鼻腔结痂及粘连情况，预防鼻窦并发症的发生。

出院后情况　本例患者出院后2周、1个月、3个月、6个月鼻腔定期复查，术腔愈合良好，上皮化好，无明显鼻腔鼻窦并发症。术后1个月复查垂体激素及电解质，未见明显异常。术后复查视力、视野情况同术前，无明显加重及改善。无尿崩症状。继续随诊观察。

垂体瘤习题

（王德辉）

第四节　脑膜脑膨出

疾病概要

脑膜脑膨出（meningoencephalocele）是由神经管先天性缺损造成，是由一部分脑组织及其表面的脑膜经颅骨缺损处疝至颅外而形成。颅骨的缺损是由胎儿发育过程中神经管未能完全闭合而引起。发病原因尚不明确，认为与颅骨的先天性发育异常有关。根据膨出的程度以及膨出物所含的内容不同分为：脑膜膨出（膨出物只含有脑膜及脑脊液）、脑膜脑膨出（膨出物含有脑组织和脑膜）、脑室脑膨出（除了脑组织和脑膜，同时还有脑室前脚）。根据膨出部位不同分为囟门型、基底型和枕后型，其中与耳鼻喉科密切相关的是前两种类型。据报道，脑膜脑膨出在新生儿的发病率约为1/5 000。

【主诉】

患儿，男，3个月。主因“出生后发现前额部隆起”就诊。

【印象诊断】

问题　根据主诉及鼻腔检查，应考虑哪些疾病？最有可能的诊断是什么？

思路　首先考虑为鼻中线皮样囊肿、脑膜脑膨出等先天性疾病，最有可能的是脑膜脑膨出。

知识点

脑膜脑膨出的临床症状

脑膜脑膨出的部位不同其临床表现亦不相同：

1. 囟门型　一般在婴儿出生时即可发现，表现为外鼻中线区的局部膨隆，表面皮肤光滑，触诊较软，有时可有波动感。若肿物较大可造成患儿眼裂增宽。婴儿哭闹时因颅内压升高可能会导致肿物增大。因内含脑脊液，肿物外观具有光亮感。

2. 基底型　肿物位于鼻腔或鼻咽部，肿物较大可导致明显的鼻塞，影响患儿的呼吸、睡眠和吮奶。

【问诊】

问题　根据主诉，在问诊中需要注意哪些要点？

思路

1. 症状　婴儿前额部明显隆起，且肿物较软，有光亮感是脑膜脑膨出（囟门型）的典型表现，应围绕该疾病的主要临床症状进行问诊，需要判断肿物的膨出部位。

2. 问诊要点

（1）询问家属患儿前额部肿物有无明显增大，在患儿哭闹时是否会导致肿物增大。

（2）患儿吮奶时是否有鼻塞。

（3）是否合并夜间睡眠差。

病史问诊　家属诉患儿出生时外鼻上部有局部隆起，哭闹时隆起体积增大，隆起部位较软，内似有液体，有光亮感。患儿无鼻塞、流涕，夜间睡眠较好，吮奶正常。患儿未表现其他异常。

【体格检查】

问题　为进一步明确诊断，查体需要注意哪些要点？

思路

(1) 首先观察肿物是否透光试验阳性。因为囟门型脑膜脑膨出内含脑脊液，透光试验检查呈阳性，该检查有助于诊断。

(2) 明确脑膜脑膨出的具体位置，其中 CT 对于明确颅骨的缺损部位具有重要的作用，MRI 检查可以明确膨出物与颅内脑膜和脑组织的关系。

(3) 严禁行肿块活检。

知识点

脑膜脑膨出的类型、出颅部位和临床所见部位见表 19-1。

表 19-1　脑膜脑膨出的类型、出颅部位和临床所见部位

类型	出颅骨孔部位	临床所见部位
囟门型		
鼻额型	鼻骨与额骨之间	眉间鼻根正中
额筛型	鼻骨、额骨、上颌骨额突与筛骨之间	鼻根前缘偏外侧
鼻眶型	鼻骨、额骨、上颌骨额突与泪骨之间	内眦部
基底型		
蝶咽型	蝶骨与蝶筛骨之间	鼻咽部
蝶眶型	眶上裂	眶内球后上方
鼻内型	筛骨水平板	嗅裂
蝶筛型	蝶骨与筛骨之间	鼻腔后部或鼻咽部
蝶颌型	眶上裂	颊部隆起，眼球突出

【辅助检查】

问题　为进一步明确诊断，此时最需要进行何种检查？

思路　结合病史及专科检查，对于脑膜脑膨出需要明确两个问题　第一是膨出的位置，使用头颅 CT 扫描对于明确颅骨的缺损部位具有重要的作用，同时还可以显示颅骨缺损的大小；第二是明确膨出物的内容，需要行 MRI 检查，可以明确膨出物与颅内脑膜和脑组织的关系。

辅助检查结果　头颅 CT 显示鼻骨和额骨之间存在颅骨缺损，前后径约 8mm，左右径约 6mm；MRI 显示 T_1 加权像肿物内有软组样物，与脑组织具有同等强度的信号；T_2 加权像上显示高信号。

【病情分析】

问题　脑膜脑膨出对患儿的影响是否很严重，是否影响患儿的呼吸，是否需要紧急处理，对治疗方案有何提示？

思路　患儿表现为双眼之间部位的局部隆起，对患儿日常的睡眠及饮食无重要影响，但需要同时考虑到脑膜脑膨出会导致患儿眼距增宽，影响患儿的外貌发育，应尽早手术。

【诊断】

问题　本病例的初步诊断及其诊断依据是什么？

思路　根据患儿的临床表现、CT 和 MRI 检查可以初步诊断为脑膜脑膨出（鼻额型），头颅 CT 显示鼻骨和额骨之间存在颅骨缺损，提示为鼻额型；MRI 显示膨出物内含有脑组织和脑脊液，从而诊断为脑膜脑膨出。

【鉴别诊断】

问题　除脑膜脑膨出外，本病例还应与哪些疾病进行鉴别？

思路　本病需要与鼻部其他先天性肿物相鉴别。

1. 鼻中线皮样囊肿　属于外胚层鼻部肿物，发病率较低，多发生于15~30岁，极少发生于婴幼儿期。囊肿多位于鼻额区域，有时也可与颅底相通。但因其内不含脑脊液，所以透光试验呈阴性。

2. 鼻部神经胶质瘤　实质为异位的脑组织，常发生于新生儿。鼻部神经胶质瘤与脑膜脑膨出具有相似的发病机制，不同的是脑膜脑膨出后先天性的颅骨缺损处愈合，进而将鼻腔与颅内隔开，两者不相通，所以鼻部神经胶质瘤的透光试验是阴性。

3. 鼻根部血管瘤　外观上较易鉴别，血管瘤多为扁平状突起，透光试验阴性。

【治疗方案】

问题　患者下一步应当如何处理？

思路　患儿的脑膜脑膨出属于鼻额型，虽目前肿物未对患儿的呼吸等重要生理行为造成影响，但会影响患儿的外貌发育。随着手术技术的提高，目前针对婴幼儿的脑膜脑膨出不需要等到患儿出生后6个月至1岁，应尽早手术。

【术中要点】

问题　术中应注意哪些要点？

思路　脑膜脑膨出的手术原则是将膨出的脑组织切除，膨出的脑组织已经没有功能，不需要回纳到颅内。因切除膨出物会导致脑脊液漏，需要进行同期的颅底重建，这是手术的关键，较大的颅底缺损可以采用人工材料或颅骨膜瓣进行颅底重建。

【病情观察】

问题　术后应注意患者哪些情况？

术后注意预防感染和脑脊液漏，尽量避免患儿的用力屏气，避免因颅内压过高导致颅底修补失败。

【出院随访】

脑膜脑膨出术后预后较好，但仍需定期复查，预防复发。

脑膜脑膨出-筛窦、蝶窦开放术+颅底修补术(视频)

脑膜脑膨出习题

（王德辉）

第二十章 咽炎性疾病及脓肿

第一节 腺样体肥大

疾病概要

腺样体是位于鼻咽顶壁和后壁交界处，两侧咽隐窝之间的淋巴组织，呈桔瓣状、条索状，又称为咽扁桃体或增殖体。出生后即存在，6~7 岁时增生最明显，10 岁以后逐渐萎缩。腺样体由于反复炎症刺激而发生病理性增生，进而引起相应的临床症状者称为腺样体肥大（adenoid vegetation），常见于 3~5 岁儿童，成年人较少见。临床上儿童打鼾、张口呼吸多由于腺样体肥大和 / 或扁桃体肥大引起。

【主诉】

患儿，男，4 岁 7 月。主因“睡眠打鼾、张口呼吸伴憋气”半年就诊。

【问诊】

问题　根据患儿家长主诉，在问诊中需要注意哪些要点？

思路

(1) 关注睡眠打鼾的同时，接诊时要注意询问家长孩子是否有鼻塞、听力下降症状。

(2) 查体时要注意耳、鼻、咽喉、头颈各部位逐一全面检查。

(3) 是否有睡眠中呼吸暂停，是否做过睡眠监测。

(4) 是否做过纤维 / 电子鼻咽喉镜检查或其他方法检查过腺样体。

(5) 既往是否进行治疗，治疗效果如何。

知识点

腺样体肥大程度不同可引起不同症状，主要包括：

1. 局部症状　腺样体肥大可引起耳、鼻、咽、喉等处症状。咽鼓管咽口受阻，可并发分泌性或化脓性中耳炎，导致耳闷、耳鸣和听力减退；腺样体肥大可并发鼻炎、鼻窦炎，出现头痛、鼻塞及流涕等症状；说话时带闭塞性鼻音，睡时发出鼾声；咽、喉及下呼吸道分泌物刺激呼吸道黏膜，常引起阵发性咳嗽，易并发气管炎，呼吸道感染等；长期张口呼吸，影响颌面部发育，上颌骨变长，腭骨高拱，牙列不齐，上切牙突出，唇厚，表情呆滞，典型病例出现所谓“腺样体面容（adenoid face）”（图 20-1，图 20-2）。

2. 全身症状　主要为慢性中毒及反射性神经症状。表现为营养发育不良、反应迟钝、注意力不集中、夜惊、磨牙、遗尿、性情暴躁等症状。

3. 与阻塞性睡眠呼吸暂停低通气综合征（OSAHS）相关症状腺样体肥大　是儿童 OSAHS 最常见的病因之一。鼾声过大和睡眠时反复憋气为两大主要症状。

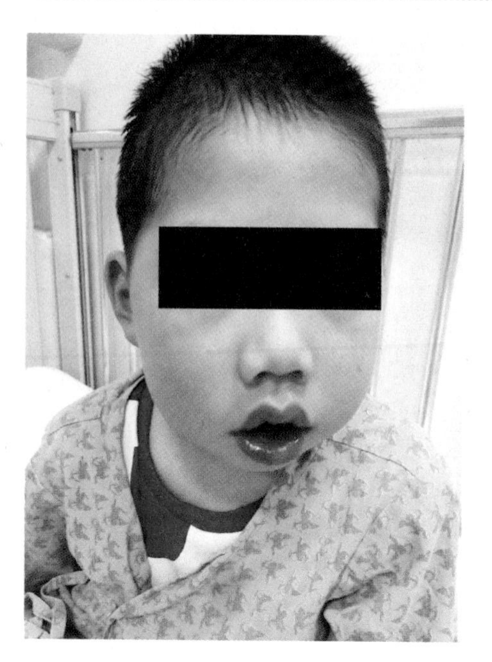

图 20-1　腺样体面容(正面)

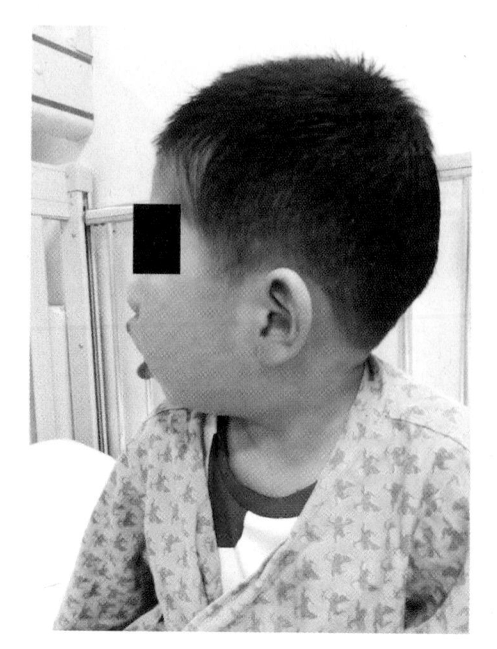

图 20-2　腺样体面容(侧面)

【印象诊断】

问题　根据问诊情况及辅助检查,初步诊断考虑什么?还需要做哪些检查?

思路

(1)首先进行耳鼻咽喉头颈常规查体,明确扁桃体、鼻腔、鼓膜及中耳情况。

(2)如果病史较长,睡眠中频繁憋气,应行多导睡眠监测检查。

(3)如果没有做过腺样体的检查,建议行纤维/电子鼻咽喉镜检查,直观了解腺样体情况。

(4)如果外院曾行鼻咽X线侧位拍片或CT扫描,也可建议行纤维/电子鼻咽喉镜检查。

(5)如有治疗过,用过什么药?治疗效果如何?是继续保守治疗还是手术治疗?

(6)注意颌面部结构是否有异常或是否合并神经肌肉异常可能。

应该强调指出,即使纤维/电子鼻咽喉镜检查发现鼻咽部腺样体增生肥大,如果没有明确的伴发症状,也不能诊断为腺样体肥大。一般情况下腺样体阻塞后鼻孔50%以上才会出现伴发症状。清晰的纤维/电子鼻咽喉镜的腺样体肥大照片如图所示(图20-3)。

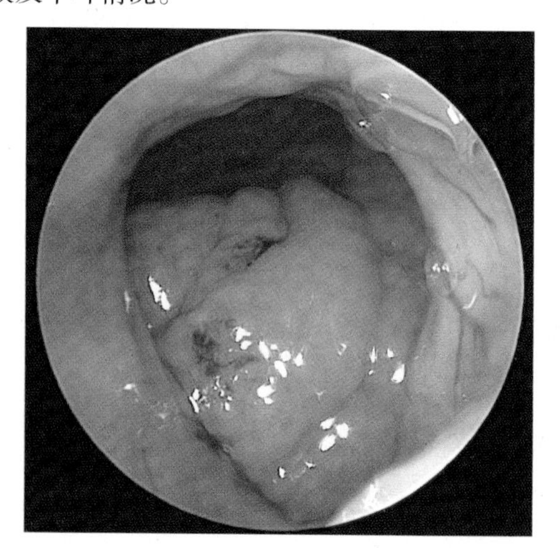

图 20-3　鼻内镜下腺样体组织

知识点

目前纤维/电子鼻咽镜检查腺样体有较明显优势,图像清晰,能够直观、定量地评估腺样体阻塞后鼻孔情况及咽鼓管咽口受压情况。既往鼻咽X线侧位拍片或CT扫描只是某一个层面的情况,受患儿哭闹及呼吸时腭咽部的开放程度干扰较大。同时,鼻咽部其他类型的软组织肿块容易与腺样体混淆,比如鼻咽血管纤维瘤等,需要进行鉴别。纤维/电子鼻咽喉镜能连续动态观察后鼻孔阻塞情况,嘱患儿吸气时抓图能准确评估腺样体阻塞后鼻孔情况,能直观地观察腺样体表面情况,是表面桔瓣状、条索状的腺样体组织还是表面光滑、富血管的血管纤维瘤组织等。

根据纤维/电子鼻咽喉镜显示，腺样体阻塞后鼻孔的情况，对腺样体大小进行分度：

1度：腺样体阻塞后鼻孔≤25%；

2度：腺样体阻塞后鼻孔26%~50%；

3度：腺样体阻塞后鼻孔51%~75%；

4度：腺样体阻塞后鼻孔>75%。

【治疗方案】

临床治疗关键点：

1. 内科治疗　局部鼻喷激素联合口服白三烯受体拮抗剂治疗有效。同时，注意平衡营养，提高机体免疫力，积极治疗原发病。根据病情选用适当的药物治疗，有助于调整机体状态，改善症状。随患儿年龄的增长，腺样体会逐渐萎缩，病情缓解或症状完全消失。

2. 手术治疗　若保守治疗效果欠佳，或出现较重的并发症，可考虑行腺样体切除术。术前应全面检查，排除禁忌证。如有扁桃体肥大或者合并慢性扁桃体炎者，手术常与扁桃体切除术同时施行。如果扁桃体无明确手术适应证者，可单独行腺样体切除术。早期鼻内镜辅助下耳鼻喉动力系统腺样体切除术是较为常用术式。目前，等离子射频消融技术在腺样体切除术中的应用逐渐普及，并可达到近乎无血手术视野，无论哪种术式都应注意咽鼓管圆枕的保护，术中不要损伤咽鼓管咽口。

问题　最佳治疗方案是什么？围手术期管理应注意什么？

思路　结合病史、查体及纤维/电子鼻咽喉镜检查，可初步诊断为腺样体肥大。该患儿既往无药物治疗史，建议先药物保守治疗1~2个月，如果确实治疗效果不明显，可以考虑手术治疗。术前应常规行多导睡眠监测明确睡眠憋气情况及听力学检测明确中耳情况，如果合并分泌性中耳炎，必要时同期行鼓膜切开置管术。除了完善常规术前检查外，重度打鼾的儿童还应该进行相应辅助检查，如心脏超声检查、动脉血气检查及肺功能检查等，充分做好术前评估。术中尽量缩短手术时间，减少副损伤，充分止血。术后密切观察伤口有无原发性出血及继发性出血。

腺样体切除术（视频）

知识点

腺样体及扁桃体术后出血，分为原发性出血和继发性出血两种。原发性出血多见于术后24h以内，多由于术中止血不彻底；术后伤口张力改变血管扩张、术后患儿烦躁血压升高等原因引起。继发性出血多发生于术后7~10d，多由于患儿进食不当、伤口伪膜过厚脱落延迟、伤口感染、用力咳嗽喊叫等情况引起。

腺样体肥大习题

（张　杰）

第二节　急、慢性咽炎

疾病概要

急、慢性咽炎是咽黏膜、黏膜下组织的急性或慢性炎症，多累及咽部淋巴组织。急、慢性咽炎可单独发生，亦常继发于急、慢性鼻炎或扁桃体炎。急性咽炎多因病毒或细菌感染,亦可由物理化学因素,如高温、粉尘、烟雾、刺激性气体等诱发,多见于冬、春季。慢性咽炎可因急性咽炎反复发作所致,亦可继发于慢性鼻腔、鼻窦或呼吸道慢性炎症和咽喉反流性疾病。烟酒过度、粉尘、有害气体的刺激及全身疾病等都可能是起病的病理基础。慢性咽炎常为上呼吸道慢性炎症的一部分,多见于成年人。病程长,症状顽固,较难治愈。

【主诉】

患者女,27岁。主诉"反复咽痒、咳嗽2年余"来门诊就诊。

【印象诊断】

初步病史采集后,因为患者有咽部症状,首先考虑是否为咽部炎性疾病。

问题 根据主诉与现病史,应考虑哪些疾病?

思路 首先考虑口咽部或喉咽部常见炎性疾病,还应考虑是否伴有喉咽反流、是否有过敏原接触史,并排除该区域内良性或恶性肿瘤等各种原因引起的咽异感症。

知识点

急、慢性咽炎的主要症状

1. 急性咽炎 起病急骤,可伴发热、头痛、乏力或全身酸痛,局部症状表现为咽痛、咽干、异物感、痒感、灼热感,可伴有咳嗽、咳痰等。

2. 慢性咽炎 可有急性咽炎转化而来,亦可隐袭起病,一般无全身症状,以局部症状为主,主要表现为时轻时重的咽痛,咽部不适感、异物感、痒感、灼热感、干燥感,可出现顽固性咳嗽等。

【问诊】

问题 根据最有可能的诊断,应如何进一步采集病史?

思路

(1)详细询问咽部症状的发生与发展的病史。

(2)了解有无其他局部或全身性慢性疾病,有无接触高温、粉尘、烟雾、刺激性气体。

(3)了解患者有无恶性肿瘤的家族史。

病史问诊 患者2年前"感冒"后出现咽痛,伴咳嗽、低热,经当地医院用"头孢克洛"等抗感染治疗,症状消失。近2个月因劳累,反复熬夜后出现持续咽痒不适,伴间断干咳、咽喉部异物感,说话时间稍长即反复咽痒、咳嗽,难以控制。长期的间歇性口服多种中西药物,病情时好时坏。无反复咳痰、咯血或胸痛等症状。

【体格检查】

问题 如何进行必要的专科检查?

思路 全面仔细检查鼻、咽、喉、气管、食管、颈部乃至全身的隐匿病变,排除早期恶性肿瘤。

急、慢性咽炎的阳性体征表现不同:

1. 急性咽炎 咽部黏膜充血、肿胀。咽后壁淋巴滤泡隆起,表面可见黄白色点状渗出物。悬雍垂及软腭水肿。下颌角淋巴结肿大,压痛。鼻咽及下咽也可呈急性充血,严重者可见会厌水肿。

2. 慢性咽炎 单纯性咽炎见黏膜充血,血管扩张,咽后壁有散在的淋巴滤泡,常有少量黏稠分泌物附着在黏膜表面;肥厚性咽炎则表现为黏膜充血增厚,咽后壁淋巴滤泡增生,多个散在突起或融合成块,咽侧索亦充血肥厚;萎缩性咽炎与干燥性咽炎的典型表现为黏膜干燥,萎缩变薄,色苍白发亮,常附有黏稠分泌物或带臭味的黄褐色痂皮。

专科检查结果 患者咽反射亢进,咽后壁黏膜充血增厚,淋巴滤泡呈片状增生,少许分泌物附着于表面,咽侧索显著充血肥厚;两侧扁桃体Ⅰ度大,隐窝口无明显分泌物,前后腭弓轻度充血(图20-4)。其他部位检查均未发现明显异常。

【诊断】

问题　根据专科检查结果，可否拟定初步诊断？

思路　该患者为青年女性，无恶性肿瘤家族史。2年前“感冒”后出现咽痛、咳嗽、低热等症状，应考虑急性咽炎，2个月劳累后再次出现干咳、咽痒不适等症状，应考虑急性咽炎已转化为慢性咽炎。

急、慢性咽炎的诊断，主要根据典型病史、症状及专科检查所见阳性体征，经排除早期恶性肿瘤，以及排除邻近器官乃至全身的隐匿病变后，可确定诊断。

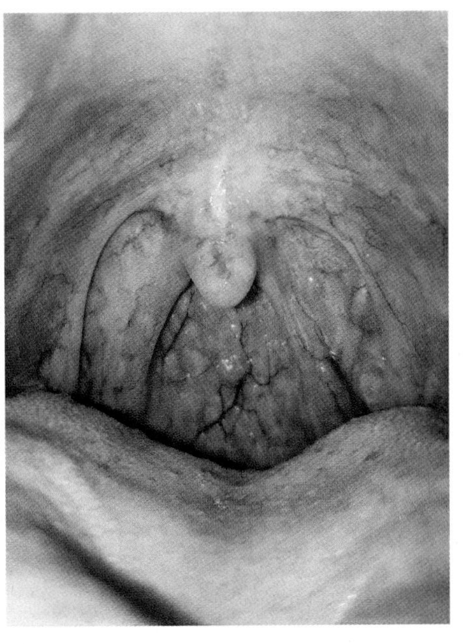

图20-4　咽部查体所见

【治疗方案】

问题　根据初步诊断，如何采取治疗措施？

思路　慢性咽炎的治疗以消除可能的致病诱因及对症处理为主。

急、慢性咽炎的治疗应尽可能消除诱发疾病的刺激因素，如戒除烟酒，改善工作环境，减少或避免在粉尘环境中工作，积极治疗鼻腔鼻窦等局部或全身可能诱发急、慢性咽炎的疾病。若为咽喉反流所引起的慢性咽炎，应考虑原发病的控制与治疗。若急性咽炎感染较重，全身症状较明显者，可选用抗病毒药和抗生素以及有抗病毒和抗菌作用的中药制剂。慢性咽炎的局部治疗可选用复方硼砂溶液含漱；各种含片如碘喉片、薄荷喉片、草珊瑚含片、西瓜霜含片、华素片及溶菌酶含片等，可酌情选用。坚持有规律的长期服药是治疗成功的关键。

出院随访情况　对本例患者建议改善生活方式，清淡饮食，规律作息。嘱口服蓝芩口服液2周，配伍西瓜霜润喉片连续口服治疗2个月，咽部症状逐渐好转。治疗后随访2年，症状未再复发。

小　　结

急、慢性咽炎为常见病，患者症状时常反复，影响生活质量和工作效率。诊断主要依靠病史采集和查体所见，应注意与其他疾病的鉴别。急性咽炎应与急性传染病（如麻疹、猩红热、流感和百日咳等），以及一些血液病相关的急性坏死性咽炎相鉴别，以免漏诊原发病。慢性咽炎诊断时应排除鼻、咽、喉、食管和颈部的隐匿性病变，这些部位的早期恶性病变与慢性咽炎症状类似，因此，应做全面仔细的检查，以免误诊。

急、慢性咽炎习题

（叶京英）

推荐阅读资料

［1］叶京英，韩德民．慢性咽炎研究进展．中国医学文摘（耳鼻咽喉科学），2004（5）：268-271.

［2］孔维佳，周梁．耳鼻咽喉头颈外科学．北京：人民卫生出版社，2016.

［3］黄选兆，汪吉宝，孔维佳．实用耳鼻咽喉头颈外科学．北京：人民卫生出版社，2015.

第三节 急性扁桃体炎

疾病概要

急性扁桃体炎(acute tonsillitis)为腭扁桃体的急性非特异性炎症,常继发于上呼吸道感染,可伴有不同程度的咽部黏膜和淋巴组织的急性炎症,是一种很常见的咽部感染性疾病。特别多发于儿童及青少年,在季节更替、气温变化时容易发病。

【主诉】

患者女,22岁。主因"咽痛3d,加重伴发热1d"就诊。

【印象诊断】

问题 根据主诉,应考虑哪些疾病?最有可能的诊断是什么?

思路 首先考虑咽、喉部常见感染性疾病,还应考虑咽、喉部恶性肿瘤(继发感染)以及特殊性感染如传染性单核细胞增多症等。其中,最有可能的诊断是急性扁桃体炎。

知识点

急性扁桃体炎的症状

1. 咽痛 为急性咽痛,疼痛较剧烈,常放射至耳部,并且多伴吞咽痛。

2. 全身症状 多见于急性化脓性扁桃体炎,表现为畏寒、高热、头痛、食欲下降、疲乏无力等。小儿患者可因高热而引起抽搐、呕吐及昏睡。急性卡他性扁桃体炎的全身症状及局部症状均较轻。

【问诊】

问题 根据主诉,在问诊中需要注意哪些要点?

思路

1. 症状 咽痛是急性扁桃体炎的典型表现,应主要围绕该疾病的临床症状、起病诱因进行问诊。不能除外其他疾病的可能,应针对性询问有意义的阴性症状加以排除。

2. 问诊要点

(1)咽痛的时间和诱因,加重及缓解因素,有无吞咽痛,有无过度劳累、受凉、潮湿、感冒等。

(2)有无畏寒、高热、头痛、食欲下降、疲乏无力等全身症状。

(3)伴发症状或有意义的阴性症状:是否伴有张口困难、声嘶、呼吸困难。

(4)既往诊疗经过,以及慢性疾病史:如采取过哪些治疗,疗效如何;是否有慢性扁桃体炎、糖尿病、心脑血管疾病史、肾炎、风湿热及传染病史等,这对诊治方案的制订有意义。

病史问诊 患者于3d前一次淋雨后出现咽痛,自服中药后无明显好转,2d前开始出现畏寒、发热、头痛、食欲下降、全身无力等症状,口服消炎药后症状无缓解。既往:无其他系统性疾病,无结核病史,无咽部手术及外伤异物史,无牙龈肿痛史。

问诊要有针对性,先根据主诉预设几个可能性大的疾病,在问诊过程中要注意阴性病史询问,逐步将疾病范围缩小。紧紧围绕阳性病史和重要阴性病史展开查体和辅助检查,发现其他诊断的可能性,可随时补充、完善问诊内容,直至获得全面可靠的病史信息。

【体格检查】

问题 为进一步明确诊断,查体需要注意哪些要点?

思路 重点检查腭扁桃体、会厌以及喉部,注意在腭扁桃体表面是否见黄白色脓点或在隐窝处有黄白色或灰白色点状豆渣样渗出物,渗出物可连成一片形似假膜,不超出扁桃体范围,易拭去但不遗留出血创面。

此外，还应注意双侧下颌角淋巴结是否肿大、压痛；牙龈是否红肿，张口是否受限；甲状腺是否肿大压痛；肝脾是否肿大。

知识点

不同情况下的急性咽痛

1. 急性咽炎的咽痛　咽痛位于咽部，软腭悬雍垂腭弓充血，腭扁桃体一般不肿大，无脓点。

2. 咽旁间隙感染的咽痛　咽痛多位于一侧，腭扁桃体一般不肿大，但扁桃体可被推向中线，下颌角区肿胀压痛。

3. 急性会厌炎的咽痛　咽痛多位于舌骨水平，吞咽时为甚，伴说话似口中含物，一般无声嘶，检查腭扁桃体无肿大及脓点，间接喉镜下见会厌充血肿胀。

4. 亚急性甲状腺炎的咽喉痛　多为吞咽痛，可向耳部放射，查腭扁桃体无肿大、脓点，甲状腺肿大压痛。

5. 智齿冠周炎的咽痛　咽痛多位于一侧，可向耳部放射，腭扁桃体一般不肿大，但牙龈肿胀、充血，张口受限。

专科检查　双耳廓无畸形，乳突区无红肿及压痛；双耳道及鼓膜未见异常；双侧面神经功能正常；双下鼻甲暗红、肥大，麻黄碱收缩可，中鼻道及嗅裂清洁；鼻咽部检查不合作。咽部充血，牙龈无红肿，两侧扁桃体表面覆盖散在的白色或黄色点状渗出物，易拭去。双侧下颌角淋巴结肿大、压痛。

【辅助检查】

问题　为进一步明确诊断，此时最需要进行何种检查？

思路　结合病史及专科检查，急性扁桃体炎诊断的可能性大大增加，实验室检查血常规显示白细胞增多，红细胞沉降率（ESR）增高。

【诊断】

急性扁桃体炎一般都有典型的临床表现，不难诊断。

问题　以诊治为目的，还需进行哪些辅助检查？

思路

（1）血常规提示白细胞总数高于 10×10^9/L，中性粒细胞数偏高，说明细菌感染。如果白细胞数低于 10×10^9/L，中性粒细胞数正常，可能是病毒感染，咽炎的可能性大。单核细胞数偏高就要考虑传染性单核细胞增多症。白细胞数高于 20×10^9/L，找到幼稚细胞就可能为白血病性咽峡炎，需要做骨髓穿刺检查。

（2）肝脾超声和 EB 病毒抗体检测，如发现肝脾大，EB 病毒抗体阳性，要考虑传染性单核细胞增多症。

（3）一侧咽痛但扁桃体无肿大、充血，应考虑咽旁间隙感染，需要做咽部 CT 或 MRI；咽喉痛但咽部检查无充血，要检查会厌或甲状腺有无肿大压痛，必要时行甲状腺功能及甲状腺超声检查。

【病情分析】

问题 1　患者白细胞总数如何，对诊治方案有何提示？

思路　血常规提示白细胞总数高于 10×10^9/L，中性粒细胞数偏高，说明细菌感染，给予抗生素抗感染治疗。单核细胞数偏高结合肝脾超声、EB 病毒抗体检测和血清噬凝集试验，如发现肝脾大，EB 病毒抗体阳性，血清噬凝集试验（+）就要考虑传染性单核细胞增多症，治疗上以抗病毒治疗为主。

问题 2　咽痛，咽部检查未发现咽部充血，需要注意什么问题？

思路　急性咽痛，咽部检查未发现咽部充血，要考虑咽部周围疾病如甲状腺炎症、咽旁间隙感染；尤其是急性会厌炎早期表现咽喉疼痛，需要注意间接喉镜检查会厌。

误诊误治点：防止将咽痛等同于咽部炎症。

咽痛首先考虑咽、喉部常见感染性疾病，其次应考虑咽、喉部恶性肿瘤（继发感染）以及咽部周围疾病，如急性会厌炎、甲状腺炎症、咽旁间隙感染等。特别是后者早期易误诊为扁桃体炎。还要排除咽部异物、茎突过长、心绞痛等。

问题 3　如何在咽部检查上判断是急性化脓性扁桃体炎？

思路　化脓性扁桃体炎在两侧扁桃体表面覆盖散在的白色或黄白色点状渗出物，易拭去。如白色点状物或锯齿状物不易拭去，或强行去除易出血，应考虑扁桃体角化症；舌腭弓充血、扁桃体无充血但被推向内下应考虑扁桃体周围炎或扁桃体周脓肿。

【诊断】

问题 1　本病例的初步诊断及其诊断依据是什么？

思路　根据患者的急性咽痛的病史、查体发现腭扁桃体肿大，扁桃体见黄白色脓点或在隐窝口处有黄白色或灰白色豆渣样渗出物，可连成一片形似假膜，不超出扁桃体范围，血常规提示白细胞总数高于 10×10^9/L，中性粒细胞偏高。

问题 2　本病是属于哪种类型的急性扁桃体炎？

思路　结合急性咽痛及全身症状病史和查体，扁桃体上有脓点，本病应属于急性化脓性扁桃体炎。而急性非化脓性扁桃体炎咽痛较轻，全身症状较轻，查体见扁桃体充血肿大，无脓点。

【急性扁桃体炎并发症】

思路　急性扁桃体炎并发症分两种：

1. 局部并发症　由于感染性炎症波及邻近组织所致。常见并发症包括扁桃体周围炎、扁桃体周脓肿、咽旁脓肿，也可并发急性中耳炎、急性鼻窦炎、急性淋巴结炎等。

2. 全身并发症　很少数的情况下，急性扁桃体炎还可引起身体其他系统的疾病。一般认为，这些并发症的发生与靶器官对链球菌所产生的Ⅲ型变态反应相关。也就是说，迟发型的抗原 - 抗体反应可以引起急性肾小球肾炎、急性风湿热、风湿性心内膜炎等。

【鉴别诊断】

问题 1　除急性咽炎外，本病例还应与哪些疾病进行鉴别？

思路　本病应与以下疾病进行鉴别：

1. 粒细胞缺乏症性咽峡炎　咽痛程度不一，坏死性溃疡，被覆深褐色假膜，周围组织苍白、缺血，软腭牙龈有同样病变。无淋巴结肿大。脓毒性弛张热，全身情况迅速衰竭，血常规示白细胞显著减少，分类则粒细胞锐减或消失。

2. 樊尚咽峡炎　单侧咽痛，一侧扁桃体覆有灰色或黄色假膜，拭去后可见下面有溃疡。牙龈常见类似病变，患侧颈部淋巴结有时肿大，全身症状较轻，涂片可找到梭形杆菌及樊尚螺旋体，血液中白细胞少有增多。

3. 传染性单核细胞增多症　咽痛轻，扁桃体红肿，有时覆有白色假膜，易拭去。有“腺性热”之称，全身淋巴结多发性肿大。有高热、头痛，急性病容。有时出现皮疹、肝脾肿大等，血液中异常淋巴细胞、单核细胞增多可占 50% 以上。血清嗜异性凝聚试验（+）。

4. 亚急性甲状腺炎　有上呼吸道感染史，多为吞咽痛，可向耳部放射，查咽喉部无充血、腭扁桃体无肿大及脓点，甲状腺肿大压痛。甲状腺功能检查 T3、T4 增高或降低，而甲状腺核素扫描示摄碘率降低。

问题 2　除了炎症疾病以外，目前是否仍有不能完全排除的疾病？

思路　需要注意的是咽痛，特别是一侧扁桃体肿大的患者，扁桃体恶性淋巴瘤也能引起相应症状，应引起重视，故对于此类患者应行扁桃体切除活检术以明确诊断。

【治疗方案】

问题 1　患者下一步应当如何处理？

思路　患者急性扁桃体炎的诊断较明确，根据病情决定在门诊或住院治疗，进一步检查，制订治疗方案。

1. 一般性治疗　卧床休息，尽量隔离，进易消化富于营养的流质食物及多饮水，加强营养及疏通大便，咽痛剧烈或高热时，可口服解热镇痛药。

2. 抗生素的治疗　首选青霉素类，根据病情轻重，决定给药途径。若治疗 2~3d 病情无好转，应分析原因，改用其他抗生素。如有条件可在确定致病菌后，根据细菌药物敏感试验选用抗生素，并酌情使用糖皮质激素。

3. 局部治疗　常用复方硼砂溶液等漱口。

4. 中医中药治疗　据中医理论，本病系内有痰热，外感风、火，应疏风清热，消肿解毒。常用中成药口服。

5. 手术治疗　急性扁桃体炎多次反复发作的病例，每年发作 3 次或以上，特别是已有并发症者，应在急性炎症消退 2~3 周后施行扁桃体切除术。

问题 2　怎样预防扁桃体炎?

思路　积极治疗原发疾病,患者平时要锻炼身体,增强体质,注意口腔卫生,及时治疗邻近器官疾病,不吃辛辣刺激性食物,季节变换,气温突变时注意增减衣物。

急性扁桃体炎是咽科常见病。咽部检查扁桃体改变以及血常规检查使得诊断更加容易。治疗首要目的是选择有效抗生素,控制感染,防止出现并发症。本病虽然是常见疾病,也需要考虑咽喉部其他炎症可能,重视咽部周围器官检查,避免误诊误治。

(肖旭平)

第四节　慢性扁桃体炎

疾病概要

慢性扁桃体炎(chronic tonsillitis)是由急性扁桃体炎反复发作、治疗不当或因腭扁桃体隐窝引流不畅,窝内细菌、病毒滋生感染演变而来。发病率差别很大,2%~20%;发病多见于大龄儿童和年轻人。

【主诉】

患者,女,30 岁,主因“反复咽痛 20 余年”就诊。

【印象诊断】

问题　根据主诉,应考虑哪些疾病?最有可能的诊断是什么?

思路　首先考虑咽、喉部常见慢性感染性疾病,还应考虑咽、喉部溃疡性疾病如阿弗他溃疡、扁桃体结核等。

知识点

慢性扁桃体炎的症状

1. 咽痛　为轻微咽痛,每遇感冒、受凉、劳累、睡眠欠佳或烟酒刺激后咽痛发作并加重。
2. 咽异物感　咽干、咽痒、咽喉异物感;异物感吞咽时消失,空咽时出现。

【问诊】

问题　根据主诉,在问诊中需要注意哪些要点?

思路

1. 症状　咽痛反复发作是慢性扁桃体炎的典型表现,应主要围绕该疾病的临床症状、起病诱因进行问诊。不能除外其他疾病的可能,应针对性询问有意义的阴性症状加以排除。如咽喉异物感什么时候出现、消失,是否伴有吞咽梗阻感以便排除下咽癌、早期食管癌、茎突过长综合征。

2. 问诊要点

(1)咽痛急性反复发作史(发作频率、末次发作时间)等。

(2)有无邻近组织、器官的感染,如急慢性鼻炎、鼻窦炎、牙病等。

(3)是否有风湿性关节炎、风湿性心内膜炎、肾炎等,与腭扁桃体炎症的关系。

(4)是否患有自身免疫性疾病。

(5)本人及家族中有无出血倾向。

(6)月经史。

(7)儿童是否有呼吸、吞咽困难、打鼾等。

病史问诊 患者于10岁时一次淋雨后出现咽痛，伴发热、食欲下降等，经静脉输液抗炎后症状缓解。此后每年劳累、受凉或感冒后发作，一年3~5次。既往：无其他系统性疾病，无结核病史，无咽部手术及外伤史。

【体格检查】

问题 为进一步明确诊断，查体需要注意哪些要点？

思路 重点检查腭扁桃体、舌根、牙龈、会厌及喉部，注意在腭扁桃体表面是否有瘢痕收缩、凹凸不平或在隐窝处有黄白色点状豆渣样物，扁桃体与舌腭弓有无粘连，双侧下颌下淋巴结是否肿大。

知识点

不同情况下的咽异物感

1. 慢性咽炎 咽干、咽痒、咽异感多位于咽部，吞咽时异物感消失，一般无声嘶，检查腭扁桃体无肿大及黄白点。

2. 茎突过长综合征 多为一侧吞咽痛或异物感，可向耳部放射，查腭扁桃体无肿大及脓点，咽部触诊有条索感或触压痛。

3. 下咽癌 咽异感、咽痛，可向耳部放射，腭扁桃体一般不肿大，吞咽时异物感明显，甚至吞咽困难。

专科检查 咽部慢性充血，牙龈无红肿，双侧扁桃体Ⅰ~Ⅲ度大，表面凹凸不平，扁桃体与舌腭弓粘连，隐窝口散在的黄白色点状物，易拭去。双侧下颌角淋巴结肿大，无压痛。

【辅助检查】

问题 为进一步明确诊断，此时最需要进行何种检查？

思路 结合反复咽痛病史及专科检查，慢性扁桃体炎诊断的可能性大，应完善实验室检查，行血常规、红细胞沉降率（ESR）检查等。

【诊断及鉴别诊断】

慢性扁桃体炎一般都有反复咽痛、发热等比较典型的临床表现，不难诊断。但是应注意与以下疾病相鉴别。

1. 扁桃体生理性肥大 多见于小儿和青少年。腭扁桃体大而光滑，腭扁桃体隐窝口清洁，无分泌物潴留，与周围组织无粘连，触之柔软，无反复咽痛病史，有吞咽障碍、打鼾现象，可有家族史。

2. 扁桃体角化症 腭扁桃体表面及其周围有白色刺状坚韧突起，周围无充血现象。突起物不易去除；若强行去除，可遗留出血创面，与腭扁桃体隐窝的脓栓易拭去截然不同。

3. 扁桃体结核 表面有虫蚀状溃疡者，易于诊断；隐性结核表面无病变，不易与慢性扁桃体炎区别，常在切除后做病理切片中才发现。可伴有肺结核临床表现。

4. 扁桃体良性肿瘤 以息肉、乳头状瘤及纤维瘤较常见，多发生于腭扁桃体表面。若整个腭扁桃体及其周围组织突向中线，可能为咽旁间隙肿瘤所致。

5. 恶性肿瘤 以扁桃体鳞癌或恶性淋巴瘤较多见，常为单侧肿大，发展快，癌多表现为溃疡或菜花状肿物，常侵及软腭及腭咽弓、腭舌弓，早期有颈淋巴结转移。

问题 以诊治为目的，还需进行哪些辅助检查？

思路 除入院常规检查外，需行与全身并发症相关的检查，如尿液分析、心肌酶、超声心动图、凝血功能、抗“O”、类风湿因子。

辅助检查结果 血常规、红细胞沉降率和CRP正常，胸片、心电图正常，尿常规示红细胞（+），蛋白（-），凝血功能正常。

【病情分析】

问题1 患者咽痛的性质、程度和频率如何，对诊治方案有何提示？

思路　根据慢性扁桃体炎急性发作出现咽痛的程度较剧烈，常为持续性；结合咽部检查发现咽部慢性充血，牙龈无红肿，双侧扁桃体Ⅰ度肿大，表面凹凸不平，扁桃体与舌腭弓粘连，隐窝口散在的黄白色点状物，易拭去。双侧下颌角淋巴结肿大，无压痛。一年急性发作超过3次以上，即可考虑手术。

问题2　尿液分析发现异常等，需要注意什么问题？

思路　慢性扁桃体炎常在急性发作后出现并发症，如：风湿性关节炎、肾炎、风湿性心内膜炎等，因而实验室检查发现尿液分析或红细胞沉降率、抗"O"、心电图等呈阳性改变，结合病史查体，可基本确诊病灶为扁桃体。

【诊断】

问题1　本病例的初步诊断及其诊断依据是什么？

思路　根据患者反复咽痛的病史，查体发现咽部慢性充血，双侧扁桃体Ⅰ度肿大，表面凹凸不平；扁桃体与舌腭弓粘连；隐窝口散在黄白色点状物，易拭去；双侧下颌角淋巴结肿大、无压痛。同时未发现恶性病变和结核性扁桃体炎的临床证据，慢性扁桃体炎的诊断比较明确。

问题2　本病是属于哪种类型的慢性扁桃体炎？

思路　结合病史和查体特点，尿常规及尿液分析阳性，抗"O"、红细胞沉降率增高，本病应属于慢性病灶型扁桃体炎。

知识点

慢性扁桃体炎的分类

1. 慢性单纯性扁桃体炎　虽有急性发作，但无全身并发症，腭扁桃体隐窝有脓栓或黏膜下黄白斑点。

2. 慢性病灶型扁桃体炎　常在急性发作后出现并发症，如慢性肾小球性肾炎、风湿性心内膜炎、类风湿关节炎等，实验室检查（如尿液分析等）呈阳性改变。

【治疗方案】

问题1　患者下一步应当如何处理？

思路　患者慢性扁桃体炎的诊断较明确，有手术指征，应收入院，进一步行术前检查，制订和实施手术治疗方案。

问题2　手术治疗的原则和目的是什么？

思路　为治愈慢性扁桃体炎，预防并发症，需要手术治疗，彻底清除病灶。基于慢性扁桃体炎是感染—变应性状态的观点，对本病的治疗不应仅限于抗感染或手术切除。对免疫功能低下者应先结合免疫疗法或抗变应性措施，包括使用有脱敏作用的生物制品（如用链球菌变应原和疫苗进行脱敏），以及各种增强免疫力的药物，如注射胎盘球蛋白、转移因子等。

知识点

扁桃体手术的分类

扁桃体手术已由传统的扁桃体挤切术发展到现在的扁桃体摘除术，激光、高频电刀切除术，等离子扁桃体消融术。

(1) 腭扁桃体剥离术：此法适用于成年患者，为常用的手术方法，多在局麻下进行；对精神紧张、不合作者、需要行等离子消融术应在全麻下进行手术。

(2) 扁桃体挤切术：此法适用于儿童。过去多选择局麻或无麻醉，一般学龄前儿童采用无麻挤切术；学龄儿童配合者，可采用局麻。目前多主张在全麻下摘除、切除或等离子消融手术，认为局麻或无麻手术对儿童可能会造成精神创伤。

问题 3 扁桃体手术并发症有哪些？怎么处理？

思路

1. 出血 发生在术后 24h 以内者为原发性出血，最常见的原因是术中止血不彻底、遗留有腭扁桃体残体、用肾上腺素的后作用、等离子手术层次把握不到位等所致，其次为术后咽部活动过甚，如咳嗽、吞咽等。继发性出血通常发生于常规术后 5~6d，电刀、等离子手术发生在 6~14d。此时白膜开始脱落，若进食不慎擦伤创面可致出血。发生出血时，应按下述方法处理：①查明出血部位，腭扁桃体窝内若有血凝块，应予清除，用纱布球加压至少 10~15min，或用凝血酶、止血粉覆于出血处，再用带线纱布球压迫止血。②如见活动性出血点，可用双极电凝止血或用止血钳夹住出血点后结扎或缝扎止血。③弥漫性渗血，纱球压迫不能止血时，可用消毒纱球填压在腭扁桃体窝内，将腭舌弓及腭咽弓缝合 3~4 针，纱球留置 1~2d。④失血过多，应采取补液、输血等措施积极治疗。

2. 伤口感染 手术后 3d 体温突然升高或术后体温一直持续在 38.5℃以上，检查可见腭舌弓和腭咽弓肿胀、创面不生长白膜或白膜生长不匀，口腔有异味，患者咽痛加剧，下颌角淋巴结肿大疼痛。应及时用抗生素治疗。

3. 肺部并发症 术中若有过多的血液或异物吸入下呼吸道，经 X 线检查证实有肺部病变时，可行支气管镜检查，吸除血液及取出异物，同时选用足量抗生素治疗。

4. 创伤 因操作时过度牵拉或损伤邻近组织，术后局部组织反应较重，以软腭及悬雍垂水肿比较多见，可有黏膜下淤血。一般情况下，水肿多于术后 4~5d 自行消退。

【出院随访】

问题 1 扁桃体术后何时可以出院？出院后应注意些什么？

思路 患者于扁桃体术后 3~5d 无发热等感染迹象，病情稳定，没有明显出血等术后并发症表现，可以出院。嘱患者于术后 2 周复查。出院后注意饮食，加强营养，术后 10~15d 不进硬质食物。10d 内避免到人群密集、封闭环境中活动，注意口腔清洁。

问题 2 怎样预防慢性扁桃体炎？

思路 预防链球菌感染。注意居住环境卫生，对急性扁桃体炎应彻底治愈。加强体育锻炼，增强体质和抗病能力。

小 结

急性扁桃体炎 / 慢性扁桃体炎习题

慢性扁桃体炎是咽科常见病，由急性扁桃体炎反复发作、治疗不当或因腭扁桃体隐窝引流不畅，窝内细菌、病毒滋生感染演变而来。发病多见于大龄儿童和年轻人。诊断依据反复咽痛发作病史，咽部慢性充血，牙龈无红肿，双侧扁桃体Ⅰ度肿大，表面凹凸不平；扁桃体与舌腭弓粘连；隐窝口散在的黄白色点状物，易拭去；双侧下颌角淋巴结肿大、无压痛。治疗首要目的是去除病灶，防止出现并发症。本病虽然是常见疾病，也需要考虑咽喉部其他疾病的可能，重视咽喉部周围器官检查，避免误诊误治。

（肖旭平）

第五节 扁桃体周脓肿

疾病概要

扁桃体周脓肿（peritonsillar abscess）是扁桃体周围间隙的化脓性炎症。大多继发于急性扁桃体炎，尤其多见于慢性扁桃体炎屡次急性发作者。由于扁桃体隐窝，特别是扁桃体上隐窝被阻塞，引流不畅，其中的细菌或炎性产物破坏上皮组织，向隐窝深部发展，穿透扁桃体包膜，进入扁桃体周围间隙所致。常见的致病菌有金黄色葡萄球菌、乙型溶血性链球菌、甲型草绿色链球菌等。厌氧菌也可导致本病发生。

【主诉】

患者，男，35岁。主因“咽痛、发热4d，加重伴左侧耳部放射痛2d”就诊。

【印象诊断】

问题　根据主诉，应考虑哪些疾病？最有可能的诊断是什么？

思路　首先考虑咽、喉部常见感染性疾病，还应考虑咽、喉部恶性肿瘤（继发感染）以及特殊性感染等。其中，急性化脓性扁桃体炎并发扁桃体周围间隙感染可能性大。

知识点

1. 扁桃体周脓肿的症状　初起如急性扁桃体炎症状，3~4d后，发热仍持续或又加重，一侧咽痛加剧，吞咽时尤甚，疼痛向同侧耳部或牙齿放射。吞咽困难，饮水鼻腔反流。重症患者因翼内肌受累而有张口困难、全身乏力、食欲减退、肌肉酸痛、便秘等。

2. 放射性耳痛　耳部分布有舌咽神经鼓室支和迷走神经耳支等感觉神经分支。当咽喉部舌咽神经、迷走神经等的神经干或分支受到局部炎症、肿瘤等刺激或压迫可使疼痛沿着神经传导分布区放射至耳部出现耳痛感觉。因此，在很多咽喉疾病患者中可出现放射性耳痛的症状。

【问诊】

问题　根据主诉，在问诊中需要注意哪些要点？

思路

1. 症状　咽痛、发热加重伴一侧疼痛加剧，同侧耳部牵涉痛提示扁桃体急性炎症突破扁桃体被膜进入扁桃体周围间隙，是扁桃体周脓肿的典型症状，应主要围绕该疾病的临床症状、体征进行问诊。不能除外咽旁脓肿等其他疾病的可能，应针对性询问有意义的阴性症状加以排除。

2. 问诊要点

(1)咽痛的时间和诱因，是一侧还是两侧，加重和缓解因素。

(2)发热：最高多少度，热型，加重和缓解因素。

(3)是否伴有呼吸困难、张口困难、咽旁和颈侧疼痛。

(4)是否治疗过，采取过什么治疗措施，疗效如何；是否有慢性扁桃体炎、糖尿病、心脑血管疾病史、传染病史等。

病史问诊　患者于4d前一次淋雨后出现咽痛、发热，未予以治疗，2d前开始出现左侧咽痛加剧，吞咽时加重，疼痛向左侧耳部放射，张口困难，伴畏寒、食欲下降、全身无力等症状。口服消炎药后症状无缓解。既往：有慢性扁桃体炎病史，每年发作4~5次。无其他系统性疾病，无结核病史，无咽部手术及外伤史，无牙龈肿痛史。

【体格检查】

问题　为进一步明确诊断，查体需要注意哪些要点？

思路　重点检查腭扁桃体、腭弓、软腭、悬雍垂、舌、牙龈、会厌及喉部、颈部。注意悬雍垂是否居中，软腭、腭舌弓、腭咽弓是否肿胀，腭扁桃体是否红肿移位，双侧下颌下淋巴结是否肿大，颈部颌下区是否肿大压痛。

专科检查　患者头偏向左侧，张口受限，口腔内唾液积存，左侧腭舌弓及软腭、悬雍垂明显充血、肿胀，软腭及悬雍垂向右侧偏移，左侧腭舌弓上方尤为膨隆。双侧扁桃体Ⅱ度肿大、充血，左侧扁桃体部分被遮盖且被推向内下方（图20-5）。会厌无红肿，喉腔黏膜无红肿，声带无肿胀，活动好。双侧下颌角处可以触及淋巴结肿大且触痛。

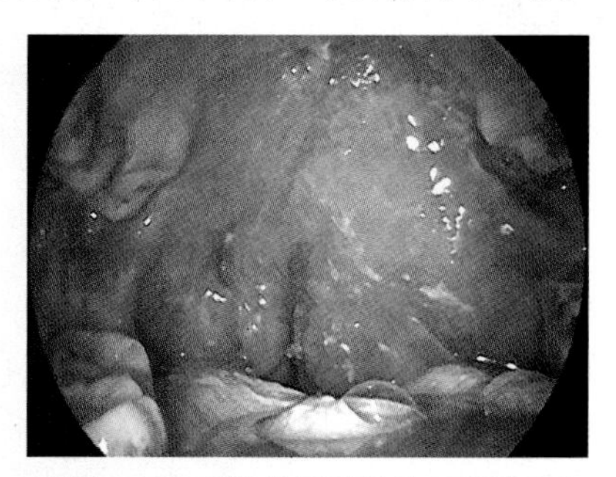

图20-5　扁桃体周脓肿的局部表现

知识点

扁桃体周脓肿的发生部位

(1)扁桃体周脓肿绝大多数为单侧,两侧者极为罕见。临床上主要分为前上型和后上型,以前上型最为常见。

(2)前上型脓肿大多源于扁桃体最大的隐窝即上隐窝炎症。扁桃体上隐窝作为扁桃体隐窝中最大、最深的隐窝,纵深几乎贯穿扁桃体实质,隐窝底接近扁桃体被膜。如果隐窝开口引流受阻,炎症继而向深部发展突破扁桃体被膜即可进入邻近的扁桃体上窝疏松间隙形成感染。脓肿位于扁桃体上极与腭舌弓之间,腭舌弓及软腭、悬雍垂明显充血、肿胀,偏向健侧,扁桃体被推向内下方且可被肿胀的软腭和腭舌弓所遮盖。

(3)后上型位于扁桃体与腭咽弓之间,腭咽弓充血、肿胀,扁桃体被推向前内下方,炎症可能波及喉咽部。

【辅助检查】

问题1 为进一步明确诊断,此时最需要进行何种检查?

思路 结合病史及专科检查可以判断为扁桃体急性炎症,而且炎症已经波及扁桃体周围区域。至于目前是扁桃体周围炎阶段还是已经形成脓肿,可以采用隆起处试验穿刺的方法进行判别。如果抽出脓性分泌物则脓肿的诊断即可明确,如果脓肿自行破裂,脓性分泌物溢出,诊断也可成立。

知识点

扁桃体周脓肿的穿刺

通常在1%丁卡因表面麻醉后,用16~28号粗针头于肿胀最为膨隆处进行穿刺试抽,如果触诊未能发现明显隆起或波动感时可以参考Chiari点(悬雍垂基部与上列第8磨牙连线的中点)或Thompson点(悬雍垂基部水平线与腭舌弓游离缘下端垂直线之交点)进行试验穿刺(图20-6)。穿刺时,应注意方位,不可刺入太深,以免误伤咽旁隙内的大血管。

扁桃体周围穿刺阴性的原因可能是:①仍处于扁桃体周围炎期,脓肿尚未形成;②穿刺针头过细、脓汁黏稠无法抽出;③穿刺部位、深度、方向有误。

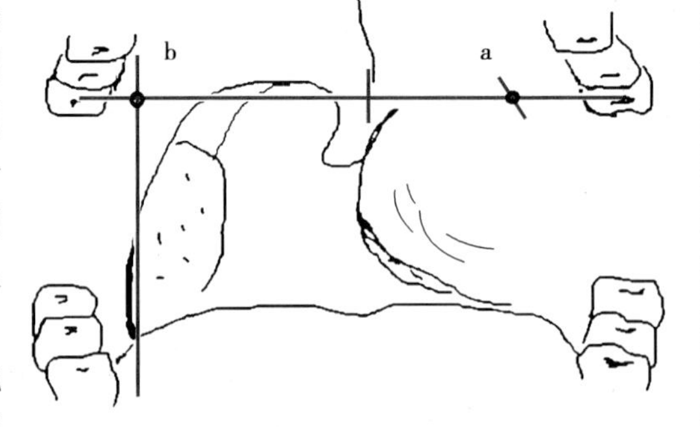

a.Chiari点;b.Thompson点。

图20-6 扁桃体周脓肿穿刺切开点

问题2 以诊治为目的,还需进行哪些辅助检查?

思路

1. 临床检验 血细胞分析等有助于急性炎症的定性诊断,可以非常容易地和临床表现相似的粒细胞缺乏症、白血病等血液系统疾病相鉴别。局部和全身淋巴结检查对急性单核细胞增多症以及扁桃体恶性淋巴瘤的鉴别诊断有意义。脓腔分泌物细菌培养及药物敏感试验可以对病原微生物进行鉴定,对抗生素的选择使用具有指导意义。

2. 影像学检查 当临床表现怀疑具有扁桃体周脓肿的可能,而多点试验穿刺未能抽及脓性分泌物时可以进行影像学检查,如扁桃体周脓肿CT检查。咽部超声波探测或咽部增强CT检查(图20-7)可能发现非常规部位扁桃体周脓肿或咽旁脓肿甚至实质性占位病变。

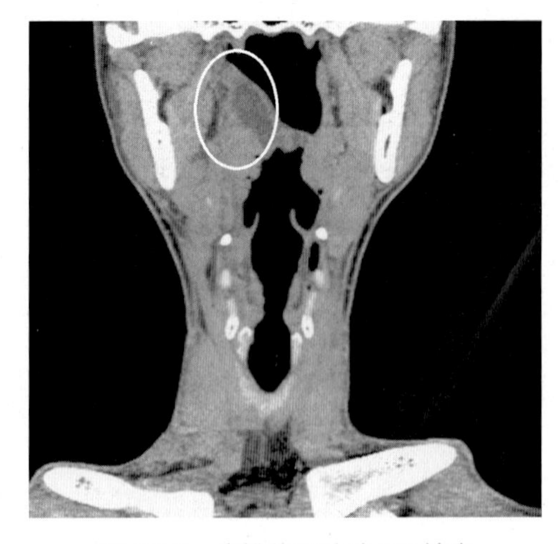

图20-7 扁桃体周脓肿CT检查

3. 局部涂片和病理检查　扁桃体表面分泌物的涂片菌检可能有助于与咽部特异性感染类疾病相鉴别；对于穿刺质感硬韧，影像学上提示为占位性病变的病例应在影像引导下进行穿刺针吸活检与肿瘤类疾病相鉴别。对于青少年或成人单侧扁桃体快速增生，伴有或不伴疼痛，血液分析不支持急性炎症，抗炎治疗无效，甚至局部出现组织坏死的病例应高度怀疑为扁桃体恶性肿瘤，必要时可以手术探查并进行病理检查。

辅助检查结果　血常规检查：WBC 13.96×10^9/L，中性粒细胞百分比 93.7%，淋巴细胞百分比 3.8%。C 反应蛋白 168.35mg/L。隆起处穿刺有脓。

【诊断】

问题 1　本病例的初步诊断及其诊断依据是什么？

思路　根据青壮年患者，急性起病，咽痛超过 4~5d，既往具有扁桃体炎发作病史。单侧咽痛逐渐加重，出现耳部牵涉痛及张口困难提示病变范围不局限于扁桃体，已经侵及颈深组织和翼内肌。局部隆起明显，隆起处穿刺有脓提示脓肿形成。同时未发现颈部、颌下部肿胀，会厌及喉部红肿，扁桃体周脓肿的诊断比较明确。

问题 2　扁桃体周脓肿的并发症有哪些？

思路 1　虽然目前抗生素的药效已经十分强大，再加上切开排脓的处置，绝大多数扁桃体周脓肿患者预后良好。但由于患者体质弱、抵抗力差，使用药物的种类或方法错误，脓肿引流困难或不彻底等原因，在个别病例中仍有并发症发生。此时应该加强抗感染治疗强度或修正治疗方案。

思路 2　脓肿向周围扩展。脓肿未能控制继续向外侧深方发展进入咽旁隙可形成咽旁脓肿；向下方蔓延可导致喉炎、喉水肿，呼吸困难。必要时应考虑改换其他相应途径进行脓肿切开引流术，如有呼吸困难加重甚至可以考虑进行气管切开术。

思路 3　感染经血行播散可能引发脓毒血症或败血症，也可能造成远隔脏器的感染甚至脓肿形成。发热时进行血液细菌培养可能查到致病菌。加强抗感染治疗的力度，积极的抗炎对症、支持疗法等综合治疗有助于预防感染性休克的发生，改善全身状态。对于顽固病灶性扁桃体周脓肿病例可以考虑实施扁桃体切除术。

【鉴别诊断】

问题　本病例还应与哪些疾病进行鉴别？

思路　本病应与以下几种疾病进行鉴别：

1. 咽旁脓肿　咽旁隙的化脓性炎症，肿胀部位在咽侧下颌角部，伴有颈侧上部压痛。患侧扁桃体和咽侧壁被推向中线，但扁桃体本身无病变。

2. 智齿冠周炎　常因阻生牙起病，多发生于下齿槽的内侧，牙冠上覆盖肿胀组织，牙龈红肿、触痛，可扩散到腭舌弓，但扁桃体及悬雍垂一般不受影响。

3. 脓性颌下炎　为口底急性弥漫性蜂窝织炎，在口底及颌下有痛性硬块，舌被抬高，压舌或伸舌疼痛，张口受限，但无牙关紧闭。

4. 扁桃体恶性肿瘤　一般无发热，一侧扁桃体迅速增大或扁桃体肿大而有溃疡。

【治疗方案】

问题 1　患者下一步应当如何处理？

思路　患者扁桃体周脓肿的诊断较明确，应收入病房，根据病情制订治疗方案。

问题 2　该病的治疗原则是什么？

思路　抗感染、抗炎、对症治疗和穿刺切开引流是主要的治疗原则。

1. 抗感染治疗　不论是脓肿形成前的周围炎阶段还是脓肿形成阶段，给予足量、敏感、有效的抗生素始终是治疗的基础。在没有得到细菌培养、药物敏感试验结果之前应首选头孢菌素类广谱抗生素进行治疗；随后根据治疗效果和药敏试验结果可以进行必要的药物调整。

2. 抗炎对症治疗　由于急性期咽痛、张口受限、吞咽障碍等原因，患者进食、饮水都比较困难，所以必要的水、电解质补充和营养补充有助于改善一般状态。对于高热、水肿等炎症反应较重的病例可在抗生素治疗的同时适当使用糖皮质激素进行控制。

3. 扁桃体周脓肿的穿刺或切开排脓　脓肿形成后应尽早实施穿刺或切开排脓，此为迅速缓解症状、缩短病程的关键。部分病例经一次穿刺抽脓、脓腔灌洗即可达到排脓目的，有些则需要根据病情需要再次进行穿刺。对于脓肿较大、症状较重者主张穿刺后进行脓肿切开，充分引流，但不必留置引流条，可于次日进行切开口扩张。

4. 扁桃体切除 扁桃体周脓肿作为急性扁桃体炎的合并症,一旦发生多证明病情比较严重,容易复发,所以一般认为对于罹患扁桃体周脓肿的患者实施扁桃体切除术是防止再发、争取痊愈的必要治疗项目。手术时机通常为急性炎症控制后2周,也有学者主张穿刺确诊后,在抗生素治疗的保护下,脓肿切开同时进行扁桃体切除手术。

小 结

扁桃体周脓肿是急性扁桃体炎最常见的合并症,也是头颈部最常见的间隙脓肿。早期扁桃体急性炎症突破扁桃体被膜感染扁桃体周围间隙形成蜂窝织炎(扁桃体周围炎),进而形成脓肿。临床表现为单侧剧烈咽痛、吞咽痛、发热、张口受限等,检查可见患侧软腭、腭弓明显充血、肿胀、膨隆,扁桃体受压移位。治疗原则为抗感染、对症治疗,脓肿形成前按急性扁桃体炎处理,脓肿形成后需要进行扁桃体周脓肿穿刺或切开排脓。本病容易复发,故应根据病情适时进行扁桃体切除术。

(陈 雄)

第六节 咽 后 脓 肿

疾病概要

咽后脓肿(retropharyngeal abscess)为咽后隙的化脓性炎症,分为急性与慢性两型。急性型常见于3岁以内的幼儿,多由邻近组织感染引发咽后隙淋巴结炎化脓所致;成人多因咽后壁侵入性损害引起的咽后隙非特异性感染化脓所致,抗炎对症、切开排脓是其治疗原则。慢性型多见于患有颈淋巴结结核或颈椎结核的成人,通常在椎体与椎前筋膜之间形成结核性寒性脓肿,抗结核治疗、穿刺排脓或颈外切开引流是其治疗原则。

【主诉】

患者,男,2岁。主因"咽痛拒食4d,呼吸困难1d"就诊。

【印象诊断】

问题 根据主诉,应考虑哪些疾病?最有可能的诊断是什么?

思路 首先考虑咽、喉部常见感染性疾病,还应考虑呼吸道或消化道异物等。

知识点

咽后脓肿的症状

一、急性型

1. 咽痛与吞咽困难 婴儿表现为拒食,吐奶或奶汁反流鼻腔,或吸入呼吸道引起呛咳,甚至发生窒息;异物外伤所致者,症状更严重,吞咽不下。

2. 呼吸困难 脓肿位置与大小决定呼吸困难的程度。可以表现为睡眠时打鼾。

3. 语音不清 由于咽后壁炎症影响和咽部共鸣腔改变,说话及哭声含糊不清,如口中含物,甚至呈鸭鸣音。

4. 全身症状 全身症状较明显,可有畏寒、发热、烦躁不安。

二、慢性型

1. 异物感和吞咽困难 无咽痛,多在脓肿增大后有异物感及吞咽困难。

2. 呼吸困难 慢性脓肿发展得很大时,也可以出现呼吸困难。

3. 结核病全身症状 午后低热、夜间盗汗等。

【问诊】

问题　根据主诉，在问诊中需要注意哪些要点？

思路

1. 症状　幼儿患者，急性起病，剧烈咽痛、吞咽困难，2~3d便出现呼吸困难，首先应考虑出现咽后脓肿。应主要围绕该疾病的诱因、临床症状、体征进行问诊。不能除外急性扁桃体炎、急性喉炎、喉异物等其他疾病的可能，应针对性询问有意义的阴性症状加以排除。

2. 问诊要点

(1)咽痛的时间和诱因，加重和缓解因素。

(2)呼吸困难的特点(吸气性/呼气性/混合性)，持续时间，程度，加重和缓解因素。

(3)是否伴有发热、声嘶、喘鸣、张口困难、咽旁和颈侧疼痛。

(4)是否采取过治疗，采取过什么治疗，疗效如何；是否有慢性扁桃体炎，呼吸道及消化道异物史、手术外伤史、传染病史等。

病史问诊　4d前受凉后出现咽痛、发热、咳嗽、不愿进食，服用"感冒冲剂"后无明显好转，近两天说话发音含糊呈鸭鸣音，神情萎靡，呼吸不畅，夜间加重。无张口困难、咽旁颈侧疼痛。既往无慢性扁桃体炎病史、手术外伤史、传染病史，无明确呼吸道及消化道异物史。

【体格检查】

问题　为进一步明确诊断，查体需要注意哪些要点？

思路

(1)重点检查咽后壁、腭扁桃体、腭弓、软腭，注意咽后壁是否有隆起，黏膜情况，是否有脓性分泌物，软腭、腭舌弓、腭咽弓是否肿胀，在腭扁桃体是否红肿移位，双侧下颌下淋巴结是否肿大，颈部颌下区是否肿大压痛。

(2)对怀疑为咽后脓肿的患者进行专科检查时应注意，防止检查时脓肿突然破裂造成误吸而窒息。检查前应准备好吸引器等急救器具。检查时患儿多不配合，故动作应轻柔、迅速，压舌板不宜过于用力或向后触及舌根或咽后壁，以免诱发患儿咽反射。恶心呕吐、用力吞咽、哭闹挣扎都可导致脓肿压力增大而破溃。一旦发生意外，应迅速将患儿头部朝下，防止脓液呛入气道，发生窒息或感染。专科检查不必勉强。如遇患儿拒不配合或咽部检查不能明示可以先行颈部侧位X线片或颈部CT扫描等影像学检查以帮助明确病情(图20-8)。

专科检查　患儿头偏向左侧，以压舌板轻压舌体检查发现舌根水平以下咽后壁正中偏左侧明显隆起，表面黏膜充血、水肿，未发现异物存留。左侧腭咽弓及软腭向前偏移，扁桃体Ⅰ度肿大，不红，无脓性分泌物。双侧颈淋巴结肿大并有压痛。

【辅助检查】

问题　为进一步明确诊断，此时最需要进行何种检查？

思路　结合病史及专科检查可以判断为咽后脓肿。患儿头偏向患侧是用以缓解患侧咽壁张力，提示脓肿已有一定张力。可行X线侧位拍片，以判断脓肿的大小及范围。

知识点

慢性咽后脓肿的检查特点

专科检查可发现咽后壁隆起，常位于咽后壁中央，色泽较淡，无明显充血。影像学检查可发现椎前有隆起软组织阴影，肺结核、颈椎骨质破坏等征象，临床检验结核相关项目可显示阳性结果，痰菌培养可检出结核分枝杆菌。

【诊断】

问题1　本病例的初步诊断及其诊断依据是什么？

思路　2岁患儿，急性起病，剧烈咽痛、吞咽困难，2d便出现呼吸困难，无呼吸道及消化道异物，咽后壁正中偏左侧明显隆起，表面黏膜充血、水肿，扁桃体无明显异常，咽后脓肿的诊断比较明确。

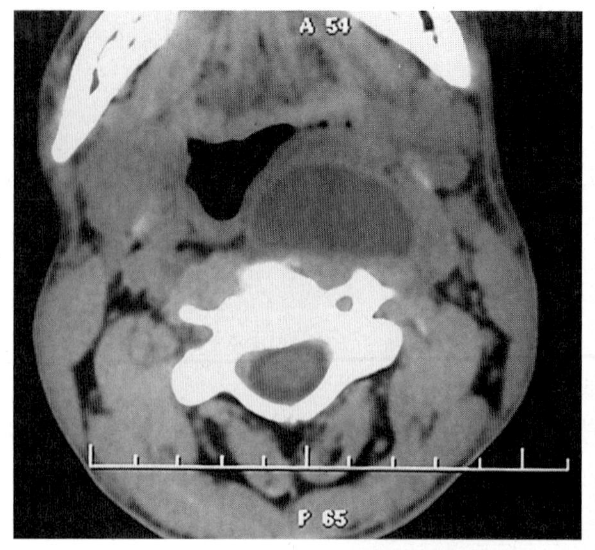
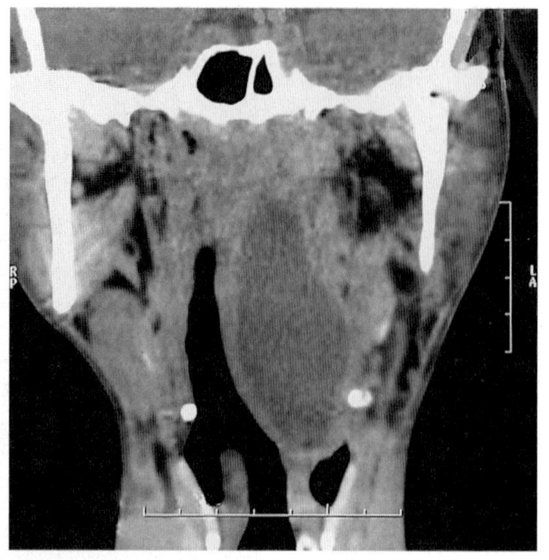
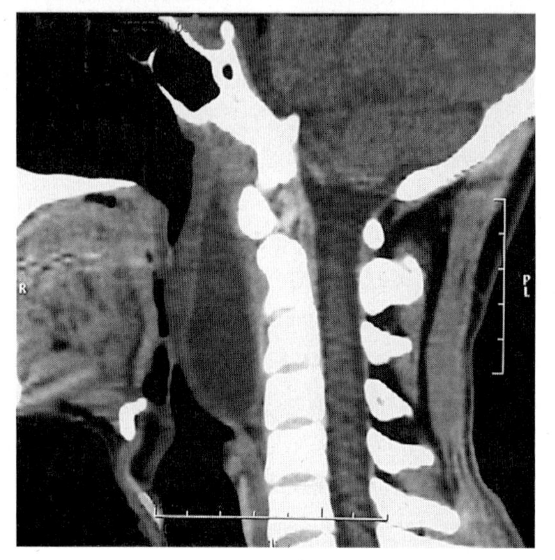

图 20-8 咽后脓肿 CT 检查

知识点

咽后隙（retropharyngeal space）位于椎前筋膜与颊咽筋膜之间，上起颅底，下至上纵隔，相当于第 1、第 2 胸椎平面，在中线处被咽缝分为左右两侧，且互不相通。咽后隙中有疏松结缔组织和淋巴组织，婴幼儿期有较多淋巴结，至成年后基本萎缩。

问题 2　咽后脓肿的并发症有哪些？

思路 1　根据病史、症状及检查所见，诊断不难，再加上大多都能及时就诊，绝大多数咽后脓肿患者预后良好。但由于患者体质弱、抵抗力差，使用药物的种类或方法错误，脓肿引流困难或不彻底等原因，在个别病例中仍有并发症发生。此时应该加强抗感染治疗强度或修正治疗方案。

思路 2　脓肿破裂，吸入下呼吸道，可引起吸入性肺炎甚至窒息。

思路 3　脓肿向周围扩展。脓肿向下发展，可引起急性喉炎、喉水肿、纵隔炎。脓肿向外侧可侵入咽旁间隙导致咽旁隙脓肿，继之侵蚀大动脉，可发生致死性大出血。如果脓肿向周围发展引发急性喉炎、喉水肿，出现了明显的呼吸困难征象，在积极治疗无法缓解时应该进行气管切开；如果脓肿扩大形成咽旁隙脓肿应考虑进行颈外入路脓肿切开引流。

【治疗方案】

问题1 患者下一步应当如何处理?

思路 患儿咽后脓肿的诊断较明确,应收入病房,制订和实施手术治疗方案。

问题2 该病的治疗原则是什么?

思路 抗感染、对症治疗和穿刺切开引流是主要的治疗原则。

1. 急性型

(1)一经确诊,应及早施行穿刺切开排脓。幼儿手术一般在局麻监护下进行即可,脓肿切开前应先进行试验性穿刺抽吸。切开后充分吸出脓液。如脓液引流不畅,每日应扩张创口,排尽脓液直至痊愈。

(2)抗感染治疗。术后使用足量广谱抗生素控制感染。

(3)对症治疗。由于急性期咽痛、张口受限、吞咽障碍等原因,患者进食、饮水都比较困难,所以必要的水、电解质补充和营养补充有助于改善一般状态。

2. 慢性型

(1)抗结核治疗。根据患者病情,确定合理的结核治疗方案。

(2)结合抗结核治疗,用长粗穿刺针经口腔从咽后脓肿处穿刺抽脓,脓腔内注入0.25g链霉素液,但不可以在咽部切开。咽部切开虽然比较直接但后期的处置比较困难,还有遗留经久不愈的窦道之虞,故应慎重对待。有颈椎结核者,宜在骨科医师在治疗颈椎结核的同时,颈外切开排脓。

(陈 雄)

第七节 咽旁脓肿

疾病概述

咽旁脓肿(parapharyngeal abscess)为咽旁隙的化脓性炎症,初期为蜂窝织炎,随后发展成脓肿,多由邻近组织或器官的化脓性炎症扩散而致。咽部外伤、手术、异物感染、血液或淋巴系统感染累及到咽旁隙也可导致咽旁脓肿。致病菌与扁桃体周脓肿相似,以溶血性链球菌为多见,其次为金黄色葡萄球菌、肺炎双球菌等。作为重症感染性疾病,敏感有效的抗生素控制感染和颈外途径脓肿切开引流是治疗的主要措施。

【主诉】

患者,男,55岁。主因“发热、左侧咽痛、咽异物感1周,加重伴左颈部疼痛2d”就诊。

【印象诊断】

问题 根据主诉,应考虑哪些疾病?最有可能的诊断是什么?

思路 首先考虑咽部异物导致的咽部感染性并发症,咽旁隙脓肿形成的可能性大。

知识点

咽旁脓肿的症状

局部症状:咽痛及颈侧剧烈疼痛,吞咽困难,言语不清。茎突前隙感染累及翼内肌时,出现张口困难。

全身症状:畏寒、高热、头痛、乏力及食欲减退等。体温可呈持续性高热或脓毒血症的弛张热,严重时可呈衰竭状态。

知识点

咽 旁 隙

咽旁隙位于翼内肌与咽侧壁之间，呈倒立的锥体形。上至颅底，下达舌骨平面，前界为翼下颌韧带、下颌下腺上缘，外侧有下颌骨升支、腮腺深面和翼内肌，内侧有颊咽筋膜及咽上缩肌与腭扁桃体相邻，后界为椎前筋膜。由茎突及茎突诸肌将此间隙分为前后两部。咽旁前间隙较小，内有咽升动脉、静脉行于其中。咽旁后间隙较大，内有颈内动、静脉及第Ⅸ~Ⅻ脑神经及颈深上淋巴结。

咽旁隙与翼颌间隙、颞下间隙、下颌下间隙、咽后间隙相通。

【问诊】

问题 根据主诉，在问诊中需要注意哪些要点？

思路

1. 症状 成人患者，剧烈咽痛、咽异物感，伴有发热，颈侧疼痛，首先应考虑咽部异物导致的咽部感染，咽旁隙脓肿形成。应主要围绕该疾病的诱因、就诊经历、临床症状、体征进行问诊。同时注意是否出现咽旁脓肿并发症，应针对性询问有意义的阴性症状加以排除。

2. 问诊要点

(1) 有无明确消化道异物史，是否诊治。

(2) 咽痛、颈侧疼痛的时间和诱因，加重和缓解因素。

(3) 发热：最高多少度，热型，加重和缓解因素。

(4) 是否伴有吞咽困难、言语不清、张口困难、呼吸困难、呕血。

(5) 是否采取过治疗，采取过什么治疗，疗效如何；近期是否有急性扁桃体炎、扁桃体周脓肿、咽后脓肿、牙槽脓肿，手术外伤史，慢性病史等。

病史问诊 10d前有疑似误咽鱼刺经历，当时就诊未能发现和取出异物，咽异物感时轻时重，吞咽时加重。1周前出现咽痛且逐渐加重，伴发热、头痛、吞咽困难、讲话含糊不清，近两天左颈部明显肿胀疼痛，活动受限。无明显声嘶及呼吸困难，无张口困难，无咯血及呕血。有糖尿病10年，血糖控制不佳。近期无其他邻近部位感染及手术外伤史。

【体格检查】

问题 为进一步明确诊断，查体需要注意哪些要点？

思路 重点检查咽部是否有异物，咽部是否有隆起，咽部黏膜情况，咽部是否有脓性分泌物，软腭、腭舌弓、腭咽弓是否肿胀，在腭扁桃体是否红肿移位。颈部、颌下部肿胀情况，是否有压痛、波动感。

专科检查 患者呈急性重病容，体温38.8℃、脉搏115次/min、呼吸24次/min、血压135/88mmHg。颈部僵直，头向左侧倾斜，活动受限。左下颌角及下颌下肿胀、压痛，未触及波动感。左咽部检查可见左侧咽侧壁及腭弓隆起、充血，未见明显异物，扁桃体无明显充血肿胀。

【辅助检查】

问题 为进一步明确诊断，此时最需要进行何种检查？

思路 结合病史及专科检查可以判断为咽旁脓肿。咽旁脓肿属于颈深部间隙感染，仅从咽部或颈外检查很难进行确认，不能根据有无波动感判断咽旁脓肿，所以影像学检查是必要的。可行颈部超声或CT、MRI，以确定脓肿形成，判断脓肿的部位、性质及范围。需要注意的是由于咽旁脓肿可以蔓延至纵隔，影像学检查范围涵盖至整个胸部是必要的（图20-9）。必要时可在压痛最明显处做诊断性穿刺抽脓，明确诊断。

【诊断】

问题1 本病例的初步诊断及其诊断依据是什么？

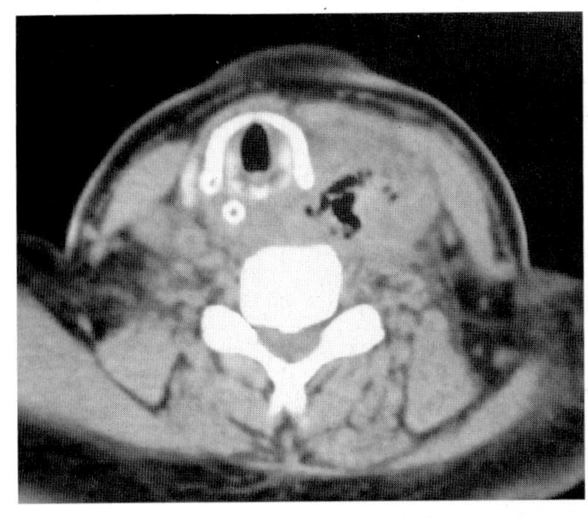
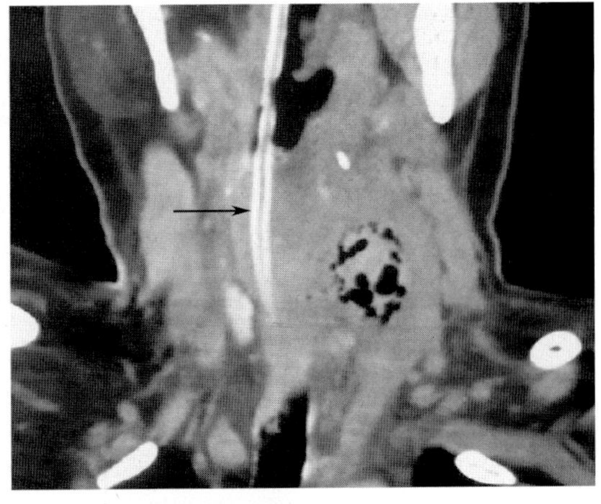
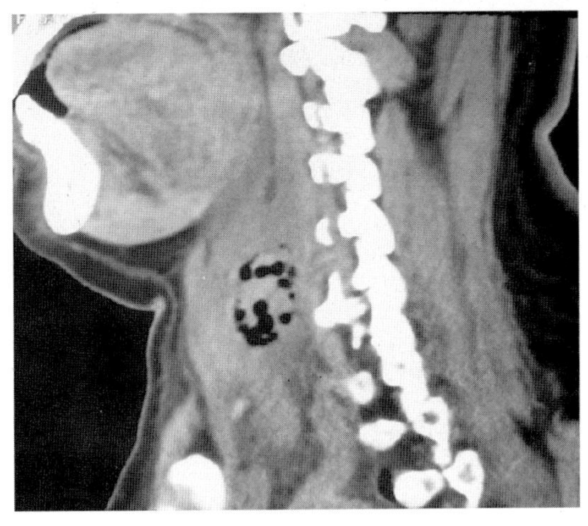

图 20-9　咽旁脓肿 CT 检查
左侧咽旁隙脓肿形成，脓肿内有气体，箭头所示为鼻饲管。

思路　根据老年患者，有糖尿病，起病前有咽部异物史，咽痛逐渐加重，伴发热、颈部肿胀疼痛。专科检查可见颈部僵直、活动受限。左下颌角及下颌下肿胀、压痛。左咽部检查可见左侧咽侧壁及腭弓略隆起、充血，扁桃体本身无红肿。颈部 CT 显示左侧咽旁间隙内异常密度影，喉咽后壁增厚，脓腔内散在有气体。咽后脓肿的诊断比较明确。

问题 2　咽后脓肿的并发症有哪些？

思路　咽旁脓肿属于颈深部间隙感染，周围有很多重要的解剖结构，如果扩展范围大，可发生复杂、严重的并发症。

脓肿向周围扩展，可波及咽后隙而导致咽后脓肿。继而向下发展，可引起喉水肿。沿大血管向下发展，可发生纵隔炎、血栓性静脉炎及颈动脉鞘感染；若侵蚀颈内动脉，可致颈内动脉壁糜烂而引起致命的大出血；颈内静脉受侵犯，可引起血栓性静脉炎。

【治疗方案】

问题 1　患者下一步应当如何处理？

思路　患者咽旁脓肿的诊断较明确，应收入病房，制订和实施手术治疗方案。

问题 2　该病的治疗原则是什么？

思路　抗感染、对症治疗和穿刺切开引流是主要的治疗原则。

脓肿形成前：全身使用广谱、足量的抗生素及适量的糖皮质激素等药物治疗。一般在治疗之初可以根据临床判断使用强力广谱抗生素。一旦获得细菌培养及药敏试验结果后应该立即对照调整，力求提高治疗效率。在治疗过程中如果发现疗效不理想，应进行细菌培养复查，及时调整用药。通常全身应用抗生素的时间不应少于两周，要按照药物使用说明足量、足次使用。

脓肿形成后：①切开排脓。脓肿位置较深或颈部肿胀明显者颈外径路。咽旁脓肿的切开引流一般采用颈侧入路。优点是暴露清楚，便于上下延伸切口，对重要血管、神经的周围病变的处理也比较从容，术后换药也比较直观、方便。脓肿明显突向咽侧壁，且无血管搏动者，经口径路。②同脓肿形成前一样抗感染治疗，同时在切开引流术后应注重术腔生理盐水冲洗，后期无脓性分泌物，引流充分，细菌培养阴性时才可以考虑停止使用抗生素，单纯换药处理。

问题 3 需要注意的事项有哪些？

思路 ①咽旁脓肿属于重症感染性疾病，治疗中抗生素地位和作用非常重要，合理使用抗生素尤为关键。②由于脓肿位于深部，不宜盲目进行穿刺，以免损伤大血管。超声引导下的穿刺操作可以提高成功率，降低副损伤的发生率。③患者有糖尿病，身体抵抗力差，咽旁脓肿可进展为坏死性筋膜炎，宜充分切开引流，清除坏死肌肉和筋膜组织，形成残腔，放置碘仿纱条引流，根据脓液多少每日或隔日换药。通常需多次清创引流术，有约 50% 死亡率，需予以高度重视。

扁桃体周脓肿 / 咽后脓肿 / 咽旁脓肿习题

（陈 雄）

第二十一章 咽部异物

疾病概要

咽部异物为门急诊最常见的病症之一。主要原因有：进食不慎或睡眠、昏迷、醉酒时误咽鱼刺、肉骨、果核、义齿等，造成异物嵌顿于口咽或喉咽部；儿童嬉戏，将玩物、硬币等异物放入口中，不慎坠入下咽部；医疗手术中误将止血棉球、纱条留置于鼻咽部或扁桃体窝中，未及时清除而形成异物；企图自杀者，有意吞入异物。

【主诉】

患者，男，38岁。主诉"误咽鱼刺伴右侧咽喉部刺痛感2d"就诊。

【印象诊断】

问题　通过主诉，该患者可疑的诊断是什么？

思路　根据患者的主诉、症状，应高度怀疑咽喉部异物的可能。

知识点

咽部异物的临床症状

(1) 进食后立即发生咽部异物感与刺痛感，吞咽时症状明显加重，部位大多比较固定。

(2) 尖锐异物刺破黏膜可见少量出血或血性唾液。

(3) 较大异物存留于下咽或刺破咽壁可引起咽旁间隙气肿甚至纵隔气肿，可导致吞咽困难和呼吸困难。

【问诊】

问题　根据主诉，现病史的采集还应注意哪些问题？

思路　详细询问进入咽部的异物种类及数量非常重要，对患者的叙述要运用医学专业知识进行分析，去伪存真。老年人（特别是高龄老人）和儿童对异物的种类多不能准确描述，需要特别注意。问诊时应注意咽喉及颈部疼痛的侧别，以及疼痛部位是否随时间变化。少数患者可能因事件发生后企图以吞咽饭团、面包等方式将嵌顿的异物排除，而使疼痛部位出现位置及侧别的变化。此外还应注意询问末次进食及饮水的时间，若考虑有发展为食管异物的可能，应嘱禁食水，做相应术前准备。

病史问诊　患者于2d前食鱼时不慎误咽鱼刺1根，即刻出现咽部刺痛感及异物感，位置固定偏右侧，吞咽时刺痛感加重，无明显咽部出血。2d间曾尝试吞咽米饭等食物，但无明显改善。现患者末次进食水时间为4h前，持续咽部偏右侧异物感，位置无明显变化，无明显呼吸困难。

【体格检查】

问题　如何进行必要的专科检查？

思路　根据主诉和现病史，有针对性地进行仔细检查，以求发现异物可能的存留或嵌顿处。

专科检查要点：

(1) 口咽及下咽部异物大多存留在扁桃体、舌根、会厌谷及梨状窝等处。鼻咽部异物少见，偶见呕吐或呛咳而将食物、药片等挤入鼻咽部(图 21-1)。

(2) 参考患者主诉与现病史，应用临床辨证思维，在充分暴露可疑异物嵌顿区的前提下，进行仔细的视诊，一旦发现异物即可得到咽异物的诊断。必要时，进行间接喉镜、鼻咽镜检查。

专科检查 患者咽部黏膜轻度充血，咽反射亢进，间接喉镜检查配合欠佳。

【辅助检查】

问题 根据初次临床检查不满意的结果，如何进一步检查？

思路 仪器设备检查要点：

(1) 电子鼻咽喉镜检查可清晰观察可能的异物存留区域。

(2) 胸部平片或食管造影可发现不透 X 线的异物及其形态、大小和位置。

(3) 能否发现存留或嵌顿异物的准确位置是快速、成功处理的关键。

电子喉镜检查结果 鼻腔通畅，鼻咽部未见异常，咽喉部黏膜轻度充血肿胀，会厌光滑，舌根淋巴组织增生，舌根右侧可见嵌入鱼刺 1 根，余未见明显异常(图 21-2)。

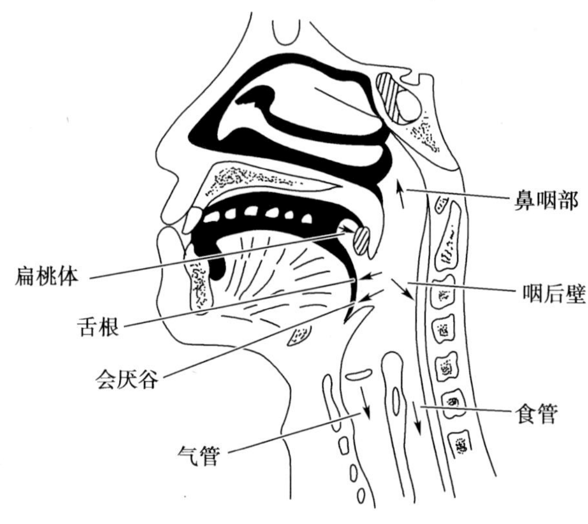

图 21-1 咽部异物容易停落的部位及可能进入的方向

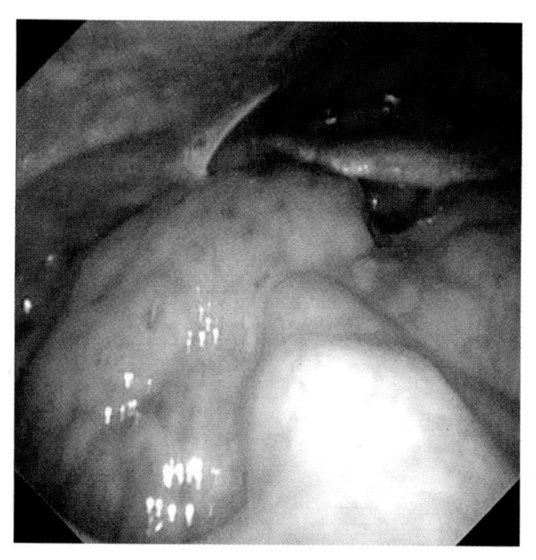

图 21-2 咽部查体所见

【诊断】

问题 本病例还应与哪些疾病进行鉴别？

思路 咽部异物多为急性病程，表现为进食后突然出现的咽喉及颈部疼痛，吞咽时疼痛剧烈，要与咽部急性炎症症状相鉴别。诊断该病应根据临床表现及检查结果确定异物的具体位置，并判断是否局部有黏膜划伤、异物是否穿入咽壁而并发咽后或咽旁脓肿以及是否已发展为食管异物。同时根据患者呼吸情况也要注意与气管异物相鉴别。

【治疗方案】

问题 如何把握时机，尽快去除咽部异物？

思路 发现咽部异物的准确位置后，应告知患者，请求患者配合，尽快去除异物。

知识点

咽部异物的处理

根据接诊对象的不同情况、异物种类与存留部位采取相应措施：口咽鱼刺、竹签等可用镊子夹出。

舌根、会厌谷、梨状窝等处异物，可在间接喉镜、电子喉镜或直接喉镜下用咽异物钳取出。对因异物继发感染者，应在去除异物的同时应用抗生素控制炎症；异物穿入咽壁而并发咽后或咽旁脓肿者，酌情选择经口或颈侧切开排脓，同时取出异物。

临床处理结果 在患者的配合下，应用多功能纤维喉镜将嵌顿于舌根的鱼刺完整取出，局部无明显出血，检查仅见局部浅层刺伤。咽部异物取出后，患者症状立即消失。

临床工作中如高度怀疑存在咽部异物的，初次检查又未能发现异物存留，应完善相应辅助检查，明确异物位置，必要时可请上级医师复查或将患者留院观察。

咽部异物习题

（叶京英）

推荐阅读资料

[1] 孔维佳，周梁．耳鼻咽喉头颈外科学．北京：人民卫生出版社，2016.
[2] 黄选兆，汪吉宝，孔维佳．实用耳鼻咽喉头颈外科学．北京：人民卫生出版社，2015.

第二十二章 咽异感症

疾病概要

咽异感症是表现为除疼痛以外的各种咽部异常感觉的一类疾病。这种异常感觉多为异物、堵塞、贴附、瘙痒、干燥等引起。其病因多样，且发病机制尚未完全清楚，故而临床诊断较为困难，缺乏特异性治疗方法。中医为“梅核气”。本病为门诊的常见病，多见于中老年人。

【主诉】

患者，女，47岁。主因“咽部异物感3年”就诊。

【印象诊断】

问题 根据主诉，应考虑哪些疾病？最有可能的诊断是什么？

思路 可初步考虑为咽异感症，咽部邻近部位的病变如慢性鼻窦炎、喉咽反流、甲状腺肿瘤、全身性疾病及心理疾病等可能，但应排除咽部肿瘤。本例患者咽部病变及内分泌失调导致咽异感症可能性比较大。

知识点

咽异感症临床症状

1. 咽异感症及其部位 咽部感到阻塞、异物、烧灼、瘙痒、紧迫、贴附等。常位于咽中线或偏于一侧，多在环状软骨或甲状软骨水平，有时位置不明确或存在移动性。

2. 伴随症状 反复吞咽、清嗓、咳嗽等。病期较长的患者，常常伴有焦虑、急躁和紧张等精神症状，其中以恐癌症较多见。

【问诊】

问题 根据主诉，在问诊中需要注意哪些要点？

思路

1. 症状 咽部异常感觉是咽异感症的主要表现，应主要围绕该病的症状描述、部位、病程长短进行问诊。

2. 问诊要点

(1)询问症状、病程长短及部位，是否与睡眠、吞咽等有关系。

(2)同时询问有无后鼻孔滴漏、咯血、呕血、吞咽障碍，呛咳、反酸、胃胀、胃灼热、咳嗽、声嘶、打鼾等症状，以排除其他疾病可能。

(3)是否有长期慢性刺激(如烟、酒、粉尘和化学药物等)，更年期内分泌失调，严重缺铁性贫血、自主神经功能失调、甲状腺功能减退及焦虑、急躁、紧张等情绪心理障碍。

(4)既往诊疗经过及慢性疾病史，如采取过哪些治疗及疗效如何；外伤手术史，传染病史及吸烟饮酒史，月经史等。

病史问诊 患者于3年前无明显诱因出现咽部异物感，伴偶发吞咽梗阻感，咽痛，咽干不适，无发热、吞咽困难、咳嗽、咳痰、鼻塞、流涕、痰中带血、后鼻孔滴漏、反酸、胃胀、胃灼热等不适。曾反复于外院就诊或自行购买药物处理，间断服药，具体用药不详。平素睡眠欠佳，饮食可，大小便正常。既往：否认高血压、糖尿病及冠心病病史，否认肝炎、结核病史。无烟酒嗜好。患者目前处于绝经期，月经不规律。

【体格检查】

问题 为进一步明确诊断，查体需要注意哪些要点？

思路

(1)重点检查咽部及颈部，仔细检查口咽、鼻咽及喉咽，观察有无黏膜充血、肥厚、萎缩、分泌物附着、淋巴组织增生、瘢痕或肿瘤。注意咽黏膜皱褶之间的微小黏膜糜烂、鼻咽顶部的咽囊开口、咽隐窝内的粘连、黏膜下型鼻咽癌、扁桃体实质内病变等。触诊常能发现许多视诊不能发现的问题，可采取下列方法进行：①咽部触诊；②颈部触诊；③一手咽内一手颈部联合触诊。常可发现：咽异感所在部位，病变的性质(如黏膜下恶性肿瘤，埋藏性异物，茎突、舌骨、喉软骨、椎体及翼突钩等处的畸形，颈动脉及颈椎等处的压痛等)。

(2)此外，还应注意有无神情淡漠、黏液性水肿、关节畸形、黏膜苍白等全身异常表现。

知识点

咽异感症的可能病因及发病机制

咽部按解剖部位分为鼻咽、口咽、喉咽，为相互比邻的统一整体。其按组织构成由内向外分为黏膜层，黏膜下层，肌肉层及外膜层，且每层在各个解剖部位之间并无解剖分隔，病变容易相互扩散。其外由椎体、颅底、腭骨、下颌骨、茎突、舌骨、甲状软骨、杓状软骨及环状软骨等支撑，形成类似管状器官，向上与鼻腔、中耳，前与口腔，前下与喉气管，下与食管胃等连接，除辅助完成呼吸、吞咽、言语、调节中耳气压、防御保护、呕吐、咳嗽等功能外，还容易受这些部位的疾病直接或间接影响。支配咽部的神经极为丰富，其中传导咽部感觉主要为与迷走神经、舌咽神经、颈交感干等伴行的内脏感觉神经，也有三叉神经第二支伴行的躯体感觉神经，它们经过多级内脏感觉传导通路，最终至脑皮质形成感觉。因此，咽部感觉有以下两个特点：①主要由内脏感觉系统传递感觉，具有痛阈较高和不能精确定位的特点，②内脏感觉传导通路中的杏仁核、下丘脑、大脑皮质边缘叶等部位，与情绪、内分泌及内脏活动调节等密切相关。

可以分析得出，咽异感症的病理生理变化可能包括：①咽部黏膜、黏膜下淋巴组织、腺体及肌肉等病变，刺激咽部感觉神经末梢，但不足以形成痛觉；②咽部周围骨质或其他结构异常，刺激咽部感觉神经末梢形成；③咽部感觉神经末梢裸露或各种因素导致其感觉敏感性增高；④咽部感觉神经传导通路及脑皮质出现异常改变。因此，产生咽异感症的病因极为复杂，通常认为与下列因素有关：

(1)咽部疾病：长期的慢性刺激(如烟、酒、热损伤、粉尘和化学药物等)导致咽部黏膜慢性炎症，扁桃体的病变如慢性炎症、角化症、囊肿、结石、脓肿和瘢痕，咽囊炎，鼻咽、口咽及喉咽的异物、瘢痕和肿瘤，咽后壁淋巴滤泡增生，会厌囊肿，舌扁桃体肥大，异位舌甲状腺，咽部黏膜或黏膜下组织来源的早期肿瘤等。

(2)咽邻近器官的疾病：茎突过长，甲状软骨上角过长，舌骨与甲状软骨假关节形成，翼突钩过长，咽旁间隙和颈部肿块，颈部瘘管及淋巴结炎，颈综合征(由颈部骨质及周围软组织病变引起)，慢性鼻窦炎，喉部疾病(如慢性喉炎、早期喉癌、一侧声带麻痹、喉部良性肿瘤等)，牙龈炎，龋齿，慢性外耳道炎，慢性中耳炎，甲状舌管囊肿，甲状腺疾病(如甲状腺肿、炎症及肿瘤等)，原发性口腔干燥症等。

(3)远处器官的疾病：消化道疾病(如胃及十二指肠溃疡病、幽门痉挛、胃恶性肿瘤、胆道蛔虫病、胆结石症)，心血管系统疾病(如左心室肥大、高血压性心脏病、心包积液、主动脉瘤等)，肺部疾病(如气管和支气管炎、肺肿瘤和脓肿、肺炎等)，膈疝等。

(4)全身因素：严重的缺铁性贫血，自主神经功能失调，风湿病，痛风，重症肌无力，甲状腺功能减退，更年期内分泌失调等。

(5)心理因素:恐癌症,某些神经官能症和心理精神疾病如各种忧郁症,心因性反应,症状性精神病、周期性精神病、产后精神障碍,焦虑、急躁和紧张情绪心理障碍等。

总之,咽部慢性炎症是咽异感症的最主要病因,非器质性疾病,消化系统及甲状腺、颈椎疾病也是咽异感症的常见病因。

专科检查 咽部:双侧扁桃体Ⅱ度肿大,未见明显充血。软腭抬举良好,口咽后壁未见新生物及异常分泌物。触诊:双侧扁桃体柔软,无压痛,扁桃体窝未触及异常骨性突起,舌根光滑。喉:喉体活动良好,喉摩擦感存在,间接喉镜见会厌舌面少许淋巴滤泡,双侧声带光滑,运动良好。双侧梨状窝无分泌物潴留,未见新生物。颈部未触及明显增大淋巴结及甲状腺肿物。耳鼻喉查体未见异常。

【辅助检查】

问题1 为进一步明确诊断,此时需要进行何种检查?

思路 结合病史及专科检查,初步诊断咽异感症,内分泌失调可能为其病因。可进一步安排电子喉镜检查,重点检查鼻咽喉部黏膜炎症、异物、肿物等病变。

问题2 以诊治为目的,还需进行哪些辅助检查?

思路

(1)行抽血检查血常规、生化、风湿免疫因子等,胸片、颈椎X线片、食管吞钡造影、颈部及甲状腺超声;必要时可进一步完善食管喉咽部24h pH监测、纤维食管镜或胃镜等排除邻近部位器质性病因后,方可诊断为功能性感觉异常。

(2)考虑心理情绪因素所致咽异感症。可请心理科会诊行症状自评量表(symptom checklist,SCL)、汉密尔顿抑郁量表(Hamilton depression scale,HAMD)、汉密尔顿焦虑量表(Hamilton anxiety scale,HAMA)检查,制订治疗方案。

(3)绝经期女性患者,咽异感症几乎与闭经、月经紊乱同时发生,伴有心悸、发热、出汗、情绪不稳等内分泌失调的症状,应请妇科内分泌专业医师协同治疗。

咽异感症诊断应做到病因学诊断,才能合理指导治疗方法选择。对咽异感症的病因应依次考虑咽部器质性因素,邻近器官器质性因素,全身疾病因素及功能性因素。

辅助检查结果 电子喉镜下鼻咽部黏膜光滑,湿润,双侧咽鼓管开口正常,咽隐窝存在,鼻咽部未见异常隆起;舌根处少量淋巴组织增生,会厌光滑,喉部黏膜慢性充血,双侧声带光滑,活动可,闭合佳,喉部未见异常新生物,双侧披裂活动可,杓间区黏膜慢性充血肿胀,双侧梨状窝未见异常分泌物潴留。

【病情分析】

问题 咽异感症对患者生活会造成何影响?如何定位、定性检查?对诊治方案如何提示?

思路 长时间咽异感症会导致患者出现焦虑、紧张、恐癌症等异常情绪,影响睡眠质量。过度的情绪心理不良反应及长时间失眠会进一步加重咽异感症的症状,形成恶性循环;患者频繁咳嗽、清嗓等动作可出现咽喉部黏膜慢性损伤性改变,黏膜下肌肉、喉部小关节变性,影响患者嗓音质量。确诊该疾病需要借助电子喉镜,抽血检查血常规、生化、风湿免疫因子等,胸片、颈椎X线片,食管吞钡造影、颈部及甲状腺超声,食管喉咽部24hpH监测,电子食管镜或胃镜等排除咽部或邻近部位器质性因素。只有在明确具体病因后,才能结合病因给予合理的治疗。

【诊断】

思路 结合病史、查体及辅助检查基本排除了局部器质性因素及邻近器官病变的可能,该患者处于更年期,平素睡眠欠佳,考虑为更年期综合征导致咽异感症。

【鉴别诊断】

问题 除咽异感症,本病例还应与哪些疾病进行鉴别?

思路 诊断咽异感症时需要尽量明确病因,才能指导进一步治疗。本病需要与下列常见的可导致咽部异常感觉的几种疾病相鉴别。

1. 慢性咽炎 有反复抽烟、饮酒、感染等病史，整个咽部黏膜慢性充血肿胀，淋巴滤泡增生明显，未见异常新生物。

2. 慢性扁桃体炎 扁桃体慢性充血，表面隐窝口扩大，或伴有隐窝内结石，反复急性扁桃体炎发作，局部瘢痕形成牵拉，都可出现咽部异物感。根据病史及查体可明确诊断。

3. 咽喉反流 胃、十二指肠内容物或胃酸、胃蛋白酶、胆汁等反流刺激咽部黏膜，常有胃胀、反酸、胃灼热等不适，多合并胃食管反流疾病，咽部黏膜慢性充血，披裂红肿，声带突接触性肉芽肿等，食管喉咽部24hpH监测和抑制胃酸等试验性治疗可明确诊断。

4. 茎突过长综合征 茎突过长或其方位、形态异常刺激邻近血管和神经而引起咽部异物感，咽痛或反射性耳痛等，常为单侧，扁桃体区可触及坚硬条索或骨性凸起。多维度X线及CT检查可发现茎突异常。

【治疗方案】

问题1 患者下一步应当如何治疗？

思路 该患者基本可确定更年期综合征所致咽异感症，发病机制可能是更年期激素水平紊乱，咽部感觉神经或神经传导通路异常，治疗可以适当给予营养神经药物。本患者给予复合维生素B，每次1片，3次/d，口服，治疗时间2个月。建议进一步到妇科就诊，进一步评估有无妇科疾病。

问题2 咽异感症治疗方法及原则？

1. 病因治疗 首选针对各种病因进行治疗。

2. 心理治疗 针对本病过程中心理精神异常，需要耐心解释，消除其心理负担。避免不谨慎的言语、草率检查和处理，给患者带来不良影响。

3. 对症疗法

(1)避免烟、酒、粉尘等，服用镇静剂如安定类药物等。

(2)颈部穴位封闭，可取穴廉泉、双侧人迎，或加取阿是穴进行封闭。

(3)中医中药

1)可用以下二法：①疏肝理肺、开郁化痰法，选三花汤加减；②行气开郁、降逆化痰法，选半夏厚朴汤加减或加减玄麦甘桔汤。

2)中成药：可用多种中成药，如金嗓散结丸，金嗓利咽丸，健民咽喉片，草珊瑚含片等，以减轻症状。

3)针刺疗法：可取廉泉、天突、人迎、阿是等穴。或在经前中线，或沿两侧甲状软骨后缘找出敏感点，进行针刺。

病情观察：咽异感症易复发，需在门诊随访，随访时间多为3个月~1年。其发病因素可不断变化，每次随访询问症状缓解程度，必要时需重新认真查体及辅助检查，避免漏诊及误诊，必要时调整治疗方案。

咽异感症为门诊常见病，且患者主观症状多、重，但客观阳性体征少。结合病史及查体初步诊断较为简单，但对导致该症状的病因诊断较为复杂，必要时需结合多项检查。治疗原则为首选对因治疗，结合对症处理；对非器质性咽异感症目前临床缺乏针对性治疗方案。咽异感症病因复杂，复发率高，大多患者合并情绪心理障碍，门诊需谨慎处理。

咽异感症习题

（李进让）

第二十三章　咽喉反流性疾病

疾病概要

咽喉反流性疾病（laryngopharyngeal reflux disease，LPRD）是指胃内容物反流至食管上括约肌以上部位，引起一系列症状和体征的总称。临床表现为声嘶或发音障碍、咽喉疼痛、咽喉部异物感、持续清嗓、慢性咳嗽、呼吸困难、喉痉挛等症状，以及声带后连合区域黏膜增生、肥厚，室带肥厚、喉室消失、声带弥漫性充血水肿，严重时出现肉芽肿、声门下狭窄等喉部体征。这些症状和体征可诊断为慢性咽炎、慢性喉炎、喉接触性肉芽肿、喉痉挛等疾病，因此，LPRD不是某一种疾病，一些学者建议将其称为咽喉反流综合征。目前认为，咽喉反流（laryngopharyngeal reflux，LPR）与很多疾病有关或就是其病因之一，如慢性咽炎、慢性喉炎、喉接触性肉芽肿、阵发性喉痉挛、任克间隙水肿、声带白斑、声门型喉癌、慢性咳嗽、哮喘、儿童声门下狭窄、儿童分泌性中耳炎、鼻窦炎等。

不同于胃食管反流病（gastroesophageal reflux disease，GERD）主要表现为反酸、胃灼热、胸痛，LPRD很少伴有胃灼热、胸痛症状。患者可以同时患有LPRD和GERD，但更多的情况下表现为患有其中一种疾病。LPRD和GERD可以彼此独立发病的原因在于：首先，咽喉部黏膜对胃反流物的抵抗能力显著弱于食管黏膜，尽管胃内容物反流到咽喉部时必先经过食管，但引发咽喉部黏膜损伤并出现LPRD时，对食管的损伤可能尚未达到GERD的程度；其次，即使一个GERD患者有很重的胃食管反流，但他任何一次的胃食管反流事件都不能到达食管外，那么就可以不出现LPRD。

【主诉】

患者，女，41岁。主诉“咽喉异物感伴频繁清嗓4个月”就诊。

【印象诊断】

问题　根据主诉，应该考虑哪些疾病？最有可能的诊断是什么？

思路　患者主诉咽喉异物感，应首先排除是否存在器质性病变。常见的器质性病变有扁桃体病变、咽部角化症、下咽肿瘤、会厌囊肿、茎突过长等。无器质性病变而主诉咽喉异物感，常见病因为精神因素、内分泌功能紊乱、LPRD。

知识点

咽喉反流性疾病常见临床症状

1. 咽喉异物感　咽喉部持续或间断异物感，有时表现为无痛性团块、烧灼感、痒感、紧迫感、黏着感等。

2. 频繁清嗓　胃内容物刺激咽部黏膜引起咽部组织的慢性炎症反应，造成咽部不适、异物感，患者为减轻症状而经常清嗓。

3. 咽痛　咽喉部炎症引起的疼痛，持续或间断出现，吞咽加重。

4. 声音嘶哑　常为波动性，晨起重，白天逐渐减轻，这是咽喉反流性疾病引起声音嘶哑的特有症状。出现声带水肿等器质性病变时，可表现为持续性声嘶。

5. 慢性咳嗽　慢性咳嗽常为阵发性，躺下后或进食后明显，或由于激烈咳嗽而从睡眠中惊醒。这是由于胃液反流至喉、气管，刺激喉气管黏膜所致，有时可引起哮喘发作。

6. 阵发性喉痉挛　喉黏膜对外界刺激非常敏感，当胃内容物反流至喉部，刺激喉黏膜可引起反射性喉痉挛。阵发性喉痉挛是咽喉反流的一个典型症状，但常被忽视。

LPRD 的症状多种多样，无特异性，其他症状还有痰多、口臭、发音疲劳、呼吸不畅、吞咽不利、鼻涕倒流、耳闷耳胀等。部分合并 GERD 症状：胃灼热、胸痛、反酸等。

【问诊】

问题　根据主诉，在问诊中需要注意哪些要点？

思路

1. 症状　LPRD 没有特异性的典型表现，同时 LPR 作为一种病因与很多咽喉疾患或器质性病变有关，故需要用排除性思维考虑 LPRD。此外，如果患者存在 LPR 相关的不良生活习惯或存在 GERD 典型症状，可有助于诊断 LPRD。

2. 问诊要点

(1) 围绕患者主诉询问病史特点，诊断或排除咽喉器质性疾患的同时，询问 LPRD 的其他常见咽喉症状，如有无持续性清嗓、声音嘶哑、慢性咳嗽、阵发性呼吸困难。

(2) 伴随症状中还可询问有无胃灼热、胸痛、反酸等 GERD 症状。尽管已经证实 LPRD 是独立于 GERD 的疾病，LPRD 可以不伴有 GERD 的典型症状，但当合并存在胃灼热、胸痛、反酸等食管症状时仍有助于诊断 LPRD。

(3) 既往史中有无食管裂孔疝等导致食管下括约肌功能障碍的疾病，有无长期用药史。

(4) 个人史中有无导致 LPRD 的生活习惯，包括身心劳累、长期吸烟、频繁饮酒、过多饮用碳酸饮料或咖啡、爱好醋或柑橘等酸性饮食、经常饮食过于饱胀或睡前饮食。

(5) 家族史中有无相同病史者。

让患者对照反流症状指数量表（the reflux symptom index，RSI）中的九个症状，评定自己的症状严重程度，0~5 分症状严重度依次递增。总评分大于 13 分，认为异常。见表 23-1。

表 23-1　反流症状指数量表

在过去几个月哪些症状困扰你？	0= 无症状 5= 非常严重					
声嘶或发音障碍	0√	1	2	3	4	5
持续清嗓	0	1	2	3	4√	5
痰过多或鼻涕倒流	0	1	2√	3	4	5
吞咽食物、水或药片有阻塞感	0√	1	2	3	4	5
饭后或躺下后咳嗽	0	1	2√	3	4	5
呼吸不畅或反复气喘发作	0√	1	2	3	4	5
烦人的咳嗽	0	1	2√	3	4	5
咽喉异物感	0	1	2	3	4√	5
胃灼热、胸痛、消化不良或反酸	0√	1	2	3	4	5

病史问诊　患者于 4 月前无明显诱因出现咽喉异物感，伴频繁清嗓、咳嗽，偶有鼻涕倒流，无咽痛，无声嘶，无呼吸困难。既往无慢性病史，无精神创伤史，无食管裂孔疝病史，无传染病史。不吸烟、不饮酒，工作压力较大，常熬夜，常于睡前饮食，喜饮碳酸饮料和咖啡。RSI 评分 14 分。

【体格检查】

问题 为进一步明确诊断，查体需要注意哪些要点？

思路

(1)承接问诊思路，将咽喉异物感的病因分为器质性病变和非器质性病变两大类，非器质性病变应首先考虑LPRD。因此，查体应着重排查是否存在扁桃体病变、咽部角化症、下咽肿瘤、会厌囊肿、茎突过长等器质性病变，同时应观察有无反流引起的咽、喉、气管黏膜的炎性改变。

知识点

咽喉反流性疾病可以出现的体征

1. 后部喉炎 杓区、后连合区域黏膜红斑、水肿、增生。
2. 假声带沟 由于声门下黏膜水肿造成的声带内侧缘一凹陷，贯穿整个声带，甚至跨过声带突至后连合。
3. 接触性肉芽肿 声带突区域黏膜受损伤后声带黏膜发生溃疡、组织增生堆积形成的肉芽肿。
4. 喉室消失 由于声带和室带水肿使喉室变浅或消失，为咽喉反流等原因引起喉内黏膜广泛水肿所致。
5. 声带水肿 可表现为轻度到重度水肿，轻度水肿只是声带边缘变得圆滑，而重度声带水肿即任克间隙水肿。
6. 后连合黏膜增生 长期咽喉反流可刺激喉后连合黏膜增生，正常向后的弧度消失或突向喉腔。
7. 声门下狭窄 咽喉反流是造成后天性声门下狭窄的原因之一。

(2)需要注意，应用喉镜判定喉部病变是否是由于咽喉反流引起十分困难，因为：①不同种类的喉镜显示的清晰度和色泽有差异；②医师对喉镜的判定带一定主观性，不同医师对同一患者的判定结果可能不同；③喉部病变的非特异性。此外，喉镜检查的体征与咽喉反流的严重程度并不相符，健康人也可出现上述喉部表现，且喉部异常表现的发生率相当高。因此，不能单纯依靠喉镜下看到的体征来诊断咽喉反流性疾病。

由医师对照反流体征评分量表(the reflux finding score，RFS)中的体征，根据喉镜下所见体征的严重程度评分。总评分大于7分，认为异常。见表23-2。

表23-2 反流体征评分量表示例

假声带沟	0=无	弥漫性喉水肿	√0=无	
	√2=存在		1=轻度	
喉室消失	√0=无		2=中度	
	2=部分		3=重度	
	4=完全		4=堵塞	
红斑和/或出血	0=无	后连合增生	0=无	
	√2=局限于杓状软骨		√1=轻度	
	4=弥漫		2=中度	
声带水肿	0=无		3=重度	
	√1=轻度		4=堵塞	
	2=中度	肉芽肿	√0=无	
	3=重度		2=存在	
	4=息肉样	喉内黏稠黏液附着	0=无	
			√2=存在	

专科检查　全身一般情况良好，身高 166cm，体重 51kg。双耳鼓膜完整，鼓室无积液。鼻中隔大致居中，双侧下鼻甲不大，中鼻道未见息肉或脓涕。咽喉部杓区黏膜充血，左侧可见红斑，双侧声带轻度充血、水肿，右侧声带可见假声带沟，声带前连合见黏液附着，梨状窝见黏液潴留（图 23-1）。RFS 评分 8 分。

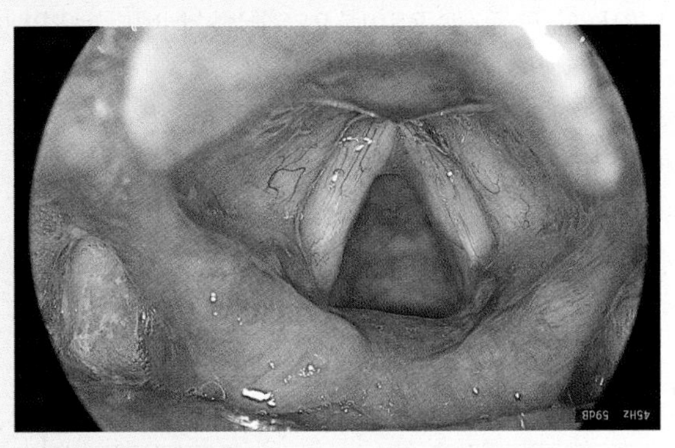

图 23-1　喉镜图片

【辅助检查】

问题　LPRD 的客观诊断手段有哪些？

思路　结合病史及体征初步诊断 LPRD 后，想进一步明确诊断，可借助客观诊断手段。目前，LPRD 的客观诊断手段主要包括 pH 监测和胃蛋白酶检测，前者根据反流引起的喉咽部 pH 的变化诊断 LPRD，后者通过检测咽喉部胃蛋白酶含量诊断 LPRD。

1. pH 监测　用于诊断 LPRD 的主流 pH 监测包括 24h 多通道腔内阻抗（multichannel intraluminal impedance，MII）联合 pH 监测和 Dx-pH 咽喉反流监测。24hMII-pH 监测的 pH 感受器需要在喉镜直视下放置于环后区域以监测食管外反流，阻抗电极可识别反流物性质和方向。因此，24hMII-pH 监测不仅可以发现喉咽部 pH 的变化，还可以明确 pH 的变化是否由反流引起。但是，由于该监测设备的 pH 感受器是根据氢离子浓度对 pH 进行测量，而氢离子存在于液态或雾态环境，不存在于气态环境，所以 24hMII-pH 监测对气体反流形式的 pH 测量不准确。目前认为，24h 内喉咽 pH 小于 4 发生 3 次或以上可诊断 LPRD。

Dx-pH 监测 pH 感受器表面有一层湿化膜，可使呼出气体在探头表面液化，故可准确测量气体反流的 pH，同时 pH 感受器也可以悬置于口咽部的气道内。直立位 pH<5.5 或卧位 pH<5.0 记为是一次 Dx-pH 监测反流阳性事件，计算 Ryan 指数后，直立位评分大于 9.41 分和 / 或卧位大于 6.81 分可诊断 LPRD。

需要注意的是，上述两种 pH 监测方法的诊断标准都仍存在争议。

2. 胃蛋白酶检测　胃蛋白酶由胃主细胞分泌，在咽喉部检测到胃蛋白酶，提示有咽喉反流的存在。胃蛋白酶检测一般基于酶联免疫吸附法，可直接对咽喉分泌物或对活检的病变组织进行检测。此外，胃蛋白酶试纸条检测已处于临床验证阶段，该技术具有无创、价廉、操作简单和快速显示结果的优点，可检测唾液或痰液有无胃蛋白酶，以判定有无反流。

需要注意的是，pH 监测为有创检查，如患者无器质性病变，一般用于经验性质子泵抑制剂（proton pump inhibitor，PPI）治疗 8 周后无效的患者，进一步评估其是否存在 LPRD，不用于 LPRD 的早期初步诊断。此外，无症状患者的咽喉部也可以存在少量的反流和胃蛋白酶，目前的客观诊断手段无金标准，最终诊断 LPRD 需要联合症状、体征和其他辅助检查。

【病情分析】

问题　该患者咽喉异物感的病因是什么？对治疗方案有何影响？

思路　LPRD 的诊断实为排除性诊断，该患者以咽喉异物感就诊，应首先排除器质性病变，然后考虑精神因素、内分泌功能紊乱和 LPRD 等非器质性因素。初步诊断 LPRD 后，治疗方案中除缓解患者精神紧张和改善生活习惯的一般治疗外，还应加入抗反流的病因治疗。

【诊断】

问题 1　本病例的初步诊断及其依据是什么？

思路　结合该患者没有器质性病变，且存在与咽喉反流相关的症状和体征，我们的诊断思路被引导到了

LPRD 上。该患者 RSI 评分 14 分、RFS 评分 8 分，初步诊断 LPRD。

问题 2　临床上确诊 LPRD 使用最多的方法是什么？

思路　目前，临床上确诊 LPRD 使用最多的方法是 RSI 或 RFS+ 诊断性治疗。这是由于 LPRD 的客观诊断手段尚无金标准，并且 pH 监测是有创的而且比较昂贵，而胃蛋白酶检测的诊断标准和准确性都尚处于临床验证阶段。对于可疑 LPRD 的患者，如 RSI 或 RFS 阳性即可开始 PPI 诊断性治疗，治疗有效可确诊 LPRD（图 23-2）。

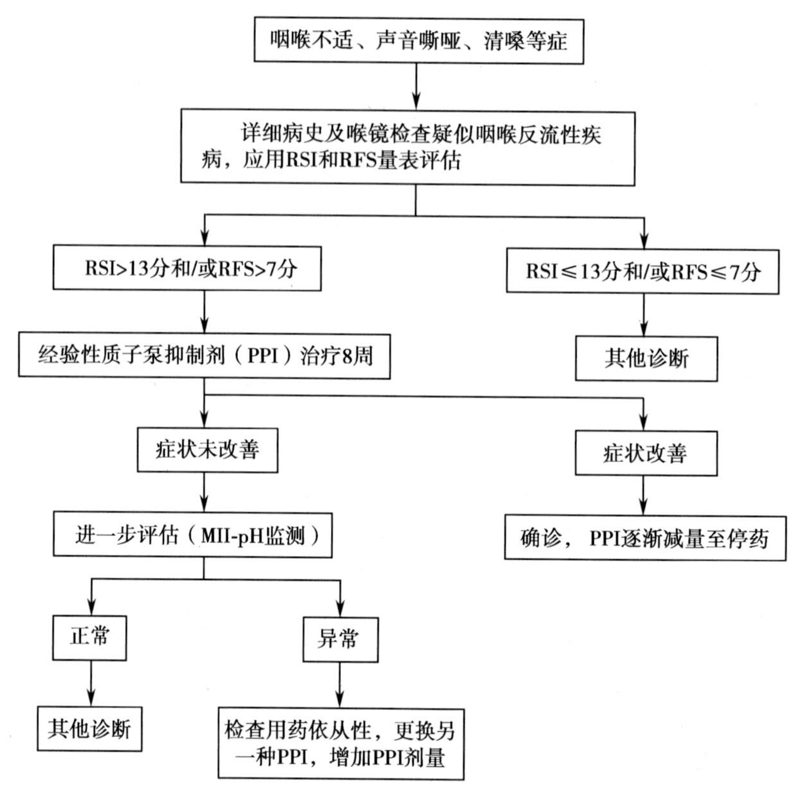

图 23-2　咽喉反流性疾病（LPRD）诊疗流程图

【鉴别诊断】

问题　本病例还应与哪些疾病进行鉴别？

思路　就该病例而言，在通过喉镜和影像学检查排除器质性病变之后，主要与可引起咽喉异物感的其他非器质性病因相鉴别。

1. **精神因素**　此类患者均为工作紧张、思想生活压力大者，或有恐惧、失眠等症状。有的有恐“癌”症，有的有异物停留咽食管的“强迫思维症”等，患者咽部及食管检查均无异常。

2. **内分泌功能紊乱**　见于更年期综合征，咽异物感常伴有心慌、心跳、发热、出汗、情绪不稳等内分泌失调的症状，咽异感症几乎与闭经、月经紊乱同时发生。通过病史不难鉴别。

【治疗方案】

问题 1　患者下一步应当如何处理？

思路　患者主诉为咽喉异物感，病因主要考虑为咽喉反流，亦存在工作精神紧张因素。故治疗方案的选择应包括一般治疗和抗反流的病因治疗。

1. **一般治疗**　嘱改善睡眠，减轻工作负担，调理生活规律，劳逸结合，并以通俗易懂的科学道理解除患者恐“癌”或“强迫思维症”的心理障碍。以及通过改善生活方式和饮食习惯以助于咽喉反流性疾病的康复。这些措施主要包括减肥、戒烟和控制饮酒量；减少巧克力、脂肪、柑橘类水果、碳酸饮料、番茄酱、红酒和咖啡的摄入，避免午夜进食等。

2. **抗反流治疗**　首先，可通过抑制胃酸分泌起到抗反流治疗的目的，目前抑酸治疗一般首选 PPI 药物，其原理是通过抑制胃酸分泌，降低了胃蛋白酶活性（胃蛋白酶在酸性环境有活性），减少胃酸和胃蛋白酶对咽喉的直接损伤，阻滞炎症反应过程。PPI 给药剂量及时间为 2 次 /d，每次 20mg（等效奥美拉唑），饭前 30~60min 服用，症状消失后逐渐减量至停药。此外，可联合促胃动力药物治疗。促胃肠动力药可通过加速胃排空，增强食管黏膜对反流内容物的清除功能，增强食管下括约肌的静止压力以减少反流。一般将第三代促胃肠动力药如莫沙必利、西沙必利等作为首选，因其可选择性地促进肠肌层神经丛节后处乙酰胆碱的释放而起到作用。

问题 2　如果治疗效果不佳，复诊如何处理？

思路　首先，应询问患者是否遵医嘱改善生活习惯，并按医嘱规律服药。其次，应重新评估 LPRD 的诊断。专家共识推荐在经验性抗反流治疗 8 周后，如症状无缓解，可考虑应用有创检查即 pH 监测评估患者是否存在咽喉部反流，如 pH 监测结果阴性，应考虑其他诊断。

问题 3　如果治疗后痊愈，但反复再发如何处理？

思路　治疗后痊愈提示抗反流治疗有效。如为短期内再次发作，应首先考虑停药方式不规范导致短期内症状反弹，一般认为 PPI 逐渐停药时间不少于 1 个月，开始药量减半 10~14d，之后改为每日早晨 1 次，共 10~14d，可以再隔天 1 次至停药。如用药规范而仍反复发作，应考虑该患者是否存在胃肠器质性病变，可行钡餐造影、内镜检查和食管测压检查等排除食管裂孔疝等反流病因类疾病，联合胃肠病等多学科进一步诊疗。

【随访】

问题　LPRD 的患者治疗后应注意随访些什么？

思路　LPRD 的症状和体征缺乏特异性，也没有诊断的金标准，治疗过程中定期随访，随访时重点评估疗效有助于明确诊断和减少误诊。

咽喉反流性疾病
习题

（李进让）

推荐阅读资料

[1] 李进让，肖水芳，李湘平，等．咽喉反流性疾病诊断与治疗专家共识(2015 年)．中华耳鼻咽喉头颈外科杂志，2016, 51 (5): 324-326.

[2] 李进让，肖水芳，李湘平，等．咽喉反流性疾病诊断与治疗专家共识(2015 年) 解读．中华耳鼻咽喉头颈外科杂志，2016, 51 (5): 327-332.

第二十四章　阻塞性睡眠呼吸暂停低通气综合征

疾病概要

阻塞性睡眠呼吸暂停低通气综合征（obstructive sleep apnea hypopnea syndrome，OSAHS）的特征为睡眠时上气道反复发生的完全或部分塌陷引起的呼吸气流的停止（呼吸暂停）或明显下降（低通气），通常伴有打鼾、白日嗜睡及注意力不集中等主观症状，与其相关的病理生理改变主要为间歇性低氧血症、高碳酸血症、皮质反复觉醒，以及交感神经系统的反复激活等，其可导致高血压、冠心病，以及2型糖尿病等多器官、多系统损害。OSAHS可以发生于任何年龄，但以中年肥胖男性的发病率最高。

【主诉】

患者，男，48岁。主因"睡眠打鼾10年，加重伴憋醒1年"就诊。

【印象诊断】

问题　根据主诉，应考虑哪些疾病？最有可能的诊断是什么？

思路　首先考虑患者为睡眠呼吸障碍相关疾病，包括OSAHS、中枢性睡眠呼吸暂停低通气综合征、内科疾病引起的睡眠相关通气不足/低氧血症等。其中，OSAHS的可能性比较大。

知识点

阻塞性睡眠呼吸暂停低通气综合征临床症状

1. 夜间症状　睡眠打鼾，反复睡眠呼吸暂停，睡眠张口呼吸，不能安静入睡，严重者夜间有时或经常憋醒，夜尿增多。

2. 白天症状　晨起头痛、血压升高、咽部干燥及异物感，白日嗜睡，轻者表现为轻度困倦，重者可在讲话过程中或驾驶时出现入睡现象，记忆力减退，注意力不集中，情绪障碍等症状。

3. 其他并发症　可出现心血管、内分泌、消化和呼吸等系统的继发症状或疾病，如高血压、冠心病、2型糖尿病、胃食管反流和神经认知障碍等。

【问诊】

问题　根据主诉，在问诊中需要注意哪些要点？

思路

1. 症状　睡眠时打鼾、反复呼吸暂停，以及白日嗜睡是OSAHS的典型表现，应围绕该疾病的主要临床症状进行问诊，并判断嗜睡的严重程度。同时询问有无其他可能造成类似症状的内分泌或神经系统疾病及并发症。

2. 问诊要点

（1）向患者及家属询问和了解夜间睡眠状况，包括有无大声打鼾及睡眠憋气现象，可具体至憋气大约多长时间和频率。

（2）白天有无嗜睡及情绪的变化，以及是否妨碍社交及职业活动。

(3)平素鼻腔通气情况，有无鼻塞及其他鼻部症状。

(4)并发症：是否伴有高血压、冠心病、2型糖尿病、神经认知障碍，以及其他心脑血管或消化呼吸系统疾病等。

(5)既往诊疗经过以及慢性疾病史：如采取过哪些治疗措施及疗效如何；外伤手术史，传染病史，吸烟饮酒史以及是否患有甲状腺功能低下或者重症肌无力等可能影响OSAHS严重程度的疾病。

知识点

嗜睡严重程度判定依据

1. 轻度　嗜睡症状仅见于久坐时或不需要多少注意力的情况下，而且不一定每日存在，对社交和职业活动仅有轻度妨碍；Epworth嗜睡量表(Epworth sleep scale，ESS)评分≤12分。见表24-1。

2. 中度　嗜睡每日存在，发生于轻微体力活动或中等程度注意力的情况下(如开车、开会或看电影时等)，对社交和职业活动有中度妨碍；ESS评分13~17分。

3. 重度　嗜睡每日存在，发生于重体力活动或需高度注意力的情况下(如开车、谈话、进食或步行时等)，严重妨碍社交和职业活动；ESS评分18~24分。

表24-1　Epworth嗜睡量表

在以下情况有无瞌睡的可能性	从不(0分)	很少(1分)	有时(2分)	经常(3分)
坐着阅读时				
看电视时				
在公共场所坐着不动时(如在剧场或开会)				
长时间坐车时中间不休息(超过1h)				
坐着与人谈话时				
饭后休息时(未饮酒时)				
开车等红绿灯时				
下午静卧休息时				

病史问诊　患者于10年前无明显诱因出现睡眠时打鼾，鼾声响亮，影响周围人休息，1年前症状逐渐加重，伴夜间憋醒及张口呼吸，晨起咽干、头痛，白日嗜睡，易犯困，精神不集中，记忆力下降，平素鼻腔通气尚可，无脓涕。既往：高血压3年，平素控制欠佳，否认糖尿病及冠心病史，否认肝炎、结核病史。吸烟史25年，平均20支/d，饮酒史25年，平均白酒250g/d。

【体格检查】

问题　为进一步明确诊断，查体需要注意哪些要点？

思路

(1)首先，应观察患者一般情况，有无肥胖、下颌后缩、小颌或者其他颌面畸形，有无肢端肥大或甲状腺功能低下引起的黏液性水肿。计算体重指数(body mass index，BMI)= 体重(kg)/ 身高^2(m^2)。

(2)重点检查确定患者的上气道狭窄平面，具体包括：鼻腔有无鼻中隔偏曲、鼻息肉、慢性肥厚性鼻炎等可能导致鼻塞的解剖异常或疾病，鼻咽部有无腺样体残留，口咽腔是否狭窄及潜在的狭窄原因，包括扁桃体肥大、软腭组织肥厚松弛，以及悬雍垂过长肥厚等，喉咽腔是否有舌根肥厚及舌扁桃体肥大等。

知识点

阻塞性睡眠呼吸暂停低通气综合征的病因

1. 上气道解剖的狭窄 ①鼻腔及鼻咽部狭窄。②口咽腔狭窄在OSAHS发病中占有最重要的地位。③喉咽及喉咽腔狭窄。④由于上下颌骨发育障碍、畸形导致的上气道骨性结构狭窄也是OSAHS的常见及重要原因。

2. 上气道扩张肌肌张力异常 表现为颏舌肌、咽壁肌肉及软腭肌肉张力异常。

3. 全身性疾病 肢端肥大症引起的舌体增大、甲状腺功能减退所致的黏液性水肿，以及女性绝经后的内分泌紊乱及肥胖症等，均易导致OSAHS。

腭舌平面分级（Friedman 分级）

腭舌平面分级：要求患者尽量放松、张口、不伸舌、不使用压舌板，使舌体处于口腔中线位自然状态，观察软腭和舌体的相对位置（图 24-1）。

Ⅰ度：舌体低平，可窥及咽后壁、完整的悬雍垂、扁桃体和咽侧壁。

Ⅱ度：舌体隆起，可窥及完整的悬雍垂、部分扁桃体、咽侧壁。

Ⅲ度：舌体肥厚，只能见到一部分软腭，悬雍垂根部、腭舌弓、扁桃体见不到。

Ⅳ度：舌体明显肥厚，仅窥及硬腭。

腭舌平面Ⅰ～Ⅱ度提示无明显舌体肥厚，腭舌平面Ⅲ～Ⅳ度提示有舌体肥厚。

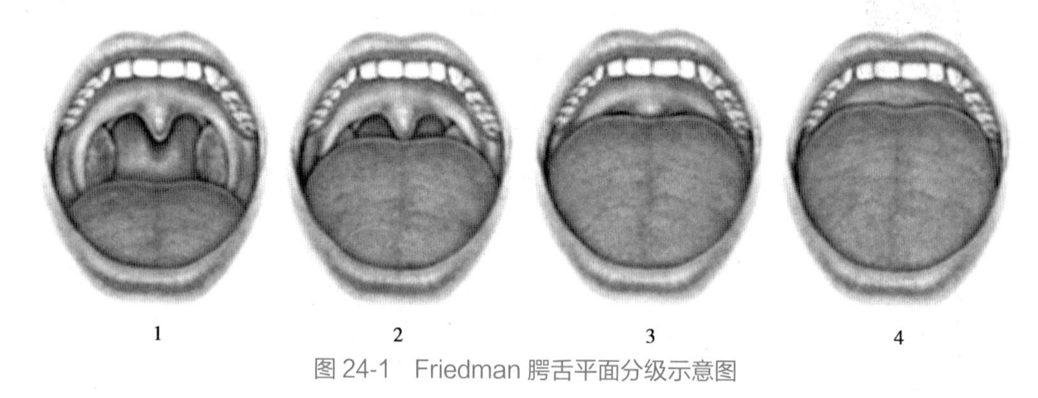

图 24-1 Friedman 腭舌平面分级示意图

专科检查 身高1.75m，体重90kg。外鼻无畸形，鼻中隔大致居中，双下甲不大，双侧中鼻道未见新生物及分泌物，各鼻窦区无压痛。鼻咽黏膜光滑，未见占位。口咽：黏膜慢性充血，口咽腔狭窄，双扁桃体Ⅱ°肿大，表面无脓栓及角化物，舌体 Friedman Ⅱ度，软腭松弛，悬雍垂肥厚居中。会厌、杓会厌皱襞形态正常，双侧声带光滑，无明显充血，活动正常。

【辅助检查】

问题 1 为进一步明确诊断，此时最需要进行何种检查？

思路 结合病史及专科检查，OSAHS诊断的可能性较大，多导睡眠监测（polysomngraphy PSG）是最准确的诊断方法，作为OSAHS诊断的金标准，它能够判断夜间睡眠呼吸暂停及低氧血症的严重程度、睡眠状态和时相，以及睡眠呼吸障碍的类型。PSG监测的内容包括：口鼻气流、血氧饱和度（SaO_2）、胸腹呼吸运动、脑电图、眼动电图和颏下肌群肌电图、体位、胫前肌肌电图。正规监测一般需要整夜不少于7h的睡眠。呼吸气流消失的同时胸、腹呼吸运动也消失，定义为中枢性呼吸暂停；而胸腹呼吸运动存在，仅气流停止，则为阻塞性呼吸暂停；二者兼而有之为混合性呼吸暂停。

知识点

多导睡眠监测的呼吸事件及呼吸紊乱指数的定义

1. 呼吸暂停（apnea） 指睡眠过程中口鼻气流停止（较基线水平下降≥ 90%），持续时间≥ 10s。

2. 低通气(hypopnea) 指睡眠过程中口鼻气流较基线水平降低≥30%,并伴动脉血氧饱和度(arterial oxygen saturation,SaO_2)下降≥4%或微觉醒,持续时间≥10s;或者是口鼻气流较基线水平降低≥50%,并伴SaO_2下降≥3%或微觉醒,持续时间≥10s。

3. 呼吸努力相关微觉醒(respiratory effort related arousal,RERA) 指未达到呼吸暂停或低通气标准,但有≥10s的异常呼吸努力并伴有相关微觉醒。

4. 呼吸暂停低通气指数(apnea hypopnea index,AHI) 指平均每小时睡眠中呼吸暂停和低通气的次数。

5. 呼吸紊乱指数(respiratory disturbance index,RDI) 指平均每小时睡眠中呼吸暂停、低通气和呼吸努力相关微觉醒的次数。

问题2 以诊治为目的,还需进行哪些辅助检查?

思路

(1)对于上气道阻塞平面的定位诊断可以行纤维鼻咽喉镜辅以Müller检查法,通过对上气道形态、结构及表面特征的直观观察,模拟上气道阻塞状态下咽腔塌陷情况推断睡眠时气道可能发生阻塞的部位,可用定标器辅助实现腭咽或喉咽横截面积定量测量。

(2)上气道-食管持续压力测定,通过上气道和食管内置入多监测点超微传感器测压导管,由上气道、食管内负压传导阻滞的平面推知每一呼吸事件发生时的最低阻塞位置。可与PSG同步进行,反映真实睡眠状态下阻塞部位的动态变化,测定各个平面来源的阻塞频率和比例。

(3)对于考虑骨性气道狭窄的,可行X线头影定位测量。上气道CT或MRI可检测上气道各平面的三维结构并计算各狭窄平面的截面积,但多为清醒状态的检查结果。即使是睡眠状态施行检查也只是短时间的检查结果,而非整夜的真实睡眠状态。该影像学检查有其局限性,同时CT有辐射风险且价格昂贵。

知识点

Müller试验

在做纤维鼻咽喉镜检查的同时,捏住患者的鼻子,让其闭口吸气,模拟上气道阻塞状态,观察不同平面咽腔塌陷情况。

Ⅰ度:咽腔塌陷度为0~25%

Ⅱ度:咽腔塌陷度为26%~50%

Ⅲ度:咽腔塌陷度为51%~75%

Ⅳ度:咽腔塌陷度为76%~100%

上气道-食管持续压力测定

上气道-食管测压系统是指置入上气道及食管内的压力传感器,它可整夜持续监测和记录多部位的压力波动。与PSG全夜同步记录,反映真实睡眠状态下阻塞的动态变化,可定量各个平面来源的阻塞频率和比例。其原理为当气道某一平面发生阻塞时,将限制吸气时胸腔内负压向阻塞平面上方传导,设在气道各平面的压力传感器通过测知这一压力阻抑点而判定阻塞平面。

辅助检查结果 PSG显示,AHI 58.9次/h,最低血氧60.0%,平均血氧92%,Müller试验:软腭水平Ⅲ度。上气道-食管测压结果:腭咽平面阻塞总次数396次,喉咽平面阻塞次数24次,阻塞以腭咽平面为主。

【病情分析】

问题 患者OSAHS严重程度如何?对患者生活会造成何种影响?阻塞平面位于何处?对诊治方案有何提示?

思路 患者睡眠监测结果AHI:58.9次/h,最低血氧:60.0%,提示重度OSAHS,患者夜间反复发生的低氧血症、高碳酸血症和睡眠结构紊乱会导致白日嗜睡等主观症状,以及潜在的心脑肺血管并发症乃至多脏器损害，甚至可严重影响患者的生活质量及寿命。该患者阻塞平面主要位于软腭水平，为治疗提供了重要依据。目前，由于上气道其他部位狭窄、神经 - 肌肉调节、中枢呼吸调控机制，以及肥胖等问题在 OSAHS 发病中的作用被逐渐认识，多平面联合手术、个性化治疗及综合治疗的理念使 OSAHS 的外科治疗愈来愈被重视，准确定位诊断及病因分析、严格选择手术适应证及合理综合治疗成为提高疗效的关键。

知识点

阻塞性睡眠呼吸暂停低通气综合征的病理生理改变

(1) 夜间反复觉醒可导致睡眠结构紊乱及白日嗜睡，对于儿童可引起生长激素分泌下降从而影响发育。

(2) 间歇性低氧血症及交感神经反复激活等可导致高血压、心律失常、冠心病及脑血栓等疾患的发生率增加。

(3) 上气道阻塞可导致胸腔负压值增高，促进胃食管反流的发生。

(4) 脂肪代谢障碍可使患者肥胖加重，使咽部进一步狭窄、塌陷。

【诊断】

问题 1　本病例的初步诊断及其诊断依据是什么？

思路　根据患者的睡眠打鼾伴憋气的病史，查体发现的口咽腔狭窄、双扁桃体Ⅱ度肿大及 Friedman 舌位Ⅱ度，以及软腭松弛。PSG 结果中的 AHI 值 58.9 次 / 小时及最低血氧 60.0% 提示重度 OSAHS 伴重度低氧血症，Müller 试验及上气道 - 食管测压结果提示阻塞部位以腭咽平面为主。诊断考虑 OSAHS。

问题 2　本病是属于何种程度的 OSAHS？

思路　结合 PSG 结果，本病应属于重度 OSAHS。

知识点

阻塞性睡眠呼吸暂停低通气综合征病情程度和低氧血症程度判断依据见表 24-2。

表 24-2　阻塞性睡眠呼吸暂停低通气综合征病情程度和低氧血症程度判断依据

程度	AHI/(次·h^{-1})	最低血氧饱和度
轻度	≥ 5 且 <15	<90% 且 ≥ 85%
中度	≥ 15 且 <30	<85% 且 ≥ 65%
重度	≥ 30	<65%

【鉴别诊断】

问题　除 OSAHS 外，本病例还应与哪些疾病进行鉴别？

思路　本病应与以下疾病进行鉴别：

(1) 中枢性睡眠呼吸暂停低通气综合征：患者呼吸气流及胸腹运动均出现停止，清醒时可借随意呼吸控制呼吸，一旦入睡，随意呼吸消失则出现自主呼吸障碍，不伴有明显鼾声，可由呼吸中枢受损及某些颅脑疾病所致。PSG 检查可了解睡眠障碍的类型，既往颅脑病史，颅脑 MRI 或 CT 检查可进一步确定。

(2) 发作性睡病：主要临床表现为白天嗜睡、猝倒、睡眠瘫痪和睡眠幻觉，多发生在青少年，主要诊断依据为多次睡眠潜伏期试验（MSLT）时异常的 REM 睡眠。鉴别时应注意询问发病年龄、主要症状及 PSG 监测的结果，同时应注意该病与 OSAHS 合并发生的机会也很多，临床上不可漏诊。

(3) 不宁腿综合征和睡眠中周期性腿动综合征：患者主诉多为失眠或白天嗜睡，多伴有醒觉时的下肢感觉异常，PSG 监测有典型的周期性腿动，每次持续 0.5~5s，每 20~40s 出现 1 次，每次发作持续数分钟到数小时。通过详细向患者及同床睡眠者询问患者睡眠病史，结合查体和 PSG 监测结果可以鉴别。

(4)其他伴有 OSAHS 的系统性疾病如甲状腺功能减退或肢端肥大症等。

【治疗方案】

问题 1 患者下一步应当如何处理?

思路 患者重度 OSAHS 诊断较明确,应积极治疗,向患者交代非手术治疗和手术治疗的优缺点,由患者选择治疗方式。若患者因为有呼吸机治疗禁忌证、不耐受或依从性差,或拒绝呼吸机治疗,可选择手术治疗,进一步行术前检查,制订和实施手术治疗方案。

知识点

阻塞性睡眠呼吸暂停低通气综合征(OSAHS)非手术治疗的分类

1. 行为治疗 对每一位 OSAHS 患者均应进行多方面的指导,包括减肥、控制饮食和体重、适当运动、戒酒戒烟、停用镇静催眠药物及其他可引起或加重 OSAHS 的药物、侧卧位睡眠、适当抬高床头,以及白天避免过度劳累。

2. 口腔矫治器 可被推荐用于单纯鼾症及轻度 OSAHS 患者(AHI<15 次 /h)。对于不能耐受 CPAP、不能手术或手术效果不佳者可以试用。禁忌证是患有颞颌关节炎或功能障碍。优点是无创伤、价格低;缺点是由于矫正器性能不同及不同患者的耐受情况不同,效果也不同。

3. 气道内正压通气治疗 包括持续气道正压通气(continuous positive airway pressure CPAP)和双水平气道正压通气(BiPAP),以经口鼻 CPAP 最为常用。如合并 COPD,即重叠综合征,有条件者可用 BiPAP。原理是通过一定压力的机械通气,保证 OSAHS 患者睡眠时上气道通畅,其工作压力范围一般为 4~20cmH_2O,对接受 CPAP 治疗的患者需要测定最低有效治疗压力并予以设定,如果压力过低则达不到治疗目的,并且有可能发生危险,而压力过高则患者不易耐受。

问题 2 手术治疗的原则和目的是什么?

思路 手术是治疗 OSAHS 的重要手段之一,目的为解决阻塞平面的狭窄,故术前准确定位诊断及病因分析非常重要,严格选择手术适应证,制订个性化的治疗方案,合理综合治疗成为提高疗效的关键。

问题 3 手术方式如何选择?

思路 根据上呼吸道阻塞部位的不同和阻塞程度的差异,可选择实施鼻部手术、咽部手术、舌部手术、下颌骨手术、舌骨手术、气管切开术或多平面手术。

1. 鼻部手术 如鼻中隔偏曲矫正术、下鼻甲射频消融术、鼻息肉切除术等。

2. 咽部手术 扁桃体切除术和 / 或腺样体切除术,临床应用最为广泛的为悬雍垂腭咽成形术(uvulopalatopharyngoplasty,UPPP),此外较常用的还有软腭前移术。

3. 舌部手术 舌缩小成型术或舌根部分切除术。

4. 下颌骨前移手术 主要为防止舌根后坠,扩大舌根与咽后壁之间的气道。包括下颌骨前徙术和颏前徙术。

5. 上颌骨、下颌骨和舌骨前徙术。

6. 舌骨手术 舌骨扩张术和舌骨前移术。

7. 气管切开术 不建议作为常规治疗,适宜人群为拒绝或不耐受呼吸机、手术等常规治疗的患者,或紧急情况时。

故本病例拟订手术方案为全麻下“等离子辅助下的 UPPP 术”。

问题 4 术前交代的主要内容有什么?

思路

(1)首先,向患者及其家属介绍病情,强调手术必要性和手术的目的:即改善患者夜间睡眠间歇性缺氧状况及其对全身的不利影响。

(2)其次,向患者简要介绍术者、手术方案、大致时间。

(3)交代术中及术后可能出现的各种并发症、表现及其处理,包括术中术后出血、感染、术后咽部水肿致呼吸困难、术后咽痛、咽部异物感、鼻咽反流、悬雍垂坏死,以及术后症状改善不明显或者复发。

(4)介绍术后恢复过程，强调术后会出现明显的咽痛及饮食的限制，使患者有正确的心理预期。

(5)对于医保或公费患者，交代可能需要自费支付的材料和药物。

(6)其他需要交代的事项并合理解答患者提问。

住院期间检查及治疗　入院后完成术前常规检查，包括：血常规、尿常规、便常规、血生化(肝功、肾功、血糖、电解质等)、凝血功能、血清四项(乙肝、梅毒、艾滋病及丙肝相关抗体)、血型、胸部X线平片、心电图。各项检查结果未见异常。临床诊断：阻塞性睡眠呼吸暂停低通气综合征、高血压。术前行CPAP治疗，充分准备后于全麻下行UPPP术。

手术情况　向后推挤软腭，以其可与咽后壁接触最上缘为软腭切口最高处，等离子刀头沿悬雍垂根部弧线向上至软腭切口最高处，外侧沿腭舌弓游离缘向下"U"形暴露分离和消融切除腭帆间隙脂肪组织，保留腭帆肌肉结构完整，自上而下切除扁桃体，于腭咽弓游离缘中部向外约45°角切开软腭鼻咽面黏膜，切除切口上下多余黏膜及黏膜下组织，拉拢缝合软腭及前后弓黏膜，使之黏膜对位缝合而无张力。同法处理对侧。充分止血、冲洗术腔。70°鼻内镜下观察术后软腭后间隙(软腭后缘与咽后壁距离)约为1.5cm，将双侧扁桃体送病理。

【术中要点】

问题　术中应注意哪些要点？

思路　软腭的切除要适度，以减少术后发生腭咽关闭不全的并发症，切除软腭和悬雍垂时应将口咽侧黏膜多切除一些，鼻咽侧黏膜多保留一些，以便缝合时使创面完全覆盖，不留裸露创面，而且将缝线留在口咽一侧。缝合时要包括黏膜下组织和肌肉组织，以防止术后创面裂开。手术可两侧同时进行，以确保术后悬雍垂位置居中。若术后软腭后间隙过小，为确保疗效，应考虑同时行硬腭截短软腭前移术。

术后情况　患者UPPP术后护理常规：术后心电监护48h，密切关注患者呼吸情况及术腔有无出血，由流食逐渐过渡到半流食，餐后漱口，给予抗炎对症治疗。术后患者咽痛明显，饮食欠佳，稍有发热，无咽腔出血及呼吸困难，家属诉夜间鼾声较前减轻。局部情况：口咽腔术腔清洁，缝线在位，未见活动性出血，悬雍垂肿胀。术后患者恢复顺利，咽痛逐渐好转，于术后第4天出院。

【病情观察】

问题1　术后应注意患者哪些情况？

思路　气道阻塞所致窒息是围手术期最严重的并发症，最常见于诱导麻醉或全麻拔管后，由于麻醉未完全清醒，气道肌张力未完全恢复，术中长时间压迫舌体造成的肿胀、术中高血氧饱和度对呼吸中枢的麻醉作用引起上气道阻塞，患者可因缺氧而死亡。术区出血所致咽部凝血块停留也是引起气道阻塞的重要因素，因此重症患者可考虑于次日完全清醒后拔管。此外，术中需彻底止血。如患者拔管回到普通病房，应密切监测患者呼吸情况，床旁备好鼻咽通气管和气管切开包。另外关注患者有无术区出血，多因术中止血不彻底引起，术后疼痛致动脉血压升高是出血的重要诱因。嘱患者先流食，餐后漱口，保持口腔清洁。

问题2　患者术后有可能出现哪些严重的并发症？如何应对？

思路　手术后24h内OSAHS患者发生气道梗阻和通气不足的风险极高，应积极做好预防措施，包括严格掌握拔管指征，给予全身类固醇激素改善上气道水肿，加强吸氧和监护。如患者术后出现憋气并血氧饱和度下降，应注意观察呼吸道梗阻情况，认真听取患者的主诉，如有胸闷、心前区不适、咽喉部阻塞感，应仔细检查咽部情况，及时吸出咽喉部分泌物及血液，予以雾化吸入治疗改善咽喉部炎性水肿、充血，减轻呼吸道梗阻。术后可继续行CPAP治疗，术后亦可短期使用鼻咽通气道建立人工气道。床旁需准备好各种急症气道处理设备，必要时行气管插管或者气管切开。对于重症OSAHS，伴有严重心肺功能不全者，术后应严密观察病情变化，全身麻醉者应尽量延迟拔管，必要时行预防性气管切开术。

UPPP术后患者可出现术后出血，可于术后即刻发生，也可出现于术后几天。术中彻底止血是预防手术后大出血的关键，手术后控制血压则是必要的辅助手段。在切除扁桃体后，良好的显露可以使手术者严密地关闭扁桃体下窝和咽侧壁的创面，不留无效腔，对稍微大的血管可用等离子刀头、电刀或双极电凝确切止血。术后大出血多见于悬雍垂动脉出血、腭扁桃体窝下极出血。此时局部压迫止血往往效果不佳，故在给予止血药物、降压处理后，如果出血还不能止住，须及时行全身麻醉插管，充分暴露术野后彻底止血。术后超过 24h 甚至多日后发生出血则常为进食不当或感染所致，所以术后应给以抗感染治疗，对患者宣教，注意饮食情况。

【出院随访】

问题　UPPP 患者出院后应注意些什么？

思路　患者术后 4~5d 如无明显并发症即可出院。嘱患者注意饮食，以半流食为主，如出现术区出血及时来院就诊。一般术后 1~2 个月局部水肿消失，疗效最为明显；术后 3~4 个月随着瘢痕软化，有轻微反复；6~12 个月疗效稳定。术后控制体重，禁服镇静药及避免过量饮酒对保持疗效较为重要，同时需定期复查，对疗效不完全者可辅以 CPAP 治疗或再次评估狭窄平面以决定是否施行相应的二期手术。

出院后情况　本例患者出院后定期复查，术腔愈合良好，自述睡眠打鼾明显好转，白天精神可。术后 6 个月复查 PSG：AHI 8 次 /h，最低血氧 90.0%，ESS 评分 4 分。嘱患者控制体重，继续随诊观察。

知识点

疗效评定依据

1. 随访时间　近期随访至少 6 个月，长期随访至少 1 年，必须有 PSG 监测结果。

2. 疗效评定　治愈指 AHI<5 次 /h；显效指 AHI<20 次 /h 且降低幅度≥ 50%；有效指 AHI 降低幅度≥ 50%。在判定疗效时，除 AHI 指标外，亦应考虑主观症状的改善程度和低氧血症的变化。

OSAHS 为常见病，患者不仅生活质量和工作效率明显受到影响，并且易并发心脑血管疾病。PSG 是诊断 OSAHS 的金标准，上气道电子内镜检查、上气道测压和 MRI 或 CT 等形态学检查是确定 OSAHS 患者上气道阻塞平面行之有效的方法。OSAHS 是多因素、多病因的全身系统性综合征，个体化治疗方案及综合治疗的理念是获得理想治疗效果的前提。

药物诱导睡眠纤维喉镜检查术(视频)

阻塞性睡眠呼吸暂停低通气综合征习题

（肖水芳）

第二十五章　咽部肿瘤

第一节　扁桃体癌

疾病概要

扁桃体癌（carcinoma of tonsil）是最常见的口咽部恶性肿瘤，病理类型包括鳞状细胞癌、淋巴上皮癌、腺癌和未分化癌。目前认为其病因主要为过度吸烟、饮酒和人乳头状瘤病毒（HPV）感染。扁桃体癌为口咽部最为常见的恶性肿瘤，好发年龄为50~70岁，男性较女性多见，发病率呈上升趋势，尤其是HPV相关扁桃体癌增长较为迅速，且有年轻化趋势。临床常表现为咽部不适、咽痛或颈部肿块，多数患者在初诊时已伴有颈部淋巴结转移。放疗、化疗和手术相结合的综合治疗方案是其主要治疗手段。

【主诉】

患者，男，55岁。主因“咽部异物感1个月余”就诊。

【印象诊断】

问题　根据患者主诉，应考虑哪些疾病?

思路　咽异物感多为咽部器质性或功能性疾病的表现，也可由邻近组织病变或全身性疾病引起。

1. 咽局部病变　咽炎，扁桃体的病变如肥大、慢性炎症、脓肿和肿瘤等，咽部异物、瘢痕和肿瘤，咽后壁或舌根部淋巴组织增生，悬雍垂过长，会厌囊肿等。

2. 咽邻近组织病变　鼻后滴漏综合征，茎突过长，甲状软骨上角过长，咽旁间隙及颈部肿块，颈部瘘管，喉部疾病，甲状腺疾病以及胃食管反流等。

3. 功能性疾病　排除器质性病变后，咽部仍有异常感觉。常为神经症的一种表现，伴有焦虑、急躁或紧张等情绪。

4. 全身性疾病　严重的缺铁性贫血，自主神经功能紊乱，烟、酒、粉尘或有害气体的长期刺激等。

【问诊】

问题1　围绕患者主诉，应如何进行问诊?

思路　问诊应全面系统地收集患者的现病史、既往史、个人史、婚育史和家族史等信息。

（1）咽异物感的具体部位、性质、持续时间、诱发和缓解的因素、伴随症状、发展过程等。

（2）有无反酸、咽痛、口腔异味、痰中带血、饮水呛咳、吞咽困难、声音嘶哑及呼吸困难等伴随症状，有无张口受限。

（3）有无发热、盗汗、乏力等全身症状。

（4）诊疗经过及治疗效果。

（5）精神、睡眠、饮食和大小便等一般情况，体重有无明显改变。

（6）既往病史，有无HPV疫苗接种或感染史等。

（7）有无吸烟、饮酒或嚼槟榔等嗜好。

（8）有无类似家族病史可循。

病史问诊 患者1个月前无明显诱因出现咽部异物感，左侧明显，吞咽时加重。无畏寒发热、咳嗽咳痰、咽痛、痰中带血、吞咽及呼吸困难等其他不适。患者因症状逐渐加重就诊于当地医院，拟诊为“慢性咽炎”予以抗感染等对症治疗，症状反而加重，遂来就诊，门诊完善纤维鼻咽喉镜等检查，以“左扁桃体新生物”收住院。起病以来，精神、食欲、睡眠尚可，大小便正常，体重无明显变化。既往史、个人史、婚育史及家族史无特殊。

问题2 根据患者病史，目前考虑哪些诊断？

思路 患者为55岁中年男性，“咽异物感”1个月，一侧明显，进行性加重，无发热等全身症状，无红肿热痛等局部炎性症状，抗感染治疗无效，症状不断加重。门诊检查发现左侧扁桃体新生物，考虑扁桃体恶性肿瘤可能性大。

知识点

扁桃体恶性肿瘤的常见病理分型主要包括：

1. 上皮来源恶性肿瘤

(1)鳞状细胞癌：为扁桃体恶性肿瘤中最多见。

(2)淋巴上皮样癌。

2. 血液淋巴组织肿瘤 如非霍奇金淋巴瘤、淋巴肉瘤等。

3. 其他 黏膜恶性黑色素瘤；肌上皮癌；软组织肿瘤：Kaposi肉瘤等；涎腺恶性肿瘤：主要是小涎腺恶性肿瘤；继发性肿瘤等。

知识点

扁桃体恶性肿瘤临床症状主要包括：

1. 早期表现 早期可无任何症状或症状轻微，易被患者忽视。常见早期症状有咽部不适、异物感、痰中带血、口腔异味、单侧咽痛，多在吞咽时明显。

2. 晚期表现 咽痛加剧，可放射至同侧耳部，一侧扁桃体迅速肿大可引起吞咽困难和呼吸困难，讲话含糊不清，肿瘤表面破溃可有痰中带血，颈部淋巴结转移可出现颈部肿块等。

3. 远处转移 肺部是最常见的远处转移部位，肝和骨等远处转移则相对较少。

【体格检查】

问题 为进一步明确诊断，口咽部查体要点有哪些？

思路 进行口咽部检查时，应要求患者摆正头位，处于松弛状态。首先对患者的面容和神情进行观察，然后顺序观察上下牙列、牙龈、硬腭、舌及口底有无出血、溃疡及肿块。然后用压舌板轻压患者舌前2/3处，使舌背低下，观察咽部黏膜色泽，并依次检查软腭、悬雍垂、腭扁桃体和咽后壁有无异常。

口咽部怀疑恶性病变时，触诊是一个简单易行的办法，可了解肿块的范围、大小、硬度、活动度、有无波动感、与周围组织关系等，有利于初步判断病变的浸润深度和累及范围。

专科检查 左侧扁桃体上极可见粉红色新生物，约2.0cm×2.5cm大小(图25-1)，表面欠光滑、质硬、边界不清、活动度差、轻压痛，与周围组织无明显粘连。鼻咽黏膜光滑，会厌及梨状窝无异常。双杓会厌襞光滑，杓状软骨无脱位，双侧声带色泽正常、运动良好、闭合佳。左侧胸锁乳突肌上中段交界处深面可扪及2.0cm×2.5cm肿大淋巴结，质硬、压痛不明显、边界欠清、活动度稍差、位于颈鞘后外方。

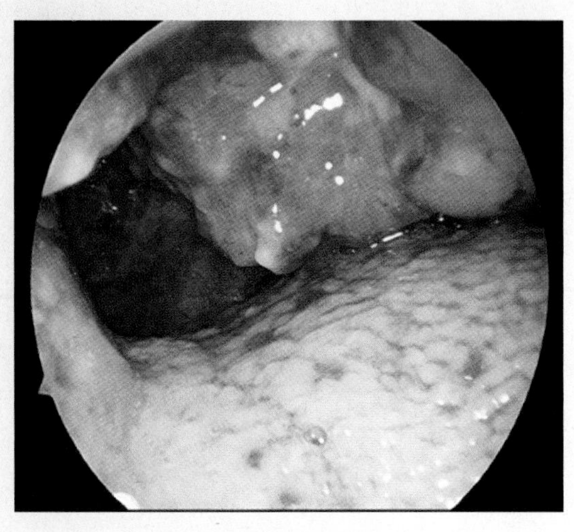

图 25-1　左侧扁桃体新生物

【辅助检查】

知识点

扁桃体癌常用辅助检查

结合病史及专科体查，患者扁桃体恶性肿瘤可能性大，下列辅助检查有助于进一步明确肿块性质、病变范围及有无转移。

1. 颈部超声　超声主要用于评估颈部涎腺腺体和淋巴结的病变情况，但对于评估深部组织，包膜外侵袭等效果较差。

2. 电子鼻咽喉镜检查　内镜辅助下能更清晰地观察扁桃体病变累及范围，明确有无其他咽喉部病灶。亦有助于全麻术前的气道评估。

3. 口咽及颈部增强 CT 及 MRI　CT 及 MRI 均有较好的组织分辨率，可显示扁桃体病变范围，颈淋巴结转移和邻近组织如血管的受累情况。相比而言，CT 能较好地评估骨组织侵犯情况，而 MRI 可清楚地显示肿瘤周围软组织的浸润情况。

4. PET/CT　可用于原发灶不明或放化疗后肿瘤残灶患者的评估。亦可用于明确患者有无远处脏器的转移情况。由于费用相对较高，相对于 CT 和 MRI 并非首选检查方案。但需注意扁桃体组织在炎性改变情况下，亦可出现异常核素浓聚。

5. 组织病理学检查　是确诊扁桃体恶性肿瘤的金标准，同时还可完善 p16 免疫组化或 HPV 原位杂交明确 HPV 感染状态。

辅助检查结果

1. 口咽及颈部 MRI 平扫增强　左侧扁桃体占位性病变，约 2.0cm × 2.5cm 大小，左侧颈部多发淋巴结肿大，最大者位于Ⅱ区，约 1.5cm × 2.0cm × 2.0cm 大小。因而，考虑左扁桃体恶性肿瘤并颈部淋巴结转移可能性大(图 25-2)。

2. 扁桃体活组织检查　左侧扁桃体鳞状上皮乳头状增生活跃伴非典型增生，区域癌变，HPV 检测 p16 阴性。

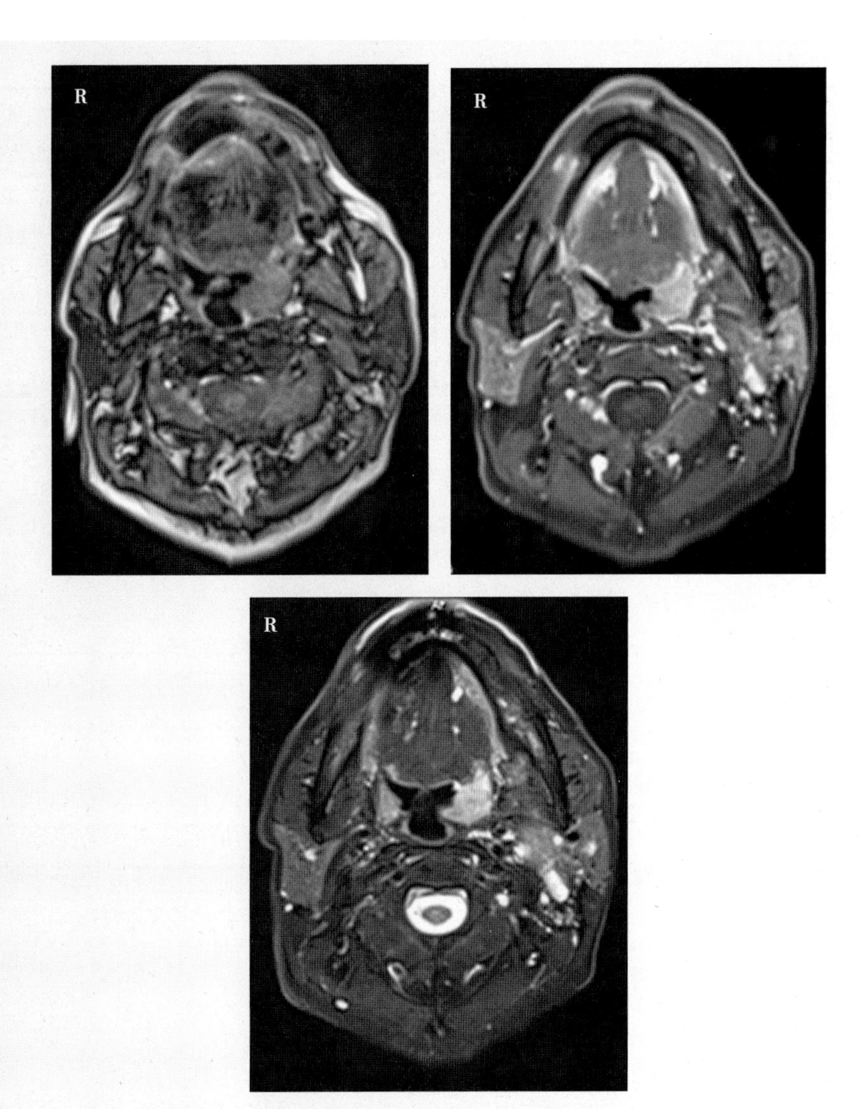

图 25-2　口咽部颈部 MRI 显示左侧扁桃体占位性病变

【诊断及病情分析】

问题 1　本病例的主要诊断及临床分期

思路　扁桃体恶性肿瘤的临床分期常采用美国癌症联合会(AJCC)口咽癌 TNM 分期标准(表 25-1)。最新 2018 年 AJCC 第八版指南以是否感染人乳头状瘤病毒(HPV)为区分标准,进一步规范了口咽癌的临床分期。根据该患者病史、体征及辅助检查结果,可诊断为扁桃体癌(HPV 阴性,$T_2N_1M_0$,Ⅲ期)。

知识点

表 25-1　美国癌症联合会(AJCC)咽部肿瘤分期(2018 年第八版)HPV

	T:原发肿瘤	N:区域淋巴结	M:远处转移	临床分期
HPV 阴性	T_x:原发肿瘤无法评估	N_x:区域淋巴结转移无法评估	M_0:没有远处转移	0 期:T_{is},N_0,M_0
	T_{is}:原位癌	N_0:无区域淋巴结转移	M_1:有远处转移	Ⅰ期:T_1,N_0,M_0
	T_1:肿瘤最大径≤ 2cm	N_1:同侧单个淋巴结转移,最大径≤ 3cm,ENE(-)		Ⅱ期:T_2,N_0,M_0
	T_2:2cm< 肿瘤最大径≤ 4cm	N_{2a}:同侧单个淋巴结转移,3cm< 肿瘤最大径≤ 6cm,ENE(-)		Ⅲ期:T_3,N_0,M_0 T_1~T_3,N_1,M_0
	T_3:肿瘤最大径 >4cm,或者侵犯至会厌舌面			

续表

	T:原发肿瘤	N:区域淋巴结	M:远处转移	临床分期
HPV阴性	T_{4a}:中等晚期局部病变,肿瘤侵犯喉、舌肌、翼内肌、硬腭或下颌骨 T_{4b}:极晚期局部病变,肿瘤侵犯翼外肌、翼板、鼻咽侧壁、颅底或包绕颈动脉	N_{2b}:同侧多个淋巴结转移,最大径≤6cm,ENE(-) N_{2c}:对侧或双侧淋巴结转移,最大径≤6cm,ENE(-) N_{3a}:转移淋巴结最大径>6cm,ENE(-) N_{3b}:任何淋巴结转移,ENE(+)		ⅣA期:T_1~T_3,N_2,M_0 T_{4a},N_0~N_2,M_0 ⅣB期:T_{4b},任何N_1,M_0 任何T,N_3,M_0 ⅣC期:任何T,任何N,M_1
HPV阳性	T_0:原发肿瘤无法评估 T_1:肿瘤最大径≤2cm T_2:2cm<肿瘤最大径≤4cm T_3:肿瘤最大径>4cm,或者侵犯至会厌舌面 T_4:中等晚期局部病变,肿瘤侵犯喉、舌肌、翼内肌、硬腭或下颌骨等	N_x:区域淋巴结转移无法评估 N_0:无区域淋巴结转移 N_1:同侧一个或多个淋巴结转移,最大径≤6cm N_2:对侧或双侧淋巴结转移,最大径≤6cm N_3:转移淋巴结最大径>6cm	M_0:没有远处转移 M_1:有远处转移	Ⅰ期:T_0~T_2,N_0~N_1,M_0 Ⅱ期:T_0~T_2,N_2,M_0 Ⅲ期:T_3,N_0~N_2,M_0 Ⅳ期:T_0~T_3,N_3,M_0 T_4,N_0~N_3,M_0 任何T,任何N,M_1

注:HPV(human papillomavirus),人乳头状瘤病毒;ENE(extra nodal extension),淋巴结包膜外侵犯。

问题2 在进行下一步治疗前,还需完善哪些检查?

思路 在进行手术或接受放化疗前,应先明确患者全身状况。因此,应完善三大常规、肝肾功能、电解质、凝血常规、血糖血脂等化验,以及心电图、胸部正位片等明确患者的心肺情况。对于老年患者或有既往心肺疾病的患者需按病情完善心功能、肺功能及超声心动图等检查。同时可完善腹部彩色多普勒超声或CT、核素骨扫描等明确有无远处转移。

进一步检查结果 上述检查结果均未见明显异常。

问题3 扁桃体癌的常见临床分型有哪些?

思路 鳞状细胞癌为扁桃体癌中最多见的病理类型,临床上可分为三型:

1. 溃疡型 表现为破坏性生长,浸润深层组织,较少形成隆起的肿瘤,易侵犯舌根、软腭和咽壁,有时累及鼻咽部。溃疡起于中部坏死,发展至肿瘤表面,边缘隆起或呈菜花样。早期可出现颈部淋巴结转移。

2. 非溃疡型 较少见,可为浸润性生长或扩大性生长,体积较大,浸润腭弓、舌根及咽部,与周围组织无明显界限。癌肿表面黏膜不能移动,此点与肉瘤相反。少数病例可发生浅表溃疡。有早期颈淋巴结转移,亦可发生远处转移。

3. 乳头状型 较少见,外生性生长,呈乳头状或结节状,很少向深层侵犯,多自表面浸润性生长,可侵至软腭、舌及口腔底部,周围组织反应轻,有明显界限。即使肿瘤很大,亦无明显症状,转移晚,远处转移少。

【治疗方案】

问题1 患者下一步应接受何种治疗?遵循何原则?

思路 患者目前扁桃体癌诊断明确,TNM分期为$T_2N_1M_0$,属临床Ⅲ期。根据扁桃体恶性肿瘤治疗指南制定治疗方案。根据美国国家综合癌症网络(NCCN)口咽肿瘤治疗指南,$T_{1\sim2}N_{0\sim1}M_0$患者以根治性放疗或手术为主,而$T_{3\sim4a}N_{0\sim1}M_0$期患者则以同步系统性放化疗和手术方式为主。而对于无远处转移N_2~N_3期患者,可根据病情需要选择同步系统性放化疗、诱导化疗加放疗、手术治疗或进入新药物临床试验。初诊M_1期患者则建议进入新药临床试验。放化疗患者术后肿瘤残余或复发可行挽救性手术治疗。首选手术治疗,方案为经口或开放切除原发灶,辅以单侧或双侧颈淋巴结清扫,若发现包膜外侵犯、切缘阳性、血管/淋巴管侵犯和病理T_3/T_4期等则需术后放化疗(图25-3)。

治疗方案 该患者手术方式为经口左侧扁桃体切除术,术中根据病变是否突破包膜累及周围组织,决定是否切除部分咽缩肌、软腭肌肉,确保切缘阴性。同时行左侧Ⅱ、Ⅲ、Ⅳ区功能性颈淋巴结清扫术。

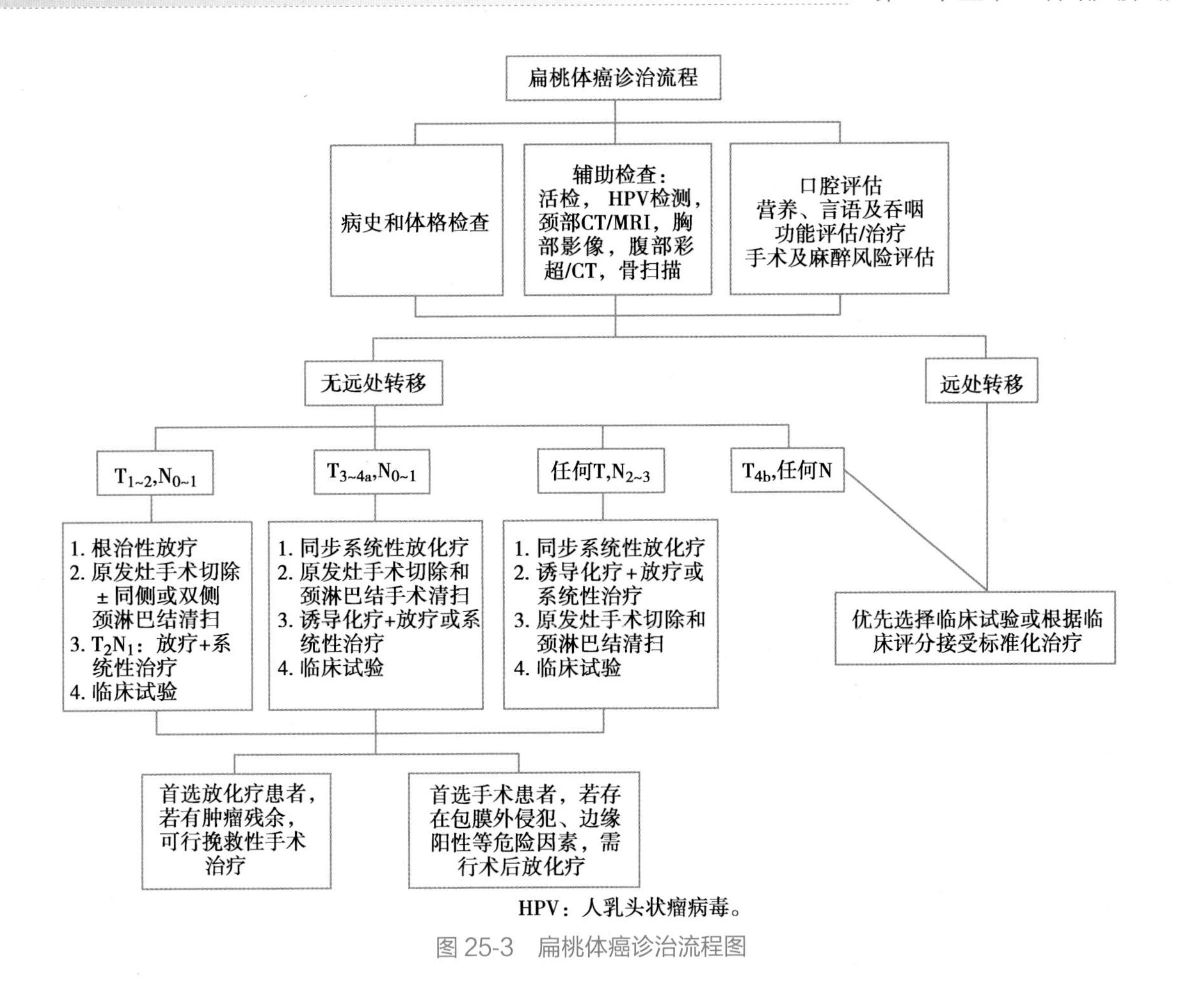

图 25-3 扁桃体癌诊治流程图

知识点

一、手术适应证

1. 扁桃体恶性肿瘤原发灶无广泛扩散或远处转移。
2. 对放射治疗不敏感的扁桃体恶性肿瘤。
3. 经放射治疗后仍有扁桃体恶性肿瘤残灶。

二、手术禁忌证

1. 扁桃体恶性肿瘤原发灶扩散，出现全身远处器官转移。
2. 年老体弱或出现恶病质。
3. 有精神病或既往有精神病史者，手术刺激可能导致精神病复发，手术应慎重。

知识点

一、手术入路

1. 经口入路 主要适用于比较表浅和较小的扁桃体原发癌（T_1 和 T_2 期病变）。

2. 下颌骨切开外旋入路 适用于 T_3 和 T_4 期病变。

3. 下颌骨切除入路 当患者出现张口受限，说明肿瘤累及下颌骨或翼肌时，前两种入路均不能彻底暴露切除肿瘤，此时可先切除下颌骨。

4. 经舌骨入路 位于扁桃体下极的病变有时范围不大，但主要向下发展，如用下颌骨切开外旋入路，损伤相对较大，可采用经舌骨入路。

5. 颈部淋巴结转移癌 需同时行功能性或根治性颈淋巴结清扫术。

二、组织缺损修复

包括扁桃体区的修复、软腭缺损的修复、舌根缺损的修复。组织缺损较小时，可以周围黏膜分离后拉拢缝合；如创面较大，也可制作局部黏膜瓣修补；如缺损较大，可采用局部带蒂转移皮瓣或游离皮瓣进行修复。

问题2 术前谈话有何注意事项

思路

(1)向患者及家属交代病情，目前诊断为扁桃体癌伴颈部转移，为恶性肿瘤晚期。病情进展较快，短期内可能出现吞咽困难、呼吸困难甚至危及生命。

(2)告知患者手术的目的、可行性和必要性：手术目的是切除原发灶和转移灶，目前具备手术指征，尽早手术将有助于改善患者预后。

(3)告知患者手术时间、麻醉方式、手术方案、术者和简要手术过程，有助于缓解患者及家属的紧张情绪。

(4)强调术中及术后可能出现的并发症、表现及应对方案，如术中术后出血、感染、舌运动或感觉障碍、抬肩无力、局部皮肤麻木、肿瘤复发或转移等风险。

(5)介绍术后恢复过程，强调可能出现的麻醉和手术应激反应，术后换药和恢复过程较长，且因人而异，术后根据实际情况可能需进一步行放化疗等综合治疗，使患者有一定的心理预期。

(6)告知患者大致手术费用，对于医保或公费患者，交代自费材料及药物。

(7)术前禁饮禁食时间及术后禁食时间等其他手术相关事项，回答患者及家属的合理提问。

手术经过 先行左侧功能性颈淋巴结清扫术，清扫范围包括Ⅱ、Ⅲ、Ⅳ区脂肪组织及淋巴结。再经口入路低温等离子刀切除左侧扁桃体、左侧腭舌弓和腭咽弓，术中快速送检明确切缘阴性。扁桃体和颈部淋巴结分送病理检查。

术后病理结果 (左侧扁桃体)中-高分化鳞癌，部分为乳头状鳞癌，侵及浅肌层，未见脉管内癌栓和神经侵犯；免疫组化示CK5/6(+)、Ki-67(95%)、P40(+)、CgA(-)、Syn(-)；(左颈部)Ⅱ区淋巴结见癌转移(1/12)。

问题3 术后患者是否需要后续治疗？

思路 患者临床TNM分期为$T_2N_1M_0$，属临床Ⅲ期，病理检查示中-高分化鳞癌，侵及浅肌层。术后需向患者和家属交代，应及时行放化疗等综合治疗，并定期进行专科检查、颈部彩色多普勒超声及口咽部影像学等检查，以明确有无复发和转移。

问题4 扁桃体癌不良预后因素有哪些？

思路 淋巴结包膜外受侵、切缘阳性、原发肿瘤T_3或T_4、淋巴结N_2或N_3、Ⅳ区或Ⅴ区淋巴结转移，神经周围侵犯、血管内瘤栓。

出院随访情况 该患者术后和放化疗后，3年随访无明显肿瘤复发和转移征象。

小 结

扁桃体癌习题

扁桃体癌是临床较为常见的咽喉部恶性肿瘤，具有起病隐匿、淋巴转移较早的特点，以鳞状细胞癌为其主要病理类型，可通过活检明确诊断。CT和MRI有助于明确病变范围。HPV感染可协助明确临床分期和治疗方案。HPV阳性患者具有不同的肿瘤生物学行为，预后相对较好。放疗、化疗和手术相结合的综合治疗是其主要治疗手段。患者需定期复查明确有无复发和转移。

(张 欣)

第二节 鼻咽血管纤维瘤

疾病概要

鼻咽血管纤维瘤(angiofibroma of nasopharynx)是鼻咽部最常见的良性肿瘤,常发生于10~25岁青春期男性,又名"青少年鼻咽血管纤维瘤"。本病以鼻塞、反复鼻出血为主要临床表现,具有生长扩张能力强、易发生凶险性大出血、容易复发等临床特点,手术切除是该疾病的首选治疗方案。

【主诉】

患者,男,15岁。主因"左鼻塞10个月,反复左鼻出血5个月"就诊。

【印象诊断】

问题 患者因单侧鼻塞、鼻出血就诊,应考虑哪些疾病?最有可能的诊断是什么?

思路 根据患者单侧鼻塞、鼻出血的临床症状,首先应考虑鼻腔鼻窦和鼻咽部占位性病变,包括鼻腔鼻窦内翻性乳头状瘤、鼻咽部恶性肿瘤、上颌窦后鼻孔息肉、鼻咽血管纤维瘤等。结合患者的年龄及性别,考虑鼻咽血管纤维瘤的可能性大。

【问诊】

问题 根据患者主诉,问诊中需要注意哪些要点?

思路

1. 发病年龄及性别 鼻咽血管纤维瘤常见于10~25岁青春期男性。

2. 根据症状问诊 鼻塞和鼻出血是鼻咽血管纤维瘤的最常见症状,应围绕这两个症状进行详细的问诊。同时,应注意对有意义的阴性症状予以询问。

(1)鼻塞:诱因、侧别、性质(交替性、间断性或持续性)、程度、加重和缓解因素、伴随症状(有无张口呼吸、嗅觉障碍、喷嚏、流涕、头痛等)。

(2)鼻出血:诱因、侧别、出血量、出血性状、频率、加重和缓解因素、有无导致凝血功能障碍的血液系统疾病。

3. 因肿瘤侵犯而导致的其他症状 随着肿瘤体积增大,可侵犯压迫邻近组织结构而出现相应症状。

(1)侵入鼻腔鼻窦:鼻塞、流涕、嗅觉减退。

(2)压迫咽鼓管咽口:耳鸣、耳闷胀感、听力下降。

(3)压迫三叉神经:剧烈的三叉神经痛、耳内放射性痛。

(4)侵入眼眶:眼球移位、眼球运动受限;如压迫视神经,则可出现视力障碍,甚至视神经萎缩。

(5)侵入翼腭窝或颞下窝:面部隆起、张口受限。

(6)侵入颅内:头痛、脑神经受压症状等颅内并发症。

(7)向下生长:软腭膨隆,甚至口咽部可见肿瘤。

4. 既往诊疗经过 采取过哪些治疗,疗效如何。

病史问诊 患者10个月前无明显诱因出现左侧鼻塞,进行性加重,由间断性转为持续性,伴同侧黏涕,无鼻痒、打喷嚏、嗅觉减退,无耳闷、听力下降,无头痛、头晕,无视力下降、眼球运动障碍。5个月前无明显诱因出现同侧鼻出血,滴水状,多在打喷嚏、用力排便、咳嗽及运动后出现鼻出血。当地医院鼻内镜检查诊断为"后鼻孔鼻咽新生物(左)",予以抗感染及鼻腔填塞后止血。症状好转后转入我院。既往史、个人史、家族史无特殊。

【体格检查】

问题 为进一步明确诊断,查体需要注意哪些要点?

思路

1. 全身检查 全身营养状况，有无贫血貌及血压情况等。

2. 专科检查 应重点注意：

(1)前鼻镜：收缩鼻甲后，检查鼻腔是否可见新生物，新生物表面是否光滑、有无血管纹。如肿瘤较大可见肿瘤局部搏动明显。

(2)间接鼻咽镜：肿块位置、大小、颜色、有无分叶、与周围组织有无粘连。

3. 其他专科检查 注意有无张口受限；硬腭、软腭有无膨隆，口咽部是否可见肿瘤；耳部鼓膜情况、有无积液、听力改变情况；眼外形、眼球运动、视力视野改变；面部外形、面部触诊；脑神经功能检查，可了解肿瘤的累及范围。

4. 触诊 可了解肿块基底部、活动度、硬度。但触诊易引起大出血，应动作轻柔，临床应尽量少用。

专科检查 双鼓膜完整、色泽正常、标志清楚；双下鼻甲收缩后，双侧鼻腔后端均可见淡红色新生物，完全堵塞左侧后鼻孔，突入左侧鼻腔，部分堵塞右侧后鼻孔。清除肿块表面脓性分泌物后，见其表面光滑，但富有血管纹。

【辅助检查】

问题 为进一步明确诊断，还需要进行何种辅助检查？

思路

1. 鼻腔鼻窦平扫增强 MRI 和高分辨率平扫增强 CT MRI 软组织分辨率高，可清楚显示肿瘤起源和累及范围，特别是颅内侵犯情况。CT 可显示骨性结构的受累情况。两者结合有助于肿瘤的诊断和临床分期。

2. 数字减影血管造影(DSA) DSA 可明确肿瘤血供及瘤体内的血管分布情况。同时行术前动脉栓塞，可减少术中出血量。

3. 完善部分检查 完善血常规检查，明确有无贫血；鼻内镜下明确肿瘤的位置、大小、根蒂部及表面情况；电测听、声导抗，视力视野检查等，可提示肿瘤累及范围，有助于明确肿瘤的临床分期。

影像学检查 CT 示鼻咽部见不规则肿块灶，局部突入左侧鼻腔及蝶窦，邻近蝶骨左侧份骨质见吸收破坏(图 25-4)。

MRI：鼻咽腔内可见等 T_1 稍高 T_2 信号灶，增强后明显不均匀强化，病灶向前突入左侧鼻腔，向上达左侧蝶窦，向下达口咽(图 25-5)。

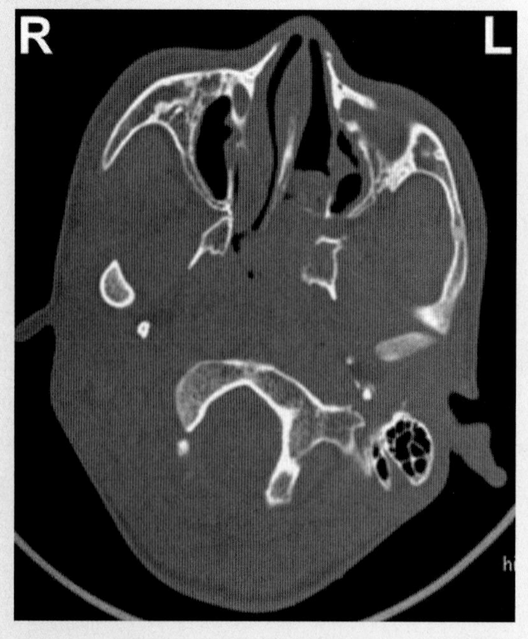

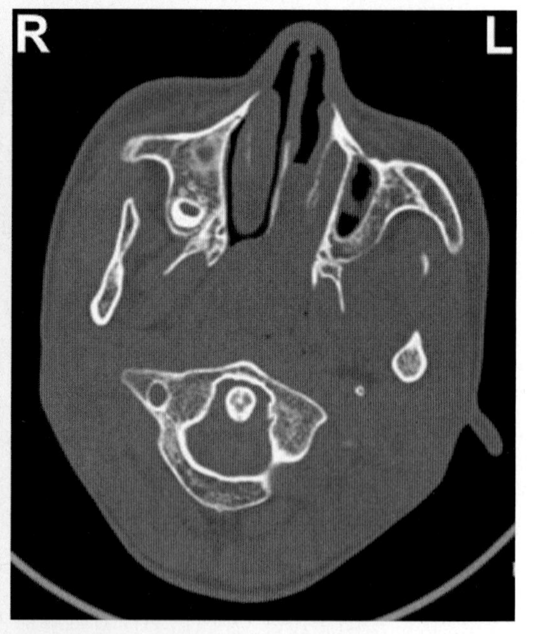

图 25-4 CT 检查见鼻咽部、左侧鼻腔内软组织密度影，左蝶腭孔较对侧扩大增宽

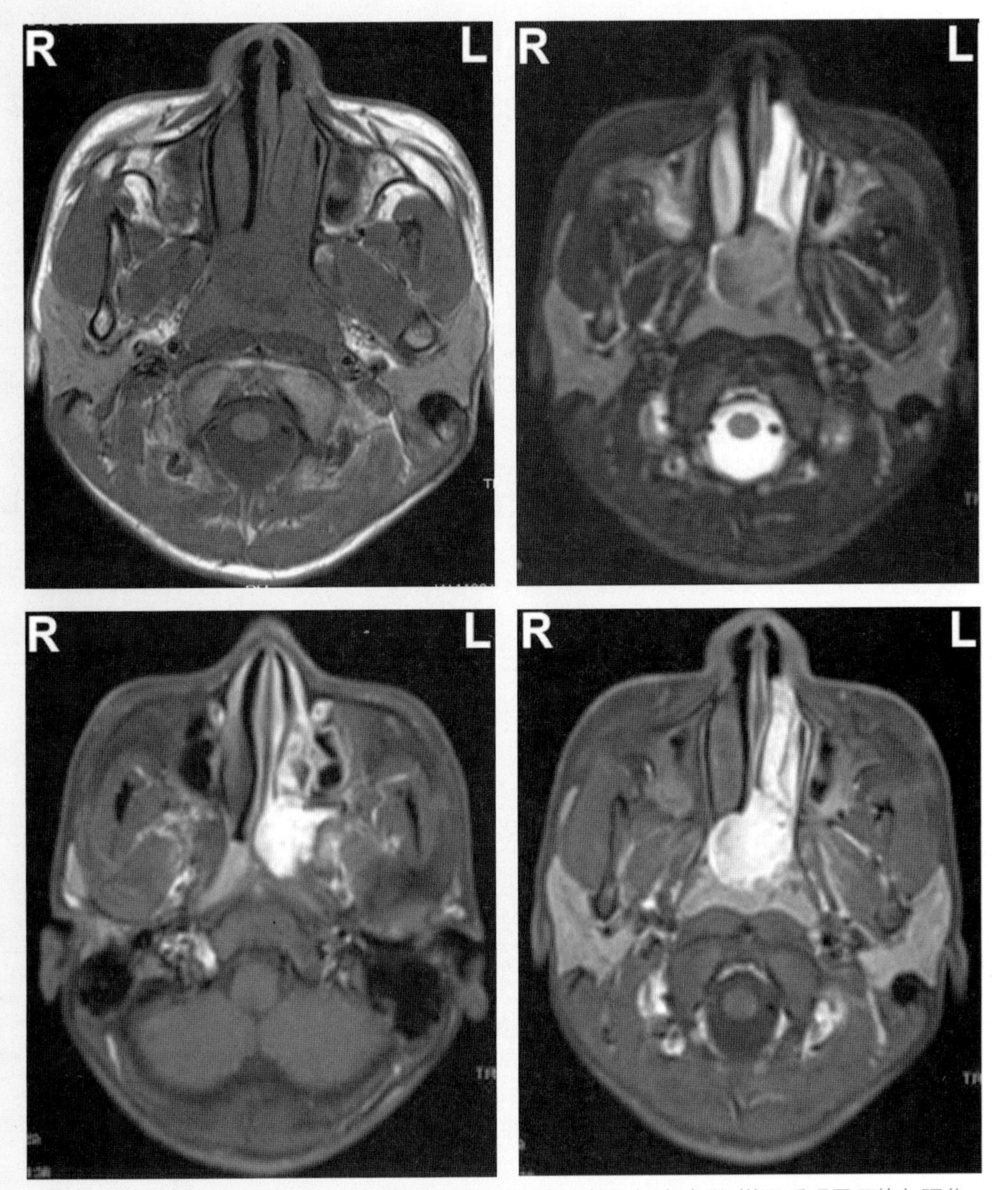

图 25-5　增强 MRI 示鼻咽部、左侧鼻腔及左翼腭窝内软组织密度影，增强后明显不均匀强化

小提示　鼻咽血管纤维瘤因组织学特性，活检极可能引起难以控制的大出血，所以不建议门诊活检。如果临床表现不典型、影像学不能提供足够证据或确实需要进一步明确术前诊断和鉴别诊断，则需要在做好充分止血、输血、填塞及抢救等各项准备条件下，尽量选择突入鼻腔的病变组织进行活检。

知识点

鼻咽血管纤维瘤的组织学特点

肿瘤主要由增生的血管和纤维结缔组织组成，不同患者肿瘤内血管成分与纤维组织成分所占的比例，可存在差异。典型病理中瘤体血管壁薄且无弹性，纤维成分是由丰富的胶原纤维和多核成纤维细胞形成的网状组织构成。肿瘤无包膜，具有浸润性生长的特点。

鼻咽血管纤维瘤的影像学特征

CT 特征：单侧鼻腔后部分圆形或哑铃状肿块，大部分边界清楚、CT 密度均匀或不均匀，伴压迫性骨质吸收；蝶腭孔扩大增宽，上颌窦后壁受压前移变形，但后壁骨质无侵蚀样破坏是其特征性表现；翼腭窝可有明显扩大。

MRI 特征：T_1 加权像等信号或低信号，T_2 加权像高信号，流空信号明显，丰富的点状、条状流空信号以及增强后明显不均匀强化表现出“椒盐征”。

【诊断】

问题 1 本病例的初步诊断及其诊断依据是什么？

思路 根据患者年龄、性别、左侧单侧鼻塞、伴间断性左鼻出血，进行性加重的病史。查体发现鼻咽、左鼻腔表面光滑，带血管纹新生物。结合 CT 和 MRI 表现，考虑鼻咽血管纤维瘤（左侧）可能性大。

问题 2 本例鼻咽血管纤维瘤患者的临床分期？

思路 结合患者病史、体格检查及影像学特点，肿瘤累及左侧鼻腔、鼻窦和部分翼腭窝，按 Radkowski 分期处于Ⅱa 期。

知识点

鼻咽血管纤维瘤临床分期

鼻咽血管纤维瘤的临床分期系统较多（如 Andrews 1989 分期、Onerci 2016 分期等，至少现存 8 个不同分期系统），Radkowski 分期是临床最常用的分期系统。该分期在 Sessions 分期基础上区分了有轻微颅内扩展的、孤立的颅底侵犯病变（$Ⅲ_a$ 期）与广泛的颅内扩展且有可能侵犯鞍隔的肿瘤（$Ⅲ_b$ 期）。鼻咽血管纤维瘤的临床分期对手术方式、手术入路的选择以及预后判断具有重要作用。见表 25-2。

表 25-2 鼻咽血管纤维瘤分期

分期系统(年份)	Ⅰ期	Ⅱ期	Ⅲ期	Ⅳ期
Radkowski (1996)	$Ⅰ_a$：局限于鼻和/或鼻咽部 $Ⅰ_b$：扩展入一个或多个鼻窦	$Ⅱ_a$：侵入翼腭窝 $Ⅱ_b$：整个翼腭窝受侵犯，伴或不伴有眶骨破坏 $Ⅱ_c$：颞下窝和/或颊部受侵犯，或侵入翼板后方	$Ⅲ_a$：颅底受侵（中颅窝、翼骨基部），小部分颅内扩展 $Ⅲ_b$：颅底受侵，广泛颅内扩展和/或海绵窦受侵	
Chandler (1984)	肿瘤局限于鼻咽部	肿瘤扩展入鼻腔和/或蝶窦	肿瘤侵犯上颌窦或筛窦、翼腭窝或颞下窝、眶和/或面颊	侵入颅内
Fisch (1983)	局限于鼻腔或鼻咽部，无骨质破坏	侵犯翼腭窝与鼻窦，伴骨质破坏	侵犯颞下窝、眶、海绵窦侧壁的蝶鞍旁区	侵犯海绵窦、视交叉或垂体窝
Sessions (1981)	$Ⅰ_a$：局限于鼻咽和/或鼻腔 $Ⅰ_b$：扩展入一个或多个鼻窦	$Ⅱ_a$：轻微侵犯翼腭窝 $Ⅱ_b$：完全侵犯翼腭窝伴或不伴眶壁骨质破坏 $Ⅱ_c$：颞下窝受侵，伴或不伴颊部受侵	颅内扩展	

【鉴别诊断】

问题 鼻咽血管纤维瘤应与哪些疾病进行鉴别？

思路 本病应与以下疾病鉴别：

1. 内翻性乳头状瘤　本病好发于中老年男性，多数为单侧发病，通常发生在中鼻道、鼻腔外侧壁或从上颌窦内长入鼻腔。临床表现为单侧鼻塞进行性加重，可伴有黏脓涕，涕中带血或反复鼻出血。影像学常表现为单侧鼻腔和/或鼻窦软组织肿块影，增强扫描呈轻度或中度不均匀强化。活检可明确诊断。

2. 鼻咽部恶性肿瘤　本病亦可出现单侧进行性鼻塞和间断鼻出血。但患者一般年龄较大，肿物表面多不光滑。CT多显示肿瘤呈浸润性生长，与周围组织边界不清，伴周围骨质破坏，可出现颈淋巴结转移，一般仅有轻度强化。

3. 脊索瘤　本病也可出现进行性的鼻塞和间断鼻出血，但常伴有头痛，随着肿瘤的增大，可以出现眼部和脑神经症状。CT平扫可见圆形或不规则的略高密度块影，其间散在点、片状高密度钙化灶，病灶边界较清楚，伴有明显的骨质破坏。增强后肿瘤呈均匀或不均匀强化。

4. 上颌窦后鼻孔息肉　好发于儿童和青少年，男女发病率无差异。起源于上颌窦黏膜，呈单发性，经上颌窦口脱出并后垂至后鼻孔。主要症状为单侧鼻塞，也可出现反复单侧鼻出血。病程长、发展慢。影像学上可见上颌窦内软组织影，边缘光滑，可见压迫性骨质吸收破坏或硬化，增强扫描不强化或轻度强化。

5. 横纹肌肉瘤

6. 淋巴瘤

【治疗方案】

问题1　患者下一步应当如何处理？

思路　患者鼻咽血管纤维瘤的诊断较明确，应收入病房，完善术前检查，制订手术治疗方案。

问题2　手术治疗的原则和目的是什么？

思路　鼻咽血管纤维瘤首选手术治疗，以彻底切除肿瘤、避免术后残留、减少出血、降低术中损伤及术后并发症为手术的原则和目的。

知识点

鼻咽血管纤维瘤的血液供应

肿瘤的血液供应多为颈外动脉分支，如上颌动脉、咽升动脉等。随着肿瘤的生长，颈内动脉颅外段和岩骨段细小分支也可参与供血。肿瘤体积越大、侵犯解剖部位越广，参与的供血动脉越多。当肿瘤侵犯颞下窝时，颈外动脉的分支颞浅动脉、面动脉可参与供血；侵犯眶内、颅底、颅内时，颈内动脉分支可参与供血；肿瘤跨过中线后，对侧颈外动脉分支及颈内动脉分支可参与供血。

知识点

鼻咽血管纤维瘤术前栓塞

1. 栓塞时间　多选择在手术前1~3d，手术距栓塞时间过长可因侧支循环的建立加重手术出血。现在流行的杂交手术室（hybriding operating room）概念，则可以在杂交手术室同一天完成针对晚分期鼻咽血管纤维瘤的介入栓塞和手术切除。

2. 栓塞剂的选择和应用　因为鼻咽血管纤维瘤的栓塞主要是术前栓塞，所以应选用短期栓塞剂为佳，主要选用明胶海绵颗粒。注射栓塞剂时应遵循缓慢、匀速、少量、多次原则，以防栓子反流、超流或压力性吻合支的开放。

3. 术前栓塞的优势　一方面使手术医师明确肿瘤血供，另一方面可对供血动脉进行栓塞，可有效减少术中出血量和输血量，使术野清晰、缩短手术时间，栓塞后因缺血"饥饿"瘤体缩小，可提高肿瘤切除率。

4. 栓塞的并发症及处理　同侧面部胀痛、浅感觉异常、头疼、恶心呕吐、低热、张口困难等，可能与栓塞后局部缺血有关。出现以上症状无须特殊处理，术后1~2d可逐渐恢复。严重并发症主要为误栓颈内动脉系统造成的脑梗死、面瘫、舌咽神经麻痹及失明等；栓塞过程中应密切观察患者的生命体征，随时检查患者感觉、肢体活动和视力有无障碍。一旦出现神经系统症状应立即停止注射，经脱水、神经营养药物等对症治疗，部分患者可完全或大部分恢复。

问题　手术方式及入路应如何选择？

思路　以影像学检查为依据，根据肿瘤范围、侵犯部位、患者自身条件、医院设备及术者技术水平等因素确定是否行DSA栓塞、合适的手术方式及手术入路，对患者最终的临床获益非常重要。鼻咽血管纤维瘤手术包括"鼻内镜下"与"开放式"手术。其中"开放式"手术方案主要包括硬腭进路、鼻外上颌骨入路和耳前颞下窝入路。

硬腭进路能较好地显露鼻咽腔，但不易显露翼突根部、蝶窦、翼腭窝及颞下窝的部分肿瘤。鼻外上颌骨入路对除颅内肿瘤外均能很好地显露，但会造成面容损害，影响颌面部发育。耳前颞下窝入路有利于显露并切除颞下窝外侧区、颅内及眶外侧区瘤体，但难以显露颞下窝内侧区及翼腭窝，更难以切除鼻腔、鼻窦及鼻咽部的肿瘤。

上述各种手术方式对病变显露范围不同，具有不同优缺点。目前，鼻内镜手术方式不断改进、手术范围不断突破，同时具备直视下处理肿瘤生发中心、大大降低术后肿瘤残灶率和复发率，还可不遗留手术瘢痕等优势。因此，鼻内镜手术逐步成为大部分鼻咽血管纤维瘤切除的手术方式。内镜手术方式包括单纯经鼻腔鼻窦手术、经上颌窦内侧壁部分切除内镜手术、经泪前隐窝入路内镜手术、经柯陆氏入路内镜手术等。现在流行的低温等离子、超声骨刀等内镜辅助设备，有利于内镜手术质量和安全性的提高。但鼻内镜下不易显露颞下窝外侧区和侧颅底区域肿瘤。瘤体累及范围广，必要时可采取鼻内镜与"开放式"手术相结合的联合方案进行手术。

该患者病灶主要位于鼻咽部，向前侵犯左侧鼻腔和鼻窦，向外侧侵犯部分翼腭窝，按Radkowski临床分期处于Ⅱa期。病变可在鼻内镜下切除。故本病例拟订的手术方案为全麻"鼻内镜下鼻咽血管纤维瘤切除术"。该患者由于临床分期较早，并未行术前栓塞。

问题　术前交代的主要内容有什么？

思路

(1)首先要向患者及家属介绍病情，强调手术的目的和必要性：鼻咽血管纤维瘤会导致反复大量的鼻腔出血，严重的眼部、面部、颅内并发症。因此手术的首要目的是彻底清除肿瘤，其次要兼顾周围结构保护和功能保全。对于一些晚分期鼻咽血管纤维瘤，因为患者肿瘤累及范围广、出血多，一次手术可能带来不可逆的手术风险，手术分期进行也是一种选择。

(2)向患者简要介绍术者、手术方案、大致时间。

(3)交代术中及术后可能出现的各种并发症、表现及其处理，包括出血、感染、眼部并发症、颅内并发症、外貌损害；术中如果内镜无法切除病变可能需要进行开放式手术，术中出血量过大需要输血，肿瘤可能复发等；如需行术前栓塞，还需交代相关并发症的可能。

(4)介绍术后恢复过程，强调术后可能会出现一过性的各种不适，术后换药和康复时间可能比较长，使患者和家属有正确的心理预期。

(5)对于医保或公费患者，交代可能需要自费支付的材料和药物。

(6)其他需要交代的事项并合理解答患者提问。

问题　如何减少术中出血、避免肿瘤残留？

思路

(1)术前可行瘤体供血动脉栓塞术，尽量缩短介入栓塞和手术之间的衔接时间。

(2)纠正患者术前贫血。

(3)稀释式与贮存式自体输血。

(4)术中控制性低血压麻醉：控制性低血压时，须扩张血容量，以免因血压过低及大量失血而导致全身脏器血液灌注不足，尤其要重视术中大脑灌注情况。

(5)根据肿瘤范围设计合理的手术方式是保证全切肿瘤和减少手术损伤的前提条件。

(6)手术操作过程中，要注意在肿瘤边缘剥离肿瘤，切忌在肿瘤实质内进行手术操作；充分游离根蒂部，尽可能做到整块切除；哑铃状肿瘤要充分开放游离肿瘤颈部，勿暴力牵拉肿瘤。

(7)翼腭窝颞下窝手术也需注意三叉神经迷走神经反射情况，虽然发生率非常低，但是一旦术中发生，可能导致严重致死性后果。

住院期间的治疗　入院后完善术前常规检查，包括：三大常规、血生化(肝功能、肾功能、血糖、血脂、电解质等)、凝血功能、输血前四项、血型、胸部X线平片、心电图等，各项检查未见异常。鼻内镜检查提示：鼻咽部、左侧鼻腔后端暗红色肿物，表面光滑，可见扩张血管。CT、MRI显示鼻咽部肿物，突入左侧鼻腔、鼻窦、翼腭窝,不均匀强化明显。临床诊断:鼻咽血管纤维瘤(左,Radkowski 临床分期Ⅱ$_a$期)。由于患者病变相对局限,未行 DSA 术前栓塞,行全麻“鼻内镜下左侧鼻咽血管纤维瘤切除术”。

手术情况

术中所见 左侧鼻腔、鼻咽、蝶窦淡红色新生物,肿瘤根蒂部位于翼腭窝,向内经扩大的蝶腭孔累及鼻腔,向后破坏翼突根部累及左侧蝶窦和鼻咽部,翼管外口骨孔扩大,翼管神经被肿瘤包绕。肿瘤质地韧,边界清晰,易出血。

手术经过 按照设计手术方式于内镜下进行。首先充分暴露肿瘤术腔,分别游离肿瘤边缘,如条件允许可以首先阻断肿瘤主要血供,再沿肿瘤边缘逐步分离切除。肾上腺素纱条收缩双侧鼻腔黏膜后,外移左侧下鼻甲,扩大手术操作空间,切除左侧钩突及部分中鼻甲,切除筛泡,扩大开放左侧上颌窦开口,显露上颌窦后壁,去除上颌窦后壁黏膜,沿蝶腭孔咬除上颌窦后壁骨质,显露翼腭窝及部分颞下窝,扩大开放翼腭窝及部分颞下窝,去除颞下窝内部分脂肪组织,暴露位于颞下窝内的肿瘤外侧缘,电凝并切断颌内动脉分支,阻断瘤体血供。将肿瘤与颞下窝正常组织予以分离。沿蝶筛隐窝扩大开放蝶窦开口及蝶窦前壁,电钻磨除部分翼突根部骨质,暴露肿瘤内侧缘,沿着肿瘤边缘,切除鼻中隔后段部分黏膜及骨质,逐步分离肿瘤主体,牵拉肿痛根蒂部,将肿瘤从翼腭窝和蝶窦腔钝性分离拖出,将肿瘤与鼻咽部的黏膜组织分离后完整取出,切断受累的翼管神经,磨除翼管周围翼突骨质。术腔止血后,明胶海绵、纳吸棉和膨胀海绵进行术腔填塞。标本送常规病检。

鼻咽纤维血管瘤切除术(视频)

【病情观察】

问题 1 术后患者应注意哪些情况?

思路

(1)术后除注意观察患者生命体征、意识状态外,还应注意观察有无活动性出血,有无视力视野改变、眼球运动障碍,有无头痛、脑脊液鼻漏、颅内感染,有无呼吸困难,有无中耳感染等症状。

(2)术后监测血常规、电解质,应用抗生素预防感染,注意口腔卫生。

(3)合理搭配饮食,注意静脉营养,如有贫血可输注同型浓缩红细胞、补充铁剂等对症支持治疗,促进手术切口愈合。

(4)根据所用术式和患者手术范围决定换药的时间和方法。

(5)因开放颞下窝及翼腭窝,手术结束一般建议填塞碘仿纱条,预防术后感染及术后继发性术腔出血,纱条大多在术后 48~72h 可以拔除。

问题 2 术后可能有哪些并发症?如何处理?

思路

1. **术后出血** 多发生于抽取填塞物时,可再次填塞。如出血严重,有瘤体残留可能,需再次手术。

2. **感染** 患者可能出现切口、术腔、耳部、颅内感染,术后注意观察患者体征,酌情给予抗生素治疗,规范换药,手术结束时术腔填塞碘仿纱条可以有效预防术后术腔感染。

3. **颅内并发症** 除颅内感染、出血外,有气脑、电解质紊乱等多种颅内并发症可能,需注意观察患者症状体征,如出现相应症状,应及时完善颅脑 CT、电解质检测等相应检查,及时对症处理。如术中出血较多、手术时间较长,需要注意术后出现大脑缺血缺氧致脑水肿可能,需要注意患者神志,必要时术后及时复查头颅 CT。

4. **呼吸困难** 如果术后咽峡水肿严重可出现呼吸困难,但临床上少见,可予以激素、雾化对症处理,严重者可行气管切开术。

术后情况 患者术后按鼻内镜手术术后常规护理,给予抗炎对症治疗。患者无鼻出血,无发热,无明显头晕、头痛,无视力、眼球运动障碍等不适。专科查体:左鼻腔可吸收填塞物在位无脱落、稍血染、无活动性流血,眶周无青紫,眼球活动正常。病理结果回报:(鼻咽部)血管纤维瘤。术后复查 CT 及 MRI 检查,显示肿瘤完整切除。

【出院随访】

问题 鼻咽血管纤维瘤术后何时可以出院?出院后应注意些什么?

思路 一般内镜手术者取出纱条并鼻内换药后,如果病情稳定,没有明显出血及眼部、颅内术后并发症表现，即可出院。术后复查同鼻内镜手术术后处理。开放式手术者，拆除缝线后出院。术后定期鼻腔清理，复查局部情况，增强 CT 或增强 MRI 明确有无复发。CT 复查建议一年不超过一次。MRI 因为无放射性，可以作为连续术后监测的方法。

出院后情况　本例患者出院后定期复查行鼻内镜下换药，术腔恢复良好，局部黏膜愈合良好，继续随诊观察，定期清理术腔（图 25-6）。此类患者建议长期随访至少至 25 岁，随访开始半年一次影像学检查，2 年后可以每年一次影像学检查。

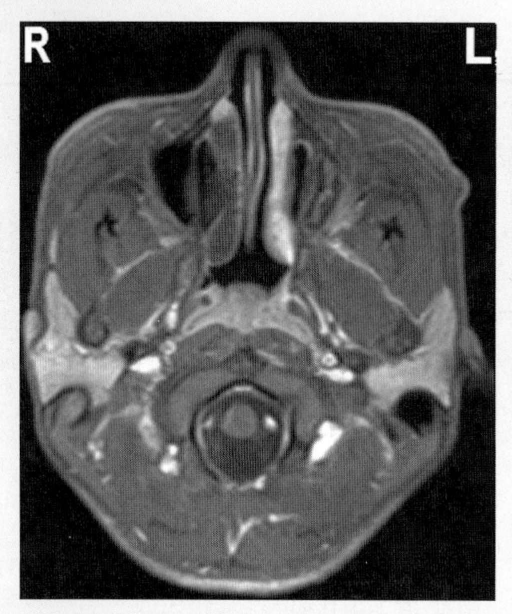

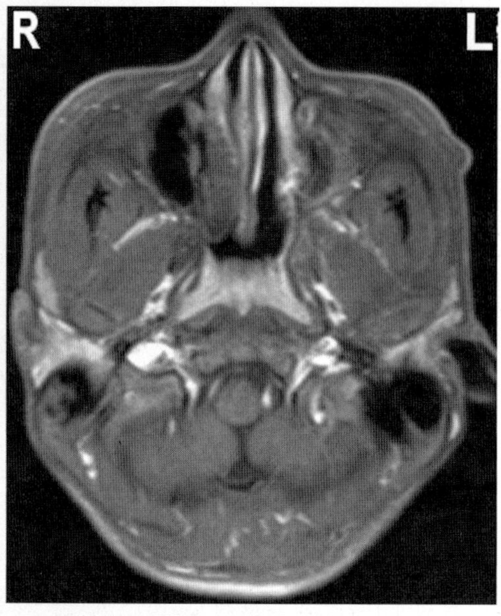

图 25-6　术后 1 年增强 MRI 显示肿瘤完整切除，无复发

小　结

鼻咽血管纤维瘤习题

鼻咽血管纤维瘤是常见的鼻咽部良性肿瘤，患者常常不能早期就诊。常因肿瘤侵袭压迫周围组织结构，从而引起相应临床症状；并可因反复鼻出血及颅内侵犯，引起严重后果。临床上切忌盲目活检。CT、MRI 和 DSA 检查有助于明确病变范围和血供情况，并协助指导手术方案的制订。治疗旨在彻底切除肿瘤的同时，尽力保护周围组织器官的功能。

（张 欣　文卫平）

第三节　鼻　咽　癌

疾病概要

鼻咽癌（nasopharyngeal carcinoma，NPC）是发生在鼻咽上皮的恶性肿瘤，具有明显的人种及地域分布差异，好发于黄种人，主要分布在东南亚及非洲地区，约 80% 的鼻咽癌发生在中国华南省份。鼻咽癌发生与 EB 病毒（Epstein-Barr virus，EBV）感染、环境因素及遗传易感性相关，国内 95% 以上鼻咽癌病理类型为未分化型非角化性癌，具有局部侵袭性强及早期易发生淋巴结转移的特性。电子鼻咽镜检查和 EBV 抗体检测是筛查早期鼻咽癌的主要方法，但是当患者出现涕中带血、颈部肿物、耳闷和头痛等症状就诊时大部分已到晚期。以调强放疗（intensity-modulated Radiotherapy，IMRT）为基础的综合治疗使鼻咽癌疗效有了较大提高，总体 5 年生存率达 80% 左右，5 年无局部复发生存率已在 90% 以上。但是，鼻咽癌治疗后有 5%~10% 出现原发部位复发，15%~30% 发生远处转移，一旦复发或远处转移患者预后较差，也是鼻咽癌治疗失败的主要原因。

【主诉】

患者，男，43 岁，广东人。因“晨起回抽涕带血 2 个月，左眼视力下降伴左侧耳闷 1 个月”就诊。

【印象诊断】

问题　根据主诉，应考虑哪些疾病？最有可能的诊断是什么？

思路　患者中年男性，广东籍，出现回抽涕带血要考虑鼻腔或鼻咽部病变；视力下降要考虑眼球及视神经路径特别是蝶窦、海绵窦周围病变；无诱因耳闷要考虑咽鼓管咽口周围病变；综合起来，鼻咽肿瘤应是首要考虑的疾病。

知识点

鼻咽癌常见症状

1. 鼻部症状

(1) 涕中带血或鼻出血：鼻咽癌常原发于鼻咽部顶后壁，肿瘤细胞生长快且新生血管丰富，表面常溃烂，易出血，与分泌物混合后积在鼻咽部，在晨起吐痰时排出，形成鼻咽癌的典型症状：晨起回抽涕中带血。因是隔夜出血淤积，常呈暗红色，量少，可数口。大量鼻出血一般发生在晚期鼻咽癌侵及大血管或治疗后大块肿瘤脱落导致。

(2) 鼻塞：原发于鼻咽顶部或前壁的肿瘤新生物，可堵塞后鼻孔引起单侧或双侧的鼻塞，并逐渐性加重；部分患者因鼻后孔阻塞，还可伴有鼻窦炎症状，鼻腔内可有多量脓涕。

2. 耳部症状　如肿瘤位于鼻咽侧壁，阻塞咽鼓管咽口，导致鼓室负压，出现中耳积液，表现为耳闷、耳鸣、听力下降等症状，但是很少有耳痛症状。

3. 脑神经症状

(1) 头痛：由于肿瘤侵犯颅底骨质、压迫神经或局部炎症反应，常出现单侧持续性头痛，多位于颞顶部。咽隐窝附近肿瘤向上生长，经破裂孔进入颅内，累及三叉神经，出现面部、头顶等部位持续性头痛。

(2) 眼部症状：晚期的鼻咽癌除了经蝶窦、筛窦或海绵窦直接侵入眼眶，导致视力下降、复视、视野缺损、眼球突出、运动障碍外，还可能经破裂孔进入颅内侵及海绵窦附近的外展神经，继而侵及动眼神经、滑车神经、视神经，引起头痛、面部麻木、复视、眼球活动障碍甚至失明等。

(3) 后组脑神经受损症状：肿瘤向外侧扩展侵及咽旁间隙、颈静脉孔或巨大的颈部转移淋巴结的压迫，可使舌咽神经、迷走神经、副神经、舌下神经受累，引起各种咽喉感觉异常、吞咽困难、声嘶、伸舌偏斜等；如颈交感神经受累可出现 Horner 综合征，即眼球内陷、上睑下垂、瞳孔缩小、额部无汗。

4. 颈部淋巴结肿大　鼻咽部淋巴引流由咽后至颈深上淋巴结，约 80% 患者首诊即有颈部淋巴结转移，最常见的淋巴结转移位于颈侧上 1/3 处，表现为无痛质硬，早期活动可，晚期可融合粘连固定。文献报道有 40% 的患者因颈部肿块首诊。

5. 远处转移　可发生骨、肺、肝等器官远处转移或锁骨以下部位的淋巴结转移，可多个器官同时发生，以骨转移为最常见。

【问诊】

问题　根据主诉，在问诊中需要注意哪些要点？

思路　根据患者具有鼻咽癌相关的临床表现，问诊应围绕鼻咽癌的临床症状进行问诊，重点相关症状不论阴性或阳性均要记录，注意症状出现的部位及时间。例如涕中带血的时间、出血量、是否伴有鼻塞等症状；耳闷的发生时间、是否影响听力、有无耳鸣、眩晕等；颈部肿物发生的时间、生长的速度、是否伴有疼痛、发热等，需要从症状方面进行颈部肿物的鉴别诊断；另外，需要问诊头痛、视物重影等症状，如肿瘤侵犯颅底及脑神经可引起相关症状。因鼻咽癌具有地域和家族高发特性，应询问患者籍贯及家族史。

病史问诊 患者广东肇庆四会籍，2个月前开始间断出现晨起回抽涕带血，量不多，暗红色；1个月前无明显诱因出现左眼视力下降，视物模糊，并伴有左侧耳闷胀感，听力轻度下降，上述症状持续存在，并逐渐加重。曾就诊于眼科，专科检查未见明显异常，行头部CT检查发现鼻咽部肿物，遂就诊于耳鼻喉科。近期无鼻塞流涕，无头痛头晕，无耳痛、耳鸣、耳溢液，3个月内体重减轻3kg。既往体健，无慢性病及传染病史，家族中有三位因癌症去世，其中一位是鼻咽癌患者。

知识点

鼻咽癌流行病学

鼻咽癌的发病具有明显的地域和人种选择性，在中国南方及东南亚地区发病率相对很高，北非，西亚次之，而欧美大陆及大洋洲发病率极低。移民海外多年的亚裔黄种人群中，鼻咽癌发病率仍高于当地平均水平，并有家族集中发病的现象。据中国国家癌症中心分析，2014年全国339个肿瘤登记处统计数据，国内当年鼻咽癌新发病例估计为4.5万例，死亡病例2.4万例，鼻咽癌发病率为3.26/10万（其中男性为4.51/10万，女性为1.94/10万），男女发病率之比为2.32∶1。广东省广州市、佛山市及肇庆市三个地区发病率高达(20~50)/10万，因此鼻咽癌也被称为“广东癌”。

【体格检查】

问题 为进一步明确诊断，查体需要注意哪些要点？

思路

1. 专科检查 应对耳、鼻、咽、喉全面检查。应用前鼻撑开器、间接鼻咽镜、间接喉镜、电子耳镜等常规专科检查手段仔细检查各腔隙结构，特别注意观察黏膜表面是否光滑，是否充血、有无分泌物，左右是否对称，是否有新生物；耳部鼓膜是否内陷，鼓膜标志是否清晰，是否有液平等。如检查结构看不清，部位暴露不满意，将进一步辅助检查。

2. 颈部检查 观察喉体、气管、胸锁乳突肌等标志，对称触诊颈部包块，记录部位、大小、质地、压痛、活动度等，观察皮肤是否有充血等炎性表现。

3. 脑神经受累体征 根据各脑神经功能做相应的观察和检查，如观察眼球活动是否运动正常、伸舌运动等。必要时，到相关专科做神经功能评估。

专科检查 患者双侧下鼻甲无明显肿大，未见新生物及分泌物；间接鼻咽镜见鼻咽部顶后壁及左侧黏膜隆起，表面不光滑，附有血迹；左侧鼓膜内陷，标志不清，未见液平，右侧正常；左眼上睑下垂，左眼球向外上活动受限，右侧眼球活动正常，伸舌居中，喉软骨、气管居中，双侧颈部未触及明显肿大淋巴结，间接喉镜见咽喉黏膜光滑，结构规整，声带活动好。

【辅助检查】

问题1 为进一步明确诊断，此时最需要进行何种检查？

思路

1. 鼻咽部的内镜检查 鼻咽部位于鼻腔后部，咽腔上部，常规普通专科检查很难观察到鼻咽全貌，采用经鼻电子鼻咽镜检查，具有简单、微创的特点，特别是它能够放大清晰地观察鼻腔鼻咽部全貌，可观察到鼻咽部肿物的形态、范围大小及部位。配合电子鼻咽镜光源窄带成像（narrow band imaging，NBI）技术可进一步观察分析鼻咽黏膜表面微血管的形态，可辨认鼻咽黏膜的早期癌变，也为鼻咽癌复发病变活检的精确定位提供指引。

2. 鼻咽肿瘤组织活检 借助电子鼻咽镜的视觉指引，经鼻钳取鼻咽部病变组织，为病理诊断提供临床标本。

3. 影像学检查 鼻咽肿瘤有时黏膜下生长，向颅底侵袭，内镜检查并不能发现病变，对不明原因的头痛及眼球运动外展受限，鼻咽颅底的MRI或CT扫描对鼻咽癌诊断发挥重要作用。如发现肿块，在影像导航引导下，鼻内镜下切开黏膜活检，以明确诊断。

4. 鼻咽癌的分子标志物 研究表明，EBV与鼻咽癌的发生发展密切相关，EBV相关抗体和EB病毒血浆

DNA（EBV-DNA）可作为鼻咽癌诊断的辅助指标。研究表明，鼻咽癌患者血清中以 VCA-IgA 升高最为显著及灵敏度较高，成为筛查早期鼻咽癌的常用指标。更多的临床研究证据显示，EBV-DNA 的载量与鼻咽癌的肿瘤负荷、肿瘤的清除率、放化疗敏感性及肿瘤的复发、转移相关。因此，血浆 EBV-DNA 的定量检测已常规用于鼻咽癌诊断、治疗有效性评估以及治疗后复发及转移监测，是鼻咽癌迄今为止最有效的分子标志物。

辅助检查结果一

1. 电子鼻咽镜检查　左侧鼻咽部顶后壁及外侧壁黏膜隆起，结节样突出，表面血管扩张，黏膜尚光滑，NBI 显示肿物呈青褐色，表面小血管呈畸形迂曲扩张，形态异常（图 25-7）。予以活检送病理检查。

2. EBV 血清学检查　EBV-EA-IgA（+），EBV-VCA-IgA（+），EBV-VCA-IgM（−），EBV-VCA-IgG（+），EBV-NA-IgG（+），EB-Rta-IgG（−），EBV-DNA 6.25×10^4 copies/ml。

3. 鼻咽部 CT　鼻咽顶后壁及左侧壁黏膜增厚并软组织肿块形成，该病灶向上侵及左蝶窦内，向前堵塞后鼻孔，并侵犯鼻中隔。左侧颈部见多发大小不等淋巴结影，较大者位于左侧胸锁乳突肌深面，大小为 0.9cm × 1.5cm（图 25-8）。

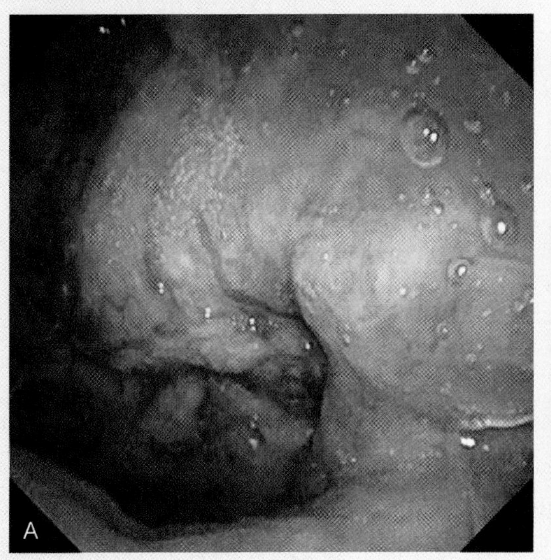

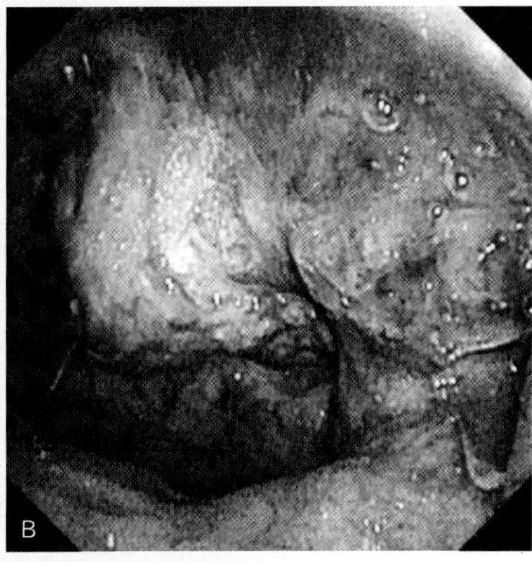

图 25-7　鼻咽癌内镜检查

A. 左侧鼻咽部顶后壁及侧壁肿物突出；B. NBI 显示肿物呈青褐色，表面小血管呈畸形迂曲扩张，形态异常。

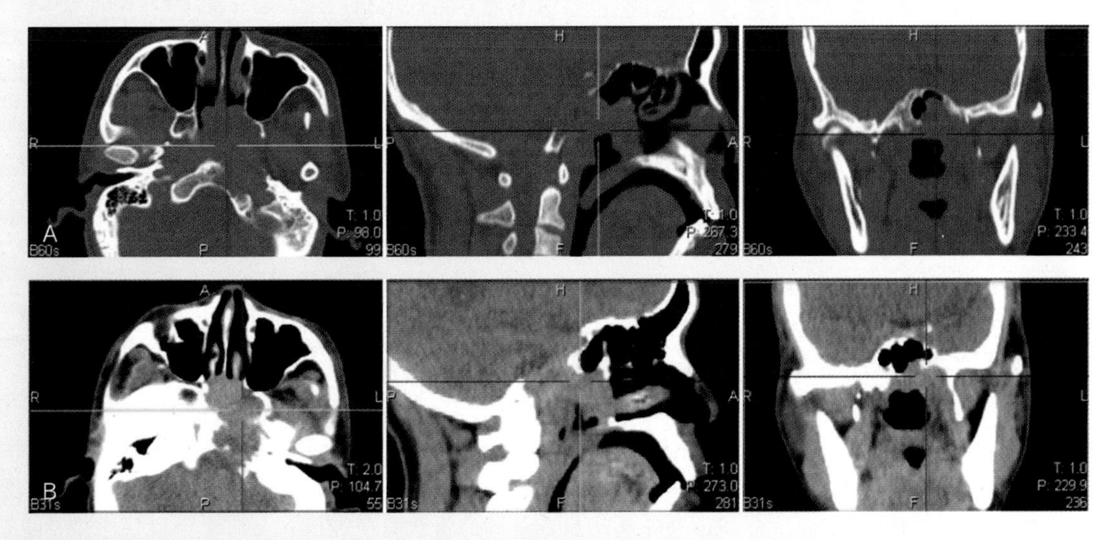

图 25-8　鼻咽癌 CT 检查

A. 软组织窗；B. 骨窗。鼻咽顶后壁及左侧壁黏膜增厚并软组织肿块形成，该病灶向上侵及左蝶窦内，向前堵塞后鼻孔，并侵犯鼻中隔。

4. 病理检查 鼻咽左侧壁送检组织被覆鳞状上皮，肿瘤细胞呈不规则巢状浸润生长，多为梭形或多边形，胞质红染，核大，圆形、椭圆形或梭形，核仁明显，病理性核分裂象可见。符合未分化型非角化性癌（图 25-9）。

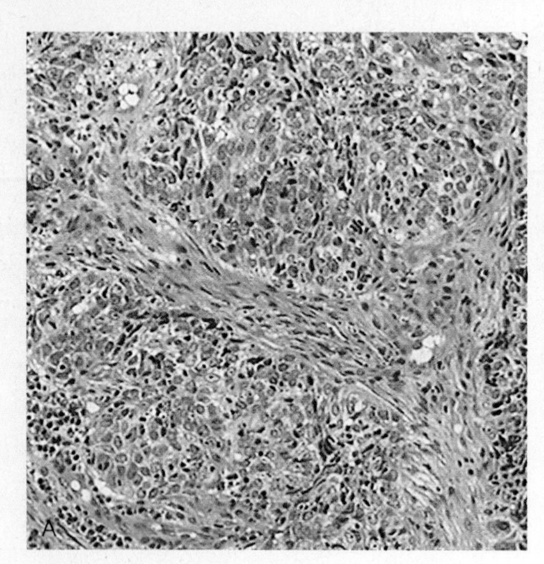

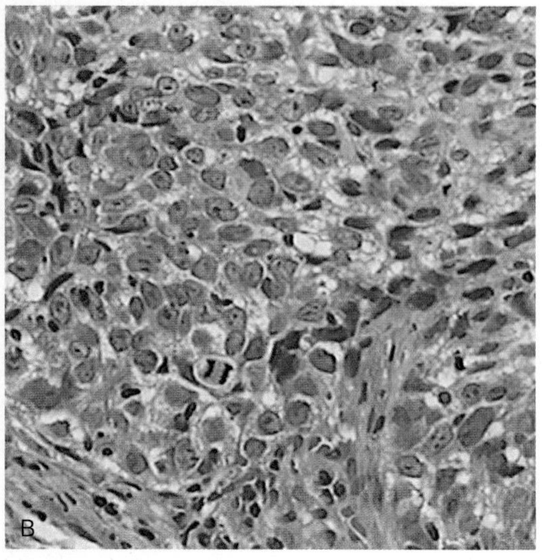

图 25-9 鼻咽癌组织病理检查

A. 低倍镜下见肿瘤细胞呈不规则巢状浸润生长，多为梭形或多边形；B. 高倍镜下见肿瘤细胞胞浆红染，核大，圆形、椭圆形或梭形，核仁明显，可见病理性核分裂象。

知识点

EB 病毒在鼻咽癌临床中的意义

EB 病毒（EBV）是一种疱疹病毒，可通过呼吸道传播，在人群中感染率达 90% 以上。EBV 感染与鼻咽癌发病的相关性得到广泛认可，EBV 在鼻咽上皮的潜伏感染可以导致鼻咽上皮细胞恶性转化，可能是鼻咽上皮癌变的早期致癌因素，其具体作用机制还有待进一步研究。临床上 EBV 定量检测及相关抗体检测已成为鼻咽癌早期筛查、疗效监测、随访复查的分子标志物。

EBV 感染监测临床常用指标意义：

1. 病毒衣壳抗原抗体（VCA）

（1）VCA-IgG（高亲和性）：阳性提示既往曾感染过 EBV，并可终身阳性。

（2）VCA-IgG（低亲和性）：该抗体在 EBV 感染 10d 左右出现，提示近期有 EBV 感染。

（3）VCA-IgA：阳性提示 1 年内曾有 EBV 感染，持续阳性可提示患鼻咽癌的风险增高，同时鼻咽癌患者 VCA-IgA 的滴度越高可能预后不良。

（4）VCA-IgM：阳性提示 EBV 急性期感染。

2. 病毒早期抗原抗体（EA）

（1）EA-IgG：阳性提示近期有 EBV 病毒感染，并且病毒活跃增殖。

（2）EA-IgA：与鼻咽癌相关性优于 VCA-IgA。

3. 病毒核心抗原抗体（NA） NA-IgG：发病后 3~4 周出现，可持续终身，是既往有过感染的标志。

4. 立早蛋白抗体（Rta） Rta-IgG，Zta-IgA/IgG：EB 病毒在外界刺激下，其立即早期基因 BRLF1 及 BZLF1 最先表达出 Rta 和 Zta 蛋白，Rta-IgG 反映病毒复制的活跃程度，Zta-IgA 病毒由潜伏感染变成溶解性感染的标志，检测其抗体有助于辅助鼻咽癌的早期诊断。

5. EBV-DNA　是EBV感染及复制增殖的敏感指标，采用荧光聚合酶链检测EBV-DNA拷贝数，实验室采用的检测试剂盒不同，其拷贝数阳性标准下限也不一样。大量研究证实EBV DNA可作为临床筛查早期鼻咽癌和监控鼻咽癌复发与转移的分子标志物，也可反映治疗效果，即经治疗降低或阴性说明治疗有效，若治疗后仍阳性提示可能需要巩固治疗。相对于几乎所有的鼻咽低分化或未分化癌组织中均可检测到EBV存在，而在鼻咽癌患者血浆中检测EBV-DNA，只有50%~60%的阳性率，这也使得EBV-DNA还不是一个完全得到认可的鼻咽癌分子标志物。

知识点

鼻咽癌病理分型

1. 大体形态

(1) 结节型：肿瘤呈结节状或肿块状突起，是最常见的类型。

(2) 菜花型：肿瘤呈菜花状，血管丰富而易出血。

(3) 溃疡型：肿瘤边缘隆起，中央常坏死。

(4) 黏膜下型：肿瘤向腔内突起，但表面常有正常的黏膜组织覆盖。

2. 组织学分型（WHO，2005年）

(1) 非角化性癌，亚分型为分化型与未分化型癌。

(2) 角化性鳞状细胞癌，细分为高分化、中分化及低分化型。

(3) 基底细胞样鳞状细胞癌。

流行病学资料显示高发区（中国华南地区和东南亚国家）95%以上鼻咽癌患者病理类型为非角化性癌，难以区分临床特点和预后。国内学者提出，根据鼻咽癌主要细胞形态学表现，将鼻咽癌分为4种病理类型：上皮型癌、肉瘤型癌、上皮-肉瘤混合型癌和鳞状细胞癌。该病理分型有明确的细胞学形态特征，可区分不同的临床预后，可为鼻咽癌患者制订个性化治疗方案提供一定的指导作用。

问题2　以诊治为目的，还需进行哪些辅助检查？

思路　明确鼻咽癌病理诊断后，需进行治疗前评估，主要是进行鼻咽癌TNM分期，为制订治疗方案提供依据。影像学检查在鼻咽癌治疗前后评估具有重要地位，MRI显示鼻咽肿瘤软组织侵犯、颅底和颅内病变优于CT，故鼻咽颅底原发肿瘤部位及颈部淋巴结转移影像学评估首选MRI。为排除全身转移，其他影像学检查包括胸片或胸部CT、腹部肝脏超声、全身核素骨扫描（ECT）等；正电子发射断层-X线计算机断层组合系统检查（PET/CT）由于价格昂贵、辐射损伤较大，在鼻咽癌治疗前评估并不是一线推荐，主要推荐在鼻咽癌治疗后复发和转移时使用。另外，患者的全身功能状况以及口腔牙齿状况也需要进行评估。

辅助检查结果二

1. 鼻咽颅底+颈部增强MRI　鼻咽左侧顶后壁软组织肿块影，边界欠清，大小约为4.2cm×3.6cm×2.9cm，病变向前堵塞鼻后孔区，侵犯鼻中隔及下鼻甲后部，向上侵犯左侧蝶窦，向后侵犯枕骨斜坡、左侧岩尖及左侧咽旁间隙；左侧海绵窦受累，脑膜强化。左侧翼突内侧板、左侧翼内肌及头长肌受侵。左侧咽后外侧间隙及颈动脉鞘区可见多发增大的淋巴结，较大者直径约为1.3cm，增强扫描轻度强化（图25-10）。

2. 骨SPECT/CT检查　鼻咽顶后壁及左侧壁病灶侵及左侧蝶窦及鼻中隔，蝶骨体、左侧蝶骨大翼、左侧颞骨岩部、枕骨斜坡、左侧翼突、犁骨异常浓聚影，结合CT，考虑为肿瘤侵犯颅底骨质；左侧颈部多发大小不等淋巴结，多考虑为淋巴结转移灶；右侧膝关节内侧缘轻度异常浓聚影，多考虑为退行性变。

3. 免疫组化　EBER（+）、EGFR（+）、VEGF（+）、Ki67（50%），提示肿瘤细胞有EBV感染，EGFR及VEGF阳性可为相关靶向治疗提供依据。Ki67是判断肿瘤细胞增殖活跃程度的一个指标，该指标阳性率越高，提示肿瘤生长越快，组织分化越差。

4. 腹部超声、胸片、心电图未见异常。

5. 血常规、肝肾功能未见异常。

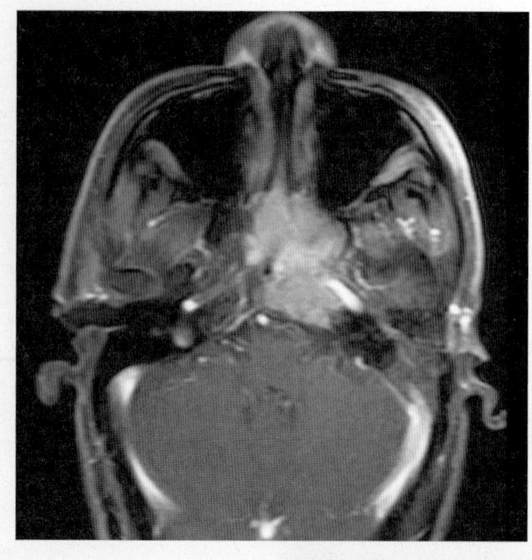

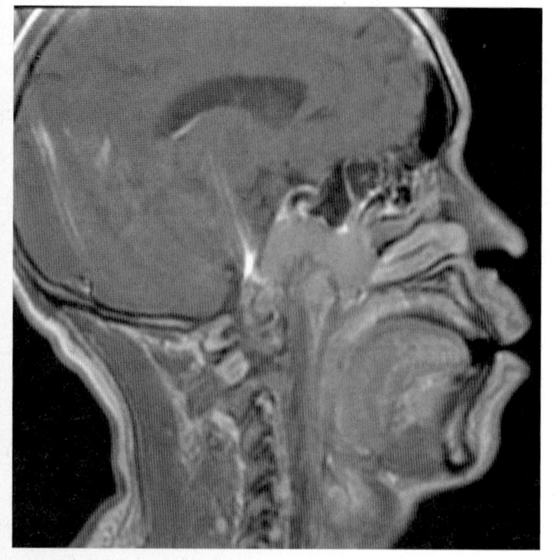

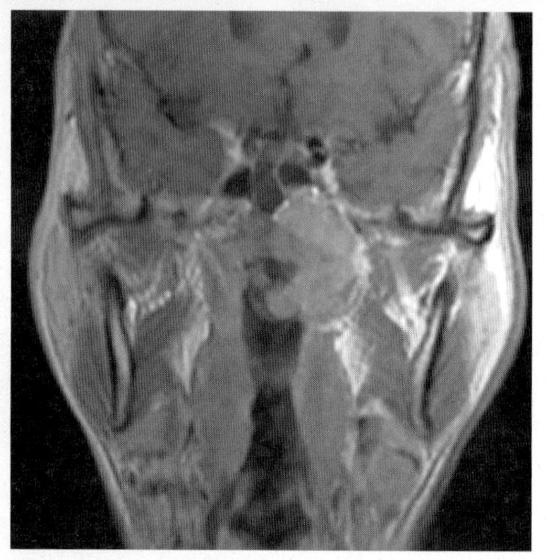

图 25-10 鼻咽颅底 + 颈部增强磁共振成像

鼻咽左侧顶后壁可见软组织肿块影，边界欠清，大小约为 4.2cm × 3.6cm × 2.9cm，病变向前堵塞鼻后孔区，侵犯鼻中隔及下鼻甲后部，向上侵犯左侧蝶窦，向后侵犯枕骨斜坡、左侧岩尖及左侧咽旁间隙；左侧海绵窦受累，脑膜强化。左侧翼突内侧板、左侧翼内肌及头长肌受侵。左侧咽后外侧间隙及双侧颈动脉鞘区可见多发增大的淋巴结，较大者直径约为 1.3cm，增强扫描轻度强化。

知识点

鼻咽癌 UICC/AJCC 分期第 8 版 / 中国分期 2017 版分期及内容（图 25-11）：

1. T 分期

T_X：原发肿瘤无法评估

T_0：未发现肿瘤，但有 EB 病毒阳性且有颈转移淋巴结

T_{is}：原位癌

T_1：肿瘤局限于鼻咽或侵犯口咽和 / 或鼻腔，无咽旁间隙受累

T_2：肿瘤侵犯咽旁间隙，和 / 或邻近软组织受累（翼内肌、翼外肌、椎前肌）

T_3：肿瘤侵犯颅底骨质结构、颈椎、翼状结构，和 / 或鼻旁窦

T_4：肿瘤侵犯至颅内，有脑神经、下咽、眼眶、腮腺受累，和 / 或有超过翼外肌的外侧缘的广泛软组织侵犯

2. N 分期

N_X:无法评估区域淋巴结

N_0:无区域淋巴结转移

N_1:单侧颈部和/或咽后淋巴结转移(不论侧数):最大径≤6cm,且位于环状软骨下缘以上区域

N_2:双侧颈淋巴结转移:最大径≤6cm,位于环状软骨下缘以上区域

N_3:颈淋巴结转移(不论侧数):最大径>6cm和/或位于环状软骨下缘以下区域

3. 临床分期

0期:$T_{is}N_0M_0$

Ⅰ期:$T_1N_0M_0$

Ⅱ期:$T_{0\sim1}N_1M_0$,$T_2N_{0\sim1}M_0$

Ⅲ期:$T_{0\sim2}N_2M_0$,$T_3N_{0\sim2}M_0$

ⅣA期:$T_{0\sim3}N_3M_0$ 或 $T_4N_{0\sim3}M_0$

ⅣB期:任何T、N和M_1

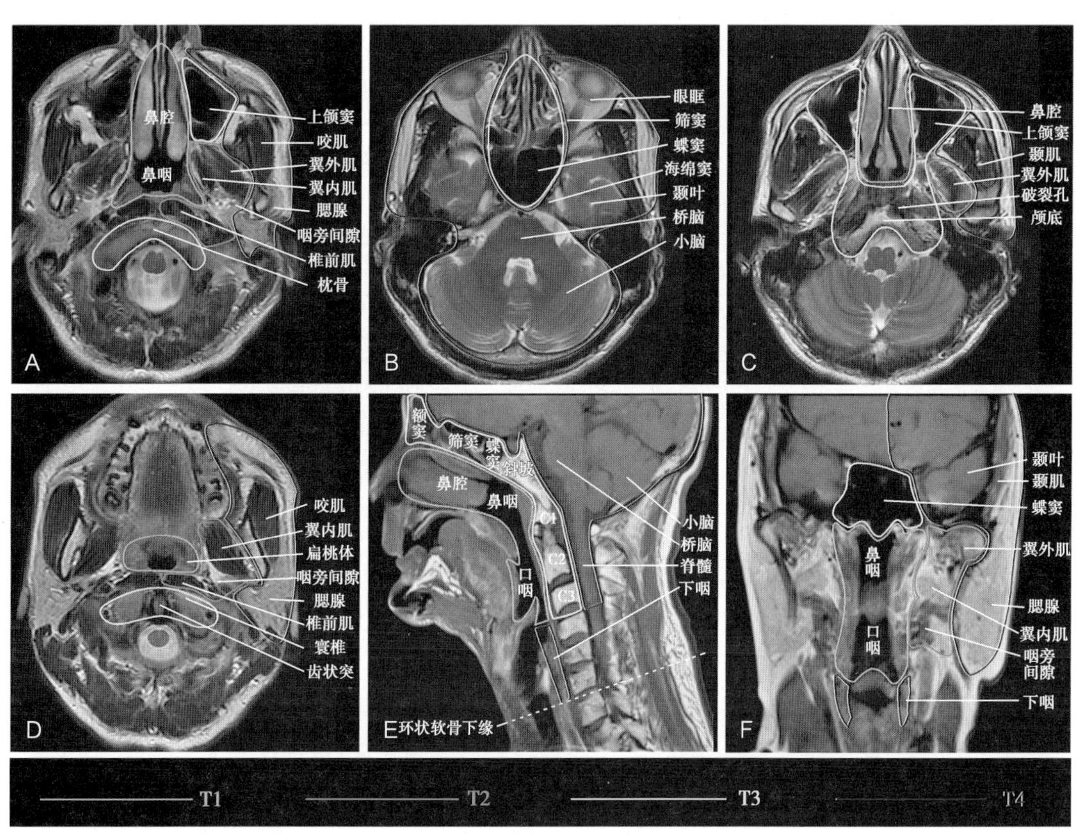

图 25-11 中国鼻咽癌分期 2017 版分期示意图

A. 鼻咽层面水平位图像;B. 海绵窦层面水平位图像;C. 颅底层面水平位图像;D. 口咽层面水平位图像;E. 正中矢状位图像;F. 冠状位图像。绿线 T_1 期:肿瘤局限于鼻咽腔,或累及鼻腔和/或口咽;蓝线 T_2 期:肿瘤突破咽颅底筋膜侵犯咽旁间隙、椎前肌、翼内外肌未超过翼外肌外侧缘、颈动脉间隙等结构;黄线 T_3 期:肿瘤累及颅底骨质、翼状结构、颈椎、鼻旁窦等结构;红线 T_4 期:肿瘤广泛软组织侵犯即超过翼外肌外侧缘累及翼外肌前间隙、颞肌、咬肌或腮腺等结构,或侵犯下咽、眼眶、脑神经、颅内等结构;E 中的白色虚线代表环状软骨下缘平面相当于 C_6 下缘水平,为上、下颈区域淋巴结的分界线。

【诊断】

问题 1 本病例的初步诊断及其诊断依据是什么?

思路 中年男性,广东籍,有涕中带血、视力下降、耳闷症状,有肿瘤家族史;查体可见鼻咽部肿物,左眼

活动障碍；辅助检查提示左侧鼻咽部占位，左侧分泌性中耳炎；鼻咽部活检病理结果为未分化型非角化性癌。

问题 2 本病例 TNM 分型及临床分期是什么？

思路 根据头颈部 MRI 及全身检查，肿瘤向上侵犯颅底、左侧蝶窦、海绵窦，向左侵犯咽旁间隙、翼内肌及翼突，有脑神经受累表现，双侧颈部淋巴结肿大，未发现远处转移。依据鼻咽癌 UICC/AJCC 分期第 8 版 / 中国分期 2017 版进行分期。

诊断 ①鼻咽癌（$T_4N_2M_0$，Ⅳ$_a$ 期，未分化型非角化性）；②左侧分泌性中耳炎。

【鉴别诊断】

问题 在病理结果未确定时，本病例还应与哪些疾病进行鉴别？

思路

1. **鼻咽部其他肿瘤** 淋巴瘤、结核、血管纤维瘤、咽旁间隙肿瘤等。

2. **颈部肿物的鉴别诊断** 淋巴结炎，淋巴结结核，其他恶性肿瘤的淋巴结转移，颈部良性肿瘤或先天性肿物。

3. **颅内疾病** 脊索瘤、颅咽管瘤、颈内动脉瘤。

【治疗方案】

问题 1 鼻咽癌的治疗原则是什么？

思路 鼻咽癌的治疗目的是消除原发灶及颈部淋巴结转移的病灶，减少肿瘤复发，降低远处转移，提高生存率。鼻咽癌治疗原则是以放射治疗为主的综合治疗，提倡多学科团队（multidisciplinary team，MDT）协作制订治疗方案，根据鼻咽癌的 TNM 分期或复发转移的具体病情，参照 NCCN（2018V2）鼻咽癌治疗指南及国内鼻咽癌专家共识选择不同的治疗路径（图 25-12）。

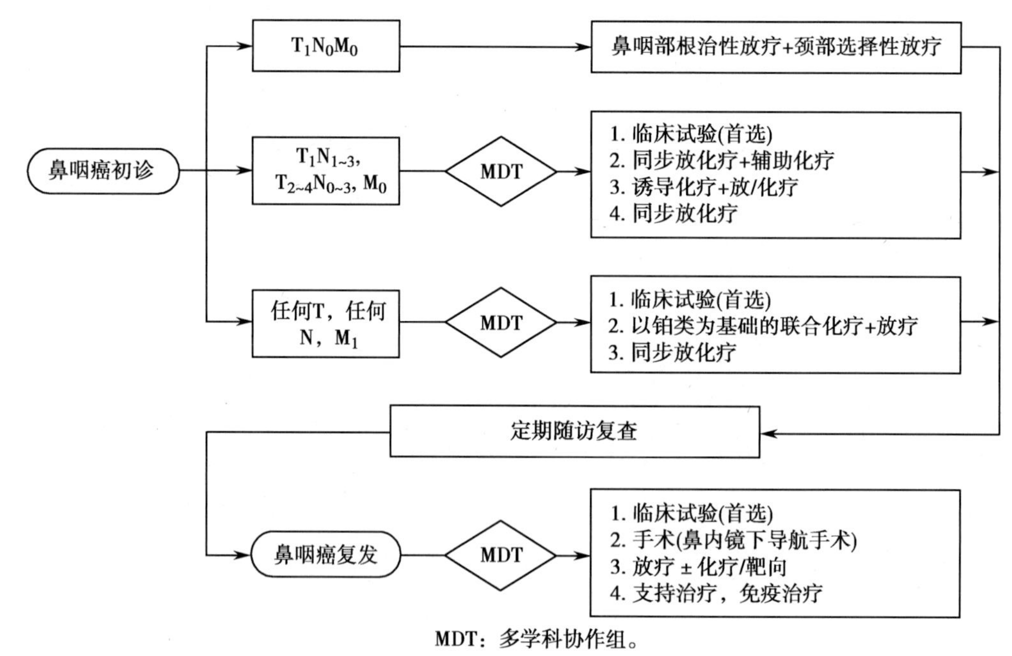

图 25-12 鼻咽癌治疗流程图

问题 2 本病例具体治疗方案有哪些？

思路 肿瘤治疗提倡行 MDT 会诊后制订个体化治疗方案。

本例患者经 MDT 讨论后，明确诊断为鼻咽癌 $T_4N_2M_0$，未分化型非角化性癌，临床Ⅳ$_a$ 期，进一步完善常规放化疗前检查及准备，包括中心静脉置管、口腔牙齿检查处理及放疗定位等，在放疗准备期间先以 TPF［多西他赛 75mg/m^2 d1，顺铂 75mg/m^2 d1，5-FU 750mg/（m^2·d），d1~5］诱导化疗 1 次，同时应用尼妥珠单抗 200mg 1 次 / 周 ×8 周，诱导化疗结束后 2 周开始行调强适形放疗（IMRT）70Gy，分为 33 次，放疗期间应用顺铂单药（顺铂 75mg/m^2，d1~3）同期化疗 3 个疗程，放疗后继续 1 疗程顺铂化疗。治疗过程见图 25-13。

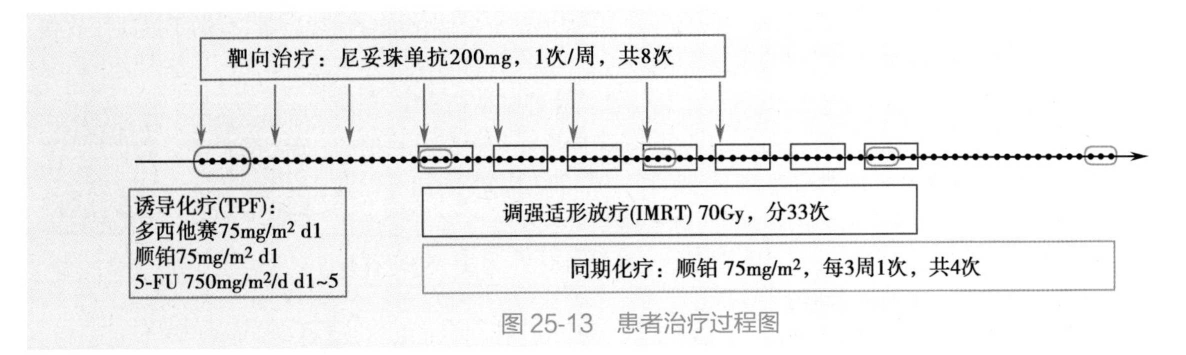

图 25-13 患者治疗过程图

问题 3 治疗期间耳鼻咽喉专科发挥的作用是什么？

思路 耳鼻咽喉科医师在鼻咽癌诊疗中的主要作用体现在诊断，一旦确诊鼻咽癌，患者治疗重心是在放射治疗科。患者接受治疗期间，部分耳鼻咽喉科可能参与患者的化疗，但更多是在协助治疗患者鼻腔、鼻咽、口咽、耳部的放射性损伤，以及患者可能出现的鼻出血、鼻窦炎、中耳积液等。

【随访】

问题 1 鼻咽癌的随访策略是什么？

思路 治疗期间及治疗结束后应定期随访复查。放化疗结束 3 个月，进行治疗后第一次全面复查，评估治疗效果。治疗结束后前 3 年，每 3 个月随诊复查 1 次。治疗结束后 4~5 年，每 6 个月随诊复查 1 次，以后每年随诊复查 1 次。每次随诊复查应包括系统及专科检查、EBV-DNA 拷贝数、纤维鼻咽喉镜，根据情况行鼻咽颅底、颈部 MRI、胸部 CT 和肝脏超声。根据临床需求也可以选择 PET/CT 检查和垂体、甲状腺功能检测。临床研究提示，鼻咽癌的复发存在明显的时间规律性，复发病例 50% 左右在治疗后 2 年内发生，80%~90% 在治疗后 5 年内，5 年以后极少发生。

问题 2 鼻咽癌随访期的并发症及处理方法有哪些？

思路 鼻咽癌随访期的并发症按时间分为近期和远期并发症。围治疗期并发症包括头颈部黏膜及皮肤的放射性损伤，表现为鼻、咽、喉部的黏膜充血、水肿、渗出，重者可出现点状或片状白膜，症状为疼痛，进食困难，鼻塞黏稠分泌物增多等；头颈部皮肤可出现红斑、色素沉着、干性脱皮、少数患者形成水疱，互相融合成大片湿性皮炎，浅表溃烂等。由于面颈部组织受照射后淋巴管道闭塞，导致淋巴回流受阻，从而导致颈部皮下水肿；一般在放疗后 1~3 个月开始出现，3~6 个月最严重，半年到 1 年左右消失。长期并发症包括放疗后引起咽鼓管粘连，引起分泌性中耳炎，以及化疗药物导致毛细胞或听神经损伤，导致耳鸣，听力下降；鼻窦鼻腔黏膜上的纤毛遭到破坏，并发鼻炎和鼻窦炎。放射性脑神经及脑损伤，常有吞咽困难，言语不清，头晕，头痛，记忆力下降等症状。张口困难及转颈困难，这是由于放射性颈部肌肉及咀嚼肌纤维化所致，要加强张口及转颈功能锻炼。放疗导致鼻咽、鼻腔、鼻窦纤毛受损、腺体萎缩，使鼻咽、鼻腔干燥结痂，伴发细菌感染致鼻腔、口腔发臭，治疗后需要长期用盐水清洗鼻腔，保持鼻腔、鼻咽清洁。

随访结果 该患者在放疗进行 20 次时，出现咽痛加重，不能进食，体温 38.5℃，血常规示白细胞 $11.2\times10^9/L$，中性粒细胞百分比 85%，考虑放疗导致的急性咽炎，给予抗感染补液支持治疗后缓解。其后化疗期间，出现恶心呕吐，骨髓抑制，血清学检查示白细胞 $2.4\times10^9/L$，K^+ 3.3mmol/L，Na^+ 125mmol/L，给予止吐，补充电解质，升高白细胞等治疗。治疗结束后 1 个月复查鼻咽部病灶及颈部淋巴结消退，EBV DNA<500 copies/ml，达到临床痊愈标准。

在治疗后 1 年出现慢性鼻窦炎，鼻腔粘连，分泌性中耳炎；鼻腔冲洗及药物治疗无效，予以鼻内镜下鼻腔粘连分解，鼻窦开放术，咽鼓管球囊扩张及鼓膜置管；治疗后 3 年逐渐出现张口受限，嘱其加强张口训练，保持开口 2 横指；治疗后 4 年记忆力下降、反应迟钝，复查 MRI 提示放射性脑病，神经内科专科治疗。

【复发鼻咽癌处理】

鼻咽癌复发定义为首诊鼻咽癌根治性治疗后 6 个月，期间肿瘤组织达到 cCR 和 pCR，随后再次出现肿瘤增长。一般将根治性治疗后 2 年定义为复发高危期，2~5 年为中危期，5 年以后为低危期。临床上根据复发部位与放疗剂量关系，即是否在照射靶区范围内，分为野内复发、边缘复发及野外复发。研究表明，复发主要为野内复发，占 50%~72%，边缘复发和野外复发相对较少。

对复发鼻咽癌强烈建议进行头颈肿瘤 MDT，有计划、合理地制定个体化综合治疗方案，有助于提高疗效和生存质量。所有复发鼻咽癌考虑加入临床试验；局部复发，分期为 rT_1~T_2 期，手术和放疗均可，具备内镜下鼻咽癌手术的单位，优先考虑内镜下鼻咽癌手术治疗，术后切缘阳性者应补充放疗；分期为 rT_3~T_4 期，精确放疗为主要治疗手段，联合化疗和分子靶向治疗是否获益目前尚无明确的证据；区域复发鼻咽癌，手术治疗是首选治疗方式；再程放疗同样可以选择，特别对于无法耐受手术或者手术无法切除的；对于拒绝手术和放疗者可考虑化疗和靶向治疗，但疗效差；复发合并转移性鼻咽癌，以姑息性化疗为主，当转移灶取得好的控制后可考虑复发病灶的放疗。

内镜经鼻入路鼻咽及岩斜区肿瘤切除（视频）

鼻咽癌习题

（李湘平）

推荐阅读资料

[1] SIEGEL R L，MILLER K D，JEMAL A.Cancer statistics，2018.Ca A Cancer J Clin，2018，60（5）：277-300.

[2] 付振涛，郭晓雷，张思维，等 .2014 年中国鼻咽癌发病与死亡分析 . 中华肿瘤杂志，2018，40（8）：566-571.

[3] LIN C T.Relationship between Epstein-Barr virus infection and nasopharyngeal carcinoma pathogenesis.Chin J Cancer，2009，28（8）：791-804.

[4] LI J X，LU T X，HUANG Y，et al.Clinical characteristics of recurrent nasopharyngeal carcinoma in high-incidence area. Sci World J，2012，2012 ：719754.

[5] 黄选兆 . 实用耳鼻咽喉科学 . 北京：人民卫生出版社，1998.

[6] CHUA M L K，WEE J T S，HUI E P，et al.Nasopharyngeal carcinoma.Lancet，2016，387（10022）：1012-1024.

[7] 中国鼻咽癌临床分期工作委员会 . 中国鼻咽癌分期 2017 版(2008 鼻咽癌分期修订专家共识). 中华放射肿瘤学杂志，2017，26（10）：1119-1125.

[8] National Comprehensive Cancer Network.（NCCN）Clinical Practice Guidelines in Oncology.［2019-12-01］.https：//www.nccn.org/professionals/physician_gls/default.aspx.Accessed 20 June 2018.In.

[9] LEE A W M，MA B B Y，NG W T，et al.Management of nasopharyngeal carcinoma：current practice and future perspective.J Clin Oncol，2015，33（29）：3356-3364.

[10] 中国抗癌协会鼻咽癌专业委员会，林少俊，陈晓钟，等 . 复发鼻咽癌治疗专家共识 . 中华放射肿瘤学杂志，2018，27（1）：16-22.

[11] 中国抗癌协会鼻咽癌专业委员会，陈晓钟，李金高，等 . 转移性鼻咽癌治疗专家共识 . 中华放射肿瘤学杂志，2018，27（1）：23-28.

第四节 下 咽 癌

疾病概要

下咽癌（hypopharyngeal carcinoma）即喉咽癌，是原发于下咽部的恶性肿瘤，以鳞状细胞癌为主，早期症状不典型，发现时多数已为中、晚期，部分患者以颈部包块首诊。下咽癌以影响患者的吞咽、嗓音及呼吸等功能为其特点，是上消化呼吸道恶性程度最高的肿瘤之一。手术治疗为主，术后辅以放疗，喉功能的保留及上消化呼吸道的重建是手术的要点。

【主诉】

患者，男，65 岁。因“咽部异物感并吞咽时疼痛 5 个月伴声嘶及吞咽困难 2 周”来诊，既往有吸烟、饮酒史 30 年。

【诊断印象】

问题 根据患者主诉，应考虑哪些疾病？最有可能的诊断是什么？

思路 吞咽痛、吞咽困难感等症状的病因包括下咽及食管区的占位性病变、脑血管病后的运动性吞咽障碍以及慢性非特异性炎症等。高龄患者有长期吸烟、饮酒基础者，应怀疑下咽及食管的恶性病变，声音嘶哑往往意味病变已侵犯喉部结构，因此，该患者首先应排除下咽癌及颈段食管癌。

知识点

1. 下咽癌的流行病学　下咽癌在临床上较为少见，年发病率为(0.17~0.8)/10 万，占头颈部恶性肿瘤的 1.4%~5.0%，占全身恶性肿瘤的 0.5%。下咽癌多发生于梨状窝区，下咽后壁区次之，环后区最少。50~70 岁为高发年龄，但近年来有年轻化趋势。总体来看，男性患者远多于女性，梨状窝癌和下咽后壁癌多见于男性，而环后癌女性多发。

2. 下咽癌的病因学

(1) 吸烟、饮酒：导致头颈部肿瘤已成共识，在下咽癌中，饮酒的相关性要高于吸烟。

(2) 遗传因素：部分患者呈现家族性头颈部恶性肿瘤聚集发病。

(3) 营养因素：有文献报道 Plummer-Vinson 综合征(多发生于低血红蛋白性贫血的中年妇女)易导致患者罹患环后癌。

(4) 病毒感染：人乳头状瘤病毒感染可引起头颈部鳞状细胞癌。

【体格检查】

问题　对该患者问诊的要点有哪些？

思路　上述表现在接诊中均为问诊要点，除此之外还应包括对诊断有指向意义的吸烟饮酒史，以及评估身体一般情况和用药史等。

知识点

下咽癌的临床表现

(1) 喉咽部异物感：喉咽部异物感是下咽癌患者最常见的初发症状。

(2) 吞咽疼痛：可向耳部放射，合并感染或侵犯血管时可加剧。

(3) 吞咽不畅或进行性吞咽困难。

(4) 声嘶：肿瘤侵犯喉部，可伴有不同程度的声音嘶哑。

(5) 咳嗽或呛咳：常出现痰中带血。

(6) 颈部肿块。

下咽癌晚期时患者常有贫血、消瘦、衰竭等恶病质的表现。肿瘤侵犯颈部大血管时可发生严重的出血。

【病史】

患者近 1 年来出现吞咽不适感，近 5 个月来发展为吞咽阻挡感，渐加重，应用抗炎药物无效。声音嘶哑 2 周，无饮水进食呛咳，无咯血，无吞咽痛。既往有 30 年吸烟饮酒史，无特殊系统性疾病，家族无遗传病及相似病史。

【专科检查】

问题　对该患者进一步行体格检查应注意哪些要点？

思路　除了完成系统的体格检查外，下咽部及颈部的检查需要注意：

1. 间接喉镜检查　下咽区应观察舌根、会厌、声门上、声门及下咽黏膜的光滑、色泽以及占位情况，声带的运动以及声门的闭合等。如有下咽部的肿物，应注意肿物的形态、位置、范围及对喉的侵犯情况。

2. 颈部的视诊及触诊　应观察颈侧区的饱满程度，是否可触及包块，其大小、位置、质地、活动度、是否有压痛等。

专科检查　间接喉镜下见患者左侧梨状窝新生物，双侧声带活动尚可，触诊患者左颈部胸锁乳突肌区散在质韧淋巴结，最大者约 2cm×1cm，电子喉镜检查见图 25-14。

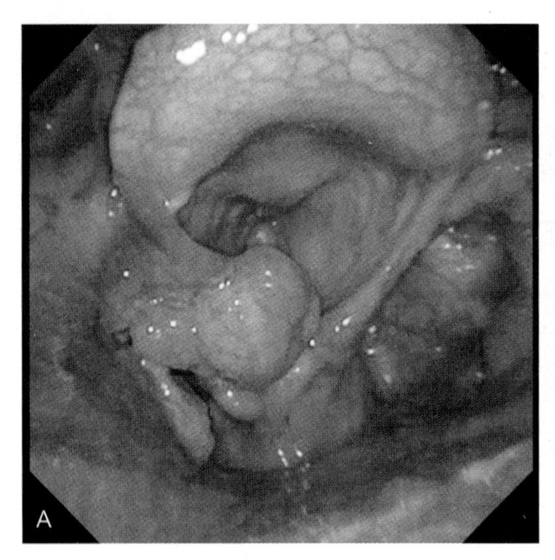

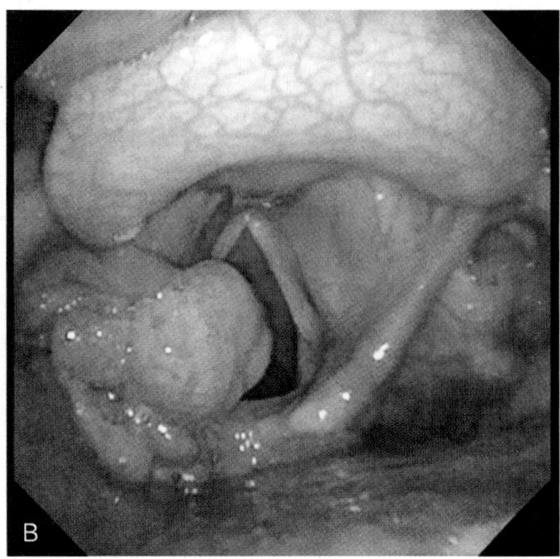

图 25-14　电子喉镜

A. 左侧梨状窝新生物，环后区及右侧梨状窝黏膜正常；B. 双侧声带活动好。

【辅助检查】

问题　患者进一步需完善哪些检查？

思路　针对下咽癌临床上常用的辅助检查手段有：

(1)间接喉镜检查 / 电子喉镜检查　明确肿瘤部位及环杓关节运动。

(2)增强 CT　明确肿瘤的范围及淋巴结转移情况(图 25-15)。

(3)MRI　同增强 CT，但诊断价值不如前者，对下咽癌在咽喉部软组织内的扩展和侵犯具有优势。

(4)病理组织活检　下咽癌最后的确诊依据。

(5)电子胃镜检查　明确食管入口有无肿瘤侵犯及中下段食管有无第二原发癌。

(6)PET/CT　对怀疑有远处转移者可行 PET 明确。

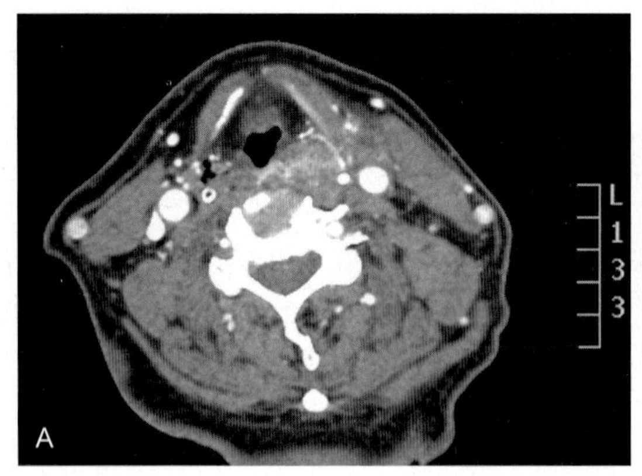

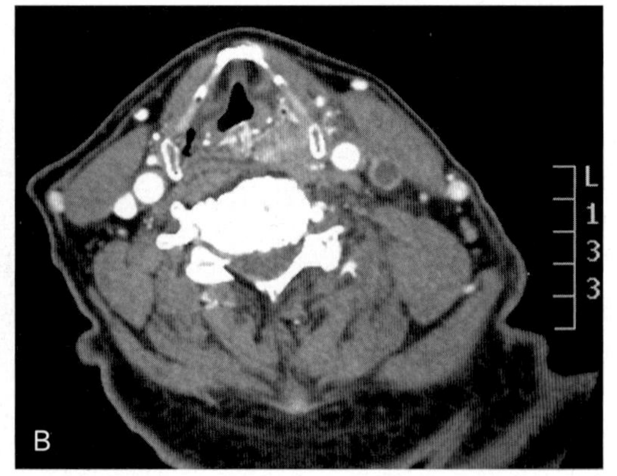

图 25-15　下咽癌增强 CT 检查

A. 可见左侧梨状窝新生物，甲状软骨板局部破坏；B. 左颈部胸锁乳突肌深面可见肿大淋巴结。

【诊断】

问题 1　下咽癌的诊断依据有哪些？

思路　下咽癌的诊断依据患者吞咽症状、声嘶、颈部包块等病史，结合查体以及影像学和病理检查，一般不难作出判断，需要注意的是应明确肿瘤的原发部位，肿瘤对喉的侵及程度和颈部淋巴结转移情况，以进一步制订治疗方案。

问题 2　该患者的 TNM 分期是什么？

思路　喉镜发现患者双侧声带活动好，CT 可见肿瘤侵犯同侧甲状软骨板，食管未见受侵犯，可定为 T_{4a} 期，左颈部Ⅱ、Ⅲ区见两枚轻度强化淋巴结，均未超过 6cm，PET 等未见异常核素浓聚样，其 N 及 M 分期为 N_{2b} 和 M_0。

知识点

AJCC（2018 年）下咽癌的 TNM 分期见表 25-3。

表 25-3　AJCC（2018 年）下咽癌的 TNM 分期标准

项目	T：原发肿瘤	N：区域淋巴结		M：远处转移
		临床淋巴结（cN）	病理淋巴结（pN）	
内容	T_X：原发肿瘤无法评估 T_{is}：原位癌 T_1：肿瘤局限于下咽的一个解剖亚区并且最大径≤ 2cm T_2：肿瘤侵犯超过下咽的一个解剖亚区或邻近解剖区，或 2cm< 最大径≤ 4cm，无半喉固定 T_3：肿瘤最大径 >4cm，或半喉固定，或侵犯食管 T_{4a}：肿瘤侵犯甲状 / 环状软骨，舌骨，甲状腺，或中央区软组织 T_{4b}：肿瘤侵犯椎前筋膜，包绕颈动脉或累及纵隔结构	N_X 区域淋巴结转移无法评估 N_0：无区域淋巴结转移 N_1：同侧单个淋巴结转移，最大径≤ 3cm，ENE(−) N_2 N_{2a}：同侧单个淋巴结转移，3cm< 最大径≤ 6cm，ENE（−） N_{2b}：同侧多个淋巴结转移，最大径均≤ 6cm，ENE（−） N_2：双侧或对侧淋巴结转移，最大径均≤ 6cm，ENE（−） N_3 N_{3a}：转移淋巴结中，最大径 >6cm，ENE（−） N_{3b}：转移淋巴结中有明显的临床 ENE（+）	N_X：无法评估有无区域淋巴结转移 N_0：无区域淋巴结转移 N_1：同侧单个淋巴结转移，最大径≤ 3cm，ENE（−） N_2 N_{2a}：同侧或对侧单个淋巴结转移，最大径≤ 3cm，ENE(+)；同侧单个淋巴结转移，3cm< 最大径≤ 6cm，ENE（−） N_{2b}：同侧多个淋巴结转移，最大径均≤ 6cm，ENE（−） N_{2c}：双侧或对侧淋巴结转移，最大径均≤ 6cm，ENE（−） N_3 N_{3a} 转移淋巴结中，最大径 >6cm，ENE（−） N_{3b} 同侧单个淋巴结转移，最大径 >3cm，ENE（+） 同侧、对侧或者双侧多个淋巴结转移，ENE（+）	M_0：没有远处转移 M_1：有远处转移

注：淋巴结外侵犯（extranodal extension，ENE）又分为病理与临床 ENE。病理 ENE 主要依据术后标本的组织学改变，直接观察肿瘤细胞是否穿透淋巴结包膜；临床 ENE 是指根据临床症状和影像学资料判断 ENE 阳性或阴性。

根据表 25-3，参照表 25-4 进行分期。

表 25-4　AJCC（2018 年）下咽癌的 TNM 分期

分期	T	N	M
0 期	T_{is}	N_0	M_0
Ⅰ期	T_1	N_0	M_0
Ⅱ期	T_2	N_0	M_0
Ⅲ期	T_3	N_0	M_0

续表

分期	T	N	M
Ⅲ期	T_1,T_2,T_3	N_1	M_0
ⅣA 期	T_{4a}	N_0,N_1	M_0
ⅣA 期	T_1,T_2,T_3,T_{4a}	N_2	M_0
ⅣB 期	Any T	N_3	M_0
ⅣB 期	T_{4b}	任何 N	M_0
ⅣC 期	任何 T	任何 N	M_1

【治疗】

问题 下咽癌的治疗手段有哪些?

思路 下咽癌的治疗方法包括手术、放射治疗、同步放化疗、诱导化疗后视其效果情况再选择放疗或手术、生物治疗等。下咽癌治疗目的是在不影响患者生存时间的前提下尽可能地保留喉功能,提高患者的生活质量,目前下咽癌的治疗仍以手术联合放疗的综合治疗为主。

知识点

下咽癌的生物学行为

梨状窝癌可发生于梨状窝内侧壁和外侧壁,二者的局部病变及发展趋向不同,手术治疗须采取不同对策。梨状窝外侧壁癌常早期侵及甲状软骨后部,向外穿过甲状软骨或环甲膜侵及甲状腺,亦可绕过甲状软骨后缘侵及喉外组织或甲状腺;向内可于黏膜下扩展经咽后壁或环后区前壁累及对侧梨状窝;向上扩展侵入舌根部和扁桃体;少数可向下侵及颈段食管。通常情况下,梨状窝外侧壁癌多向外累及甲状软骨及甲状腺,较少向内侵入喉部,手术时通常仅需切除梨状窝及下咽外侧壁结构,喉部组织多能较完整地保留。

下咽后壁癌临床上较为少见,多沿咽后壁向上、向下迅速扩展并易向后浸润生长,晚期可扩展累及侧壁。肿瘤易向下累及食管,但较少侵入椎前肌。

环后癌向前易侵及环杓后肌、环状软骨、杓状软骨及环杓肌,进而侵及梨状窝、甲状腺、气管和喉返神经,引起单侧声带麻痹。向下侵及颈段食管,但很少累及椎前筋膜。向后可全周生长侵及下咽后壁。

【手术情况】

知识点

下咽癌的微创外科手术治疗

1. 经口 CO_2 激光手术(transoral laser microsurgery,TLM) 主要用于治疗梨状窝癌、下咽后壁癌 T_1 至 T_2 病变和局限的高位环后癌,及选择性的 T_3 至 T_4 病变。尤其是基底部较窄、未发现明显深层浸润,经术前充分评估在支撑喉镜下可完全暴露的病变。

2. 经口机器人手术(trans oral robotic surgery,TORS) 具有角度更大、更广的三维立体视野,机械臂能够提供更灵活和稳定的操作,配套单极电凝止血效果更好,能够克服经口 CO_2 激光手术视线(line of sight)局限的问题,学习曲线更短,能够完成所有适用于经口 CO_2 激光手术的病变,具有广阔的应用前景。

知识点

下咽癌的开放手术治疗和重建

下咽癌的开放性外科切除手术依据范围的不同可分为：

(1) 单纯的部分下咽切除术。

(2) 保留喉功能的部分下咽切除术。

(3) 部分下咽切除术＋全喉切除术。

(4) 全下咽切除术＋全喉切除术。

(5) 全下咽切除术＋全喉切除术＋全食管切除术。

下咽癌手术中上消化道重建的方法：保留及不保留喉功能的下咽癌切除术均涉及上消化道的重建。下咽及食管的常用修复材料有：喉气管瓣、胸大肌肌皮瓣、结肠上徙、游离空肠、胃上提、胸三角皮瓣、颈阔肌皮瓣、胸骨舌骨肌筋膜瓣、胸锁乳突肌骨膜瓣等。多数情况下，直接将梨状窝及下咽侧后壁残余黏膜缝合即可关闭下咽腔。若患侧梨状窝近全部切除且患侧下咽后壁黏膜缺损较大，可采用胸大肌肌皮瓣、胸三角皮瓣或颈阔肌皮瓣修复下咽缺损。后二者关闭咽腔时，需将皮瓣蒂部切除部分表皮，形成创面，再与下咽黏膜切缘缝合，操作稍有不便，近来已较少应用。梨状窝癌累及尖部时，需切除部分颈段食管。若颈段食管仅切除一个侧壁，且局限于食管入口以下 2cm 以内，则仍可采用胸大肌肌皮瓣修复。但需吻合成斜面，防止吻合口狭窄。

手术情况　该患者采取了左侧择区性颈淋巴结清扫＋保留喉功能的部分下咽切除＋胸大肌肌皮瓣下咽整复术，清扫了左颈部Ⅱ、Ⅲ、Ⅳ、Ⅴ区淋巴结组织。肿瘤切除范围包括左梨状窝全部及下咽部分后壁，甲状软骨板后上 1/2，左侧的部分杓会厌皱襞，并应用胸大肌肌皮瓣修补了咽腔黏膜缺损。

患者术后颈部术腔持续负压引流，鼻饲饮食，第 5d 自颈前引流管引出浑浊坏死样液体，后转为大量渗出，混有唾液等。

保留喉功能的下咽癌手术（视频）

问题　此时考虑患者为何并发症，应如何处理？

思路　结合患者自负压引流管引出大量唾液样分泌物，考虑为咽瘘形成。咽瘘为下咽癌手术并发症之一，多数需行床旁换药处理，其原则为通畅引流，保持创面清洁，促进肉芽生长。对于床旁换药效果欠佳的病例可以考虑手术修补。

知识点

下咽癌手术常见并发症

1. 咽瘘　是术后最常见的并发症之一。咽瘘是咽腔与皮肤之间形成的感染瘘道。咽瘘一旦发生，患者的住院时间将大为延长，许多患者因此而延误术后放疗的最佳时机。术中关闭下咽时，注意将黏膜固定缝合于黏膜下组织，使黏膜有依托，黏膜外无无效腔。下咽关闭后，吻合口外侧的组织缺损可用单蒂胸骨舌骨肌肌筋膜瓣、甲状腺或单蒂胸锁乳突肌肌瓣填补，以尽量消灭无效腔，同时，放置有效的负压引流是避免咽瘘形成的最有力措施。颈清扫术后，颈动脉容易内移，可用胸锁乳突肌将颈动脉包裹缝合，使之与下咽吻合口隔离。

2. 吞咽困难　也是经常出现的并发症，咽食管相接处吻合口狭窄是造成吞咽困难较常见的原因。如有吻合口狭窄出现，轻者可通过食管镜扩张得到改善，重者需再行手术整复。

【下咽癌的放化疗】

对于 T_{is} 及 T_1 患者可考虑行放疗，且效果与手术治疗相当。绝大多数病例，放疗是作为手术的辅助手段，可在手术前或手术后。目前国内、外多数学者还是倾向术后放疗。术前放疗的剂量在45~50Gy，而术后放疗在60Gy，对于切缘阳性或淋巴结包膜外侵者需追加6~7Gy的剂量。相对单纯放疗，同步放化疗以及超分割的方案疗效及耐受度更好。

放疗的适应证可归结为：

(1) T_1 病变，尤其外生肿物。

(2) T_3、T_4 患者术前计划性放疗。

(3) 术后的辅助放疗。

(4) 有手术禁忌或复发患者的姑息性放疗。

(5) 低分化癌或未分化癌患者。

【预后】

下咽癌是上消化道和呼吸道恶性程度最高的肿瘤之一，临床统计5年生存率在25%~50%。其预后差的主要原因为：发病位置隐蔽，症状出现较晚；局部呈侵袭性生长并沿黏膜下浸润扩散；易发生淋巴结转移；也可发生远处转移。

下咽癌习题

（潘新良）

第二十六章 先天性喉囊肿

疾病概述

先天性喉囊肿(congenital laryngeal cysts)发病率为1.8/10万,可以分为喉小囊囊肿(laryngeal saccular cysts)和喉气囊肿(laryngocele),两者均来源于喉小囊。前者是喉小囊膨胀扩大并充满黏液所致,它不与喉腔相通,不向喉腔引流,此病多见于儿童,通常此型亦被称作先天性喉囊肿。后者为喉小囊异常的病理性扩张所致,与喉腔相通,故当喉内压升高可使囊内充气而扩大,多于成年后显现。两种囊肿均建议手术治疗。

【主诉】

患儿女,8个月。主因"喉鸣,声嘶,哭闹时面色发紫8个月"就诊。

【印象诊断】

问题 根据主诉,应考虑哪些疾病?

思路 首先考虑喉部先天性占位疾病,如喉囊肿及声门下血管瘤,还应考虑喉软骨软化及声带运动障碍性疾病。其中,先天性喉囊肿的可能性比较大。

知识点

先天性喉囊肿的症状

1. 喉喘鸣 可为双相性,但主要是吸气性喉喘鸣。
2. 呼吸困难 严重者可出现呼吸暂停和发绀。
3. 发音异常 听不见或是低沉的哭声,有时声音嘶哑。
4. 吞咽困难 较为少见,可导致患儿的生长发育受到影响。

【问诊】

问题 根据主诉,在问诊中需要注意哪些要点?

思路 问诊要点:

(1)喉鸣出现的时间和诱因,加重及缓解因素。
(2)是否有呼吸困难的表现,发生时间和程度。
(3)伴发症状:是否伴有发音改变及吞咽困难。如果伴有发音改变,特别需要除外声带麻痹的可能性。
(4)既往诊疗经过,采取过哪些治疗,疗效如何;是否有先天性心脏病、外伤及手术史。

病史问诊 患儿出生后现喉鸣,伴声音嘶哑,哭闹时有面色发绀,无发热,无咳嗽,否认呛奶及吞咽困难,就诊于当地医院,未予特殊治疗。既往:无其他系统性疾病,否认手术外伤史。

【体格检查】

问题 为进一步明确诊断,查体需要注意哪些要点?

思路

(1)首先判断患儿呼吸困难程度，注意安静和哭闹时有无明显三凹征、口唇有无发绀、鼻翼有无扇动。

(2)注意咽部有无充血，咽后壁有无异常隆起及颈部有无包块。

专科检查 声嘶明显，安静状态下呼吸尚平稳，可闻及明显喉鸣。哭闹时可见轻度三凹征，口唇轻度发绀，未见鼻翼扇动；咽部无充血，双侧扁桃体Ⅰ度，咽后壁未见异常隆起。颈部未触及明显包块。

【辅助检查】

问题 为进一步明确诊断，需要进行哪些检查？

思路 结合病史及专科检查，喉部占位性病变的可能性最大，此时，电子喉镜是最为便捷及有效的诊断方法。它能够清楚地了解咽喉部的结构发育是否正常，有无异常新生物及声带运动是否正常，同时也可以观察声门下是否狭窄。

辅助检查结果 电子喉镜检查提示：右侧室带及杓会厌襞之间囊性隆起，右侧声带受压，会厌形态正常，双侧声带运动正常，声门下通畅(图 26-1)。超声检查提示囊肿可能性大。颈部增强 CT 检查：声门右侧壁囊肿，局部气道受压变窄。

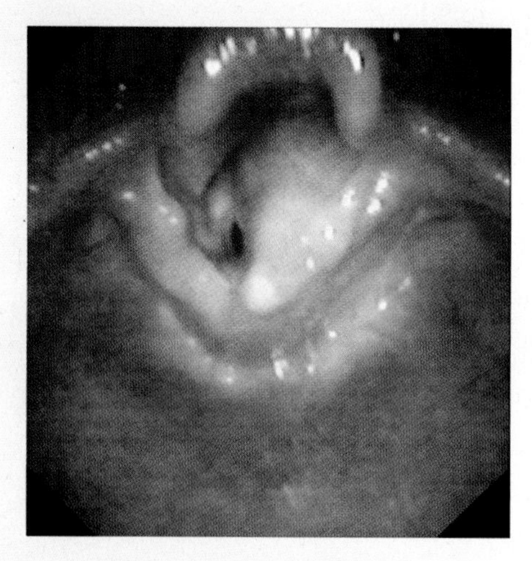

图 26-1 电子喉镜检查图

【病情分析】

问题 患儿的呼吸困难程度如何，对诊治方案有何提示？

思路 电子喉镜提示喉部占位性病变，查体提示患儿喉梗阻Ⅱ度，需要进行支撑喉镜下喉部病变切除术，改善患儿呼吸。

【诊断】

问题 1 本病例的初步诊断及其诊断依据是什么？

思路 根据患者渐进性喉鸣及呼吸困难的病史、查体安静时呼吸平稳，哭闹时可见三凹征，电子喉镜提示右侧室带及杓会厌襞见囊性隆起。故诊断先天性喉囊肿及喉梗阻Ⅱ度。

问题 2 本病属于哪种类型的先天性喉囊肿？

思路 结合辅助检查结果，本病应属于喉侧型喉小囊囊肿。

知识点

先天性喉小囊囊肿的分型

1. 喉侧型喉小囊囊肿(lateral saccular cyst) 常扩展到室带和杓会厌襞、会厌或喉侧壁(图 26-2)。

2. 喉前型喉小囊囊肿(anterior laryngeal saccular cyst) 位于室带和声带之间，比较小，向内伸展到喉腔(图 26-3)。

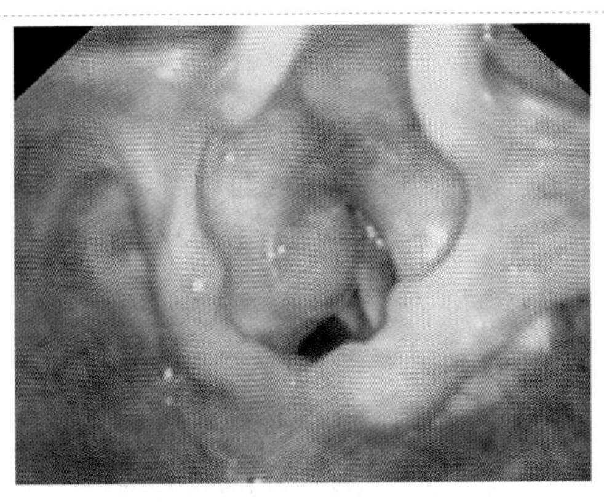
图 26-2　喉侧型喉小囊囊肿

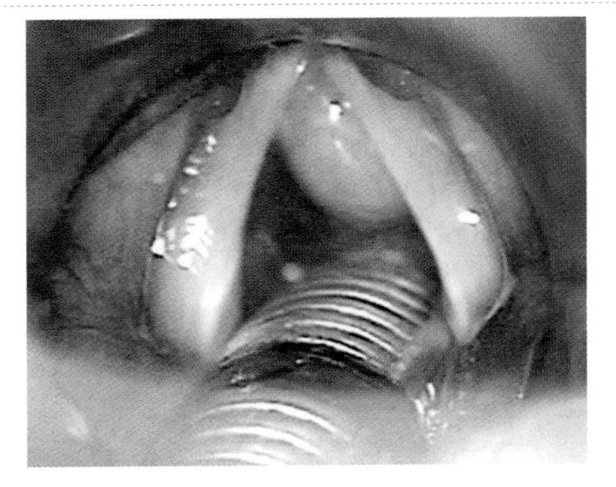
图 26-3　喉前型喉小囊囊肿

【鉴别诊断】

问题　本病例还应与哪些疾病进行鉴别？

思路

(1)喉气囊肿：喉内型喉气囊肿与喉室不通，其体积不随呼吸改变，压之不缩小。

(2)喉室脱垂：特点是位置一定在喉室口处，可以器械推送回喉室内且其体积不随呼吸改变。

知识点

1. 喉气囊肿的症状

(1)症状多为间歇性。

(2)声嘶、呼吸不畅与喘鸣：做 Vasalva 动作时，可能出现严重的呼吸困难。

(3)颈部隆起：多位于舌骨水平；亦可位于甲状软骨下方或颈部其他部位。

2. 喉气囊肿的分型

(1)喉内型喉气囊肿：含气扩张的喉小囊位于甲状软骨板与喉腔黏膜之间。

(2)喉外型喉气囊肿：喉小囊沿着甲状软骨板内侧向上，通过甲状舌骨膜向外疝出于颈部。

3. 喉气囊肿的治疗　颈外侧进路切除。

【治疗方案】

可选用全麻支撑喉镜及显微镜下囊肿切除术或 CO_2 激光囊肿切除术，术前需交代复发的风险。

手术情况　支撑喉镜充分暴露喉部结构，显微镜操作下以喉显微钳切开肿物表面黏膜，剥离并切除肿物，止血，术毕。手术过程参见图 26-4~ 图 26-7。术后送病理。

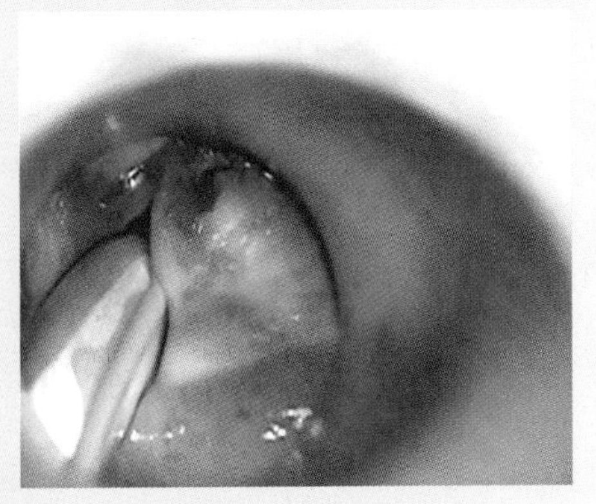
图 26-4　术中情况

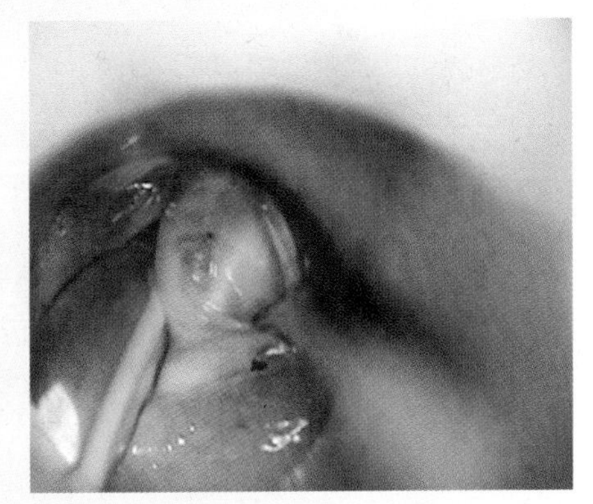
图 26-5　术中暴露囊肿

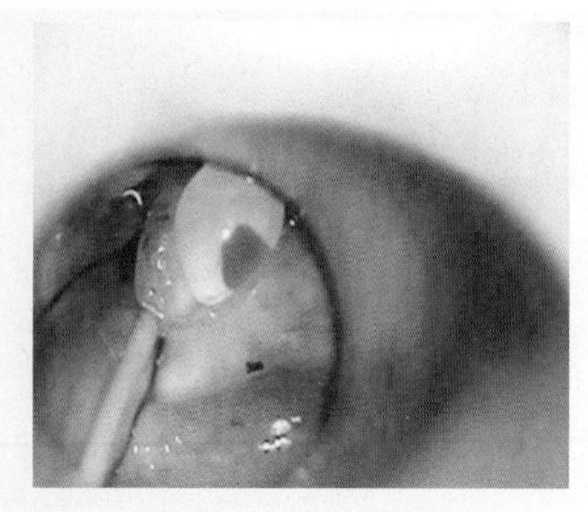

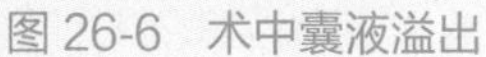

图 26-6 术中囊液溢出

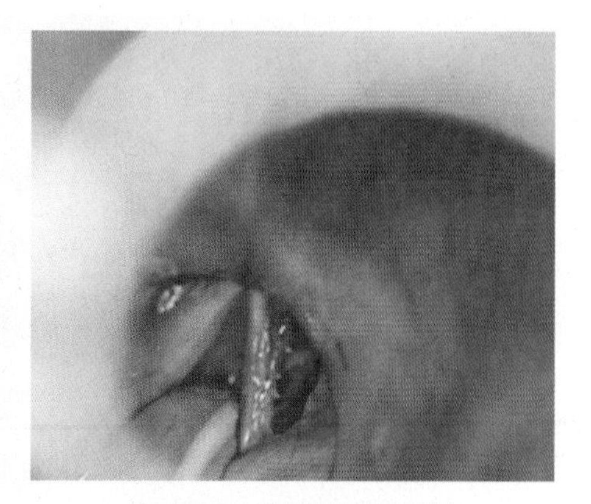

图 26-7 囊肿切除后术腔

术后情况 术后给予雾化治疗减轻喉部水肿，术后喉鸣及声嘶明显减轻。术后第 3d 复查喉镜切口愈合良好，办理出院手续。

【出院随访】

因此病有复发风险，嘱术后 1 个月复诊行喉镜检查(图 26-8)；注意呼吸情况随诊。术后复查喉镜提示喉形态正常。

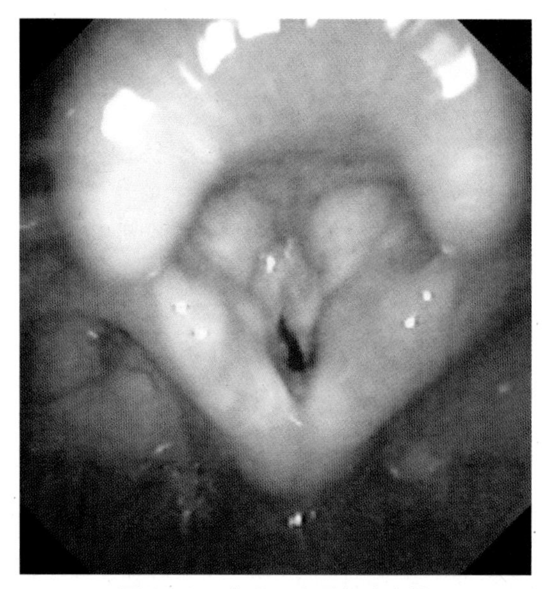

图 26-8 术后 1 个月复查喉镜

出院后情况 患儿喉鸣逐渐减轻，于手术后 1 个月复诊时行喉镜检查未见复发。病理回报符合囊肿诊断。

小 结

喉先天性囊肿习题

先天性喉囊肿较少见，喉侧型喉小囊囊肿又较喉前型喉小囊囊肿为多。临床中需要对喉侧型喉囊肿及喉前型喉囊肿进行鉴别。因渐进性的增大会逐渐对喉部造成压迫而引起呼吸困难，故应在尽早明确诊断的基础上，早期手术治疗。电子喉镜检查可以降低误诊误治的概率。

(周慧芳)

第二十七章 喉外伤

喉外伤(injuries of larynx)指喉部遭受到外力等损害因素而导致的喉部组织结构和功能损伤,是耳鼻咽喉科常见急症。主要临床表现是不同程度的呼吸困难、声音嘶哑、吞咽障碍、组织损伤和出血等。及时准确的病情判断和治疗方案对挽救患者的生命、保留生理功能至关重要。

喉部外伤分为闭合性喉外伤和开放性喉外伤,此外还有喉烧灼伤和化学腐蚀伤等。

第一节 闭合性喉外伤

疾病概述

闭合性喉外伤(closed injury of larynx)指颈部皮肤完整无创口,与喉腔或喉咽腔无贯通的一类喉外伤。多为钝器所伤,轻者仅有颈部软组织挫伤,重者可有喉软骨脱位、骨折碎裂、声带损伤等。主要临床表现为声嘶、喉痛、颈部肿胀和不同程度的呼吸困难。治疗上轻者密切观察、保守治疗即可;重者需要气管切开、手术整复。

【主诉】

患者,男,38岁。主因“颈部外伤后声嘶、喉痛1h,伴呼吸不畅”就诊。

【初步诊断】

患者有明确的外伤史,可以初步诊断为喉外伤,但要根据受伤时情况或原因和现有临床表现初步判断是闭合性喉外伤还是开放性喉外伤。不能从表面现象简单判断病情轻重。

问题 闭合性喉外伤的病因与损伤程度有何相关性?

思路概述 闭合性喉外伤多来自外力直接打击,如被拳击、钝器打击、交通意外、工伤事故、扼伤、勒伤、自缢等,也可见于气管插管、胃镜检查所致的环杓关节脱位等医源性损伤。

思路1 外力大小及方向对损伤程度有很大关系。因喉体可做横向移动,所以来自侧方或侧前方的外力可因喉体向对侧的滑动而缓冲,故损伤一般较轻,以局部软组织挫伤为主,常无骨折,但可有环杓关节脱位;而来自正前方的外力造成的损伤一般较重,因喉体和颈椎处于作用力直线方向上,可造成甲状软骨、环状软骨骨折,也可造成喉部软组织损伤、环甲关节及环杓关节脱位;遭遇绳子之类物正面或环形勒扼伤可能造成喉气管离断、喉软骨支架甚至舌骨挤压性骨折,所以病情也很严重。

思路2 在进行气管插管操作时如果插管困难或用力过大可以造成环杓关节向外脱位;如果进行胃镜检查通过食管入口不顺利仍强行插入则可能造成环杓关节向内脱位。

思路3 当误吸高热蒸汽或火灾、爆炸时吸入火焰或有毒烟气可导致呼吸道烧伤,而声门区是呼吸道最为狭窄之处和下呼吸道的门户,当发生高热或有毒气体误吸时声门可反射性关闭,保护下呼吸道,由此声门和声门上损伤也可能较重。吞服强酸、强碱等化学腐蚀剂时主要损伤的是口咽、喉咽和食管黏膜,喉部损伤主要是喉外围的会厌和杓会厌襞。

注意喉部烧灼伤的病情可以进行性加重,不可轻视。主要原因是黏膜炎性充血、水肿、渗出和组织坏死等对呼吸道的形态和功能产生影响。碱性烧伤也具有渗透、扩展的趋势,需要特别注意。

病史 1h前驾驶汽车追尾前车，因未系安全带致使颈部由于惯性运动撞击方向盘。当即出现颈部疼痛、肿胀、声音嘶哑、咳痰带血，但颈部没有创口，来院时感到呼吸不畅且逐渐加重。

专科检查 患者一般状态尚可，生命体征基本正常，平静时无明显呼吸困难征象。颈部肿胀，可触及捻发感，未查及皮肤破口。电子喉镜检查见喉腔黏膜充血、肿胀，以双侧杓会厌襞为著，右侧杓会厌襞伴有淤血，右侧声带运动受限，声门裂约5mm（图27-1），颈部CT显示左侧甲状软骨上角骨折，甲状软骨板前中部向内凹陷骨折，但无明显错位。

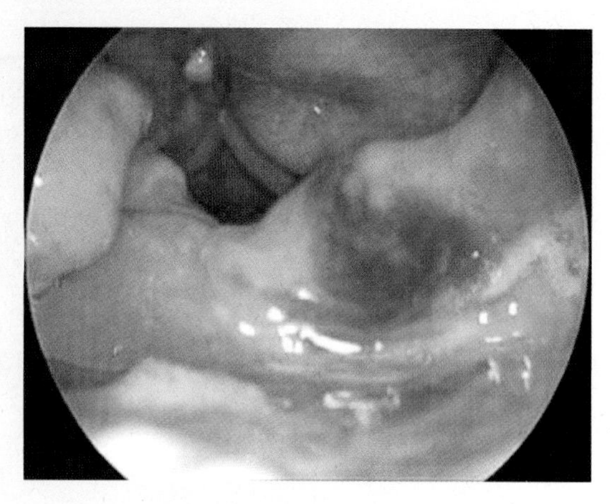

图27-1 闭合性喉外伤的喉镜检查

【诊断】

问题 闭合性喉外伤检查诊断要点有哪些？

思路概述 主要是病史、颈外检查、喉镜和影像学检查。

思路1 受伤时病史非常重要。需尽可能问清受伤时具体情况，对判断病情很有帮助。

思路2 颈部检查可见局部肿胀，皮肤斑片状或条索状瘀斑。可有触痛，触及喉软骨畸形或摩擦感。在呼吸困难较重时还应注意颈段气管与喉体之间的连续性是否受到破坏。如喉黏膜损伤可有空气窜入软组织间隙和皮下形成气肿，可扪及捻发感或握雪感。

思路3 虽然喉镜检查对诊断非常有价值，但在受伤之初不宜进行具有强刺激性的喉镜检查。如果患者能够配合可以先行间接喉镜检查或软式内镜检查，待病情稳定后再行喉镜检查。检查时应注意咽喉部黏膜肿胀、充血、出血、淤血、溃疡的程度和范围，有无声带及喉黏膜撕裂、喉软骨裸露等，还需注意声门裂的幅度、声带运动是否受限或固定，声门下及气管甚至支气管是否累及。

思路4 颈部X线正侧位片可以完整显示骨折形态。颈部CT扫描可以诊断舌骨、甲状软骨及环状软骨骨折、移位及喉部其他结构变化。胸部X线片或CT可以显示是否有气胸及纵隔气肿。

【治疗原则】

对于轻症患者，观察、对症治疗即可；对于重症患者，为了解决呼吸困难和整复喉部结构有必要进行手术治疗。

【治疗要点】

问题1 闭合性喉外伤观察期间可做何治疗？

思路1 对症治疗。应立即全身和局部给予皮质类固醇激素控制创伤性炎症肿胀。可雾化吸入布地奈德。没有感染征象不必使用抗生素。可适当给予镇痛以减轻不适，但不宜使用具有抑制呼吸作用的镇静剂。

思路2 暂禁食水，必要时可留置鼻饲管。鼻饲饮食可以减少喉部吞咽产生的活动，有助于较重喉部创伤的愈合。可在手术时留置或局麻下插入，通常需要持续留置7~10d。常规配置吸痰器，及时吸出口腔唾液和咽部分泌物也可有助于达到此目的。

问题2 什么是闭合性喉外伤手术治疗的关键指征？

思路1 气管切开术。对于伤后具有三度以上呼吸困难征象的患者应该立即实施气管切开术；对于二度呼吸困难者可以进行皮质类固醇激素抗炎治疗，短期观察。如果呼吸困难有加重的趋势，或需要进行开放性喉软骨整复手术则应尽早进行气管切开术。

以下情况建议进行气管切开术为宜：双侧甲状软骨板骨折、单侧甲状软骨板错位凹陷骨折，环状软骨骨折、双侧喉返神经损伤致双侧声带外展受限、喉气管离断伤等。

思路 2　喉腔整复。对于喉软骨支架遭受严重破坏的病例，如明显的骨折错位，声带断裂、喉气管离断等应进行手术整复。主要目的是保存和修复喉软骨支架，最大限度地保留喉的形态和功能。

问题 3　闭合性喉外伤手术治疗有哪些方法？

思路 1　对于多发性甲状软骨骨折、骨折错位、喉黏膜或声带严重撕裂、环状软骨骨折和气管离断者应该先行气管切开术，然后进行喉裂开喉腔黏膜、声带缝合修复，软骨复位术。黏膜修复时注意尽可能对位、对线缝合，以黏膜覆盖全部创面以防止后期形成喉瘢痕狭窄或喉粘连，必要时在喉腔内可留置喉模扩张 1~2 个月。对于不稳定性骨折的修复也可以采用钛金属板进行固定。

思路 2　对于环杓关节脱位，可以在局麻间接喉镜下试行拨动复位，如果失败还可以在全麻支撑喉镜下进行杓状软骨牵拉复位。

问题 4　咽喉部烧灼伤和化学腐蚀伤如何处理？

思路 1　受伤原因为吸入高热火焰、蒸汽、有毒化学气体、腐蚀剂等。烧灼伤和化学腐蚀伤一般炎症反应重、持续时间长，对呼吸道通畅的威胁比较大，所以除了大剂量皮质类固醇激素和抗生素治疗之外，持续性空气湿化、雾化吸入、分泌物化解药、维持水电解质平衡等治疗措施也是十分必要的。

思路 2　对于强酸腐蚀伤可以使用 5% 碳酸氢钠等进行中和处理，使用质子泵抑制剂控制胃酸反流刺激创口；对于强碱腐蚀伤则可以使用 5% 醋酸等进行中和。注意伤后 2 个月内进行复查，及时发现和处理由于瘢痕挛缩而再度引发的喉咽、食管或喉气管狭窄。

思路 3　重症咽喉烧灼伤和化学腐蚀伤可以波及下呼吸道和食管(图 27-2)，所以相应的延伸检查和相关科室会诊是必要的。

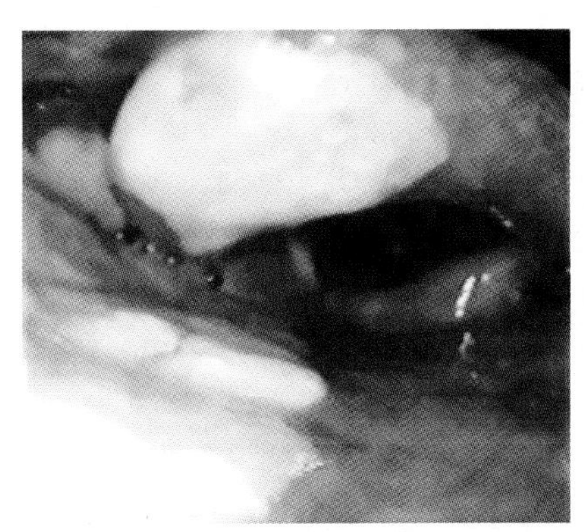
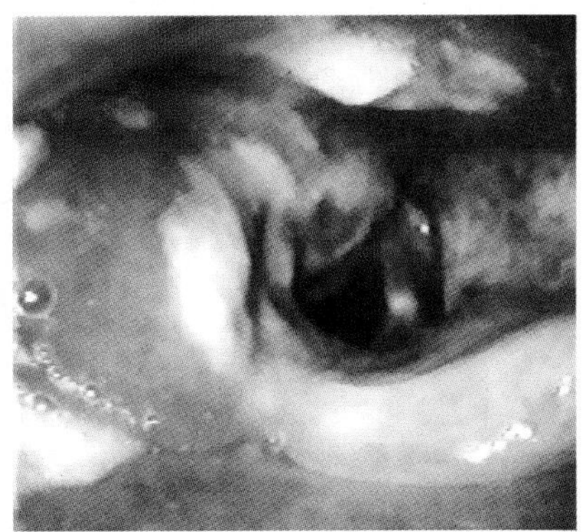

图 27-2　咽喉腐蚀伤

诊疗过程　患者急诊入院后密切观察生命体征和血氧饱和度，尤其注意呼吸状况的变化。暂时禁食水，给予甲泼尼龙 160mg 静脉注射，配合抗生素预防感染，辅以吸氧、雾化吸入、补液、镇痛等支持疗法。至次日晨症状尤其是呼吸困难无明显加重，病情趋于稳定。于是在黏膜表面麻醉下留置鼻饲管。继续观察治疗 3d，已无明显呼吸困难征象，患者颈部肿胀明显消退，喉镜检查喉部黏膜肿胀减轻，但仍有瘀斑，右侧杓会厌襞及右侧声带运动仍受限，喉腔整体形态没有明显变化。1 周后复查颈部 CT 显示甲状软骨骨折征象无明显变化，电子喉镜检查喉部黏膜肿胀基本消退，声带运动较前幅度增大，遂拔出鼻饲管，出院继续观察。

【观察要点】

问题　闭合性喉外伤观察治疗中需要注意哪些问题？

思路 1　关注呼吸状态。通常伤后 24~48h 是呼吸困难最为严重的时期，所以保持呼吸道通畅，密切注意患者有无呼吸困难加重，必要时进行气管切开术是最重要的注意事项。需要向患者及家属进行认真的沟通和交代，以利于病情变化时能够及时抢救。注意在吸氧状态下患者接近正常的血氧饱和度可能与实际病情不符，仅供参考。

思路2 防止次生性损伤。通常闭合性喉外伤患者只需要颈部制动即可，不必进行包扎处置。如果可能，在进行喉镜检查和呼吸困难急救时尽量不采用对喉部刺激较重的直达喉镜检查和气管插管术，防止搅动喉体发生次生性损伤致使病情加重。

（李慧军）

第二节 开放性喉外伤

疾病概述

开放性喉外伤（open trauma of larynx）指颈部皮肤和软组织具有创口，并且创口可与喉腔或喉咽贯通的一类喉外伤。多为锐器所伤或战伤，可伤及喉软骨、肌肉、神经、筋膜等喉部结构，也可伤及颈部大血管、食管及颈椎。可因大出血和呼吸困难危及生命，对喉部形态和功能损失也比较严重。止血、纠正休克、保证呼吸道通畅、清创整复缝合是主要的治疗项目。

【代诉】

患者，男，58岁。主因“颈部刀伤半小时，伤口出血伴呼吸困难”就诊。

【病史】

半小时前因精神障碍失控用菜刀自刎（图27-3），当时颈部有多处横行切割伤，创口大量出血，被送往当地医院急救，经局部包扎控制出血后转来本院。

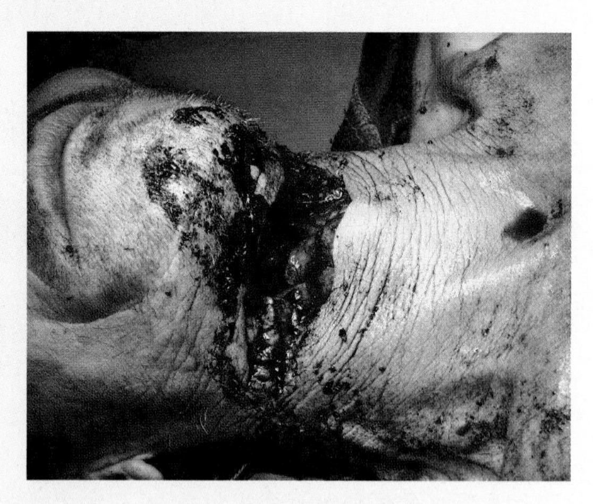

图27-3 开放性喉外伤

【体格检查】

问题 对开放性喉外伤患者进行伤情检查时应注意哪些问题？

思路概述 由于受伤的原因和方式多种多样，呈现的创伤类型不尽相同。有相当部分是颈部复合伤，也可见颈部以外的其他部位的创伤。

思路1 喉部创伤类型。由于喉体突出于颈前，正面横行切割伤口多位于喉部的甲舌膜、环甲膜、环气管韧带等骨或软骨连接部位，也可见甲状软骨横断伤。一般甲舌膜等喉上部损伤仅可伤及舌根和会厌，对喉功能影响相对较轻；而环甲膜、环气管韧带以及喉软骨损伤因可伤及声带、室带、喉返神经和食管等，对喉功能破坏较大。还应注意多处复合伤的存在。

思路2 颈部创口类型。除横行伤口多位于喉部外，斜行伤口多位于颈侧，对颈部肌肉、血管和神经可能造成损伤，深部创伤可能伤及颈椎或食管。与颈部切割伤等大创口和病情相对一致。不同的是颈部刺伤和弹片贯穿伤等小创口的病情可能相对严重，容易因咳嗽诱发皮下气肿、气胸或纵隔气肿，表现出与病情不符的呼吸困难，更有深部出血容易被忽略的可能，所以对于小切口应该常规进行扩创探查。

思路3 全身检查。在重点进行颈部专科检查的同时不能忽略全身检查。不能遗漏其他部位的外伤；不可忽视休克表现；不要忽略意识状态和精神状态。必要时应完善相关检查并请相关科室会诊。

查体 患者表情淡漠，呼吸急促，脉搏112次/min，血压96/60mmHg，血氧88%。颈部包扎绷带可见渗血，皮肤苍白、湿冷，颈部及胸部皮肤肿胀，可扪及握雪感。从口腔频繁咳嗽吐出血性分泌物，发声低微。全身检查其他部位没有受伤表现。

【诊断】

根据病史和临床表现，开放性喉外伤的诊断基本明确。

【治疗要点】

问题 开放性喉外伤初期急救的要点是什么？

思路概述 开放性喉外伤多因武器或锐器所伤，如战场或械斗中枪炮弹片伤、刀剑刺伤，意外事故中碎玻璃或金属工具等切割伤或刺伤，精神病患者或自杀者刀剪自伤等。病情严重者可当场因大出血或窒息死亡，即使送到医院者病情也多比较严重。所以控制和治疗出血性休克，解除呼吸困难是开放性喉外伤初期急救的两个要点。

思路1 失血性休克的处置。如果患者伤口出血较多或时间较长，血压下降或虽下降不明显但脉搏细数，皮肤苍白、厥冷，提示患者已经处于失血性休克期或休克代偿期，应该立即急检血液分析和血型，做好输血准备，同时立即开放静脉通道。在等待输血期间可以快速滴注平衡盐溶液和代血浆纠正休克。对于活动性出血，如果身边有手术器械应立即进行钳夹或结扎；如果没有止血器械或出血点不清则应该以无菌纱布压迫或填塞创口转送手术室进行处理。

思路2 呼吸困难的处置。如果患者创口开放，喉腔与外界相通或贯通，呼吸困难症状多不严重，可以沿创口直接插入气管插管或套管，吸出气道内血液和分泌物，套囊充气，防止血液或分泌物继续误吸入呼吸道，然后转送手术室进行气管切开术和后续治疗；如果创口与喉腔无直接相通，但呼吸困难症状严重或濒临窒息，应该立即进行气管切开或环甲膜切开，如果发生喉气管断裂分离，则应该将坠入胸腔的气管断端钳拉提出，插入气管套管，然后转送手术室继续治疗。通常由于出血和分泌物潴留以及喉部结构破坏的影响，经口气管插管术不作为首选方法。

手术过程 患者入院后立即急检血液分析和血型，建立静脉通道进行输血补液准备，进入急诊手术室进行手术探查。打开颈部敷料清创，消毒，见颈部有多处横行不规则切割伤口，最长约14cm，深浅不一，右侧喉咽开放，最深一刀于甲舌膜水平将会厌从根部切断，患者做吞咽活动时可以从创口观察到声门运动和分泌物溢出。见无明显活动出血遂暂不触动创区凝血块，先行局麻气管切开，插入全麻插管，在全麻下进行探查。自浅入深逐层洗净创面，清除分泌物，边谨慎清除凝血块边进行止血。查及右侧颈外静脉和甲状腺上动脉等多条血管被切断，均予以妥善结扎。留置鼻饲管后将喉咽黏膜和会厌断端归位缝合，关闭咽腔及喉腔。逐层缝合被切断的肌肉、皮下组织及皮肤断端，术腔留置负压引流管，全麻清醒后更换气管套管，包扎固定。血液分析回报为红细胞2.85×10^{12}/L，血红蛋白7.30g/L，术中及术后输入红细胞2U，血浆400ml，平衡盐1 000ml以补充血容量。

【术中要点】

问题 开放性喉外伤清创缝合时应注意哪些问题？

思路1 保证呼吸道通畅。无论病情轻重，应首先进行预防性气管切开术，保证呼吸道通畅和全身麻醉的实施。在安全、平稳、术野暴露良好的前提下进行后续手术。

思路2 谨慎处理出血点。在术野暴露不良和失血性休克没有得到纠正时不宜急于清除凝血块暴露出血点，以免造成难以控制的再度大出血使一般状态恶化。如遇活动性出血，可以先用纱布压迫或填塞创腔暂时控制出血，待扩创术野暴露良好、一般状态好转后进行止血操作。注意仔细清除凝血块，检查创缘断面，寻找回缩的血管断端。对于一般中小血管，断端结扎处理即可；对于侥幸存活的颈内静脉或颈动脉等大血管破裂出血病例，应先以手指压迫止血，然后进行专科血管修补。

思路3 对位修复受损组织。对于受损的喉软骨、声带等喉部框架和黏膜组织都应该仔细对位缝合固定，除游离坏死组织外都应该予以保留。如果可能，喉返神经断端也应该尽量给予吻合修复。对于低位创伤还应注意有无食管损伤，喉咽黏膜创缘、颈部肌肉等也都应该予以解剖复位、缝合，以期最大限度地恢复局部形态和功能。

思路4 辅助处置和治疗。对于喉软骨框架多发或粉碎性破坏以及喉腔黏膜大面积损伤的病例，为了防止喉体畸形愈合和喉腔粘连、闭锁，可以采用喉外钛板固定，喉内留置喉模处理方式。关闭咽喉腔前留置鼻饲管有助于喉部制动、休息，促进愈合。

思路5 对于未贯通咽喉腔的浅表伤，可以清创后逐层缝合关闭创腔一期缝合；对于超过24h或严重污染、挤压、挫伤者，则应彻底清创后争取一期缝合，术腔留置负压引流管，或适度开放创口延期缝合。

【术后要点】

问题 开放性喉外伤术后还应注意哪些问题？

思路1 监护生命体征。术后仍不能放松对重要生理指标的观察。观察尿量和血气分析有助于客观判断失血性休克的恢复进展；如呼吸道通畅而仍表现出血氧不能恢复正常，需关注有无气胸和纵隔气肿，应及时进行床旁X线影像学检查。

思路2 抗感染治疗。由于属于开放性潜在感染手术，加上组织损伤多较严重，使用广谱抗生素预防感染是必要的。对于深在、不洁创口，还应注射破伤风抗毒血清。此外，规范换药，适度延长负压引流时间，加强气管套管护理，及时清除和吸出分泌物，也可起到防止伤口感染、下呼吸道感染的作用。

思路3 喉镜检查。如果术后恢复顺利，应在术后两周时进行电子喉镜检查，能观察到咽喉形态和功能恢复情况，指导拔出气管套管的时机。术后两个月还应复查喉镜以了解喉部功能恢复情况、喉腔有无瘢痕狭窄等。

思路4 对精神状态的关注和管控。对于具有神经心理障碍和精神性疾病病史或倾向的患者，因有再次自伤和不配合治疗的可能，应该给予特别监护。可以要求患者家属全天候陪伴，同时请神经心理科或精神科会诊予以相应的治疗。

术后情况 术后患者生命体征平稳，情绪稳定，予以密切观察。配合抗生素预防感染，肌内注射破伤风抗毒素血清1 500U，辅以其他支持疗法。术后1周伤口一期愈合，继续观察1周后进行喉镜检查证实喉咽及喉腔无明显狭窄和功能障碍，遂拔出鼻饲管和气管套管，出院转入精神卫生中心继续治疗。

开放性喉外伤习题

（李慧军）

第二十八章　喉的炎性疾病

第一节　急性会厌炎

疾病概要

急性会厌炎（acute epiglottitis）亦称急性声门上喉炎，是一种危及生命的严重感染，可引起喉阻塞而窒息死亡。可分型为：急性感染性会厌炎（病理分型有卡他型、水肿型、溃疡型），急性变态反应性会厌炎（Ⅰ型变态反应，嗜酸粒细胞浸润）。成人、儿童均可患此病，全年都可发生，但以冬春季节多见。临床通常表现为剧烈的咽喉痛，会厌高度肿胀时可引起吸气性呼吸困难，甚至窒息，故需及早诊断和治疗。

【主诉】

患者，男，28岁。主因“咽喉痛、咽异物感半日”就诊。

【印象诊断】

问题　根据主诉，应考虑哪些疾病？最有可能的诊断是什么？

思路　首先考虑咽、喉常见感染性疾病，还应考虑咽、喉良、恶性肿瘤（继发感染）以及特殊性感染等。其中急性咽炎、扁桃体炎、会厌炎可能性比较大。

知识点

急性会厌炎的症状

1. 全身症状　起病急，常在夜间突然发病，有畏寒发热，体温多在38.5~39.5℃，如为老人或儿童，症状更重，可表现为精神萎靡，面色苍白。

2. 局部症状　多数患者有剧烈的咽喉痛，吞咽时加重，严重时连唾液也难以咽下，讲话如口中含物。会厌高度肿胀时可引起吸气性呼吸困难，甚至窒息。患者虽有上述局部症状，但因声带多半未受累，故很少有声音嘶哑。

【问诊】

问题　根据主诉，在问诊中需要注意哪些要点？

思路

1. 咽喉痛是急性会厌炎的典型表现，应主要围绕该疾病的临床症状进行问诊。若不能除外其他疾病的可能，应对有意义的阴性症状进行询问加以排除。

2. 问诊要点

（1）咽喉痛的时间和诱因，加重及缓解因素等。

（2）是否有吸气性呼吸困难，及其发生时间和程度。如果有吸气性呼吸困难，应及时判断吸气困难的程度并作出相应处理。

（3）伴发症状或有意义的阴性症状：是否伴有畏寒发热等症状，与咽喉痛发作时间上是否有联系。是否伴有声音嘶哑，要特别注意排除合并急性喉炎的可能。

(4)诊疗经过及慢性疾病史:如采取过哪些治疗,疗效如何;是否有糖尿病、心脑血管疾病、外伤手术史、传染病史等,这对诊治方案的制定有意义。

(5)问诊要有针对性,先根据主诉预设几个可能性大的疾病,在问诊过程中逐步将疾病范围缩小。当然,有些病例不可能仅靠问诊即可圈定准确诊断,如在问诊、查体和辅助检查中发现其他诊断的可能性,可随时补充、完善问诊内容,直至获得全面可靠的病史信息。

病史问诊 患者于半日前受凉后突然出现咽喉疼痛伴发热,体温波动于38~38.7℃,自服抗生素后无明显好转,咽喉痛进一步加重并伴咽喉异物感,无明显呼吸困难、声音嘶哑等。既往无其他系统性疾病,无结核病史、手术外伤史,无肿瘤家族史。

【体格检查】

问题 为进一步明确诊断,查体需要注意哪些要点?

思路

(1)首先,应观察患者的一般状况,呼吸、脉搏等情况,有无三凹征、喉喘鸣等,如果有吸气性呼吸困难、吸气性喉喘鸣等喉梗阻的表现,应根据梗阻的程度,争分夺秒,因地制宜,迅速解决呼吸困难。

(2)检查咽喉部。口咽部检查多无明显改变,间接喉镜检查,可见会厌明显充血、肿胀,重者呈球形,如会厌脓肿形成,红肿黏膜表面可见黄白色脓点。由于肿胀会厌的遮挡,室带、声带等喉部结构不易被看到。咽喉部检查需轻巧,压舌根时尽量避免引起恶心,以免加重呼吸困难而发生窒息;间接喉镜检查时切勿用力过猛,以免引起迷走神经反射发生心跳停搏。

专科检查 急性病容,口咽部黏膜轻度充血,双侧扁桃体无明显充血,未见脓性分泌物。间接喉镜检查可见会厌舌面明显充血、肿胀,未见脓点,声门窥诊欠佳。耳及鼻部检查无明显异常。

【辅助检查】

问题 以诊治为目的,还可以进行哪些辅助检查?

思路 结合临床表现及专科检查,即可诊断为急性会厌炎。另外,纤维喉镜检查能够清晰地显示喉部及其邻近组织的解剖结构,可以帮助进一步证实疾病的诊断,并了解病情的程度,声门是否受累等,实验室检查(血常规等)可以帮助了解病因及疾病的转归。

辅助检查结果

(1)纤维或者电子喉镜检查结果(图28-1):舌根淋巴组织增生,会厌舌面充血肿胀明显,双侧室带、声带黏膜光滑,声带活动好,闭合可。双侧披裂及杓会厌皱襞无明显充血肿胀,双侧梨状窝黏膜光滑。

(2)实验室检查:血常规示白细胞14.5×10^9/L,中性粒细胞百分比82%。

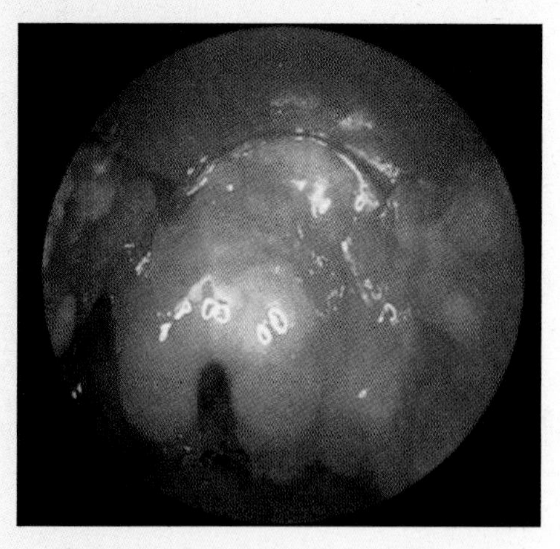

图28-1 纤维喉镜检查示急性会厌炎

【病情分析】

问题1 临床上常见的以咽喉痛为主要症状的疾病有哪些?

思路　临床上常见的以咽喉痛为主要症状的疾病主要包括急性扁桃体炎、急性咽喉炎、急性会厌炎、喉外伤等，所以遇到咽喉痛的患者要结合病史、仔细查体作出诊断，并提供治疗方案。

知识点

防止漏诊：对于临床上咽喉痛的患者，除了口咽部的检查外，一定要进行喉部检查，间接喉镜检查是目前临床上最常用的喉部检查法，简单易行，可以防止将急性会厌炎当成急性扁桃体炎或普通的急性咽喉炎而延误治疗时机，由于喉阻塞可引发负压性肺水肿，甚至出现窒息危及生命。

问题 2　如何处理不同程度的喉阻塞？

思路　参照喉阻塞章节。

问题 3　本病例的初步诊断及其诊断依据是什么？

思路　根据患者急性发病、剧烈咽喉痛、吞咽疼痛的病史、查体发现会厌黏膜明显充血肿胀，血常规发现白细胞计数及中性粒细胞比例升高。同时，未发现会厌脓囊肿的临床证据，明确诊断为急性会厌炎。

【治疗方案】

(1) 患者急性会厌炎的诊断较明确，应立即收入观察室或病房。

(2) 保持气道通畅，吸氧，对于喉阻塞Ⅲ度以上的患者建立人工气道（环甲膜切开、气管切开术或气管插管）是保证患者呼吸道通畅的重要方法，应针对不同患者及条件选择不同方法。

(3) 首先，立即给予足量强有力糖皮质激素治疗，减轻炎性水肿，地塞米松肌内注射或静脉滴注，剂量可达 0.3mg/(kg·d)；因其致病菌常为 B 型嗜血流感杆菌、葡萄球菌、链球菌等，故首选头孢类抗生素，应静脉给药（提示注意激素副作用及使用的禁忌证，并履行告知手续）。

(4) 局部用药。保持气道湿润，稀化痰液和减轻炎性水肿，常用药物有：布地奈德混悬液 1~2mg，雾化吸入，1~2 次 /d。

(5) 切开排脓。如会厌舌面脓肿形成，可在保持气道畅通条件下，将脓肿切开，使脓液排出。

(6) 治疗同时需及时向患者及家属交代病情，说明可能发生的危险或意外，以及发生窒息危及生命时气管切开术可能出现的并发症，并签署知情同意书。

住院期间的治疗　入院后给予头孢呋辛 2.0g，2 次 /d，静脉滴注，地塞米松 10mg，1 次 /d，静脉滴注，以及支持治疗，布地奈德混悬液 1mg，2 次 /d，雾化吸入治疗，7d 后患者痊愈出院。

小　结

急性会厌炎是喉科常见急症，较急性扁桃体炎、急性咽炎更具危险性。该病的诊断并不困难。治疗原则首先要解决呼吸困难，及时足量应用激素和抗生素治疗。由于病情重而且变化快，严重时可危及生命，所以应该重视喉部检查，避免误诊误治。

（周慧芳）

第二节　急性喉炎

疾病概要

急性喉炎（acute laryngitis）是喉黏膜的急性弥漫性卡他性炎症，好发于冬春季节，是一种常见的急性呼吸道感染性疾病。以声嘶、喉痛、咳嗽、咳痰为主要症状。

【主诉】

患者,女,32岁。主因“咽喉痛4d,声嘶2d”就诊。

【印象诊断】

问题 根据主诉,应考虑哪些疾病?最有可能的诊断是什么?

思路 首先考虑咽、喉常见感染性疾病,还应考虑咽、喉良、恶性肿瘤(继发感染)以及特殊性感染等。其中急性咽喉炎、会厌炎可能性比较大。

知识点

急性喉炎的症状

1. 全身症状 可有畏寒、发热、乏力等全身症状。一般成人全身症状较轻,小儿较重。

2. 局部症状 声嘶是急性喉炎的主要症状,可以表现为声音低沉、粗糙、沙哑,甚至失声;因喉黏膜发生卡他性炎症,可伴咳嗽、咳痰,可有喉部不适或疼痛,一般都不严重,也不影响吞咽功能。

【问诊】

问题 根据主诉,在问诊中需要注意哪些要点?

思路

1. 声嘶是急性喉炎的典型表现,应主要围绕该疾病的临床症状进行问诊。

2. 问诊要点

(1)声嘶的时间和诱因,加重及缓解因素等。

(2)是否有吸气性呼吸困难,及其发生时间和程度。如果有吸气性呼吸困难,应及时判断吸气困难的程度并作出相应处理。

(3)伴发症状或有意义的阴性症状:是否有咳嗽、咳痰、喉痛等症状,是否伴有畏寒发热等症状,其与声嘶、咽喉痛发作时间上的联系。

病史问诊 患者于4d前受凉后突然出现咽喉疼痛伴发热,体温波动于37.5~38.9℃,自服抗生素后稍好转,2d前出现声音嘶哑、咳嗽、咳痰,无明显呼吸困难等。既往无其他系统性疾病,无结核病史、手术外伤史,无肿瘤家族史。

知识点

可以引起声嘶的原因

1. 支配声带运动神经受损 喉返神经、迷走神经、喉上神经受损,均可引起声嘶发生。

2. 喉部本身病变 先天畸形、喉炎症疾病、声带息肉、小结、囊肿、喉良性肿瘤、喉恶性肿瘤、外伤等。

【体格检查】

问题 为进一步明确诊断,查体需要注意哪些要点?

思路

(1)首先,应观察患者的一般状况,呼吸、脉搏等情况,如果有吸气性呼吸困难、吸气性喉喘鸣等喉阻塞的表现,应根据阻塞的程度,争分夺秒,因地制宜,迅速解决呼吸困难。

(2)检查咽喉部。口咽部检查多无明显改变,间接喉镜检查,可见喉黏膜弥漫性充血,会厌无明显肿胀,声带呈粉红色或红色,肿胀,有时可见黏膜下出血,声带活动正常。

专科检查 患者口咽部黏膜轻度充血,双侧扁桃体无明显充血,间接喉镜检查,可见喉黏膜充血,会厌无肿胀,双声带充血肿胀,活动好。

【辅助检查】

辅助检查结果　纤维喉镜检查结果(图 28-2):舌根淋巴组织增生,喉黏膜充血,会厌无肿胀,双侧室带黏膜光滑,双声带充血肿胀,活动好,闭合可。双侧披裂及杓会厌皱襞轻度充血肿胀,双侧梨状窝可见唾液潴留。

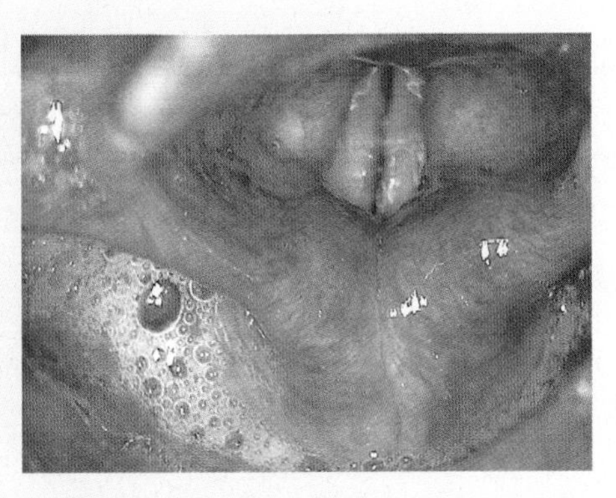

图 28-2　纤维喉镜检查示急性喉炎

【诊断】

问题　本病例的初步诊断及其诊断依据是什么?

思路　根据患者急性发病、声嘶、咽喉痛的病史,查体发现双侧声带充血水肿,血常规发现白细胞计数及中性粒细胞比例升高。同时未发现喉部赘生物及肿物的临床证据,声带无运动障碍,故确诊为急性喉炎。

【治疗方案】

患者急性喉炎的诊断较明确,应立即给予足量广谱抗生素,充血肿胀显著者加用糖皮质激素治疗,并告知患者休声的重要性,雾化辅助治疗可以获得较好的效果,还可以辅以稀化痰液、黏液促排剂治疗以及中药治疗。

小　结

280201

急性会厌炎/急性喉炎习题

急性喉炎是喉科常见病,多发生于细菌、病毒感染,用声过度等情况下。该病的诊断以喉镜检查为主要手段。治疗上除使用抗生素和激素治疗外,雾化治疗、休声等亦十分必要。

(周慧芳)

第三节　小儿急性喉炎

疾病概要

小儿急性喉炎(acute laryngitis in children)主要发生在 6 个月至 3 岁以下婴幼儿,以 18 个月男孩发病最为常见,发生呼吸困难者较多。声嘶、犬吠样咳嗽、吸气性喉喘鸣、伴不同程度吸气性呼吸困难是其特征。病变主要局限于喉部,治疗重点是解除喉阻塞,应及早使用有效、足量的抗生素控制感染。

【主诉】

患儿男,3 岁。主因“声嘶、干咳 3d,加重伴发热、呼吸困难 5h”就诊。

【印象诊断】

问题　根据其临床特征,需要考虑哪些疾病?最有可能的诊断是什么?

思路　首先考虑呼吸道感染性疾病,包括急性会厌炎、急性喉炎、气管支气管炎、白喉,其他还需考虑呼吸道异物、咽后或咽旁脓肿、喉痉挛及小儿喉乳头状瘤等。最有可能的诊断是急性喉炎。

知识点

小儿喉部特点：喉部黏膜下组织疏松，富含血管及淋巴组织，炎症时易发生肿胀。喉腔较狭小，炎症或水肿时，易出现呼吸困难。

病因：来源于鼻咽部的病毒感染是最常见的病因，副流行性感冒病毒占2/3，还有腺病毒、流行性感冒病毒、麻疹病毒等，细菌感染常继发于病毒性喉炎。亦可为流行性感冒、肺炎、麻疹、水痘、百日咳、猩红热等急性传染病的前驱疾病。

病理：病变主要表现为声门下腔黏膜水肿，炎症可向下进展波及气管。严重者可出现黏膜下蜂窝织炎性、脓肿性、坏死性改变。

【问诊】

问题 在问诊中我们还需要注意哪些要点？

思路

1. 声嘶、干咳、吸气性喉喘鸣及呼吸困难是小儿急性喉炎的典型表现，严重者咳嗽呈犬吠样，并可伴有发热和淋巴结肿大，但需仔细询问病史排除呼吸道异物，还应询问有意义的阴性症状以排除白喉、喉痉挛等疾病。

2. 问诊要点

(1) 有无声嘶，声嘶出现及持续的时间。发热多提示感染程度重。

(2) 呼吸困难的诱因，有无异物吸入史，症状持续时间及程度；若有喘鸣音，明确为吸气性还是呼气性，是否伴有烦躁不安、神志不清等。

(3) 有无传染病患者接触史，有无类似发作病史。

(4) 是否伴有咳嗽、咳痰。其他伴发症状或有意义的阴性症状还包括有无阵发性呛咳、吞咽困难、颈部淋巴结肿痛等。

(5) 有无潜在疾病的症状。

(6) 既往诊疗史及慢性疾病史，有无先天性疾病、外伤手术史。

病史问诊 患儿3d前受凉后出现干咳、声音沙哑，予“板蓝根冲剂”等药物服用，症状稍缓解。来院当天，患者有些烦躁不安，5h前出现发热，最高达39.2℃，自服“美林”等退热药物后，体温波动于36.5~39℃，并逐渐出现犬吠样咳嗽，伴呼吸困难，又服用“头孢克肟分散颗粒、蛇胆川贝枇杷露”后，效果欠佳，呼吸困难逐渐加重，且于吸气时伴有“口哨样”喘鸣音，无咳痰、流脓涕。无先天性疾病及其他系统性疾病，无外伤及手术史。

小提示 婴幼儿不善表达，通过父母得到的问诊信息未必能迅速得出准确判断，可先根据主诉重点考虑几个可能性大的疾病，再逐步将疾病范围缩小。如发现其他诊断的可能性，可随时补充、完善问诊内容和检查，直至获得全面可靠的病史信息。

知识点

小儿急性喉炎的发病特点

易出现呼吸困难是其最大特点，主要由于小儿喉腔小，喉体位置高，喉软骨柔软，软组织主要存在于杓会厌皱襞，尤其是声门下区，黏膜水肿易致喉阻塞症状，从而引起吸气性呼吸困难，并表现为三凹征，可伴有吸气时高调的喘鸣音。此外，喉黏膜与黏膜下层较疏松，炎症时肿胀较显著；喉黏膜下淋巴组织及腺体组织丰富，易发生黏膜下浸润致喉腔变窄；咳嗽功能差，分泌物不易排出，这些均可加重病情。

【体格检查】

问题 为明确诊断，查体需注意哪些要点？

思路　首先，应检查咽部和扁桃体有无充血、脓点或脓苔、白膜。其次，观察有无吸气期三凹征、烦躁不安的表现。此外，注意气管内有无拍击声，以排除呼吸道异物，听诊双肺呼吸音是否对称，有无干湿啰音及哮鸣音。

知识点

气道阻塞的临床评分方法见表 28-1。

表 28-1　气道阻塞的临床评分方法

症状	0 分	1 分	2 分	3 分
喘鸣	无	伴躁动	安静时轻度	安静时严重
三凹征	无	轻度	中度	重度
空气吸入量	正常	正常	降低	大幅降低
口唇发绀	正常	正常	躁动时出现	安静时出现
意识状态	正常	刺激下有躁动	躁动	昏睡

资料来源：Hang Simon Jr.Acute Laryngitis in Childhood. Ⅳ IAPO Manual of Pediatric Otorhinolaryngology,2005 :87-91.

注：总分小于 6 分为轻度，7 至 8 分为中度，8 分以上为重度。

专科检查　口唇无发绀，咽充血，扁桃体无肿大，无脓点及白膜。双肺无啰音。心率 140 次 /min，心律齐，各瓣音区未闻及杂音。躁动不安，吸气性喉喘鸣伴呼吸困难，锁骨上窝、胸骨上窝、剑突下于吸气时有轻度凹陷。腹部检查未见异常。NS（-）。

【辅助检查】

问题　为进一步明确诊断，还需要进行何种检查？

思路　当诊断不明确，比如呼吸道梗阻部位不清，或诊疗效果欠佳时，可考虑做进一步的检查。

（1）纤维喉镜或电子喉镜是首选的检查手段，可观察到会厌、声门及声门下区的病变，有无水肿和 / 或充血，有无肿物、有无白膜形成。小儿急性喉炎常表现为声带充血（有或无水肿）伴有声门下区黏膜红肿，声带之下呈梭形条束状，但纤维喉镜检查时，患儿常难以配合。直接喉镜检查可诱发患儿喉痉挛，临床已少用。

（2）胸部影像学有助于明确有无支气管或肺内异物，有无肺部感染、肺炎或肺不张等病变。

辅助检查结果　X 线胸片：双肺野纹理增粗，心脏未见明显异常。纤维喉镜检查患儿不配合，未能实施。

【诊断】

问题　本病例的初步诊断及其诊断依据是什么？

思路　患儿 3 岁，发病急，依据声嘶伴咳嗽，逐渐出现喉喘鸣及吸气性呼吸困难，犬吠样咳嗽的表现，首先应考虑为小儿急性喉炎。

【鉴别诊断】

问题　除小儿急性喉炎外，本病例还应与哪些疾病进行鉴别？

思路

1. 喉白喉　起病较缓，全身出现中毒症状，咽及喉部可见片状灰白色伪膜，不易拭去，剥脱易出血。伪膜可阻塞呼吸道使患儿在咳嗽时产生犬吠样的声音，俗称“伪膜性喉炎”。颈部淋巴结可出现肿大，呈“牛颈”状。细菌涂片或培养找到白喉杆菌可确诊。随着“百白破疫苗”的注射，本病的发生率已大为下降。

2. 呼吸道异物　多有异物吸入史，表现为阵发性呛咳，伴有吸气性呼吸困难。气管内活动性异物尚可闻及拍击声，触诊气管时有碰撞振动感。胸部 X 线检查可有肺炎、肺气肿或肺不张等征象。

3. 喉痉挛　常见于较小婴儿，吸气期喉喘鸣，发作时间较短，声调较尖细，症状可骤然消失。无声嘶、发热。多见于体弱、营养不良或患佝偻病者。呼吸最困难时，做一次深吸气，症状可立刻消失，但可连续发作。

此外，还需注意与咽后或咽旁脓肿、喉乳头状瘤等相鉴别。

【治疗方案】

问题1　该患儿的治疗方案是什么？

思路　呼吸道阻塞的诊断较明确，当前重点是缓解喉阻塞，应予糖皮质激素减轻和消除喉部组织水肿，常用泼尼松，口服1~2mg/(kg·d)；或地塞米松肌内注射或静脉注射，轻症者单次剂量0.15mg/kg，严重者剂量可达0.6mg/kg，最多不超过20mg。中重度急性喉炎的患儿可予以肾上腺素气雾剂喷雾吸入，能有效缓解喘鸣和呼吸困难，药效时间短（约2h），用药后应急诊留观3~4h。应及早使用有效、足量的抗生素以控制感染。

问题2　实施气管切开的时机是什么？

思路　Ⅲ度喉阻塞者，经上述药物治疗后喉阻塞症状未缓解甚至加重时，应及时行气管切开术，当出现四度喉阻塞时，应立即行气管切开术。

住院期间的治疗　入院诊断考虑为小儿急性喉炎，Ⅱ度吸气性呼吸困难。急诊血常规检查提示白细胞计数 12.0×10^9/L，中性粒细胞百分比70%。先予静脉用激素（地塞米松3mg，1次/d）及抗生素（头孢米诺钠注射液0.2g，3次/d）治疗，并在床边备气管切开包。治疗后症状缓解。呼吸平稳后行纤维喉镜检查，仍可见声带充血，诊断较明确，但声门下水肿已不明显。激素逐渐减量至3d后停药，维持抗生素及支持对症治疗，一周后痊愈出院。

小　　结

小儿急性喉炎起病急，发展快，易致呼吸困难，应引起重视。临床上可依据“声嘶，喉喘鸣，犬吠样咳嗽声，吸气性呼吸困难”四个典型症状迅速作出初步诊断，必要时可进行纤维或电子喉镜检查。本病以药物治疗为主，主要使用糖皮质激素消除水肿及抗生素控制感染；喉阻塞严重且药物治疗无效者，应及时行气管切开术。

（邓泽义）

第四节　急性喉气管支气管炎

疾病概要

急性喉气管支气管炎（acute laryngotracheobronchitis）是喉、气管和支气管黏膜的急性弥漫性炎症。该病多发生于6个月至3岁的小儿，男性多于女性，常见于冬、春季节，与流感病毒感染关系密切，病情进展可较急骤，病死率较高。

【主诉】

患儿男，2岁。主因“发热、犬吠样咳嗽2d，声嘶伴吸气时喘鸣3h”就诊。

【印象诊断】

问题　根据主诉，需要考虑哪些疾病？

思路　首先考虑急性呼吸道感染性疾病，包括急性喉炎、急性喉气管支气管炎、急性会厌炎、支气管肺炎、白喉等，出现声音嘶哑应考虑病变累及喉部。当伴有气道梗阻时可出现喘鸣，尚需考虑气管、支气管异物，支气管哮喘等。1岁以下婴幼儿，要考虑喉气管软化、气道狭窄等引起喘鸣的可能。

知识点

1. 小儿喉部特点　见“小儿急性喉炎”章节。

2. 小儿气管、支气管特点　小儿气管、支气管腔相对狭窄，且毛细支气管发育较慢，管腔更为狭窄。软骨柔软、弹力纤维组织发育不良，黏液腺分泌不足，使纤毛运动差，不能有效地排出微生物，炎症易致气道产生狭窄、阻塞，当喉、气管及支气管同时患病时，可发生更为严重的呼吸困难。

【问诊】

问题 在问诊中需要注意哪些要点？

思路

1. 声嘶或犬吠样咳嗽是累及喉部的小儿急性呼吸道感染病变的特异性症状，一旦出现，病情可进展迅速，若伴有吸气性喘鸣，需高度警惕喉阻塞的存在，并评估气道梗阻的程度，以免延误治疗时机。

2. 问诊要点

(1)发热时间及程度，有无咽痛、吞咽痛。

(2)咳嗽的声音有无异常，有无咳痰。

(3)有无喘息、喘鸣及程度，患儿的精神状况。

(4)有无过敏性疾病病史，有无异物呛咳史，有无误吸、误服物理、化学性物品等病史，有无传染病患者接触史。

(5)既往诊疗经过，以及慢性疾病史：如患儿出生状况、发病后治疗史等。

病史问诊 患儿于2d前受凉后出现犬吠样咳嗽，体温达38.5℃，口服抗生素和退热剂后病情无明显缓解，3h前患儿开始出现声音嘶哑，咳嗽加剧，并出现轻度喘鸣、吸气性呼吸困难。否认异物呛咳史，无过敏性疾病史，无物理化学物品接触史。

小提示 病史询问时要对患儿的病情作出初步评估，充分意识到病情有迅速恶化的可能性。注意排除异物、过敏等因素。

【体格检查】

问题 为明确诊断，查体时需要注意哪些要点？

思路 咽部黏膜是否充血肿胀、有无白膜，会厌、声门及声门下区有无水肿、肿物是需要关注的重点。喘鸣音、肺部干湿性啰音、呼吸急促及气流减弱等体征常提示急性喉气管支气管炎。此外，评估呼吸困难的程度，是否存在三凹征，观察精神状态及皮肤弹性、有无发绀，气管内有无拍击声，双肺呼吸音是否对称。

一般查体 体温38.5℃，脉搏126次/min，呼吸28次/min，神志清晰，皮肤弹性可，唇无发绀，呼吸急促，轻度三凹征，双肺呼吸音降低，可闻及喘鸣音。

专科检查 咽后壁充血，无膨隆，扁桃体无肿大，无脓点及白膜。下咽及喉未能窥及。

【辅助检查】

问题 为明确诊断，此时最需要进行何种检查？

思路 考虑患儿存在呼吸道梗阻，首先需明确梗阻的部位和程度，纤维或电子喉支气管镜是最直接有效的判别方法。但此检查有加重呼吸困难的风险，需慎重。急性喉气管支气管炎患儿的胸片可见“尖塔影”，部分患者可出现小片肺不张或肺气肿。

问题 还有哪些辅助检查需要进一步完善？

思路 血常规，呼吸道分泌物行细菌学培养，了解致病菌及敏感抗生素；生化和血气分析了解患儿是否存在水、电解质紊乱和酸碱平衡失调，并要注意是否有肺部并发症及循环衰竭。

辅助检查结果 纤维喉支气管镜检查提示，咽部及喉黏膜弥漫性充血，无白膜，会厌无水肿，双侧声带充血肿胀明显，活动正常，声门裂狭窄，声门下气管黏膜弥漫性肿胀充血，管腔内可见胶状黏稠分泌物，正常气管环结构欠清。胸片提示，双肺纹理增粗，见点片状阴影。细菌培养提示金黄色葡萄球菌生长。

【诊断】

问题 本病例的初步诊断及其诊断依据是什么？

思路 依据患儿急性发病，发热，咳嗽呈犬吠样，声嘶伴喘鸣，吸气性呼吸困难，及上述纤维喉支气管镜检查声门下病变表现，可诊断为急性喉气管支气管炎。

知识点

急性喉气管支气管炎分类

1. 阻塞性喉气管炎　声门下的喉、气管、支气管黏膜呈急性弥漫性充血、肿胀，黏膜下层发生蜂窝织炎性、化脓性或坏死性改变。

2. 急性纤维蛋白性喉气管支气管炎　喉、气管、支气管内有大块或筒状痂皮、黏液脓栓和假膜。呼吸道黏膜严重炎性变，黏膜及黏膜下层可发生深度溃疡，甚至软骨暴露、软化，呼吸困难及全身中毒症状更重，病死率高。

【鉴别诊断】

问题　本病例还应与哪些疾病进行鉴别？

思路

(1) 呼吸道异物：多有异物吸入呛咳史，伴有吸气性呼吸困难。气管内活动性异物可闻及拍击声，触诊气管时有碰撞振动感。胸部 X 线或 CT 检查可有肺炎、肺气肿或肺不张等征象。

(2) 喉痉挛：常见于较小婴儿，吸气期喉喘鸣，声调尖而细，发作时间较短，无声嘶，不伴发热。常在呼吸最困难时，做一次深吸气，症状立刻消失，但可连续发作。

(3) 喉白喉：起病较缓慢，全身中毒症状较重，呈犬吠样干咳，伴声嘶。常伴咽白喉，检查可见咽喉部片状灰白色白膜，不易拭去。分泌物细菌学检查检出白喉杆菌即可确诊。

【治疗方案】

问题　下一步的治疗方案是什么？

思路　当务之急是缓解呼吸道梗阻，予以吸入肾上腺素气雾剂及类固醇激素抗炎、消肿，尽早使用有效足量的抗生素控制感染以及吸氧、支持治疗。肾上腺素最后一次给药后，至少观察 3 个小时，必要时行气管切开。

住院期间的治疗　入院后完善血常规、胸片等检查。给予地塞米松静脉注射及肾上腺素气雾剂喷喉、头孢米诺钠静脉滴注，2 次 /d、低流量给氧等治疗，观察 3h 无好转，呼吸困难加重，三凹征明显，立即送手术室行气管切开后，转入重症监护病房，气管内滴药、清理分泌物，保证呼吸道通畅，定期行纤支镜吸除黏稠的分泌物以及痂皮，选用敏感的抗生素继续抗感染及支持治疗后，患儿逐渐好转，10d 后堵管无不适，拔除气管套管后出院。

小　结

急性喉炎 / 急性喉气管支气管炎习题

急性喉气管支气管炎起病急骤，病情凶险，病死率较高。早期表现与小儿急性喉炎相似，伴有明显的呼吸道梗阻症状，根据纤维支气管镜的检查结果可确诊。治疗首要是解除呼吸道梗阻，肾上腺素气雾剂喷雾吸入、糖皮质激素抗炎消肿，同时以抗生素控制感染及全身支持治疗。

（邓泽义）

第五节　慢 性 喉 炎

疾病概要

慢性喉炎（chronic laryngitis）是指病程超过 3 周，以喉黏膜为主的喉部炎症，可分为慢性单纯性喉炎、萎缩性喉炎和肥厚性喉炎。教师等用嗓较多的职业者是该病的高发人群。

【主诉】

患者女，37 岁，职业培训师。主诉“声音嘶哑 6 年余”就诊。

【印象诊断】

问题　根据主诉，应该考虑哪些疾病？

思路　患者，女性，培训师，用嗓较多，是慢性喉炎的高发人群，病程较长，考虑慢性喉炎的可能性大。

知识点

慢性喉炎的病因包括用嗓过度，呼吸道慢性炎症，急性喉炎反复发作，变态反应性喉炎、喉咽反流等，也与长期吸烟、受有害气体或粉尘的刺激有关。

临床表现为声嘶，讲话费力或失声，喉部干燥感或喉部分泌物增加，喜清嗓，亦可有反复咳嗽、吞咽障碍等。

【问诊】

问题　在问诊中需要注意哪些要点？

思路

1. 询问起病前有无上呼吸道感染病史，有无用嗓过度或喉咽反流现象，声嘶是间歇性还是持续性，有无进行性加重等。

2. 持续或反复声音嘶哑是慢性喉炎的典型表现，但声带息肉、喉乳头状瘤、喉癌以及喉特殊性炎症等均可出现类似的症状，应注意鉴别诊断。

3. 长期吸烟饮酒等因素可显著增加慢性肥厚型喉炎癌变的发生率。

病史问诊　患者长期从事培训工作，6 年前一次演讲后出现声音嘶哑，未予诊治，后自行缓解。但之后声嘶反复发作，需声音休息及雾化吸入治疗后方才改善，近 7 个月以来，症状较前稍重，声休及口服“黄氏响声丸”等药物后亦不能完全缓解。无吸烟饮酒史，无恶性肿瘤家族史。

专科检查结果　间接喉镜检查：会厌无异常，喉咽部黏膜无红肿，室带轻度充血、肿胀，双侧声带窥见不清，双侧杓状软骨及杓间区黏膜慢性充血、肿胀，前连合暴露欠佳。

纤维喉镜检查　双侧声带慢性充血，黏膜稍显粗糙，声门区见少许黏液性分泌物，闭合尚可，未见息肉及其他肿物生长，声门下区未见异常。

知识点

专科检查要点

1. 喉镜检查　应观察会厌形态是否正常，喉咽黏膜有无充血、增生或水肿，声带色泽、有无增生性病变，杓状关节有无泛红、肿胀以及杓间区组织粗糙肥厚，喉室有无膨隆，有无肿物生长。

2. 慢性喉炎　主要分为以下三种类型：

(1) 慢性单纯性喉炎：喉黏膜轻度充血、肿胀，声带呈粉红色，边缘变钝，表面可见黏痰。

(2) 萎缩性喉炎：喉黏膜变薄、干燥，表面可有痂皮形成，声门闭合时有梭形裂隙。

(3) 肥厚性喉炎：室带肥厚，声带黏膜慢性充血伴增生肥厚，可见局限性息肉样变。

3. 嗓音声学测试　可对慢性喉炎病情与预后进行客观评估。

问题　根据专科检查结果，如何拟定初步诊断和治疗方案？

思路

1. 中青年女性，长期用嗓工作者，无吸烟饮酒史，无恶性肿瘤家族史，根据病史及专科检查结果，可初步诊断为慢性喉炎。

2. 喉镜检查提示喉腔黏膜轻度慢性充血，泛红，杓间区黏膜亦泛红、肿胀，稍粗糙，应追问病史，了解有无反酸、呃逆、胃灼热感等喉咽反流的症状。

3. 慢性喉炎的治疗时间可能较长，需要坚持治疗及定期复查。因此，应向患者耐心解释病情，提高治疗的依从性。

知识点

慢性喉炎治疗的原则

(1)应以病因治疗为主，尽可能消除刺激因素，如避免用嗓过度，戒除烟酒，改善工作环境，控制上、下呼吸道的感染等。局部治疗可用雾化吸入。金嗓散结丸等中成药具有一定的疗效，可以尝试使用。

(2)注意患者发声康复训练，可以从根本上解决发声不正确引起的慢性喉炎复发问题。

门诊治疗及随访结果 追问病史，患者无反酸、呃逆的情况，因此，在嘱其声音休息、避免过度用声的基础上，改变生活及饮食习惯，少吃辛辣刺激食物，坚持服用金嗓散结丸等中成药治疗，每月复诊，调整用药方案，经半年的系统治疗，声音嘶哑逐步改善至正常发声，复查纤维喉镜可见双侧室带及声带充血消退，杓状关节及杓间区黏膜肿胀明显缓解。

小提示 喉黏膜的慢性炎症是刺激因素持续存在，或喉黏膜长期暴露于内源性或外源性有害因子的结果。针对不同的病因制定个体化治疗方案，是治疗成功的关键。有喉咽反流的患者，需改善生活方式，并积极治疗喉咽反流。

（邓泽义）

第六节 喉 息 肉

疾病概要

喉息肉(laryngeal polypus)好发于声带前、中 1/3 交界处边缘，称为声带息肉(polyp of vocal cord)，病变多为单侧，也可为双侧，多呈半透明、白色或粉红色，肿物表面光滑，常呈带蒂或广基，是引起声嘶的门诊常见病。

病史问诊 患者，女，38 岁。主因“声音嘶哑 2 年”就诊。2 年前唱歌后出现声音嘶哑，经声音休息后有所缓解，但此后唱歌或“感冒”后常有间歇性声嘶，渐成持续性，无发热、喉痛、呼吸困难，服用“黄氏响声丸”后，疗效不佳，遂来院就诊。无烟酒嗜好，家族史无特殊。

问题 1 根据主诉及现病史，应如何考虑临床诊断？依据是什么？

思路 中青年女性，曾有用嗓过度的诱因，呈慢性病程，无烟酒嗜好，家族中无肿瘤病史。首先考虑的诊断是喉部慢性炎症、息肉或声带小结。需排除声带良恶性肿瘤、手术损伤或喉返神经炎致声带麻痹所引起的声嘶。

知识点

喉息肉的临床特点

多为用嗓过度或发声不当所致，亦可继发于上呼吸道感染。主要表现为间歇性或持续性声嘶，严重程度与息肉所在部位及大小有关。息肉长在声带游离缘处，则声嘶明显，出现症状早，声带表面的息肉对发声的影响小，较大的广基息肉可引起失音。巨大的息肉可以堵塞声门，引起吸气性喉喘鸣和呼吸困难。

临床检查结果 纤维或电子喉镜检查可见左侧声带无明显充血，左侧前中1/3交界区声带边缘呈息肉样隆起，发“依”时声门闭合不佳。

问题2 如何确定初步诊断和治疗方案?

思路 根据病史和检查，初步诊断为左侧声带息肉，由于息肉呈广基隆起状，门诊纤维喉镜下难以切除干净，考虑应入院全麻支撑喉镜下行喉显微手术。

小提示 尽管外观上为息肉样的增生性病变，仍需要注意术后病理检查结果，以排除良恶性肿瘤，特别是原位癌的可能。

治疗经过及随访情况 入院完善检查后，全麻下行支撑喉镜显微手术，术中摘除左侧声带广基息肉样新生物，标本送病理检查。

患者术后第1d即出院，恢复良好。病理结果回报：左侧声带息肉，鳞状上皮增生。

术后1个月门诊复查，已无声嘶。纤维喉镜检查：可见左侧声带表面光滑，未见黏膜水肿及肿物隆起，声门闭合良好。术后为防止复发，建议进行嗓音训练。

喉息肉切除术（视频）

慢性喉炎/喉息肉习题

（邓泽义）

第二十九章　喉的其他疾病

第一节　声带麻痹

疾病概要

单侧(左侧)声带麻痹(视频)

双侧声带麻痹(视频)

支配喉内肌群的运动神经受损所引起的声带运动障碍,称为声带麻痹(vocal cord paralysis),也称喉麻痹(laryngeal paralysis)。声带麻痹属于喉的运动神经性疾病的一种。根据神经损伤的侧别可分为单侧声带麻痹和双侧声带麻痹;根据神经损伤的程度的不同分为完全性麻痹和不完全性麻痹。临床症状多样,轻者可引起声音嘶哑、进食呛咳、吞咽障碍,影响患者生活质量,严重者可引起呼吸困难,甚至窒息危及生命。

【主诉】

患者,女,58岁。主因"双侧甲状腺癌术后声嘶10个月,呼吸困难4个月,加重2周"就诊。

【印象诊断】

问题　根据主诉,应考虑哪些疾病?最有可能的诊断是什么?

思路　先判断该患者呼吸困难的类型,若为吸入性呼吸困难,则考虑喉阻塞。可能由于第一次甲状腺癌术中损伤双侧喉返神经致双侧声带麻痹,或甲状腺肿瘤复发压迫气管或侵犯双侧喉返神经。因此最有可能的诊断是双侧声带麻痹所致喉梗阻。

知识点

声带麻痹的临床症状

临床上以单侧声带麻痹多见,其中又以左侧麻痹居多。单侧与双侧声带麻痹、完全性与不完全性声带麻痹的症状各不相同:

1. 单侧完全麻痹者　声音嘶哑较明显,发音易疲劳,说话和咳嗽时漏气明显。喉镜检查,因声带外展及内收功能完全丧失,患侧声带居旁正中位,后期可能由于代偿作用,发音略有好转。

2. 单侧不全麻痹者　声嘶症状可不明显,曾有短时期的声嘶,随即恢复。喉镜检查,患侧声带居旁正中位,不能外展,发声时声门仍能闭合。

3. 双侧完全麻痹者　双侧声带居旁正中位,不能闭合,不能外展,发音嘶哑无力,说话费力,但无呼吸困难,易引起误吸和呛咳。后期可因神经自发性再生,双侧声带内移而出现呼吸困难症状。

4. 双侧不全麻痹者　呼吸困难为其主要症状,因双侧声带接近中线位置,不能外展而引起喉阻塞,发声时仍能闭合,因而无明显声嘶。

【问诊】

问题　根据主诉,在问诊中需要注意哪些要点?

思路

1. 围绕着双侧声带麻痹的主要临床表现,呼吸困难、声音嘶哑、饮水呛咳等进行问诊,并注意考虑呼吸困难的类型及分度，同时排除喉肿瘤、喉部特殊感染等其他疾病的诊断。

2. 问诊要点

(1) 呼吸困难的类型：是吸气困难还是呼气困难，还是吸气呼气时都困难。既往有无肺部疾病病史。

(2) 呼吸困难的程度：安静时、活动时是否有呼吸困难症状，夜间是否能平躺入睡，有无烦躁不安、出冷汗等症状。

(3) 有无声嘶，有无吞咽困难、饮水呛咳，有无发热、咳嗽、咳痰、痰中带血等症状。注意排除中枢疾病、喉部肿瘤、炎症，排除吸入性肺炎等并发症。

(4) 既往诊疗经过，以及慢性疾病史：既往是否有糖尿病、心脑血管疾病、外伤手术史、传染病史等，做过哪些检查，采取过哪些治疗，疗效如何；这对诊治方案的制订有意义。

病史问诊　患者于10个月前因体检发现甲状腺肿物在外院行双侧甲状腺切除术，术后即出现声音嘶哑，讲话费力，偶有饮水呛咳，当时无明显呼吸困难。4个月前患者出现活动后呼吸困难，偶有喉鸣音。2周前呼吸困难加剧，安静时亦出现气促，夜间喉鸣声较大，夜间不能平躺入睡。无吞咽困难，无痰中带血丝等其他不适。在当地医院复查甲状腺超声及甲状腺激素均无明显异常。当地医院电子喉镜检查示：双侧声带固定于近正中位，吸气时声门裂隙小。既往：无其他系统性疾病，无肝炎、结核病史，既往无喉部手术或外伤史。

【体格检查】

问题　为进一步明确诊断，查体需要注意哪些要点？

思路

1. 首先，应注意观察患者呼吸困难的类型和严重程度：如患者是呼气时困难还是吸气时困难，还是吸气呼气相均困难；患者的意识是否清楚，是否有面色苍白、口唇发绀等缺氧的表现，是否烦躁，吸气时胸骨上窝、锁骨上窝及肋间隙软组织是否凹陷，判断呼吸困难的分度。若判断患者呼吸困难Ⅲ度以上，应做好随时气管切开的准备。

2. 颈部视诊、触诊：查看颈部有无瘢痕、新生物，触诊查看喉部摩擦音和摩擦感是否存在，排除颈部外伤、喉部或颈部肿物。

3. 神经系统检查：排除颅内病变导致的中枢性疾病。

4. 间接喉镜检查患者喉部基本情况，特别是双侧声带运动的情况，声门裂大小，有无新生物等。患者有时过于紧张而屏气，可能误把单侧声带麻痹误诊为双侧声带麻痹。

专科检查　患者神志清楚，急性面容，被动半卧体位，呼吸急促，患者安静时可见吸气时胸骨上窝、锁骨上窝凹陷，双肺呼吸音粗，未闻及明显的干、湿啰音。颈部下方正中可见一横行瘢痕，约8cm长，颈部未触及明显肿物。双耳廓无畸形，乳突区无红肿及压痛；双耳道及鼓膜未见异常；双下鼻甲暗红，无明显肥大，麻黄碱收缩佳，中鼻道及嗅裂清洁；咽部无充血，软腭上抬双侧对称，鼻咽部光滑、对称，标志清楚；间接喉镜下见：会厌无红肿，喉黏膜光滑，未见明显肿物，双侧声带旁正中位固定，双侧声带外展运动受限，声门裂狭小。

【辅助检查】

问题1　为进一步明确诊断，此时最需要进行何种检查？

思路　结合病史及专科检查，双侧声带麻痹的诊断基本成立，可行电子喉镜、频闪喉镜（动态喉镜）检查进一步明确诊断，可更加清楚地显示发音和吸气状态下双侧声带的运动情况以及声门裂大小。

问题2　以诊治为目的，还需进行哪些辅助检查？

思路

1. 寻找病因　头颅CT或磁共振排除颅内病变，喉部CT排除喉部的肿瘤，肺部CT排除肺部或纵隔病变，甲状腺超声排除甲状腺恶性肿瘤，胃镜排除食管或胃部病变。

2. 吞咽功能检查　了解迷走神经其他运动支的功能。

3. 发音功能　单侧喉返神经麻痹时发音障碍是困扰患者的主要问题，双侧声带麻痹时相对发音质量尚可，但目前绝大多数双侧声带麻痹的手术治疗会导致术后嗓音变差。术前进行发音功能的检查有利于评估手术的效果。

4. 喉肌电图 可以鉴别声带麻痹、环杓关节运动障碍及肌肉疾病,从而为治疗方法的选择进一步提供证据。

辅助检查结果 动态喉镜检查如图 29-1 所示,见双侧声带外展运动受限,最大声门裂仅 1.5~2mm 大小。喉部 CT、肺部 CT、头颅 MRI、甲状腺超声、胃镜提示喉部、肺部纵隔、头颅、甲状腺、食管及胃均未见明显占位。吞咽功能正常。最长发音时间为 2.5s。

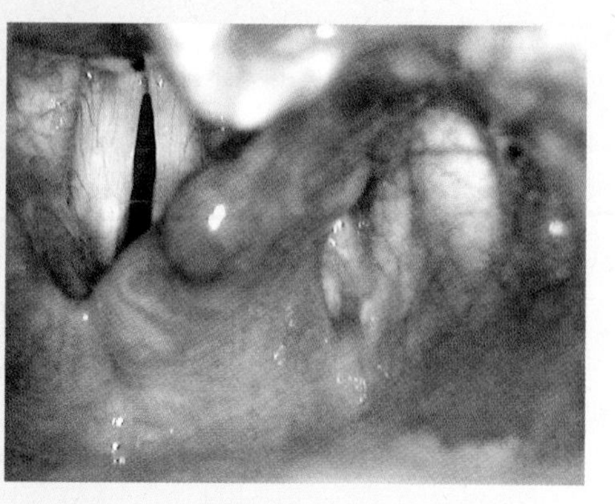

图 29-1 双侧声带麻痹动态喉镜图

双侧声带麻痹术前动态喉镜(视频)

【病情分析】

问题 1 为什么甲状腺手术易导致声带麻痹?

思路 由于喉返神经沿气管食管间沟上行,经甲状腺深面入喉支配喉内肌,甲状腺下动脉与喉返神经接近,因此甲状腺手术易伤及喉返神经,导致声带麻痹。

知识点

喉返神经是喉的主要运动神经。迷走神经出颅后沿颈部下行进入胸腔后在胸腔上部分分出喉返神经,左侧喉返神经绕主动脉弓,右侧喉返神经绕右锁骨下动脉,继而上行,走行于甲状腺深面的气管食管沟内,在环甲关节的后方进入喉内(图 29-2)。另外,约 5‰ 的人右侧存在喉不返神经,在环状软骨处自迷走神经处分支,直接进入喉。喉返神经左侧径路较右侧长,故临床上受损伤的机会也较多。

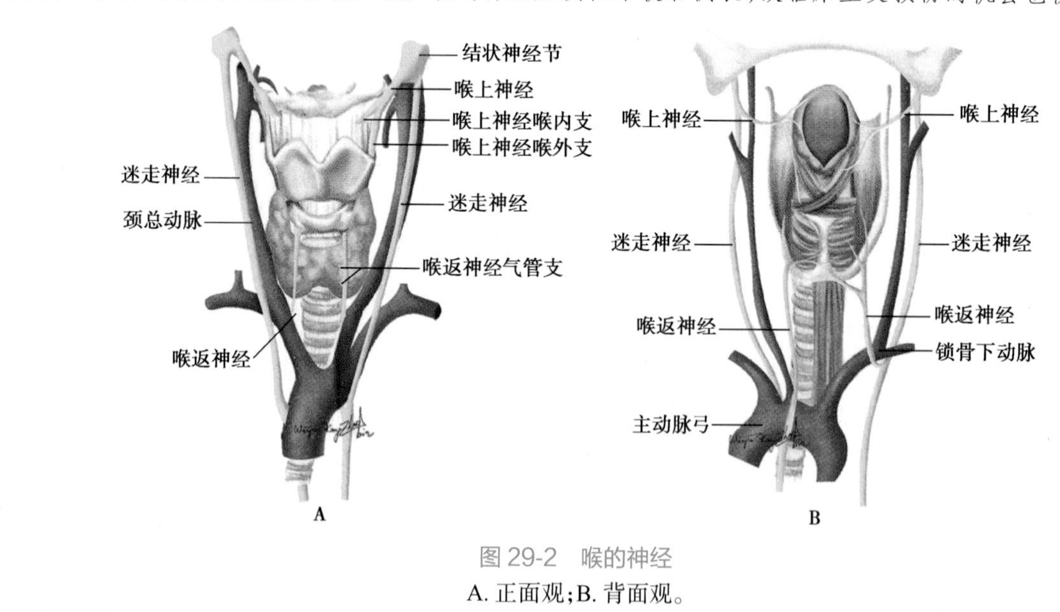

图 29-2 喉的神经

A. 正面观;B. 背面观。

问题 2 单侧声带麻痹主要症状是声音嘶哑,发音费力,双侧声带麻痹为何出现呼吸困难?

思路 单侧喉返神经损伤,导致单侧声带不全或完全麻痹,此时由于健侧声带运动正常,吸气时声门裂足够大,而发音时由于患侧声带不能内收,声门裂隙较大,因此出现声音嘶哑,发音困难或费劲,误吸等。后期由于对侧声带的代偿，内收作用加强，声门裂变小，嗓音质量好转，误吸症状减轻。双侧喉返神经损伤，完全麻痹时声带位于旁正中位，主要为声嘶、呛咳，无呼吸困难；不全麻痹时双侧声带完全不能外展，但是还能内收，双侧声带接近中线，吸气时声门裂较小，故出现呼吸困难。因此，单侧声带麻痹和双侧声带麻痹对患者造成的危害是不一样的，治疗方式及目的也不尽相同。单侧声带麻痹的治疗目的是使声带内收，发音时声门裂变小，从而改善患者嗓音功能。双侧声带麻痹的治疗目的是使声带外展，使吸气时声门裂变大，从而解决患者的呼吸困难。

知识点

发病机制：正常吸气时，内收肌松弛、外展肌收缩，声带外展。喉返神经内收肌支粗大，外展肌支细小，当喉返神经因为各种原因受到损伤时，外展肌最早瘫痪，其次为声带张肌，最后为内收肌。

声门的大小及声带的位置（图 29-3）：喉上、喉返神经完全麻痹时，声带位于外展与内收中间的位置，如双侧声带在中间位，声门裂可宽达 7mm；单纯喉返神经完全麻痹则双侧声带在旁中位，声门裂在成人最大为 3.5mm。声带由中间位移向正中位乃为声带自发性神经再支配的表现，声带的位置随神经损伤的程度不一而不同。

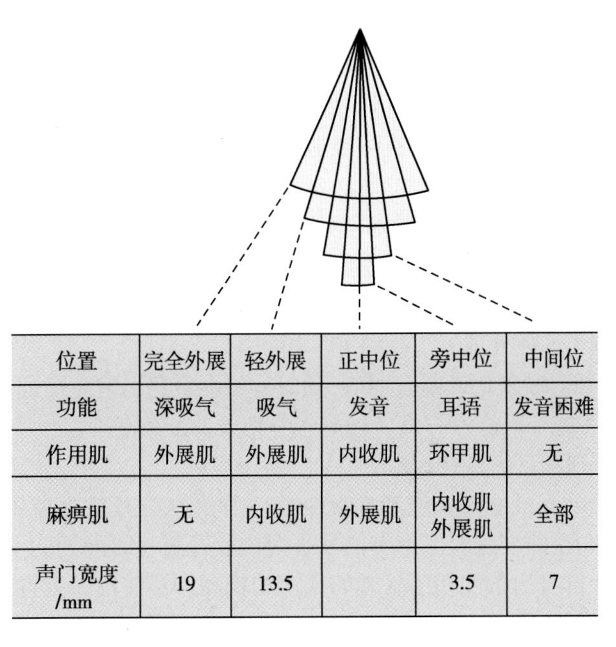

位置	完全外展	轻外展	正中位	旁中位	中间位
功能	深吸气	吸气	发音	耳语	发音困难
作用肌	外展肌	外展肌	内收肌	环甲肌	无
麻痹肌	无	内收肌	外展肌	内收肌 外展肌	全部
声门宽度/mm	19	13.5		3.5	7

图 29-3　声带运动位置

问题 3　为什么有些甲状腺术后的患者手术后当时并无呼吸困难，几个月之后却出现呼吸困难的症状？

思路　若喉返神经损伤较重，双侧声带完全失神经支配后，由于双侧声带均处于旁中位，因此吸气时声门裂隙不致太小，患者无明显呼吸困难症状。由于喉返神经损伤后，绝大多数患者均有不同程度的喉返神经自然再生，即亚临床神经支配（subclinical reinnervation）。亚临床神经支配的不同程度决定了麻痹的声带所处的不同位置及声带和声门的不同形态，后期由于喉返神经的自发性再生，优先再支配喉内肌，双侧声带内收作用增强，可使双侧声带逐渐内移至正中位，使得声门裂进一步缩小，从而出现呼吸困难的症状。

【诊断】

问题 1　本病例的初步诊断及其诊断依据是什么？

思路　根据患者甲状腺术后有声音嘶哑，偶有饮水呛咳，后期出现呼吸困难；查体见患者安静吸气时胸骨上窝、锁骨上窝凹陷，间接喉镜检查示双侧声带旁正中位固定，双侧声带外展运动受限，声门裂狭小。动态喉镜检查见双侧声带外展运动受限，最大声门裂仅 2mm 大小，同时未发现喉部、颈部、颅内、食管肿瘤的临床证据，患者喉阻塞Ⅱ度、双侧声带麻痹的诊断比较明确。

问题 2　该患者双侧声带麻痹的病因是什么？

思路　该患者病史较明确，曾于 10 个月前行双侧甲状腺手术，术后即出现声嘶、饮水呛咳等，因此甲状腺手术中损伤双侧喉返神经的可能性较大。但该病例还需进一步对病因进行查找,排除其他病因引起的喉返或迷走神经损伤,如甲状腺癌局部复发侵犯喉返神经、甲状腺肺部转移、脑部肿瘤转移等。

问题 3　声带麻痹的病因是什么?

思路　按病变部位分中枢性、周围性两种,以周围性多见;左侧喉返神经约为右侧长度的 2 倍,故左侧声带麻痹发病率较右侧多一倍。

常见中枢性病因如脑血管出血、血栓形成、脑肿瘤等。迷走神经颅内段位于颅后窝,可因肿瘤、出血、外伤、炎症等,引起中枢性声带麻痹。

周围性的损伤按病因性质可分:①外伤:包括颅底骨折、颈部外伤、甲状腺手术、食管或胸部手术等;②肿瘤:包括颅底肿瘤、颈部肿瘤、胸腔病变;③炎症。

【鉴别诊断】

问题　除双侧声带麻痹外,本病例还应与哪些疾病进行鉴别?

思路　本病应与以下两种疾病进行鉴别:

(1)肌源性声带固定:单纯由于重症肌无力、声带特异性炎症、喉淀粉样变性等病变累及声带,此种情况一般声带萎缩变细,或声带表面可见新生物、表面粗糙、增厚等病变。频闪喉镜下黏膜波明显减少或完全消失,有助于鉴别。

(2)肿瘤源性:由于颅内、甲状腺、胃或食管、肺部肿瘤侵犯至迷走神经或喉返神经受损所致。行相关部位的影像学检查可发现颈部占位性病变,可予以鉴别。

(3)环杓关节源性声带固定:环杓关节炎有可能造成声带运动障碍、声带固定。颈部外伤、麻醉气管插管均有可能引起环杓关节脱位、环杓关节固定。

(4)特发性声带麻痹:指的是排除外伤、肿瘤等病因不明的喉麻痹,双侧病变罕见。起病较急,常有上呼吸道感染史,病理机制可能是与病毒感染、神经脱髓鞘病变相关。

【治疗方案】

问题 1　患者下一步应当如何处理?

思路　患者双侧声带麻痹、喉阻塞诊断较明确,随时有可能窒息引起生命危险,最好能留观或收入病房,进一步行相关检查,制订和实施手术治疗方案。做好气管切开的准备。

问题 2　手术治疗的原则和目的是什么?

思路　治疗的原则和目的是既能解决患者呼吸困难,又能最大限度地保留患者的嗓音功能。因此,最好的方法是恢复喉的生理性功能,即恢复双侧声带的发音时内收及吸气时外展的生理性运动。当然,双侧声带麻痹的神经修复手术对患者自身的条件和手术者的要求均较高。目前较为流行的手术是扩大声门的机械性手术,术中将声门裂扩至足够大,完全解除呼吸困难,虽能保证呼吸,但嗓音质量变差,因此手术方案要兼顾呼吸和发音功能,找一个比较好的平衡点。

问题 3　手术方式如何选择?

思路　该患者因为年纪不大(<60 岁),病因为甲状腺手术损伤喉返神经,且神经损伤的病程为 10 个月(甲状腺手术后 10 个月),其他一般情况较好,因此有选择性喉返神经修复手术的适应证。因此,对这个患者,首选膈神经联合舌下神经甲舌肌支选择性神经再修复双侧喉返神经手术。该患者若成功,能恢复双侧声带的生理性运动功能,获得最佳治疗效果。若患者对嗓音质量及呼吸功能要求不高,也可以选择机械性手术,如支撑喉镜下 CO_2 激光辅助一侧杓状软骨切除术。该手术方式创伤小,出血少,操作简便,效果较肯定。近年来开展的其他手术方式还有 Woodman 式手术,经喉外进路杓状软骨切除声带外移,相对支撑喉镜下杓状软骨切除术而言创伤大,发音功能保留略差,但改善呼吸困难效果较好,拔管率较高。

问题 4　术前交代的主要内容有什么?

思路　①向患者及其家属介绍病情,强调手术必要性和手术的目的;②向患者简要介绍术者、手术方案、手术时间;③交代术中及手术后可能出现的各种并发症、表现及其处理,包括手术效果不满意、可能需再次手术、术后呛咳、局部肉芽形成、后连合粘连、瘢痕形成、气管内麻醉管爆炸、燃烧,气管灼伤、术野外组织激光灼伤、门齿损伤、咽弓黏膜裂伤、发音质量下降、术后不能拔管继续佩带气管套管;④介绍术后恢复过程,强调术后可能会出现一过性的各种不适。尤其是接受神经修复手术的患者,由于神经再生较慢,手术效果可能要 3~5 个月才能体现,康复时间可能比较长,使患者有正确的心理预期;⑤对于医保或公费患者,交代可能需要自费支付的材料和药物;⑥其他需要交代的事项并合理解答患者提问。

住院期间检查及治疗 入院后完成术前常规检查,包括:血常规、尿常规、大便常规、血生化(肝功、肾功、血糖、电解质等)、凝血功能、输血前四项(乙肝、梅毒、艾滋病及丙肝相关抗体)、甲状腺功能、甲状腺超声、胸部X线平片、心电图、肺功能检查等。各项检查结果未见异常。行嗓音学检查,以便日后随访时比较;行电子喉镜检查提示双侧声带外展运动受限,最大声门裂仅1.5~2mm大小。临床诊断:双侧声带麻痹、喉阻塞Ⅱ度。充分准备后于全麻下膈神经联合舌下神经甲状舌骨肌支双侧喉返神经修复术。

手术情况

1. 因该患者声门裂极小,经口插管的话不易通过,故先行气管切开后经颈前气管切口插管全麻(略)。

2. 一侧膈神经上根联合舌下神经甲状舌骨肌支双侧喉返神经修复术(图29-4):全麻成功后,沿原甲状腺手术切口向两端延长至10cm左右,依次切开皮肤、皮下组织。分离出右侧膈神经,并向头端逆向分离直至找到其前后两个根,切断右侧膈神经上根备用。在同侧颈丛神经分离出一条Y形游离神经和两条直线形游离神经切断备用。取同侧颈外静脉约10cm一段,将其均分为七等分以备后用。于双侧甲状软骨下角处分离出双侧喉返神经,并向近心端分离直至喉返神经损伤处,将双侧喉返神经远端修剪,切除瘢痕及神经瘤。去除双侧甲状软骨板的后下部分从而充分地暴露双侧喉返神经的喉内分支。在喉返神经发出杓间肌支后切断喉返神经的内收肌支总干,切断杓间肌支并彻底结扎。内收肌支近心端植入双侧环杓后肌中。右侧膈神经上根与Y形游离神经的总干吻合,Y形游离神经的两分支分别与双侧的喉返神经远端吻合。分离双侧舌下神经直至暴露其甲状舌骨肌支,在其远端切断备用。切断的喉返神经内收肌支主干远心端分别通过一段直线形游离神经与舌下神经甲舌肌支吻合。所有的神经吻合均采取端端吻合的方式,显微镜下采用11-0 prolyene线外膜缝合3~5针。所有的神经吻合口均外套一段颈外静脉。最后逐层缝合皮下组织和皮肤。

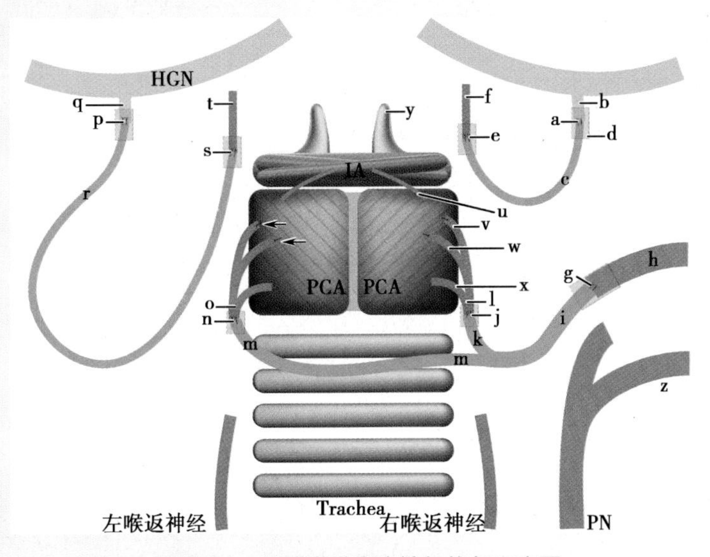

图29-4 双侧声带麻痹神经修复示意图

a为右侧舌下神经甲舌肌支b与直线形游离神经c的吻合口,d为静脉套,e为右侧喉返神经内收肌支主干远心断端f与c的吻合口,g为右侧膈神经上根h与Y形游离神经总干i的吻合口,j为Y形游离神经的一个分支k与右侧喉返神经远心断端l的吻合口,m为Y形游离神经的另外一个分支,n为左侧喉返神经远心断端o与m的吻合口,p为左侧舌下神经甲舌肌支q与另一直线形游离神经r的吻合口,s为r与左侧喉返神经内收肌支总干远心断端t的吻合口;IA为杓间肌,PCA为环杓后肌,PN为膈神经,Trachea为气管。

【术中要点】

问题1 手术中如何保证安全性,避免并发症的发生?

思路 术中我们膈神经采用的是一侧膈神经上根,切断后对患者术后肺功能无明显影响。另外,由于该术式效果起效较慢(约3~5个月),术中长时间的手术操作不可避免地会引起术后声带水肿,因此术前应预防性地进行气管切开。

问题2　术中应注意哪些方面以提高手术疗效?

思路　术中分离所有神经时手法应轻柔,避免过度地分离神经导致神经缺血。吻合神经前应充分修剪神经末端,看到正常的神经外膜和神经轴突。缝合应使轴突对好,避免缝合过紧。在所有的神经吻合口外套颈外静脉,预防神经错向再生影响手术效果。

【术后情况】

问题1　术后应注意观察患者哪些情况?

思路　患者气管切开处应进行对应的处理,如及时气道湿化、及时吸痰、气管套管内芯定时清洗消毒等,应注意观察患者基本生命体征、意识状态。除此,观察气管切口有无渗血,保持呼吸道通畅,颈部切口有无出血、肿胀、感染,患者有无喝水呛咳、吞咽疼痛的情况,发音质量等。

问题2　术后还需哪些处理?

思路　术后颈部适当制动,适量应用抗生素预防感染,糖皮质激素雾化吸入;鼓励患者经口呼吸、说话、进食。

【出院随访】

问题　出院后应注意些什么?

思路　术后带管出院,定期随诊,观察声门情况,保证呼吸道通畅。一般于术后3~6个月,喉镜观察声带运动有无恢复,根据声门情况决定可否拔管。

出院后情况　本例患者术后7d带管出院,呼吸平顺,发音尚可,定期复查电子喉镜。术后5个月时复查动态喉镜如图29-5所示,双侧声带恢复了发音内收、吸气外展的生理性运动,予拔除气管套管。术后一年复查动态喉镜视频所示,与术后5个月没有明显区别。

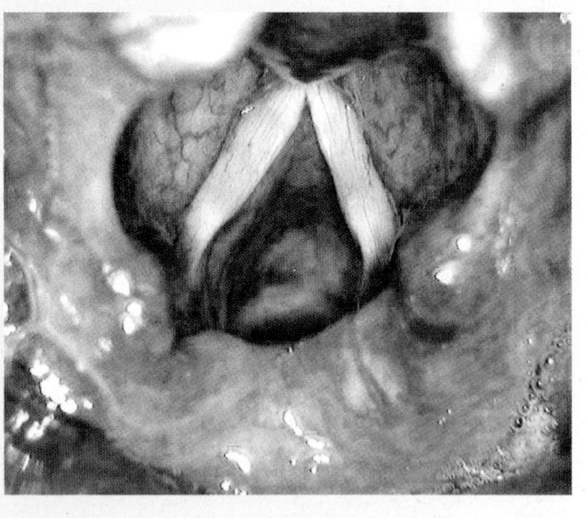

图29-5　双侧声带麻痹膈神经修复术后5个月动态喉镜图

双侧声带麻痹膈神经修复术后1年动态喉镜(视频)

小　结

声带麻痹可以是单侧或双侧,完全性或不完全性,可以是中枢性或外周性。对声带麻痹诊断必须排除声带运动障碍的其他疾病,积极寻找声带麻痹的病因,有明确病因者应给予相应的治疗。对于神经功能无恢复可能性者,单侧喉返神经麻痹者可行声带脂肪组织充填术、甲状软骨成形术,使声带向内移位,改善嗓音;双侧喉返神经麻痹者可行一侧杓状软骨切除术,改善呼吸功能。无论是单侧声带麻痹还是双侧声带麻痹,最理想的治疗方法都是通过神经修复恢复患侧声带的生理性运动。

喉返神经探查修复术(视频)

(郑宏良)

第二节　喉　阻　塞

疾病概要

喉阻塞(laryngeal obstruction)是由于喉部或邻近组织器官病变造成喉内或喉口狭窄引起的呼吸困难。喉阻塞不是一种独立的疾病,而是多种不同疾病引起的症状。许多患者就诊时呼吸困难明显,病情紧急,需要立即处理,甚至要争分夺秒地抢救。

【主诉】

患者,男,60岁。主因"声嘶半年,呼吸困难30d,加重5d"就诊。

【印象诊断】

问题　根据主诉,应考虑哪些疾病?最有可能的诊断是什么?

思路　该患者有呼吸困难,首先要明确呼吸困难的性质,是吸气性呼吸困难,还是呼气性呼吸困难,不同性质的呼吸困难症状、病因等不同。如果是吸气性呼吸困难,就是喉阻塞。

知识点

呼吸困难

呼吸困难是指人主观有呼吸费力、空气不足的感觉,客观上有呼吸频率、深度或节律的变化。呼吸困难分类有多种,病理性有中枢性、阻塞性、血源性、心脏性四类。涉及喉阻塞的是阻塞性吸气性呼吸困难。阻塞性吸气性呼吸困难广义讲是呼吸器官(从口、鼻到肺泡)的任何部位发生狭窄或阻塞,阻碍气体交换而引起的呼吸困难。狭义讲是气管隆突以上的呼吸道发生狭窄或阻塞而引起的吸气性呼吸困难。

【问诊】

问题　根据主诉,在问诊中需要注意哪些要点?

思路　患者表现为吸气性呼吸困难喉阻塞,应围绕引起呼吸困难的原因进行问诊,注意分析与声嘶的关系,并判断喉梗阻的严重程度。

问诊要点:

(1)声嘶及呼吸困难有无外伤、反流、感冒等诱因,加重及缓解因素。

(2)呼吸困难的程度、对生活的影响。

(3)是否影响进食、睡眠、正常生活,是否伴有心率、血压等生命体征的变化。

(4)疾病的诊治经过及进展情况。

(5)既往有无可能出现呼吸困难的心脑血管、肺支气管疾病。

(6)呼吸困难是否进行性加重,有无痰中带血、吞咽困难。

知识点

喉阻塞的分度

为了准确把握治疗原则和选择气管切开的时机,按病情轻重的程度,将喉阻塞分为四度。

1. Ⅰ度　安静时无呼吸困难,活动或哭闹时,出现轻度吸气性呼吸困难。

2. Ⅱ度　安静时有轻度吸气性呼吸困难、吸气性喉鸣、吸气性胸廓周围软组织凹陷,活动时加重,但不影响进食和睡眠,无烦躁不安等缺氧症状,脉搏基本正常。

3. Ⅲ度　明显的吸气性呼吸困难和吸气性喉鸣,吸气时胸骨上窝,锁骨上、下窝,上腹部,肋间部软组织明显凹陷,出现缺氧症状,如烦躁不安、不愿进食、不易入睡、脉搏加快。

4. Ⅳ度 呼吸极度困难,患者坐卧不安,手足乱动,出冷汗,面色苍白或发绀,定向力丧失,心律不齐,脉搏细弱,昏迷、大小便失禁等。

病史问诊 患者半年前"上火"后出现声嘶,开始2个月时轻时重,之后逐渐加重,口服抗生素无明显好转,无咽痛,无发热,30d前感觉吸气时呼吸困难逐渐加重,有明显吸气性喉鸣,活动后加重。有时咳嗽,有少量白痰,近5d夜间不能入睡,无外伤史、无反流相关症状,进食正常。

既往史:高血压4年,口服降压药控制血压在正常范围,否认脑血管病,否认哮喘、支气管炎等呼吸道疾病史,否认药物过敏史。

个人史:吸烟40年,每日20支;饮酒40年,每日50~100g(1~2两)。

【体格检查】

问题 为进一步明确诊断,查体需要注意哪些要点?

思路

1. 观察 是否有呼吸困难,是吸气性还是呼气性,呼吸困难的程度。颈部是否有肿胀、裂伤。

2. 触诊 喉部外形、活动情况,是否移位,喉头骨擦感是否存在。颈部是否肿胀,有无包块,气管是否移位,甲状腺情况。

3. 听诊 患者语音如"含薯音",声嘶,气管拍击音,肺部呼吸音情况。

4. 口腔和口咽检查 注意是否有肿胀,肿物,血性分泌物。

5. 间接喉镜检查 下咽、会厌及喉部。

知识点

喉阻塞的病因

1. 炎症 小儿急性喉炎,急性会厌炎(图29-6),咽部脓肿。

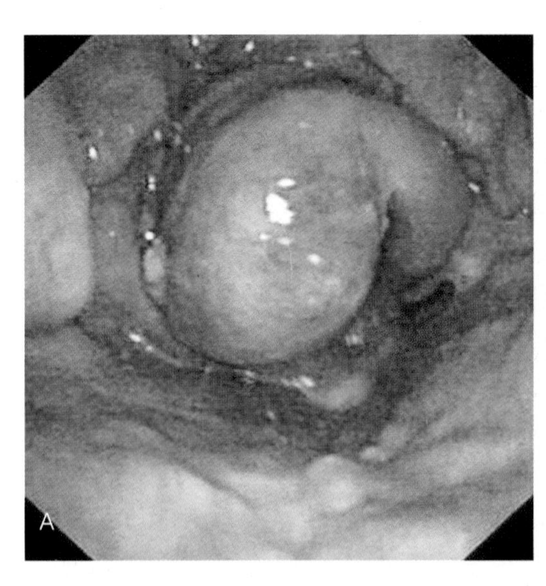

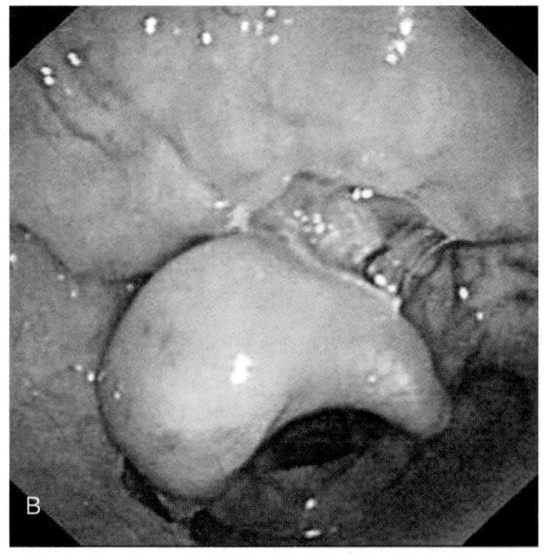

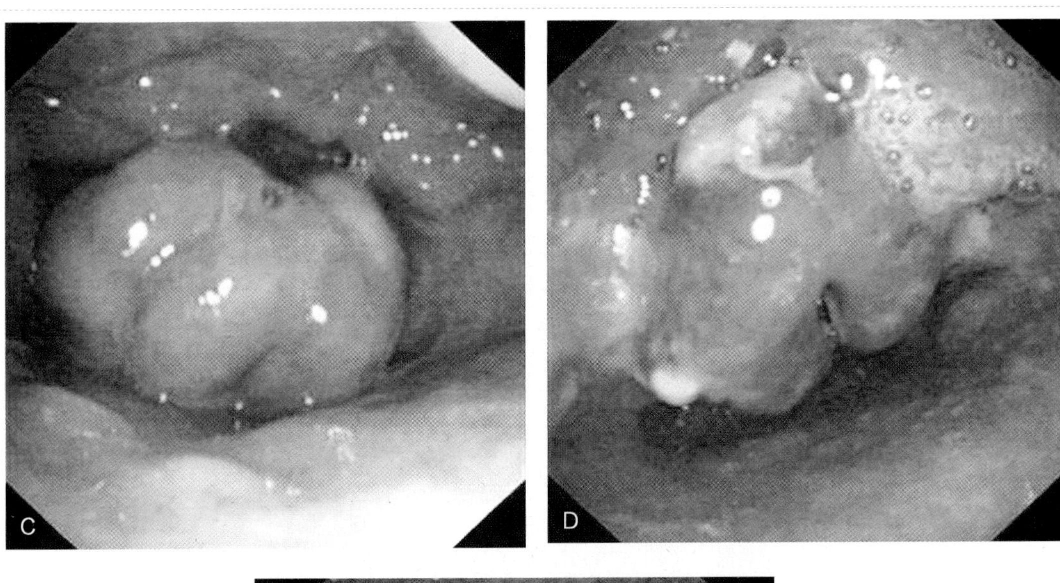

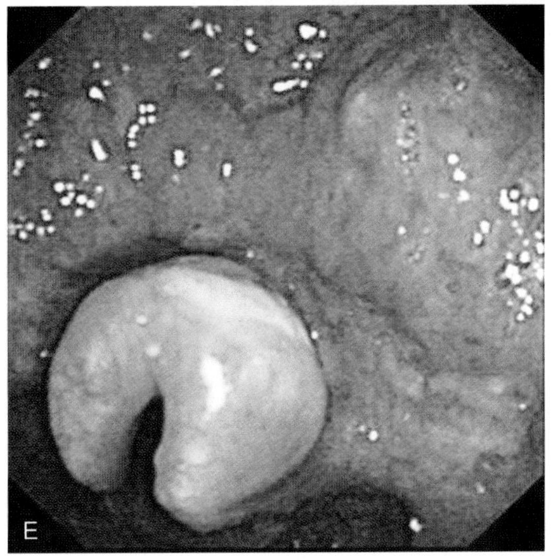

图 29-6　急性会厌炎内镜图片

A. 会厌呈球形，充血明显；B. 会厌呈半球形，水肿明显；C. 会厌充血水肿呈球形，完全阻塞声门；D. 会厌炎形成脓肿，脓肿破溃；E. 会厌水肿呈半球形，炎症好转。

2. 外伤　喉部挫伤、切割伤、烧伤（图 29-7）。

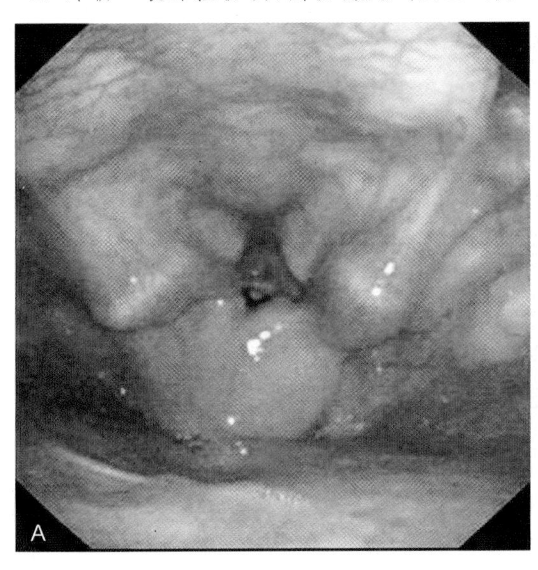

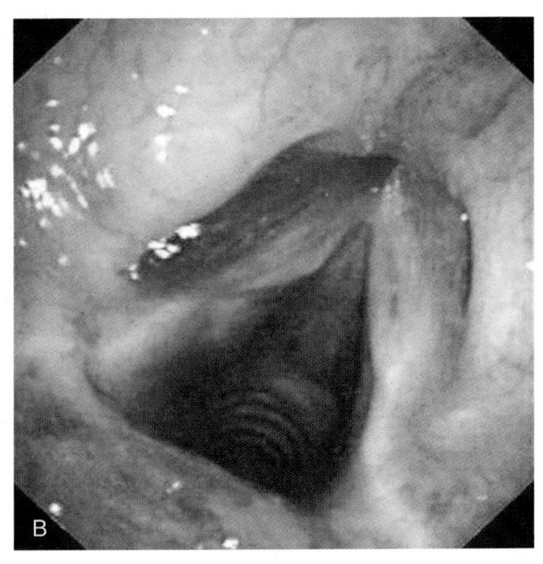

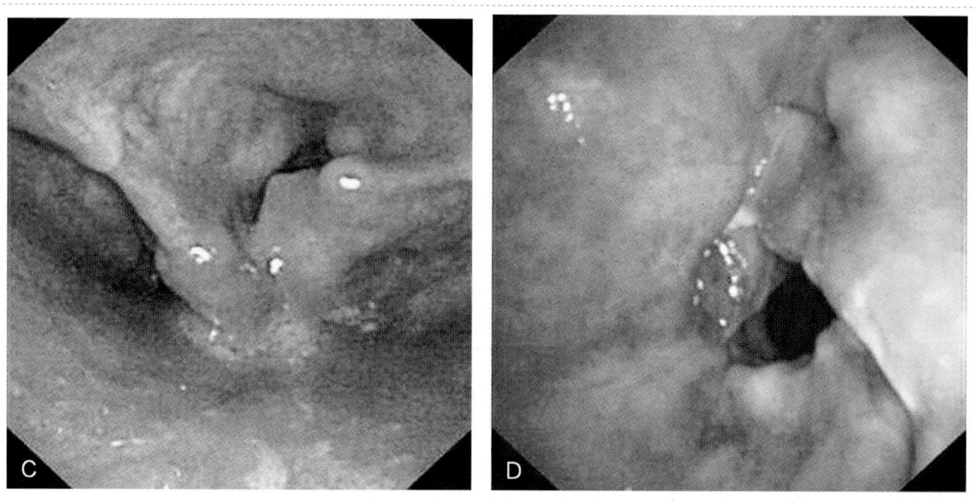

图 29-7 喉外伤内镜图片

A. 双侧声带外伤，淤血；B. 左侧声带闭合伤，肿胀淤血明显；C. 环杓关节损伤，前移位、畸形；D. 整个喉腔软组织损伤，声带及室带均淤血、内陷。

3. 异物 尖锐的骨片，金属刺在喉部，果冻沾到喉部。
4. 水肿 喉血管神经性水肿，过敏反应。
5. 肿瘤 喉部良、恶性肿瘤，甲状腺肿瘤压迫造成喉、气管狭窄或侵袭到喉内（图 29-8）。

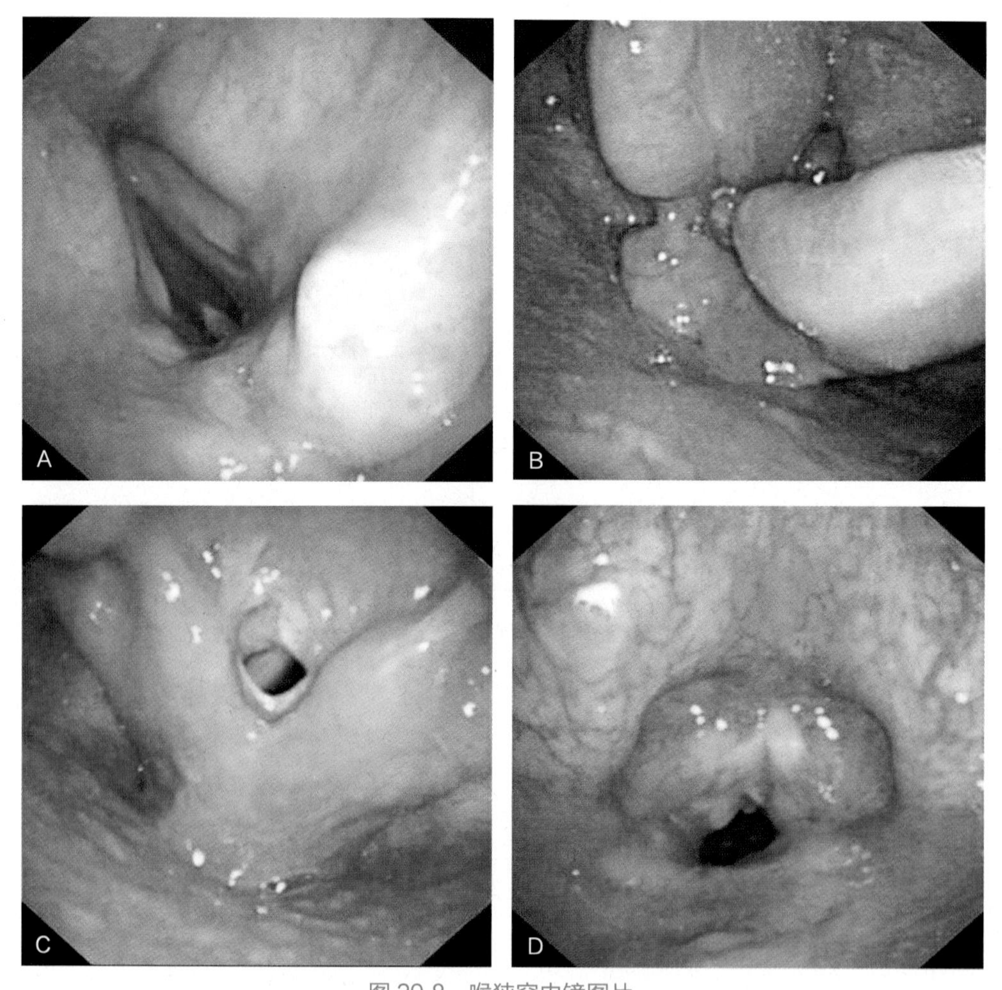

图 29-8 喉狭窄内镜图片

A. 声门下瘢痕性狭窄；B. 声门上肉芽组织增生、狭窄；C. 声门上下区及声门区瘢痕增生、狭窄；D. 声门区及声门下区瘢痕增生、狭窄。

6. 畸形 喉软化、喉软骨畸形，喉瘢痕狭窄等。
7. 双声带外展麻痹（图 29-9）。

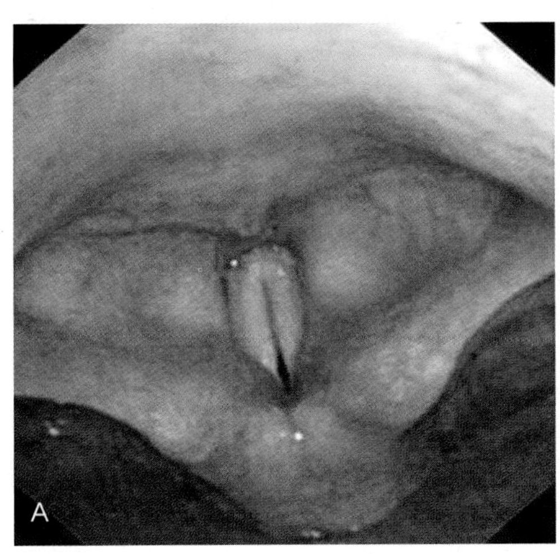

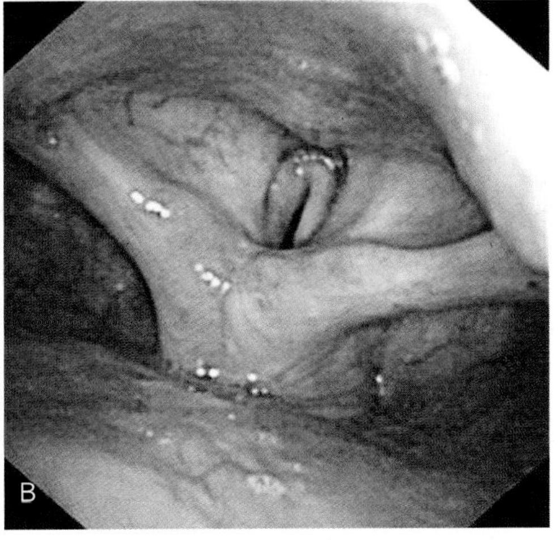

图 29-9 双侧声带麻痹内镜图片
A. 双侧声带麻痹发音相；B. 双侧声带麻痹吸气相，声带固定、无外展。

专科检查 患者Ⅲ度吸气性呼吸困难。触诊左颈部可及一约 2.5cm×3.0cm 大小肿物，质偏硬、界限欠清、活动度差、无明显压痛。喉体左侧膨隆，环甲膜饱满，口咽部正常，间接喉镜见会厌正常，声门区左侧可见肿物，左杓会厌襞固定。

【辅助检查】

问题 还需进行哪些辅助检查？

思路

1. 电子喉镜检查 Ⅰ度、Ⅱ度的呼吸困难，用电子喉镜检查可直观看到阻塞部位。Ⅲ度者，检查前先吸氧，应用激素、抗生素治疗，缓解病情，防止检查时的刺激使病情加重，出现窒息。确需检查时，先备气切包、麻醉插管。

2. 其他辅助检查 喉部、气管 CT 及 MRI 检查。

辅助检查结果 电子喉镜见左侧声门区菜花状肿物，前界累及会厌根部左侧，后界累及左杓区，掩盖杓间区，左室带隆起，表面光滑，左半喉固定，声门裂 2~3mm，为防止呼吸困难加重，镜头未过声门裂，肿物下界未看清（图 29-10）。

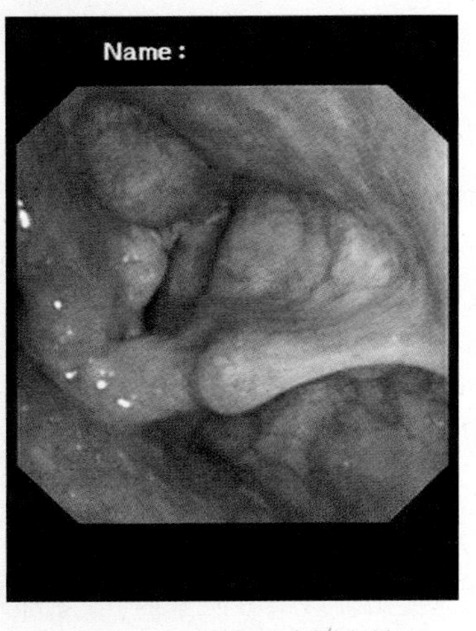

图 29-10 喉梗阻病例喉镜观

【病情分析】

问题 是什么原因引起的吸气性呼吸困难，即喉阻塞的原因？

思路 病史特点也可以为寻找病因提供帮助，不同原因引发的喉阻塞一定有相关的线索，例如年龄，新生儿多是先天畸形，小儿可能是喉炎或异物，肿瘤多发生在成年人。诱发因素，外伤史、异物史是相应疾病的关键。炎症多有疼痛、发热，过敏反应多是快速出现呼吸困难，肿瘤多是持续时间较长，逐渐加重，所以本病例特点要考虑是肿瘤。通过查体可以进一步确定原因。

根据病史，患者没有引起中枢性、心源性呼吸困难的相关疾病，进一步鉴别是吸气性呼吸困难，还是呼气性呼吸困难。一方面要通过查体验证，另一方面病史中没有引起呼气性呼吸困难相关疾病，如哮喘、肺气肿、支气管炎等，患者没有典型的呼气性呼吸困难的临床症状，而恰恰有吸气性呼吸困难的典型表现，并有声嘶半年，逐渐加重，出现呼吸困难的喉部疾病的线索。所以首先考虑是吸气性呼吸困难，喉阻塞。

知识点

喉阻塞的临床表现

1. 吸气性呼吸困难 由于喉部狭窄气流通过减少，表现为吸气运动加强，吸气时间延长。

2. 吸气性喉鸣 吸入的气流通过狭窄声门裂时，形成涡流冲击声带形成，喉鸣的强度与阻塞的程度正相关。

3. 吸气性软组织凹陷 由于吸气时气体不易通过狭窄进入肺部，呼吸肌运动加强，使胸部扩张，而肺叶不能相应地膨胀，胸腔负压增加，使胸壁及周围软组织，如胸骨上窝，锁骨上、下窝，上腹部、肋间部软组织明显凹陷，称此为四凹征（图 29-11）。儿童的肌张力较弱，表现更为明显。

4. 声嘶 病变影响声带运动或声门裂的闭合，会出现声嘶。

5. 缺氧表现 因缺氧患者会出现烦躁不安，出冷汗，面色苍白、青紫，发绀。重者可见心律不齐，脉搏细弱，昏迷、大小便失禁等。

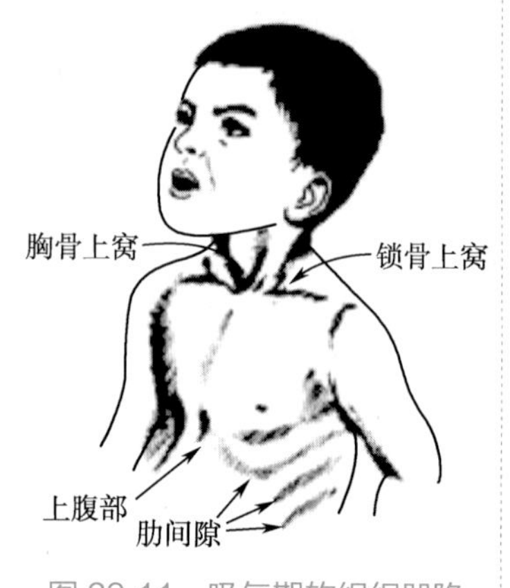

图 29-11 吸气期软组织凹陷

【诊断】

问题 本病例的临床诊断及其诊断依据是什么？

思路 根据病史和查体提示：

1. 临床诊断 ①喉阻塞Ⅲ度；②喉肿物。

2. 诊断依据 ①老年男性，声嘶半年，进行性加重，呼吸困难 20d；②Ⅲ度吸气性呼吸困难；③喉腔左侧见肿物，左声带固定，声门裂 2~3mm。

喉部恶性肿瘤伴左颈部淋巴结转移可能性大，其诊断依据和鉴别诊断在本节不讨论（见喉肿瘤）。

【鉴别诊断】

问题 除喉阻塞外，本病例还应与哪些疾病进行鉴别？

思路 本病应与以下疾病进行鉴别：

(1) 呼气性呼吸困难，如支气管哮喘等。通常由于小支气管阻塞性疾病，如支气管哮喘、肺气肿等疾病所引起，表现为呼气期延长、呼气运动增强，吸气运动略增强。无四凹征。呼吸时伴有呼气期哮鸣音。体格检查可见肺部有充气过多的体征。

(2) 混合性呼吸困难：多由于气管中、下段或上下呼吸道同时患阻塞性疾病，如喉气管支气管炎、气管肿瘤等。表现为吸气及呼气均增强。四凹征不明显，若以吸气性呼吸困难为主时则有。呼吸时一般不伴有明显声音。体格检查听诊可闻及呼吸期哮鸣音。

【治疗方案】

问题 1 喉阻塞的治疗原则是什么？

思路 根据病史、查体及辅助检查明确诊断喉阻塞后，要立即判定喉阻塞的程度、产生的原因，根据原因和阻塞程度决定治疗的原则。

根据阻塞的不同程度和不同病因，以及对疾病未来发展的判断，治疗现场具有的条件作出多种选择，一般原则是：

1. **Ⅰ度**　要明确病因，进行针对病因的治疗，如炎症、异物，外伤、肿瘤等。

2. **Ⅱ度**　炎症可用足量糖皮质激素、抗生素，多数可避免气管切开。异物应尽快取出。恶性肿瘤如需活检可考虑先做气管切开。声带麻痹应尽早治疗原发病，并同时气管切开。

3. **Ⅲ度**　由炎症引起，出现时间较短者，可以先准备气管切开手术，密切观察，用激素等药物治疗。若病情不好转，应立即行气管切开术，小儿也可经口插管，其他病因应行气管切开术。

4. **Ⅳ度**　立即气管切开，病情紧急可先做环甲膜切开，之后尽快常规气管切开。

以吸气性呼吸困难为主诉就诊的患者，首先考虑可能是喉阻塞，通过检查确定是吸气性呼吸困难及相应的原因，第一诊断喉阻塞，第二诊断涉及病因。之后判断阻塞的程度，根据阻塞程度和病因选择相应的治疗方式，保守治疗或气管切开。

问题 2　该患者下一步应当如何处理？

思路　该患者为Ⅲ度喉梗阻，且病因（喉肿瘤）在短时间内不能去除，所以应予行气管切开术解除严重的喉阻塞症状。

针对病因的治疗：术中冰冻明确肿瘤性质，如确诊为喉癌，则行喉部分或全切除加颈淋巴结清扫术。

【气管切开术中要点】

见气管切开术。

小　　结

声带麻痹 / 喉阻塞习题

以吸气性呼吸困难为主诉就诊的患者，首先考虑可能是喉阻塞，通过检查确定是吸气性呼吸困难，进一步查明其相应的原因，第一诊断喉阻塞，第二诊断涉及具体的病因。之后判断阻塞的程度，根据阻塞程度和不同的病因选择相应的治疗方式，掌握保守治疗、气管切开及针对病因治疗的指征。

（郑宏良）

第三十章 喉的肿瘤

第一节 喉白斑

疾病概要

喉白斑(Leukoplakia of the larynx)主要症状为声嘶,表现为喉黏膜白色斑块或斑片状改变,多见于声带。主要因烟酒刺激、胃食管反流、病毒感染、维生素A、维生素B缺乏、长期过度用声等刺激因素长期作用于喉部黏膜引起,有一定的恶变倾向,常认为是癌前期病变。主要病理变化是喉黏膜上皮增生、不全角化,黏膜下组织有不同程度的增生甚至非典型增生。

【主诉】

患者,男,51岁,公务员。因"声嘶3个月"就诊。

【印象诊断】

问题 根据主诉,应考虑哪些疾病?

思路 声嘶是喉部疾病最常见的症状,出现声嘶症状提示病变已累及声带,病史3个月,要考虑:

1. 喉部本身的病变 包括炎症性疾病、声带息肉、声带小结、喉白斑、喉接触性肉芽肿、喉良性肿瘤、喉恶性肿瘤、喉外伤、喉代谢性疾病等。

2. 支配声带运动的神经损伤 包括喉返神经、迷走神经和喉上神经的损伤,迷走神经从出颅底到分出喉上神经、喉返神经走行入喉的全程都可能因为外伤、手术或肿瘤侵犯及病毒感染等原因受损。

【问诊】

问题 根据主诉,在问诊中需要注意哪些要点?

思路

1. 声嘶是耳鼻咽喉科门诊常见主诉,并无明显的主诉特异性,而详细的询问病史可以帮助我们获得有诊断意义的信息,从而得出诊断的方向。

2. 问诊要点

(1)声嘶的诱因、加重/减轻的因素、持续时间、症状特点(持续性/间隙性/渐进性、嘶哑程度、气息声、发音无力)。

(2)伴随症状:咽部不适、呼吸困难、吞咽困难、饮水呛咳、反酸、胃灼热、呃逆、咳嗽、颈部肿块等。

(3)既往诊疗经过:曾经接受过何种治疗,是否有效。

(4)既往史:吸烟饮酒史、外伤手术史、传染病史、家族史及慢性疾病。

病史问诊 患者3个月前无明显诱因开始出现声嘶,发音易疲劳,呈持续性,无明显加重或缓解因素,伴咽干,咽异物感,反复清嗓。无咽痛、呼吸困难、吞咽困难、饮水呛咳等不适。无咳嗽、咳痰。偶有胃灼热、反酸、呃逆。自行服用抗生素、润喉片(具体不详)治疗,无明显好转。吸烟史20年,平均每日20支。否认饮酒史。否认外伤手术史、传染病史、恶性肿瘤家族史及其他慢性疾病史。

【体格检查】

问题　为进一步明确诊断，查体需要注意哪些要点？

思路

（1）重点在间接喉镜下检查喉部，特别是声带情况，有无充血水肿、肥厚、白斑、新生物；声带运动是否受限，闭合是否良好。此外，还应整体观察喉部及咽部情况。

（2）颈部查体：颈部有无包块、肿大淋巴结等。

专科检查　口咽：黏膜慢性充血，双扁桃体Ⅰ度，表面无脓栓及角化物。会厌、杓会厌皱襞形态正常，左侧声带中段1/3其声带表面与边缘白色斑片状病变，左声带充血肿胀，声带活动正常。

【辅助检查】

问题1　为进一步明确诊断，此时最需要进行何种检查？

思路　可行纤维喉镜或电子喉镜检查，喉白斑的喉镜表现形态各异，病变范围或较局限，或遍布声带全长。可以是声带表面粗糙不平的白色斑块、片状弥漫生长，也可呈现为边界清晰的白色或暗红色增厚黏膜，被覆不规则外生性疣状物。还可表现为溃疡样或合并红斑。病变广泛者，声带以外的喉黏膜表面也有白色片状锥形突起，其周围有一较红的充血区。纤维喉镜和电子喉镜可以直观地判断白斑的位置、大小、范围、是否有粗糙增厚，以及声带运动的情况。根据病情，可采取病损完全切除病理学检查，或在喉镜下活检明确诊断。

问题2　以诊治为目的，还可以进行哪些辅助检查？

思路

（1）对于喉白斑是否有恶性变的倾向，可以行窄带成像内镜（narrow-banding imaging，NBI），通过对上皮内乳头样毛细血管袢（intraepithelial papillary loop，IPCL）的形态、分布的观察，预判喉白斑的恶性倾向。

（2）对于喉白斑病变的浸润深度，可以行频闪喉镜。声带浅层病变（早期轻 - 中度异型增生）只影响黏膜波，当病变发展时（重度异型增生和 / 或原位癌）将影响到声带黏膜波的产生，甚至影响到声带的振动。通过频闪喉镜检查，动态观察喉白斑病变的进展情况和对发声功能的影响，为是否需要进行手术提供客观依据。

辅助检查结果　电子喉镜：左侧声带前中1/3段新生物，表面呈白色斑片状，双侧声带运动闭合良好。基底光滑未见红色增生病变（图30-1）。NBI内镜可见白斑黏膜表面呈白色，无血管纹理显露，周围黏膜表面的血管纹理清晰（图30-2）。频闪内镜见黏膜波轻度减弱。

喉镜+NBI内镜录像（视频）

频闪喉镜录像（视频）

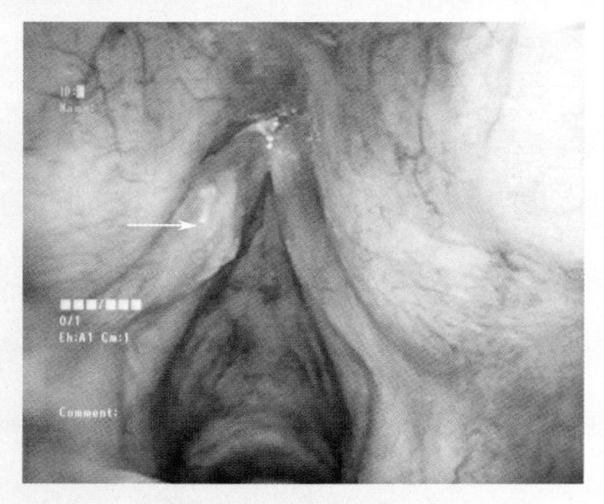

图30-1　患者电子喉镜图

左侧声带前中1/3段新生物（箭头示），表面呈白色斑片状，无增生病变，双侧声带运动闭合良好。

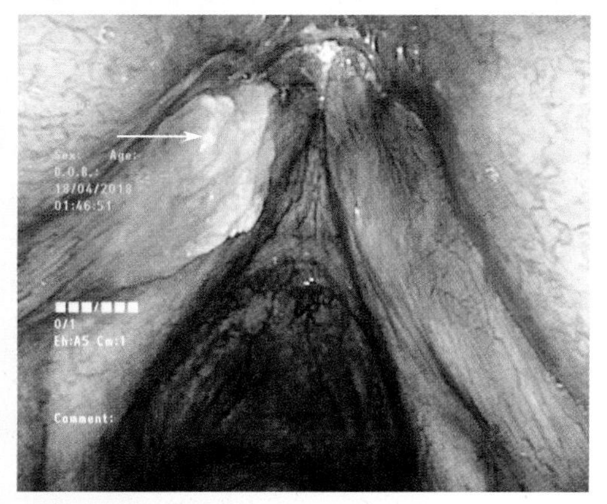

图30-2　患者窄带成像内镜（NBI）图

NBI内镜可见白斑黏膜表面呈白色（箭头示），无血管纹理显露，周围黏膜表面的树枝样血管纹理清晰，未见异常上皮内乳头样毛细血管袢。

【诊断】

问题 1　本病例的初步诊断及诊断依据是什么？

思路　初步诊断：喉白斑

诊断依据：根据患者持续性声嘶的病史，并且有咽喉反流史，查体发现左侧声带前中 1/3 段表面呈白色斑片状，双侧声带运动闭合良好。喉镜进一步观察病变范围局限，基底光滑，未见红色增生病变。NBI 内镜可见白斑黏膜表面呈白色，无血管纹理显露，周围黏膜表面的血管纹理清晰。频闪内镜见黏膜波轻度减弱，提示为良性可能。

问题 2　患者喉白斑的恶性倾向如何？

思路　声带白斑在临床上病变表现各异，病理组织学类型也可有很大差异，黏膜白斑的组织学特点在活组织检查前很难确定。因此，病理学诊断和分类及喉镜下的表现对于白斑恶性倾向的评估具有重要意义。该患者声带白斑表现为声带基底光滑平坦，无增生，因而恶性倾向较低。

知识点

喉白斑的病理分类及临床观察要点

喉白斑的病理分类包括黏膜的急慢性炎症、鳞状上皮增生（角化、过度角化、不全角化）、轻度异型增生、中度异型增生、重度异型增生、原位癌，最后发展到浸润癌，其中黏膜的急慢性炎症及鳞状上皮增生并非真正病理组织学意义上的喉黏膜上皮异型增生（癌前病变），而癌前病变（轻、中、重度异型增生）的恶变率随不典型增生严重程度而增加。临床上声带水肿、增厚、表面较光滑，病程较短的声带白斑大多属于炎症或单纯的鳞状上皮增生性改变，癌变率甚低。而临床表现为声带白色斑块明显隆起、表面粗糙、声带运动一定程度受限者，病变的恶变倾向高。

该患者本人担心癌变，因而进行了活检，病理报告“左声带鳞状上皮增生活跃，角化不全，灶性轻度非典型增生”。

【鉴别诊断】

问题　除喉白斑外，本病例还应与哪些疾病相鉴别？

思路　本病主要与下列疾病进行鉴别：

1. 喉癌　声门型喉癌的主要症状也是声嘶，喉镜下可见单侧声带或双侧声带新生物，表面粗糙，多有明显增生或肿物突起（图 30-3）。频闪喉镜表现声带黏膜波明显减低。NBI 内镜下出现粗大点状、袢状甚至扭曲线条、蛇形 IPCL 均提示倾向恶变（图 30-4），喉白斑有恶变倾向，最终需病理确诊。

2. 喉结核　主要症状为喉痛和声嘶。喉镜检查见喉黏膜苍白水肿，伴多个浅表溃疡，病变多位于喉的后部。也可表现为会厌、杓会厌襞广泛性水肿和浅表溃疡。肺部 CT、PPD、结核感染 T 细胞检测有助于诊断，但肺部结核阴性不能排除喉结核。

3. 喉乳头状瘤　主要表现为声嘶，肿瘤可单发或多发，乳头状，淡红色或灰白色（图 30-5）。

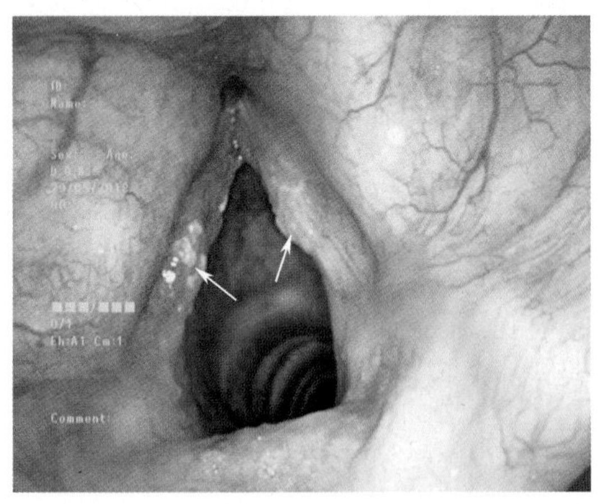

图 30-3　早期声带癌喉镜图

左侧声带全长及右侧声带前中 1/3 新生物（箭头示），表面不光滑，红色增生改变，可见白色斑片状角化物覆盖。双侧声带运动闭合良好。

【治疗方案】

问题　喉白斑应如何治疗？该患者下一步应当如何处理？

思路　由于大部分喉白斑患者并非真正病理意义上的癌前病变或癌，因此在临床治疗前需要进行必要的鉴别，选择最佳的治疗方案。

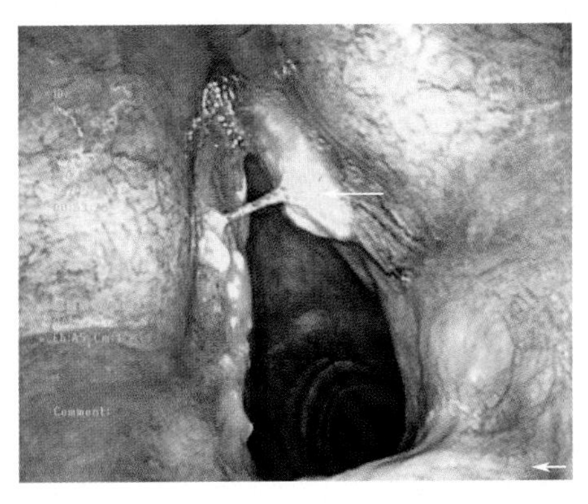

图 30-4 早期声带癌窄带成像内镜(NBI)图
NBI 内镜下白斑黏膜表面未见血管纹(箭头示),但左侧声带可见密集粗大点状上皮内乳头样毛细血管袢增生。病理确诊喉鳞癌。

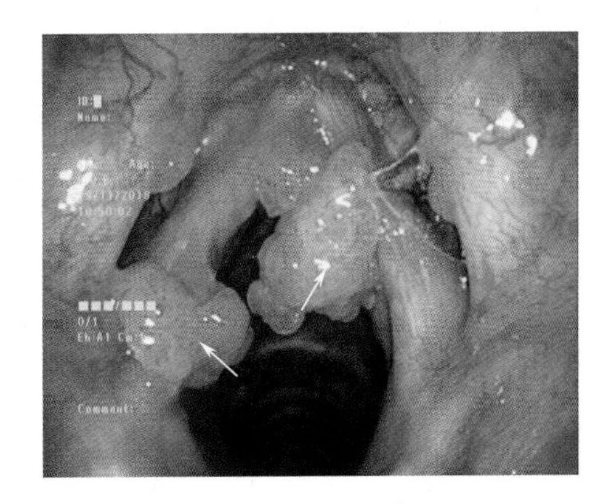

图 30-5 喉乳头状瘤电子喉镜图
双侧声带、室带多发乳头状新生物(箭头示),双侧声带运动闭合良好。

知识点

喉白斑的治疗

1. 对于单纯的良性增生与轻度非典型增生选择保守治疗,控制易感因素,密切临床观察。

2. 重度异型增生或原位癌可进展为浸润癌,异型增生越严重,恶变率越高,因此,此类型病变的患者建议及时手术切除。支撑喉镜下喉显微镜下 CO_2 激光病变切除术是目前主要的手术治疗方式,能准确地切除病变,损伤小,术后能较好地保留患者的发声功能。

3. 对于中度非典型增生的患者,是否手术治疗还存在争议,有主张积极手术,也有学者认为可密切观察,保守治疗,再根据情况酌情处理。

该患者选择保守治疗,嘱患者戒烟,禁刺激性食物,避免过度用嗓,针对咽喉反流应用制酸药及中成药治疗,定期门诊复查。

【门诊随访】

喉白斑可以治愈,但也可进一步发展而发生癌变,即使是轻度异型增生也应定期随访,发现问题及时处理,复查时主要进行喉镜检查。嘱该患者 1~2 个月门诊复查,直到完全治愈。如有声嘶加重则应及时就诊。

患者治疗后门诊定期复查,声嘶明显改善,半年后电子喉镜检查,双声带微红,声带运动好,闭合好,左声带白色斑片消退(图 30-6)。

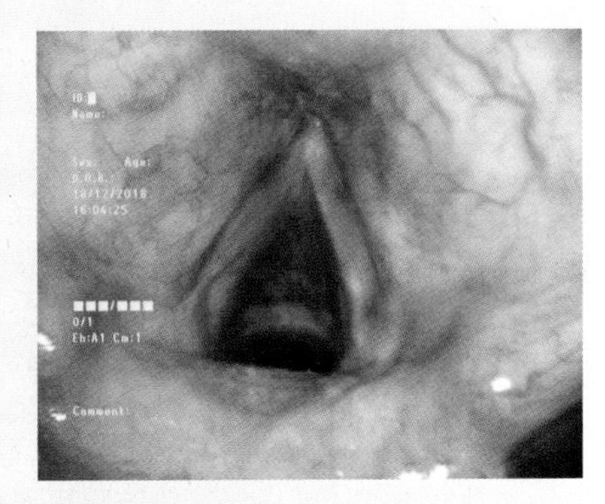

图 30-6 治疗后复查电子喉镜图
半年后电子喉镜见双声带微红,声带运动好,闭合好,左声带白色斑片消退。

小　结

喉白斑习题

喉白斑以声嘶为主要表现，为常见的癌前病变，检查时要注意排除喉癌，多数患者可保守治疗，对于重度非典型增生及原位癌患者应积极手术治疗，对于中度非典型增生则根据情况酌情处理。

（杨新明）

第二节　喉乳头状瘤

疾病概要

喉乳头状瘤（papilloma of larynx）为喉部最常见的良性肿瘤，可发生于任何年龄，目前分为儿童型及成年型。儿童型喉乳头状瘤生长快，易复发，常为多发性，随年龄增长有自限趋势。成年型多为单发，有癌变可能。现多认为该病是由人乳头状瘤病毒（human papilloma virus，HPV）所致，其中以 HPV-6、HPV-11 为主，其他较少见的有 HPV-16、HPV-18、HPV-31、HPV-33 等。儿童型喉乳头状瘤的发病可能与母亲生殖系统 HPV 感染有关，但目前尚未发现剖宫产可完全杜绝此病的发生。成年型喉乳头状瘤感染方式可能与幼年时 HPV 感染潜伏或不洁生活方式有关。喉乳头状瘤亦可能与喉的慢性炎性刺激及内分泌失调等因素有关。

【主诉】

患儿，男，4 岁 2 个月。因“声音嘶哑 6 个月，呼吸不畅 7d”就诊。

【印象诊断】

问题　根据患者主诉，初步临床诊断是什么？诊断依据是什么？

思路　根据患者主诉，首先考虑的诊断为喉乳头状瘤，其次为急性喉炎。诊断依据：①患者为幼儿，病程较长。②患儿声音嘶哑呈持续性。③患者病情加重出现呼吸不畅。

【问诊】

问题　根据主诉，在问诊中需要注意哪些要点？

思路

（1）声音嘶哑的性质（持续性 / 间歇性 / 渐进性、嘶哑程度、气息声、发音无力）、程度、持续时间及有无诱发因素。

（2）伴随症状：有无喉部疼痛、呼吸困难等症状，有无颈部肿物出现。

（3）治疗经过及疗效。

（4）家族史中父母有无性病及传染病史。

病史问诊　患儿 6 个月前“感冒”后出现持续性声音嘶哑，进行性加重，7d 前出现呼吸不畅。病程中偶有咽痛、发热，无吞咽不适或吞咽困难。曾自行服用“感冒药”（具体药名不详），症状未见好转，今为求进一步治疗来我院就诊。家族史：父母否认性病史及传染病史。

【查体及辅助检查】

问题　根据所考虑的诊断，如何进行临床检查？

思路　对于考虑喉乳头状瘤的患儿，间接喉镜无法进行初步观察，需行纤维喉镜或电子喉镜检查观察患者病变特征及累及范围，根据患者年龄及纤维喉镜或电子喉镜结果可考虑是否行影像学检查，颈部触诊及颈部超声判断有无颈部肿物及淋巴结肿大。

小提示 临床检查要点：

(1)间接喉镜检查常为成年患者喉科必须检查的基本项目，婴幼儿无法行此检查，此检查可为疾病的诊断做第一手的资料统计及筛查。

(2)纤维喉镜或电子喉镜检查建议用于婴幼儿患者，或成年患者声带暴露欠佳，或喉部症状持续存在者。

(3)颈部超声可对成人喉乳头状瘤癌变导致的颈部转移作出初步评估，也可对于喉乳头状瘤和喉部其他疾病的鉴别诊断起一定作用。

(4)喉部影像学检查：根据患者情况，酌情行喉与颈部气管 CT 或 MRI 平扫或者增强扫描，全面了解病变范围。

查体及辅助检查结果 专科检查见口咽黏膜慢性充血，双扁桃体Ⅰ度，表面无脓栓及角化物。电子喉镜检查见会厌、杓会厌皱襞形态正常，右侧声带可见广基底新生物，表面不平，放大可呈乳头状，随呼吸上下移动，声带运动良好，发音时声门闭合不全，声门上区及声门下区未见新生物(图 30-7)。

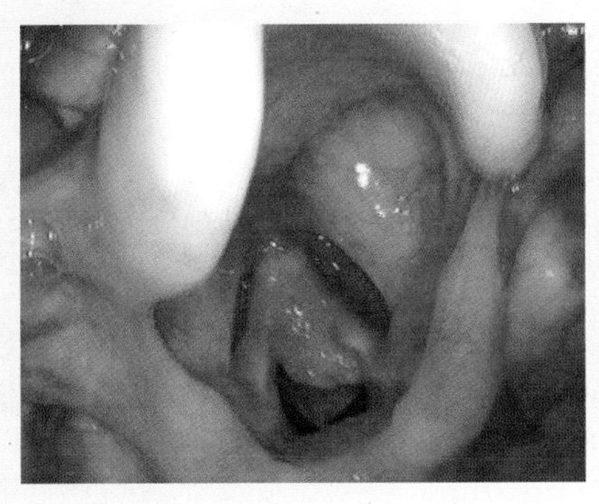
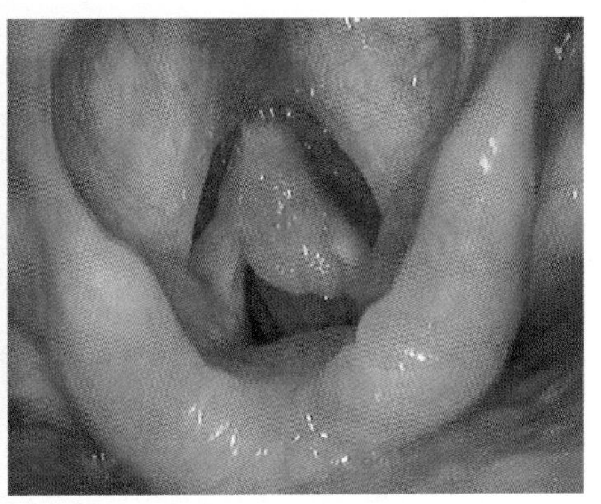

图 30-7 电子喉镜

知识点

喉乳头状瘤的临床表现

临床表现为进行性声嘶，肿瘤较大者甚至失声，可伴有痰中带血，随着肿瘤的进行性增大，也可出现呼吸困难及喉喘鸣。由于儿童喉腔较小，肿瘤生长较快，且倾向于多发性，易发生呼吸困难及喉阻塞。

喉镜检查可见肿瘤呈淡红或暗红色，表面不平，呈乳头状。成人病变一般为单发性(图 30-8)，儿童多呈广基，多发性。肿瘤主要发生于声带，可向上波及室带、会厌，也可向下蔓延至声门下、气管。

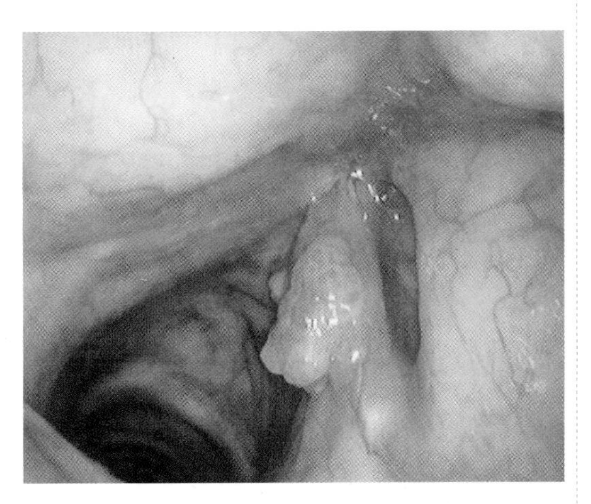

图 30-8 单发喉乳头状瘤电子喉镜

【诊断】

问题 根据临床检查结果,初步诊断是什么?诊断依据是什么?

思路

(1)根据病史,症状持续性加重6月余,呼吸不畅7d。

(2)患者为幼儿。

(3)注意查体及辅助检查。

综上,该患者的初步诊断为:喉乳头状瘤。

【鉴别诊断】

需要与喉乳头状瘤相鉴别的疾病多为急性喉炎、声带小结、声带息肉、声带麻痹、喉囊肿、喉软化症、声门下狭窄等疾病。

(1)急性喉炎:常发生于感冒之后,并可有发热等全身症状,多起病急,病程短,喉镜检查多见喉黏膜充血水肿。

(2)声带小结:可表现为间歇或持续性声音嘶哑,多见于用嗓过度人群或青少年人群。间接喉镜或电子喉镜下可见双侧声带前、中1/3边缘处有对称的小隆起。

(3)喉囊肿:可分为喉气囊肿与黏液囊肿,可发生于任何年龄。喉气囊肿可有喉内型、喉外型与混合型,后两种可见颈部肿块。喉囊肿可伴发感染出现喉部疼痛症状。可以通过喉镜下的表现进行鉴别诊断。

(4)喉软化症:是最常见的喉先天性畸形,出生后几天到几周后发病,偶可见发病于较大的儿童,是由于喉肌组织功能障碍所致。喉镜检查可见用力吸气时声门上杓会厌襞周围组织的振动。

【治疗】

住院于全麻支撑喉镜下CO_2激光手术。彻底切除喉部肿瘤组织,尽量减少损伤喉部组织,减少复发可能性。儿童喉乳头状瘤如出现呼吸困难可紧急行气管切开,然后再行喉显微手术。

住院期间检查及治疗 入院后经常规检查,各项检查结果未见异常。术前诊断:喉乳头状瘤。充分准备后在全麻下行支撑喉镜显微手术,术中见右声带的广基底乳头状新生物,前连合及声门下区未见肿物,触动肿物时有明显出血,CO_2激光彻底切除声门肿瘤组织,术后病理回报为喉乳头状瘤。

知识点

喉乳头状瘤的治疗

目前以手术治疗为主,支撑喉镜下应用CO_2激光切除肿瘤是目前最常用且有效的方法之一,也有应用低温等离子切除喉乳头状瘤的报道。儿童患者易复发,需反复多次手术,术前应向家属说明情况;手术过程中注意轻柔操作,以免播散,并注意保护正常黏膜;幼儿有严重呼吸困难者,可考虑先行气管切开术。成人乳头状瘤多次复发者,要注意有癌变的可能。干扰素及中药等药物治疗有一定的疗效,在国内外有所开展,但其效果仍需评估。

术后情况 术后患儿康复顺利,未出现并发症。

出院随访 嘱患儿家长定定期门诊复查,目的是及时发现肿瘤复发。如发现患儿呼吸不畅,及时门诊就诊。患儿术后3个月门诊随访,声嘶显著改善,无呼吸不畅。电子纤维喉镜检查未见喉部肿瘤复发,嘱继续定期门诊复查。

小 结

喉乳头状瘤治疗原则为内镜下行肿瘤切除术,彻底切除全部肿瘤组织,全部标本常规送病理检查。对于儿童患者,因常需反复多次手术,手术过程中注意轻柔操作,保护正常黏膜,术后注意长期门诊随访。

喉乳头状瘤侵及前连合的双侧病变，可以左右侧分开手术，以免形成前连合粘连式喉蹼。若行一期手术，可以考虑术后放置喉模，可减少或避免前连合的粘连。

喉乳头状瘤习题

（刘 鸣）

第三节 喉 癌

疾病概要

喉癌（carcinoma of larynx）是喉部最为常见的恶性肿瘤。近年来发病率有所升高，在全球范围内均有发病，但有较为明显的地域特点。我国喉癌的发病率较高，其中尤以东北地区最高。喉癌的病理类型以鳞状细胞癌最为常见；以喉的解剖分区为依据，原发肿瘤被分为声门上型、声门型和声门下型 3 型。一些文献中提到的跨声门型喉癌属于声门上型喉癌的特殊类型，各型喉癌均有不同的临床特点。目前喉癌的治疗以手术治疗为主，放疗、化疗及同步放化疗在治疗中也有重要的作用，总体治愈率较高，是一种预后相对较好的呼吸道恶性肿瘤。

【主诉】

患者，男，59 岁。主因“咽痛 7 个月余，伴声嘶 1 个月，加重 2 周”就诊。

【印象诊断】

问题　根据主诉，要考虑哪些疾病？最有可能的诊断是什么？

思路　针对病史，应高度怀疑喉及(或)下咽部的占位性病变。喉及(或)下咽部的占位性病变有多种类型，临床多见的是一些良性的占位性病变，如声带息肉（慢性炎症）、乳头状瘤、喉结核、喉白斑等，同时应考虑喉部的恶性肿瘤。总之，对于临床症状如声嘶、咽痛伴或不伴颈部淋巴结肿大，持续存在 >2 周，患者年龄 >40 岁，有长期大量吸烟史的患者，需警惕喉部占位性病变，尤其是喉部恶性肿瘤。

【问诊】

问题　根据主诉，在问诊中需要注意哪些要点？

思路

1. 咽痛 7 个月余，渐加重，伴声嘶 1 个月，加重 2 周，否认结核病病史，有长期大量吸烟史，声嘶是病变侵及声门区的典型临床症状，但问诊需全面、翔实而又有针对性。

2. 问诊要点

(1) 咽痛持续的时间、程度、演变规律，是否有痰中带血，是否使用过抗生素，治疗疗效等，有无进食困难、呼吸困难等症状，声嘶出现的时间，是否渐加重，有无缓解，何种情况症状可缓解，应详细询问有无吸烟史、量及持续的时间等。

(2) 应考虑到职业、生活环境与条件等病史。

(3) 既往史：应注意有无结核、糖尿病、高血压、心脑血管疾病病史，尤其要注意肺部疾患，长期吸烟患者，常常伴有慢性阻塞性肺疾病（chronic obstructive pulmonary disease，COPD），肺功能的状况对原发病的治疗有直接的影响，是决定喉癌术式的重要影响因素之一。

病史问诊　患者近半年来出现明显的咽痛，“感冒”时加重，以“急性咽炎”多次治疗，初服用抗生素、雾化治疗可有一定程度的缓解。近 1 个月余出现声音嘶哑，渐加重，以“急性咽炎、喉炎”在当地医院治疗疗效差，转上级医院。不伴有痰中带血、颈部包块、呼吸困难等症状。既往：慢性支气管炎 10 年，现冬季有咳嗽、咳痰症状，否认结核病病史，余无特殊。吸烟史：32 年，平均 40 支 /d，近 2 个月戒烟。

小提示 该患者主诉提示有较为典型的喉占位性病变的病史，在问诊过程中要有针对性，同时也要把相关疾病的可能性体现在问诊中，如喉结核、下咽部疾病等，既要体现思路明确，又要反对先入为主的思维方式，根据全面的问诊来确定下一步查体及辅助检查内容的安排，避免误诊、漏诊，又要反对盲目进行辅助检查。

【体格检查】

问题 如何根据病史提示的思路，进行全面、详细，但又有针对性的查体？

思路

(1)首先应该进行包括外喉及颈部的检查，注意外喉的形状、活动度、软骨摩擦音、颈部淋巴结有无肿大。之后需行喉镜检查，注意观察喉及下咽部的病变情况(图 30-9)，还需注意肿瘤的部位、外观，声带活动情况等。

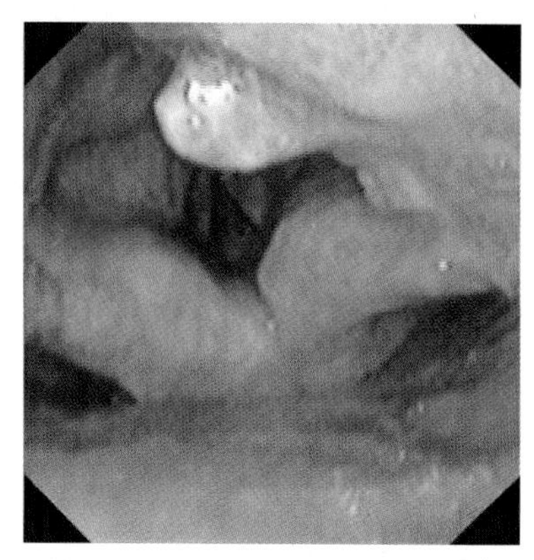

图 30-9 喉镜下声门上型喉癌图

知识点

喉癌的常见大体病理

喉癌的大体病理呈多种表现：外生型、溃疡型及黏膜下浸润型生长。声带活动情况是判定喉癌的 TNM 分期重要的标志，声门裂的受侵情况决定呼吸困难的程度，常因颈部转移灶在颈部形成包块。

(2)无论间接喉镜检查发现或未发现占位性病变，常规需行纤维喉镜或电子喉镜检查进一步明确病变的性质与范围，检查注意事项同间接喉镜，但电子喉镜对局部病变的观察精细程度远远大于其他检查方法，其中带有内镜窄带成像术(narrow band imaging，NBI)功能的电子喉镜可以提示早期恶性肿瘤的病变范围，同时也可在镜下完成病理组织的取材工作，是怀疑喉占位性病变患者查体不可缺少的检查内容(图 30-10)。

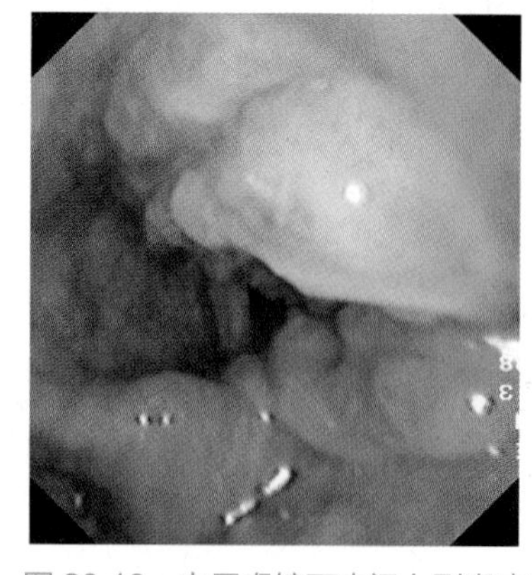

图 30-10 电子喉镜下声门上型喉癌

该患者镜检提示肿瘤位于会厌的喉面，呈菜花样，肿瘤下界侵及前连合与右侧声带前 1/2，双侧声带活动良好，闭合差，同期取病理组织两块，进行病理学诊断。

(3)病理组织学检查：对于占位性病变，病理学诊断是金标准。间接喉镜或电子(或纤维)喉镜下可完成大部分活体病理检查的取材工作，个别病例不能配合，或术前多次病理组织学检查为阴性结果，而临床高度怀疑的喉部占位病变，可行支撑喉镜下取材。支撑喉镜手术最好在显微镜下进行。

(4)颈部超声检查：颈部超声检查是判定颈部淋巴结有无转移的首选

检查方法，可提示有无淋巴结的转移及转移病灶与颈部主要血管的关系。

（5）CT：颈部 CT 检查是喉癌术前必需的辅助检查内容，占位性病变需行增强 CT 以确定原发灶的范围与周围组织的关系，指导手术与放疗。同时增强 CT 可确定颈部淋巴结转移情况，典型的阳性淋巴结多呈环形增强的征象，并可提示与颈鞘的关系，以及淋巴结有无包膜外侵来帮助确定颈部转移灶的处理原则（图 30-11）。

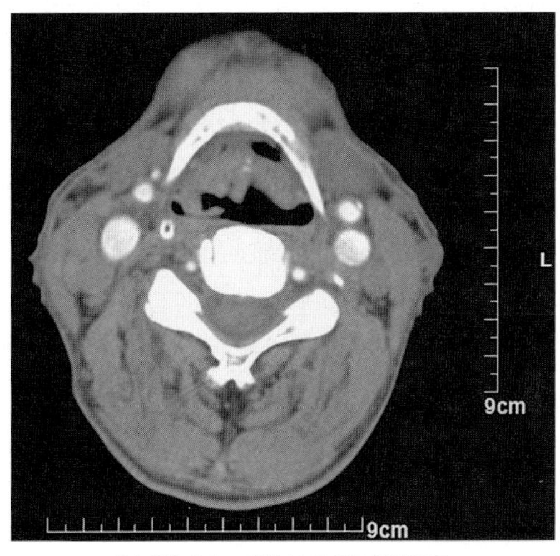

图 30-11　喉肿瘤 CT 影像图

（6）MRI：MRI 对疾病的诊断也有一定的帮助，尤其对肿瘤黏膜下浸润生长的情况有较好的判定，也可作为术前检查的内容。

（7）下咽及食管造影：可明确下咽及颈段食管是否同期存在病变，指导治疗方案。

（8）电子胃镜：除外胃食管多重癌，声门上癌可与胃食管肿瘤同时发生。

辅助检查结果　该病例病理学结果回报：喉鳞状细胞癌，超声提示右侧Ⅱ区可疑肿大淋巴结。CT 提示会厌喉面占位，侵及会厌前间隙，声门区受侵，未及甲状软骨板，右侧Ⅱ区转移淋巴结，约 2.0cm × 1.0cm 大小，与血管关系不密切，食管造影未见异常。电子胃镜示食管、胃未见异常。

【病情分析】

喉部占位性病变的临床表现同其他部位的占位性病变类同，症状持续存在渐加重，同时物理检查及针对性的辅助检查对诊断起到了决定性的作用。查体可初步明确病变部位，内镜检查详细观察病变，同时完成病理组织活检、超声及 CT 确定病变的范围及与周围毗邻重要解剖结构的关系，对明确诊断及确定治疗方案有重要的指导意义。

知识点

喉部肿瘤美国癌症联合会（ACJJ）TNM 分期见表 30-1（未包括非上皮性肿瘤，如淋巴组织、软组织、骨和软骨的肿瘤）。

表 30-1　喉部肿瘤喉部肿瘤美国癌症联合会 TNM 分期（2010 年第 7 版）

分期	描述
原发肿瘤（T）	
T_x	原发肿瘤不能评估
T_0	无原发肿瘤证据

续表

分期		描述
T_{is}		原位癌
声门上	T_1	肿瘤局限在声门上的1个亚区，声带活动正常
	T_2	肿瘤侵犯声门上1个以上相邻亚区，侵犯声门区或声门上区以外（如舌根、会厌谷、梨状窝内侧壁的黏膜），无喉固定
	T_3	肿瘤局限在喉内，有声带固定和/或侵犯任何下述部位：环后区、会厌前间隙、声门旁间隙和/或甲状软骨内板
	T_{4a}	中等晚期局部疾病 肿瘤侵犯穿过甲状软骨和/或侵犯喉外组织（如气管、包括深部舌外肌在内的颈部软组织、带状肌、甲状腺或食管）
	T_{4b}	非常晚期局部疾病 肿瘤侵犯椎前筋膜，包绕颈动脉或侵犯纵隔结构
声门	T_1	肿瘤局限于声带（可侵犯前连合或后连合），声带活动正常
	T_{1a}	肿瘤局限在一侧声带
	T_{1b}	肿瘤侵犯双侧声带
	T_2	肿瘤侵犯至声门上和/或声门下区，和/或声带活动受限
	T_3	肿瘤局限在喉内，伴有声带固定和/或侵犯声门旁间隙，和/或甲状软骨内板
	T_{4a}	中等晚期局部疾病 肿瘤侵犯穿过甲状软骨和/或侵犯喉外组织（如气管、包括深部舌外肌在内的颈部软组织、带状肌、甲状腺或食管）
	T_{4b}	非常晚期局部疾病 肿瘤侵犯椎前筋膜，包绕颈动脉或侵犯纵隔结构
声门下	T_1	肿瘤局限在声门下区
	T_2	肿瘤侵犯至声带，声带活动正常或活动受限
	T_3	肿瘤局限在喉内，伴有声带固定，和/或侵犯声门旁间隙，和/或甲状软骨内板
	T_{4a}	中等晚期局部疾病 肿瘤侵犯环状软骨或甲状软骨和/或侵犯喉外组织（如气管、包括深部舌外肌在内的颈部软组织、带状肌、甲状腺或食管）
	T_{4b}	非常晚期局部疾病 肿瘤侵犯椎前间隙，包绕颈动脉或侵犯纵隔结构
区域淋巴结（N）①		
N_x		区域淋巴结不能评估
N_0		无区域淋巴结转移
N_1		同侧单个淋巴结转移，最大径≤3cm，ENE（-）②
N_{2a}		同侧单个淋巴结转移，3cm<最大径≤6cm，ENE（-）②
N_{2b}		同侧多个淋巴结转移，最大径≤6cm，ENE（-）②
N_{2c}		双侧或对侧淋巴结转移，最大径≤6cm，ENE（-）②
N_{3a}		转移淋巴结最大径>6cm，ENE（-）②
N_{3b}		任何直径淋巴结。临床评估ENE（+）
远处转移（M）		

续表

分期	描述
M_0	无远处转移
M_1	有远处转移
解剖分期 / 预后分组	
0 期	$T_{is}N_0M_0$
Ⅰ期	$T_1N_0M_0$
Ⅱ期	$T_2N_0M_0$
Ⅲ期	$T_3N_0M_0$；$T_1N_1M_0$；$T_2N_1M_0$；$T_3N_1M_0$
ⅣA 期	$T_{4a}N_0M_0$；$T_{4a}N_1M_0$；$T_1N_2M_0$；$T_2N_2M_0$；$T_3N_2M_0$；$T_{4a}N_2M_0$
ⅣB 期	T_{4b} 任何 NM_0；任何 TN_3M_0
ⅣC 期	任何 T 和任何 NM_1
组织学分级（G）	G_x 级别无法评估；G_1 高分化；G_2 中分化；G_3 低分化

注：①Ⅶ区转移也被认为是区域淋巴结转移。

② ENE：结外侵犯。

【诊断】

问题　本病例的正确及完整的诊断是什么？诊断依据是什么？

思路

(1) 根据病史、症状持续 7 个月余（事实上有更长的病史），渐加重，曾以炎症行相关治疗，症状缓解不满意，近 1 个月出现有声音嘶哑的症状，否认结核病等病史。

(2) 有长期大量吸烟史，喉癌或者呼吸道恶性肿瘤的发病与长期大量吸烟有密切关联，是大多数学者的共识。

(3) 查体：肿瘤位于会厌喉面，且侵及前连合及右侧声带，双侧声带均活动，右侧颈部Ⅱ区可疑肿大淋巴结，直径 2.0cm × 1.0cm 大小，双肺呼吸音粗可闻及少量痰鸣音。

(4) 病理报告：喉鳞状细胞癌，是最为重要的诊断依据。

(5) 颈部超声及增强 CT 均提示右颈Ⅱ区（颈淋巴分区请参阅相关章节），淋巴结可疑转移，单个，最大直径 <3cm，颈部转移灶情况应为 N_1 病变。

(6) 全身查体：提示慢性气管支气管炎。肺功能轻度异常。

综上，该患者的完整诊断应为：①喉鳞状细胞癌，声门上型，$T_3N_1M_0$；②慢性支气管炎？

知识点

喉癌的病因学

(1) 吸烟：约 95% 的喉癌病例有长期大量吸烟史。

(2) 饮酒：认为与吸烟有协同致癌作用。

(3) 病毒感染：人乳头状瘤病毒（human papilloma virus，HPV）感染在喉癌的发病中起一定的作用。

(4) 环境因素：多种环境因素，尤其大气质量的下降与呼吸道肿瘤的发病有密切关联。

(5) 放射线、性激素、微量元素缺乏、胃食管反流及遗传易感性等，认为也与喉癌的发病有一定的关联。

喉癌的常见扩散转移方式

(1) 直接扩散。

(2) 淋巴转移。

(3) 血行转移。

前两者是主要扩散转移方式，血行转移较为少见。

【鉴别诊断】

需与喉癌相鉴别的疾病为乳头状瘤、喉结核、喉角化症、喉白斑等多种疾病，这些疾病可以引起与喉癌类似的临床症状：

(1)喉乳头状瘤：是喉部最为常见的良性肿瘤，可发生于任何年龄，成人喉乳头状瘤病程长，可单发或多发，肿瘤呈乳头状突起，病变多限于声带表面，有一定的恶变率，需病理组织学检查鉴别。

(2)喉结核：可表现为咽喉部疼痛与声嘶，局部查体：喉黏膜苍白水肿，有浅表溃疡，典型体征呈"虫蚀样"改变，胸片多提示有进行性肺结核存在，病理组织学检查有助于鉴别。

(3)喉白斑与喉角化症：均被视为癌前病变。病理学检查：上皮组织多有不同程度非典型增生存在。

(4)喉淀粉样变：血清学检查及喉部活检可确诊。

总之，对于喉部占位性病变最为重要的鉴别依据是病理学诊断，其他的临床表现以及辅助检查在鉴别诊断中也起重要的作用。

【治疗方案】

问题 1 患者下一步的治疗方案是什么？

思路 该患者诊断明确，手术是首选的治疗方法，同时根据术中情况、术后病理、患者全身状况等决定后续治疗。近年来同步放、化疗成为临床热点，在一些欧美国家，甚至将同步放疗、化疗作为首选的治疗方法，目的在于更好地保留喉功能，提高生存质量，但尚未达成共识。手术仍然是治疗喉癌的首选方案。现代喉外科在彻底切除肿瘤的前提下，尽可能保留喉的生理功能，提高患者的生存质量，70%~80% 的患者可以实施喉部分切除术。另外依照"量体裁衣"的原则，在充分的安全切缘范围以外切除肿瘤，同期利用残留喉组织及邻近组织形成"新"喉腔，可以最大限度保留喉功能。颈部转移灶的治疗也以手术治疗为主，分区性颈淋巴结清扫被广泛应用于喉癌联合根治手术。目前最为常用的术式多为Ⅱ~Ⅲ区或Ⅱ~Ⅳ区淋巴结清扫术，以及功能性颈淋巴结清扫术(Ⅱ~Ⅴ区)，根治性颈淋巴结清扫术的适应证已明显缩小。

综上，本病例拟行手术为：气管切开术 + 右颈侧颈淋巴结清扫术 + 左颈Ⅱ~Ⅲ区淋巴结清扫术 + 环状软骨舌骨固定术(cricohyoicopexy，CHP)。据术中颈部淋巴结及原发灶肿瘤切缘冰冻情况，可能行双侧功能性颈淋巴结清扫术及喉全切除术，据术后病理包括病理分级、切缘情况及颈部淋巴结转移情况来决定是否需行术后放射治疗。

另外，该患者有慢性阻塞性肺气肿病史，术前需行肺功能检测。如肺功能明显异常，在决定行喉部分切除术时，需慎重考虑，必要时需行全喉切除术，以免术后呛咳影响肺功能。

喉癌常用术式：

1. 喉部分切除术(partial laryngectomy)

(1) CO_2 激光手术：适用于早期(T_1、T_2)声门型和声门上型喉癌。

(2)喉垂直部分切除术(vertical partial laryngectomy)：适用于一侧声带癌向前接近、累及前连合而声带活动正常者，或向上侵及喉室、室带，或向下累及声门下区声带活动正常或受限者，声门下受侵 <1.0cm。

(3)喉额侧部分切除术(frontolateral partial laryngectomy)：适用于声门型喉癌累及前连合以及对侧声带前 1/3，向声门下侵犯前部不超过 1cm，未侵及声带突，声带运动正常者。

(4)喉扩大垂直部分切除术(extended partial laryngectomy)：适用于声门型喉癌累及一侧声带全长，向后累及声带突。

(5)喉声门上水平部分切除术(horizontal supraglottic partial laryngectomy)：适用于会厌、室带或杓会厌襞的声门上癌，未累及前连合、喉室或杓状软骨者。

(6)喉水平垂直部分切除术(horizontal vertical partial laryngectomy)：亦称 3/4 喉切除术，适用于声门上癌侵及声门区，而一侧喉室、声带及杓状软骨正常者。

(7)环状软骨上喉部分切除术(supra cricoid partial laryngectomy)：主要包括环状软骨舌骨会厌固定术(cricohyoidoepiglottopexy，CHEP)和环状软骨舌骨固定术(cricohyoicopexy，CHP)等术式。前者主要适用于 T_{1b}、T_2 和部分经选择的 T_3 声门型喉癌，后者主要适用于声门上型喉癌侵及声门区，而有一侧声带后 1/3 及杓状软骨正常者。

(8)喉近全切除术(near-total laryngectomy)：主要适用于 T_3、T_4 喉癌，已不适合做上述各种喉部分切除术，而有一侧杓状软骨及残留的声带、室带、喉室、杓会厌襞和杓间区黏膜正常者，因需牺牲喉的呼吸功能，因而严格来讲不属于部分喉手术的范畴。

2. 喉全切除术(total laryngectomy)　切除范围包括舌骨和全部喉结构，其主要适应证为：①由于肿瘤的范围或患者的全身情况等原因不适合行喉部分切除术者；②喉部分切除术后肿瘤复发者，病变范围广泛者；③ T_4 喉癌已累及并穿通软骨者；④原发声门下癌；⑤喉癌放疗后有放射性骨髓炎或喉部分切除术后喉功能不良难以纠正者；⑥喉咽癌不能保留喉功能者。

问题 2　术前与患者及家属的沟通内容应包括哪些？尤其需要强调的是什么？

思路

(1)首先要明确告知患者和/或家属，该疾病为恶性肿瘤，且位于喉部，必须行相关治疗，主要是手术治疗，并交代手术方案。

(2)手术必然要涉及喉的生理功能，患者有可能术后不能发音及长期戴气管套管，不完全或完全失去喉功能，给生活带来不便，影响生活质量。

(3)恶性肿瘤有可能局部复发、发生颈部淋巴结转移，以及全身转移。

(4)术后有可能发生咽瘘、伤口换药、延期愈合。

(5)术后一段时间内需行鼻饲来维持营养。

(6)部分喉手术，如术后喉功能恢复差，影响肺功能可能需二次行全喉切除术。

(7)术后可能需要辅助放射治疗。

(8)行颈淋巴结清扫术可能出现的各种并发症(参见相关章节)。

(9)医保或公费医疗患者，需交代相关事宜。

总之，恶性肿瘤的根治性手术，需与患者和/或患者家属充分的交代、沟通，部分病例患者家属不愿患者了解真实病情，需尊重患者家属的意见，但仍需在不讲明病情的前提下与患者沟通，并与患者及家属签订委托书。放化疗也是其中的一种治疗方案，需与患者及家属交代并请放、化疗多学科会诊共同确定治疗方案。

住院期间的治疗　常规全麻手术术前准备的前提下，需针对性行纤维或电子喉镜检查。术者一定要在术前常规给患者行纤维或电子喉镜检查，结合影像学资料设计手术方式。另外，颈部超声、CT(增强)也对手术有直接指导，肺功能以及超声心动图也是必不可少的检查内容。该病例首先行气管切开术，全麻后行右侧颈淋巴结清扫术+左侧Ⅱ~Ⅲ区淋巴结清扫术，原发灶行 CHP 手术，术中双侧淋巴结及切缘送冰冻，右颈淋巴结冰冻结果：淋巴结可见有转移 1/15，扩大清扫Ⅴ区淋巴结。

【术中要点】

(1)切口设计：满足原发灶+颈淋巴结清扫手术需要的同时兼顾患者美观的问题。本病例首先取上颈部大弧形切口，沿颈部皮纹进行即可，在右颈行Ⅴ区淋巴结清扫时加纵行切口。

(2)双侧淋巴结清扫术需注意相关区域淋巴结的彻底清扫，根据冰冻结果调整术式，清扫术术中注意事项见相关章节。

(3)该病例会厌喉面、前连合及右侧声带、会厌前间隙侵及，但双侧披裂活动正常，术前检查肺功能尚可，年龄 59 岁，可行 CHP 手术，安全切除肿瘤的同时，可完整保留喉功能。术中保留舌骨的前提下切除会厌前间隙，同时双侧披裂前倾，减少术后呛咳。术中根据具体情况，酌情切断甲状腺峡部并与气管分离，以利于减少环状软骨上提时的张力，避免伤口裂开，同时注意保留环甲关节，以达到保留喉返神经的目的，保证术后环杓关节的正常活动。

术后情况　患者术后予以喉癌根治术术后护理常规，CHP 手术短期要求屈头位，气管切开后护理、口腔护理、鼻饲、抗感染对症治疗。伤口愈合好，术后 7d 伤口拆线。气管套管间断堵管，无呼吸困难，术后 10d 经口练习进黏稠流食，第 17d 拔除胃管及气管套管，19d 痊愈出院。

【病情观察】

问题 1　术后应注意哪些情况？

思路　喉癌联合根治术术后应注意观察基本生命体征，注意保持气管套管通畅，注意观察各伤口引流情况，包括引流物的性质、引流量等，记出入量。术后鼻饲应该注意电解质平衡等。肠内高营养可较好地提供保障。常规术后 3d 换药，如考虑有咽瘘形成，随时伤口换药，充分引流，促进伤口愈合。

问题 2 能否进行术后喉功能锻炼？

思路 对于不同类型喉术式患者，术后伤口愈合好的前提下，喉功能的恢复面临的困难不同。较小范围的手术如声带切除术和垂直半喉切除术，喉功能影响小，术后恢复快，正常术后 7~10d 即可恢复；而水平半喉切除术、3/4 喉切除术、CHEP、CHP 等术式术后多需较长时间的适应。该患者行 CHP 手术，术后向前倾倒的活动披裂是防止呛咳的重要解剖学结构，经锻炼后可恢复喉功能，但需注意肺部感染情况。

【出院随访】

问题 喉癌患者术后随访应注意的事项有哪些？如何随访？

思路 患者术后第 19d 痊愈出院，进食顺畅，偶有呛咳，无呼吸困难。该术式术后需要注意进食情况及呼吸情况，有无发热、咳嗽等情况，同时应观察伤口情况、呼吸情况等。恶性肿瘤患者术后需随诊，一般术后第一年每隔 3 个月复诊 1 次，1 年以后 6 个月复诊 1 次，有情况变化随诊。复诊时需行专科检查，如物理查体、内镜（纤维或电子）检查，必要时可行胸片、颈部 CT、颈部及腹部超声检查，注意口腔、口咽、下咽、胃、食管和肺等消化道和呼吸道的重复癌的检出与排除。注意有无局部复发或颈部转移灶形成，全喉患者需注意气管造瘘口的复发。对于肿瘤复发者需及时行相应治疗，包括再次手术、术后放疗或姑息治疗等，术后随访是肿瘤性疾病治疗的重要环节。

出院后情况 患者伤口愈合好，喉功能恢复良好，痊愈出院。

小 结

喉癌习题

喉癌是呼吸道常见恶性肿瘤，手术是目前首选的治疗方法，可辅以放、化疗。手术方案的确定需结合超声、CT、喉镜及术中所见。约 70% 的病例可行喉部分切除术，术后喉功能保留良好，同时肿瘤控制率和 5 年生存率为 70% 左右，是一种预后相对较好的恶性肿瘤。肿瘤的分期、生物学行为是影响预后的重要因素。

（王斌全）

第五篇 气管、食管科学

第三十一章 喉、气管、支气管异物

疾病概要

喉、气管、支气管异物(foreign body in larynx, trachea and bronchi)是儿童耳鼻喉科常见的急症之一,该病起病急、病情重,治疗不及时可发生窒息及心肺并发症而危及生命。异物大多属于外源性,在进入喉、气管、支气管后,引起局部病理变化,与异物性质、大小、形状、停留时间、有无感染等因素关系密切。异物存留于喉、支气管内,因阻塞程度不同,可导致声嘶、喉喘鸣、呼吸困难、阻塞性肺气肿、气胸与纵隔气肿,肺不张、支气管肺炎或肺脓肿等病理改变。尽早诊断和取出异物是减少并发症和降低病死率的关键。

【主诉】

患儿,男,1岁2个月。主因"吃花生米时哭闹、剧烈咳嗽,继而出现阵发性咳喘1d"就诊。

【印象诊断】

问题 根据主诉,应考虑哪些疾病?最可能的诊断是什么?

思路 首先考虑气管、支气管异物,还应考虑喉异物可能;前者可能性比较大。

知识点

气管、支气管异物常发生于儿童,80%~91.8%在5岁以下;老年人咽反射迟钝,也易产生误吸;偶见于成年人。常见病因有:

(1)小儿牙齿发育与咀嚼功能不完善,咽喉反射功能不健全,不能将瓜子、花生等食物嚼碎;将物体或玩具置于口中玩耍,对异物危害无经验认识;在跑、跳、跌倒、做游戏、嬉逗或哭闹时,异物很易吸入呼吸道。

(2)全麻、昏迷、醉酒与睡眠等状态的患者,由于吞咽功能不全,可吸入呕吐物或松动的义齿。

(3)气管、支气管手术中,器械装置不稳,或切除的组织突然滑落气道内。

(4)精神病患者或企图自杀者。

喉异物是一种非常危险的疾病,多发生于5岁以下幼儿。声门裂为呼吸道狭窄处,一旦误吸入异物,极易致喉阻塞,多有声嘶表现。喉部异物种类甚多,花生米、各种豆类等坚果约占一半以上;鱼骨、果核、骨片、饭粒亦较常见;钉、针、硬币等金属物体,笔帽、小玩具、气球碎片等塑料制品亦很常见。多因幼儿在进食时突然大笑、哭闹、惊吓、突然跌倒,将异物吸入喉部。异物吸入后可嵌顿在声门上区、声门区及声门下区,造成喉部异物。

【问诊】

问题 根据主诉,在问诊中需要注意哪些要点?

思路

1. 当患儿在跑、跳、跌倒、做游戏、嬉戏或哭闹时,恰好口含坚果、细小玩具等异物,并出现剧烈咳嗽,是气管、支气管异物的典型发病经过,尤其是3岁以内咀嚼功能不全的幼儿,其后会出现阵发性咳喘。接诊时应主要围绕发病经过及该疾病的临床症状进行问诊，但不能除外异物过于细小而症状轻微或异物堵塞双侧支气管或气管而症状凶险的可能。声嘶是喉异物的常见症状，也是与气管、支气管异物的重要鉴别点。

2. 问诊要点

(1)发病时患儿是否口含异物，同时出现剧烈咳嗽。

(2)发病后是否出现阵发性咳喘、持续吸入性喘息、三凹征、窒息、声嘶等。

(3)既往诊疗经过以及疗效：如采取过哪些检查、治疗，效果如何。

病史问诊 患儿于1d前吃花生米时哭闹，恰好口中含有未咀嚼完全的花生碎屑，随即出现剧烈咳嗽。当时出现面色发紫，并有窒息、意识丧失，家长拎起双脚、拍击后背，咳出少量花生碎屑，呼吸及意识逐渐恢复，经救护车送往当地医院，行胸部透视：左侧肺阻塞性肺气肿，纵隔右偏，吸气时纵隔向左摆动。患儿呼吸恢复后继出现阵发性咳喘，并可闻及吸气性喘鸣音，但无声嘶。予以抗炎治疗，并安排急诊手术。家长要求到上级医院诊治。经救护车转院，应用抗炎药后吸气性喘鸣音及阵发性咳喘无缓解。既往史：无其他系统性疾病，无结核病史，无手术、外伤史，无家族、遗传病史。

知识点

问诊要有针对性，先根据主诉和患儿年龄特点确定大致诊断，在问诊过程中围绕问诊要点提问。但有些患儿家长不能提供口含异物、呛咳的证据，则要更多依靠查体和辅助检查。

气管、支气管异物的症状与体征一般分为四期：

1. 异物进入期 异物经过声门进入气管时，均有憋气和剧烈咳嗽，有时异物可被侥幸咳出。若异物嵌顿于声门，可发生极度呼吸困难，甚而窒息死亡。异物若更深进入支气管内，除有轻微咳嗽或憋气外，可没有明显的临床症状。

2. 安静期 异物进入气管或支气管后，可停留于大小相应的气管或支气管内，此时无症状或只有轻微症状，例如咳嗽、轻度呼吸困难或像声门下喉炎的咳嗽声。上述症状可常被忽略，个别病例完全无症状，此时就是临床上所谓的无症状安静期。小金属异物若进入小支气管内，此期可完全没有症状。安静期时间长短不定，短者可即刻发生气管堵塞和炎症而进入刺激或炎症期。

3. 刺激或炎症期 异物局部刺激和继发性炎症，或堵塞支气管，可出现咳嗽、肺不张(图31-1、图31-2)或肺气肿的症状。

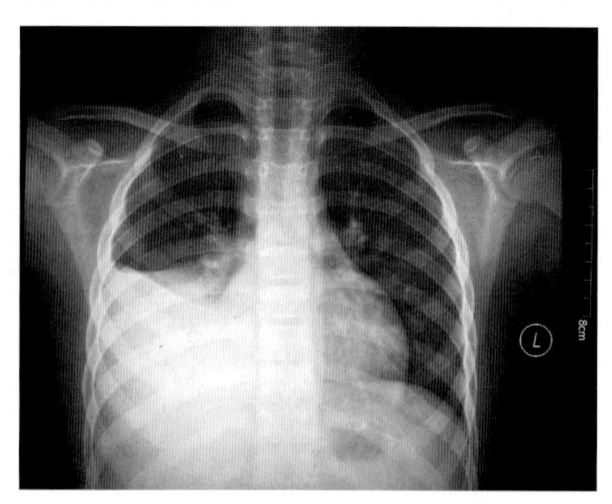

图31-1 右下肺因异物阻塞致肺不张(正位)

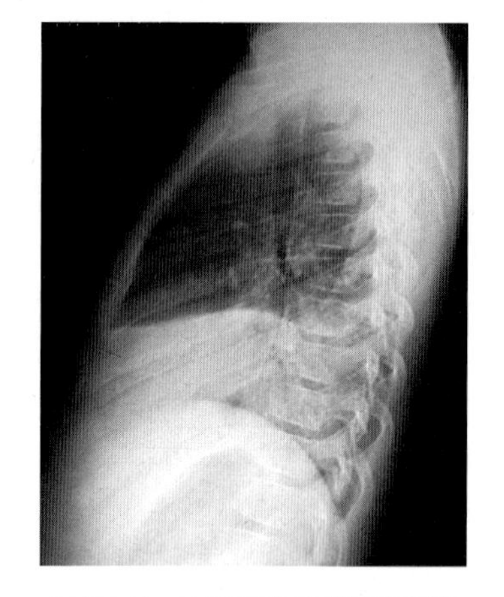

图31-2 右下肺因异物阻塞致肺不张(侧位)

4. 并发症期 轻者有支气管炎和肺炎，重者可有肺脓肿和脓胸等。临床表现有发热、咳嗽、咳脓痰、呼吸困难、胸痛、咯血及体质消瘦等。并发症期时间长达数年或数十年，时间长短视异物大小、有无刺激性及患儿体质与年龄等而定。

喉异物的临床表现依异物对气道阻塞程度、位置不同而有所区别：

(1) 较大异物嵌顿于喉腔后，立即引起失声、剧烈咳嗽、呼吸困难、发绀，甚至窒息。

(2) 较小异物则常有声嘶、喉喘鸣、阵发性剧烈咳嗽。

(3) 若喉黏膜被尖锐异物刺伤，则有喉痛、发热、吞咽痛或呼吸困难等症状。

【体格检查】

问题　为进一步明确诊断，查体需要注意哪些要点？

思路

1. 首先应重点关注患儿一般情况，包括精神、意识、有无呼吸困难、有无三凹征、口唇是否发绀、体温、心率等。

2. 此外，还应注意肺部检查，包括两肺呼吸动度是否一致、双侧触觉语颤及叩诊是否对称、双肺呼吸音是否一致、有无喘鸣音及湿啰音。

3. 准确甄别严重并发症，包括皮下、纵隔气肿和气胸等。

4. 处于喉前庭的异物未伤及声带，声嘶可能不明显，但可出现喉痛、剧烈咳嗽、吞咽痛、躁动不安，甚至发热等。处于声门下的喉异物声嘶也可不明显，但呼吸困难、发绀，甚至窒息出现的概率较高。肺部查体可因异物阻塞气道严重程度不同而各异，重者双肺吸气量均减低，且吸气时喉部有哮鸣音，轻者可不能查及阳性体征。

知识点

气管、支气管异物停留部位与异物的性质、大小、形状、轻重、异物吸入时患者体位及解剖因素等有密切关系。

尖锐或不规则异物易固定，嵌顿于声门下区；轻而光滑异物随呼吸气流上下活动，多数异物均可活动变位；右主支气管与气管长轴相交角度小，几乎位于气管延长线上，左主支气管则与气管长轴相交角度较大，同时右主支气管短而管径较粗，气管隆凸偏于左侧，故异物易进入右侧支气管，但当咳嗽时异物也容易咳出右侧支气管，一旦进入左支气管，则不易变位。

异物进入气管、支气管后，所引起的局部病理变化，与异物性质、大小、形状、停留时间以及有无感染等因素有重要密切关系。

1. 异物性质　植物性异物含有游离脂肪酸，对气道黏膜刺激性大，易发生弥漫性炎症反应，临床上称“植物性支气管炎”。矿物性异物对组织刺激小，炎症反应轻。金属性异物，刺激性更小，但铜、铁易氧化与生锈，可引起局部的肉芽增生。动物性异物及化学制品对组织刺激比矿物性大比植物性小。

2. 异物大小与形状　光滑细小异物刺激性小；尖锐、形状不规则异物可穿透损伤附近软组织，容易引起并发症。

3. 异物存留时间　长久存留的异物可加重支气管阻塞，进而引起肺气肿、肺不张，若合并感染，可引起肺炎与肺脓肿等。

4. 异物存留于支气管内，阻塞程度不同，可导致不同的病理改变。

(1) 不全阻塞异物呈呼气瓣状阻塞，吸气时支气管扩张，空气尚能吸入；呼气时支气管收缩，空气排出受阻，致远端肺叶出现阻塞性肺气肿，严重者肺泡破裂而形成纵隔皮下气肿(图 31-3)与气胸(图 31-4)等。

(2) 完全性阻塞异物较大或局部黏膜肿胀明显时，使支气管完全阻塞，远端肺叶内空气逐渐被吸收，而发生阻塞性肺不张。病程若持续过久，远端肺叶因引流受阻，可并发支气管肺炎或肺脓肿等。

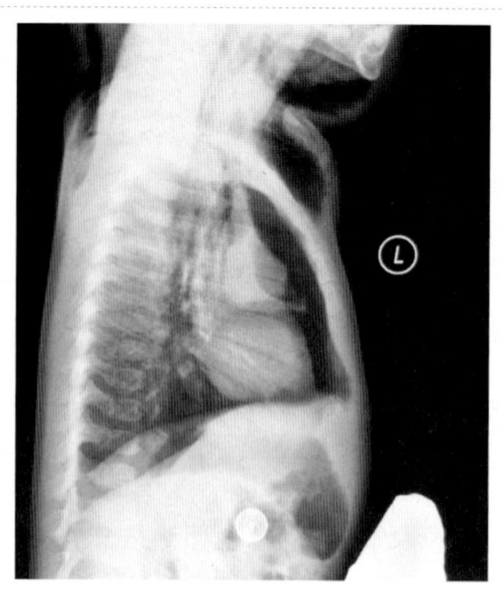

图 31-3 纵隔皮下气肿(侧位)

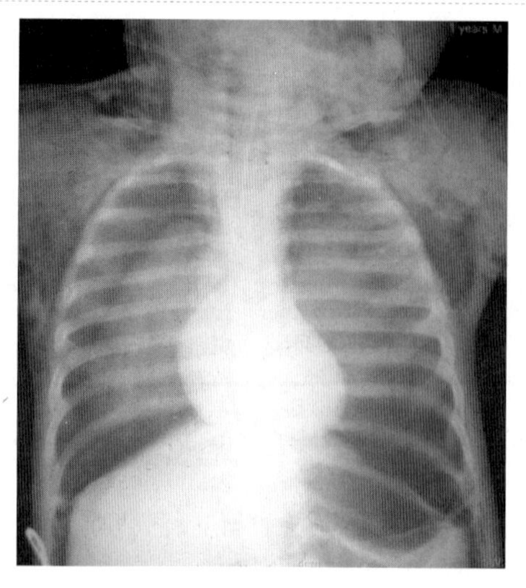

图 31-4 纵隔皮下气肿合并双侧气胸

专科检查 体温 37.5℃,心率 110 次 /min,呼吸频率 26 次 /min;精神好,神志清,呼吸稍有急促,无三凹征,可闻及吸气性喘鸣音,口唇无发绀。左肺呼吸活动度和触觉语颤均减弱,叩诊呈过清音,听诊呼吸音较右侧减低,并有吸气性喘鸣音,未闻及湿啰音。颈部、胸背部及腋部未及握雪感或捻发音。

【辅助检查】

问题 为进一步明确诊断,还可进行何种检查?

思路 结合病史、专科检查及胸部 X 线检查。此时,为明确异物种类、确切位置和鉴别诊断,还可选择性进行纤维 / 电子支气管镜检查。由于该项检查一般是在局麻、清醒下进行,患儿挣扎、哭闹剧烈,会使气管内压力瞬间增高,有出现纵隔、皮下气肿、气胸的风险,因此只作为选择性检查。

X 线检查对诊断气管支气管异物有很大辅助作用,不透光金属异物在正位及侧位 X 线透视或拍片下可直接诊断。对透光异物则可根据其阻塞程度不同而产生肺气肿或肺不张等间接证据而诊断。胸部透视较胸部 X 线摄片诊断准确率高,可直接观察纵隔摆动的情况,但检查呈假阴性的患者,选择纤维 / 电子支气管镜检查也是必要的。

辅助检查结果 胸部透视:左侧肺阻塞性肺气肿,透光度增高,随呼吸明暗变化不明显,纵隔右偏,吸气时纵隔向左摆动。胸部正位 X 线片(图 31-5)示左侧肺透光度增高。

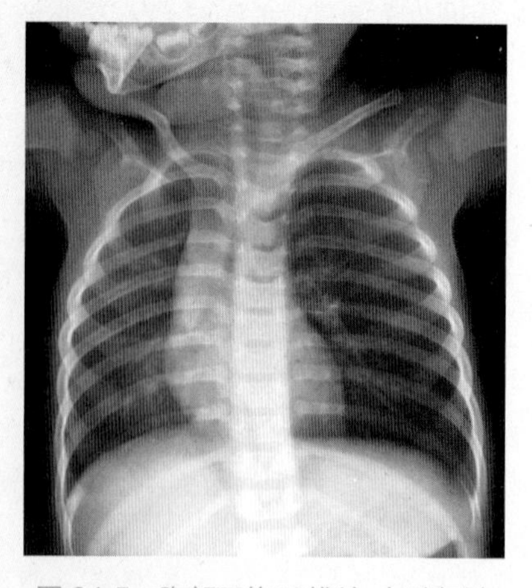

图 31-5 胸部正位 X 线片,左肺气肿

【诊断和鉴别诊断】

问题 1 本病例的初步诊断及其诊断依据是什么?

思路 根据患儿呛花生米后咳喘病史,查体发现左肺阻塞性通气功能障碍,胸部 X 线提示左侧阻塞性肺气肿，纤维/电子支气管镜回报左主支气管内见白色块状异物(图31-6)，故左支气管异物诊断比较明确。

问题2　本病例还应与哪些疾病进行鉴别？

思路　气管支气管异物临床上应与以下三种疾病进行鉴别：

(1)急性喉炎：有声音嘶哑、吸气性喉喘鸣、犬吠样咳嗽、呼吸困难等典型症状，婴幼儿为声门下肿胀所致，严重者痰痂可堵塞已经狭窄的声门而出现窒息，纤维/电子支气管镜可以确诊。

(2)支气管肺炎/急性纤维蛋白性喉气管支气管炎：内生性痰栓或纤维素塑形物阻塞一侧支气管同样可以引起支气管阻塞症状，与支气管异物易混淆，可行电子/纤维支气管镜检查、灌洗、抗炎、雾化等治疗。

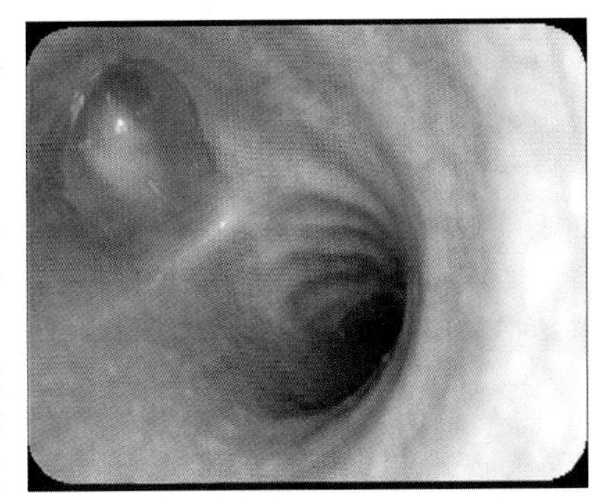

图31-6　电子气管镜下示左侧支气管异物

(3)肺结核：肺内结核灶周围增生、内部空洞、钙化等病理过程，会影响到气道通畅。胸部X线、PPD试验、病原微生物检查等可资鉴别。

知识点

阻塞性肺气肿：胸部X线透视时，可发现患侧肺部透亮度明显增加，横膈下降，活动度受限，呼气时支气管变窄，空气不能排出，患侧肺内压大于健侧，心脏及纵隔被推向健侧；吸气时健侧肺内压力增加，心脏及纵隔又移向患侧，出现纵隔摆动现象。此为重要X线的体征，正确诊断率可达90%。

阻塞性肺不张：X线透视时，患侧肺野阴影较深，横膈上抬，心脏及纵隔移向患侧，呼吸时保持不变。

【治疗方案】

问题1　患儿下一步应当如何处理？

思路　患儿左支气管异物诊断较明确，应收入院，进一步行术前检查，制订和实施手术治疗方案。

问题2　手术治疗的原则和目的是什么？

思路　气管支气管异物是危及患儿生命的急重症，及时诊断，尽早取出异物，保持呼吸道通畅。

气管、支气管异物可经支气管镜经由口腔，或在个别情况下经由气管切开取出异物，这是治疗气管支气管异物最有效的方法。

喉异物根据异物位置、病情轻重及患者配合程度选择手术方式：

1. 间接喉镜或纤维/电子喉镜下取出术　适用于异物位于喉前庭以上，能合作的患者。喉黏膜表面麻醉后，间接喉镜下取出异物，细小异物亦可在纤维喉镜下取出。

2. 直接喉镜下取出术　成人、少儿均可采用。可给予全身麻醉，术前禁用镇静剂，因其可抑制呼吸，导致通气不足，加重呼吸困难。

3. 特殊异物取出术　喉异物较大、气道阻塞严重、有呼吸困难的病例，估计难以迅速在直接喉镜下取出时，可先行气管切开术，待呼吸困难缓解后，施行全身麻醉，再于直接喉镜下取出。

4. 异物取出后的治疗　喉异物取出后，应给予抗生素、糖皮质激素雾化吸入以防治喉水肿、支气管炎、肺炎的发生。

问题3　麻醉方式如何选择？

思路　全麻下，患儿安静、咳嗽少、肌肉较松弛，喉反射减弱或消失，进行支气管检查操作时可避免迷走神经反射，可耐受较长时间检查与取出操作。

问题4　手术方式如何选择？

思路

(1)经支气管镜异物取出法：气管异物治疗的最常规方法。取仰卧位，直接喉镜挑起会厌，暴露声门，以大小适当的支气管镜经声门裂，送入气管内，然后取下直接喉镜。成人可不用喉镜而直接插入支气管镜。窥到异物后，将支气管镜远端接近异物，察看并根据露出部分的异物形状、位置、黏膜肿胀情况及空隙，伸入异物钳夹取异物。若为易碎异物，用力不可太大以免夹碎；若系金属类异物，要用力夹紧；异物体积小可将其从镜管内取出，不完整的碎块，可反复夹取，或用吸引管吸出，直至取尽为止；异物较大不能由镜内取出者，宜夹紧异物，将之拉拢固定于支气管镜远端，使支气管镜、异物钳连同异物以相同速度缓缓向外退出。探取异物手术中，应随时吸净呼吸道内分泌物。

(2)直接喉镜下气管支气管异物取出法：操作简便，成功率高，节省时间，可避免使用支气管镜后所引起的喉水肿。仰卧位，用直接喉镜挑起会厌，充分暴露声门裂，用鳄鱼嘴式异物钳闭合，趁吸气时声门裂张开之际，伸入声门下区，在呼气或咳嗽时将钳口上下张开，在异物随气流上冲瞬间，夹住异物。夹住异物后，应先将钳柄做逆时针旋转90°，使钳嘴两叶与声带平行，趁吸气声门张开时，退出声门裂。即临床上所谓的“守株待兔”方法。

故本病例拟订手术方案为全麻下“支气管镜异物取出术”。

问题5　术前交代的主要内容有什么？

思路

(1)首先要向患儿及其家属介绍病情，强调手术必要性和手术的目的：气管支气管异物需要尽快取出，否则会出现纵隔、皮下气肿、气胸、呼吸及心搏骤停等严重并发症，可危及生命。

(2)交代术中及手术后可能出现的各种并发症、表现及其处理，包括纵隔、皮下气肿、气胸、喉痉挛、喉梗阻、气管食管瘘、出血等，需行皮肤切开、胸腔穿刺、心肺复苏、气管切开、开胸等。

(3)介绍术后恢复过程，强调术后仍可能会出现上述并发症，需密切观察。

(4)告知细小异物不能取出者，可经抗炎、排痰治疗后行纤维/电子支气管镜异物取出术。

问题6　术前出现特殊情况应如何处理？

思路

(1)患儿若无明显呼吸困难，但因支气管炎、肺炎等并发症伴有高热、体质虚弱者，宜先行抗炎补液支持疗法，密切观察有无突发呼吸困难征象，待一般情况好转后再行异物取出术。

(2)病情危重，呼吸极度困难，可先行气管切开术，以免发生窒息。

(3)已有气胸、纵隔气肿等并发症时，应首先治疗气胸或纵隔气肿，待积气消失或明显缓解后再行异物取出术；伴有心力衰竭时，应予强心剂治疗。

(4)术前应了解异物的种类、大小、形状及部位，同时挑选适当器械，根据患儿年龄大小选择合适的直接喉镜、支气管镜、喉与支气管异物钳及吸引器管等，准备好急救用品。

(5)对于患儿极度虚弱，伴有严重并发症，如心脏疾病患者，应请相应专科医师会诊协助诊治。

知识点

气管支气管异物治疗前应进行恰当准确的术前评估，制订治疗方案，选择手术时机，减少并发症。主要进行生命体征、呼吸状态、并发症和麻醉前评估。

一、生命体征评估

包括患儿神志、呼吸、血压、脉搏、氧饱和度等。除常规体格检查外，可辅助心电监测。

二、呼吸状态评估

评估患儿就诊时呼吸状态，是否有呼吸困难，呼吸困难的程度，确定患儿的危急程度。

三、并发症的评估

评估患儿是否合并心血管、神经系统等基础病；评估患儿是否有肺炎、肺不张、气胸、纵隔、皮下气肿等术前并发症及其严重程度；结合症状变化、实验室检查、影像学检查判断是否存在呼吸功能衰竭、心脏功能衰竭等。

四、麻醉评估

术前需要评估患儿的麻醉耐受情况，是否为困难气道以及已有的并发症对麻醉的影响。

五、手术时机选择——危重程度评估体系

1. 危症病例　气管或双侧支气管异物、手术前已有呼吸困难Ⅲ度和Ⅳ度的为危重病例，应进行紧急处理。给予吸氧、心电监护(必要时气管插管辅助机械通气)，开放静脉通路，建立绿色通道，急诊手术。

2. 重症病例　手术前已出现高热、皮下气肿、胸膜炎、气胸、纵隔气肿、肺炎、肺不张、胸腔积液、心功能不全等并发症但未出现明显呼吸困难的为重症病例。针对并发症先予以控制性治疗，病情平稳后实施手术，在此过程中应密切观察，随时做好手术准备，一旦加重，应紧急手术。

3. 一般病例　尚未出现明显并发症的为一般病例。准备手术时需注意异物变位的发生，应完善术前检查后及时实施手术。

【术中要点】

问题 1　对手术器械有何要求？

思路　为了使手术顺利进行，首先应注意保持呼吸道通畅，术前须对手术器械、光源、吸引器、抢救物品等做充分准备，以防手术过程中发生意外。

问题 2　术中操作需注意哪些？

思路　硬质支气管镜检查时若用力不当，可使上切牙受损或脱落，应尽量避免。手术时动作应轻巧，以异物钳夹持异物或以活检钳取组织后，如退出钳子受阻时，应避免用力牵拉，以免损伤管壁，产生并发症。为避免并发喉水肿，应选用粗细合适的支气管镜。支气管镜过粗或手术时间过长，均易诱发喉水肿。

术后情况　患儿术后按全麻气管异物取出术后护理常规，予以抗感染、雾化吸入、促排痰、补液等治疗，呼吸平稳，咳喘症状消失，一般情况转为稳定，进食、排便良好。

问题　术后应重点关注哪些情况？

思路

(1) 加强护理，密切观察病情，若有喉水肿发生伴严重呼吸困难，应做气管切开术，酌情使用抗生素及肾上腺皮质激素，以防发生并发症。

(2) 纵隔、皮下气肿、气胸应重点关注，必要时复查胸部 X 线检查。

知识点

喉、气管、支气管异物是一种完全可以预防的疾病，其预防要点：

1. 开展宣教工作　教育小孩勿将玩具、工具含于口中玩耍，若发现后，应婉言劝说，使其自觉吐出，切忌恐吓或用手指强行挖取，以免引起哭闹而误吸入气道。

2. 家长及保育人员管理好小孩的食物及玩具　避免给 3 岁以下的幼儿吃花生、瓜子及豆类等食物。

3. 教育儿童及成人吃饭时细嚼慢咽　勿高声谈笑；小儿进食时，不要嬉笑、打骂或哭闹；教育儿童不要吸食果冻。

4. 重视全身麻醉及昏迷患者的护理　须注意是否有假牙及松动的牙齿。将其头偏向一侧，以防呕吐物吸入下呼吸道。施行上呼吸道手术时应注意检查器械，防止松脱。

喉、气管、支气管异物习题

（张　杰）

推荐阅读资料

[1] 孔维佳.耳鼻咽喉头颈外科学.北京:人民卫生出版社,2005.
[2] 黄选兆,汪吉宝,孔维佳.实用耳鼻咽喉头颈外科学.2版.北京:人民卫生出版社,2008.
[3] 张亚梅,张天宇.实用小儿耳鼻咽喉科学.北京:人民卫生出版社,2011.
[4] 中华医学会耳鼻咽喉头颈外科学分会小儿学组.中国儿童气管支气管异物诊断与治疗专家共识.中华耳鼻咽喉头颈外科杂志,2018,53(5):325-338.

第三十二章　食管异物

疾病概要

食管异物(foreign bodies in esophagus)是指各种原因导致的异物未能顺利入胃而滞留于食管,其发生与年龄、性别、饮食习惯、精神状态及食管疾病等诸多因素有关,多见于老人和儿童。常因饮食不慎,误咽异物,如鱼刺、骨片或脱落的假牙等。该病是耳鼻咽喉科最常见的急症之一,临床表现为食管异物感、吞咽困难、胸骨后疼痛等。严重者可造成食管瘘、纵隔脓肿、穿破大血管危及生命。因此,一经确诊需及时处理。

【主诉】

患者,女,73岁。主因“吞咽困难并疼痛6d”就诊。

【印象诊断】

问题　根据主诉,应考虑哪些疾病?最有可能的诊断是什么?

思路　对于一个以吞咽困难和疼痛为主要表现的患者,应考虑到的诊断包括咽部、食管等部位的异物、炎症及肿物等疾病。儿童患者常不能主诉病史,无法及时诊断,需重视临床表现及辅助检查。追问病史,患者进食含红枣的粽子后出现症状,考虑食管异物可能性大。但异物的具体部位(口咽?下咽?食管?气管?)、具体种类以及是否存在其他意外伤害还需进一步明确。

知识点

食管异物临床症状

常与异物的性质、大小、形状以及停留的部位和时间以及有无继发感染等有关。具体常见临床表现如下:

1. 吞咽困难　异物嵌顿于环后隙及食管入口时,吞咽困难尤为明显。轻者可进食半流质或流质,重者可能出现饮水也困难,并多在吞咽后立即出现恶心、呕吐。小儿患者常伴有流涎症状。

2. 吞咽疼痛　疼痛常表示食管异物对食管壁的损伤程度,较重的疼痛是异物损伤食管肌层的信号,应加以重视。通常光滑的异物为钝痛,边缘锐利和尖端异物为剧烈锐痛。异物嵌顿导致食管穿孔的患者常述胸痛,可有皮下气肿、气胸、局部脓肿等典型穿孔体征。异物位于食管上段时,疼痛部位多在颈根部或胸骨上窝处;异物位于食管中段时,常表现有胸骨后疼痛并可放射到背部。

3. 呼吸道症状　异物较大时向前压迫气管后壁,或异物位置较高部分未进入食管压迫喉部时,尤其在儿童,可出现呼吸困难,甚至有窒息死亡的可能。应及时处理,以保持呼吸道通畅。

4. 异物梗阻感　若异物在上段食管时症状较明显;若异物在中下段食管时,可无明显梗阻感或只有胸骨后异物阻塞感及隐痛。

5. 反流症状　患者可有反酸、胃灼热等症状。异物存留食管后可发生反流症状,其反流量取决于异物阻塞食管的程度和食管周围组织结构的感染状况,个别患者也可发生反射性呕吐。

6. 呕血或黑便　当尖锐异物或腐蚀性异物损伤食管壁时,可出现呕血或黑便的症状。若异物位于第2狭窄处,则存在损伤主动脉弓造成致命性大出血的可能。

【问诊】

问题　根据主诉，在问诊中需要注意哪些要点？

思路

1. 详细询问病史　进食异物史对于诊断十分重要，大多数患者可直接或间接告知有误吞或自服异物史。应围绕该疾病的主要临床症状进行问诊，并判断其严重程度。同时询问既往有无造成类似症状的相关病史、发作的频率等。

2. 问诊要点

(1)发病时情况：是否进食过程中突然发病或进食后立即发病，或在进食可疑食物前相关症状即已存在，这一点需要重点询问。当患者或现场目击者能清楚提供病史时，易于诊断。但对于低龄儿童所独立提供的信息则不可全信。另有一部分低龄患儿是在成人未注意的情况下自行误吞异物，此时异物吞咽史缺乏，容易造成误诊漏诊，接诊医师需高度警惕。

(2)异物的种类和存留时间：异物种类是决定下一步所需采取的检查及治疗措施的关键因素，也会在很大程度上决定治疗效果。如果是不常见的异物，最好能提供相同或相似的样品。异物存留时间也是需要明确的重要内容。一般情况下，异物存留的时间越长，发生并发症的风险越大。儿童患者有时会误吞纽扣电池，应予以高度重视，这类异物不仅压迫食管，而且具有腐蚀性，是一种复合性损伤，不及时治疗会导致死亡。

(3)伴发症状或有意义的阴性症状：有无发热、咳嗽、呼吸困难、吐血及黑便等症状，对于鉴别诊断和除外并发症有很大帮助。

(4)既往诊疗经过：发病后是否继续进食；采取过哪些治疗，疗效如何；慢性疾病史，如是否有糖尿病、心脑血管疾病史、外伤手术史、传染病史等。这对诊治方案的制订有意义。

病史问诊　患者6d前曾进食粽子，自诉随即出现咽部异物感，饮水尚可，进食硬质食物梗阻感明显，并间断有气短表现。6d来进食梗阻感呈进行性加重，并出现胸骨上窝疼痛，近2d有低热。呼吸尚可，睡眠无明显影响。既往：无高血压、糖尿病史，平素体质尚可，否认冠心病及脑梗死等心血管疾病史，否认肝炎、结核病史。无吸烟、饮酒史，无其他特别不良嗜好。

【体格检查】

问题　为进一步明确诊断，查体需要注意哪些要点？

思路

(1)首先，应观察患者生命体征，尤其是完全不能进食或怀疑出现并发症的患者，系统的全身检查非常重要。了解患者禁食时间，出现症状时间，是否伴有其他症状，这些对于老年及儿童患者尤为重要。有无发热，意识是否清楚，有无意识淡漠。对于幼儿出现流涎、呕吐，甚至窒息等呼吸困难症状时需要特别关注。专科检查时需除外咽部异物或急性炎症，对于成人和能够配合检查的儿童，间接喉镜检查是必要的，可以直接了解下咽腔异物或梨状窝有无积液。梨状窝积液是提示食管梗阻的重要体征，主要因食管机械性阻塞或吞咽疼痛导致患者不敢吞咽所致。

(2)对并发症的考虑是食管异物接诊过程中不可忽视的一项重要内容，查体时需注意有无发热、脱水等表现，有无颈胸部的肿胀、变硬，有无吸气期三凹征等。一旦有所怀疑，需进一步行相关检查以确认。

知识点

食管异物病因

1. 儿童常见原因　①儿童天性顽皮好动，喜欢把硬币、证章或其他小物品放入口中，偶有不慎即可被吞入食管。②吞咽功能不健全，食用带有骨、刺或核类的食物不慎咽下。③进食哭闹或嬉戏易将口内食物囫囵咽下或将异物误咽。④磨牙不全，食物未经很好咀嚼即咽下，造成食管异物。

2. 成人常见原因　①饮食过急或进食时精神不集中使鱼刺、鸡骨、肉骨被误咽入食管。②义齿过松食物黏性过大或口腔黏膜感觉减退，使义齿脱落随食物进入食管。③睡眠时觉醒程度低，义齿脱落误咽入食管。④掺杂于食物中的含核食物，如红枣等被误咽入食管。⑤食管本身存在管腔狭窄、痉挛等疾病。⑥吞咽功能失调，咽部感觉减退而造成误咽。⑦不良劳动习惯，如木工鞋匠或装修工将钉、螺丝等含在口中不慎吞入。⑧自杀未遂者。

食管生理性狭窄部位

1. 食管入口处　为环咽肌长期保持收缩所致，食管异物最常嵌顿于此。

2. 食管中部处　相当于第4、第5胸椎水平，第二狭窄由主动脉弓压迫食管壁所致，第三狭窄由左主支气管压迫所致，两处狭窄相距较近，临床上常统称为第二狭窄。

3. 膈食管裂孔处　约在第10胸椎水平，膈肌收缩压迫食管所致。

体格检查　神清，体温38.0℃，脉搏89次/min，呼吸30次/min，血压140/90mmHg。呼吸平稳，无三凹征，无发绀，听诊双肺呼吸音清，双侧对称，心律齐，无病理性杂音，颈部、胸部未见肿胀，未触及波动感及握雪感。

专科检查　双耳廓无畸形，鼓膜完整，外鼻无畸形，双下甲不大。鼻咽黏膜光滑。口咽部见黏膜划伤，未见明显异物，无唾液潴留，无活动性出血，下咽及喉部检查不能配合。

【辅助检查】

问题1　为进一步明确诊断，此时最需要进行何种检查？

思路　结合病史及专科检查，食管异物的可能性较大。但异物的具体位置尚不清楚。同时患者有发热表现，不能排除已经发生食管穿孔等并发症，需要进行辅助检查。辅助检查的目标是：明确诊断；了解异物的位置、形状；初步判断有无并发症。检查手段包括：胸部X线片：对于金属、骨质等不透X线异物，正、侧位X线片检查能够明确异物的位置及形状。特别要警惕儿童误吞异物是否为纽扣电池。这种异物粗看与硬币类似，但仔细辨别，可以发现纽扣电池特有的双圈征，即异物周边呈不同密度的圆圈样结构。一旦确诊，应立即手术取出。食管造影：对于透X线异物，食管造影可透过造影剂充盈缺损或阻挡显示异物位置及大体形态（图32-1，图32-2）。利用碘油、泛影葡胺等作为造影剂还可显示有无食管壁穿孔，但对于低龄儿童患者，食管造影操作上有一定困难。食管镜检查：食管镜检查能够直观窥视异物，是确诊食管异物的最终标准，尤其是当其他手段无法确诊时更有独特优势，但尖锐异物或怀疑有食管穿孔时需慎用。

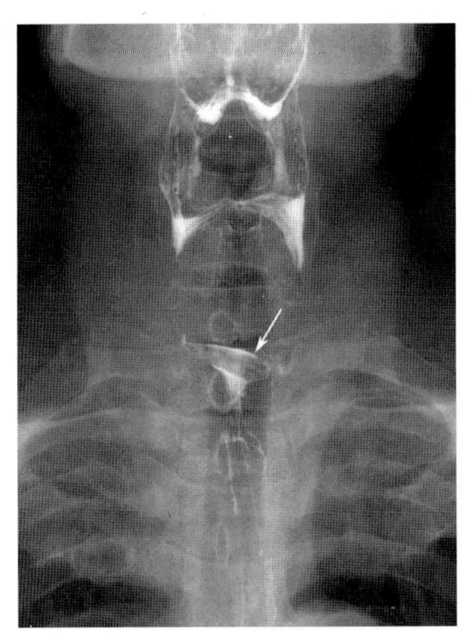

图32-1　食管异物：钡餐造影显示枣核样异物（正位）

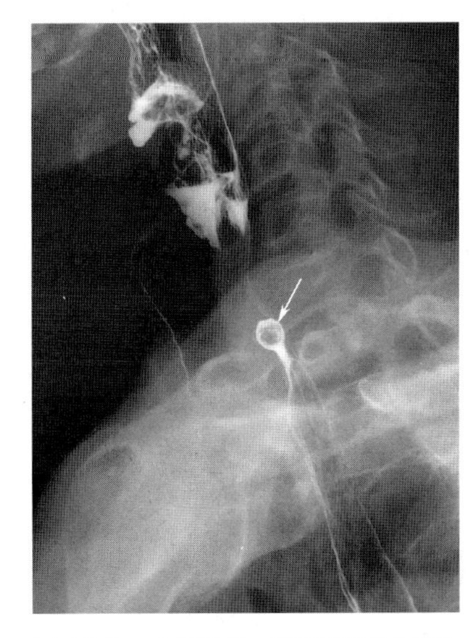

图32-2　食管异物：钡餐造影显示圆形异物（侧位）

问题2　以诊治为目的，还需进行哪些辅助检查？

思路

1. 血常规及C反应蛋白　检测血常规及C反应蛋白能够了解患者感染状态，对于及早发现并发症及指导治疗有重要意义。

2. 血生化及电解质等指标检查　对于长时间未进食的患者，检查血生化及电解质有助于评估全身状态，以便指导下一步治疗。

3. 其他全麻术前常规检查 如心电图、尿常规等，紧急情况下作为急诊手术可不进行此类常规检查。

【病情分析】

问题1 发病时曾出现咳嗽症状，如何第一时间区分消化道异物和气道异物？

思路 当在门诊遇到“吃进”异物的患者时，接诊医师需要在第一时间区分是消化道异物还是呼吸道异物。这一点，对于制订紧急处置措施和判断进行何种辅助检查至关重要，尽量减少不必要的检查造成的病情延误。主要注意以下几点：

1. 呛咳与咳嗽 患者进食当时有无剧烈呛咳，之后有无阵发性咳嗽，这一点对于区分异物位于消化道还是呼吸道至关重要。一般来讲，呼吸道异物几乎全部表现为进食时突发呛咳，之后出现阵发性咳嗽，而消化道异物很少会出现咳嗽、憋气等呼吸道症状。少数情况下，若消化道异物较大或位置较高，压迫气管后壁或喉部时，患者可表现为不同程度的气促、声嘶或呼吸困难，但剧烈咳嗽者少见。本患者起病当时曾咳嗽数声但不剧烈，考虑为异物咽下过程中刺激咽部引起，之后未再出现明显咳嗽、咳痰，说明异物进入气管的可能性不大。

2. 吞咽困难与吞咽疼痛 食管异物大多会出现吞咽困难或吞咽疼痛症状。食管不完全梗阻时进流食顺利，进固体食物困难，完全梗阻时喝水也会出现困难，或在进食后不久即将食物全部吐出。完全梗阻或尖锐异物引起吞咽痛时会有流涎表现。气管异物极少会引起以上症状，个别患者可因剧烈咳嗽而出现一过性呕吐。本患者有吞咽疼痛，并且进固体食物困难，故基本可以断定异物位于消化道。

3. 体格检查 食管异物有时可见梨状窝积液，气管异物则无此表现；气管异物肺部听诊可表现为双侧呼吸音不对称或气管拍击音，而食管异物则肺部呼吸音正常。本患者无气管异物相关体征，可暂不考虑行肺部透视等相关检查。

问题2 患者发热，白细胞计数及中性粒细胞比例高，应注意哪些问题？

思路 食管异物的患者出现发热、白细胞计数及中性粒细胞比例提高等情况时，要高度怀疑出现并发症。轻者为食管黏膜损伤、感染，严重时则可能出现食管穿孔，进而发展为颈部、纵隔等部位的感染或脓肿，如破溃至主动脉弓或其他大血管则可引起大出血而短时间内引起患者死亡。长时间无法进食以及路途遥远辗转就医等因素也可能导致患者合并脱水、呼吸道感染等而出现发热表现，需注意区别。通过本患者胸片检查，判断异物可能为一枣核，两端尖锐容易刺伤食管壁，加之出现发热等可疑表现，需高度怀疑并发症可能。若患者体温有逐步升高趋势，胸痛加剧转为持续性，血象持续升高，则高度怀疑已发生穿孔。碘油、泛影葡胺等的食管造影是观察食管有无穿孔的较好方法。正常食管壁较为光滑，如果出现局部毛刺状改变，超出食管壁即是食管穿孔的征象。另外，颈部、胸部CT检查是了解食管周围有无气肿、脓肿等的有效手段。

知识点

食管异物并发症

1. 损伤性食管炎 由于食管内为有菌环境，当异物损伤食管黏膜后，极易导致感染，形成溃疡。若肌层损伤，后期修复后可形成瘢痕性狭窄。

2. 颈部间隙感染 颈段食管穿孔时，炎症向周围扩散导致颈部间隙感染或脓肿。主要位于气管食管沟或椎前筋膜间隙，向上至口底，向下蔓延至纵隔。患者颈部肿胀、变硬，严重时可压迫气管造成呼吸困难，全身可出现脓毒血症表现。

3. 纵隔感染 颈部感染向下扩散至上纵隔，或胸段食管穿孔直接扩散，均可导致纵隔的感染或脓肿形成。

4. 皮下气肿、纵隔气肿或气胸 当尖锐异物或腐蚀性异物导致食管穿孔时，食管中的气体可循穿孔进入颈胸部皮下间隙、纵隔或胸腔，引起相应部位的气肿。儿童患者出现这种并发症，应高度警惕是否为纽扣电池引起，这类异物为强碱性，腐蚀性很强，容易导致死亡。

5. 致死性出血 是食管异物最严重的并发症，常发生于主动脉弓、甲状颈干或颈动脉，尤以第二狭窄处异物损伤主动脉弓时最为凶险。发生时间可为数小时至数月。可有先兆性少量呕血，此时如能及时开胸处理则有挽救希望，若出现突发大出血则生存希望渺茫。

6. 喉梗阻及窒息 多见于婴幼儿，较大异物压迫喉及气管所致，也可由颈部感染造成喉水肿而引起。

7. 肺及胸腔感染 因位置关系紧密，食管的异物或感染可延及胸腔及肺部出现肺炎、肺脓肿等。

8. 水、电解质紊乱 由于患者无法进食，可出现低血糖、低蛋白血症、电解质紊乱以及代谢性酸中毒等，加之感染严重，可出现休克或全身衰竭表现。

【诊断】

问题 本病例的初步诊断及其诊断依据是什么？

思路 根据患者可能进食异物病史，呈现持续性的进食困难、颈部梗阻感，并伴有胸骨后疼痛感等症状，结合食管造影检查（食管上段有梭形异物），诊断明确，为食管异物（枣核）。

【鉴别诊断】

问题 除食管异物外，本病例还应与哪些疾病进行鉴别？

思路 本病应与以下疾病进行鉴别：

1. 食管癌 是常见的消化道恶性肿瘤，发生于颈段食管相对少见，中老年男性相对多见。其典型症状为进行性咽下困难，先是难咽干的及质硬的食物，继而是半流质食物，甚至不能下咽任何食物，食管镜下不难鉴别。

2. 食管贲门失弛缓症 患者多见于年轻女性，病程长，症状时轻时重。食管钡餐检查可见食管下端呈光滑的漏斗形狭窄。应用解痉剂时可使之扩张。

3. 食管良性狭窄 可由误吞腐蚀剂、食管灼伤、异物损伤、慢性溃疡等引起的瘢痕所致，通常病程较长。咽下困难发展至一定程度即不再加重。经详细询问病史和X线钡餐检查不难鉴别。

4. 食管良性肿瘤 主要为少见的平滑肌瘤，病程较长，咽下困难多为间歇性。X线钡餐检查可显示食管有圆形、卵圆形或分叶状的充盈缺损，边缘整齐，周围黏膜纹正常。

5. 癔球症 多见于青年女性，时有咽部球样异物感，进食时消失，常由精神因素诱发。本病实际上并无器质性食管病变，亦不难与食管异物鉴别。

6. 缺铁性假膜性食管炎 多为女性，除咽下困难外，尚可有小细胞低色素性贫血、舌炎、胃酸缺乏和反甲等表现。

7. 食管周围器官病变 如纵隔肿瘤、主动脉瘤、甲状腺肿大、心脏增大等。除纵隔肿瘤侵入食管外，X线钡餐检查可显示食管有光滑的压迹，黏膜纹正常。

【治疗方案】

问题1 患者下一步应当如何处理？

思路 患者食管异物的诊断较明确，同时存在感染，应完善术前准备，制订手术方案。围术期给予广谱抗生素并补液治疗。

问题2 手术治疗的原则是什么？

思路 食管异物手术的总体原则是尽早取出异物，同时尽量减少副损伤。异物存留时间延长将导致炎症加重或出现并发症，因此在无明显手术禁忌证的情况下，应争取尽早手术。若患者一般状态较差，出现严重的水、电解质紊乱时，术前需进行补液等支持治疗。

问题3 手术方式如何选择？

思路 食管异物手术方式的选择，需根据异物的种类、位置、存留时间及有无并发症等因素决定。常用的手术方式包括以下几种：

1. Foley管法 如异物圆钝，且为新近发生的食管异物，可采用Foley管法异物取出术。较常见的是儿童误吞硬币，采用该法成功率在90%以上。其优点是无须全麻，操作简单快速，副损伤较小，而且治疗费用明显低于其他方法。

2. 硬性食管镜法 约95%的食管异物均可通过此法取出，是目前大多数医院常规采用的方法。配合Hopkin内镜可直视下操作，增加成功率，减少副损伤。

3. 食管切开法 异物位于颈段食管时，采用颈侧切开食管切开术。异物位于胸段时，需由胸外科开胸行食管切开术。手术指征主要包括：巨大异物通过食管镜无法取出者；异物嵌顿于食管壁内，强行拖拽将造成食管穿孔或大面积损伤者；食管穿孔造成食管周围脓肿者，可同期行脓肿引流术。

经术前评估，本患者全身状态尚可，无手术禁忌证，异物虽尖锐但位于第一狭窄处，位置相对安全，X线片检查未发现皮下气肿、气胸及明显的食管周围脓肿，故采用全麻下硬性食管镜法进行手术。

知识点

食管镜手术的适应证及禁忌证

1. 适应证　食管异物诊断明确，术前评估通过食管镜取出异物可能性较大者；缺少影像学依据，但临床高度怀疑食管异物者。

2. 禁忌证　张口受限者；颈椎病或脊椎严重畸形者；严重食管静脉曲张患者；活动性呕血期但无食管镜下填塞止血的指征者；脑血管意外未脱离危险期者；严重肺气肿、重度甲状腺功能亢进及其他严重器质性疾患或全身衰弱者；主动脉与异物关系密切者；术前高度怀疑异物嵌顿于食管内者；合并严重的纵隔、胸腔脓肿或其他病变者不适宜手术，严重呼吸困难者，应在气管切开或气管插管下进行手术。

问题4　术前交代的主要内容有什么？

思路

(1)首先，做好解释工作，向患者或家属讲明操作可能发生的问题，求得理解和配合。其次，全身健康检查，老年人由于心血管病、颈椎病的发病率高，应常规做颈椎X线片和心电图，以便做好必要的抢救工作。个别感染严重者，应给予抗炎、支持治疗，纠正全身情况。最后，要取下活动性牙齿和义齿。强调手术必要性和手术的目的：取出异物，异物存留时间越长，则造成食管穿孔、气管食管瘘、食管周围组织感染及纵隔感染等危及生命并发症的可能性越大。向患者简要介绍术者、手术方案、大致时间。

(2)交代术中及术后可能出现的各种并发症、表现及其处理，包括术中、术后出血、食管穿孔、气管食管瘘、食管周围组织感染、纵隔感染，甚至出现喉部水肿导致患者出现呼吸困难，全麻下行硬性食管镜则可能导致患者牙齿损伤、脱落等。如出现严重不可控的感染、食管穿孔、气管食管瘘等症状，则需要二次甚至多次手术。如术中异物掉入胃部则需要观察异物是否可随大便排出，如不然则需要开腹手术。

3201

食管异物取出术（视频）

(3)介绍术后恢复过程，强调术后会出现明显饮食限制，使患者有正确的心理预期。

(4)对于医保或公费患者，交代可能需要自费支付的材料和药物。如行开放性手术，如颈侧切开、开胸手术，则费用可能会大大增加。

(5)其他需要交代的事项并合理解答患者提问。

住院期间检查及治疗　入院后完成术前常规检查，包括：血常规、尿常规、便常规、血生化(肝功、肾功、血糖、电解质等)、凝血功能、血清四项(乙肝、梅毒、艾滋病及丙肝相关抗体)、血型、胸部X线平片、心电图、超声心动图。各项检查结果未见异常。

手术情况　患者取仰卧位，经口气管插管行静吸复合全身麻醉，常规消毒铺巾。装配好硬性食管镜，并备好颈侧切开手术相关器械。经口置入食管镜，注意保护好患者上列牙齿及嘴唇，动作要轻柔，以免造成不必要的医源性损伤。经环后轻轻挑起环状软骨进入食管，暴露异物后，结合术前影像学检查及异物可能的属性，选择适合的异物钳，通常夹持异物锐性部分，沿食管长轴缓慢将异物取出。在此过程中，如遇到阻力，切忌蛮力，其可能导致食管穿孔等严重并发症的发生。异物取出后结合患者本人及其家属对异物的描述，检查异物完整性。同法再次进入食管镜检查食管壁损伤情况，并行食管全程检查有无异物残留。如怀疑喉气管腔有可能伴有损伤，则麻醉插管拔出后行纤维气管镜检查喉气管腔的情况。

【术中要点】

问题　术中应注意哪些要点？

思路　根据门齿到食管的距离，选择粗细及长度合适的食管镜，术中动作轻柔，取异物要沿食管长轴用力，切忌蛮力，如遇到阻力则随时调整用力方向，如仍然取不出，则应改开放性手术。取出后需要再次详细评估食管全程情况。

对于老年患者需要排除下咽、食管本身各种良恶性疾患以及中枢性疾患导致下咽食管蠕动功能差等因素。对于低龄患儿要注意患儿既往有无因先天性疾患（如先天性食管闭锁、狭窄等）而行手术的病史。因此，全程检查食管很有必要。

【病情观察】

问题 1　术后应注意患者哪些情况？

思路　食管异物术后，除注意观察患者基本生命体征外，还应注意观察有无咳嗽，尤其是呛咳，有无剧烈胸痛，有无呕血或黑便，有无颈部、胸部皮下气肿以及进食饮水有无异常表现等。术后注意复查血常规及 C 反应蛋白、颈胸部 X 线片，禁食水者还需检测血生化指标和感染性疾病的检查项目。因误吞纽扣电池的儿童患者，术后应鼻饲饮食并短期应用糖皮质激素，以减轻局部水肿和炎症反应。术后该患者症状明显减轻，经口进食顺畅，无呛咳，于术后第 3 天出院。

问题 2　患者术后有可能出现哪些严重的并发症？如何应对？

思路　术后出现咯血者，可嘱患者口服 1/100 000 肾上腺素生理盐水，出血量少时多可缓解，如咯血严重且进行性加重则需再次全麻行硬性食管镜止血，可将凝血酶粉末制剂直接喷在创面上，必要时用射频等手段进行烧灼止血。

通常情况下异物能够顺利取出，食管壁黏膜没有损伤，则无严重并发症。但仍需注意有异物残留被推入胃部的可能性，所以术后至少 2d 内注意观察大便排出情况，以及患者腹部有无特别不适情况的发生。

术中如发现患者食管壁黏膜损伤并且有肉芽组织生长，则需要警惕食管穿孔的可能。多数情况下小穿孔经禁食、肠外营养、抑酸等保守治疗，穿孔可自愈。术后要监测患者体温数天，如经积极抗生素治疗，症状无好转，并呈现进行性加重趋势，则需要开放性手术进行创面开放、引流，甚至二期行瘘口修补。

术后 1 周仍需避免进食硬质食物，以免上述并发症的再次发生。所以术后对患者的宣教也是不可或缺的一个重要环节。

【出院随访】

问题　食管异物术后何时可以出院？出院后是否需要复诊？

思路　食管异物术后的患者，需经口进食无碍后再行出院，具体时间需根据术中所见食管壁损伤程度及术后有无并发症等而定。总的原则是需确定损伤黏膜已基本愈合后才能试饮水，逐渐过渡到正常饮食。一般情况下，这一过程在 2 周左右，食管损伤严重或迁延不愈者，这一过程将大大延长。无条件长期住院时，可戴鼻饲管出院继续鼻饲饮食，并给予抑酸治疗。建议出院后 2 周、1 个月、3 个月复诊，以了解有无食管狭窄等迟发性并发症。

出院后情况　本例患者出院后 2 周复查，一般状况良好，进食顺利，呼吸顺畅，无特别不适。

出院前应对患者做好宣教工作，具体内容如下：①进食不宜过于匆忙，尤其吃带有骨刺类的食物时，要仔细咀嚼将骨刺吐出，以防误咽。②老年人有义齿时，进食要当心，不要进黏性强的食物，并于睡眠前取下。全麻或昏迷的患者，如有义齿，应及时取下。③教育儿童纠正将硬币及玩具等放在口内玩耍的不良习惯。④误咽异物后，切忌强行用吞咽饭团、馒头、韭菜等方法企图将异物带入胃内，以免加重损伤，出现并发症，并增加手术难度。应立即就医及时取出异物。

对于异物吞咽史及影像学典型的食管异物不难诊断，而无确切病史的患者，特别是儿童及智力低下的成人，往往因误诊、漏诊而延误治疗。一经确诊，在全身情况允许的情况下，应尽快手术。手术的原则是取出异物的同时，尽量减少副损伤。减少并积极处理各种并发症，是减少病死率和保证患者生存质量的关键，需贯穿整个治疗的始终。

食管异物习题

（崔鹏程）

第三十三章　颈部包块的诊断及鉴别诊断

疾病概要

颈部包块是颈部最常出现的疾病之一，其种类和来源都非常复杂。既可以是先天性囊肿、炎症，也可以是良恶性肿瘤；既可能原发于颈部，也可能来源于头颈、胸腹腔等其他部位的转移。故此类患者就诊时，常涉及耳鼻咽喉头颈外科，口腔颌面外科，内、外、儿科等诸多学科。因此，颈部包块诊断比较困难，易造成误诊和漏诊，应引起临床医师的高度重视。

【主诉】

患者，男，48 岁，工人。主因“发现颈部无痛包块 3 个月”就诊。

【印象诊断】

问题　根据主诉，应考虑哪些疾病？最有可能的诊断是什么？

思路　颈部包块尽管种类和来源非常复杂，但依据病理一般可分为先天性疾病、炎性病变、肿瘤三大类。其中，患者的年龄和发病时间是首先应考虑的重要鉴别依据。按我国年龄段划分标准，可分为：儿童(0~6 岁)、少年(7~17 岁)、青年(18~40 岁)、中年(41~65 岁)、老年(66 岁以后)。每个年龄段均应考虑先天性疾病、炎性疾病、肿瘤性疾病的发病可能。年轻患者先天性或炎性包块发生率较高，而超过 40 岁的患者，尤其伴长期的烟酒史、体重减轻、恶病质者更需要警惕颈部转移癌的可能。对于发病时间，则可按照 Skandalakis 提出的“7”的规律进行初步判断：即发病时间在 7d 以内的多为炎症，发病在 7 周至 7 个月的多为肿瘤，发病在 7 年以上的多为先天性畸形。因此，结合该患者中年男性，发病时间 3 个月，考虑其颈部包块为肿瘤的可能性比较大。

知识点

1. “KITTENS”颈部肿物分类法(Pasha 分类)

(1) K(先天性，Congenital)：鳃裂囊肿，囊性水瘤，畸胎瘤，表皮样囊肿，甲舌囊肿，喉气囊肿。

(2) I(感染或医源性，Infectious&Iatrogenic)：细菌或病毒性淋巴结炎，淋巴结核，猫抓病，梅毒，不典型分枝杆菌感染，泛发性淋巴结病，传染性单核细胞增多症，粉瘤，颈深部间隙感染或脓肿。

(3) TT(中毒或外伤性，Toxins&Trauma)：血肿。

(4) E(内分泌性，Endocrine)：甲状腺囊肿或腺瘤，结节性甲状腺肿，异位甲状腺，甲状旁腺囊肿。

(5) N(肿瘤性，Neoplasm)：原发性肿瘤或肿瘤颈部转移，甲状腺癌，淋巴瘤，血管瘤，涎腺肿瘤，颈动脉瘤，神经源性肿瘤，脂肪瘤等。

(6) S(全身性，Systemic)：肉芽肿性疾病，川崎病等。

2. “80% 规律”　Skandalakis 对颈部包块的诊断总结出一条“80% 规律”：

(1) 对于非甲状腺的颈部包块，有约 20% 属于炎症、先天性疾病；而其余 80% 属于真性肿瘤。

(2) 对于属于真性肿瘤的患者中，又有约 20% 属于良性肿瘤，80% 为恶性来源；同时与性别有关，女性约占 20%，男性占 80%。

(3) 在颈部恶性肿瘤中，有 20% 为颈部原发，而绝大多数为来源于头部和全身其他部位恶性肿瘤的转移灶(占 80%)。

(4) 颈部的转移灶有 80% 来源于头颈部(锁骨上),20% 来源于人体躯干部位(锁骨下)。必须引起重视的是颈部所有的转移癌中仍有约 20% 的患者尽管进行了临床、影像学、细胞学及实验室检查,最终甚至至死仍未找到原发病灶,称为隐匿性原发癌,发生率 2.6%~9.0%。

【问诊】

问题　根据主诉,在问诊中需要注意哪些要点?

思路

1. 要有整体观念,全面采集病史,特别对头颈部出现的其他不适症状予以关注,围绕颈部包块来源的各种可能性进行针对性问诊。

2. 问诊要点

(1) 包块特点:病程长短,肿物最初生长部位,生长速度,有无疼痛等。

(2) 诱因:①炎性:近期上呼吸道感染史,鼻窦炎症、中耳炎等病史,宠物或其他动物接触史,疫区旅游史,是否接触过结核病患者。②肿瘤:皮肤病变切除史,家族遗传史,放化疗史,其他肿瘤相关病史。

(3)伴发症状或有意义的阴性症状:发热、鼻后滴漏,流涕,咽痛,耳痛,夜间盗汗,体重减轻,易疲劳,声嘶,吞咽困难、痰中带血等。

(4) 既往诊疗经过及慢性疾病史:如采取过哪些治疗,疗效如何;是否有糖尿病、艾滋病等免疫缺陷疾病、长期使用激素史、心脑血管疾病、外伤手术史、传染病史等。个人史中应注意询问烟酒史。

病史问诊　患者 3 个月前无意中发现双侧颈部包块存在,约 3cm×3cm,质硬,无疼痛,有增大趋势,无夜间盗汗,不伴发热,无咽喉疼痛,不伴涕中带血,不伴咳嗽咳痰,无饮水呛咳,无呼吸困难及吞咽困难。追问病史自 1 年前起,间断出现声音嘶哑,自行服用抗生素及“利咽”类药物症状无缓解,亦未正规诊治。既往体质良好,无手术及外伤史,否认高血压、心脏病、糖尿病病史,否认精神疾病史。否认食物及药物过敏史。无结核病史,无肿瘤家族史。吸烟 30 年,平均 20 支/d,饮酒 30 年,平均 150g(3 两)/d。

【体格检查】

问题　为进一步明确诊断,查体需要注意哪些要点?

思路　继续贯彻整体思维观念,既要重点对主诉提及的颈部包块进行详细触诊,又要仔细检查问诊中发现不适症状的其他器官;同时,亦不能忽视对患者的全身检查,特别是头颈部隐匿部位,如鼻咽、喉及下咽等。

1. 颈部触诊　颈部临床触诊是耳鼻咽喉头颈外科医师必须掌握的基本功。临床医师必须常规对颈部病变部位及所有颈部淋巴结区域进行有步骤、有顺序的触诊检查。触诊时,应力度适中,避免对包块造成挤压,注意包块的部位、大小、数目、硬度、活动度、有无压痛、有无波动感或搏动感以及其与周围组织关系等情况。如触诊发现局部红肿、皮温高、疼痛或有压痛,提示有炎性病灶,如触诊发现中等大小、质地偏硬、无压痛,甚至粘连固定包块时,则高度怀疑为转移癌。确定包块部位对判断病变性质有一定的提示意义。

知识点

颈部不同部位常见疾病见表 33-1。

表 33-1　颈部不同部位常见疾病

包块部位	先天性疾病	炎症	良性肿瘤	恶性肿瘤
颈部中线区域	甲状舌管囊肿、表皮样囊肿	淋巴结炎、口底蜂窝织炎	甲状腺腺瘤	甲状腺恶性肿瘤、淋巴瘤
颈侧区域	鳃裂囊肿、喉气囊肿	淋巴结炎、淋巴结核、涎腺炎、颈深部感染	神经鞘瘤、神经纤维瘤、动脉体瘤、血管瘤	涎腺恶性肿瘤、转移癌(头颈部来源)、淋巴瘤
颈后区域	淋巴管瘤	淋巴结炎	神经鞘瘤、神经纤维瘤、脂肪瘤	转移癌(鼻咽、肺、乳腺、腹腔脏器来源)、淋巴瘤

2. 头颈部其他器官和全身检查 应关注问诊中发现不适症状的相关器官的检查，如单侧耳痛但耳镜未发现异常者应反复仔细检查扁桃体、舌根、声门上区及下咽部；单侧分泌性中耳炎应警惕头颈肿瘤的可能，需要仔细检查鼻咽部有无异常；伴有声音嘶哑、吞咽异物感时，应对喉及下咽部进行喉镜检查等。对于40岁以上患者，近期出现颈部淋巴结持续性肿大，无急性炎症或结核性表现，经保守治疗2~3周无效，尤其肿大淋巴结硬，周围组织粘连时，应警惕转移癌可能。若反复检查未发现原发灶，则建议麻醉后行全面的上消化道、上呼吸道内镜检查。

3. 颈部包块相关的特殊试验 伸舌试验、透光试验、吞咽试验、包块加压回缩及体位试验、穿刺液观察等试验常为某些特殊包块的诊断提供依据。如甲状舌管囊肿患者在伸舌时，包块有内缩现象；甲状腺来源的包块，包块可随吞咽上下活动；颈部搏动性包块见于颈动脉瘤和颈动脉体瘤；囊性水瘤透光试验阳性；海绵状血管瘤可经过包块加压回缩及体位试验进行鉴别；穿刺检查用于鉴别囊性肿瘤。

专科检查 体温36.6℃，脉搏74次/min，呼吸17次/min，血压132/84mmHg。心肺腹检查未见异常。间接喉镜检查：会厌光滑，上抬好，左侧声带充血、水肿肥厚，活动正常；右侧声带全长隆起，表面不光滑，色略白，活动减弱。颈部触诊：右侧颈部Ⅴ区胸锁乳突肌后缘可触及一大小约1.2cm×1cm肿大淋巴结，质中，活动，右侧颈部Ⅲ区胸锁乳突肌深面触及大小约3cm×2.5cm多个肿大淋巴结融合包块，边界不清，活动差；颈部左侧Ⅲ区胸锁乳突肌深面触及大小约4 cm×3cm多个肿大淋巴结融合包块，边界不清，活动差。

【辅助检查】

问题1 为进一步明确诊断，此时最需要进行何种检查？

思路 结合病史及专科检查，喉癌伴颈部淋巴结转移诊断的可能性大大增加。此时，应对喉镜发现的声带病变进行组织病理活检。

组织活检病理学检查是明确诊断的金标准。一般首先在肉眼所见或CT、MRI提示的可疑原发灶部位进行活检，禁忌盲目行颈部包块活检及探查手术；若可疑原发灶部位均未发现异常，可在内镜下于鼻咽、扁桃体、舌根、梨状窝、食管等处行多点活检。亦可在头颈及全身的常规检查的同时，行颈部包块细针穿刺活检术（fine needle aspiration，FNA）以明确诊断和寻找原发灶。若怀疑为恶性但FNA为阴性结果，可行颈部包块切除活检；但仅适用于各方反复寻找原发灶未果后才采用，单个淋巴结应整块切除活检。活检时机的选择：总的来说，当颈部肿物伴有炎性症状时，可先行2~3周的抗炎治疗，若肿物仍存在，或抗炎治疗期间肿物继续增大时应考虑手术干预。观察时间因年龄而有所不同，对于儿童，因其恶性病变可能性较小，可适当延长观察时间；凡40岁以上患者，近期出现颈部淋巴结持续性肿大，无急性炎症或结核性表现，经保守治疗无效，尤其肿大淋巴结硬，周围组织粘连时，须及时活检明确病变性质。

知识点

肿物细针穿刺活检术

FNA是目前颈部包块的常规诊断手段。对高度被怀疑患有恶性肿瘤的患者行颈部淋巴结细针穿刺活检，有经验的细胞病理学家能够从中辨认出恶性细胞。对年轻患者，若穿刺病理结果发现鳃裂导管或甲舌导管的上皮细胞，结合临床所见亦可作出诊断。对炎性包块行FNA亦可发现肉芽肿、淋巴细胞和/或细菌。FNA无绝对禁忌证，搏动性的肿物可能提示为颈动脉体瘤，很多临床医师不建议行活检，但细针穿刺可减少出血风险；细针抽吸细胞学的针外径0.9mm以下，肿瘤种植风险很小。FNA亦可用于儿童，但小于2岁的儿童，需要严格制动，2~7岁的孩子需要药物镇静，7岁以上儿童则已可配合；但行甲状腺穿刺时，最好在睡眠状态下进行。其准确率70%~90%，但需要注意，因细针穿刺取材的局限性，以及其不能进行精细的组织学诊断，故阳性诊断有其临床意义，阴性诊断不能否定恶性病变。

问题2 以诊治为目的，还需进行哪些辅助检查？

思路

1. 内镜检查 采用喉镜及鼻咽镜（含纤维或电子鼻咽镜、喉镜）可对鼻咽、口咽、喉咽、喉等区域进行全面细致的检查。窄带成像（narrow band imaging，NBI）是近年来发展起来的一种全新的内镜下成像诊断技术，可通过观察黏膜表面的微细腺管形态及微血管形态，发现一些在普通内镜下难以发现的病灶，为早期发现异常病变，更加精确地引导活检，提高病理检出率提供了一种全新的途径。

2. 颈部超声、增强 CT 或 MRI 检查　在包块的评估中很重要，不仅可以提示先天性颈部包块的来源及分支走行，评估颈深部间隙的炎性包块或脓肿，尚可提示颈淋巴结转移患者隐匿的原发病灶部位，尤其是难以检查出的舌根、扁桃体、梨状窝等部位的病变。

3. 对于高度怀疑颈部转移癌患者，应行胸片、腹部超声等评估有无远处转移，必要时亦可行 PET/CT 检查原发灶及有无远处转移。同时行术前常规检查评估有无全身疾病或能否耐受手术。

辅助检查结果　声带肿物活检病理:(喉)鳞状细胞癌;电子喉镜检查(图 33-1):右侧声带全长隆起，表面欠光滑，前连合处色白，左侧声带水肿肥厚;右侧声带活动减弱，左侧活动。颈部增强 CT 示(图 33-2、图 33-3):右侧声带占位性病变，前连合、甲状软骨受侵;两侧颈淋巴结肿大，伴中央坏死，不除外包膜外侵犯。颈部淋巴结超声示(图 33-4):双颈可见成团出现的肿大淋巴结，左侧较大者约 16mm × 10mm，右侧较大者约 22mm × 14mm，边界欠清，内回声欠均匀，右侧结节内见钙化斑。

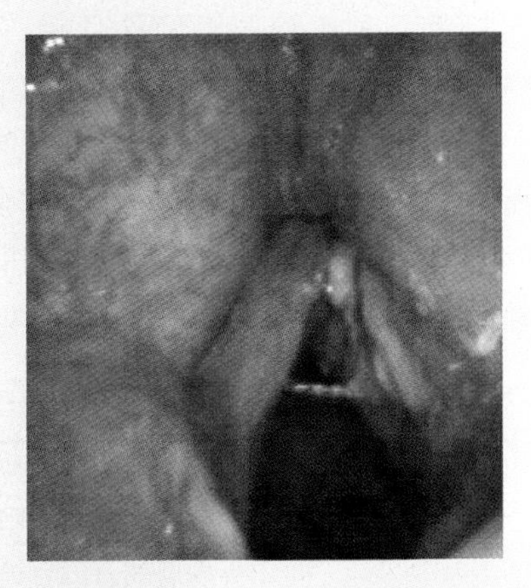

图 33-1　电子喉镜检查

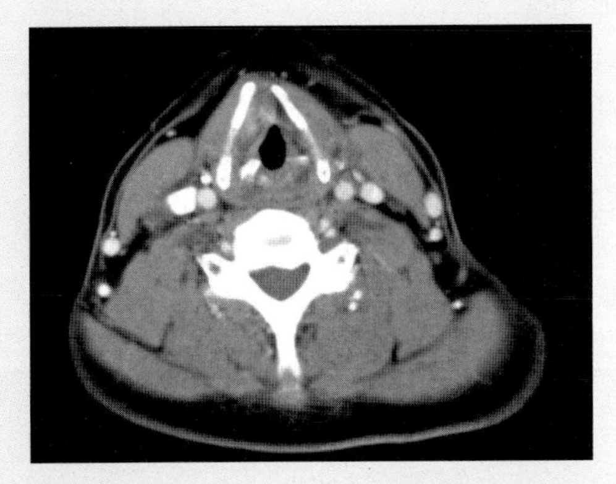

图 33-2　颈部增强 CT 的喉部影像

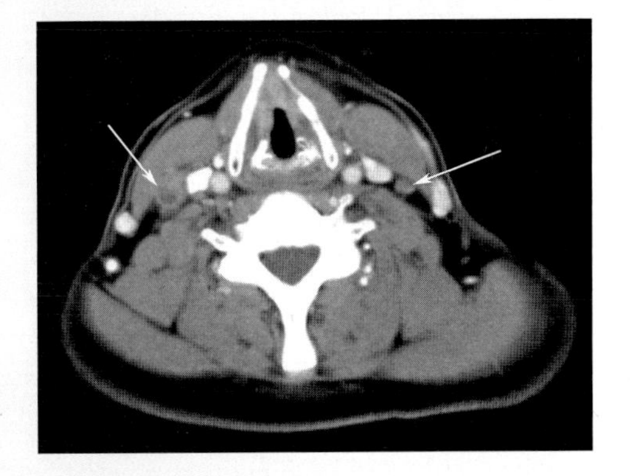

图 33-3　颈部增强 CT 的淋巴结影像

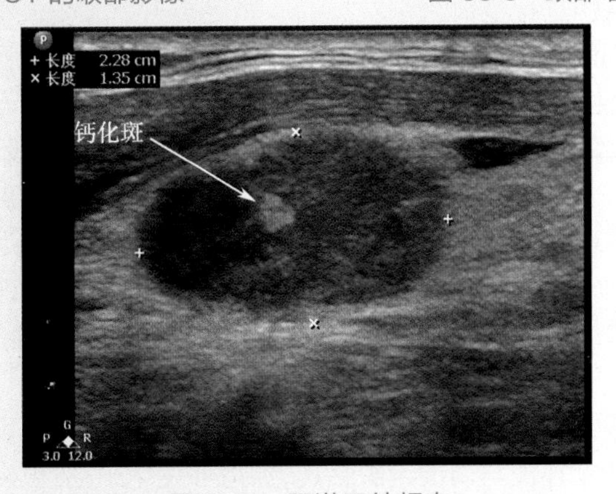

图 33-4　颈淋巴结超声

【诊断】

依据病史、查体及组织活检病理结果，此患者喉癌伴双侧颈部淋巴结转移诊断明确。临床诊断：声门型喉癌（$T_4N_{3b}M_0$）。

知识点

头颈部转移癌可分为三类：来自头颈部癌的转移癌，来自锁骨下器官的转移癌，原发灶不明的转移癌。相邻淋巴结的直接播散及瘤栓向邻近淋巴结的扩散是颈淋巴结转移的主要方式，但亦可见“逆行性转移”及“跳跃式转移”。颈部淋巴结转移癌多发生于中年以上的成人，表现为一侧或双侧颈部进行性增大的无痛性包块。发病初期多为单发，包块较小，质硬，活动度较差，随病情的发展，包块数目增多且互相融合，包块与皮肤粘连、固定。包块较大压迫气管、食管、神经时可引起相应的症状和体征。部分鳞癌、甲状腺癌可因转移包块中的组织坏死、液化而呈囊性变。部分病例可因包块侵犯皮肤而出现皮肤破溃、出血、继发感染等表现。

颈部所有的转移癌中仍有约 20% 的患者尽管进行了临床、影像学、细胞学及实验室检查，最终甚至至死仍未找到原发病灶，称为隐匿性原发癌，发生率 2.6%~9%。对于原发灶不明的颈部淋巴结转移癌的诊断，首先是做详细体格检查和了解病史，并且可以通过颈部淋巴结转移的部位大致估计肿瘤的来源。因为当某部位发生恶性肿瘤时，癌细胞可沿淋巴管首先达到相应的第一站区域淋巴结又称前哨淋巴结；如果该区域淋巴结不能阻截或消灭癌细胞，病变可继续沿该区域淋巴结引流方向继续蔓延。不同原发部位肿瘤第一站区域淋巴结分布情况见表 33-2。

表 33-2　不同原发部位肿瘤第一站区域淋巴结分布

第一站区域淋巴结	肿瘤原发部位
耳前、腮腺淋巴结	头皮前部、前额、腮腺
耳后、枕下淋巴结	头皮后部、耳后
咽旁、咽后淋巴结	鼻咽、口咽
ⅠA 区淋巴结	唇、口底、牙龈、舌下腺、舌前部
ⅠB 区淋巴结	面部、鼻部、鼻窦、口腔、舌前部、颌下腺
Ⅱ区淋巴结	口腔、鼻咽、口咽、下咽、喉声门上、舌后部、颌下腺
Ⅲ区淋巴结	喉、下咽、颈段食管、甲状腺
Ⅳ区淋巴结	甲状腺、气管、肺、乳腺、腹腔脏器
Ⅴ区淋巴结	甲状腺、颈段食管、肺、乳腺、腹腔脏器
Ⅵ区淋巴结	甲状腺、喉声门下、下咽、颈段食管

【鉴别诊断】

问题　本病例可与哪些疾病进行鉴别？

思路　由于可发生于颈部的包块种类繁多、来源复杂，需要耳鼻喉科医师全面掌握各种颈部疾病的相关知识，才有能力对颈部包块的性质加以鉴别。

1. 炎性病变　由于头颈部淋巴网络丰富，炎性包块可发生于各个年龄段。

（1）慢性淋巴结炎：临床上表现为颈部无痛性包块，有反复发作病史，无腺体导管阻塞症状。查体可见包块位置表浅，可有多个，可呈串珠状，活动度好，无压痛。儿童上呼吸道感染后常导致颈部淋巴结炎。致病菌多为金黄色葡萄球菌和链球菌，相对少见一些的病原体包括结核杆菌、不典型分枝杆菌、真菌、猫抓病等。因为这些病原体对生存环境的挑剔性，快速培养往往很难培养出结果，这时了解病史及对针吸活检物质行相关的斑贴试验则有助于诊断。

（2）淋巴结核：多见于青年，患者可有低热、盗汗等结核毒性症状。查体可见肿大的淋巴结，常发生在颈部血管周围，大小不等，可互相粘连或与周围组织粘连，如内部发生干酪性坏死，则可触到波动，穿刺可抽出稀薄脓液，可夹杂干酪样坏死物；晚期破溃后形成瘘管，愈合后可形成瘢痕。若无典型结核病史，尚有包块发生于颈前正中，随吞咽上下活动等特点时，导致误诊为甲舌囊肿行手术切除，形成结核瘘口久治难愈。因此，对病程较短的颈部包块怀疑结核者，可行结核杆菌特殊培养、胸片、红细胞沉降率检查、PPD 试验及 PCR 等检查。

(3)慢性下颌下腺炎及涎石病：涎石病 90% 以上发生于下颌下腺，而 80% 的下颌下腺导管阻塞由涎石引起，二者息息相关，成年男性多见。主要临床表现为排除唾液障碍及继发感染，当导管堵塞时可发生涎绞痛（在进食时，尤其进酸性食物时腺体肿大、胀痛）。查体：腺体肿大，质硬，可有压痛，颌下腺导管口常有红肿，溢脓，双手触诊可及呈条索状的导管，有时可扪及导管内的结石；多为单侧受累。X 线检查或造影可显示有无结石、导管狭窄或堵塞部位。

(4)颈深部间隙感染：导致颈深部感染的疾病主要包括扁桃体周脓肿，上消化呼吸道外伤，涎腺感染，先天性颈部囊肿及瘘管感染。路德维希咽峡炎（Ludwig angina）是一种特殊的颈深部间隙的感染，涉及舌下及下颌下筋膜间隙，牙源性感染是此类脓肿的主要病因。由于舌下间隙肿胀，舌体被抬升至口顶，可造成呼吸困难。路德维希咽峡炎早期可单纯静脉抗感染治疗，但晚期出现呼吸受限时，需紧急手术。口底肿胀，明显插管困难时应及时行气管切开术。在治疗上，应用合适的抗感染药物很重要。偶尔当抗感染治疗无效或颈淋巴结炎反复发作时，需行切开引流，但患牙亦应拔掉。

2. 先天性疾病

(1)颈前正中区

1)甲状舌管囊肿：约 1/3 出生即被发现，但多于青少年期发病；囊肿多在颈正中线舌骨上下，尤以舌骨上区为多，一般无自觉症状。查体可见包块质软，界清，和表面皮肤无粘连，但可随吞咽活动，伸舌试验阳性。需与异位甲状腺、皮样囊肿、颈部结核等鉴别。

2)异位甲状腺：一般位于舌根部，与周围组织无粘连，少数位于喉前正中者易误诊为甲状舌骨囊肿。异位甲状腺质地较韧，可随吞咽上下移动，但不随伸舌而移动。超声的诊断价值较大，可表现为正常甲状腺区域无甲状腺组织，颈前区皮下层内有回声类似甲状腺的块状结构，无正常甲状腺的形态。但仍须注意鉴别，在诊断困难时，穿刺也有助于判断包块的性质。术中包块为暗紫色是甲状腺组织的特殊征象。必要时可行甲状腺核素扫描。

3)皮样、表皮样囊肿：多见于儿童或青年，好发于头颈部、头皮、腮腺附近，尤以颏下区多见。多为单发，包块生长缓慢，无自觉症状；查体见包块质韧，界清，和表面皮肤无粘连，触诊呈典型的面团样感觉；穿刺可抽得牙膏状油脂样物质。病理可鉴别二者：囊腔内有皮脂腺汗腺等皮肤附件者，为皮样囊肿；囊腔中如只有上皮细胞而无皮肤附件者，则为表皮样囊肿。

(2)颈侧区

1)鳃裂囊肿：第二、第三、第四鳃裂囊肿可表现为颈部包块。发病原因为发育过程中鳃裂和鳃弓融合未完全，尤以第二鳃裂囊肿最为常见。好发于一侧颈部，位于下颌角后方，下颌下腺和胸锁乳突肌前缘之间，外口多位于颈侧胸锁乳突肌前缘中下 1/3 交界处。但不随吞咽动作而活动。

2)下颌下腺囊肿和舌下腺囊肿：舌下腺囊肿较为多见，而舌下腺囊肿有些病例舌下区正常而颌下区有囊肿表现（潜突型舌下腺囊肿），因此发生在颌下区的囊肿不应简单视为下颌下腺囊肿，要注意术前及术中的鉴别诊断，以免给患者造成不必要的痛苦。可仔细观察口底有无肿胀，用手指轻压颌下区包块，如口底出现有波动感的囊肿，即可确定为舌下腺囊肿；二者穿刺液淀粉酶试验均为阳性，但以舌下腺囊肿的液体较为黏稠；如无法在术前确定囊肿来源，可于手术中观察囊肿与腺体的关系，最后确诊。舌下腺囊肿应将舌下腺与囊肿一并切除，残留舌下腺或误将舌下腺囊肿当下颌下腺切除常为术后囊肿复发的原因。

3)囊性水瘤：临床上以儿童多见，90% 在颈侧部，生长缓慢，无自觉症状；查体可见肿物表面皮肤正常，与肿物无粘连，但深部活动度甚差，肿物呈分叶状，质软，触诊有波动感，体位移动试验阴性，透光试验可阳性，但如肿物部位较深或有内出血和感染则失去透光性。穿刺有时可抽出清亮透明的淋巴液，不含胆固醇结晶，镜检可见淋巴细胞，较易临床确诊。颈部超声和 CT 是重要的辅助检查，尤其 CT 可清晰显示包块范围及累及部位。

4)海绵状血管瘤：位置表浅时表面皮肤呈蓝色或紫色，如位置深则皮肤颜色可正常；触诊包块边缘不清，按压时柔软，且可压缩，放手后又恢复。体位移动试验阳性（瘤体低于心脏平面时瘤内血液回流受阻，瘤体增大，瘤体高于心脏平面时血液回流通畅，瘤体缩小），在瘤体内有时可扪及静脉石，穿刺可吸得可凝固的血液，应注意：神经鞘瘤较大时中央可发生液化甚至呈囊性时穿刺可得红褐色血性液体，但经久不凝，可资鉴别。

3. 肿瘤

（1）良性肿瘤

1）神经鞘瘤：好发于青壮年，以迷走神经及交感神经常见，生长缓慢，可伴有神经功能症状：来自交感神经者可有 Horner 征；来自迷走神经者可出现声音嘶哑；来自舌下神经者可有伸舌偏斜，半舌萎缩；肿瘤来自感觉神经（颈丛或臂丛）可有疼痛、麻木，甚至患臂丛肿瘤的上肢可有放射性电击样疼痛。颈动脉三角区的包块、颈动脉移位及神经功能障碍为临床三主征。多表现为颈部单个圆形或卵圆形包块，有完整包膜，质地中等硬度，界清，可呈分叶状，有时囊性变或黏液性变；包肿块活动度与神经方向有关，一般包块可沿神经干左右活动而不能沿神经干长轴方向移动，囊变区穿刺可抽吸出褐色不凝血性液。诊断主要依靠病史、临床表现特点、超声、CT 以及细针抽吸活检等。需与颈动脉瘤、鳃裂囊肿、皮样囊肿、颈部转移癌等鉴别。

2）脂肪瘤：临床上多表现为无痛性、生长缓慢的圆形包块。触诊肿物呈分叶状，质软、基底大、活动度小、界限不清、有假波动感。穿刺偶尔可吸得淡黄色油脂样物质。

3）纤维瘤：无痛性、生长缓慢的圆形包块。触诊表面光滑、质地较硬、活动度大、界清，和周围组织无粘连。

4）颈动脉体瘤：较少见，多见于中青年。在颈动脉三角区出现无痛单个包块，生长缓慢，常有数年病史，肿瘤较小时可无症状，较大时可有神经压迫症状。查体见颈动脉三角区内包块，位置较深，质地较硬，可左右移动但不能上下移动；在包块上可扪及传导性搏动，听诊时可闻及杂音，压迫颈总动脉肿块不缩小，部分病例包块可向咽部突出。超声、CT 检查在确诊时具有重要意义，尤其是 CT 检查，可清楚显示肿瘤与颈动脉的位置关系。颈动脉造影可见“高脚杯”样改变（颈内、外动脉分叉部角度增大，角的顶端由锐角变为钝角等）。

（2）恶性肿瘤

1）转移癌：颈部出现质硬、活动度差的包块，尤其 40 岁以上患者，有长期烟酒史时应高度怀疑转移癌的可能，可依据颈部转移癌 80% 规律，结合淋巴引流的区域及时、准确地寻找可疑病灶。要在关注肿物的同时兼顾头颈部的检查及全身检查以免误诊或漏诊。

颈部转移癌在颈部包块中的发病率仅次于慢性淋巴结炎和甲状腺疾病。原发病灶多位于头颈部，其中鼻咽癌较早发生颈淋巴结转移，可为鼻咽癌的首发症状，多侵犯Ⅱ区及咽后淋巴结。肿大的淋巴结位于下颌角后方，逐渐增大，有时融合成团，质硬，活动差，无压痛；常为单侧性，也可双侧颈淋巴结同时受累；鼻咽部活检有时需多次施行方可得出正确诊断，若高度怀疑而反复活检为阴性，可全麻内镜下活检或切开表面黏膜取深层组织活检。口咽癌亦可转移至Ⅱ区及咽后淋巴结。喉癌所致颈淋巴结转移尤以声门上型者易发生，多转移至Ⅱ区、Ⅲ区，晚期可转移至Ⅰ区、Ⅳ区；下咽癌与之类似，但更易发生淋巴结转移，常转移至Ⅱ区、Ⅲ区、Ⅳ区。鼻腔、鼻窦癌的淋巴结转移，常发生于病变后期，肿大淋巴结多位于同侧Ⅰ区。肺癌、食管癌等病变，有时可发生Ⅳ区淋巴结转移，其中肺癌可表现为同侧Ⅳ区淋巴结转移，胃癌可表现为左Ⅳ区转移。

2）恶性淋巴瘤：以青壮年多见，主要表现为多发性淋巴结肿大，逐渐互相融合成团，不移动。浅表淋巴结的无痛性、进行性肿大常是恶性淋巴瘤的首发表现，尤以颈部淋巴结为多见（60%~80%），20%~25% 的结外淋巴瘤发生于头颈部；锁骨上淋巴结肿大提示病灶已有播散（右侧来自纵隔或两肺，左侧常来自腹膜后）。同时多伴明显的全身症状，如头痛、吞咽困难、咀嚼困难、发热、消瘦、贫血、盗汗等，还可发生中枢神经系统侵犯，最常见者为脑膜浸润。需与慢性淋巴结炎、结核性淋巴结炎、颈部转移癌等鉴别。确诊主要靠组织活检，红细胞沉降率、血清碱性磷酸酶检查、骨髓穿刺有一定的辅助诊断价值。

【治疗】

根据患者全身状态、病期，患者选择了手术加术后放疗的综合治疗方案（气管切开术 + 环状软骨上喉部分切除术 + 双颈改良根治性清扫术。术后病理显示：喉鳞状细胞癌Ⅱ级，左颈Ⅲ~Ⅳ区淋巴结转移，右颈Ⅱ~Ⅳ区淋巴结转移，伴包膜外侵犯。术后病理分期仍为 $T_4N_{3b}M_0$，考虑患者预后不良，术后 6 周追加颈部放疗 65Gy）。

【预后】

患者术后恢复发声、呼吸和吞咽功能，随诊 4 年死于远处转移（肺部）。

小　　结

由于可发生于颈部的包块种类繁多、来源复杂，有时临床特征缺乏特异性。这要求耳鼻喉科医师全面掌握各种颈部疾病的相关知识，不断培养密切联系病史、体征及相关检查的临床分析判断能力：①颈部包块临床表现常取决于其解剖部位及形态学特征，所以熟悉并掌握颈部解剖，特别是影像学解剖非常重要，做到知其然，也知其所以然。②从颈部包块的位置、数目、发生时间这三方面的特点入手，再结合其他特点进行分析，比较容易作出初步诊断。③首先考虑常见病，但对少见病也不能忽视，牢记“80% 的规律”。④全面分析病情，不能只看局部体征。如恶性淋巴瘤患者，不但颈部淋巴结肿大，腋下、腹股沟等全身淋巴结均可能肿大，肝脾亦可肿大。⑤禁忌盲目行颈部包块活检及探查手术，应根据患者的病史及查体特点，首先对可疑原发灶活检以明确诊断。高度怀疑颈部转移癌者，亦可在寻找原发灶的同时，行 FNA 以明确诊断。对于涎腺及甲状腺单发结节等术前难以确诊、恶性占相当比例的肿瘤，应在术中做冰冻病理检查。⑥原发灶不明时，可在内镜下于鼻咽、扁桃体、舌根、梨状窝、食管等处行多点活检。若怀疑为恶性但 FNA 为阴性结果，可行包块切除活检。FNA 及组织活检是颈部肿物诊断的金标准。

颈部肿物的诊断
及鉴别诊断习题

（李晓明）

推荐阅读资料

[1] SKANDALAKIS J E，SKANDALAKIS P N，SKANDALAKIS L J. 外科解剖和手术技巧 . 陈凛，译 .3 版 . 北京：科学出版社，2013.

[2] VELTRI A，BARGELLINI I，GIORGI L，et al.CIRSE guidelines on Percutaneous Needle Biopsy（PNB）.Cardiovasc Intervent Radiol，2017，40（10）：1501-1513.

[3] 黄选兆，汪吉宝，孔维佳 . 实用耳鼻咽喉科学 .2 版 . 北京：人民卫生出版社，2018.

第三十四章　颈部先天性疾病

第一节　甲状舌管囊肿及瘘管

疾病概要

甲状舌管囊肿及瘘管(thyroglossal cyst and fistula)是颈部最为常见的一类先天性疾病,常发现于幼儿期。相当部分成人病例因囊肿体积较小、没有明显症状而被长期忽略;也有部分病例因囊肿增大显现或因感染快速增大而就诊。本病男女发病无明显差异,多表现为舌骨下囊肿,少部分呈现颈前瘘口也称甲状舌管瘘。

知识点

先天性甲状舌管囊肿及瘘管的病因:胚胎发育时,原始甲状腺有自舌根向气管周围下降的过程,如果该过程完成的不到位或不完全,就可于颈前中线组织内遗留异位甲状腺或退化不全的甲状舌管,闭锁的管内上皮仍在分泌就可形成甲状舌管囊肿;残留导管也可向内在舌根开口于舌盲孔,向外以瘘口形式开口于颈前皮肤。仅有单个瘘孔的称为窦道或不完全瘘管,完全贯穿的也称为瘘管。此管也可于出生后因感染向皮肤溃破形成瘘口。囊肿可发生于舌盲孔至胸骨柄上缘颈前中线的任何部位。因其在发生过程中可能贯穿舌骨,故也可分为舌骨下囊肿和舌骨上囊肿,但绝大多数为舌骨下囊肿,通常位于舌骨与甲状软骨之间,舌骨上囊肿常被诊断为舌根囊肿。

340101

甲状舌管囊肿及瘘形成过程(视频)

【主诉】

患者,男,19岁。主因“颈前肿物1个月”就诊,肿物位于颈前正中,无明显不适症状,属无意中发现。

【初步诊断】

问题　根据主诉,应考虑哪些疾病?最有可能的诊断是什么?

思路　青少年颈前正中线附近无明显症状或缓慢生长的肿物,首先应考虑先天性的颈部良性疾病,如甲状舌管囊肿、皮脂腺囊肿等,其中甲状舌管囊肿的可能性较大,而皮样囊肿多见于成年人;如为颈侧肿物则多考虑为鳃裂囊肿、结核性颈淋巴结炎或其他颈淋巴系列疾病,中老年人还需注意肿瘤转移淋巴结。

知识点

甲状舌管囊肿及瘘管的典型临床表现

1. 甲状舌管囊肿　可发生于自颏下至胸骨上切迹之间颈前中线的任何部位,通常无明显症状,多表现为颏下至喉结的颈部中线附近的圆形肿物,肿块较大时可观察到局部膨胀饱满,同时可有吞咽不适感,如发生感染,除局部炎症症状外肿块可短期内明显增大。肿块大多呈圆球状,边界清楚,质韧有弹性或囊性感,因与舌骨或舌根具有连带关系,故可随吞咽或伸舌而上下移动,但推移时活动有限。

2. 甲状舌管瘘管　颈前中线附近可见瘘管外口，周围可由于长期慢性炎症反应而瘢痕化，触诊可感觉其上方有条索样物，吞咽、挤压时可有黏液性分泌物外溢，继发感染时可有脓性分泌物溢出。因感染切开引流或术后复发的囊肿可破溃向皮肤形成瘘管。

此外，注意甲状舌管囊肿及瘘管的非典型临床表现。

发生于舌根的舌根上囊肿多表现为咽部异物感，若囊肿较大可导致说话声音含混。甲状舌管囊肿亦可向喉部扩展，极个别甲状舌管囊肿及瘘管可发生癌变而具有肿瘤的破坏性，引发声音嘶哑、呼吸困难等。偶见内生型瘘管在压迫舌根时从舌盲孔有分泌物溢出。

问题　根据主诉和病史，在问诊中需要注意哪些要点？

思路

1. 以颈前中线肿物为中心，进行典型症状和有鉴别诊断意义的阴性症状的问诊。

2. 问诊要点

(1) 肿物发现时间和进展过程；

(2) 肿物是否随吞咽活动，有无肿胀、疼痛等不适症状；

(3) 有无颈前瘘孔，如有是否发生过流脓或溢液；

(4) 有无声音嘶哑、呼吸障碍或吞咽困难等；

(5) 既往诊疗经过及家族史。

追问病史　患者1个月前自行发现颈前正中有一肿物，无疼痛，随吞咽上下活动，无颈部流脓、溢液，无声嘶、憋气，无发热，肿物大小未见明显变化，未予特殊治疗。既往无其他系统疾病及家族史。

【体格检查】

问题　为进一步明确诊断，查体需要注意哪些要点？

思路　检查肿物的部位、质地、大小，有无粘连，有无压痛，是否随吞咽活动，颈前有无瘘孔及溢液。

专科检查　颈前正中舌骨水平可触及一表面光滑的圆形肿物，直径约3cm，质韧，边界清楚，随吞咽活动，无明显压痛。颈前皮肤和舌根未发现瘘孔及舌盲孔开放。

【辅助检查】

问题1　为明确诊断，首选何种检查？

思路　结合病史及专科检查，甲状舌管囊肿的可能性大，超声是最常用的无创检查手段，其对囊肿的形态、性质的判断具有较高的诊断价值。典型的超声图像特征为边界清晰的囊性肿物，内部为无回声及低回声，有时可探及条索状结构与囊肿相连。为了有利于鉴别诊断，建议同时完成甲状腺及颈部淋巴结超声检查。

问题2　必要时还需进行哪些辅助检查？

思路　主要是影像学检查，但CT与MRI一般无须同时进行。

(1) CT：可了解囊肿形态及其与周围组织结构关系。

(2) MRI：具有CT同样的功能，更有利于了解肿物的性质，具有确诊价值。

(3) 甲状腺同位素扫描：对排除异位甲状腺很有帮助。若经超声、CT等检查在正常甲状腺区域未发现甲状腺者，必须行同位素扫描来除外完全性异位甲状腺。

(4) 瘘管造影或染色剂示踪：如有瘘孔可术前向瘘口内注入造影剂，然后拍摄颈部正侧位X线片以求了解瘘管的长度及走行。也可于手术前向瘘口内注入亚甲蓝，对术中辨认追踪瘘管将有帮助；对于完全性瘘管的窦道，染色剂可能从舌盲孔溢出而使舌根泛蓝，对病情的预估具有帮助(图34-1~图34-3)。

辅助检查结果　颈部超声：甲状腺大小形态正常，颈前可见一囊性包块，大小约3.5cm×4.0cm×3.0cm，边界清晰，囊内未探及血流信号。

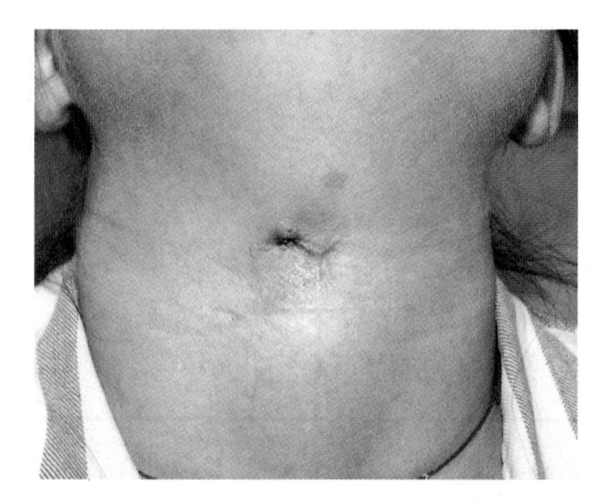

图 34-1 甲状舌管瘘颈外瘘口

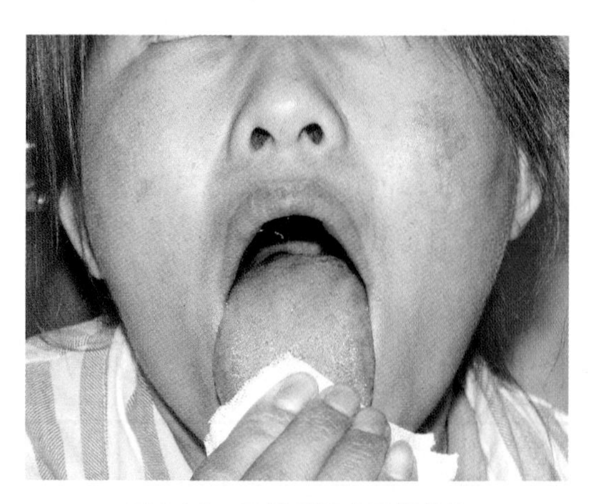

图 34-2 甲状舌管瘘舌根蓝染

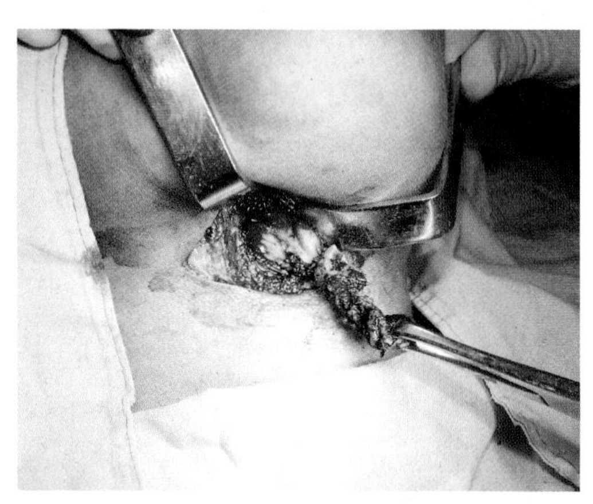

图 34-3 甲状舌管瘘手术

【诊断】

问题 本病例的诊断及诊断依据是什么?

思路 根据患者颈前正中肿物的病史、查体以及辅助检查,甲状舌管囊肿的诊断比较明确。

【鉴别诊断】

问题 甲状舌管囊肿及瘘管应与哪些疾病进行鉴别?

思路 主要应与颈部中线肿块类疾病相鉴别。

(1)皮样囊肿、皮脂腺囊肿:位置较表浅,多与皮肤粘连,不随吞咽及伸舌活动。

(2)颈部淋巴结炎:多病史较短,具有感染诱因或炎症表现。

(3)鳃裂囊肿及瘘管:第二至第四鳃裂囊肿是最常见的颈侧先天畸形,一般不发生在颈中线上。

(4)异位甲状腺:可位于舌根部及颈前正中,易误诊为甲状舌管囊肿。超声的诊断价值较大,正常甲状腺区域可能无甲状腺组织,颈前肿物回声不均匀,其内血流丰富。甲状腺核素扫描可明确诊断。

【治疗方案】

问题 1 患者下一步应当如何处理?

思路 患者甲状舌管囊肿的诊断明确,手术切除是治疗的主要手段。若有急性感染,应控制感染至少 2 周后再行手术。若囊肿较小,无明显临床症状也可随诊观察,必要时再进行手术。

问题 2 术前交代的主要内容有哪些?

思路 主要针对手术意义和术中、术后可能出现的问题进行沟通。

(1)首先要向患者及其家属介绍病情和治疗方案。

(2)介绍麻醉方式、手术方案和手术大致内容。

(3)交代术中及术后可能出现的并发症及其处理办法,主要包括术中术后出血,术中需切除部分舌骨,神经功能损伤,切口瘢痕,以及术后复发等。

(4)介绍术后换药、拆线时间以及进食注意事项。

住院期间检查及治疗　入院后完成术前常规检查，各项检查结果未见异常。在各项术前准备完成后于全麻下行甲状舌管囊肿切除术。

手术情况　术中行颈部舌骨水平横行切口，切断颈阔肌，分离至肿物包膜，沿其周围进行分离，直至舌骨。分离舌骨周围肌肉，切断与囊肿关联部位舌骨体，见肿物延伸至舌骨背侧，继续将其完整分离，探查未见明显瘘管，将肿物连同舌骨体完整切除。检查标本囊壁完整，剖开囊壁有黄色黏液流出，符合囊肿表现。术腔仔细止血，逐层缝合，留置引流，颈部包扎。

【术中要点】

问题　术中应注意哪些问题？

思路

(1) 麻醉：一般采用全身麻醉，对于成年人也可采用局部麻醉。局部麻醉时注意注射麻醉剂进针时勿刺破肿物，破坏囊肿的完整性。

(2) 体位和切口：采用头后仰及垫肩可便于肿物暴露。切口一般为舌骨水平横切口，如肿物过大，可于肿物最为突出部附近皮纹做横行切口。

(3) 切除舌骨体：为防止术后复发，应常规切除舌骨体中段与囊肿关联部骨质。Sistrunk 提出扩大切除范围，包括：甲状舌管囊肿、瘘道、舌骨中段和舌骨上肌群内的瘘道组织至舌盲孔，这已成为手术治疗先天性甲状舌管囊肿及瘘管的金标准。

(4) 染色与减容：对于瘘管，尤其是舌骨上瘘管可行亚甲蓝囊内注射，可便于术中辨认追踪，防止遗留；过大的囊肿可以在控制其完整性的前提下抽出部分囊液减容，以便分离操作。

(5) 病检：如术中发现肿物性状不符合囊肿，应取材送术中快速病理检查，以防误切除异位甲状腺，对于囊实性肿物还应排除恶变的可能。

【术后情况】

按颈部术后护理常规，由半流食逐渐过渡到软食，给予抗感染对症治疗，恢复顺利。术后无发热及呼吸障碍。局部情况：颈部引流放置 24h，局部加压包扎。术后 7d 拆除切口缝线，病理结果回报：囊壁内附假复层纤毛柱状上皮，符合甲状舌管囊肿。

【病情观察】

问题　术后应注意患者哪些情况？

思路　除注意观察患者基本生命体征外，还应观察是否有呼吸困难等症状；注意患者有无发热，警惕口底术区感染；局部应注意颈部敷料渗出情况及引流液的量及性质，引流可留置 48h；术中舌骨上下肌群部分切断，故要嘱患者少做吞咽动作，饮食以软食为主。此外还有出院后随访等。

小　结

甲状舌管囊肿及瘘管是颈部常见先天性疾病，由甲状舌管退化不全而形成，表现为颈前正中肿物或瘘孔，检查以超声等影像学检查为主，应注意与其他颈部肿块性疾病相鉴别。治疗主要是手术切除。

（李慧军）

第二节　鳃裂囊肿及瘘管

疾病概要

鳃裂囊肿及瘘管（branchial cyst and fistula）是一类颈部先天性疾病，由第一至第四各对鳃裂未完全退化的遗留组织所构成，它们的临床表现复杂多样，可表现为耳部及颈侧不同部位皮肤或组织器官内的囊肿、瘘管或窦道。

知识点

鳃裂囊肿及瘘的发病机制见图34-4。

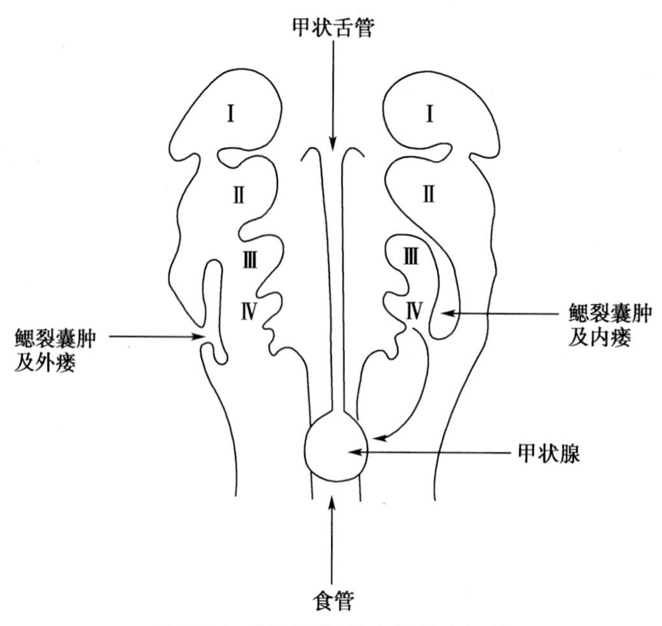

图34-4 鳃裂囊肿及瘘的发病机制

人胚发育第4周时，中胚层增殖形成5对鳃弓，在每两个鳃弓之间外胚层凹陷形成鳃沟，内胚层则凹陷形成咽囊。鳃沟与咽囊之间少量间充质形成鳃膜。鳃弓、鳃沟、鳃膜与咽囊统称鳃器。胚胎发育第4周以后，鳃器将开始演化颜面颈部各种结构及器官。鳃裂畸形包括第一鳃裂的耳颈瘘管和第二、第三、第四鳃裂的颈侧瘘管及囊肿。两端均有开口者称为瘘管，仅一端开口者称为不完全瘘管或窦道；若两端均无开口，仅为残留于组织内的上皮腔隙，因其内有分泌物潴留，称为囊肿。形成机制有如下学说：①鳃器上皮细胞残留；②鳃沟闭合不全；③鳃膜破裂；④鳃器发育异常；⑤颈窦存留等。

【主诉】

患者，女，28岁。因“左颈侧肿胀、瘘孔反复流脓20余年”就诊。

【初步诊断】

问题 根据主诉，应考虑哪些疾病？最有可能的诊断是什么？

思路 患者有长期反复的颈部感染病史，而且有瘘孔形成。考虑先天性瘘管和感染性疾病如颈淋巴结核的可能大。如果排除了结核病史，在颈部先天性疾病中，通常位于颈前中线的甲状舌管囊肿或瘘管可能性不大，而颈侧鳃裂瘘管的可能性比较大。

【问诊】

问题 根据主诉，在问诊中需要注意哪些要点？

思路

1. 应围绕颈部感染和颈部瘘孔为重点进行问诊。

2. 问诊要点

(1)发现瘘孔的时间及之后的演变；

(2)每次发生感染时的诱因和症状，治疗方案；

(3)耳周及对侧颈部有否瘘口或肿胀;

(4)伴发症状或有意义的阴性症状:是否伴有低热、声嘶、吞咽不适、疼痛等表现;

(5)既往史及家族史:是否有结核病史或其他淋巴结炎病史,家族有否类似患者。

病史问诊　患者出生后即发现左侧颈部胸锁乳突肌前缘的中下 1/3 相交处针尖样小孔,伴有白色黏稠分泌物,7 岁时出现左侧颈部充血,肿痛,1 周后自行破溃流脓后好转,无外耳道流脓史。上述症状每年或轻或重发作 1~2 次。为求进一步诊治来院。既往:无其他系统性疾病及家族史。

知识点

鳃裂囊肿及瘘管的分类

1. 第 1 鳃裂瘘管　又称耳颈瘘管,位置常在外耳道或深及咽鼓管的下面,可行经面神经主干或其较大分支的外侧或内侧,向下达舌骨水平以上部位;外瘘口常位于耳垂或下颌角的前后,内瘘口常通向外耳道,也有通向中耳腔甚至咽鼓管的。

2. 第 2 鳃裂瘘管　完全性瘘管的外口位于胸锁乳突肌前缘的中下 1/3 相交处,瘘管经过颈阔肌(第二鳃弓)深侧,沿颈动脉鞘(第三鳃弓)上行,穿过颈内、外动脉之间,经舌下神经、舌咽神经的浅面,向内终止于扁桃体窝。

3. 第 3 鳃裂瘘管　瘘管外口位置大致同第 2 鳃裂瘘管,瘘管顺颈动脉鞘上行,越过舌下神经,穿过舌骨与喉上神经间的甲状舌骨膜,终止于梨状窝内口处。

4. 第 4 鳃裂瘘管及囊肿　多见于左侧,可能与右侧后鳃体缺如或退化等因素有关。经典路径为源于梨状窝尖部,沿气管食管沟下行,与喉返神经平行进入胸腔,左侧绕主动脉弓(第 4 鳃弓),右侧绕锁骨下动脉(第 4 鳃弓)。随后,瘘道向上在舌下神经上方形成第二次环绕后再次下行,最后终于胸锁乳突肌前缘的皮肤开口,但此走行线路很少在临床手术中证实。

【体格检查】

问题　为进一步明确诊断,查体需要注意哪些要点?

思路　应重点检查颈部及外耳道、咽腔、梨状窝、扁桃体等部位有无瘘口,触诊有无条索样肿物。

专科检查　左侧颈部胸锁乳突肌前缘的中下 1/3 相交处可见瘘孔,周围皮肤可见瘢痕形成,按压无明显脓性分泌物,未扪及明显条索样肿物。耳周及对侧颈部无异常。

【辅助检查】

问题 1　为进一步明确诊断,此时首选哪项检查?

思路　结合病史及专科检查,鳃裂瘘管诊断的可能性大,检查首选瘘管造影 CT 扫描或颈部正侧位 X 线片,不仅可以显示瘘管的位置和走行,还可以清楚显示瘘管与周围组织的毗邻关系(图 34-5)。

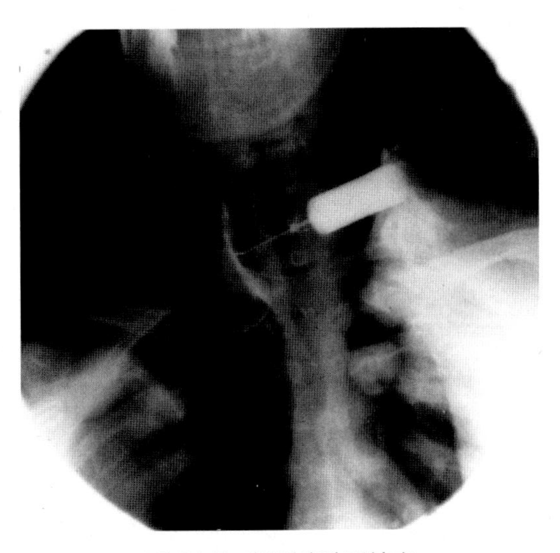

图 34-5　鳃裂瘘造影检查

问题 2　以诊治为目的,还需进行哪些辅助检查?

思路　主要是影像学定位和排除其他感染性疾病

(1)内窥镜检查:电子喉镜检查有助于发现咽部或梨状窝瘘口;颈外瘘口注入亚甲蓝染色剂后经直达喉镜或食管镜观察有无口咽、下咽腔或食管腔内蓝染定位的内瘘口。

(2)超声检查:可以鉴别肿块或条索的囊实性以及走行。

(3)食管钡餐造影:可能了解到内瘘口情况(图 34-6)。

(4)特异性化验:排除结核病等和其他颈部淋巴系列疾病。

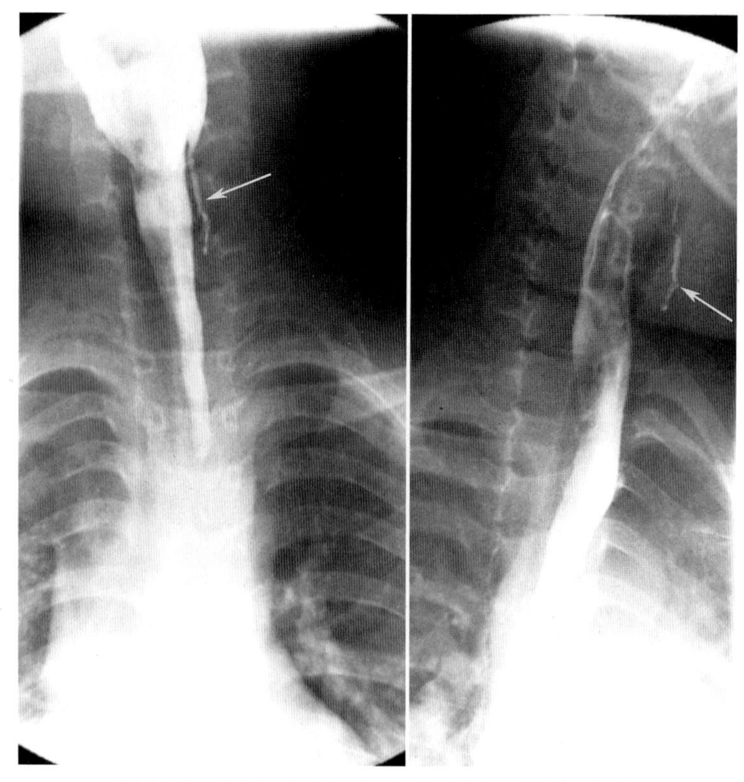

图 34-6 梨状窝瘘食管钡剂显影(箭头示瘘管位置)

辅助检查结果 颈部瘘管造影 CT 显示:造影剂经胸锁乳突肌内侧上行,并经甲状腺左叶外侧缘向上,达左侧甲状软骨下角水平。电子喉镜检查:左侧梨状窝可见脓液。颈部超声:左侧颈部甲状腺周围见不规则低回声区。

【诊断】

问题 本病例的临床诊断及其诊断依据是什么?

思路 根据患者的左颈侧肿胀、瘘孔反复流脓多年病史、查体发现左侧颈部瘘口,结合颈部瘘管造影 CT 检查结果及内镜检查所示的左侧梨状窝脓液,基本可以诊断为第三或第四鳃裂瘘管。

【鉴别诊断】

问题 除鳃裂瘘管外,本病例还应与哪些疾病相鉴别?

思路 本病应与其他颈部先天性疾病和淋巴系列疾病进行鉴别。

(1)耳前瘘管:耳轮脚前下方瘘孔,感染时局部充血、肿胀。为胚胎期第一、第二腮弓的小丘样结节融合不良或第一腮沟封闭不全所致。

(2)甲状舌管囊肿或瘘管:一般位于舌骨附近颈前正中线,为甲状舌管退化不全所致。

(3)颈淋巴结结核:多有结核病史,颈部可有多处炎症瘢痕。脓性分泌物结核杆菌检查或特异性结核化验可以鉴别。

【治疗方案】

问题 1 患者下一步应当如何处理?

思路 患者鳃裂瘘管的诊断较明确,且反复感染,在急性感染控制后应尽早手术。如无明显症状可临床随诊观察,必要时实施手术。

问题 2 术前交代的主要内容有哪些?

思路

(1)首先要向患者及其家属介绍病情和治疗方案。

(2)介绍麻醉方式、手术方案和手术大致内容。

(3)交代术中及术后可能出现的问题及其处理办法,主要包括术中血管损伤,术中可能切除部分甲状腺,喉返神经损伤,切口瘢痕,以及术后复发等。

(4)介绍术后换药、拆线时间以及进食注意事项。

住院期间检查及治疗 入院后完成术前常规检查,各项检查结果未见异常。术前准备完成后于全麻下行鳃裂瘘管切除术。

手术情况 术中梭形切开瘘口周围瘢痕并向外侧转向左后上方延长切口,自外向内沿瘘管一直追寻到甲状腺外侧,可见瘘管与一有包膜的包块相连,包块与甲状腺粘连,侵及甲状腺叶深方气管食管沟,分离暴露喉返神经,见包块内上方与梨状窝相连,将瘘管及包块、患侧甲状腺和梨状窝黏膜一并切除。仔细止血,冲洗术腔,修复梨状窝黏膜缺损,留置鼻饲管,术腔放置负压引流,逐层缝合关闭术腔,加压包扎。

【术中要点】

问题 术中应注意哪些问题?

思路 术中循瘘管找到内瘘口是避免复发、手术成功的关键。术前检查示有内瘘口者,术中追寻到内瘘口,对其进行结扎切断、内翻荷包缝合。术前检查未见内瘘口者,术中一定要解剖至气管食管沟,沿此向上检查咽侧壁直至喉返神经入喉处附近,向下检查颈段食管周围,仔细寻找有无瘘管及内瘘口。若病变与甲状腺粘连或穿经甲状腺,须做甲状腺腺叶部分切除,可避免瘘道的残留。如梨状窝黏膜切除较多者,术中可留置鼻饲管以保证局部制动休息。

术后情况 按照颈部术后护理常规,鼻饲1周,然后由半流食逐渐过渡到软食,给予预防感染、对症治疗。局部情况:颈部负压引流放置48h,局部加压包扎。术后7d拆线,切口愈合良好。病理回报:送检皮肤皮下及少许骨骼肌组织及甲状腺组织,内见被覆鳞状上皮的管腔形成,符合鳃裂瘘管。

【病情观察】

问题 术后应注意患者哪些情况?

思路 鳃裂瘘管术后,除注意观察患者生命体征外,还应注意观察引流液是否异常,颈部尽量制动休息,预防感染,防止咽瘘形成。此外,出院后如有不适随时就诊。

鳃裂囊肿及瘘管是颈部常见的先天性疾病,临床表现为颈部瘘口、窦道和条索样肿块,颈部瘘管影像学造影检查是诊断本病的主要方法。本病需与其他颈部出现瘘管或囊肿的疾病相鉴别。手术切除是主要治疗手段。

颈部先天性疾病
习题

(李慧军)

第三十五章　颈部外伤

颈部外伤按伤口局部情况可分为颈部闭合性创伤、颈部开放性创伤，可能损伤咽、喉、气管、甲状腺、血管、神经、食管、肌肉、颈椎等器官。颈部创伤的常见原因有撞击伤、挤压伤、勒缢伤、锐器刺割伤、异物伤及火器枪弹伤等机械性创伤；还有化学腐蚀伤、烧伤、冻伤、辐射伤等物理化学性损伤。

第一节　颈部闭合性创伤

疾病概要

颈部闭合性创伤是指颈部受到钝性撞击引起的损伤，颈部皮肤无伤口。临床表现可有颈部损伤处淤血，疼痛，咳嗽，咯血或呕血，声音嘶哑，呼吸困难，吞咽困难，血肿，颈部皮下气肿，气胸，神经受压，颈部活动障碍，脑缺血等症状。严重者可出现窒息、失血性休克等。由于伤后一段时间症状及体征不明显，往往容易被忽视。应该密切观察，必要时行颈部CT、MRI扫描，电子鼻咽喉镜检查，食管碘油造影等辅助检查。呼吸困难明显者，应及时行气管切开术。

【主诉】

患者，男，58岁。主因“车祸致颈部疼痛，声音嘶哑1h”就诊。

【印象诊断】

问题　根据主诉，应考虑哪些疾病？最有可能损伤的部位是哪里？

思路　患者有车祸外伤病史，颈部皮肤无伤口。首先考虑颈部闭合性外伤，患者伤后声嘶，最大可能是外力从前侧撞击损伤喉、气管所致，若外力从后部撞击或惯性“挥鞭伤”可能导致颈椎损伤，出现颈部活动障碍或肢体瘫痪。

知识点

颈部闭合性创伤可能出现的症状

颈部损伤处疼痛，淤血，咳嗽，咯血或呕血，声音嘶哑，呼吸困难，吞咽困难，血肿，颈部皮下气肿，气胸，神经受压，脑缺血，颈部活动受限甚至截瘫等症状。

【问诊】

问题　根据主诉，在问诊中需要注意哪些要点？

思路

1. 颈部外伤后出现局部疼痛、声音嘶哑，应该了解是否有呼吸困难、吞咽困难、颈部活动受限、肢体运动障碍等。

2. 问诊要点

(1) 受伤经过，碰撞物形状，属性，颈部着力点，撞击速度，是否有惯性“挥鞭伤”。

(2)是否有呼吸困难、吞咽困难,颈部活动受限等,当时是否出现意识障碍。

(3)伴发症状,如是否有咳嗽、咯血、肢体无力等。

(4)既往诊疗经过,以及慢性疾病史:如采取过哪些治疗,疗效如何;是否有糖尿病、心脑血管疾病、外伤手术史、传染病史等。

病史问诊 患者于1h前发生车祸,乘坐公交车紧急刹车,颈部撞击前面的座椅上缘。外伤后出现颈部疼痛、咳嗽、轻度声音嘶哑,咳痰中带有少量血丝。说话及吞咽疼痛加重。车祸发生后头脑清醒,无头晕。颈部转动时颈前部有轻微疼痛,但颈椎活动尚自如。无四肢无力、感觉障碍等。既往有高血压病史5年,颈动脉彩色多普勒超声发现有颈动脉粥样硬化斑块形成。

知识点

挥鞭伤

机动车静止或向前行驶时,受到后方追尾撞击的一瞬间躯体较头部更向前,致颈部有后仰,当时力量作用于颈前部软组织,引起牵拉而致颈前部肌肉及软组织的拉伤,可引起前纵韧带的断裂或者造成颈椎间盘脱出,形成脊髓压迫,影像学可看不到颈椎的损伤。主要表现为颈部前方软组织疼痛,可出现交感神经症状及脊髓功能障碍表现。

【体格检查】

问题 为进一步明确诊断,查体需要注意哪些要点?

思路 首先应重点检查喉和气管,是否有软骨的骨折或移位,喉气管黏膜的挫裂伤、撕脱等,是否有颈部出血、皮下气肿等。此外,还应注意咽和食管,颈动脉及甲状腺、颈椎是否有损伤。必要时请骨科、血管外科会诊。

知识点

喉和气管闭合性创伤可能的临床表现

1. 喉痛、颈前痛 喉部及颈前气管区局部疼痛及压痛。

2. 声嘶 声音嘶哑或失声。

3. 咯血 喉气管黏膜损伤可有少量咯血,如有软骨骨折伤及血管,可引起较为严重的咯血。

4. 颈部皮下气肿 如有喉气管黏膜损伤和软骨骨折,可发生颈部皮下气肿。严重时气肿可扩展到面部、胸部和纵隔。

5. 呼吸困难 如喉气管黏膜发生严重的肿胀、血肿,双侧喉返神经损伤、气管断裂等均可出现呼吸困难,甚至窒息。

专科检查 神清,痛苦面容,血压150/95mmHg,呼吸尚平顺。颈前中下部见皮肤肿胀、皮下淤血,局部压痛,以甲状软骨和气管前壁处触痛较为明显。可触及皮下捻发感。双侧鼓膜完整,标志清楚,粗测听力大致正常。鼻腔通畅,未见血迹及分泌物。口咽部未见明显异常。间接喉镜检查欠配合,伸舌有困难。

【辅助检查】

问题1 为进一步明确诊断,此时最需要进行何种检查?

思路 结合病史及查体,颈前中下部见皮肤肿胀、淤血,压痛明显,以甲状软骨和气管前壁处触痛较为明显,可触及皮下捻发感。考虑颈部闭合性创伤、喉气管创伤的可能性大。此时,颈部高分辨率CT是最有效的诊断方法。CT能够清晰地显示颈部精细解剖结构,对判断喉、气管软骨是否有骨折、移位有重要意义。

问题2 为了制定诊疗方案,还需要进行哪些辅助检查?

思路 三维重建CT,可以了解是否有软骨骨折移位、黏膜撕脱或缺损等更为详细的信息。根据病情,可行电子鼻咽喉镜检查。

辅助检查结果　颈部CT检查，提示颈部间隙可见少量气影，甲状软骨和气管软骨环可见局部不连续，但软骨移位尚不明显，甲状腺形态及位置正常，右侧甲状腺包膜表面毛糙。颈椎未见明显异常。电子鼻咽喉镜检查见鼻腔及口咽部未见明显异常；喉腔前部、气管前壁黏膜下淤血，以右侧为著；双侧声带略为水肿，杓状软骨位置正常，双侧声带运动尚自如。

【病情分析】

问题1　根据目前的患者情况及辅助检查结果，对诊治方案有何提示？

思路　考虑创伤的钝力直接从正面撞击颈部，喉气管被挤压在坚硬的脊柱上，引起喉及气管的软骨骨折及软组织撕裂。目前应该密切观察患者的呼吸情况，做好气管切开或气管插管准备。床边备气管切开包、手套、站灯、抢救车等器物。对呼吸困难不严重的患者可以继续观察，如果呼吸困难明显或逐渐加重，应该及时行气管切开。

问题2　对咽部及食管可能损伤应如何评估？

思路　可嘱患者做吞咽动作，如果吞咽时疼痛加剧，加上有皮下气肿，应考虑咽、食管损伤。可行食管X线造影，造影剂尽量选择碘剂或泛影葡胺，而不用钡剂。因为钡剂可从损伤的咽、食管裂口进入周围间隙滞留导致严重并发症。必要时还可以行纤维食管镜或硬管食管镜检查。

【诊断】

问题1　本病例的初步诊断及其诊断依据是什么？

思路　根据患者的病史、症状、体征及CT和电子喉镜检查，诊断为：①闭合性喉、气管创伤：喉、气管软骨骨折；②高血压病；③颈动脉粥样硬化。

问题2　如果喉气管软骨骨折移位，特别是环状软骨粉碎性骨折或气管完全离断，导致严重的呼吸困难，应该如何处理？

思路　较小的喉气管黏膜损伤不需要缝合。如果喉气管黏膜撕裂口较大，伴有软骨骨折移位，环状软骨、气管软骨粉碎性骨折或气管完全断离者，应该行低位气管切开术，或经口插入气管插管的情况下，予以骨折复位，妥善缝合损伤的喉气管黏膜。必要时放置喉模或T形管防止喉气管狭窄。伤后7~10d予以鼻饲饮食，减少喉的运动，以利于损伤部位的愈合。

【治疗方案】

问题1　患者下一步应当如何处理？

思路　患者应该严密观察，收入病房，卧床休息，暂时禁止饮食，减少说话及吞咽。予以激素如布地奈德雾化吸入，静脉给予非甾体类镇痛药等处理。若无明显感染征象可以不使用抗生素。密切观察，做好气管切开准备，根据病情变化制订下一步的治疗方案。

住院期间检查及治疗　入院后完成术前常规检查，包括：三大常规、血生化（肝功、肾功、血糖、电解质等）、凝血功能、肝炎系列+HIV+TP（乙肝、梅毒、艾滋病及丙肝相关抗体）、血型、胸部X线平片、心电图。各项检查结果未见异常。入院后患者颈部疼痛有减轻，咳嗽减少，未有明显咯血。颈部皮下气肿范围无扩大。

问题2　患者住院后5h，右侧颈部出现局部肿胀加重，无肢体肌力下降，无呼吸困难。此时应考虑什么病，应该做哪些检查？

思路　应该考虑是否有血管性损伤，特别是颈部血管的损伤、甲状腺的挫伤。由于患者有高血压及颈动脉粥样硬化斑块形成病，应该急行甲状腺及颈部血管彩色多普勒超声、颈部CT检查或DSA检查。

辅助检查结果　颈部超声检查提示甲状腺右侧的体积增大，甲状腺包膜完整，右侧叶表面可见不规则密度增高影压迫右侧颈动脉鞘。右侧颈动脉区未见管壁扩张。

问题3　目前考虑什么病，如何处理？

思路　目前考虑甲状腺挫伤后伴出血。可以先保守治疗，如出现呼吸困难并加重及神经压迫症状，应手术探查，清除血肿，修补甲状腺。

知识点

甲状腺解剖

甲状腺呈“H”形,由两侧叶和一个峡部组成。侧叶略呈锥形,贴于喉和气管的面上端达甲状软骨中部,下端达第6气管环。峡部连接两侧叶,位于第2~4气管环前方。

甲状腺的血管供应:有3对动脉和3对静脉,各动脉彼此吻合,静脉在腺体表面吻合成丛,腺体内存在动、静脉吻合。

甲状腺上动脉:多由颈外动脉起始处及甲状软骨上缘平面发出,向内下行。

甲状腺下动脉:多由甲状颈干发出。

甲状腺最下动脉:较少见,多发自主动脉弓或无名动脉。

甲状腺静脉:由甲状腺前面形成的静脉丛,汇集成上、中、下静脉。

问题4　颈部血肿应该与哪种疾病鉴别?

思路　应该与颈动脉创伤性栓塞、颈动脉瘤形成鉴别。

知识点

颈动脉创伤性栓塞的发病机制

颈动脉被外力牵拉或直接挫伤后,富有弹性的外膜往往保持完整,而内膜和中层发生损伤。内膜撕裂后,其创面形成血栓,血栓逐渐加大,可引起颈动脉完全堵塞。若动脉内膜和中层因挫伤而撕裂或中断,在较高的动脉压作用下,可引起内膜广泛性剥离,形成剥离性动脉瘤,在原有动脉粥样硬化的基础上更易发生。

问题5　颈动脉血肿及颈动脉瘤的治疗原则是什么?

思路　原则是解除血管痉挛,防止和阻止血栓形成及扩散,保证脑血供。保守治疗包括:绝对的卧床休息,严格限制头颈部活动,应用血管解痉药物,也可以行颈交感链封闭或切断术。适当应用抗凝剂,但是脑出血者禁用。如果保守治疗无效,血栓继续增大引起脑缺血等严重并发症者,考虑请血管外科手术取出血栓。手术治疗的危险性大,死亡率及致残率高。

【病情观察】

问题1　应注意患者哪些情况?

思路　应注意观察颈部肿块是否持续性增大,同时注意患者血压、脉搏、肢体活动及神志情况。

问题2　此时最需要哪些检查?

思路　颅脑和颈部CT。CT检查可以了解甲状腺血肿体积变化,是否有颅内缺血征象。

问题3　经过绝对的卧床休息,严格限制头颈部活动,患者颈部肿块无继续增大。下一步应如何处理?

思路　经过保守治疗,颈部血肿肿块未见明显增大,脑内无缺血表现,可以继续保守治疗。

【出院随访】

问题　患者何时可以出院?出院后应注意些什么?

思路　经过治疗,患者未出现昏迷,四肢肌力正常。颈部疼痛逐渐消失,颈部皮下气肿逐渐消退,颈部血肿肿块逐渐变小。入院后第二天开始予以鼻饲饮食。治疗1周后拔除鼻饲管经口进食正常。复查颈部CT见颈部血块体积逐渐变小,喉气管软骨骨折无明显移位,可以考虑出院。出院后应该注意颈部制动,防止剧烈运动及再次颈部创伤。

出院后情况　本例患者出院后定期复查,无呼吸困难,无声音嘶哑等。

知识点

闭合性颈部创伤，颈部皮肤可有淤斑或血肿，皮下气肿时可扪及捻发音，喉部疼痛明显且出现压痛。对甲状软骨骨折塌陷需要颈部高分辨CT，电子鼻咽喉镜检查。若喉黏膜轻度淤血、肿胀或软骨骨折但错位不明显、不影响呼吸者，可应用抗生素、激素及雾化吸入保守治疗。对于咽喉黏膜撕裂明显、水肿严重、软骨骨折并有明显移位、进行性皮下气肿、严重呼吸困难者可行气管切开、喉裂开探查、软骨骨折整复等处理。

颈部闭合性创伤
习题

（任晓勇）

第二节　颈部开放性创伤

疾病概要

颈部开放性创伤是指颈部受到锐器刺割伤或火器伤引起的损伤，颈部皮肤有伤口。通常有血管损伤并伴神经损伤。喉、气管、食管及甲状腺损伤较为常见。临床表现可有颈部出血，空气逸出，呼吸困难，吞咽困难，血肿形成，神经受损，脑缺血等症状。严重患者可出现窒息、失血性休克等，死亡率高。

【主诉】

患者，男，53岁。主因“摔倒后颈部被锐物刺伤6h”就诊。

【印象诊断】

问题　根据主诉，应考虑哪些疾病？最有可能损伤部位是哪里？

思路　患者有外伤病史，颈部有明显伤口。首先考虑颈部开放性外伤，颈前外侧刺伤可能伤及较大血管以及喉、气管、食管等。

颈部开放性创伤可能出现的症状：颈部伤口出血、呼吸困难甚至窒息、吞咽困难、颈部皮下气肿、血肿、纵隔气肿、气胸咳嗽、咽瘘、失血性休克、脑缺血等。

【问诊】

问题　根据主诉，在问诊中需要注意哪些要点？

思路

1. 颈部开放性外伤后是否有颈部气体逸出、呼吸困难、窒息、出血过多、出血性休克等。摔伤史明确，应详细询问有无意识丧失，危及生命的合并伤如颅脑、脊髓、胸、腹等损伤。

2. 问诊要点

（1）了解颈部创伤机制及出血量，是否出现过喷射状出血。有无意识障碍、偏瘫等颅脑、颈髓损伤可能。

（2）是否有呼吸困难、吞咽困难，颈部活动障碍。

（3）既往诊疗经过，以及慢性疾病史：如采取过哪些治疗，疗效如何；是否有糖尿病、心脑血管疾病、外伤手术史、传染病史等，这些对诊治方案的制订有意义。

病史问诊 患者于6h前骑自行车时不慎摔倒，被路边尖锐石块刺伤颈部，刺伤部位在右侧颈前外侧，当时出血量大，约500ml以上，急诊到当地医院，局部加压血止，补液支持，转送我院。整个过程意识清楚，发声时颈部伤口漏气，伴有呛咳气促。既往无心脑血管及癫痫病史。

【体格检查】

问题1 为进一步明确诊断，查体需要注意哪些要点？

思路 首先要注意患者神志、生命体征，特别是血压、血氧饱和度等。了解大血管损伤情况，是否合并喉气管损伤。同时根据创伤机制注意是否有神经损伤可能。

专科检查 体温36.5℃，脉率75次/min，呼吸18次/min，血压120/50mmHg，神志清楚，平车入院，颈部皮肤淤血肿胀，可触及捻发感，正中偏右环状软骨水平见一长约6cm的斜行伤口，有气体漏出，伤口潜行深在，内部结构不清，有活动性出血，但无明显呼吸困难表现。右侧面颊皮肤擦伤。双肺呼吸音粗，可闻及痰鸣音。双侧瞳孔等大等圆，直径约3mm，对光反射灵敏，胸部无压痛，四肢活动自如。

知识点

查体时应注意根据伤口发生位置，逐一检查可能出现的颈部组织器官损伤，如咽、喉、气管、甲状腺、血管、神经、食管、肌肉、颈椎等器官，以免漏诊。

急查血常规：白细胞10.05×10^5/L，中性粒细胞百分比87.3%，红细胞5.0×10^{12}/L，血红蛋白浓度149g/L，血小板239×10^9/L。凝血六项基本正常。生化全套未见明显异常。B型尿钠肽(BNP) 76.23pg/ml(正常值76pg/ml)。

问题2 目前急需哪些处理？

思路 首先要保持呼吸道通畅，应该尽快建立人工气道。应行气管切开，放置带有气囊的插管。处理活动性出血，同时建立静脉通路，输液支持，保证血容量充足。

紧急处理：观察患者无明显呼吸困难，伤口活动性出血，压迫后止血。动态观察血压、脉搏、血常规和红细胞压积，同时配血备用。

知识点

颈部大血管损伤的诊断

如为开放性伤口且有喷射性大出血即可诊断。颈内静脉损伤后引起的空气栓塞：颈内静脉损伤后，吸气时由于胸腔负压作用，空气通过破损的静脉壁进入静脉内，引起空气栓塞，造成脑、肝、肾等重要器官的损害。大量空气进入血管引起的栓塞可以迅速导致死亡。

【辅助检查】

问题 为进一步明确诊断，此时最需要进行何种检查？

思路 结合病史及查体，颈部开放性创伤，喉气管创伤诊断可以成立，此时，颈部高分辨率CT是最有效的诊断方法。CT能够清晰地显示颈部精细解剖结构，是否有其他组织结构损伤。

辅助检查结果 ①CT所示双侧颈部间隙模糊，内可见气体影，右侧为著；双侧喉声门旁隙模糊，可见多发气体影；喉腔通畅，右侧梨状窝变浅变窄；右侧甲状软骨板部分不连续，会厌形态及密度未见明星异常；左侧梨状窝形态规则，甲状腺形态及密度正常(图35-1)。②胸部X线片检查未见明显异常。③心电图检查提示完全性右束支传到阻滞。

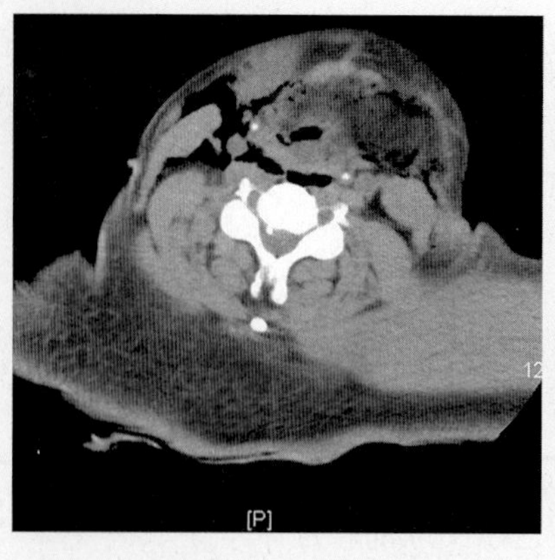

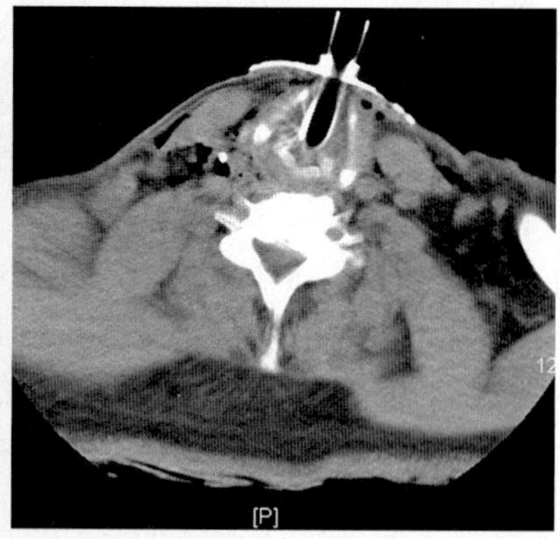

图35-1 颈部CT平扫

【病情分析】

问题 根据目前的患者情况及辅助检查结果，对诊治方案有何提示？

思路 考虑颈部血管、喉气管损伤，应该行手术探查，找到出血血管并结扎。根据情况处理喉气管伤口。收住入院，拟行急诊手术。

知识点

颈部开放性损伤手术探查指征

1. 伤口活动性出血。
2. 低血压伴有伤口出血史。
3. 进行性扩大的颈部血肿。
4. 上纵隔增宽。
5. 气管受压移位。
6. 上肢、颞浅动脉搏动消失。
7. 进行性中枢神经功能障碍。

【诊断】

问题 本病例的初步诊断及其诊断依据是什么？

思路 根据患者的病史、症状、体征及CT等辅助检查，初步诊断为：①开放性喉、气管创伤；②面部擦伤；③ 颈部血管创伤；④ 完全性右束支传导阻滞。

知识点

喉气管开放性损伤的临床表现

1. 空气逸出 呼吸时气体自气管破口逸出。若皮肤缺损较小，逸出的气体不能顺利排出，进入颈部皮下组织，形成皮下气肿或扩展形成纵隔气肿。

2. 刺激性咳嗽 血液、呕吐物、唾液等吸入气管内引起刺激性咳嗽。

3. 呼吸困难 气管损伤后局部肿胀、血凝块、分泌物、异物阻塞气道等均可引起呼吸困难。

4. 其他邻近部位损伤 气管损伤常伴有喉挫伤，出现声嘶，甚至失声。甲状腺损伤可引起大量出血。胸膜损伤可引起气胸，加重呼吸困难。

【治疗方案】

问题1 治疗方式的选择？

思路 先处理致命伤，再处理非致命伤。有危及生命的合并伤如颅脑、脊髓、胸、腹等损伤，应首先处理，待病情稳定后再处理喉外伤。如有呼吸困难者先行气管切开术或经喉气管断端插入气管套管，尽快建立人工气道。开放性颈部外伤清创缝合术，首先要找到出血部位充分止血。争取一期下咽及喉气管成型功能重建术。

问题 2 拟行急诊手术、术前谈话交代的主要内容有什么？

思路 由于病情复杂，术前评估病情难度较大，术中可能发现或出现不可预测的损伤。术中可能出现不可控制的出血，导致生命危险。术后可能出现喉气管狭窄，声音嘶哑，咽瘘，吞咽困难，拔管困难等。告知患者家属手术风险，术中可能用到喉气管支撑物，需要较长时间方可拔除。为了给伤口愈合创造条件，气管切开保留气管套管需要较长时间，需要鼻饲饮食。必要时需要二次或多次手术。

住院期间检查及治疗

入院后完成术前常规检查，包括：血常规、尿常规、粪常规、血生化(肝功、肾功、血糖、电解质等)、凝血功能、肝炎系列 +HIV+TP(乙肝、梅毒、艾滋病及丙肝相关抗体)、心电图。各项检查结果未见异常。

手术过程：先行局麻下常规气管切开术，插入 8 号带气囊套管。全身麻醉成功后头后仰，肩下垫枕。术中探查见颈部正中偏右侧平环状软骨水平有一不规则斜行伤口，长约 6cm，颈前带状肌及胸锁乳突肌部分糜烂，伤口深至左侧甲状软骨板后缘，软骨有小面积破损，咽侧黏膜撕裂，与梨状窝相通。仔细检查颈鞘，见颈内静脉撕裂，活动性出血；寻找裂口上下端，钳夹止血。随后用过氧化氢溶液、生理盐水反复冲洗术腔 3 遍，稀碘伏水消毒、冲洗创面，清除异物残渣。切断并双线结扎颈内静脉断端。顺咽瘘口探查咽喉腔黏膜无明显撕裂伤，甲状软骨破损及错位不著，4-0 可吸收线对位缝合黏膜，修剪肌肉予以外部加固。术腔放置负压引流，切除坏死皮缘，逐层对位缝合，术毕。患者麻醉苏醒后送重症监护室观察，生命体征平稳。术中出血约 100ml，手术麻醉效果满意，未输血。

【术中要点】

问题 1 术中如何重建喉、气管功能？

思路

1. 单纯会厌柄骨折 阻塞前连合者，只将会厌柄自黏膜下切除破碎软骨，内外黏软骨膜缝合，并固定于甲状软骨上缘。如会厌完全性破碎骨折，可用组织钳夹起会厌，沿撕脱的杓会厌皱襞自室带表面将会厌切除。

2. 甲状软骨骨折下陷 切开甲状软骨，缝合撕脱的声带及喉腔黏膜，复位下陷的甲状软骨并固定。

3. 喉气管横断伤 如喉气管腔内无明显损伤，断离两端距离不长，可将喉气管两端拉拢端端吻合。如喉气管横断两端距离长，难以拉拢缝合，可将甲状软骨上肌群及两侧甲状软骨上角切断，自甲状舌骨膜中间横行切开直至会厌前间隙，使喉下降后行喉气管端端吻合。喉气管行端端吻合者，头位要固定于前倾位，减少吻合口张力。

4. 喉气管横断伤合并食管、气管瘘 将食管瘘口区黏膜内翻缝合，取一带蒂带状肌瓣缝合于食管瘘口前壁，然后行喉气管端端吻合。

5. 必要时喉气管腔内可放入硅橡胶 用 T 形管支撑，预防喉气管狭窄。放硅橡胶 T 形管前量好距离，如置于声门，上端平杓状隆突平面；如置于声门下，T 形管上端距声门 1.5~2.0cm。根据损伤情况支撑物于术后 2 周至 1 个月取出，如为 T 形管需要 3~6 个月拔除。

问题 2 清创过程的注意事项？

思路

1. 开放性颈部外伤要认真清创，污物及异物要全部清除以减少感染。检查伤口内出血，充分止血，如颈部大血管破损出血，给予结扎、缝合或修补。

2. 对喉气管内破碎的黏膜及软骨应尽量保留，以免组织缺损过多遗留瘢痕狭窄。

3. 即使疑有伤口感染，也应在清创后于软骨表面缝合覆盖软组织，避免软骨直接暴露增加感染机会。

4. 分离喉气管周围组织时应注意保护喉返神经。如有喉返神经离断伤，尽可能找出喉返神经，吻合断端。

问题 3 术后最可能发生的并发症是什么？

思路 最常见并发症为喉、气管狭窄，神经血管损伤，切口感染等。

【术后诊断】

1. 颈部开放性创伤：喉气管创伤，咽部创伤，右侧颈内静脉创伤。
2. 面部擦伤。
3. 完全性右束支传导阻滞。

【病情观察】

问题 术后应注意患者哪些情况？

思路 注意保持气管套管通畅，饮食，严禁经口进食，注意颈部大血管再次出血可能。

术后情况 患者术后，给予抗炎、补液、止血等治疗。鼻饲饮食，气管切开护理。术后7d切口拆线，伤口Ⅱ/甲愈合。术后8d，拔除鼻饲管，改为经口进食无不适，同时更换10mm金属套管。次日起堵管，48h呼吸平稳，遂拔管，观察2d，气管切开口愈合好。电子喉镜检查，喉部气管黏膜稍有肿胀，双侧声带运动良好。予以出院。

【出院随访】

问题 出院后应注意哪些事情？

思路 出院后应该注意呼吸情况。1个月后复查电子喉镜，观察喉腔恢复状态。

知识点

开放性颈部创伤较为多见。切割伤多损伤喉、气管；穿透伤多损伤颈部软组织，包括血管、神经、咽、食管等。穿透伤往往因为外伤面积不大，未引起重视，可导致严重后果。开放性创伤由于血管、神经解剖关系密切，血管损伤常伴有神经损伤，应予以注意。处理原则是在保证气道通畅的前提下，尽快清创止血，争取一期喉气管功能重建。

颈部开放性创伤习题

（任晓勇）

第三十六章 咽旁间隙肿瘤

疾病概要

咽旁间隙（parapharyngeal space）位于翼内肌、腮腺深叶和咽缩肌之间，向上至颅底，向下至舌骨水平，前界为翼下颌韧带，后界为椎前筋膜。茎突将其分为前后两部，后部间隙较大，走行有颈内动静脉、后组脑神经和颈深上组淋巴结，为咽旁间隙原发肿瘤的好发部位。

【病史】

患者，男，35岁。平素身体健康，睡眠打鼾2年余，偶然于左下颌角处触及包块7d，于当地医院就诊，行颈部彩色多普勒超声示"探查见大小4cm×5cm包块"，当地医院予以抗炎等治疗，无效，来我院就诊。

知识点

咽旁间隙肿瘤的病因

原发咽旁间隙肿瘤较为少见，约占头颈部肿瘤的1%。其中良性肿瘤占70%~80%，恶性肿瘤占20%~30%，从肿瘤来源上看，原发咽旁间隙肿瘤多为唾液腺来源、神经来源和淋巴组织来源。

1. 唾液腺来源　唾液腺来源咽旁间隙肿瘤多位于咽旁间隙前部，占原发肿瘤的40%~50%。肿瘤可起自腮腺深叶、异位唾液腺组织或咽侧壁的小唾液腺体。多形性腺瘤为最常见的病理类型，占总数的80%~90%。其他良性病变包括单形性腺瘤和嗜酸性腺瘤（oncocytoma）等。多形性腺瘤癌变和腺样囊性癌是咽旁间隙前部最常见的恶性病变。其他唾液腺来源恶性病变有肌上皮癌、腺癌及滤泡细胞癌等。

2. 神经来源　神经来源咽旁间隙肿瘤好发于茎突后的咽旁间隙内，良性的神经鞘膜瘤、副神经节瘤和神经纤维瘤是该区域最常见的肿瘤，恶性病变包括神经鞘膜肉瘤、恶性副神经节瘤等。

神经鞘膜瘤来源于包绕神经的Schwann细胞，是最常见的神经来源的咽旁肿瘤，其多发于迷走神经和颈交感神经。该类肿瘤生长较慢，因而一般很少发生相应神经麻痹。神经鞘膜瘤包膜多完整，组织学上与神经有一定界限，可行完整的外科切除。但由于刺激等原因，术后仍有相当部分患者出现神经麻痹。

神经纤维瘤的包膜一般不完整而且可包绕原发神经。其可呈多灶性发病，比如神经纤维瘤病，在该类患者中，恶变的风险高。神经纤维瘤的手术多数需要断离原发神经。

副神经节作为化学感受器，分布于颈动脉体、颈静脉球和迷走神经，按其来源副神经节瘤可分为颈动脉体瘤、颈静脉球瘤和迷走神经体瘤等。部分肿瘤为多源性发生，并有少数肿瘤可分泌儿茶酚胺，导致发作性症状，如高血压及面色潮红等。

3. 淋巴组织来源　淋巴组织来源肿瘤占咽旁肿瘤的10%~15%，包括原发和转移肿瘤，以及感染性疾病。淋巴瘤是最常见的恶性病变，其他常见的肿瘤包括来自鼻咽、扁桃体等的转移。

4. 其他　少见咽旁间隙肿瘤。

【病史及体格检查】

问题　该患者的病史及专科检查须有哪些需要完善？

思路　引起颈部包块的病因包括原发性和继发性，颈侧区的肿大包块其可能的原发性疾病包括感染性、肿瘤性及风湿性疾病，继发性疾病多为头颈部恶性肿瘤的转移灶。因而对颈部包块患者的问诊及体格检查应围绕上述各种可能进行。

咽旁间隙位置隐蔽，早期不易发现，部分患者可于查体时发现而就诊，多数患者待肿物产生压迫症状或神经麻痹才就诊。颈部肿块和口咽部的膨隆是最常见阳性体征。肿瘤的位置不同症状也各异。鼻咽、口咽水平的肿瘤压迫可产生打鼾、耳部不适等，而口咽水平以下可有吞咽和呼吸的异常。因此，详细追问病史对于肿瘤的定位有重要意义。

体格检查包括咽部及颈部的视诊及触诊，范围包括扁桃体窝、口咽侧壁、后壁及软腭，可应用间接鼻咽镜和间接喉镜观察鼻咽及下咽区。早期肿瘤在查体中难以触及，较大者可于下颌缘下或口咽侧壁扪及，根据肿物的大小、质地、动度及搏动感可初步判断其性质。搏动性的包块应考虑血管来源的病变，如动脉瘤、动静脉畸形等。

知识点

咽旁肿瘤的临床表现包括：

1. 颈部肿物、咽部肿物
2. 单侧的耳部症状 分泌性中耳炎或咽鼓管异常开放等
3. 吞咽困难
4. 呼吸困难
5. 打鼾
6. 言语含糊不清
7. 后组脑神经症状（一侧舌肌麻痹、颈肩综合征等）
8. Horner 综合征
9. 疼痛
10. 张口受限
11. 儿茶酚胺分泌症状（高血压、面色潮红等）

追问病史，患者无疼痛、肿胀感，无发热、盗汗，无咯血，无关节疼痛，无黏膜下出血等，当地医院各项血液检查指标未见异常。专科检查可于其左下颌角处扪及一质韧包块，表面光滑，活动，无触痛，并于口咽内可窥及左侧咽侧壁隆起，触诊质韧。

【辅助检查】

问题 患者初步诊断印象为何？为进一步诊断还需哪些辅助检查？

思路 患者颈部包块位于咽侧壁及下颌骨深面，考虑咽旁间隙肿瘤的可能性大，为进一步明确包块的位置、大小、与周围结构的关系，可考虑行颈部强化 CT 和 / 或 MRI 检查。

患者的影像学检查见肿瘤位于左侧咽旁间隙，颈动静脉受肿瘤推挤向外移位，考虑神经源性肿瘤可能性大（图 36-1）。

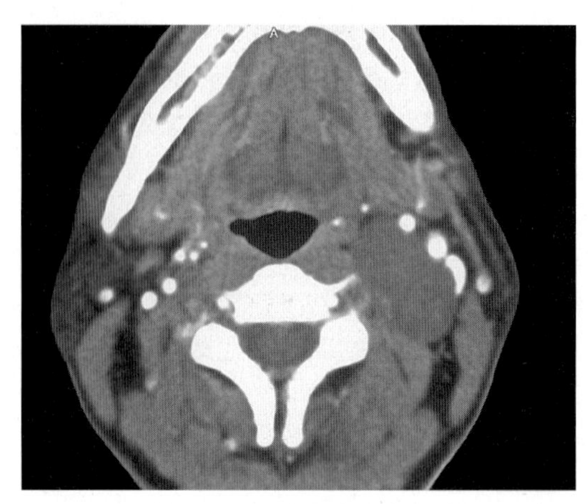

图 36-1 患者 CT 表现

知识点

几种常见咽旁间隙肿瘤的影像学表现

1. 多形性腺瘤　CT多呈中等密度，不均匀强化，MRI低T_1高T_2信号。肿物位于咽旁间隙前部，下颌骨和茎突之间距离增大，二腹肌后腹向后推移，某些层面上可见其与腮腺深叶相连。

2. 神经鞘膜瘤　CT及MRI表现与多形性腺瘤类似，但一般发生于咽旁间隙后部，茎突的后方，由于其好发于后组脑神经及颈交感神经，故可将血管推移位。多数将颈内动脉推向内侧，颈交感来源的肿瘤可将颈内动静脉推向外侧，但由于后组脑神经于血管的毗邻位置不定，故其之间的关系仅能做辅助性的鉴别诊断。

3. 颈动脉体瘤　位于动脉分叉外侧，可将颈内外动脉分离，CT见明显增强的包块，MRI呈T_1中信号，T_2中高信号，可见血管流空影。DSA见丰富的血供。

4. 淋巴结转移癌　可发于咽旁间隙的各个水平，CT中等密度，中央可有液性坏死暗区，中等强化，部分可有典型的环形强化。其他部位，如鼻咽、扁桃体等部位可找到原发病灶。

【诊断】

依据患者的病史、体征以及CT、MRI等影像学检查，一般不难作出诊断，但咽旁肿瘤的诊断更应对肿瘤的性质及来源作出判断，以便于制定出明确的治疗方案。

根据患者体格检查及颈部强化CT表现，肿瘤位于咽旁间隙后部，乏血流表现，初步推断为神经来源的咽旁间隙肿瘤。

【治疗】

问题　咽旁间隙肿瘤的治疗手段有哪些？

思路　手术治疗仍是咽旁间隙肿瘤最佳的诊断和治疗，术式的选择应该综合考虑肿瘤的大小、位置、同血管的关系和良恶倾向等因素。对于手术禁忌的患者，备选的治疗方案还包括放射治疗等。

知识点

术前准备

咽旁肿瘤手术需要细致的术前准备，尽量避免并发症的发生。肿瘤和颈部血管的关系须通过术前影像学予以明确。如果肿瘤呈搏动性或在CT上呈血管密度强化，应除外动脉瘤、动静脉畸形等血管来源病变。对于可能需要的动脉移植或旁路搭建，应同血管外科协作，共同制订手术方案，术前完成Matas试验等各项脑血管侧支循环功能高低的评估。

患者的后组脑神经功能在术前需要详细地检查，同时应评估患者对后组脑神经功能保留的诉求，应明确告知术后可能出现的吞咽、嗓音等功能障碍。部分肿瘤如颈静脉球瘤等同时累及咽旁间隙、颅底甚至颅内，需由神经外科会诊后制订手术方案。

术前的介入栓塞治疗尚有争议，绝大多数的肿瘤应用超选择的术前栓塞可以起到减少术中出血和缩小肿瘤体积的作用，但其引起的炎性水肿不利于解剖间隙的分离，比如动脉体瘤的切除前一般不建议行该类手术。多数学者认为介入栓塞应在术前24h内进行。

分泌儿茶酚胺的副神经节瘤术前准备类似肾上腺嗜铬细胞瘤的切除，需应用酚苄明和普萘洛尔预防术中发生致死性心律失常。

患者在全麻下行左颈侧切开咽旁间隙肿瘤切除术，术中于左下颌缘下切口分离组织至舌骨水平，于二腹肌后腹上进入咽旁间隙，探查见质韧，包膜完整肿物，以手指沿包膜分离肿物，并将其完整取出，未见有明显包绕神经，术腔放置引流。术后未出现后组脑神经受损症状，术后2d拔除引流管，术后7d拆线出院，门诊随诊2年未见肿瘤复发。

知识点

咽旁间隙肿瘤手术入路的选择

1. 经口入路 经口入路的适应证较为局限，适用于位于咽旁间隙前部、靠近口咽部、体积较小且乏血供的良性肿瘤，如来源于咽侧壁小唾液腺的肿瘤，其缺点为肿瘤不易暴露、出血难以控制和肿瘤可能无法整块切除等弊端。近年来有学者开展内镜下的咽旁肿瘤切除获得不错的效果。

2. 经颈侧入路 颈侧入路适用于咽旁间隙后部肿瘤的切除，切口经过舌骨水平的平下颌缘切口，向深面于二腹肌后腹下进入咽旁间隙，将颈内动静脉向后外保护，同时向上拉开下颌下腺、二腹肌后腹及茎突舌骨肌以充分暴露咽旁间隙的下部。由于下颌骨的阻挡，肿瘤切除多以手指沿肿瘤包膜剥离完成。由于多数咽旁间隙后部肿瘤为神经源性的神经鞘膜瘤和神经纤维瘤，沿其完整的包膜大多可完整地剥离肿瘤，而且术中一般可以避免难以控制的出血。对于神经纤维瘤，需要断离其原发神经。

3. 经腮腺入路 对于来源于腮腺深叶的肿瘤可将颈侧切口向上延伸至腮腺区，解剖并保护面神经各支后，行腮腺浅叶的切除，充分暴露腮腺深叶。将下颌骨向前牵拉或行下颌角至下颌切迹的下颌骨切除，可进一步暴露咽旁间隙。

4. 下颌骨切开入路 颈侧切开结合下颌骨切开术可以获得咽旁间隙的最佳视野，颈侧的切口向上延续为颏正中切口至下唇。下颌骨切开的位置多为旁中位，位于颏孔前的骨切开术可避免下牙槽神经的损伤。然后切口沿口底向后延伸至扁桃体窝，越过翼下颌韧带，并将下颌骨外旋以充分暴露咽旁间隙。由于创伤较大，其适应证越来越局限。但对于巨大病变、累及咽旁间隙上部的血管性肿瘤、需要在该部位行血管操作的手术，以及恶性病变需要更为广泛地切除等，该入路仍有优势。术前需行前置性的气管切开术。

5. 颞下窝入路 颞下窝入路适用于累及颅底、颈静脉孔的恶性病变。Fisch A 型多用于对颈静脉孔区的暴露，其可联合颈部的切口。Fisch B 型和 Fisch C 型入路对颞下窝及咽旁间隙的暴露更加充分。术中分离颞下颌关节，断离颧弓以获得更宽敞的视野，对于颅内侵犯的病变需行中颅窝入路的开颅术。

咽旁肿瘤的切除需依据术前详尽的评估选相应的入路，但某些肿瘤可能需要两种或多种入路联合进行。

问题 咽旁间隙肿瘤的术后处理需要注意哪些？

思路 术后的负压引流至关重要，在未行气管切开的情况下，术后残腔内的渗出和出血可能引起窒息而危及生命。经腮腺入路和颞下窝入路可伤及面神经，导致面瘫，其他入路方式也可因牵拉面神经导致暂时性面瘫。后组脑神经中迷走神经是最易受损的神经，单侧的迷走神经麻痹多可代偿，但高位的迷走神经麻痹及合并Ⅸ、Ⅻ脑神经麻痹的患者可能出现吞咽困难及误吸等，因而鼻饲及吞咽训练对于患者的恢复至关重要。颈静脉孔区肿瘤的切除应注意脑脊液漏的情况，术中应用脂肪和肌肉填塞术腔，术后可行腰穿置管降颅压，对于量大的脑脊液漏只能以手术修补。

咽旁间隙肿瘤
习题

（潘新良）

第三十七章 涎腺疾病

涎腺系统由大涎腺、小涎腺和导管组成。涎腺系统主要的生理功能是湿润口腔和溶解水溶性物质，同时也是消化淀粉的最起始部位。大涎腺共3对：腮腺、下颌下腺和舌下腺，其次还有分布于鼻腔、鼻窦、鼻咽、口腔、下咽和喉等上呼吸消化道黏膜下大量的小涎腺。涎腺疾病种类繁多，包括炎症、肿瘤、肿瘤样病变、自身免疫性疾病、损伤以及某些疾病在涎腺的表现等。涎腺肿瘤（Salivary gland tumor）占头颈部所有肿瘤的2%~3%，其中腮腺占65%，下颌下腺占8%，其余27%发生于小涎腺，舌下腺肿瘤非常少见。80%的腮腺肿瘤（salivary gland tumor）为良性，约80%的下颌下腺肿瘤、80%的舌下腺肿瘤为恶性。涎腺肿瘤90%来自腺上皮，类型繁多，是全身肿瘤中病理类型较多的肿瘤之一。主要的类型有：单形性腺瘤、多形性腺瘤或称混合瘤、腺淋巴瘤、嗜酸细胞瘤、黏液表皮样癌、腺样囊性癌、腺泡细胞癌、腺癌、恶性混合瘤、鳞状细胞癌、未分化癌等。涎腺肿瘤的原因不明，可能与放射线、吸烟、遗传等有关。

第一节 腮腺肿瘤

疾病概要

腮腺是人体最大的一对涎腺（也称唾液腺），腮腺为不规则的腺体，位于乳突、茎突、下颌骨以及由胸锁乳突肌、二腹肌后腹、茎突肌群等构成的肌骨性间隙中。面神经出茎乳孔后横过腮腺，将腮腺分为浅叶和深叶。深叶位于面神经内侧，占腮腺组织的20%，腮腺浅叶位于面神经的外侧，占腮腺组织约80%。腮腺通过腮腺导管（Stensen导管）将分泌物引流至口腔，该导管位于邻近牙齿咬合面的颊黏膜。腮腺肿瘤中良性肿瘤占80%，其中混合瘤约占80%，多数发生于浅叶；恶性肿瘤占腮腺肿瘤的20%，局部常有疼痛、麻木，肿块硬而与周围组织黏连，累及咀嚼肌则产生张口困难，侵犯面神经可出现面神经瘫痪，部分恶性肿瘤可发生颈淋巴结转移，腺样囊性癌易发生远处转移。彩色多普勒超声、CT及MRI等影像学检查对于腮腺肿瘤的诊断与鉴别诊断有重要价值，亦可穿刺病理学检查确诊。腮腺肿瘤无论良恶性，都以手术治疗为主。

【主诉】

患者，男，55岁。主因“发现右耳垂后下肿块6年，逐渐增大1年”就诊（图37-1）。

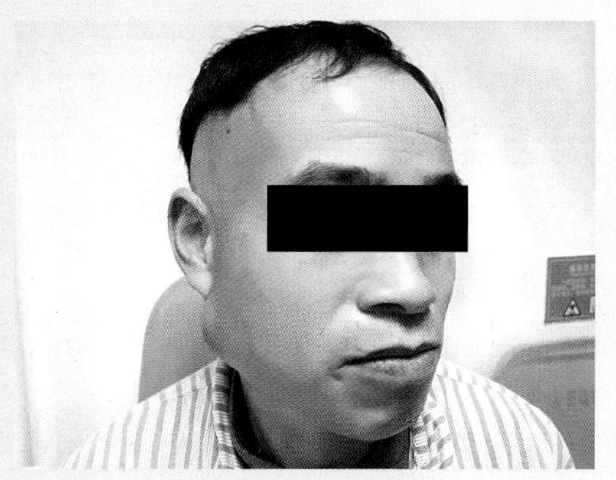

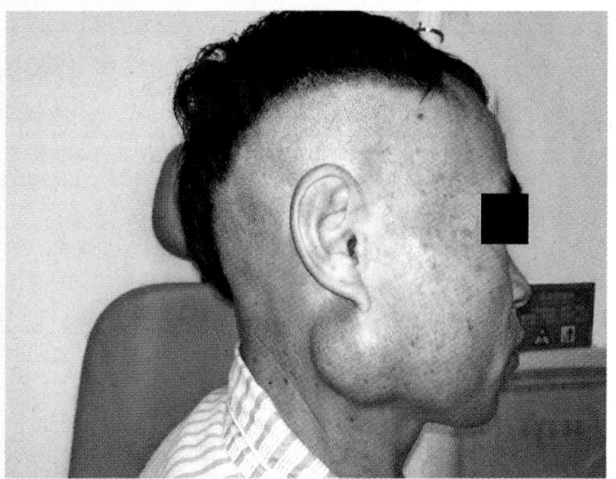

图37-1 患者右侧腮腺区突起肿块

【印象诊断】

问题 根据主诉,应考虑哪些疾病?最有可能的诊断是什么?

思路 应考虑腮腺肿瘤、颈部转移癌、腮腺炎、腮裂囊肿、耳源性颈部脓肿、颈部淋巴结炎、颈淋巴结核等。根据病史,病程较长,没有其他症状,转移性和感染性的可能性少。最可能的诊断是腮腺肿瘤或先天性肿物。那么进一步的检查将有助于我们明确诊断。

【问诊】

问题 根据主诉,在问诊中需要注意哪些要点?

思路 问诊要点:

1. 围绕颈部肿块的情况,包括:首次发现肿块的时间与大小,肿块的位置,肿块的生长速度,肿块有否大小变化,肿块的局部症状如疼痛、发热等。

2. 肿物局部压迫或侵犯周围的症状,如有没有过面瘫,有否张口受限等。

3. 有否涕血或回缩涕中带血、咽喉疼痛、吞咽障碍、头痛等头颈部恶性肿瘤的症状,以排除头颈癌转移到该处。

4. 以前就诊情况,注意过去就诊与之相关的检查资料,有否行相应治疗。

5. 仔细询问既往史,有否结核病史,有否其他严重的全身疾病史等。

病史问诊 6年前患者无意中发现右侧耳后下有一板栗大小的无痛性包块,生长较慢,未予以重视。近1年来因肿块增大,担心恶性肿瘤,遂要求治疗。发病以来未出现过面瘫,无涕中带血及咽喉不适等。既往体健,无结核病史,无家族遗传病史。

【体格检查】

问题 为进一步明确诊断,查体需要注意哪些要点?

思路

1. 腮腺肿瘤无论良性还是恶性,均是以耳周区域肿块为基本表现。查体包括肿块的位置、大小、质地、活动度,有无压痛,边界是否清楚,表面皮肤情况,是否存在瘘管等。

2. 由于腮腺内有面神经走行,腮腺肿瘤可能侵犯面神经及周围组织,查体时应该关注面神经功能,有无面瘫、张口受限等。

3. 鼻咽癌淋巴结转移最常见部位也在耳垂下,临床上易误将转移淋巴结作为腮腺肿瘤切除,因此,要进行常规的耳鼻咽喉口腔检查甚至全身检查,以排除鼻咽、口咽、下咽、喉、鼻腔鼻窦、口腔、舌部、牙龈等部位来源的转移癌,这个部位的转移癌绝大多数来自头颈部。此外,还要注意腮腺导管口有无病变。

专科检查 右侧耳垂下肿块,明显高出皮肤,皮肤无红肿,触之皮温不高,肿块大小5cm×6cm,边界清,质硬,无压痛,活动不佳。颈部其他区域无肿大的淋巴结。无面瘫,右侧腮腺导管口无溢液、充血、红肿,口腔及口咽部未发现异常,间接鼻咽镜检查,鼻咽部标志清楚,两侧对称,无新生物,间接喉镜检查,会厌无肿胀,两侧梨状窝对称,声带运动好,下咽及喉部未发现新生物,鼻腔无异常。

【辅助检查】

问题 为进一步明确诊断,还需要进行何种检查?

思路 为进一步明确诊断,还应进行彩色多普勒超声、CT扫描或MRI等检查,必要时可考虑针吸细胞学或穿刺病理学检查,为排除颈部转移癌,需要行纤维或电子鼻咽喉镜、鼻内镜等检查。血清EB病毒抗体的检查对排除鼻咽癌有重要意义,对于高度怀疑恶性肿瘤者,经济许可的情况下可考虑行全身PET/CT检查。

辅助检查结果

(1)彩色多普勒超声:右侧腮腺浅叶内包块,长径约55mm,呈椭圆形,形态规则,内部回声均匀,包块边界清晰,包块内血流信号不丰富(图37-2)。

(2)CT扫描:右侧腮腺浅叶内包块,大小50mm×55mm,呈类圆形,边界清晰,形态规则,与周边结构界限清晰,肿块无明显增强(图37-3)。

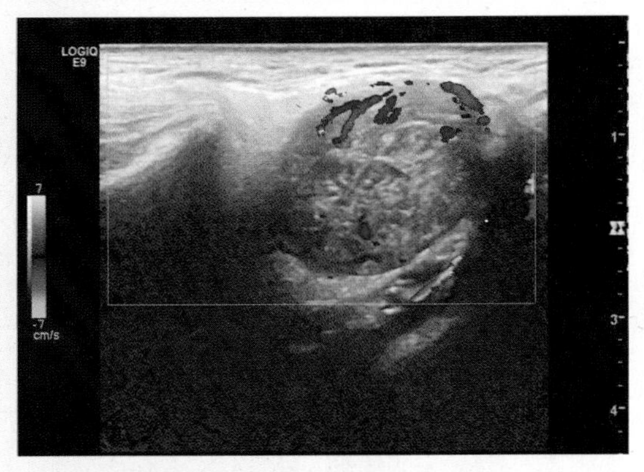

图 37-2　患者腮腺超声图像

右侧腮腺浅叶内包块，长径约 55mm，呈椭圆形，形态规则，内部回声均匀，包块边界清晰，包块内血流信号不丰富。

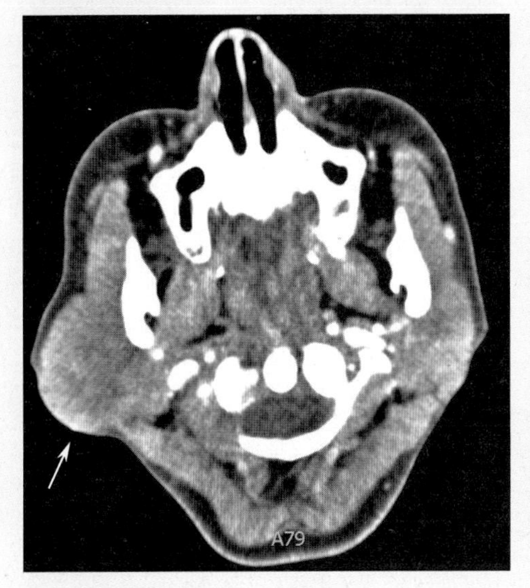

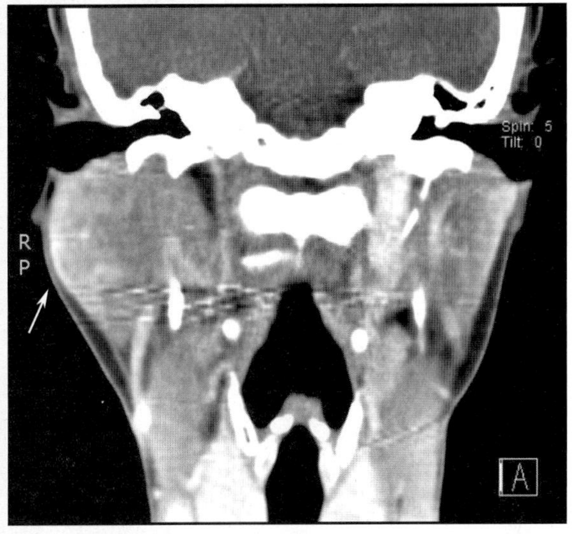

图 37-3　患者腮腺 CT 扫描图像轴位和冠状位

右侧腮腺浅叶内包块，大小 50mm × 55mm，呈类圆形，边界清晰，形态规则，与周边结构界限清晰，肿块无明显增强（箭头）。

知识点

腮腺肿块的影像学检查价值

1. 腮腺的彩色多普勒超声检查　彩色多普勒超声以无创无痛，准确性高，可重复性且价廉方便而受到广泛重视和应用。彩色多普勒超声可以确定腺内占位性病变及大小，有些 1cm 直径也能显示，根据肿块内回声情况及与周围组织的关系可大致确定性质。一般良性肿瘤呈均质回声，边界清。恶性肿瘤多呈不均质回声，与周围组织界限不清。彩色多普勒超声对腮腺深叶肿块及其相邻关系则略显不足。

2. CT 扫描　腮腺组织在 CT 上密度低于周围肌肉组织而高于皮下组织，而腮腺肿瘤则密度较高，良性肿瘤绝大多数是混合瘤，呈圆形或椭圆形，多位于浅叶，边界清楚。恶性肿瘤增强扫描可能部分强化，肿块内囊性变，边界不清楚（图 37-4）。CT 扫描能明确显示肿瘤的部位、大小、扩展范围及与周围解剖结构的关系，特别是对深叶肿瘤，有助于了解其对颞下窝和咽旁间隙的累及情况，且可与原发于该区的其他肿瘤相鉴别，这一点也弥补了彩色多普勒超声检查的不足。

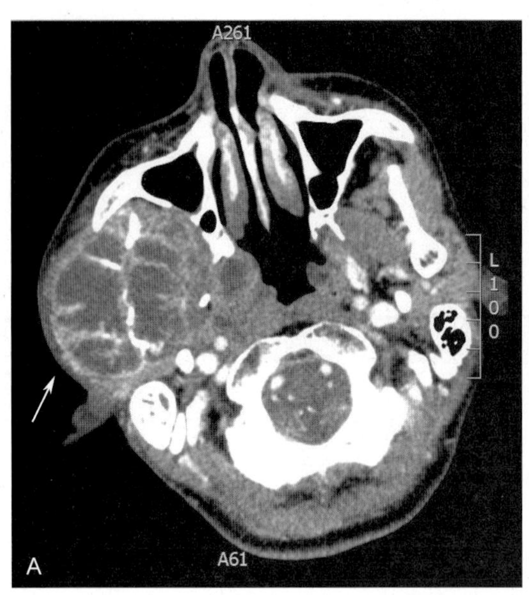

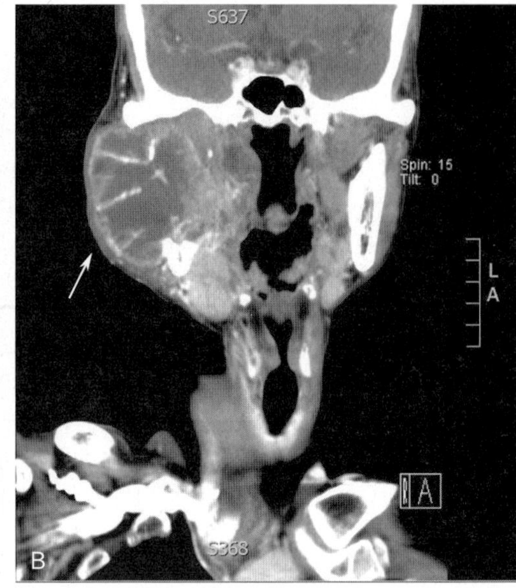

图 37-4　腮腺腺样囊性癌增强 CT 扫描图像轴位（A）和冠状位（B）

增强扫描显示肿瘤部分强化，肿块内囊性变，边界不清楚（箭头）。

3. MRI 检查　主要了解肿瘤的范围及与周围组织结构的关系，MRI 的优点是清晰显示不同的组织结构，层次清楚。多数腮腺肿瘤如混合瘤，T_1 加权像为等或稍低信号，T_2 加权像为等或稍高信号，可显示囊性变的高信号区，同时 MRI 也能显示肿瘤的包膜（图 37-5）。恶性肿瘤如腺样囊性癌尽管表现与混合瘤类似，但增强后囊壁会有明显强化，与周围组织结构界限不清。由于腮腺肿瘤种类繁多，具体情况得具体分析。

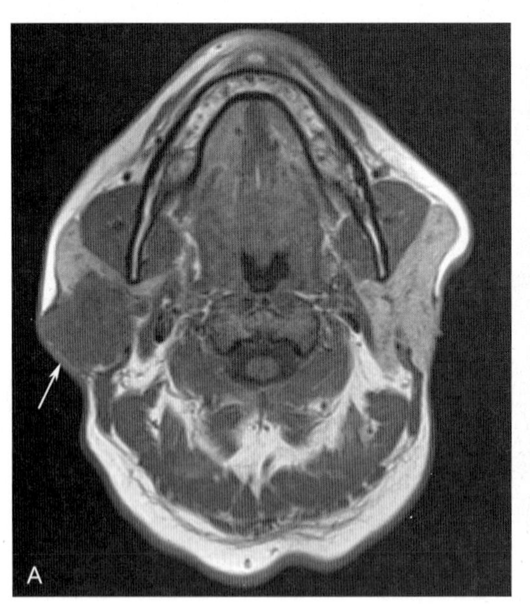

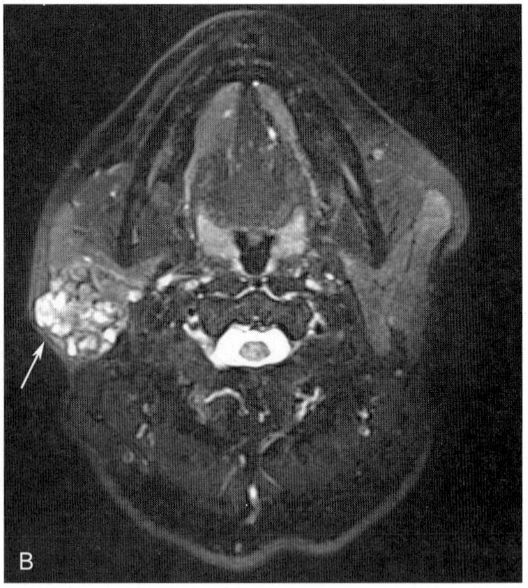

图 37-5　腮腺混合瘤 MRI T_1 加权像和 T_2 加权像

A. T_1 加权像为等信号；B. T_2 加权像为等或稍高信号，显示肿瘤的包膜。

4. PET/CT 检查　PET/CT 是把 PET 和 CT 整合在一台仪器上，组成一个完整的显像系统，经过快速的全身扫描，可同时获得 CT 的解剖图像和 PET 的功能代谢图像，对恶性肿瘤的诊断有重要价值。当 SUV>2.5，要考虑恶性肿瘤，SUV 值越高，则恶性肿瘤可能性越大，针对某些恶性肿瘤而言，SUV 值越高也意味着恶性程度越高。该检查的意义在于，初步确定该部位肿瘤是良性还是恶性；可了解其他部位有否转移；如怀疑是转移癌，可了解原发灶在何处（图 37-6）。因此，对诊断与鉴别诊断有重要意义。

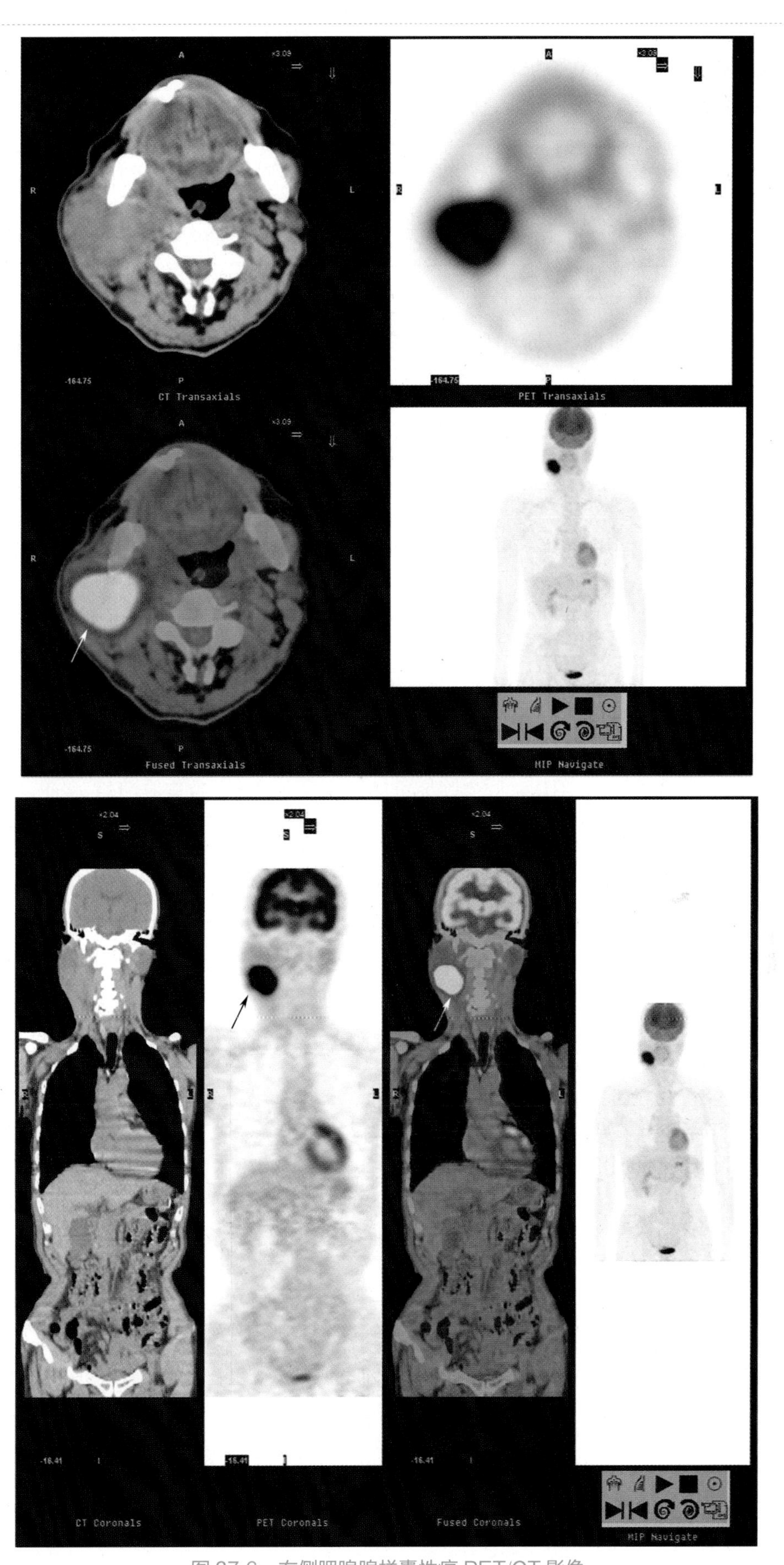

图 37-6 右侧腮腺腺样囊性癌 PET/CT 影像

【诊断】

问题 本病例的初步诊断及其诊断依据是什么？如何确诊？

思路 结合病史体格检查及辅助检查，初步诊断考虑腮腺良性肿瘤，混合瘤可能性大。

诊断依据：

(1) 右耳下无痛性肿块病史，长达 6 年，无其他症状。

(2) 体查发现右耳垂下 5cm×6cm 包块，无压痛，表面皮肤无红肿，无面瘫。

(3) 超声结果提示右侧腮腺浅叶内肿块，长径约 55mm 类圆形肿物，回声均质，边界清晰，形态规则。

(4) 增强 CT 检查显示右侧腮腺内肿物，椭圆形，大小约 55mm×50mm，边界清晰，有稍高密度及低密度区，部分有强化。

(5) 颈部其他区域无肿大淋巴结。电子鼻咽喉镜及鼻内镜检查鼻咽部、咽喉部、鼻部等无新生物。

进一步确诊可行肿块穿刺活检，或者肿瘤全切后行病理学检查。

【鉴别诊断】

问题 除腮腺混合瘤外，本病例还应与哪些疾病进行鉴别？

思路 本病应与以下疾病进行鉴别，尽管考虑腮腺混合瘤可能性大，但不能排除下列疾病，最后诊断以病理学检查为准。

1. 腮腺淋巴结结核 好发于腮腺下极近下颌骨部，易与腮腺肿瘤混淆。淋巴结结核在影像学上有液化坏死的表现，针吸细胞学检查有助诊断。

2. 腮腺腺淋巴瘤 占腮腺良性肿瘤第二位，腺淋巴瘤好发于腮腺下极及下颌角区，耳前区少见，瘤体一般较小。

3. 腮腺恶性肿瘤 包括黏液表皮样癌、腺样囊性癌、腺泡细胞癌、腺癌、未分化癌等，其中黏液表皮样癌和腺样囊性癌较多见，早期肿瘤较小时与良性难以鉴别，也有的患者病程较长。当肿瘤生长较快，出现疼痛时应引起重视，约 20% 的患者可以出现不同程度的面瘫，是鉴别良恶性的重要依据。查体肿块大多形态不规则、质地较硬、边界不清、移动度不佳。肿瘤晚期可以侵犯皮下皮肤导致皮肤溃烂，侵犯深面组织导致张口受限及颈部淋巴结转移。CT 与 MRI 可显示肿瘤边界不清，向周围侵犯，强化明显。腺样囊性癌在 CT 或 MRI 表现为当肿瘤长大时发生不规则囊性变，囊壁强化明显。

4. 转移性肿瘤 最常见的是鼻咽癌颈部淋巴结转移，可伴有鼻咽癌相关的症状，如：回缩涕中带血、单纯分泌性中耳炎、鼻塞等。其他口腔、咽喉、鼻窦恶性肿瘤转移均可有相关症状。

5. 结节性舍格伦综合征 这是一种慢性、炎性、自身免疫性疾病，表现为腮腺区肿块。患者常伴有口干、眼干等黏膜干燥症状，病理检查可确诊。

6. 嗜酸性肉芽肿 腮腺区肿块可以伴有局部皮肤瘙痒、皮肤变厚、色素沉积、粗糙，亦可伴有全身淋巴结肿大。血常规可发现嗜酸粒细胞比例增高。

【治疗方案】

问题 1 患者下一步应当如何处理？

思路 腮腺肿瘤无论良恶性，都是以手术为主的治疗方法，首次手术彻底完整切除是求得治愈肿瘤的关键，正确的病理诊断是决定是否进一步治疗的依据。本病例腮腺肿瘤的诊断明确，但具体性质未明确，应做好术前检查，制订和实施手术治疗方案，必要时术中快速切片诊断，术后常规病检最终确诊。

知识点

腮腺肿瘤手术的原则

对于腮腺良性肿瘤必须遵循两条原则：一是尽量避免面神经的损伤，特别是颞面干；二是切忌弄破肿瘤包膜或分块切除，否则会导致肿瘤细胞种植复发。如为恶性肿瘤除了根据病理性质选择颈淋巴清扫术外，重要的是面神经的处理，如果术前已有面瘫，应连同肿瘤一并切除；如果肿瘤贴近面神经，能分离则予保留，必要时术后辅以放疗。如难以分离或确认面神经穿过肿瘤，则予切除，切勿剖开肿瘤保存面神经。在彻底切除肿瘤后，可考虑即行面神经修复术，对于缺损不长，如 3cm 以下，可充分游离后直接端端吻合；如缺损较长，可行神经移植术，耳大神经、舌下神经降支及腓肠神经是常用作修复神经的来源。

问题2 手术方式如何选择?

思路 首次手术方式的选择是否正确决定患者的预后,与肿瘤的部位和性质有关,对于腮腺良性肿瘤,有下列手术方法:

1. **单纯肿瘤摘除术** 即"剜除术",早年曾是腮腺良性肿瘤的主流手术,采取这一术式的原因是担心面神经损伤及术后出现Frey综合征,因较高复发率已被否定。

2. **解剖保存面神经腮腺浅叶及肿瘤切除** 该术式是腮腺肿瘤外科的标准术式。对于浅叶的良性肿瘤,一般切除腮腺浅叶即可。术中同时解剖保护面神经。

3. **腮腺肿瘤及瘤周部分正常腺体的腮腺部分切除术** 这一术式不同于单纯的肿瘤"剜除术",对浅叶和较小的良性肿瘤可选择完整切除肿瘤及周围1.0cm左右的正常腺体组织。对于腮腺后下极的乳头状淋巴囊腺瘤(Warthin瘤),可保留面神经的情况下,切除全部腮腺后下份及包绕面后静脉的全部腮腺组织,不必常规解剖面神经做浅叶切除。

4. **内镜辅助下耳后沟或发际切口解剖保存面神经腮腺浅叶及肿瘤切除术** 近年开展的新术式,可完整切除肿瘤而做到无明显手术瘢痕的美容切口。

本病例考虑为腮腺良性肿瘤,混合瘤可能性大,因肿块体积较大,拟订手术方案为全麻下腮腺浅叶及肿瘤切除术。

问题3 术前交代的主要内容有什么?

思路

(1)首先,向患者及其家属介绍病情,强调手术必要性和手术的目的:即切除肿瘤,最终确定诊断。

(2)其次,向患者简要介绍术者、手术方案、大致时间。

(3)交代术中及术后可能出现的各种并发症、表现及其处理,包括术中术后出血、感染、术后面瘫、涎瘘、Frey综合征以及术后复发等。

(4)介绍术后恢复过程,强调术后放置负压引流时间及加压包扎出现的不适及饮食的限制,使患者有一定的心理准备。

(5)对于医保或公费患者,交代可能需要自费支付的材料和药物。

(6)其他需要交代的事项并合理解答患者提问。

住院期间检查及治疗 入院后完成术前常规检查,彩色多普勒超声提示右侧腮腺浅叶内包块,增强CT考虑右侧腮腺实质占位,混合瘤可能性大。临床诊断:右侧腮腺肿瘤良性可能性大。充分准备后在全麻下行解剖保留右侧面神经的腮腺浅叶及肿瘤切除术。

手术情况 选择标准的"S"形切口(从颧弓后角开始,沿耳前0.5cm向下延长,绕过耳垂向后至乳突尖转向下前,绕过下颌角,距下颌角下缘2cm处平行向前下达舌骨大角水平),沿腮腺咬肌筋膜浅面向内侧掀起皮瓣,暴露腮腺浅叶。解剖面神经,将腮腺浅叶和肿瘤完整切除。肿块送快速病理检查,报告:腮腺多形性腺瘤(混合瘤)。络合碘,生理盐水冲洗术腔后,充分止血并置负压引流管,逐层缝合包扎。

知识点

面神经的解剖方法

1. 逆行解剖法,肿瘤位于腮腺深叶及耳后区者尤为适用。

(1)先暴露面神经前部分支:腮腺导管可以作为寻找颊支的标志。皮瓣掀起后用拉钩牵拉皮瓣,显露腮腺前缘最突出的部位,腮腺导管位于颧弓下约一横指,颧弓平行,找到腮腺导管后平行方向分离,在其表面或上、下方可见面神经颊支。另一种方法系首先在颧弓表面寻找颞支和部分颧支,颧弓的前部分有颧支越过,中后1/3交界处有颞支越过。

(2)先暴露面神经下颌缘支:两种方法寻找下颌缘支,其一为以面后静脉可作为标志寻找,其二在下颌角处寻找。显露面后静脉,可见下颌缘支横跨面后静脉表面(图37-7)。

2. 顺行解剖法 先找到面神经主干,再沿主干顺行分离解剖面神经分支。此法尤其适用于腮腺浅叶前部分的肿瘤。解剖时沿乳突前缘向深层钝性分离，显露二腹肌后腹的附丽，在乳突尖与外耳道底壁之间寻找面神经主干，面神经主干深度通常位于乳突表面下1cm。亦可顺外耳道软骨向深面分离，显露外耳道软骨三角突，其尖端指向前下1cm处，即可找到面神经主干(图37-8)。沿主干向前解剖颞面干、颈面干分支，然后向各分支分离。

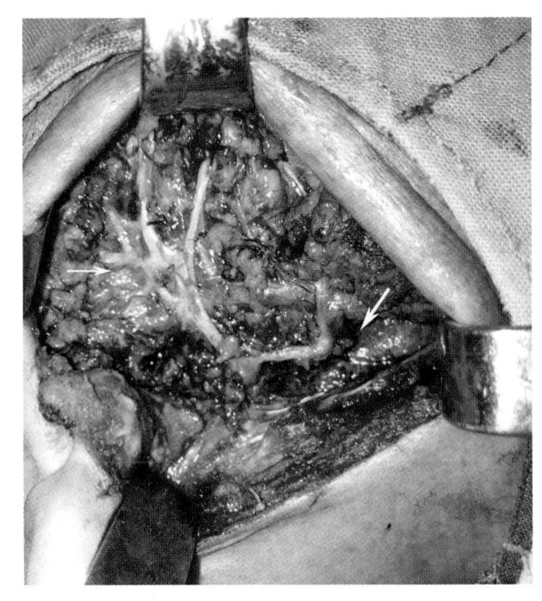

图37-7 逆行解剖法显露面神经各支(细箭)，下颌缘支越过面后静脉(粗箭)

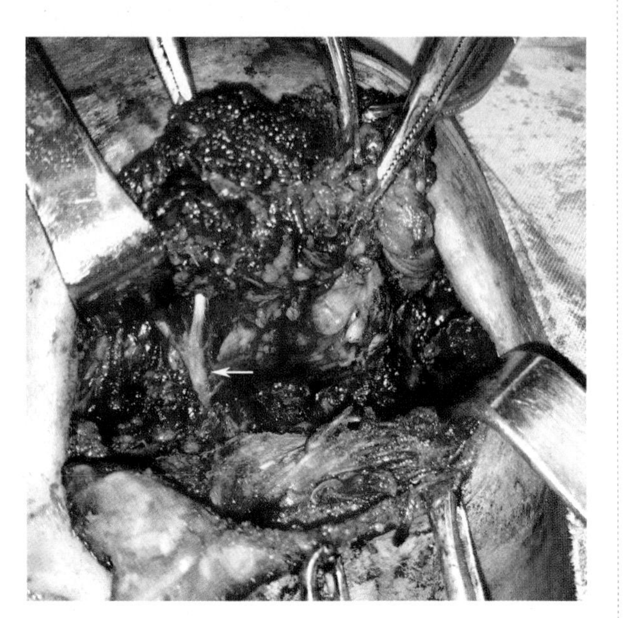

图37-8 顺行解剖法显露面神经主干

【术中术后处理】

问题1 术中处理注意哪几点？有可能发生哪些并发症？应如何避免？

思路 术中必须注意肿瘤完整切除，混合瘤易种植复发，因此，不要破坏包膜，不要分块切除，防止面神经的损伤及其他并发症。

腮腺肿瘤切除的并发症主要有面瘫、涎瘘、Frey综合征(味汗综合征)。

1. 面瘫 发生面瘫可能主要有下列几种情况：

(1)在手术中解剖面神经时操作不够熟练，分离过程中对面神经的创伤，可引起暂时性面瘫，通常在3个月到6个月内逐渐恢复，因此，术中注意不要紧贴面神经分离和解剖。

(2)术中解剖层次不清、解剖不熟悉或术中出血、钳夹止血等误伤面神经，可能造成永久性面瘫。

(3)恶性肿瘤侵犯面神经，需要行面神经切除，这种情况下考虑可采用神经移植修复。

总之，面瘫是腮腺手术的严重并发症，了解面神经解剖生理特点，术中操作时注意保护则可以避免。

2. 涎瘘 少数患者术后可能并发涎瘘，术中将残留腮腺创面彻底缝合。术后放置负压引流有利于残存腺体分泌的排放，拔除引流管后予以局部压迫1~2周，可以减少涎瘘的发生机会。对于顽固性涎瘘的患者，可给予小剂量放射治疗(8Gy)，促进腺体萎缩。

3. Frey综合征 又称味汗综合征，或耳颞神经综合征，是最常见的手术并发症。一般出现在术后3个月左右。表现为有味觉刺激并伴有咀嚼运动时，颞部或颊部皮肤出现潮红及出汗。一般认为与交感神经、副交感神经的交叉吻合有关，尤其是腮腺上部的手术操作，应该注意尽量保留腮腺嚼肌筋膜，可减少其发生。也可在关腔前在残留腮腺组织和皮瓣间放置隔离材料，如明胶海绵或生物修复膜。

问题2 术后应注意观察哪些情况？何时可以出院？出院后应注意些什么？

思路 术后注意观察伤口，止血、抗感染治疗，定期换药，注意保持伤口清洁。还要注意观察有否面瘫，如出现面瘫，应做相应检查，确定损伤程度，并做一些相应的治疗。为防止涎瘘，负压引流管适当延长时间拔除，拔管后持续加压包扎7~10d，术后7d拆线。去除加压包扎后应观察是否出现涎瘘，根据最后病理结果，决定是否行放化疗。

本病例的病理结果提示为多形性腺瘤，随访、观察即可。

小　结

腮腺肿瘤是临床上的常见病，约 80% 为良性肿瘤，20% 为恶性肿瘤，良性肿瘤主要是混合瘤和腺淋巴瘤（Warthin 瘤）；恶性肿瘤主要有黏液表皮样癌和腺样囊性癌，腮腺区的肿瘤要特别排除鼻咽部等部位来的转移癌，避免误诊。手术是腮腺肿瘤最主要的治疗方式。由于腮腺的解剖特点，术后易出现相关并发症，需熟悉腮腺区面神经的解剖，注意防止出现术后并发症。对于恶性肿瘤，术后应辅以相应的治疗。

（杨新明）

第二节　下颌下腺肿瘤

疾病概要

下颌下腺（submandibular gland）又称颌下腺，是仅次于腮腺的第二大涎腺，位于二腹肌的前后腹与下颌骨下缘形成的三角形间隙中，间隙的底面或上面是舌骨舌肌及下颌舌骨肌，浅面为颈阔肌和皮肤。下颌下腺腺体呈扁圆形，由颈深筋膜浅层完全包裹，与周围组织分界清楚。与翼内肌下端相邻，后方与腮腺之间隔有茎突下颌韧带。腺体上前端发出下颌下腺导管，行经舌下区，开口于舌系带旁。下颌下腺的分泌液经下颌下腺导管直接引流至口底前部。有 3 个重要的神经与腺体相邻：面神经下颌缘支、舌下神经及舌神经。下颌下腺肿瘤（submandibular gland tumor）中恶性肿瘤的发生率高于腮腺，大约占 60%。根据病史及临床检查不难区分肿块的良恶性，但准确的诊断尚需依靠病理学检查。X 线平片、彩色多普勒超声、CT、MRI 有助于下颌下腺肿物的诊断与鉴别诊断。手术是治疗下颌下腺肿瘤的最好方法。根据病理学诊断，对恶性肿瘤可辅以放化疗。

【主诉】

患者，男，50 岁。主因“右颌下区包块 2 年，伴右半舌麻木 2 个月”就诊（图 37-9）。

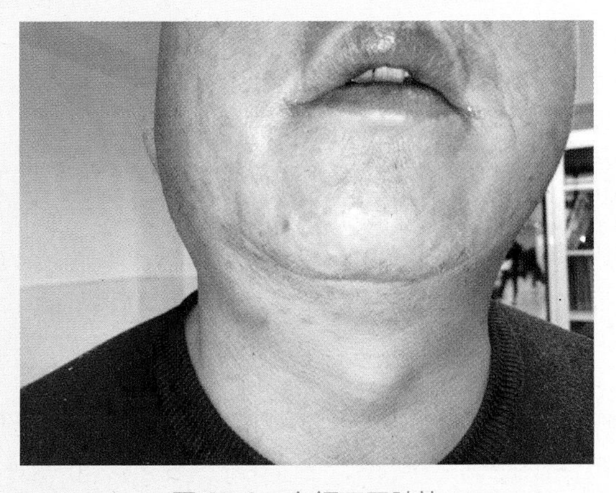

图 37-9　右颌下区肿块

【印象诊断】

问题　根据主诉，应考虑哪些疾病？最可能的诊断是什么？

思路　该患者要考虑下颌下腺肿瘤、颈动脉体瘤、神经源性肿瘤、颌下区脉管肿瘤、慢性下颌下腺炎、下颌下腺结石、下颌下淋巴结炎、下颌下淋巴结核及颈淋巴结转移癌等。最可能的诊断是下颌下腺肿瘤，由于肿瘤近期生长较快，且出现右半舌麻木，要高度怀疑恶性肿瘤。

知识点

下颌下腺肿瘤的临床表现

下颌下腺区缓慢生长的肿块是下颌下腺肿瘤最常有的症状。无痛性者多为良性肿瘤，以混合瘤最为常见，生长缓慢，活动度好，与周围组织无粘连。恶性肿瘤生长较快或伴有疼痛，但有些恶性肿瘤也可能生长较慢，病史可长达数年。恶性肿瘤中以腺样囊性癌较多见，其次为黏液表皮样癌，两者占下颌下腺恶性肿瘤的一半以上，其他的有恶性混合瘤、腺癌、鳞状上皮癌、未分化癌等。恶性肿瘤可向周围组织间浸润，可有粘连、固定、界限不清、质地软硬不等。舌神经受累则出现半侧麻木、疼痛，累及舌下神经则影响舌的运动；翼肌受侵则出现张口困难，面神经下颌缘支受累则伴口角歪斜。可存在下颌下、颏下区为主的区域淋巴结肿大。

【问诊】

问题 根据主诉，在问诊中需要注意哪些要点？

思路 下颌下腺区缓慢生长的肿块是下颌下腺肿瘤最常有的症状，即使某些恶性肿瘤生长也较缓慢。如出现局部及周围疼痛则应考虑恶性的可能。当然还要注意与该区其他疾病鉴别，应围绕该区疾病的主要症状进行问诊。

问诊要点：

(1)下颌下肿块的确切位置，发现的时间，生长的速度，是否突然长大，有无疼痛、红肿、发热，肿块大小变化是否与进食有关等。

(2)有无神经或肌肉受累症状如舌痛、舌麻、张口困难等。

(3)有否咽喉部异物感、咽喉疼痛、舌咽困难、呼吸困难、涕中带血、痰血等症状，以排除咽喉部、口腔舌部恶性肿瘤转移。

(4)既往诊疗经过及慢性疾病史，采取过哪些相应治疗、效果如何。

病史问诊 2年前患者无意中发现右颌下有一小板栗大小的包块，未予以重视及治疗。后包块逐渐长大，无红肿、疼痛。近2个月肿块明显增大，并出现右侧半舌麻木，详细追问病史，有时感舌痛，遂要求治疗。发病以来口中无异味及唾液量改变，无口干、牙痛、鼻塞、流涕、鼻出血、涕中带血、耳溢液等症状。既往无其他系统性疾病，无结核病史，无家族遗传病史。

【体格检查】

问题 为进一步明确诊断，查体需要注意哪些要点？

思路

1. 重点检查肿块的具体位置，局部皮肤的颜色，有无红肿、瘘管。肿块的大小、范围、质地、活动度、与周围界限是否清楚、有否压痛、下颌下腺导管口有无红肿。

2. 有否神经及周围组织结构受累的体征，如口角歪斜、舌体运动障碍、张口受限等。

3. 重点排除口咽、口腔、舌、鼻咽、下咽及喉等部位恶性肿瘤转移到下颌下区。因此，要进行相关部位的检查。

专科检查 右侧颌下可扪及3cm×3.5cm大小包块，表面皮肤无红肿，质硬，边界欠清楚，活动欠佳，有轻压痛，双侧下颌下腺导管口无红肿，口角无歪斜，伸舌无偏斜，双合诊，肿块位于下颌下腺，右颌下扪及1cm大小淋巴结。咽喉、口腔、鼻腔、鼻窦检查未见明显异常。

【辅助检查】

问题 为进一步明确诊断，此时最需要进行何种检查？

思路

(1)首先要确定肿块是原发于下颌下腺内还是下颌下区其他来源的肿块。彩色多普勒超声检查是有效的诊断方法，灵敏度高，且方便、无创，可以确定肿块发生在下颌下腺内还是在下颌下腺周围，也可以同时检查周边有否肿大的淋巴结。CT 与 MRI 检查可了解肿块与周围组织结构，特别是与颈部大血管的关系，有否侵犯周围的组织结构，为患者手术治疗提供直观的影像依据，同时对于良恶性肿瘤的鉴别有重要价值（图 37-10）。

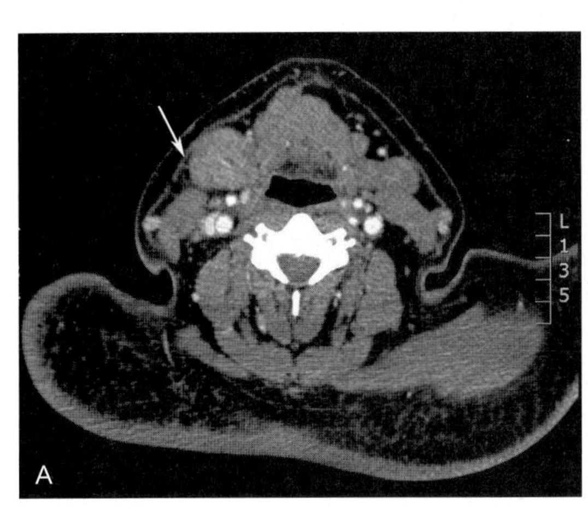

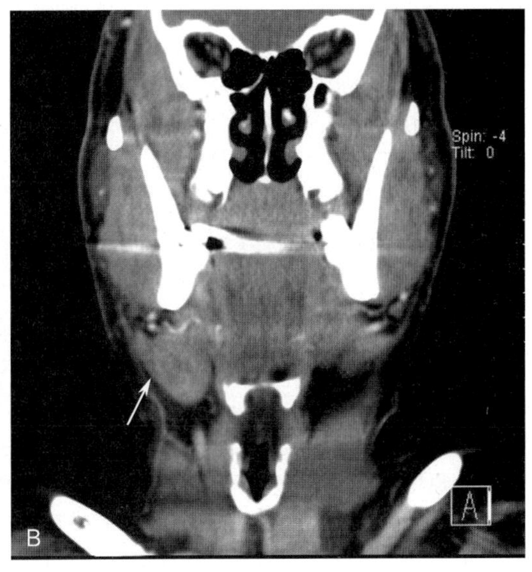

图 37-10　下颌下腺混合瘤 CT 扫描图像轴位（A）与冠状位（B）

右侧下颌下腺内包块，呈类圆形，形态规则，包块边界清晰，无明显强化。

（2）为排除其他部位转移到下颌下区的肿瘤，还需要行鼻内镜、纤维或电子鼻咽喉镜检查及必要的影像学检查。

（3）大多数下颌下腺肿瘤患者手术探查前，可不进行组织学诊断。但是，必要时也可行针吸细胞学检查，作出初步的细胞学诊断。也可行穿刺病理组织学检查确诊。

该患者颈部彩色多普勒超声显示右侧下颌下腺 30mm×35mm 减弱回声包块，边界不清，肿物内丰富血彩。右颌下区有一 10mm×7mm 淋巴结（图 37-11）。

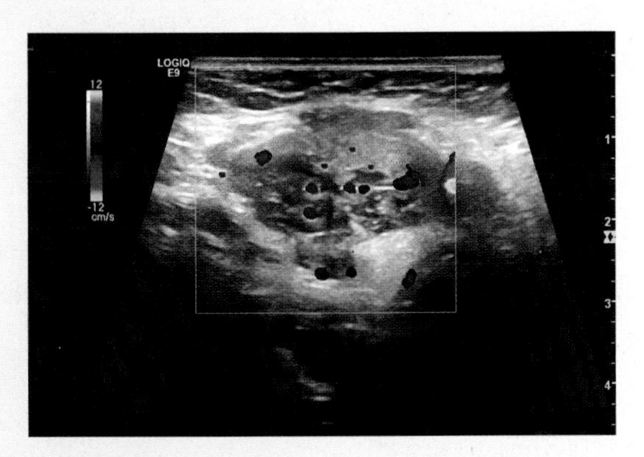

图 37-11　右下颌下腺彩色多普勒超声

右侧下颌下腺 30mm×35mm 减弱回声包块，边界不清，肿物内丰富血彩。右颌下区有一 10mm×7mm 淋巴结。

【诊断】

问题　本病例的初步诊断及其诊断依据是什么？如何确诊？

思路　初步诊断考虑下颌下腺肿瘤，恶性可能性大，可行穿刺病理检查确诊。

诊断依据：

（1）右侧下颌下区包块近期生长较快，有舌麻、舌痛，说明肿块可能累及到舌神经。

(2)右侧颌下可扪及3cm×3.5cm大小包块，质硬，有压痛，双合诊考虑包块来自下颌下，颌下有肿大的淋巴结。

(3)彩色多普勒超声检查结果为右侧下颌下腺减弱回声包块，边界不清，颌下区肿大淋巴结。

(4)未发现口腔颌面部、咽喉部、鼻腔鼻窦处病变。

(5)该患者住院后行肿块穿刺病理学检查，确诊为"腺样囊性癌"。

【鉴别诊断】

问题　除下颌下腺肿瘤外，本病例还应与哪些疾病进行鉴别？

思路　本病应该与下列疾病鉴别：

1. 慢性下颌下腺炎　仔细询问病史，患者可能会有过进食后颌下区不适或胀感，腺体反复发生炎症后，腺体纤维化，也会比较硬，但大小如原腺体，位置恒定，无进行性增大表现。

2. 颌下淋巴结核　有炎症病史或伴其他结核症状，双合诊下颌下腺内无肿块，超声或CT检查确定病变在淋巴结还是下颌下腺内。

3. 下颌下腺结石　①阻塞症状：进食腺体肿大，剧烈胀痛，进食后症状缓解；②可扪及结石；③常伴慢性炎症，导管口有充血或溢脓；④X线或CT扫描可显示结石的形状和部位。

4. 颈动脉体瘤　发生部位类似于下颌下腺肿瘤，但颈动脉体瘤发生在颈动脉分歧部内侧面，可表现颈动脉浅移，颈内及颈外动脉分离，CTA及数字减影动脉造影（DSA）可明确诊断。

5. 神经源性肿瘤　神经鞘瘤是颈部最常见的肿瘤之一，也常发生于下颌下区，一般生长缓慢，CT扫描检查表现肿块内高密度与低密度混杂，如来源于颈丛肿瘤可经椎间孔延伸至椎管内，椎间孔扩大。

【治疗方案】

问题　患者下一步应当如何治疗？手术方式如何选择？

思路　下颌下腺肿瘤无论良恶性，首先要考虑手术治疗。良性肿瘤选择肿瘤连同下颌下腺一并切除，恶性肿瘤则根据病变范围及病理特点而定。除了局部扩大切除外，如临床确定已发生颈淋巴结转移或者有些恶性肿瘤易发生淋巴结转移者，根据情况选择颈淋巴清扫的范围，通常可选择Ⅰ、Ⅱ、Ⅲ区的肩胛舌骨肌上的择区性淋巴结清扫术。该患者确诊为"腺样囊性癌"，腺样囊性癌的特点为可向腺体外侵犯，有沿神经扩展的特性，特别是感觉神经，而淋巴结转移率较低，该患者右颌下区有一肿大淋巴结，10mm×7mm，尚不能确定是否转移，其他区域未发现肿大淋巴结。手术方式：右颌下区及颏下淋巴清扫，肿瘤、下颌下腺及周围受侵的组织一并切除，并保持足够的安全边缘。

手术情况　*在右下颌骨下缘2cm处，平行下颌骨缘做一长6cm切口，分离肌皮瓣后，在嚼肌附丽前缘前下方找到并结扎颌外动脉及面前静脉，肿瘤浅面局限在腺体内未侵及面神经下颌缘支，无须解剖面神经下颌缘支，将皮瓣往上牵，行经血管浅面的面神经下颌缘支就随组织瓣上移。暴露下颌下腺浅面，显露二腹肌腱在舌骨体附着部，清扫颌下区及颏下区淋巴脂肪结缔组织，并切除二腹肌前腹。再将腺体和肿物提起，分离，瘤体与下颌骨无关，确认二腹肌后腹，在其前缘和腺体间觅得颌外动脉近心端双重结扎切断。解剖舌下神经时发现肿瘤未侵犯该神经，但与舌神经后上部粘连。将肿瘤、下颌下腺、舌神经及附近的部分正常组织一并切除。颌下区和颏下区除一粒约1cm直径淋巴结外，其余的淋巴结较小，质地偏软，肿瘤除侵犯舌神经及附近外，其他部位局限在腺体内，取切缘台上送快速切片，切缘无癌，结束手术。*

【术中要点】

问题　术中应注意哪些要点？

思路　颌下区解剖不如腮腺复杂，但切不可粗心大意，术中处理好两处血管，即颌外动脉起始部和越过下颌骨下缘部。保护好三支神经，面神经下颌缘支、舌神经及舌下神经。由于该患者有舌麻舌痛，估计已侵犯舌神经，也可能侵犯舌下神经，要做好切除舌神经的准备，另两支神经则因病情而定。

【病情观察】

问题　术后应注意患者哪些情况？

思路　术后常规放置负压引流，关注患者有无呼吸困难及出血情况。下颌下腺手术后的并发症主要是面神经下颌缘支、舌神经、舌下神经损伤及术区血肿与吞咽疼痛。神经损伤的原因除手术误伤或因肿瘤侵犯需要切除。术区血肿与止血不彻底有关，血肿可压迫呼吸道引起呼吸困难窒息。因此，术后应密切观察引流量及呼吸等。

术后情况 术后抗感染、换药，常规处理，患者有右半舌麻木，无特殊不适，术后第二天拔除引流管，第三天出院。术后病检为右下颌下腺腺样囊性癌，淋巴结无转移，送检切缘无癌。由于切除彻底，未选择术后放化疗。

【出院随访】

问题 下颌下腺恶性肿瘤手术出院后应注意什么？

思路 下颌下腺恶性肿瘤出院后应该终身定期随访，尽早发现患者可能复发的情况，以便尽早采取进一步治疗措施。复诊除了常规的体格检查外要进行超声、CT 或 MRI 检查。对于晚期患者或手术切除不彻底，切缘阳性者应根据情况进一步放化疗等。

该患者未做进一步治疗，已随访 1 年，无复发。

小 结

下颌下腺肿瘤发生率不高，但恶性率达 60%，恶性肿瘤的预后比腮腺差，需要引起重视。特别注意有些恶性肿瘤的病程也会比较长，易误诊为良性肿瘤，应根据患者的病史、体格检查及影像学检查初步判断病变的性质。怀疑恶性肿瘤时，可考虑针吸细胞及病理学检查确定诊断。下颌下腺肿瘤首选手术治疗。术中注意处理好颌外动脉、下颌下腺导管并保护好面神经下颌缘支、舌神经和舌下神经。

涎腺疾病习题

（杨新明）

第三十八章　甲状腺疾病

第一节　甲状腺结节

疾病概要

甲状腺结节是很多甲状腺疾病共有的一种临床表现。结节的表现多样化，数目可为单发或多发，质地可为实性、囊实性或囊性。临床上可表现为甲状腺结节的疾病主要包括：结节性甲状腺肿、甲状腺自身免疫性疾病、甲状腺的炎症性疾病及甲状腺肿瘤。随着高分辨超声设备的普及和参加体检的人群增加，甲状腺结节的发病率近年来明显升高。如何通过病史、症状、查体、辅助检查等手段确定结节的性质，是头颈外科医师选择适宜治疗方案的关键。

【主诉】

患者，女，40岁。因"体检甲状腺超声发现右甲状腺单发2.0cm结节3年"就诊。

【印象诊断】

问题　根据主诉，应考虑哪些疾病？最有可能的诊断是什么？

思路　根据主诉，应考虑以下疾病的可能：结节性甲状腺肿、甲状腺腺瘤或腺癌，其中甲状腺腺瘤的可能性较大，恶性结节尚不能排除。

知识点

甲状腺腺瘤的诊断

诊断：①绝大多数甲状腺腺瘤患者甲状腺功能正常，如为高功能腺瘤可伴有轻度甲状腺功能亢进症状。②肿块多为单发结节，界清，包膜完整，表面光滑，随吞咽上下活动；③超声或CT检查：腺体内单个肿物，实质性或囊性，边缘清楚，具有厚度不一的完整包膜，周围组织无浸润。④甲状腺腺瘤与结节性甲状腺肿的单发结节的鉴别：腺瘤可经过长期病史仍保持单发，而结节性甲状腺肿数年后多数形成多发性结节；腺瘤有较厚的完整包膜，瘤内组织形态单一，周围组织正常，而结节性甲状腺肿的单发结节内组织形态不一，包膜常不完整且较薄。

【问诊】

问题　根据主诉，在问诊中需要注意哪些要点？

思路

1. 患者多因无意中或体检发现甲状腺结节或结节增大就诊。

2. 问诊要点

(1) 年龄与性别：腺瘤多发生于35~45岁女性。

(2) 甲状腺结节是否有体积变化、是否伴有发热、疼痛，诊疗经过、抗生素治疗是否有效。

(3) 是否伴有甲状腺功能的异常：心慌、怕热、多汗、多食、消瘦、手抖、突眼等甲状腺功能亢进症状，或怕冷、水肿、体重增加、皮肤干燥、食欲减退等甲状腺功能减低症状。

(4)伴发症状：是否伴有声嘶、咯血、呼吸或吞咽不畅等症状，其与甲状腺结节发现时间上是否存在联系。

(5)既往有无相关疾病的诊治史及家族史。

3. 具有下列情况，应考虑癌变的可能

(1)肿瘤近期迅速增大。

(2)瘤体活动受限或固定。

(3)出现声音嘶哑、呼吸困难等压迫症状。

(4)肿瘤硬实，表面粗糙不平。

(5)出现颈部肿大淋巴结，伴有超声或CT等检查下的异常特征。

知识点

甲状腺结节定性诊断

甲状腺结节可由多种甲状腺疾病引起。诊断的关键是定性。可根据以下几项分析甲状腺结节的良恶性。以下情况者恶性概率较大：

(1)青少年的单发结节；原发性甲状腺功能亢进伴甲状腺冷结节；有甲状腺癌家族史或多发性内分泌肿瘤家族史者；有头颈部放射线接触史者。

(2)病程数周或数月内突然出现甲状腺单发结节，呈进行性肿大或声嘶或颈部可及肿大质硬的淋巴结者。

(3)超声主要表现为低回声，边界不规则，包膜不完整，内部回声不均匀，伴有多发沙砾样强回声(点状强回声)，纵横比 >1，TI-RADS评分4级或5级(表38-1)。

表38-1　TI-RADS分类

分类	评价	超声表现	恶性风险
0	无结节	弥漫性病变	0
1	阴性	正常甲状腺(或术后)	0
2	良性	囊性或实性为主，形态规则、边界清楚的良性结节	0
3	可能良性	不典型的良性结节	<5%
4	可疑恶性	恶性征象：实质性、低回声或极低回声、微小钙化、边界模糊/微分叶、纵横比 >1	5%~85%
4a		具有1种恶性征象	5%~10%
4b		具有2种恶性征象	10%~50%
4c		具有3~4种恶性征象	50%~85%
5	恶性	超过4种恶性征象，尤其是有微钙化和微分叶者	85%~100%
6	恶性	经病理证实的恶性病变	确诊

(4)放射性扫描单发的冷结节者。

(5)细针穿刺细胞学(FNA)：超声引导下细针穿刺吸取少许组织，可行一般的细胞形态学诊断，还可做DNA检测(如BRAF-V600E突变检测)，提高术前诊断率。

病史问诊　患者于3年前体检中发现甲状腺结节，未予重视，未予特殊治疗和定期复查。近1个月来自觉颈部不适，右颈前可触及肿块，无颈前疼痛，无明显呼吸不畅，无吞咽困难，无声嘶，不伴有消瘦、食欲改变、心悸、发热以及其他不适。既往：无其他系统性疾病，无恶性肿瘤或相似疾病家族史。

【体格检查】

问题 为进一步明确诊断,查体需要注意哪些要点?

思路

(1)检查甲状腺结节:甲状腺是否有弥漫性肿大,结节的大小、数目、位置、硬度、活动度、有无压痛等。

(2)注意颈部淋巴结是否肿大、数量、位置、质地、活动度等,气管是否受压移位,双侧声带活动是否对称(喉镜检查),是否有呼吸困难、吞咽困难等。

专科检查 甲状腺无弥漫性肿大,颈前甲状腺右叶可触及一大小约 2cm×3cm 肿块,质软,光滑,界清,随吞咽上下活动,气管居中。颈部未及明显肿大淋巴结。双声带光整,活动对称,闭合好。

【辅助检查】

问题1 为进一步明确诊断,此时最需要进行何种检查?

思路 结合病史及专科检查,首先确定颈前肿块是否位于甲状腺内。其次,应判断甲状腺肿块的良恶性。

(1)超声:能够初步了解腺叶内结节的位置、数目、内部结构及颈部淋巴结情况。

(2)FNA:超声引导下的 FNA 操作简单快捷,常作为甲状腺结节鉴别诊断的首选方法。大多数的甲状腺肿瘤可通过 FNA 确诊,准确率高达 95%,但存在假阳性和假阴性的可能。

(3)甲状腺功能检查:甲状腺腺瘤少有甲状腺功能异常。甲状腺球蛋白抗体和过氧化物酶抗体检查有助于桥本甲状腺炎的诊断。

(4)甲状腺核素扫描:甲状腺组织特异性摄取放射性核素 ^{131}I 及 $^{99}Tc^{m}$,热结节为功能自主性腺瘤,癌的可能小。许多良性结节如甲状腺腺瘤囊性变、囊内出血、亚急性甲状腺炎急性期等也可表现为冷结节。不能单纯根据甲状腺核素显影的结果判断甲状腺结节的性质。

问题2 以诊治为目的,还需进行哪些辅助检查?

思路 颈胸部 CT 及增强或 MRI 及增强了解腺体内肿瘤的位置、内部结构、有无包膜外侵犯、与周围组织器官的关系及颈上纵隔淋巴结转移的情况。通常首选 CT 及增强,MRI 可提供良好的软组织对比。

辅助检查结果 甲状腺超声示甲状腺双叶实质不均匀。右叶囊实性结节,大小 2.18cm×3.57cm,界清,包膜完整,结节内未见血流信号,TI-RADS 3 级。(图 38-1)颈部无肿大淋巴结。甲状腺功能 T3、T4、TSH 及抗体均在正常范围。电子喉镜检查示双声带活动好、内收外展均好,闭合好。

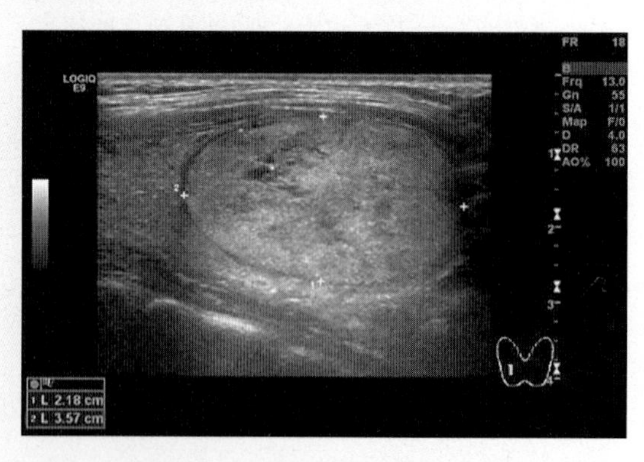

图 38-1 患者甲状腺超声图像

【病情分析】

问题1 患者颈前肿块的性质如何,对诊治方案有何提示?

思路 超声证实颈前肿块位于甲状腺内,结节直径约 3cm,且包膜完整,内无钙化及异常血流信号。甲状腺功能为正常范围。倾向于甲状腺良性肿块,但尚不能完全排除恶性可能。

问题2 如何在超声上判断甲状腺结节性质?

思路 甲状腺超声检查时,可初步判断甲状腺结节的性质。

知识点

见表 38-2。

表 38-2　甲状腺结节的超声鉴别要点

位置	结节性甲状腺肿	甲状腺炎（亚急性，慢性）	腺瘤	癌
结节内部	不均低回声	不均低回声	强回声或弱回声，伴出血时于无回声区内见漂浮光斑	实质性低回声，不均，砂粒样钙化
结节边缘	多发，界清，包膜可不完整	可为多发结节，无包膜，界不清	单发，周边可见声晕	界不清，形状不规则，包膜不完整，无晕圈
结节后方	正常	正常	正常	衰减明显
结节外腺体	多结节	不均	正常	受累不均质回声
彩色多普勒血流图	血管粗大迂曲，点状血流信号	低速血流信号	环状血流信号，瘤内见血	瘤内血流信号丰富，瘤边无

【诊断】

问题　本病例的初步诊断及其诊断依据是什么？

思路　本病例初步诊断为甲状腺腺瘤。诊断依据：甲状腺单发结节，无症状，包膜完整，表面光滑，超声示内部无强回声影及异常血流信号。无甲状腺功能异常。

【鉴别诊断】

问题　本病例还应与哪些疾病进行鉴别？

思路　本病应与以下疾病进行鉴别：

1. 急性甲状腺炎　①儿童多见，易复发；②多数是由细菌感染引起的急性化脓性甲状腺炎；③常有咽炎等呼吸道感染等前驱症状；④颈前区甲状腺部位急性炎症表现：如甲状腺肿痛，压痛，局部皮肤红肿，皮温增高；⑤全身感染表现：发热、白细胞总数和中性粒细胞增高；⑥急性期甲状腺扫描和穿刺可抽出脓液。

2. 亚急性甲状腺炎（巨细胞性甲状腺炎或 De Quervain 甲状腺炎）

（1）多见于 30~40 岁中年女性，常继发于病毒性上呼吸道感染之后，具有一定自限性，多累及单侧腺叶，无化脓性改变。

（2）目前病因不明，可能有关的病因：病毒感染、自身免疫反应、遗传因素。

（3）临床分期：急性期（甲状腺功能亢进期）；缓解期（甲状腺功能亢进缓解及甲状腺功能减低期）；恢复期。

（4）诊断依据：①甲状腺肿大疼痛或甲状腺出现质硬触痛结节，伴有吞咽疼痛、吞咽困难；②伴有甲状腺功能亢进或减退的全身症状；③发病前 1~2 周可有上呼吸道感染病史；④实验室检查：血清 T3、T4、FT3、FT4 升高，而有甲状腺摄碘率减少的“分离现象”，红细胞沉降率升高；⑤穿刺见多核巨细胞或肉芽肿改变可确诊。

3. 慢性甲状腺炎

（1）慢性淋巴细胞性甲状腺炎（桥本甲状腺炎或 Hashimoto 甲状腺炎）：①多见于 30~55 岁女性，属自身免疫性疾病，病程迁延发展缓慢，是甲状腺肿合并甲状腺功能减退最常见的疾病。②甲状腺呈均匀一致地弥漫性肿大，质硬韧，表面光滑，少数呈结节状。③血清抗体检查：甲状腺球蛋白抗体 TGA 或甲状腺微粒体抗体 TMA 增高明显。④细针穿刺细胞学检查可确诊。⑤可并发甲状腺癌和恶性淋巴瘤。

（2）慢性纤维性甲状腺炎（木样甲状腺肿或 Riedel 甲状腺炎）：①罕见，病因不清，女性多见。②常累及双侧腺叶，广泛的侵袭性的纤维化，可侵入周围的肌肉组织。③无痛性甲状腺肿块，质硬如木，边界不清，固定，不随吞咽上下活动，无触痛，可压迫邻近器官出现呼吸困难或声嘶。④甲状腺功能及自身抗体一般正常。

4. 结节性甲状腺肿

（1）病因：生活环境碘缺乏；甲状腺素合成分泌障碍；体质性因素；甲状腺术后代偿性改变。

(2)临床表现:女多于男,多无明显症状,常为无意或体检时发现。单发者少,常为多发性结节。可为实性、囊实性或囊性。症状主要与结节大小有关。并发囊内出血时,结节可迅速增大。较大的结节可使周围器官受压移位,气管受压出现呼吸不畅甚至呼吸困难;食管受压出现吞咽不畅或吞咽困难;喉返神经受压出现声嘶;病程较长、近下极处体积较大的结节可形成胸骨后甲状腺肿,而单纯由胸内异位甲状腺发生的甲状腺肿仅占5%,可压迫气管和食管,还可压迫颈根部大静脉引起头颈部静脉回流障碍,出现面部青紫、颈胸浅表静脉扩张。

(3)体检或超声示甲状腺多发结节,随吞咽上下运动,可呈囊性。CT观察结节在甲状腺内的空间位置及其与周围组织器官的关系,也可观察气管受压移位的情况。甲状腺功能检查T4、T3、TSH均属正常范围。伴有甲状腺功能亢进者,应予以药物控制再手术。

【治疗方案】

问题1 患者下一步应当如何处理?

思路 可行甲状腺结节细针穿刺细胞学检查,协助诊断甲状腺结节性质。或行甲状腺结节及部分腺叶切除术,或腺叶切除术,术中冰冻病理检查。

问题2 手术治疗的原则和目的是什么?

思路 因甲状腺腺瘤具有恶变倾向,首选手术治疗。手术方式:单纯腺瘤摘除或同时行患侧腺叶切除,如术中冰冻为良性,该术式即可;如术中冰冻为恶性,则按甲状腺癌的手术原则处理。

知识点

甲状腺的血供

甲状腺上动脉起源于颈外动脉,是甲状腺的主要供血动脉,在接近甲状腺上极时分为前后两支。甲状腺下动脉起自甲状颈干,位于甲状腺腺叶的后外方,与喉返神经关系密切。少数人存在甲状腺最下动脉,位于峡部下方。甲状腺上静脉与上动脉伴行,汇入颈内静脉。中静脉横跨颈总动脉汇入颈内静脉,多数为1~2支,有时多支,有时不存在。下静脉有时形成静脉丛,汇入无名静脉。甲状腺手术中结扎其上、下动脉时均应紧贴腺体,切断其二级、三级分支,以免影响甲状旁腺血供(图38-2)。

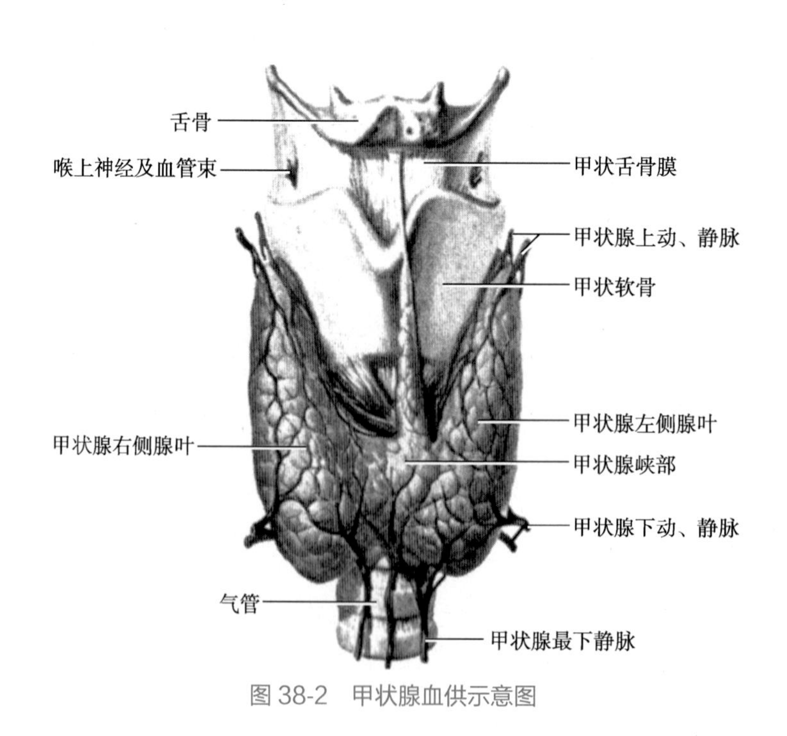

图38-2 甲状腺血供示意图

问题 3 术前交代的主要内容有什么？

思路

(1)首先向患者及其家属介绍病情，强调手术必要性和手术目的：甲状腺腺瘤为良性病变，但有恶变率，因此需手术治疗。

(2)其次，向患者简要介绍术者、手术方案、时间。

(3)交代术中及手术后可能出现的各种并发症、表现及其处理，包括：术后出血、声嘶、双侧喉返神经麻痹、呼吸困难需行气管切开术、甲状腺功能减退、甲状旁腺功能减退，低钙、术后需长期服药的可能，以及术后复发、再次手术或放射治疗。

(4)介绍术后恢复过程，强调术后可能会出现一过性的各种不适，术后换药和康复时间。

住院期间检查及治疗 入院后完成术前常规检查，甲状腺功能及各项检查结果未见异常。临床诊断：甲状腺结节(腺瘤？)。充分准备后于全麻下行甲状腺部分切除术。

手术情况 术中行甲状腺右侧腺叶切除，冰冻病理示：甲状腺腺瘤。

【术中要点】

问题 1 术中如何判断及确定手术方式？

思路 术前行针吸细胞学检查可基本判断甲状腺结节性质。术中冰冻病理进一步查找是否存在恶变，若术中冰冻病理为良性，则行单纯腺瘤摘除或患侧腺叶切除；如术中冰冻病理如为恶性，则按甲状腺癌的手术原则处理。

问题 2 术中最需要注意避免的并发症是什么？发生后如何处理？

思路

(1)保护喉返神经：术者应熟练掌握喉返神经的解剖行径及可能存在的解剖变异，术中可常规显露喉返神经并予以保护。甲状腺下动脉、Zuckerkandl 结节和 Berry 韧带与喉返神经关系密切，可作为术中显露神经的解剖标志。

(2)保护甲状旁腺：术中紧贴甲状腺包膜操作，避免误切甲状旁腺；旁腺的血供主要源于甲状腺下动脉，少数来自上动脉，处理甲状腺上 / 下极时均应贴近甲状腺，结扎甲状腺上 / 下动脉的 2~3 级分支血管，以保证甲状旁腺的血供。甲状旁腺通常为黄棕色，类脂肪组织，缺血时呈暗棕色。如术中误切，切碎植入胸锁乳突肌或前臂的肌间隙内，局部做标记。甲状旁腺与脂肪组织的鉴别：首选取小块组织快速冰冻。简易法：放入生理盐水中，脂肪漂浮水面，甲状旁腺沉于水底。此外，还有甲状旁腺洗脱液 PTH 试纸检测法。

(3)喉上神经外侧支：可能存在以下行径：①沿咽下缩肌表面下行，在穿入环甲肌前与上极血管蒂伴行；②于环甲膜上方 1cm 左右处进入咽下缩肌；③走行于咽下缩肌深面；术中处理甲状腺上极血管蒂时应紧贴腺叶上极避免误伤喉上神经。

术后情况 患者术后按甲状腺术后护理常规，由半流食逐渐过渡到软食，给予对症治疗，恢复顺利。术后无发热，无出血，无颈部感染，无手脚抽搐、麻木。局部情况：颈前敷料于术后第 1 天有少量淡血性液渗出，给予更换，术后第 2 天视引流量多少决定是否拔除颈部负压引流，并每日更换颈前敷料。术后 5d 拆除颈前切口缝线，术后病理：(右叶)甲状腺腺瘤。

【病情观察】

问题 术后应注意患者哪些情况？

思路 甲状腺术后，除注意观察患者基本生命体征、意识状态以外，还应注意观察是否有手脚麻木、抽搐、呼吸不畅、声嘶等症状；局部应注意颈前敷料渗出情况，负压引流通畅情况，切口有无肿胀隆起，有无呼吸困难。对于有手脚麻木的患者，注意检测血、电解质特别是血钙水平，对症处理。对于有声嘶患者，注意检查声带运动，若系术中喉返神经牵拉所致，可予营养神经及激素治疗，多可短期内恢复。

【出院随访】

问题 1 甲状腺术后何时可以出院？出院后应注意些什么？

思路

(1)患者于甲状腺术后1~2d拔除负压引流,如果病情稳定,没有明显手脚麻木、抽搐、呼吸不畅、声嘶等术后并发症,即可出院,5d后拆线。

(2)甲状腺瘤患者术中保留大部分腺体,多数术后无明显甲状腺功能减退,不需服用甲状腺素。术后定期复查颈部及甲状腺功能常规,必要时予以甲状腺素治疗。

问题2 对甲状腺腺瘤复发和恶变如何处理?

思路

(1)局部复发的治疗:局部手术切除。二次手术注意术腔粘连导致的解剖标志不清晰,密切注意保护喉返神经等组织。

(2)恶变及远处转移的治疗:原发灶及颈淋巴结转移癌行根治性手术切除,术后核素治疗。肺及骨的局灶性转移可予以 ^{131}I 治疗、放疗或者手术切除以减轻转移灶导致的疼痛等症状,提高患者生活质量。

(3)甲状腺癌术后甲状腺激素的替代和抑制治疗:甲状腺乳头状癌患者由于根治性手术切除了大部分甚至全部腺体,多数术后甲状腺功能减退,均需终身服用甲状腺素。术后给予内分泌治疗的目的和目标是补充甲状腺激素,维持其值在略高于正常但未达到甲状腺功能亢进的范围内,将血清中的TSH抑制在正常范围甚至更低,以期减少肿瘤的复发。甲状腺激素治疗的给药剂量宜从小到大逐渐加量。

出院后情况 本例患者出院后定期复查行颈部拆线,恢复顺利,未发生声嘶、手脚麻木、呼吸不畅等,于术后4~6周,复查甲状腺功能正常。继续随诊观察,定期复查甲状腺彩色多普勒超声及甲状腺功能。

小 结

甲状腺腺瘤为来自滤泡上皮的良性肿瘤,瘤细胞较正常细胞稍大,形态单一,具有较厚的完整包膜,恶变率5%~10%。多见于35~45岁女性,生长缓慢,常无意中发现,多为单发肿物,界清,包膜完整,表面光滑,随吞咽上下活动,有时因囊壁血管破裂囊内出血时可迅速增大,局部出现胀痛,气管、食管、喉返神经受压表现。绝大多数甲状腺腺瘤甲状腺功能正常,或伴有轻度甲状腺功能亢进症状。超声或CT检查:腺体内单个肿物,实质性或囊性,边缘清楚,具有厚度不一的完整包膜,周围组织无浸润。因甲状腺腺瘤具有恶变倾向,首选手术治疗。手术方式:单纯腺瘤摘除或患侧腺叶切除,如术中冰冻为良性,该术式即可;如术中冰冻如为恶性,则按甲状腺癌的手术原则处理。

(刘绍严)

第二节 甲状腺癌

疾病概要

甲状腺癌(thyroid cancer)是一种起源于甲状腺滤泡上皮或滤泡旁上皮细胞的恶性肿瘤,也是头颈部最为常见的恶性肿瘤。近年来,全球范围内甲状腺癌的发病率增长迅速。据全国肿瘤登记中心的数据显示,我国城市地区女性甲状腺癌发病率位居女性所有恶性肿瘤的第4位,且以每年20%的速度持续增长。

根据肿瘤起源及分化差异,甲状腺癌又分为:甲状腺乳头状癌(papillary thyroid carcinoma,PTC)、甲状腺滤泡癌(follicular thyroid carcinoma,FTC)、甲状腺髓样癌(medullary thyroid carcinoma,MTC)以及甲状腺未分化癌(anaplastic thyroid cancer,ATC)。而甲状腺乳头状癌及滤泡癌合称分化型甲状腺癌(differentiated thyroid carcinoma,DTC)。

不同病理类型的甲状腺癌,在其发病机制、生物学行为、组织学形态、临床表现、治疗方法以及预后等方面均有明显的不同。分化型甲状腺癌生物行为温和,预后较好。甲状腺未分化癌的恶性程度极高。甲状腺髓样癌的预后居于两者之间。

【主诉】

患者，女，45岁。主因“体检发现左侧甲状腺结节伴左颈部淋巴结肿大2年”就诊。

【印象诊断】

问题　根据主诉，应考虑哪些疾病？最有可能的诊断是什么？

思路　首先考虑甲状腺常见的良恶性肿瘤，恶性肿瘤的可能性较大。有如下病史时需要高度警惕甲状腺癌，尽早进行筛查：①童年期头颈部放射线照射史或放射性尘埃接触史；②全身放射治疗史；③有分化型甲状腺癌（differentiated thyroid cancer，DTC）、甲状腺髓样癌（medullary thyroid cancer，MTC）或多发性内分泌腺瘤病2型（MEN2型）、家族性多发性息肉病、某些甲状腺癌综合征（如Cowden综合征、Carney综合征、Werner综合征和Gardner综合征等）的既往史或家族史。

知识点

甲状腺恶性肿瘤的症状

（1）甲状腺癌早期临床表现不明显，通常是患者体检时发现，多无自觉症状，颈部肿块往往为非对称性硬块。

（2）如果病情进一步发展，肿物可能会侵犯周围结构而产生相应症状，如侵犯气管，肿瘤则固定而不随吞咽活动，病变大时可导致呼吸困难；如果肿瘤侵犯喉返神经，可伴有声音嘶哑，如侵犯食管则可导致吞咽困难；当颈静脉受压时，可出现患侧静脉怒张与面部水肿等体征，亦为甲状腺癌的特征之一。此外，由于甲状腺乳头状癌发展比较缓慢，有些患者可以颈部淋巴结肿大为首要症状。

（3）晚期可有远处转移，如肺转移与骨转移，甚至可以发生病理性骨折。

【问诊】

问题　根据主诉，在问诊中需要注意哪些要点？

思路

1. 甲状腺癌患者多以颈前无痛性肿块就诊。

2. 问诊要点

（1）年龄与性别：甲状腺癌的发病年龄为6~75岁，多见于30~45岁女性。

（2）病程：甲状腺癌的病程可为数年至数十年。

（3）伴发症状：是否伴有声嘶、咯血或呼吸不畅等症状，其与颈前肿块发现时间上是否存在联系。要特别注意排除喉癌等其他恶性肿瘤侵犯或转移至甲状腺的可能。

（4）是否伴有甲状腺功能异常的症状，如心慌、怕热、多汗、多食、消瘦、手抖、突眼等甲状腺功能亢进症状，或怕冷、水肿、体重增加、皮肤干燥、食欲减退等甲状腺功能减低症状。

病史问诊　患者于2年前体检时发现甲状腺肿块，未予特殊处理。不伴有消瘦、食欲改变、心悸、呼吸不畅、颈前不适、声嘶、发热以及其他不适。既往无其他系统性疾病，无甲状腺功能亢进史，无恶性肿瘤或相似疾病家族史。

问诊时要注意询问有无相关的家族史，甲状腺髓样癌中有明显家族史者约占20%。此外，也应当了解幼年放射线接触史、是否生活在内陆缺碘地区等。

【体格检查】

问题　为进一步明确诊断，查体需要注意哪些要点？

思路

（1）检查甲状腺肿块的性质：大小、数目、硬度、活动度、有无压痛等。检查是否随吞咽上下活动，提示肿块是否位于甲状腺内，是否固定。

（2）注意颈部淋巴结是否肿大，肿大淋巴结的部位及性质。

（3）喉镜检查声带活动情况。

知识点

不同的甲状腺结节鉴别

1. 甲状腺癌 质硬，可为实性、囊实性或囊性，边界不清楚，无压痛，固定或活动可。多为单发，少数为多个病变，并可累及峡部和对侧。周围器官受侵症状：包膜外侵犯周围组织器官时肿物固定，侵犯喉返神经时声嘶，可压迫气管移位，根据肿物位置不同，可侵犯喉或气管，表现为声门下或气管内肿物，出现咯血、呼吸不畅甚至呼吸困难。可有颈淋巴结转移，肿大。甲状腺乳头状癌颈淋巴结转移率可高达 50%~80%。

2. 甲状腺腺瘤 为单发的良性肿物，界清，包膜完整，表面光滑，随吞咽上下活动，多生长缓慢，有时因囊壁血管破裂囊内出血可迅速增大，局部出现胀痛，气管、食管、喉返神经受压表现。

3. 结节性甲状腺肿 女性多见，单发者少，常为一侧或双侧腺叶的多发性结节。结节可为实性、囊实性或囊性。当囊性结节并发囊内出血时，结节可迅速增大。较大的结节可使周围器官受压移位。

4. 桥本甲状腺炎 多见于 30~55 岁女性，属自身免疫性疾病，是甲状腺肿合并甲状腺功能减低最常见的疾病，发展缓慢，甲状腺呈均匀一致的弥漫性肿大，质硬韧，表面光滑，少数呈结节状。

5. 亚急性甲状腺炎 多见于 30~40 岁女性，常继发于病毒性上呼吸道感染，具有自限性，多累及单侧腺叶，甲状腺肿大，疼痛或出现质硬触痛结节，伴吞咽疼痛或困难，伴甲状腺功能亢进或甲状腺功能减低症状。

甲状腺结节与颈部淋巴结

(1) 甲状腺结节临床癌(疑)+ 颈部无肿大淋巴结：不能排除淋巴结转移的可能，应进一步行超声或 CT 检查。

(2) 甲状腺结节 + 颈淋巴结肿大固定：甲状腺乳头状癌伴颈淋巴结转移的可能性较大。转移的颈部淋巴结多位于Ⅲ、Ⅳ、Ⅵ区。

(3) 甲状腺未及明显结节 + 颈淋巴结肿大：单侧颈部多发性肿大淋巴结如部分出现囊性变，应对可疑淋巴结行 FNA 以排除甲状腺乳头状癌颈淋巴结转移。

专科检查 甲状腺无弥漫性肿大，触诊未及明显结节。左颈Ⅳ区胸锁乳突肌下缘大小约 3cm×3cm 肿块，界清，质软，可活动。气管居中。喉镜示鼻咽、喉部未见明显异常，双声带光滑，活动对称，闭合好。

【辅助检查】

问题 1 为进一步明确诊断，此时最需要进行何种检查？

思路 结合病史及专科检查，需行相关辅助检查确定甲状腺结节的性质。

(1) 超声检查：各种诊断手段中，超声检查最便捷、经济、准确，无创，应用最为广泛。超声分辨率可以发现 2mm 的甲状腺结节，可以描述结节位置、测量结节大小、观察其与周围腺体组织界限是否清晰、血流是否丰富、有无钙化等。一些征象可能提示结节有恶性可能，如纵横比 >1、边界不清、伴砂粒样钙化、内部血流丰富等。如果有 2~3 个征象同时出现时，恶性可能性较高。近些年来新出现的弹性评分、超声造影等技术，对于预测肿瘤良恶性有一定价值。

除了观察甲状腺外，超声还可同时观察甲状腺周围(颈部Ⅵ区)或侧颈部(Ⅱ、Ⅲ、Ⅳ、Ⅴ区)的淋巴结。淋巴结有转移癌时，超声可观察到肿大淋巴结，其结构常有异常表现，如淋巴结门结构消失、皮髓质分界不清、伴有点状强回声(即伴有微小钙化)，或为囊性淋巴结等。

(2) CT：CT 的分辨率可发现 >3mm 的甲状腺结节，但其对于甲状腺癌的诊断准确率低于超声检查。CT 图像上观察，甲状腺癌表现为甲状腺组织中的低密度区，密度常不均匀，边界欠清晰，可伴有点状密度增高影。注射增强剂后，肿瘤强化不均匀。CT 可观察双侧颈部、中央区及上纵隔的淋巴结情况，增强 CT 显示转移淋巴结不均匀强化，有些伴有点状强回声或有囊性变。CT 的一些优点是超声无法替代的，包括：①可以观察肿瘤与周围结构器官的关系，如气管有无受压或受侵、喉有无受侵等；②可以观察胸骨后甲状腺肿物的范围，以及与周围结构的关系，如与无名动脉、头臂干、主动脉弓胸段气管、食管的关系；③可以发现咽旁、咽后淋巴结转移。因此，对于肿瘤原发灶较大（如 >2cm 或胸骨后甲状腺肿物），查体触诊发现侧颈部肿大淋巴结，或超声提示侧颈部有肿大淋巴结时，建议进一步行 CT 检查，以明确病变的范围、转移的情况。因甲状腺癌最常见的远处转移部位是肺部，推荐行颈部至胸部的增强 CT 扫描，可同时评估颈部、上纵隔及肺部情况。

(3) MRI：MRI 用于甲状腺癌诊断不如 CT 流行。对于一些碘造影剂过敏的患者，以及不适于行增强 CT 检查的患者（例如拟行 ^{131}I 同位素治疗的患者），则可选择增强 MRI。在 T_1 加权像上，癌肿病灶与甲状腺呈等信号或略低信号，在 T_2 加权像上呈高信号。注射增强剂后，肿瘤有强化，边界欠清。MRI 亦可发现颈部及咽旁咽后淋巴结转移癌。

(4) 放射性核素扫描：患者服用 $^{99}Tc^{m}O_4$ 一小时后检查，可见甲状腺双叶显像，放射性分布均匀。也可使用 ^{131}I、^{123}I 作为显像剂。有甲状腺结节时，因不同结节吸收核素的多少，可呈现为热结节、温结节、凉结节、冷结节等。甲状腺癌多为冷结节或凉结节。但是核素检查的诊断准确率相对较低，目前，已经不作为甲状腺癌术前诊断的必要检查。但核素扫描可以了解甲状腺结节的功能情况，可以确定远处功能结节转移（如颈部淋巴结转移癌、肺部转移结节）的情况，可以发现异位甲状腺组织，也用于核素治疗前的诊断评估。核素扫描在甲状腺结节的初步诊断中有一定作用。

(5) 细针穿刺细胞学：细针穿刺细胞学（fine needle aspiration cytology，FNA-C）检查需用注射器穿刺甲状腺结节，抽吸获取部分细胞后涂片，染色后镜检，其诊断准确率可达 80%~95%。为提高其准确性，常在超声引导下，对可疑结节进行穿刺。获取的细胞涂片可进一步查免疫细胞化学、检测 *BRAF* 基因突变等，可进一步提高诊断的准确率。

问题 2　以诊治为目的，还需进行哪些辅助检查？

思路　甲状腺超声及颈部增强 CT 有助于详细了解腺体内肿瘤的位置、内部结构、有无包膜外侵犯、与周围组织器官的关系及颈上纵隔淋巴结转移情况；颈部 MRI 可提供良好的软组织对比，对手术方案的制订及判断预后具有重要的指导意义。

辅助检查结果　甲状腺超声（图 38-3）示双叶实质不均匀，左叶实性结节，大小约 8mm×15mm，界清，内有强回声影，结节内点状血流信号。另有颈部肿块超声：左侧颈部囊实性结节。甲状腺功能：T3、T4、TSH 正常范围。颈部增强 CT（图 38-4）示甲状腺左叶低密度结节，界清，直径约 7mm；左侧颈部胸锁乳突肌下份颈内静脉外侧囊实性肿块，界清，直径约 3cm。电子喉镜检查示双声带活动对称，闭合好。针吸细胞学检查示乳头状上皮细胞排列，倾向于乳头状癌。

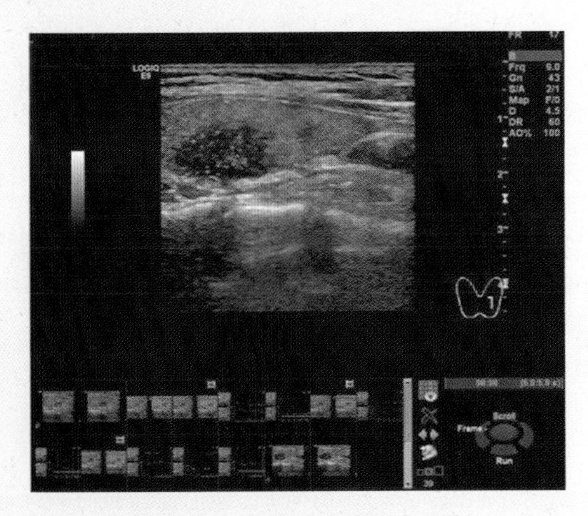

图 38-3　患者甲状腺超声图像

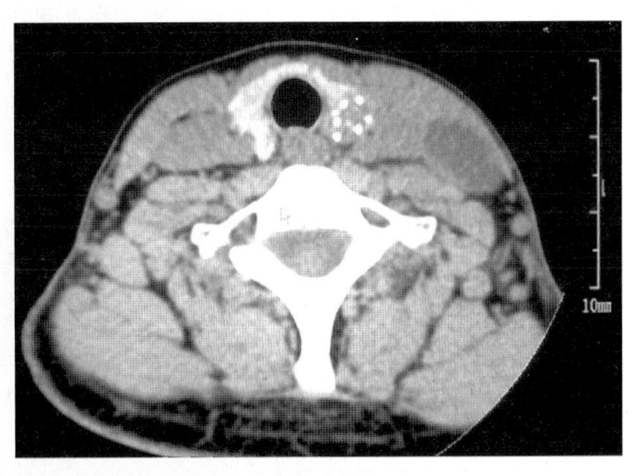

图 38-4　患者颈部增强 CT 图像

【病情分析】

问题 1　患者甲状腺结节的性质如何？

思路　患者甲状腺结节无症状，直径较小，病程 2 年来无明显变化，甲状腺功能正常，且甲状腺结节包膜完整，界清，但均不能排除甲状腺恶性肿瘤。因甲状腺乳头状癌生长慢，恶性程度低，病史可数月甚至数十年，易误诊为良性病变。

问题 2　患者左侧颈部肿块性质如何？

思路　甲状腺癌转移的颈部淋巴结多位于Ⅲ、Ⅳ、Ⅵ区，不排除颈部淋巴结转移癌的可能。颈侧肿块呈囊实性，包膜完整，活动可，质软，且根据肿块的位置，不排除合并鳃裂囊肿或其他颈部良性肿块的可能。术中快速病理可资鉴别。

问题3　如何在甲状腺超声上判断甲状腺癌？

思路　甲状腺癌可表现为实性或囊实性病变，边界不清、形态不规则、回声不均质，可伴有点状、颗粒状或细小砂粒样钙化斑，周边可见丰富的血流及内部小动脉血流信号，高度提示甲状腺癌的可能。

【诊断】

问题　本病例的初步诊断及其诊断依据是什么？

思路　初步诊断为甲状腺癌伴颈部淋巴结转移。超声示结节内的钙化和血流信号，提示恶性肿瘤的可能。针吸细胞学检查为鉴别诊断的首选，提示倾向于甲状腺乳头状癌。

知识点

甲状腺癌的分类

1. 甲状腺乳头状癌（papillary carcinoma of thyroid）　甲状腺乳头状癌肿块一般较小，发展变化较慢，但早期也可有转移。原发病灶可能20~30年没有进展。青少年或儿童甲状腺乳头状癌患者常伴随颈部淋巴结转移或肺转移。年龄较大患者（55岁以上）患者则进展相对较快。

甲状腺乳头状癌属低度恶性的肿瘤，是甲状腺癌中最常见的病理类型，占成年人甲状腺癌的80%和儿童甲状腺癌的70%。

（1）发病特点：发病高峰年龄为30~50岁，女性患者是男性患者的3倍，在外部射线所致的甲状腺癌中，85%为乳头状癌，人与癌瘤并存的病程可长达数年至数十年，部分患者发生肺转移后，仍可长时间带瘤生存。

（2）临床表现：甲状腺乳头状癌表现为逐渐肿大的颈部肿块，肿块为无痛性，可能是被患者或医师无意中发现。近年来随着甲状腺超声检查的普及，甲状腺微小癌（直径小于1cm）的发现比例逐年升高。就诊时间较晚时可出现肿瘤侵犯周围组织器官的表现。肿瘤侵犯喉返神经者可出现不同程度的声音嘶哑。甲状腺乳头状癌的患者通常没有甲状腺功能的改变，但部分患者可出现甲状腺功能亢进或者长期合并桥本氏甲状腺炎而伴随甲状腺功能减低。

颈部体检时，特征性的表现是甲状腺内非对称性的肿物，质地较硬，边缘多较模糊，肿物表面凹凸不平，则肿块可随吞咽活动；若肿瘤侵犯了气管或周围组织，则肿块较为固定。

（3）转移特点：甲状腺乳头状癌易早期发生区域淋巴转移，常见于中央区淋巴结。可能有约50%的患者在确诊时已存在颈淋巴转移。甲状腺乳头状癌淋巴结转移常见原发灶同侧、沿淋巴引流路径逐站转移，其淋巴引流一般首先至气管旁淋巴结，然后引流至颈静脉链淋巴结（Ⅱ~Ⅳ区）和颈后区淋巴结（Ⅴ区），或沿气管旁向下至上纵隔。甲状腺乳头状癌以Ⅵ区为最常见转移部位，随后依次为颈Ⅲ、Ⅳ、Ⅱ、Ⅴ区。同时，PTC淋巴结转移以多区转移为主，仅单区转移较少见。Ⅰ区淋巴转移更为少见（<3%）。“跳跃性转移”（即中央区无淋巴转移，颈部其他区域转移）不多见，肿瘤位置与淋巴跳跃性转移相关，原发灶位于甲状腺锥体叶或腺叶上极更易发生淋巴跳跃性转移。少见的淋巴结转移部位有咽后或咽旁淋巴结。少部分病例通过血行途径转移，主要为肺部转移，可在肺部形成几个肿瘤结节或使整个肺部呈现雪花状，远处转移还可转移至骨、皮肤等处。

2. 甲状腺滤泡状癌（follicular carcinoma of thyroid）　滤泡癌发展也比较慢，特点是血行播散快，多有远处转移，可转移至骨及肺。晚期肿瘤发展较大时，还可引起上腔静脉压迫综合征，诊断甲状腺滤泡状癌的可靠指标是血管和包膜侵犯，以及发生远处转移。

（1）发病特点：可发生于任何年龄，但中老年人较多，发病的高峰年龄为40~60岁，已有明显的淋巴结转移或远处转移，甚至是远处骨转移的活检时才得出诊断。

（2）临床表现：大部分患者的首发表现为甲状腺肿物，肿物生长缓慢，肿物质地中等，边界不清，表面不光滑，甲状腺的活动度较好，肿瘤侵犯甲状腺邻近的组织后则固定，表现为声音嘶哑，部分患者可能有远处转移引起的相应临床症状。

(3) 转移特点：由于甲状腺滤泡状癌较多侵犯血管，可以发生局部侵犯和经血道远处转移，与甲状腺乳头状癌相比，发生颈部和纵隔区域的淋巴结转移较少，约为 8%~13%，其他脏器，如脑、膀胱和皮肤等也可累及，较少出现成骨性改变。

3. 甲状腺髓样癌(medullary carcinoma of thyroid)　甲状腺髓样癌是甲状腺 C 细胞(滤泡旁细胞)来源的恶性肿瘤，多与定位于第 10 号染色体 q11.2 的 *RET* 癌基因有关。

(1) 发病特点和分型：本病恶性程度较高，可通过血道发生远处转移，甲状腺髓样癌可分为四型。

①散发型：占 70%~80%，非遗传型，家族中无类似疾病患者，也不会遗传给后代，无伴发其他内分泌腺病变，男女发病的比例约为 2∶3。

②家族型：指有家族遗传倾向，但不伴有其他内分泌腺受累的患者，高发年龄为 40~50 岁，其基因突变模式与 MEN2A 相同。

③ MEN2A：MEN 即多发性内分泌腺瘤(multiple endocrine neoplasia syndromes，MEN)，其中与甲状腺髓样癌有关的是 MEN2A 和 MEN2B，包括双侧甲状腺髓样癌或 C 细胞增生，男女发病率相似，高发年龄为 30~40 岁，涉及 *RET* 基因第 10 和 11 外显子。

④ MEN2B：包括双侧甲状腺髓样癌，且为恶性，但很少累及甲状旁腺，男女发病率相似，高发年龄为 30~40 岁，几乎所有病例都可发现 *RET* 基因第 16 外显子中的第 918 密码子发生突变。

(2) 临床表现：大部分患者首诊时，主要表现是甲状腺的无痛性硬实结节，局部淋巴结肿大，有时淋巴结肿大成为首发症状，如伴有异源性 ACTH，可产生不同的症状，血清降钙素水平明显增高，这是该病的最大特点，因而降钙素成为诊断性标志物。血清降钙素升高时则应考虑髓样癌，体检时甲状腺肿物坚实，边界不清，表面不光滑，而家族型及 MEN2 的患者可为双侧甲状腺肿物，肿物活动较好，晚期侵犯了邻近组织后则较为固定，可引起声音嘶哑等局部晚期临床表现。

(3) 转移特点：甲状腺髓样癌的早期即侵犯甲状腺的淋巴管，并很快向腺体外的其他部位以及颈部淋巴结转移，也可通过血道发生远处转移，转移至肺，这可能与髓样癌缺乏包膜有关。

4. 甲状腺未分化癌(anaplastic thyroid carcinoma)

(1) 发病特点：甲状腺未分化癌为高度恶性肿瘤，占甲状腺癌的 2%~3%，发病年龄多超过 65 岁，年轻人则较少见。可在同一病例中同时存在分化型和未分化型癌。甲状腺未分化癌恶性程度高，常因局部侵犯或肺转移而死亡，中位生存时间仅 7~10 个月。

(2) 临床表现：绝大部分患者表现为进行性颈部肿块，约占 64%~80%，而发病前并无甲状腺肿大，肿块硬实，且迅速增大；可伴有远处转移的临床表现；或者已有多年的甲状腺肿块病史，但甲状腺肿块突然急速增大，并变得坚硬如石；也有可能是未经治疗的 DTC，在经一段时间后迅速增大，并伴有区域淋巴结肿大。

(3) 转移特点：由于甲状腺未分化癌的恶性程度高，病情发展非常迅速，侵犯周围的组织器官，如气管，甚至在气管与食管间隙形成肿块，导致呼吸和吞咽障碍，首诊时已有颈部淋巴结转移的患者为 90%，气管受侵犯的患者为 25%，通过血道已发生肺转移的患者为 50%。

5. 少见的甲状腺癌

(1) 甲状腺淋巴瘤：甲状腺淋巴瘤的发病率低，占原发性甲状腺肿瘤的 5% 以下，主要为非霍奇金淋巴瘤，男女患者比例为(2~3)∶1，除快速增大的甲状腺肿块外，本病常伴有明显的局部症状，如声音嘶哑，呼吸困难和吞咽困难等。

(2) 甲状腺转移癌：原发全身其他部位的恶性肿瘤可转移至甲状腺，如乳腺癌、肺癌等，一般患者都已有较明显的原发肿瘤症状。

(3) 甲状腺鳞癌：甲状腺鳞癌较罕见，约占甲状腺恶性肿瘤的 1%，在人群中的发生率为 2%~3%，也可以是甲状腺乳头状癌晚期转变化生而来，还可以来自甲状腺舌骨管或腮裂组织，部分原发性甲状腺鳞状上皮癌伴有胸腺样成分(carcinoma showing thymus-like element，CASTLE)，来自异位胸腺或腮裂囊残留组织，发病年龄多超过 50 岁，无明显性别差异，较早出现侵犯和压迫周围器官的症状，即声音嘶哑，晚期侵犯两侧叶，质地硬，固定，边界不清，伴有气管受压，颈部淋巴结肿大，预后差，目前治疗方法是尽量切除肿瘤加根治性手术或放射治疗。

【鉴别诊断】

问题 1　本病例还应与哪些疾病进行鉴别?

思路　甲状腺癌常需与甲状腺腺瘤、桥本甲状腺炎及结节性甲状腺肿鉴别,本例根据 FNA 结果已基本明确诊断。

问题 2　目前是否仍有不能完全排除的疾病?

思路　本例原发灶的诊断虽已基本明确,但颈部肿块是否为转移性癌,目前尚不能排除淋巴结炎及鳃裂囊肿的可能。

【治疗方案】

问题 1　患者下一步应当如何处理?

思路　诊断基本明确,收入病房,进一步完善术前常规检查,制订和实施手术治疗方案。

问题 2　手术治疗的原则和目的是什么?

思路　各种类型甲状腺癌的治疗原则均以外科手术治疗为主,辅以术后内分泌治疗。对于中高危复发危险分层者可考虑 ^{131}I 治疗。甲状腺癌对放射治疗敏感性差,单纯放疗只用于姑息治疗。对术后有肿瘤残留或广泛淋巴结转移者,术后可予辅助放疗。

知识点

甲状腺癌分期方法见表 38-3。

表 38-3　AJCC 第 8 版甲状腺癌 TNM 分期

分期	肿瘤情况
原发肿瘤(T)	
T_x	原发肿瘤无法评价
T_0	无原发肿瘤证据
T_1	肿瘤局限在甲状腺内,最大径≤ 2cm
T_{1a}	肿瘤局限在甲状腺内,最大径≤ 1cm
T_{1b}	肿瘤局限在甲状腺内,1cm< 最大径≤ 2cm
T_2	肿瘤局限在甲状腺内,2cm< 最大径≤ 4cm
T_3	肿瘤 >4cm 但仍局限在甲状腺内,或任意大小肿瘤,侵犯带状肌(胸骨舌骨肌,胸骨甲状肌,甲状舌骨肌,肩胛舌骨肌)
T_{3a}	肿瘤 >4cm 但仍局限在甲状腺内
T_{3b}	任意大小肿瘤,侵犯带状肌(胸骨舌骨肌,胸骨甲状肌,甲状舌骨肌,肩胛舌骨肌)
T_4	
T_{4a}	任意大小肿瘤,侵犯皮下组织、喉、气管、食管或喉返神经
T_{4b}	任意大小肿瘤,侵犯椎前筋膜,或包裹颈动脉或上纵隔大血管
局部淋巴结(N)	局部淋巴结是指中央区、侧颈部及上纵隔淋巴结
N_x	局部淋巴结无法评价
N_0	无局部淋巴结转移
N_{0a}	一个及以上细胞学或组织学证实的良性淋巴结
N_{0b}	无影像学或临床证据证实局部淋巴结转移
N_1	有局部淋巴结转移
N_{1a}	单 / 双侧六区或七区淋巴结转移(包括气管前、气管旁、喉前及上纵隔淋巴结)
N_{1b}	单侧、双侧或对侧颈部淋巴结转移(包括 Ⅰ、Ⅱ、Ⅲ、Ⅳ、Ⅴ区)或咽旁淋巴结转移
远处转移(M)	
M_x	远处转移无法评价
M_0	无远处转移(无病理 M_0 分级,可用临床 M 分级)
M_1	有远处转移

注:原发肿瘤(T)各组可进一步分为实性肿瘤(s),多灶肿瘤(m)。有多个病灶时最大者决定其 T 级别。

问题 3　原发灶手术方式如何选择?

思路

(1) 一侧腺叶切除 + 峡部切除术：适用于无高危因素的 T_1、T_2 期病变，对于 T_3 期病变中一些较靠近甲状腺被膜的病灶，肿瘤不大但已侵犯被膜外组织的患者可考虑行患侧腺叶及峡部切除，同时切除受侵犯的被膜外组织，具体手术方案需权衡手术获益和风险。切除病变侧的腺体、峡部及受累的颈前带状肌等软组织。

手术步骤简述：①切口：取胸骨切迹上方一横指处领式切口，切开皮肤皮下及颈阔肌，颈阔肌深面分离皮瓣，上至甲状软骨上缘，下至胸骨上窝；②暴露甲状腺：沿颈前白线打开颈深筋膜浅层至甲状腺峡部表面，外科间隙分离颈前带状肌并拉向两侧，显露并探查甲状腺；③处理上极：患侧腺叶上极内侧分离环甲间隙，外侧分开颈鞘，紧贴上极分离甲状腺上动静脉，分别切断，近心端双重结扎，游离上极，此处注意观察保护喉上神经；④切除患侧腺叶：自上而下沿包膜依次结扎甲状腺中静脉、下动脉分支、下静脉，此处注意保护甲状旁腺及其血供，从外向内翻起腺叶，沿气管食管沟附近显露并保护喉返神经至环甲关节入喉处，沿气管壁将患侧腺叶、峡部及其上方的锥状叶分离、切除。

(2) 甲状腺全切除：对于有高危因素的 T_1、T_2 期病变，可行全甲状腺切除，这些高危因素包括：多灶癌、淋巴结转移、远处转移、幼年电离辐射接触史等。对于考虑术后有必要行核素治疗的病例，也可行全甲状腺切除。T_3 期病变肿瘤较大或已侵犯甲状腺被膜外肌肉，建议行全甲状腺切除。T_4 期病变已经侵犯周围结构器官，一般建议全甲状腺切除。对于位于峡部的肿瘤，肿瘤较小者可行扩大峡部切除，肿瘤较大或伴有淋巴结转移者可考虑行全甲状腺切除。术中注意对喉返神经及甲状旁腺的保护。

(3) 晚期甲状腺癌的手术原则：甲状腺癌包膜外侵犯周围组织器官，如喉返神经、喉及颈段气管、颈段食管或颈总动脉，应行扩大根治手术。①喉返神经(RLN)受累：可为原发灶直接累及或局部转移淋巴结的包膜外浸润。如术前已有麻痹症状，术中见 RLN 受侵时，应予切除；如术前无麻痹症状，术中见 RLN 局部受侵时，如能完整切除甲状腺癌，可将癌组织自神经表面锐性削除，保持 RLN 完整性，做到肉眼下清除；对于未分化型甲状腺癌(对放射碘不敏感者)RLN 广泛受累者，应予切除；切除 RLN 前，应确认对侧神经可保留，尽可能保留一侧有功能的 RLN。②喉受累：可根据喉受累的范围，行喉部分切除术或全喉切除术。颈段气管受累：气管前侧壁为 C 形软骨环，后壁为膜部与食管相隔。甲状腺癌对颈段气管的侵犯多为侧壁，少数原发于峡部的甲状腺癌可累及气管前壁。a. 小范围受累者，切除后气管壁的缺损范围较小，可予以局部切缘拉拢缝合，或行气管造口置入气管套管，缺损待其自行闭合；b. 气管壁缺损范围较大者，但仍可保留 1/3~1/2 的气管软骨环时，可采用同侧胸锁乳突肌锁骨膜瓣制成的带蒂的肌骨膜瓣修复颈段气管的前侧壁缺损，同时行低位气管切开术，置入气管套管。如气管软骨环缺损大于 1/2 时，可放置 T 形管，防止术后塌陷造成气管狭窄，术后半年左右多可拔管；c. 气管壁全周受累者，可行气管袖状切除，游离气管后上下切缘端端吻合，长度可延至 6~8 个气管环。③颈段食管受累者：小范围受累者，切除后局部拉拢缝合即可；缺损范围较大者，可采用同侧的胸锁乳突肌肌皮瓣修补；广泛受累者，只能切除颈段食管重建消化道。④颈总动脉受累者：分化型甲状腺癌对动脉壁的侵犯多数不严重，可将癌组织自动脉壁锐性削除，尽可能做到肉眼下的清除，术后予以辅助放疗或核素治疗。

问题 4　颈淋巴结转移癌的手术原则?

思路

(1) 颈清扫的常规范围：①中央区淋巴结(Ⅵ区)：cN_{1a} 应清扫患侧中央区。如果为一侧病变的话，中央区清扫范围建议包括患侧气管食管沟及气管前。喉前区也是中央区清扫的一部分，但喉前淋巴结转移的病例不多见，可个体化处理。对于 cN_0 的患者，如有高危因素(如 T_3~T_4 期病变、多灶癌、家族史、幼年电离辐射接触史等)，可考虑行中央区清扫。对于 cN_0 低危患者(不伴有高危因素)，可个体化处理。中央区清扫的范围，下界为无名动脉上缘水平，上界为舌骨水平，外侧界为颈总动脉内侧缘，包括气管前，所以内侧界为另一侧的气管边缘。清扫该区域内的所有淋巴脂肪组织。右侧需特别注意喉返神经所在水平深面的淋巴脂肪组织。需要注意保护喉返神经，同时尽可能保护甲状旁腺及其血供，如无法原位保留甲状旁腺则应行甲状旁腺自体移植。②侧颈部淋巴结处理(Ⅰ~Ⅴ区)：DTC 侧颈部淋巴结转移最多见于患侧Ⅲ、Ⅳ区，其次为Ⅱ区、Ⅴ区、Ⅰ区较少见。术前评估或术中冰冻证实为侧颈部淋巴结转移的患者应行治疗性侧颈淋巴结清扫术。建议侧颈清扫的范围包括Ⅱ、Ⅲ、Ⅳ、ⅤB 区，侧颈可接受的最小范围是Ⅱa、Ⅲ、Ⅳ区。Ⅰ区不需要常规清扫。

(2) 手术方式：①根治性颈清扫术：清扫Ⅰ~Ⅴ区淋巴结，切除颈内静脉、副神经和胸锁乳突肌，由于并发症较多现已较少使用，目前主要用于晚期颈淋巴结转移癌；②改良根治性颈淋巴结清扫术指的是清扫Ⅰ~Ⅴ

区淋巴结的基础上保留一个或多个以下非淋巴结构（副神经、颈内静脉或胸锁乳突肌），多适用于分化程度较高的甲状腺癌，淋巴结转移无粘连固定者；③择区性颈淋巴结清扫术：在原发肿瘤的淋巴引流模式和特点指导下，清扫范围小于Ⅰ～Ⅴ区，同时保留副神经、颈内静脉、胸锁乳突肌，是分化型甲状腺癌颈侧区淋巴结转移外科治疗中最常用的术式，Ⅱ（Ⅱa）、Ⅲ、Ⅳ为择区性清扫的最小范围；④上纵隔淋巴结清扫术：如转移的淋巴结无粘连，无固定，多可自颈部切口清除；如转移淋巴结数目较多且有粘连时，应行胸骨劈开暴露上纵隔，于直视下处理。

问题5 术前交代的主要内容有什么？

思路

（1）首先，要向患者及其家属介绍病情，强调手术必要性和手术目的：甲状腺癌生长缓慢，但仍是恶性肿瘤，手术的首要目的是及早彻底清除病变。

（2）其次，要向患者简要介绍术者、手术方案、大致时间。

（3）交代术中及手术后可能出现的各种并发症、表现及其处理，包括术后出血、声嘶、呛咳、双侧声带麻痹、呼吸困难需行气管切开术、甲状腺功能减退、甲状旁腺功能减退，低钙、长期服药，淋巴漏、切口感染以及术后复发，再次手术、^{131}I治疗或放射治疗，局部或远处转移可能。

（4）介绍术后恢复过程，强调术后可能会出现一过性的各种不适，术后换药和康复时间，使患者有一定的心理预期。

知识点

甲状腺癌的临床分期见表38-4。

表38-4 AJCC第8版甲状腺癌的临床分期

类型	分期	TNM情况		
<55岁的分化型甲状腺癌（甲状腺乳头状癌或滤泡癌）	Ⅰ	任何T	任何N	M0
	Ⅱ	任何T	任何N	M1
≥55岁的分化型甲状腺癌	Ⅰ	T_1	N_0/N_X	M_0
		T_2	N_0/N_X	M_0
	Ⅱ	T_1	N_1	M_0
		T_2	N_1	M_0
		T_{3a}/T_{3b}	任何N	M_0
	Ⅲ	T_{4a}	任何N	
	ⅣA	T_{4b}	任何N	M_0
	ⅣB	任何T	任何N	M_1
甲状腺髓样癌	Ⅰ	T_1	N_0	M_0
	Ⅱ	T_2	N_0	M_0
		T_3	N_0	M_0
	Ⅲ	$T_{1\sim3}$	N_{1a}	M_0
	ⅣA	T_{4a}	任何N	M_0
		$T_{1\sim3}$	N_{1b}	M_0
	ⅣB	T_{4b}	任何N	M_0
	ⅣC	任何T	任何N	M_1
未分化癌（所有未分化癌均为Ⅳ期）	ⅣA	$T_{1\sim3a}$	N_0/N_X	M_0
	ⅣB	$T_{1\sim3a}$	N_1	
	ⅣB	T_{3b}	任何N	M_0
	ⅣB	T_4	任何N	M_0
	ⅣC	任何T	任何N	M_1

住院期间检查及治疗

入院后完成术前常规检查，包括：血常规、尿常规、便常规、血生化（肝功、肾功、血糖、电解质等）、甲状腺功能、凝血功能、血清四项（乙肝、梅毒、艾滋病及丙肝相关抗体）、血型、胸部X线平片、心电图。各项检查结果未见异常。临床诊断：甲状腺乳头状癌伴颈部肿块（淋巴结转移？）。充分准备后于全麻下行甲状腺癌根治术＋中央区淋巴结清扫术＋左颈部淋巴结清扫术（改良颈清扫术）。

手术情况 本例行甲状腺左叶＋峡部切除，术中冰冻病理示：甲状腺乳头状癌，病灶直径7mm，遂行颈level Ⅵ区淋巴结清扫术。左侧颈部肿块切除及左颈部Ⅱ、Ⅲ、Ⅳ、Ⅴ区淋巴结清扫，左颈肿块冰冻病理示：倾向于炎性病变。

【术中要点】

问题1 术中如何判断及确定手术方式？

思路 术前针吸细胞学提示倾向于甲状腺乳头状癌，术中冰冻再次确认甲状腺乳头状癌，行甲状腺癌根治术（甲状腺左叶及峡部切除＋中央区淋巴结清扫术）。

问题2 术中最需要注意避免的并发症是什么？发生后如何处理？

思路

（1）喉返神经：术者应熟练掌握喉返神经的解剖行径及可能存在的解剖变异，术中应常规显露喉返神经并予以保护。甲状腺下动脉和Berry韧带与喉返神经关系密切，可作为术中显露神经的解剖标志。喉返神经解剖术式多采用甲状腺下动脉途径，另有经喉返神经入喉处及峡部至气管食管沟途径解剖喉返神经，根据具体情况选择易操作、风险小的解剖术式。未显露喉返神经前，忌盲目止血。必要时辅助神经监测仪进行喉返神经解剖，尤其是多次术后或甲状腺体积较大者。

（2）甲状旁腺：为有效保留甲状旁腺血供，应采取精细化被膜解剖技术紧贴甲状腺被膜处理甲状腺的3级血管。术中甲状旁腺功能保护宜遵循“1+X+1”的总策略。“1”即对于发现的每一枚甲状旁腺都应该当作唯一（最后）1枚甲状旁腺对待，认真解剖，仔细保护。“X”即术中应努力保护更多的甲状旁腺。“1”即对于具有中央区复发高危因素的患者，在原位保留至少1枚具有良好血供的甲状旁腺基础上，可策略性移植至少1枚甲状旁腺。纳米炭甲状旁腺负显影辨认保护技术有助于甲状腺手术中辨认即保护甲状旁腺。可根据甲状旁腺颜色改变及针刺是否出血来判断其血供损伤程度，若受损严重，可进行策略性移植。

（3）喉上神经：术中应重视肉眼识别法保护喉上神经，在甲状腺上极和环甲肌之间的无血管间隙，紧贴上极腺体真被膜进行钝性解剖多可显露。喉上神经可能存在以下行径：①沿咽下缩肌表面下行，在穿入环甲肌前与上极血管蒂伴行；②于环甲膜上方1cm左右处进入咽下缩肌；③走行于咽下缩肌深面；当无法肉眼显露时，宜采取区域保护法，紧贴甲状腺上极被膜操作，骨骼化处理上极血管。

术后情况 患者术后按甲状腺癌术后护理常规，由半流食逐渐过渡到软食，给予对症治疗，恢复顺利。术后无发热，无出血，无颈部感染，无手脚抽搐、麻木。局部情况：颈前敷料于术后第一天有少量淡血性渗出，给予更换，术后第二天拔除颈部负压引流，并每日更换颈前敷料。术后7d拆除颈前切口缝线，病理结果回报：（甲状腺左叶）符合甲状腺乳头状癌的诊断，癌灶7mm。（左颈部肿块）符合鳃裂囊肿诊断。颈淋巴结未见转移。

【病情观察】

问题 术后应注意患者哪些情况？

思路 甲状腺术后，除注意观察患者基本生命体征、意识状态以外，还应注意观察是否手脚麻木、抽搐、呼吸不畅、声嘶、呛咳等症状的发生；局部应注意颈前敷料渗出情况，负压引流通畅情况，切口有无肿胀隆起，有无呼吸困难。对于有手脚麻木的患者，注意检测血清甲状旁腺素及钙水平，指导临床补钙。对于有声嘶患者，注意检查声带运动，若系术中喉返神经牵拉所致，可予营养神经等对症治疗，多可1~6个月恢复，或由健侧声带代偿恢复发音。

【出院随访】

问题1 甲状腺癌术后何时可以出院？出院后应注意些什么？

思路

(1) 患者于甲状腺术后 1~2d 拔除负压引流，如果病情稳定，无明显手脚麻木、抽搐、呼吸不畅、声嘶等术后并发症表现，此时可以出院，7d 后拆线。

(2) 甲状腺乳头状癌患者由于切除了大部分甚至全部腺体，多数术后甲状腺功能减退，均需终身服用甲状腺素。术后给予内分泌治疗的目的和目标是补充甲状腺激素，维持其值在略高于正常但未达到甲状腺功能亢进的范围内。对于高危患者，初始 TSH 应抑制为 <0.1mU/L；对于中危患者，初始 TSH 应抑制为 0.1~0.5mU/L。术后定期复查甲状腺功能常规，以调整甲状腺素用量。甲状腺激素治疗的给药剂量宜从小到大逐渐加量，维持 TSH 稍低于正常值。术后甲状腺球蛋白(Thyroglobulin，TG)的明显增高提示可能存在复发。甲状腺髓样癌(MTC)术后注意监测降钙素，如降钙素水平降低后又上升提示肿瘤复发，如术后降钙素仍高于正常提示肿瘤可能未切净或存在其他部位转移。

问题 2　对甲状腺癌复发和转移如何处理？

思路

(1) 远处转移的治疗：乳头状癌及滤泡状癌的远处转移，行甲状腺全切及颈淋巴结清扫术，术后核素治疗。髓样癌及未分化癌术后放疗。肺及骨的局灶性转移予以放疗。

(2) 甲状腺癌术后复发：分化型甲状腺癌术后残余腺体复发可行甲状腺全切，颈淋巴结复发可行颈清扫术，术后核素治疗。

(3) 放疗：①体内放疗 (^{131}I)：适用于术中怀疑有肿瘤残余或存在远处转移灶者。术中考虑术后需行 ^{131}I 治疗的患者应行甲状腺全切。②体外放疗：分化型甲状腺癌对放疗不敏感，体外放疗适用于晚期肿瘤累及周围重要器官如颈总动脉，术中不能保证足够的安全切缘，有或可能有肿瘤残余者。

(4) 化疗：目前对于大多数类型的甲状腺癌，尚缺乏敏感有效的化疗药物。可结合放疗用于控制未分化癌。

出院后情况　本例患者出院后定期复查，行颈部拆线，恢复顺利，未发生声嘶、手脚麻木、呼吸不畅等并发症，术后 45d 门诊复查甲状腺功能正常。继续随诊观察，定期复查颈部及甲状腺功能。

知识点

甲状腺癌手术入路进展

随着社会的发展，患者在疾病诊治过程中对美容和隐私保护的要求日益增长。颈部开放入路手术虽然是目前甲状腺癌最主要的外科治疗手段，但其不可避免地遗留颈部瘢痕，影响美观，甚至影响某些患者的社会角色功能，给其带来心理与精神负担。越来越多的甲状腺癌患者希望在切除肿瘤的同时，保持颈部的完整美观。在现代“生物 - 心理 - 社会”医学理念的指导和各种新型手术硬件平台的支撑下，非颈部入路腔镜及机器人甲状腺手术将甲状腺手术切口缩小或隐藏至隐蔽部位，显著提升对外观有较高需求患者的美容效果，技术日趋规范成熟，开展日益普遍。

此类手术入路是将切口置于腋下、胸前、耳后或口腔前庭等体表或自然腔道相对隐蔽的部位，经皮下解剖间隙分离隧道至颈前、颈侧等手术区域，通过 CO_2 充气或机械牵拉悬吊等方式维持操作空间，置入内镜，腔镜手术器械或机器人机械臂手术器械至术区，进行手术操作。腔镜和机器人手术的入路相互借鉴，不断发展，形成了一系列手术入路的集合。机器人手术系统辅助甲状腺手术主要包括双侧腋窝和乳晕(bilateralaxillo-breast approach，BABA)入路、腋窝入路(transaxillary approach，TAA)、耳后入路(retroauricular approach，RA)、经口腔入路(transoral robotic thyroidectomy，TROT)。非颈部入路的完全腔镜甲状腺切除术(totally endoscopic thyroidectomy，TET)除经典的经胸前入路(胸乳、全乳晕)、经口入路外，也可采取类似机器人手术的其他经路。通常可根据肿瘤累及腺体的位置、单双侧、淋巴结转移情况及术者的能力综合选择最适宜的手术入路。

相对于开放手术主要优势在于：

- 颈部无瘢痕(经口入路则体表无瘢痕)，开放手术难以替代的美容和隐私保护效果。

- 内镜系统具有图像放大功能（机器人或 3D 腔镜为立体图像），在可暴露的范围内获得更清晰的视野，有助于更好的分辨和保护甲状旁腺、喉返神经等重要结构。

相对开放手术主要局限性在于：

- 操作空间和视线、器械位置在某些情况下可能受限，患者体型差异也可能影响某些入路的术野暴露。
- 腔镜操作为镜像动作，达芬奇机器人设备无触觉反馈，均需要术者学习适应。
- 若肿瘤过大，侵犯周围组织器官，可能难以保证安全切除肿瘤。
- 机器人手术费用昂贵。

因此，在肿瘤学效果和功能保全的前提下，目前国内专家共识推荐的适应证一般包括：分化型甲状腺癌肿瘤直径≤ 2 cm；无气管、食管和血管神经等邻近器官侵犯；无颈部淋巴结广泛转移且肿大淋巴结无融合固定；上纵隔无淋巴结肿大；病人知情同意且有强烈的美容愿望。根据不同入路特点、患者情况和术者能力，适应证范围也可在保证安全的前提下适当调整，达到精准化个体化的治疗。

随着相关设备器械的不断改进，手术技术的不断成熟，腔镜和机器人手术在甲状腺外科应用的指征将日趋广泛、流程更趋合理规范，在甲状腺手术中的地位将不断提升。

小 结

甲状腺癌的发病率近年来持续增高，女性多见，发病年龄 6~72 岁。超声体检使早期诊断率提高。细针穿刺细胞学检查技术使得术前确诊更加便捷。治疗原则是以手术切除为主。甲状腺乳头状癌最为常见，恶性程度低，生长缓慢，多无明显症状，术前需注意有无颈淋巴结及远处转移，术中注意保护喉返神经及甲状旁腺等重要组织，提高患者术后生活质量。

经胸前入路腔镜甲状腺扩大根治术（视频）

甲状腺疾病习题

（刘绍严）

第三十九章　颈部间隙感染

疾病概要

颈部间隙感染（deep neck space infections，DNSI）为颈部筋膜间隙的急性化脓性炎症，可以发生于任何年龄，起病急，病情进展迅速，严重者可危及生命。初期为蜂窝织炎，随后发展成脓肿。多由邻近器官或组织的化脓性炎症扩散导致。治疗以保持呼吸道通畅、抗感染对症、切开引流为主。

【首次门诊病例摘要】

患者，男，56岁。主诉"左下颌区疼痛伴颈部肿胀2周，加重3d"就诊。现病史为2周前出现左侧下颌区疼痛伴颈部肿胀、发热，曾在门诊行"头孢他啶"抗感染治疗，症状未见明显好转，近3d患者症状加重，左侧颈部胀痛逐渐蔓延至颈前区域，出现呼吸不畅，吞咽及张口困难，仅能流质饮食。既往有左下颌牙痛史，糖尿病史20年。

【印象诊断】

问题　根据患者主诉及病史能作出何临床初步诊断？

思路

(1) 成年患者，下颌区疼痛伴颈部肿胀持续存在，阶段性加重，伴有发热，首先应考虑急性感染类疾病，随后出现呼吸不畅、吞咽及张口困难提示有颈间隙感染压迫气道、食管的可能。

(2) 患者既往有牙痛病史，提示牙源性引发的颈部间隙感染可能性大。

初步诊断倾向于左下颌牙源性感染引发的颈部间隙感染。

知识点

颈筋膜间隙

颈筋膜间隙指的是颈部筋膜将颈部分或许多潜在的蜂窝组织间隙。筋膜间隙既有限制病变扩散的作用，同时也有使病变蔓延的危险。以舌骨为界，可将其分为3组：①占据颈部全长的间隙——咽后间隙、椎前间隙；②局限在舌骨上方的间隙——下颌下隙、咽旁间隙、咬肌间隙、扁桃体周围隙；③局限在舌骨下方的间隙——气管前间隙。

【问诊】

问题　根据主诉及病史，在问诊中需要注意哪些要点？

思路

1. 应围绕患者既往病史及临床症状进行问诊，并判断感染的严重程度。同时注意有无其他疾病造成类似的症状。

2. 问诊要点

(1) 疼痛的起始时间、部位、性质、蔓延情况。有无其他伴随症状，包括寒战高热、声音嘶哑、吞咽困难、呼吸困难、张口受限、有无咯血等。

(2) 应仔细询问病因，包括有无拔牙或龋齿史、咽喉部急性炎症、外伤、异物存留、淋巴结炎等。

(3) 患者的平素健康情况，血糖控制情况，有无全身感染性疾病等。

(4) 诊疗经过，用药情况(药品名及剂量)，用药后症状有无缓解，有无相关喉镜检查，有无相关影像学检查等。

知识点

颈部间隙感染常见诱因及感染途径

引起颈深间隙感染的病因很多，其中大多数有确定的感染源。颈深部间隙感染主要以牙源性和咽源性两种途径为主。

(1) 直接蔓延：①咽源性感染：包括急性扁桃体炎、咽炎等，常导致咽旁间隙脓肿。②牙源性感染：为脓性颌下炎的常见病因，其中下磨牙感染因该处下颌骨骨板较薄更易引起颈深部间隙感染。③其他：涎腺炎、鼻窦炎、上呼吸道和上消化道创伤及异物、颈部瘘管及囊肿感染、脊椎骨髓炎、结核等。

(2) 淋巴或血行播散：少见，多由颈部化脓性淋巴结炎、糖尿病、长期使用激素、其他部位感染的血行播散导致。

【体格检查】

问题　为进一步明确诊断，查体需要注意哪些要点？

思路

1. 一般情况　首先应观察患者一般情况，测量生命体征。患者是否出现急性病容，持续高热，畏寒、食欲不振、乏力、全身不适等全身中毒症状。重点应进行严格的气道评估，包括呼吸道梗阻程度。如出现呼吸极度困难、坐卧不安、口唇发绀等表现，提示患者病情危重，应行紧急气管切开，保持呼吸道通畅。

2. 专科检查　口咽部、喉咽部、喉及颈部是主要的检查部位。

(1) 口咽：重点观察口腔底、牙、咽及腭咽弓处有无舌体抬高、龋齿、组织肿胀或脓肿形成。

(2) 喉咽及喉：观察会厌，喉口及声带情况，如配合欠佳，喉镜进一步检查。

(3) 颈部：包括颈部两侧是否对称，有无明显肿胀、触痛及波动感，有无破溃流脓或渗血症状。是否伴有组织张力增大及皮温升高等体征。

专科检查　患者一般状态较差，神志清，急性病容，Ⅱ度吸气性呼吸困难，体温：38.3℃、脉搏：120 次 /min、呼吸：25 次 /min、血压：165/96mmHg。左侧颌下及颈前区皮肤弥漫性充血性肿胀，组织张力增大，以下颌下区及下颌角后方肿胀明显，伴明显压痛，皮温升高，未触及明显波动感。张口受限，约两横指，双侧扁桃体无明显红肿，左侧咽侧壁扁桃体略隆起，咽后壁略肿胀，喉部未窥及，鼻中隔未见明显偏曲，鼻腔通常可见少许黏涕，鼻咽部未见明显新生物，双耳鼓膜完整，标志物清。

【辅助检查】

问题　为进一步明确诊断，此时最需要进行何种检查？

思路　结合病史及专科检查，颈部间隙感染诊断的可能性大大提高，血细胞分析判断感染类型及感染程度。糖尿病患者应注意检测血糖、肝肾功等。电子或纤维喉镜可以明确咽喉部肿胀情况，有利于初步判断喉阻塞程度及是否有肿物造成的感染。超声可探明脓腔，是鉴别脓肿与蜂窝织炎的有效方法。超声的优点是无辐射、可以进行超声引导下穿刺，并判断颈部大血管受累情况。脓肿表现为不均质囊性中心的复合性肿块，或中心低回声的实性肿块。CT 是诊断颈深间隙感染最常用的方式，蜂窝织炎表现为软组织肿胀、周围脂肪平面消失，脓肿则为单个囊腔或多房表现、CT 密度值降低、中心气和 / 或液体、囊壁对比增强。MRI 和磁共振血管成像(MRI and magnetic resonance angiography，MRA)在诊断颈深间隙感染中颈内静脉血栓形成(IJVT)、颈动脉侵蚀或破裂等血管并发症方面比较有优势，当怀疑中枢神经系统受累时，应结合 MRI 进行检查。

诊疗过程　患者急诊入院后立即给予吸氧、抗炎对症治疗后呼吸困难有所好转，病情稳定后，进行实验室检查及颈部 CT、MRI 扫描。血常规显示白细胞计数 19.6×10^9/L，中性粒细胞百分比 80.24%，中性粒细胞绝对值 18.89×10^9/L，随机血糖 15.3mmol/L。肝肾功能及离子正常。颈部 CT 显示为颈部软组织肿胀，左侧颌下区及颈前区筋膜间隙软组织存在液化的低密度影，伴少量气体(图 39-1)。颈部增强 MRI 显示左颌下隙、咽后隙、咽旁隙、颈动脉间隙弥漫性肿胀并有脓肿形成，未累及胸部纵隔区，气管受压向右侧偏移，两侧颈部淋巴结（Ⅱ组、Ⅲ组、Ⅳ组）增大，提示颈深部多间隙脓肿。与患者及家属交代病情和手术风险后，决定行全麻下左颈侧切开，颈深部探查术，并时刻准备预防性气管切开术。术中可见左下颌区域大量脓性分泌物，清理脓腔，留取部分标本送需氧及厌氧菌培养，探查颈深部，见脓腔上经左侧颌下腺后方至下颌骨内侧的咽旁间隙，经咽旁间隙向下蔓延至锁骨水平，未累及上纵隔，脓腔之间结缔组织分隔成多个脓腔。术中充分暴露并打开多个脓腔，清除脓液，用生理盐水稀释5倍的碘伏反复冲洗术腔，再以奥硝唑1 000ml冲洗各个间隙，创腔留置冲洗管及负压引流管。术后拔管后无呼吸困难，未予行气管切开，术后定期冲洗术腔及颈部换药，抗感染、降糖、对症及支持治疗，患者状态明显好转，无发热、无神经功能障碍等术后不适症状，于2周后复查血常规，显示白细胞恢复正常。

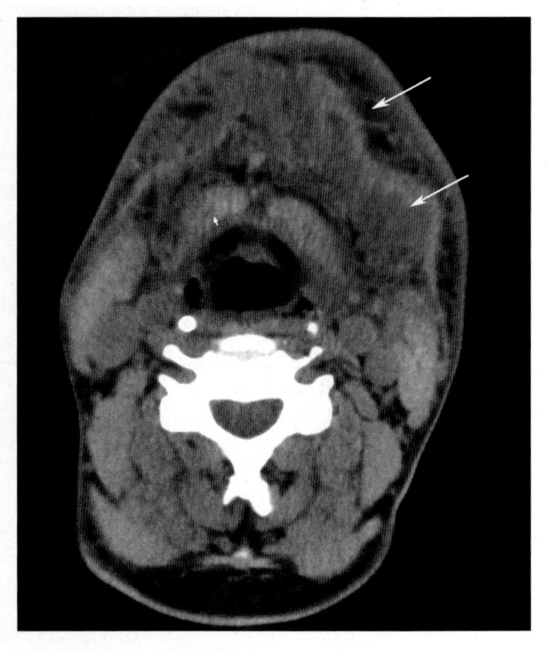

图 39-1 颈部间隙感染 CT 影像，可见皮下气体和脓肿形成（箭头）

【诊断】

问题 本病例的初步诊断及其诊断依据是什么？

思路 除了病史和临床表现，影像学对于颈深部间隙感染的诊断尤为重要。

（1）颈深部脓肿早期常有明确的口腔或咽喉部感染史，因局部体征较隐匿常难以确诊，超声、CT、MRI等影像学检查对病变范围的判断及疾病的诊断是十分必要的。本病例早期以牙痛、颌下蜂窝织炎进行常规治疗，感染未予及时控制，逐渐出现了张口受限、吞咽和呼吸困难、颈部肿胀加重等症状，结合实验室检查及颈部CT、MRI结果提示病变可能向咽后间隙、咽旁间隙及血管神经间隙等颈部间隙扩散。因此考虑此患者为牙源性感染引起的颈深部多间隙感染。

（2）若脓肿已形成，穿刺抽脓对颈间隙感染的诊断和治疗有非常重要意义。穿刺过程中注意避免颈部重要组织及血管的损伤。依据脓液细菌学的检查结果选用敏感抗生素。

知识点

颈部蜂窝织炎

颈部蜂窝织炎（neck cellulitis）是指颈部疏松结缔组织的急性感染，致病菌以溶血性链球菌、金黄色葡萄球菌为主，少数为厌氧菌。由于颈部组织较疏松，病变与周围组织无明显界限，不易局限，致病菌释放的毒素可使病变迅速弥漫性扩展并累及周围的淋巴结或进入血液，患者除颈部有明显的红、肿、热、痛外可伴有全身症状如高热、寒战、头痛、全身无力等，当病变严重时可发生喉水肿，压迫气管及食管引起吞咽和呼吸障碍。治疗以抗炎对症和局部治疗为主，必要时行气管切开保持呼吸道通畅。

路德维希咽峡炎

路德维希咽峡炎（Ludwig angina）：又称脓性颌下炎，为舌下、双下颌下、颏下等多间隙的口底广泛性蜂窝织炎，伴组织坏死、溶解及出血。多由口腔或牙根感染引起，以拔牙后多见，是口腔内感染在口底蜂窝组织内蔓延扩散的结果，常波及颈部的筋膜间隙。病原菌除咽部常见的溶血性链球菌外，多为厌氧菌。路德维希咽峡炎患者上气道梗阻发生率较高，与其他颈深间隙感染一样，首先应保证气道通畅。

颈部坏死性筋膜炎

颈部坏死性筋膜炎(cervical necrotizing fasciitis,CNF)是以颈部筋膜和皮下组织广泛坏死为主的严重坏死性感染,为多种细菌混合感染,由需氧菌、厌氧菌或兼性厌氧菌协同致病。主要侵犯颈部浅筋膜和深筋膜,一般不累及肌肉。起病急,进展迅速,易并发中毒性休克危及生命。坏死性筋膜炎常继发于咽喉感染、扁桃体周围脓肿、牙源感染、头颈部外伤等。临床表现因病变部位及深度不同而异。早期主要有发热及局灶炎症,可出现局部疼痛,如牙痛、咽喉痛等,若感染累及颈部皮肤,可出现不规则红斑,而后色泽变暗,触之坚硬,压痛明显,颈部淋巴结肿大;若感染侵及舌下间隙与颌下间隙,可出现口底肿胀,舌后坠,甚至发生窒息;若感染沿颈动脉鞘及咽后间隙扩散进入纵隔可引起纵隔炎,脓肿破溃进入胸腔引起脓胸,还可引起败血症、心包炎、DIC、中毒性休克和多器官功能衰竭等。

颈部CT可显示病变部位不同程度的皮下组织增厚和炎症浸润,伴有积气影。颈部超声可示疏松结缔组织弥漫性感染或脓肿形成,辅助颈部穿刺抽脓。MRI有助于临床早期诊断,确定病变范围和发现并发症,如纵隔炎、心包炎、颈静脉血栓等。一旦诊断为坏死性筋膜炎,应给予抗炎支持治疗,可根据细菌培养药敏试验选择抗生素,保持水电解质平衡,改善全身中毒状态。若脓肿形成,应彻底清创,脓肿切开引流。尽早行及时的治疗是坏死性筋膜炎获得更好预后的关键。

【治疗方案】

问题1　患者下一步应当如何处理?

思路　颈部脓肿是一种感染性疾病,针对其起病急,病程进展迅速的特点,要求医师必须及时作出决定并采取适当的干预措施,治疗原则是使用敏感而有效的抗生素控制感染,切开引流,必要时给予全身支持疗法。

(1)关于预防性气管切开术。若患者出现明显呼吸困难、口唇发绀等,应立即行气管切开术,保持呼吸道通畅。在保证气道通畅的前提下,继续治疗。

(2)正确使用抗生素,控制感染。可采取敏感有效的抗生素控制炎症,同时加用适量类固醇激素缓解全身中毒症状。抗生素选择先以经验性治疗为主,然后根据细菌培养和药敏试验结果进行相应调整。有菌血症表现者加做血培养。由于颈深脓肿常常是需氧和厌氧菌混合感染,而且病情危重,应首选广谱抗生素及抗厌氧菌抗生素。

(3)手术治疗。有脓肿形成的患者应尽早行手术治疗,手术的目的在于减轻组织张力,缓解水肿,引流脓液,排除毒素;另外,切开后还可抑制厌氧菌的生长。颈外切开排脓后术腔用碘伏和生理盐水的混合液、抗生素冲洗,并根据脓腔大小安放冲洗管及引流管,可酌情连接负压引流袋或直接放置引流管,流脓停止后去掉引流管,或者直接开放创口引流,待感染控制后再行局部封闭创口。术后定期换药,必要时以敏感度强的药液或0.125%碘伏水冲洗液冲洗术腔,直至无脓液渗出,伤口愈合。

(4)全身对症支持治疗。包括降温、开启静脉通道,及时补液,进行液体复苏,纠正水电解质紊乱,纠正血糖水平,可适时吸氧,给予富含营养的饮食或少量多次的输血,以增强抵抗力。注意有无低蛋白血症的出现,必要时给予白蛋白输入等营养支持疗法。

知识点

颈部间隙感染常见致病菌

颈深部感染的致病菌通常是口腔常驻菌,当宿主抵抗力下降时,导致感染的发生。常见致病菌为溶血性链球菌、金黄色葡萄球菌及大肠杆菌或其他型链球菌等。其他应该考虑但不常见的病原菌是亨氏巴尔通体杆菌和结核分枝杆菌。厌氧菌包括普雷沃菌和卟啉单胞菌、放线菌、拟杆菌、丙杆菌、嗜血杆菌和艾肯氏菌。在半数以上的严重牙源性感染中发现厌氧菌。在发生颈深间隙感染的糖尿病患者中,肺炎克雷伯菌的感染率高于未患糖尿病的患者。

问题2　手术入路如何选择?

思路 手术方式及入路应根据受累的间隙位置进行选择。

(1)对于扁桃体周围脓肿及咽后脓肿多采取口内入路方式,通常于脓肿最膨隆处切开排脓。在口内引流时,最好先穿刺抽吸硬结区或波动区,以确定是脓肿而非血液。经口内入路不需常规放置引流,但必要时可使用引流,将其缝合至咽侧壁或颊黏膜。

(2)对于咽旁间隙脓肿,下颌下隙感染,气管前间隙及颈动脉鞘感染等多选用颈外侧切开排脓,切开的位置根据脓肿的部位和范围采取颌下切开、沿胸锁乳突肌前缘切开、T形或半U形切开等。

问题3 手术时应主要注意哪些问题?

思路 在颈部间隙感染的手术中,应密切注意呼吸情况,并随时做好气管切开术的准备。充分暴露术野,重点保护颈部大血管及神经,患者病史中若有咯血,咽部或颈外侧切口持续性渗血症状,则不论量多少,均需首先考虑是否存在颈部血管糜烂,有发生大出血的可能,提示病情险恶,预后差,术中应做好结扎颈动脉及输血的准备。

问题4 在颈部间隙感染的诊断和治疗中,还应注意哪些问题?

思路 因颈部筋膜间隙感染不易局限,且周围存在很多重要的结构和组织,故在诊断和治疗过程中应综合评估患者病情及术中术后可能出现的情况,注意有无并发症的发生,并告知患者及家属。

(1)全身评估:考虑因素包括患者年龄,体质,目前状态,有无呼吸困难,有无糖尿病、心脑血管病等基础疾病,有无全身或除颈部外的局部感染性疾病,能否耐受全身麻醉等。

(2)在向患者及家属交代病情时,应重点强调术中及术后可能出现的风险,比如为防止术后呼吸困难而采取的预防性气管切开;术中如发现损伤或病变累及颈部大血管时,存在大出血和输血的可能;若结扎颈动脉,可引起患者昏迷、偏瘫甚至死亡。当颈部重要神经受损时,术后可能遗留口角歪斜、伸舌偏斜、声音嘶哑、呛咳、眼睑下垂、头颈部出汗异常等症状。当伤及邻近腺体及淋巴管时,可出现涎腺瘘、乳糜漏及淋巴漏。术后若切口愈合不良时,有瘘管形成或感染复发的可能。

(3)颈部间隙感染术后的并发症及治疗策略:严重并发症包括气道损害、颈静脉血栓形成、纵隔炎、心包炎、误吸性肺炎、肺气肿、脑膜炎等。其中,颈内静脉血栓形成是常见的血管并发症,表现为寒战、高热、衰竭、下颌角或胸锁乳突肌处肿痛,也可导致败血症、远处感染及肺栓塞。应用抗凝剂可促使其痊愈并防止肺栓塞,当药物治疗失败时应考虑颈内静脉锁骨端结扎。颈动脉破裂较少发生,但预后不良,其特征为反复少量出血、同侧霍纳综合征、原因不明的第Ⅸ~Ⅻ对脑神经病变、周围组织血肿,探查或切开引流时发现凝血块等,如怀疑颈动脉侵蚀时,应积极进行血管修复或近心端动脉结扎。纵隔炎可继发于内脏、咽后、血管或椎前间隙的感染,其中下行性坏死性纵隔炎是最严重、最致命的类型之一。纵隔炎的诊断主要依据查体和颈胸部CT,CT可显示纵隔增宽、纵隔内存在积液或气体、脓胸或化脓性心包填塞。患者常表现为胸痛及呼吸困难,治疗以手术为主,早期局限于第四胸椎或气管分叉以上的脓肿可经颈椎入路进行手术,其他应采用颈胸椎联合入路的手术方式。

颈部间隙感染习题

(刘 鸣)

第四十章　头颈部恶性肿瘤的综合治疗

第一节　头颈部恶性肿瘤的综合治疗概论

【恶性肿瘤综合治疗的概念】

恶性肿瘤是当今医疗的一大难题，目前在单一治疗方法无法取得理想效果的情况下，需要多学科、多手段的综合治疗。恶性肿瘤的综合治疗（combined therapy）就是根据患者的机体状况、肿瘤的病理类型、侵犯范围（病期）和趋势，有计划地、合理地将现有的治疗手段综合应用，以期较大幅度地提高治愈率，延长患者生命，改善患者在治疗后的生活质量。主要原则是：

⑴各种治疗方法安排的顺序要符合肿瘤细胞生物学规律，针对不同病理类型、不同分化程度的肿瘤，选择不同的治疗方案。

⑵要合理的、有计划地安排，全面分析和正确处理肿瘤临床上的局部与整体的关系，充分认识各种治疗手段的优、缺点，具体分析各个阶段中的主要矛盾。

⑶重视调动和保护机体的抗病能力。

由此可见在恶性肿瘤患者的治疗过程中，多学科评价和治疗，以各种方式提前进行协调和整合是非常重要的。

【头颈肿瘤综合治疗的主要模式】

鉴于超过90%的头颈部恶性肿瘤为鳞状细胞癌，目前的治疗方式是：①约40%的患者为早期病例（Ⅰ期或Ⅱ期）可仅行手术或放疗这样单一的治疗方式。这2种治疗方式生存率相当。而60%的晚期患者需行多种方式的联合治疗。②转移性头颈部癌以铂类或紫杉类为基础的化疗方案进行姑息性治疗，主要方案为顺铂/5-Fu，或顺铂/紫杉醇。在此方案上添加西妥昔单抗等可提高患者总体生存率。③可手术的局部晚期头颈部鳞癌首选手术治疗，术后病理提示淋巴结包膜外受侵或切缘阳性的患者选择同步放化疗，否则选用单纯放疗。不可手术切除或手术可能导致严重的器官组织缺损时，可术前先行诱导化疗或放疗，以期提高肿瘤的切除率。不可手术切除的局部晚期头颈部鳞癌可采用同步放化疗，诱导化疗联合或不联合同步化疗，或放疗联合西妥昔单抗治疗（图40-1）。

目前还有分子靶向治疗，包括表皮生长因子受体抑制剂、血管生成因子及受体抑制剂、环氧化酶抑制剂；基因治疗包括自杀基因治疗、免疫基因治疗、抑癌基因和反义基因治疗；免疫治疗包括树突状细胞疫苗等；微创治疗不仅仅包括内镜下手术、机器人手术，还有激光、射频治疗、微波治疗、超声聚焦治疗、光动力治疗及氩氦刀治疗以及介入治疗、放射粒子^{125}I植入等。实验表明，干扰素（IFN）对舌癌、口腔癌、甲状腺癌等亦有不同程度的抑制作用，尤其对头颈部乳头状瘤效果最为明显，目前一些国家已批准应用于临床治疗喉乳头状瘤。

因此，头颈部肿瘤的综合治疗包括手术、放疗、化疗和分子靶向治疗、基因治疗、免疫治疗以及微创治疗等的综合治疗。

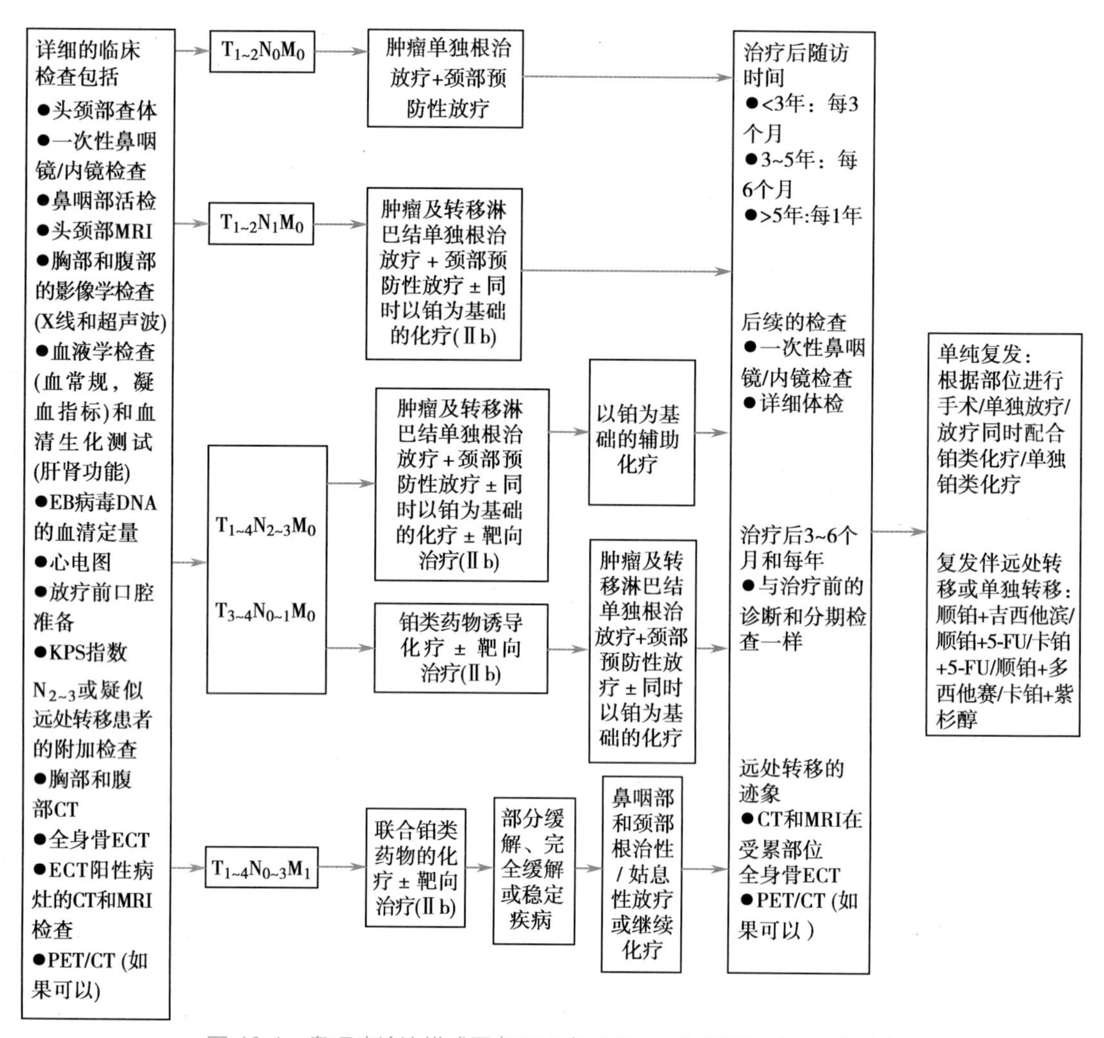

图 40-1 鼻咽癌诊治模式图(2019 年 CSCO 头颈部肿瘤诊治指南)

（董 频）

第二节 头颈部恶性肿瘤的手术原则

根据 NCCN 肿瘤学临床实践指南(2020 年第 1 版),头颈部恶性肿瘤的手术治疗原则如下：

【术前评价】

(1)核对活检标本是否足够,复核分期和影像学资料以确定病变累及的范围;排除其他同时存在的原发肿瘤,评估目前的功能状况,如果初步治疗是非手术性的,评价施行挽救性手术治疗的可能性。

(2)多学科团队对患者的治疗选择进行讨论,目的是追求最大限度的生存获益,并且保留其解剖形态与功能。

(3)制订一个前瞻性的监测计划,包括充分的口腔科、营养、健康行为的评价与干预措施,以及其他能够帮助全面康复的辅助评价。

(4)对于按计划进行手术治疗的患者,应该制订完整的手术方案、切缘以及功能重建计划,以确保切除所有肿瘤并保留充分的无瘤手术切缘。手术方案不能以任何治疗前观察到的反应为基础进行修改,除非肿瘤发生进展,这种情况下要求更加广泛的手术范围,以便在进行根治性切除的时候能够完整切除肿瘤。

【疑似 HPV 相关的口咽鳞状细胞癌(OPSCC)的颈部淋巴结转移】

(1)对于 OPSCC 来说,第一个临床症状是颈部肿块,但原发病灶较小而且无症状,常规检查(包括纤维内镜和影像学检查)阴性。所以头颈外科医师有责任发现可疑的原发病灶,比如舌根部或扁桃体。

(2)多学科团队须对患者进行全面的评估,并给予个体化治疗。寻找原发病灶使外科医生能通过经口微创手术切除口咽部肿瘤或对患者进行精准放疗。另外,检测原发病灶的肿瘤标志物,也使医师对患者进行临床试验或辅助治疗是否合理做出正确判断。

(3)口咽部的影像学检查有助于寻找原发病灶，进行活检。有时需要对疑似OPSCC患者进行全麻下活检，包括单侧或双侧扁桃体切除、舌扁桃体切除或活检、或舌根部疑似病灶的活检等。

(4)通常在颈部彩超定位下进行颈部的细针穿刺，可确定颈部转移灶的性质。细胞学检测的诊断率很高，配合p16免疫组化的测定，可以确认HPV相关的OPSCC的诊断。如果诊断无法确定，可以做一个影像学引导下的活检，但很少需要做疑似转移灶的切除活检术。

【可切除性评估】

下列肿瘤与不良预后或者T_{4b}肿瘤有关(即由于技术原因无法获得阴性切缘，因此无法切除的肿瘤)：

(1)明显累及翼腭窝有脑神经病变，或由于肿瘤侵犯到翼状肌而产生严重的牙关紧闭症。

(2)肿瘤范围较广，侵犯到颅底(即翼板或蝶骨的侵蚀，卵圆孔扩大等)。

(3)直接侵犯到鼻咽上部或向深面侵犯到咽鼓管和鼻咽侧壁。

(4)疑似侵犯(包绕)颈总动脉或颈内动脉。通常由影像学检查来评估包绕的情况，一般定义为肿瘤270°及以上的颈动脉环绕。

(5)颈部病变的直接侵犯，累及到表皮。

(6)直接侵犯到纵隔结构，椎前筋膜或者颈椎。

(7)存在皮下转移灶。

【关于原发肿瘤的切除】

晚期口腔、口咽、下咽、喉以及鼻窦肿瘤的切除，根据所累及的结构不同而存在差异。原发肿瘤应当根据肿瘤累及的结构，采用较为公认的标准充分切除肿瘤。通过广泛切除的肿瘤应当被认为可以达到手术治愈。

(1)尽可能完整切除原发肿瘤。

(2)当原发性肿瘤直接侵犯颈部时，需要行连续性颈清扫。

(3)手术切除计划的制订应当以原发肿瘤的侵犯程度为基础，并由临床检查以及适当影像学检查结果的仔细判读来确定。

(4)对于口腔癌，随着病灶侵犯程度的加深，区域性转移的风险加大，选择性颈清扫的概率也相应增加了。

(5)当肿瘤靠近运动/感觉神经时，应考虑有肿瘤侵犯神经的可能。当发现肉眼可见的神经侵犯，且神经切除后不会产生明显的并发症时，应循近、远端仔细游离并将肿瘤连同神经完整切除，同时依据神经切缘的冰冻切片确保肿瘤彻底切除。

(6)必要时进行部分或节段性切除下颌骨，以确保切除物包含所有肿瘤以及足够的无肿瘤切缘。对于累及或者黏附在下颌骨骨膜上的肿瘤，为保证完整的肿瘤切除，需进行部分、水平或者矢状面下颌骨切除。对于严重侵犯下颌骨骨膜(且局限于下颌骨)的肿瘤或者在术中或术前影像学检查时有证据显示肿瘤侵犯到骨髂的情况下，应当考虑节段性切除。下颌骨切除的范围以临床和术中评估的肿瘤侵犯程度为基础。

(7)对于喉部肿瘤，术者选择全喉切除或者保留喉功能手术(比如经口入路、半喉切除、声门上喉切除等)，但必须遵循以治愈为目的完整切除并保留喉功能。

(8)对于上颌窦肿瘤，注意Ohngren线是从内眦到下颌角的连线，它有助于确定一个穿过上颌窦的平面。该线“下面”或者“前面”的肿瘤累及上颌窦下部结构；该线“上面”或“后面”的肿瘤累及上颌窦上部结构。

(9)口腔、喉和咽部原发肿瘤的经口机器人手术或激光辅助术越来越多地应用于病变范围局限的肿瘤手术患者，其手术治疗原则与开放性手术相似。

【切缘】

肿瘤手术的首要目标是经病理证实的切缘无瘤状态的肿瘤完整切除。切缘可能通过冰冻切片实时评估或通过石蜡切片确诊评估。无瘤切缘是降低局部肿瘤复发风险的一条重要策略。反之，阳性切缘增加了局部复发的风险，是术后辅助治疗的指征。临床病例学研究已经证实，切缘距离肿瘤过近或切缘阳性与局部肿瘤复发关系密切。如果最初手术切缘是阳性的，即使再次切取扩大切缘，患者也可能有较高的局部复发风险。

(1)足够切缘的定义是肿瘤整体切除后至少有距离大体肿瘤有足够的间隙(通常留1.5~2cm的可见正常黏膜)，以获得清晰的冰冻切片和永久切缘。但对于声门癌来说，要保留1~2mm的安全切缘。一般来说，如果由于肿瘤边界不明确而导致不能确定切除的范围，或者怀疑有残留病变（如软组织、软骨、颈动脉或者黏膜不规则），均应当在术中进行切缘的冰冻切片检查。在经口 CO_2 激光手术中，保留 1.5~2.0mm 安全切缘的目的是完全切除肿瘤并最大程度地保留正常组织。

(2) 切缘的详细情况应当在手术记录中写清楚。切缘情况可能要从切除的标本或者术中通过合理定位进行评估。

(3) 切缘干净的定义是切缘距离肿瘤边缘 5mm 或者更远。

(4) 近切缘的定义是切缘距离肿瘤边缘小于 5mm。

(5) 切缘阳性定义为在切除的边缘原位癌或浸润癌。

(6) 以充分方便病理科医师定位的方式对原发肿瘤进行标记。

(7) 颈清扫标本应当被定位和分区，以确定清扫中包括的淋巴结的区域。

(8) 手术缺损的重建应慎重考虑并采用常规技术进行。合适的情况下都应一次性封闭伤口，但是不应当以牺牲无肿瘤安全切缘为代价。手术缺损的修复包括用局部 / 区域性皮瓣、游离转移皮瓣或者薄层植皮、带或不带下颌骨重建的其他游离皮瓣等方法修复。

【相关颅神经的手术处理】

在原发肿瘤或者区域性淋巴结切除时术前临床神经功能会影响术中面神经或者其他主要脑神经[Ⅹ(包括喉返神经)、Ⅺ、Ⅻ等]的处理。

(1) 如果神经是有功能的，即使不能获得足够的切缘，在保证没有肉眼肿瘤残存的情况下仍应当尽最大努力保留神经的结构和功能（主干和 / 或分支）。

(2) 当怀疑存在镜下残留病灶或大体残留肿瘤时，通常应进行辅助性术后放疗或放化疗。

(3) 肿瘤直接侵犯神经和 / 或术前神经麻痹时，在确保安全切缘的情况下，尽可能进行节段性神经切除或者神经移植。

【颈部的处理】

区域性淋巴组织的外科手术是定位于肿瘤在肿瘤分期的初始范围，这些指南适用于颈淋巴结清扫术在原发性肿瘤的手术范围。概括来说，患者在接受原发性肿瘤切除的同时，也要接受同侧颈部淋巴结清扫术，这可以最大程度地较小转移风险。

1. 肿瘤经常有双侧淋巴引流的部位，比如舌根、硬腭、声门上区、下咽、鼻咽、会厌前间隙等，需要做双侧颈淋巴清扫。对于接近中线的肿瘤，因为双侧颈部都会有转移的风险，也应该做双侧颈淋巴结清扫。

2. 选择性颈清扫术取决于隐匿性淋巴转移的风险程度。对口腔鳞状细胞癌而言，前哨淋巴结活检或原发肿瘤的侵润深度是目前预测隐匿性转移最好的方式。如果肿瘤的侵润深度大于 4mm，而不准备做放疗，就强烈推荐做选择性颈淋巴结清扫；如果侵润深度小于 2mm，只有少量高选择性的病例才会做该术式；如果侵润深度为 2~4mm，那么要根据随访的可信度、临床的可疑程度选择是否做该术式。

3. 颈淋巴结清扫术（根治性或选择性）是术者根据术前临床分期，经过审慎考虑，选择以下术式：

(1) N_0 病例：做选择性颈淋巴结清扫术，适用于Ⅰ~Ⅲ区的口腔癌、Ⅱ~Ⅳ区的口咽癌、Ⅱ~Ⅳ和Ⅵ区的下咽癌、Ⅱ~Ⅳ和Ⅵ区的喉癌。

(2) N_1 至 $N_{2a\sim c}$：选择性或根治性颈淋巴结清扫术。

(3) N_3 病例：根治性颈淋巴结清扫术。

4. Ⅵ区淋巴结清扫适用于原发于特定肿瘤部位（比如喉和下咽）需要切除原发肿瘤和临床上明显可见的颈淋巴结。选择性颈淋巴结清扫取决于原发肿瘤的部位和范围。对于进展期声门癌和下咽癌，除了切除原发肿瘤外，还需要做Ⅵ区淋巴结清扫术（包括气管前淋巴结、喉前淋巴结、单侧或双侧气管旁淋巴结）以及甲状腺腺叶切除或甲状腺全切除。对于声门下型喉癌和声门癌侵犯声门下区，除了切除原发肿瘤外，还要做Ⅵ淋巴清扫，并根据病变部位，行单侧甲状腺腺叶切除或甲状腺全切除。比如，T_{4a} 声门癌，如果侵犯环甲膜以及声门下区，手术范围除了原发肿瘤外，还要包括甲状腺全切除，以及双侧气管旁淋巴清扫术。

5. 前哨淋巴结活检：前哨淋巴结活检是可发现隐匿性颈淋巴结转移的另一种方法，可替代选择性颈淋巴结清扫，适用于早期（T_1 或 T_2）口腔癌，它可以降低转移风险，美容效果好，如果证实在前哨淋巴结活检发现淋巴结转移，需要做一个完整的颈淋巴结清扫。前哨淋巴结活检的准确性已在多个中心临床研究证实。

【复发灶的处理】

手术可切除的原发肿瘤如果可行的话，应以治愈为目的进行再次切除，同时对于以前治疗过的颈部复发应肿瘤应当进行挽救性手术。未治疗过的颈部病变应当根据临床情况，进行正规的颈清扫或者改良性颈清扫。如果临床情况合适，还可应用非手术治疗。

【术后随访和肿瘤评估】

所有头颈部恶性肿瘤的患者均应当进行常规随访，以便对症状、肿瘤复发的可能性、健康行为、营养、牙齿健康状况以及言语和吞咽功能进行评估。这一肿瘤评价必须由熟练掌握头颈部临床检查的专家来进行。

进行评价的频率如下：

(1)病史和体格检查：特别的是对于黏膜黑色素瘤，体格检查应包括内镜检查是否有鼻窦疾病。

第 1 年：每 1~3 个月 1 次。

第 2 年：每 2~4 个月 1 次。

第 3~5 年：每 4~6 个月 1 次。

>5 年：每 6~12 个月 1 次。

(2)建议在治疗后的 6 个月之内，对原发部位和颈部（如也接受过治疗）进行基线的影像学检查。如有体征/症状，进行再次影像学检查；对于无明显症状的患者不作为常规推荐。其中，口咽癌、下咽癌、声门型喉癌、声门上喉癌和鼻咽癌：仅推荐对 $T_{3\sim4}$ 或 $N_{2\sim3}$ 的患者进行影像学检查。

(3)如有临床指征，进行胸部影像检查。

（董　频）

第三节　头颈部恶性肿瘤的放射治疗

放射治疗简称放疗，是利用电离辐射治疗肿瘤的手段，与手术同属于局部治疗。放疗受设备及技术条件影响很大，常常结合病变部位及扩展范围而选择适当的治疗技术。在肿瘤局部治疗方法的选择上，各家意见不一。一般而言，早期喉癌放疗与手术治疗效果相似，为患者所愿接受。晚期头颈部癌则多倾向于放疗与手术综合治疗。

【根治性放疗】

1. 病例选择　从疗效考虑，以鼻咽癌和早期(T_1~T_2)其他头颈部癌为主要治疗对象。患者全身情况欠佳、不宜手术治疗时，各期病例均可选择放疗。

合并以下情况时，放疗效果欠佳：①溃疡型病变；②合并组织水肿；③病变临床分期较晚期；④伴同侧或双侧淋巴结转移（鼻咽癌除外）。

2. 剂量及布野方法　根治性放疗剂量一般在 66~74Gy，亚临床病变 44~64Gy。靶区的勾画和最佳的剂量分布需要治疗者对头颈部影像学、肿瘤扩散途径的规律等有全面的了解。靶区的定义、剂量的规范、剂量分割方式（伴或不伴同期化疗）和对正常组织的限量等标准仍在不断地完善中。应根据肿瘤分期、肿瘤部位、医师所接受的培训或实践经验以及所具备的物理支持条件选择应用 IMRT、2D 和 3D 适形放疗技术。

放射治疗技术、方法、剂量分割方式与选择不同组合的化疗药物之间存在着密切的相互作用，其结果可能影响毒性反应和肿瘤的控制。三维适形放射治疗使高剂量区分布的形状在三维方向上与病变靶区形状一致，既保证肿瘤区获得高剂量，又能减少周围正常组织的剂量，与传统的技术相比，使治疗增益明显提高。使用热塑性面罩及其他体位固定设备令患者放疗中制动，可使照射野的不确定边缘减少，更好地提高了整体治疗准确度。

更为先进的是调强放射治疗（intensity-modulated radiation therapy，IMRT），它利用逆向计划产生真正的"剂量规划"，以治疗肿瘤及具有微转移的危险区域。IMRT 通过降低涎腺、颞叶、听觉结构（包括耳蜗）和视觉结构的照射剂量，可降低口咽、鼻窦与鼻咽癌的远期毒性。IMRT 在治疗其他部位的肿瘤（如口腔、喉、声门下、涎腺）中的应用目前仍在不断完善中，临床医师可以在慎重考虑的情况下使用。

IMRT、靶区剂量和分割方式的整合方式很多。同步加量（simultaneous integrated boost，SIB）技术在整个放疗过程中的每一次治疗中，使用不同的“剂量调饰”（肿瘤病灶 66~74Gy，亚临床病灶 50~60Gy）。SIB 技术通常用于常规治疗（5 次 / 周）和“6 次 / 周加速治疗”计划中。序贯（SEQ）IMRT 技术一般使用 2~3 个单独的剂量计划，开始（低剂量）阶段（1~5 周）照射，然后行高剂量加量阶段（6~7 周）照射，通常采用常规分割和超分割治疗方式。同步加量加速计划可采用“改良序贯”剂量计划，在 6 周内 1 次 /d 照射亚临床靶区，在治疗的最后 12d 中采用另一个单独的加量计划作为每日的第 2 次加量照射。

调强放射治疗作为放射治疗技术进展的一个里程碑式的标志，一经问世便应用于 SCCHN 放疗中。临床应用 10 年的实践表明，由于调强放疗采用多野照射技术，每个野中的子野强度可调，因此明显降低了肿瘤周围正常组织如腮腺、视神经、垂体、脑干、脊髓等的受量，放疗反应明显减轻，同时靶区内的剂量均匀度显著好于常规放疗。因此，调强照射技术用于 SCCHN 的放疗可达到两个目的，一是降低并发症，改善生存质量；二是提高肿瘤的局部控制率。

临床三期研究已经明确，SCCHN 采用调强放疗技术，放疗后口干的并发症明显减轻，患者生存质量明显改善。同时因为调强放射治疗较常规放疗治疗明显改善了靶区照射的剂量分布，因此也较常规放疗提高了局部控制率。但调强放疗是否改善了患者的总生存率目前尚无一致结论。

随着放疗设备的不断发展和更新，如图像引导直线加速器（IGRT）、断层治疗加速器（tomotherapy）、旋转调强加速器（VMAT）在临床中的应用，不仅可以解决摆位过程中的误差，保证治疗过程中的精确性和重复性，而且可以检测治疗过程中正常组织器官、肿瘤的动态变化，从而为进一步改善放疗在 SCCHN 治疗上的作用奠定了基础。

【术后放疗】

对难以切除彻底的病变，应有计划地进行术后放疗。宜在术后尽早开始，一般不宜超过 2 周。照射野根据术者手术部位进行设计，因术后组织耐受性差，设计要求准确，不宜盲目采用大射野，鳞癌照射总剂量推荐 ≥ 60Gy（6~7 周）；组织反应较强时，亦不能低于 50Gy。颈部受侵淋巴结区域 60~66Gy（2.0Gy/ 次），未受侵淋巴结区域推荐剂量 3D 适形放疗 44~54Gy（2.0Gy/ 次），或 IMRT 54~60Gy（1.6Gy/ 次）。如包括气管造瘘口，在照射时宜换用塑料套管，应保持造瘘口周围皮肤干燥，以减少放射组织反应。

【姑息性放疗】

姑息性放疗用于手术或放射均难以控制的晚期病变，以减轻患者痛苦为目的。照射野按前述原则适当增减，范围包括原发灶和转移灶同时进行放疗。患者全身及局部条件许可时，应尝试给予根治剂量。部分患者照射后，可能获得手术切除条件，或得到不同程度缓解。全身或局部条件差者可适当减少照射剂量。

【术前放疗】

有关除鼻咽癌之外的头颈部肿瘤术前放疗的价值尚存争议。以往为减少术后局部复发，提高治愈率，可考虑行术前放疗。但是由于该治疗照射野水肿、坏死效应较大，影响后续手术的切口愈合，增加手术并发症的发生率，目前这部分治疗已经基本由诱导化疗 / 新辅助治疗所取代。

【同步放化疗在头颈部鳞状细胞癌治疗中的应用】

由于单纯手术治疗在许多中晚期患者中并不能获得满意的肿瘤控制率，需要加用放化疗等辅助治疗手段。并且，另有一部分患者因全身状况和病情进展状况而不能够接受手术治疗、放化疗等非手术治疗手段。近年，放化疗在头颈鳞癌治疗中的应用取得了一定进展，在增强肿瘤控制率和提高器官功能保留方面取得了初步效果，特别是同步放化疗在头颈鳞癌治疗中的作用逐渐被接受和认可，但其在头颈鳞癌治疗中的应用还存在着一定问题和需要不断改进的地方。

放化疗结合主要体现在化疗对放疗的增敏作用，其主要通过以下途径增加对肿瘤细胞的杀伤作用：①化疗具有抗肿瘤效果，增加了杀灭未包含在放射野肿瘤细胞的机会；②有些化疗药物与放疗同时使用可以增加放疗敏感性，克服放疗区域内的放疗抵抗；③一些化疗药物具有细胞周期特异性，可以增强免疫细胞杀灭处于特定细胞周期具有放疗抵抗的肿瘤细胞；④化疗药物靶向不同的细胞亚群，抑制放疗诱发的 DNA 损伤修复；⑤化疗可能诱发细胞周期再分布，增加处于放射敏感细胞周期的细胞成分；⑥抑制放疗引起的致死性或亚致死性损伤修复；⑦对乏氧细胞产生放射增敏作用；⑧提高诱导肿瘤细胞凋亡的能力。尽管上述理论阐明了化疗对放疗的增敏作用机制，但不同化疗药物与放射线的相互协同作用原理也与放疗对化疗的增敏作用有关，但其机制在不同化疗药物之间可能有所区别。例如，以顺铂为基础的化疗与放疗结合是目前头颈鳞癌同步放化疗的基本方案。

一项295例头颈部鳞癌患者的研究中，发现同步放化疗（高剂量顺铂组）较单独放疗组生存受益明显，确立了高剂量单药顺铂与常规放疗结合可以作为无法切除头颈鳞癌的标准治疗方案。对于无法耐受顺铂毒性的患者来说，西妥昔单抗＋放疗是备选方案。20世纪90年代后，学者们逐渐开始推荐同步放化疗，以期获得放化疗的协同效果。目前认为，对于可切除的肿瘤患者，化疗可作为保喉的策略。即通过肿瘤对化疗的反应作为放疗敏感性的预测标志，对诱导化疗敏感的患者适合选择保喉的同步放化疗或接续放疗。

虽然同步放化疗在头颈鳞癌治疗中的地位和作用已经被初步确立，但仍然有许多问题需要进一步研究、探索和解决。第一，为了在实施有效同步放化疗的同时最大限度降低治疗带来的不良反应，需要进一步明确产生最佳同步放化疗效果的标准药物和合适剂量；第二，多药同步放化疗理论上可以获得更好的效果，但同时也会明显增加不良反应，临床上难以实施。如何克服这一棘手问题还需要进一步探索和研究。

【合并症】

主要有表皮及黏膜损伤、组织水肿、骨髓炎、难治性分泌性中耳炎、功能腺体损伤、软骨膜炎及软骨坏死等。

（董　频）

第四节　头颈部恶性肿瘤的药物治疗

多种疗法合理组合的综合治疗是现代治疗癌瘤的发展方向，应根据患者的特征（一般状况、治疗目的）选择个体化的化疗方案。这一点尤其对于一些晚期癌患者更为必要。

【诱导化疗在头颈部鳞状细胞癌中的应用】

随着新的化疗药物（紫杉醇类）和靶向药物（表皮生长因子受体抑制剂，如西妥昔单抗）的相继出现，开展了一系列围绕局部晚期喉癌或喉咽癌功能性保喉的Ⅲ期临床研究。其模式仍然是进行诱导化疗后依据化疗敏感度决定下一步治疗方案是手术＋辅助放疗，还是直接行根治性放疗。其实验结果都提示诱导化疗对于筛选适合器官保留的非手术治疗人群有价值。其在保喉综合治疗中的作用也得到肯定。

从理论上讲，诱导化疗药物使肿瘤体积缩小，为后续局部治疗创造了更好的条件，降低了肿瘤细胞的增殖活性，减少了术中播散的可能，有利于达到更高的局部控制率，也降低了远处转移率，以及治疗亚临床转移病症，降低了远处转移发生率。对于可切除的头颈部鳞状细胞癌患者，诱导化疗明显获益被认为其降低了远处转移率，但在同期放、化疗前使用诱导化疗的序贯放、化疗是否较单纯同期放、化疗提高生存率尚不明确。但随着局部治疗技术的提高，肿瘤局部控制率也得以提高，患者治疗失败的原因从局部复发开始转向远处转移，诱导化疗在降低远处转移率中的作用将会得到更多的重视。

诱导化疗常用的方案有单药顺铂，顺铂或卡铂与氟尿嘧啶两药联合方案，紫杉＋铂类＋氟尿嘧啶三药联合等方案。

【辅助化疗】

辅助化疗的定义是对于恶性肿瘤根治性术后，为杀死可能残在的微小转移灶、脉管内肿瘤细胞和可能种植的肿瘤细胞，从而提高肿瘤治愈率而进行的化疗。局部无法切除干净或不能手术的喉癌、下咽癌、口咽癌、口腔癌等病理类型为鳞状细胞癌的患者，应考虑联合化疗辅助手术或放疗，或者放疗化疗同时进行。

(1) 常用药物：DDP、MTX、5-Fu、紫杉醇（Taxol）和多西他赛（Taxoltere）已被证实对放疗有增敏作用。铂类抗癌药，由于不产生口腔黏膜炎，不影响放疗的进行；而MTX和5-Fu常引起严重的口腔黏膜炎而影响放疗的进行。化放疗同时进行有增加毒副反应的危险，应减少化疗药物剂量或采用分段放、化疗。放疗同时配合DDP化疗，较单纯放疗有效，对不能手术的患者是一个重要的治疗策略。

(2) 预后指标：研究结果显示，病理分级增高、p53过度表达、PCNA指数升高是选择诱导化疗加放疗并能成功保留喉功能的独立因素。

【分子生物靶向治疗】

近年来关于肿瘤发生及恶性肿瘤行为有关的细胞分子通路的研究成果，已经开始逐渐应用于临床。而基于生高信号及血管新生的自律性概念的临床治疗药物的发展尤为迅速，例如靶向EGFR的治疗。

（1）原理：EGFR 表达或 erbB 家族其他成员在头颈部肿瘤中的表达高于任何其他实体瘤。EGFR 过表达被证实为头颈部鳞癌的一个独立预后因素。因此，影响 EGFR 抑制能有效减少肿瘤放疗抵抗，改善头颈鳞癌患者的结局。西妥昔单抗联合铂类治疗复发或转移性头颈部鳞癌的临床试验——EXTREME 研究，首次获得可延长患者的总生存期结果。

（2）代表药物：现在已有一系列靶向阻碍 EGFR 介导的信号通路的药物。

第一类药物中的单克隆抗体可抑制 EGFR 的活性。其中，西妥昔单抗是在头颈鳞癌领域的临床发展时间最长的药物。另一类靶向 EGFR 的药物是小分子酪氨酸激酶抑制剂（TKIs），分四类：可逆性的 EGFR 特异性抑制剂、不可逆的 EGFR 特异性抑制剂、可逆性的全 -HER 抑制剂及不可逆的全 -HER 抑制剂。其中，两种可逆性的 EGFR 特异性抗体是吉非替尼与埃罗替尼。

【免疫治疗】

作为一种具有高度免疫缺陷的肿瘤，HNSCC 主要机制包括免疫耐受的导入、局部的免疫逃逸和 T 细胞信号的破坏。免疫检查点是 T 细胞功能的重要决定因素，目前针对程序性细胞死亡 1 受体（programmed cell death-1，PD-1）的抑制剂得到了快速的发展。最近，阻断 PD-1/PD-L1 通路的免疫抑制剂在多种肿瘤(例如肺癌、黑色素瘤、肾癌、膀胱癌、结肠癌等）的治疗中取得了显著疗效。目前美国 FDA 已批准 PD-1 抗体 nivolumab 和 pembrolizumab 用于转移性或复发性头颈部鳞癌患者的二线治疗，并且免疫治疗用于一线治疗的Ⅲ期研究初步结果令人满意。2019 年 nivolumab 国内用于复发转移性头颈癌的二线治疗的适应证也已获批。

【辐射防护药物】

由于放疗是除手术之外治疗头颈部恶性肿瘤（鼻咽癌除外，鼻咽癌治疗中放疗是首选治疗）最重要的治疗手段，因此针对辐射防护的处置也倍受重视，但目前仍然缺乏疗效确切的辐射防护药物。

头颈部恶性肿瘤的药物治疗习题

（董 频）

第四十一章　耳鼻咽喉头颈部结核

疾病概要

近年来，结核病的发病率在我国和世界范围内有回升趋势，耳鼻咽喉头颈部结核疫情变化也同样受到关注。其中，喉结核（tuberculosis of larynx）是耳鼻咽喉结核之最常见者，原发性少，多继发于肺结核，本病好发于20~30岁青年男性，近来好发年龄渐向中老年偏移。咽结核（tuberculosis of pharynx）包括鼻咽、口咽、喉咽、扁桃体结核，多继发于喉结核。结核性中耳炎（tuberculous otitis media）大多继发于肺结核，少数来源于鼻咽结核或骨、关节结核及颈淋巴结结核。颈淋巴结结核（tuberculosis of cervical lymph nodes）俗称"瘰疬"，可由扁桃体或咽部结核、肺结核、肺门淋巴结结核、颈部淋巴结内陈旧性病灶引起。鼻腔结核（tuberculosis of nasal cavities）很少见，大多是继发于其他部位的结核。

【主诉】

患者，男，33岁。因"午后低热伴声嘶、咽喉部疼痛1月余"就诊。

【印象诊断】

问题　根据主诉，应考虑哪些疾病？最有可能的诊断是什么？

思路　首先考虑咽喉部感染性疾病，还应考虑咽喉部恶性肿瘤。其中，午后低热伴声嘶首先考虑是否存在咽喉部特殊感染，如咽喉结核，是否合并有肺结核。

知识点

耳鼻咽喉头颈部结核的临床表现

1. 喉结核　声嘶开始较轻，以后渐加重，晚期可完全失声，可伴有喉痛，说话及吞咽时加重，软骨膜受累时疼痛尤剧。可因肉芽或增生性病变以及黏膜水肿引起吸气性呼吸困难。检查可见喉部黏膜苍白，声带局限性充血；溃疡呈虫蚀状，边缘不整齐，底部可有肉芽增生。

2. 口咽及下咽结核　咽痛明显，吞咽时加重，可伴有结核中毒症状。多继发于肺结核、喉结核。检查可见咽部黏膜苍白，粟粒状结节或溃疡。

3. 鼻咽结核　鼻塞、流涕、涕中带血、耳鸣，颈部淋巴结肿大。

4. 扁桃体隐性结核　常无症状，可有颈部淋巴结肿大。

5. 鼻结核　鼻塞、流涕，检查可见鼻腔前部溃疡，表面覆痂皮，痂下为苍白肉芽，可破坏软骨、骨质导致鼻中隔穿孔、鼻梁塌陷或鼻面部瘘。

6. 结核性中耳炎　耳痛、听力下降、耳鸣，检查可见鼓膜紧张部边缘性大穿孔，鼓室内少许黄白色黏脓性物积聚，鼓室黏膜灰白色，大量肉芽增生。

【问诊】

问题　根据主诉，在问诊中需要注意哪些要点？

思路　患者就诊耳鼻咽喉头颈外科时，应首先了解其声嘶出现的时间及进展情况，是否伴发局部疼痛、呼吸困难及吞咽障碍等情况。重点问诊有无咳嗽、咳痰、低热、盗汗等肺结核中毒症状。既往有无结核病及其他传染病史，了解有无吸烟史，本次发病的诊疗经过等。

病史问诊 患者于1个月前开始感午后潮热、干咳，后出现声嘶并伴咽喉疼痛，自以为是“感冒”，服用药物未见明显好转。近1周来，声嘶及咽喉痛渐加重，在发音、吞咽时咽喉痛明显，出现右颈部肿痛，咳嗽、咳痰加剧，痰中偶有血丝，并感到呼吸费力，伴午后潮热、盗汗，遂来医院就诊。发病来体重下降1kg，感全身乏力，无鼻塞、流涕、耳流脓等。既往否认结核病史，否认有梅毒、麻风等接触史。

【体格检查】

问题 为进一步明确诊断，查体需要注意哪些要点？

思路 首先应重点检查咽喉部，有无肿瘤及黏膜改变，特别注意有无溃疡，溃疡大小、形状、深浅，有无肉芽增生、白膜覆盖，白膜是否易拭去，咽、喉部有无水肿、狭窄、黏膜色泽改变。根据病史，考虑咽喉结核的可能性大，检查可有以下体征：

（1）喉镜检查 ①黏膜肿胀、充血、苍白；②虫蚀状溃疡，其底部为肉芽及白膜；③会厌溃疡、缺损；④喉部肉芽肿或结核球；⑤声带活动欠佳或固定。

（2）咽部检查：①粟粒型，散在的粟粒状淡黄色小点及溃疡；②溃疡型，好发于腭弓和咽后壁，扁桃体及鼻咽部亦可受累，边缘不整的溃疡底部披覆肉芽，周围黏膜苍白或充血。

（3）颈部淋巴结是否肿大及具体部位，质地怎样，是否有压痛，是否粘连、融合，颈部是否有瘘管形成。

（4）详细全身检查，重点检查肺部，听诊是否闻及啰音及具体部位。

（5）全身其他部位淋巴结是否肿大及是否有相应部位结核的体征。

知识点

颈淋巴结结核分型

1. 结节型 淋巴结无痛性肿大，散在分布，渐变大、变硬，可有压痛。

2. 浸润型 淋巴结增多变大，疼痛，互相粘连、压痛。

3. 脓肿型 淋巴结肿大干酪样坏死、液化，继发感染时皮肤红肿、压痛，脓肿破溃可形成经久不愈瘘管。

专科检查 右颈下部可触及串珠样肿大淋巴结，最大约2cm，轻压痛，无粘连及融合，颈部亦无瘘管形成。会厌、声带、室带、会厌、杓间区肿胀，表面可见溃疡及肉芽增生（图41-1），声门较狭窄，声带活动稍受限。鼻腔通畅，鼻咽部光滑，双外耳道通畅、鼓膜完整，标志清。双上肺呼吸音稍粗，可闻及湿啰音。全身其他部位未及淋巴结肿大。

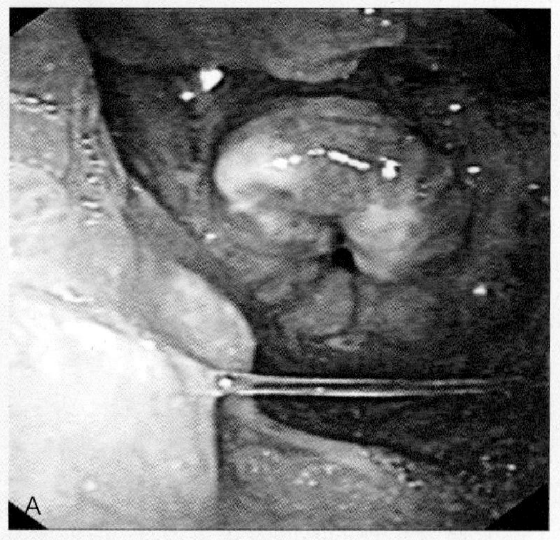

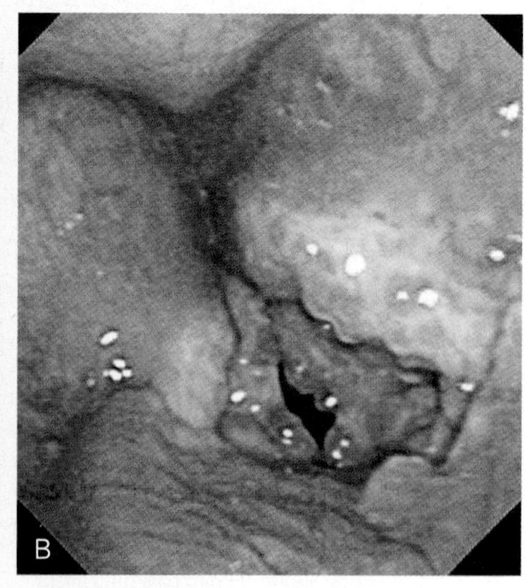

图41-1 电子喉镜检查

A. 会厌部内镜像；B. 声门区内镜像。

【辅助检查】

问题 1　为进一步明确诊断，此时最需要进行何种检查？

思路　结合病史及专科检查，考虑肺结核并喉、颈淋巴结结核可能性大，此时需行胸部 X 线、CT 检查，痰涂片查抗酸杆菌及培养，喉肉芽、溃疡、颈部淋巴结细针穿刺活检病理检查。胸部 X 线、CT 是诊断肺结核重要的检查方法，结合喉、颈部肿块穿刺或活检病理确诊结核累及部位。

问题 2　为进一步了解病情，尚需要进行何种检查？

思路　行结核菌素检查、红细胞沉降率、血常规等了解结核活动情况及身体一般情况，颈部超声，颈部、胸部 CT 等。颈部超声可了解颈部淋巴结肿大程度，血流情况，是否液化、坏死。CT 可更清楚显示颈部淋巴结特征，如大小、数量，是否粘连融合、液化坏死等，肺部结核部位、范围，病变类型。

辅助检查结果　痰涂片抗酸杆菌(+)，培养抗酸杆菌(+)，结核菌素试验(+)，红细胞沉降率 30mm/60min，胸片及胸部 CT 提示两肺Ⅲ型肺结核(图 41-2A)。颈部 CT 示喉部肿胀，表面欠光滑，声门狭窄，右颈下部多发淋巴结肿大，最大约 2cm，中心可见液化，周边环状强化，无互相融合(图 41-2B)，喉部及颈淋巴结活检符合结核改变。

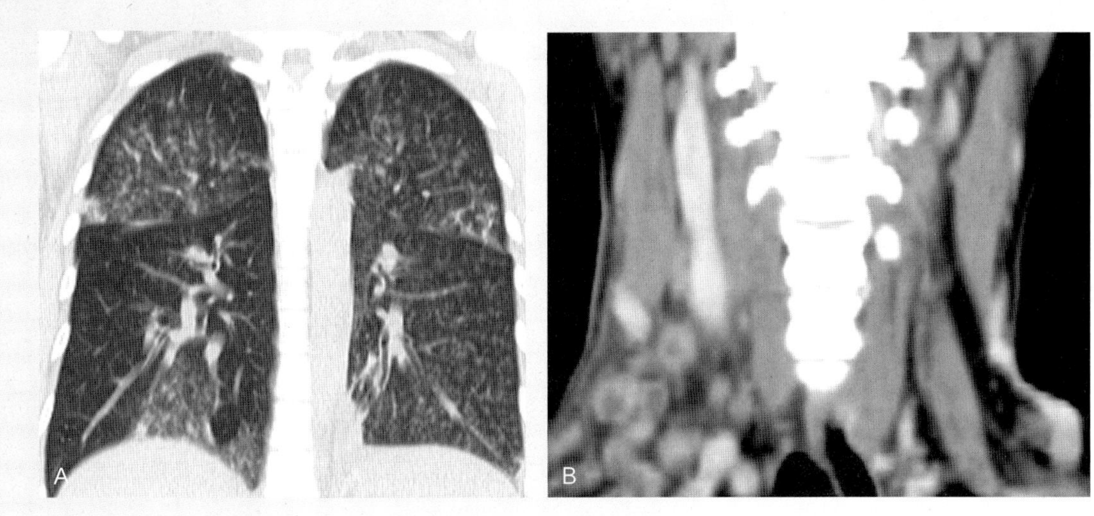

图 41-2　CT 检查

A. 肺部 CT；B. 颈部 CT。

【诊断】

问题　本病例的初步诊断及其诊断依据是什么？

思路　根据患者“午后低热伴声嘶、咽喉部疼痛 1 月余，加重 1 周”等病史，查体喉部及颈部典型结核病改变。结核菌素试验阳性，红细胞沉降率加快，痰结核菌涂片及培养阳性，胸片及 CT 提示两上肺继发型肺结核，颈部 CT 提示右颈部淋巴结肿大，中心可见液化、喉部肿胀、声门狭窄，病理检查符合结核改变。诊断：①两上肺继发型肺结核，痰涂片抗酸杆菌(+)初治；②喉、颈淋巴结结核。

【鉴别诊断】

1. 咽喉结核需与以下疾病相鉴别

(1) 咽、喉白喉：咽白喉有发热、头痛，全身中毒症状明显，重者可致休克、昏迷。颈部淋巴结肿大，咽部白膜不易拭去。喉白喉多由咽白喉发展而来，咳嗽频繁，声嘶，假膜阻塞喉及气管可出现呼吸困难甚至窒息。咽部分泌物找到白喉杆菌可确诊。

(2) 咽、喉梅毒：有不洁性生活史，扁桃体硬下疳、黏膜梅毒斑，RPR 阳性、TPHA 阳性，病理检查可确诊。

(3) 咽喉麻风：多有面部皮肤瘤及畸形、神经侵犯表现，局部可有水肿、黏膜干燥、结痂、结节、溃疡形成，分泌物培养及病理检查可找到麻风杆菌。

(4) 喉癌：好发于中老年患者，病史一般较长，声嘶，一般无咽喉痛，晚期可出现呼吸困难、吞咽困难。查体喉部可见红色粗糙肿物，溃疡较少见，晚期声带固定，喉部骨质破坏，侵犯喉外组织器官。病理检查可确诊。

(5) 鼻咽结核需与鼻咽癌相鉴别：鼻咽癌好发于咽隐窝，病变多为红色粗糙肿物，可有脑神经受损表现，病理检查可确诊。

2. 颈部淋巴结结核需与以下疾病相鉴别

(1) 慢性淋巴结炎：常见于牙源性或咽部感染，淋巴结增生变硬，活动、压痛，无明显全身症状，可反复发作。

(2) 淋巴瘤：颈部肿块快速变大，疼痛，晚期反复高热，其他部位亦有肿大淋巴结。CT 示颈部肿块均匀轻度强化，少液化坏死，病理检查可确诊。

(3) 颈部转移癌：多来源于头颈部，少数来源于肺部或消化道恶性肿瘤，肿块质硬，进行性增大，多无痛，不伴发热，需寻找原发灶、肿块细针穿刺确诊。

3. 除了结核病诊断之外，是否仍有未能完全排除的疾病？

喉结核病变有时与喉癌外观难于鉴别，即使喉部活检提示结核亦不能完全排除喉癌可能。因极少数喉癌患者同时合并喉结核，如在抗结核治疗喉部病变未能控制甚至加重情况下应考虑喉部恶性病变，此时应再次活检以明确诊断。

【治疗方案】

问题 1 患者下一步应当如何处理？

思路 治疗原则是早期、规律、全程，足量、联合的全身抗结核药物治疗，配合局部抗结核治疗。具体治疗方法应由专科医师按规范化治疗方案进行。

问题 2 喉结核、颈淋巴结核是否需要手术治疗？

思路

(1) 喉结核喉阻塞严重，短期内无法缓解者可考虑行气管切开。气管切开后尽快行抗结核治疗。

(2)全身抗结核治疗无效或非典型分枝杆菌性淋巴结炎者可考虑手术切除病变淋巴结；脓肿应切开引流，窦道形成者应将窦道彻底切除。

【随访】

本患者按结核规范化治疗后 1 个月，颈部淋巴结明显消退，全身中毒症状缓解。治疗后 3 个月时痰菌涂片及培养阴性。喉镜检查喉部病变明显消退，胸片示两上肺病变较前明显吸收。治疗后 6 个月颈部超声示右部肿大淋巴结消退，胸片示肺部病变吸收，痰涂片及培养阴性。喉镜示咽喉部少许瘢痕，无溃疡及增生病变。

小 结

耳鼻咽喉头颈部结核习题

喉、颈部结核是肺外结核病，且多继发于或伴发肺结核，根据病史、查体诊断不难，确诊需要找到抗酸杆菌或病理典型结核改变。CT 对颈部淋巴结结核诊断具有重要意义。治疗原则是早期、规律、全程，足量、联合的全身抗结核药物治疗，配合局部抗结核治疗。

（唐安洲）

第四十二章　耳鼻咽喉头颈部梅毒

疾病概要

梅毒(syphilis)是由梅毒螺旋体引起的慢性、系统性性传播疾病，主要通过性接触传播。耳鼻咽喉头颈部是性器官以外较为常见的梅毒发病部位之一。由于患者常常隐瞒病史，症状和体征又不典型，因此，梅毒易被漏诊和误诊。梅毒血清试验用于确诊梅毒和观察疗效。治疗梅毒的首选药物是青霉素，早期梅毒足疗程、足剂量治疗多可治愈。

【主诉】

患者，男，28岁。因“咽痛不适2个月”就诊。

【印象诊断】

问题　根据主诉，应考虑哪些疾病？最有可能的诊断是什么？

思路　首先应考虑咽部常见感染性疾病，如扁桃体炎、咽炎等；其次还应考虑咽部的创伤如异物刺伤、烫伤等；最后还要考虑咽喉部的肿瘤、茎突综合征、舌咽神经痛、阿弗他口炎及其他特殊性炎症。该病例症状不典型，病程2个月提示咽喉部亚急性炎症可能性大。

【问诊】

问题　根据主诉，问诊时需要注意哪些要点？

思路

(1)咽痛为咽部疾病中最为常见的症状，有刺痛、钝痛、烧灼痛、隐痛、跳痛、胀痛等表现，可为阵发性或持续性。

(2)以咽痛为主要症状的疾病包括咽部疾病、咽部邻近及其他器官疾病以及某些全身性疾病。凡咽部黏膜和淋巴组织的急、慢性炎症，咽部创伤、溃疡、异物、特殊性炎症(结核、白喉、梅毒等)、恶性肿瘤、茎突综合征、颈动脉鞘炎、颈部纤维组织炎、咽肌风湿性病变，以及某些全身性疾病(白血病、艾滋病)等，均有不同程度的咽痛症状，但剧烈疼痛多见于咽部急性炎症、咽间隙感染和下咽癌，疼痛可放射至耳部。急性心肌梗死也可反射到咽部，引起咽痛。

(3)病程短者多为急性感染、急性创伤、异物等，常伴有全身发热。病程长者多为持续存在的疾病，如慢性咽炎、特殊性炎症、恶性肿瘤等。

(4)咽痛发生的时间，疼痛的严重程度，有无诱发、加重及缓解因素以及是否伴有发热等。

(5)既往诊疗经过，以及慢性疾病史：如采取过哪些治疗，疗效如何；是否有糖尿病、心脑血管疾病以及传染病病史等。另外，有无不洁性接触史，对疾病的诊断有重要意义。

【体格检查】

问题　为进一步明确诊断，查体需要注意哪些要点？

思路

1. 首先应重点检查口腔和咽喉部，注意口腔和咽黏膜有无充血、溃疡、假膜等，观察扁桃体大小，有无单侧的扁桃体下疳以及充血和脓性分泌物附着等，充血和化脓提示扁桃体的急性感染。同时也应注意是否有软腭、硬腭的溃疡及穿孔。

2. 以咽痛为主诉的患者应常规行间接喉镜检查，注意会厌、杓会厌皱襞有无充血肿胀，声带运动情况，喉和喉咽有没有溃疡、新生物等。

专科检查 口咽黏膜可见散在灰白色斑片状隆起，不易拭去，表面糜烂。右侧扁桃体Ⅱ度，触之坚硬，表面溃疡，并有白色伪膜附着。双侧耳廓无畸形，鼓膜正常。间接喉镜检查见双侧声带活动正常，梨状窝对称，未见肿物。双侧颌下淋巴结肿大，质地较硬，无明显压痛，颈部其他部位未触及肿大淋巴结。

【辅助检查】

问题 1 为进一步明确诊断，此时最需要进行何种检查？

思路 患者病史及专科检查提示咽部特殊性炎症的可能。首先应询问患者有无不洁性行为史，有无输血史等。建议患者去皮肤性病科就诊，进行外生殖器等部位的检查。该患者有不洁性行为史，皮肤科外生殖器检查见丘疹和溃疡，提示咽部特殊性炎症的可能性较大。此时最应进行的检查是梅毒血清试验、HIV 抗体检测等。梅毒血清试验包括梅毒非螺旋体抗原血清试验和梅毒螺旋体抗原血清试验。非螺旋体抗原血清试验包括快速血浆反应素（rapid plasma re-gain，RPR）及甲苯胺红不加热血清试验（toluidine red unheated serum test，TRUST），大多数梅毒患者这两项试验呈阳性反应，而非螺旋体感染患者多为阴性反应。梅毒螺旋体抗原血清试验为测定特异性抗体试验，包括梅毒螺旋体明胶颗粒凝集试验（treponemal pallidum particle agglutination assay，TPPA）、荧光梅毒螺旋体抗体吸收试验（fluorescent treponemal antibody absorption，FTA-ABS）、梅毒螺旋体血凝试验（treponema pallidum hemagglutination，TPHA）等。一般用于证实试验，不用于观察疗效。HIV 抗体检测明确患者有无 HIV 感染 / 艾滋病。

问题 2 为了制订诊治方案，还需进行哪些辅助检查？

思路 活体组织检查：必要时可取病变组织行进一步的病理检查。

辅助检查结果 RPR 1∶128(+)，TPPA(+)，HIV-Ab/ 人免疫缺陷病毒抗体(–)，扁桃体组织活检病理显示：大量淋巴细胞和浆细胞浸润。

【病情分析】

问题 该患者梅毒血清试验阳性，对疾病的诊断有何意义？

思路 RPR 是一种非螺旋体抗原血清试验，梅毒感染者的非螺旋体抗原血清试验呈阳性反应，而非感染者多为阴性反应。RPR1∶128(+)表明该患者目前感染梅毒，具有传染性。TPPA 为梅毒螺旋体抗原血清试验，TPPA(+)表明该患者感染过梅毒，不能判断目前是否具有传染性。HIV 抗体(–)可以暂时排除该患者同时伴有 HIV 感染。

知识点

梅毒的流行病学

传染源主要是梅毒患者，早期梅毒传染性强，晚期梅毒传染性减弱。

传播途径以性接触为主，如性交、湿性接吻和触摸性行为等（后天性梅毒）。

异常性交方式如“口交”等引起口腔、舌、咽、喉等处的梅毒感染。非性传播如一般性接触、医源性接触和血液传染等也可引起梅毒，但传染性小。此外，尚有垂直传播，螺旋体由妊娠妇女通过胎盘进入胎儿血液，使其感染，或者分娩时感染胎儿（先天性梅毒）。

易感人群：男女、胎儿均易感。

【诊断】

问题 1 本病例的初步诊断及其诊断依据是什么？

思路 本病例可初步诊断为咽梅毒。诊断依据为不洁性生活史；查体发现口腔和咽部白色假膜附着，以及梅毒血清试验阳性。

问题 2 本病属于哪一期咽梅毒？

思路 咽部淋巴组织丰富，各期咽梅毒均可发生在咽部。1 期咽梅毒较少见，常为一侧扁桃体下疳，若继发感染可出现咽痛、发热等表现。查体可见局部充血肿胀，触之硬似软骨，表面可有灰白色假膜覆盖；2 期咽梅毒查体可见口腔和咽部圆形或椭圆形黏膜斑，色灰白，可伴全身淋巴结肿大和弥漫性皮疹；3 期梅毒主要病变为树胶肿样改变，可见局部粘连、畸形等。因此本病属 2 期梅毒。

知识点

梅毒在耳、鼻、喉等部位的表现

1. 耳梅毒　梅毒可侵犯耳廓、外耳道、中耳和内耳，引起皮肤病损、眩晕及感音神经性聋等。诊断主要依靠明确的梅毒病史和梅毒血清试验阳性等。

2. 鼻梅毒　1 期鼻梅毒少见，发生部位多位于鼻前庭皮肤及鼻中隔软骨，病灶形似丘疹，表面溃烂，有干痂或渗出覆盖；2 期鼻梅毒病变部位形成灰白色黏膜斑，临床表现为持续性鼻塞等；3 期鼻梅毒可引起鼻部结构破坏、畸形等。

3. 喉梅毒　1 期喉梅毒少见，可在会厌形成下疳；2 期喉梅毒可见黏膜充血以及黏膜斑等；3 期喉梅毒可引起局部溃烂、破坏、粘连，喉畸形、喉狭窄等。

4. 头颈部　2 期梅毒可伴有皮肤黏膜损害，如丘疹、斑疹、斑丘疹、脓疱、扁平湿疣等，可伴有颈部淋巴结肿大以及皮下结节等。

5. 2、3 期的梅毒　多伴有全身病变，如全身皮肤黏膜广泛的梅毒疹、心脏的动脉瘤及树胶样变、脑膜梅毒等。

【鉴别诊断】

问题 1　除 2 期咽梅毒外，本病例还应与哪些疾病进行鉴别？

思路　本病应与以下疾病进行鉴别：

(1) 咽部的一般性炎症：表现为局部的充血、肿胀等，血液检查白细胞可升高，而梅毒血清试验为阴性。

(2) 咽麻风：表现为干燥、结痂、结节样浸润和溃疡等，纤维化后可出现苍白色放射状瘢痕，如有坏死则导致软腭穿孔、咽部粘连等。根据全身和局部表现，以及细菌学检查可作出初步诊断。

(3) 咽结核：常有肺结核病史，可分为急性粟粒型和慢性溃疡型。前者多继发于活动性或粟粒性肺结核，全身中毒症状较严重，伴剧烈咽痛。查体可见咽黏膜苍白及大量粟粒状结节，进一步发展则出现溃疡，表面有污秽渗出物附着；后者表现为咽黏膜苍白水肿，有局限性浸润性病变，继而溃破形成溃疡。严重者可形成软腭穿孔，腭弓或悬雍垂缺损，愈合后形成瘢痕、畸形。结合病史、咽部所见、胸片和结核菌素试验多可确诊。

(4) 阿弗他口炎或白塞氏病常与自身免疫或家族遗传有关，呈周期性反复发作倾向，好发于唇内侧及口角黏膜，散在溃疡，疼痛剧烈，可伴有颌下淋巴结肿大。血液及病理检查无特殊表现。合并会阴溃疡者考虑白塞氏病。

问题 2　耳、鼻、喉梅毒需要与哪些疾病鉴别？

思路　应与耳、鼻和喉的一般性炎症、麻风、结核等其他特殊性炎症、局部的良恶性肿瘤以及艾滋病等全身疾病在耳鼻喉的表现相鉴别。

【治疗方案】

问题 1　患者下一步应当如何处理？

思路　治疗梅毒的首选药物是青霉素。如患者对青霉素过敏，可选用四环素类或红霉素类。用药必须规则、足量。早期梅毒经充分治疗后约 90% 可以治愈。对于通过性行为传染的梅毒患者，其治疗不应局限于患者本人，夫妻双方或性伴侣双方需同时检查和治疗。如青霉素皮试阴性，可每周肌内注射 1 次长效青霉素（苄星青霉素 G），每次 240 万 U，连续 3 周。

问题 2　患者的其他治疗有哪些？

思路　注意口腔卫生，避免烟酒及刺激性食物，口腔及咽黏膜斑可用 10%~20% 硝酸银涂擦。

问题 3　梅毒的治愈标准是什么？

思路　应综合临床症状是否消退、黏膜病变是否痊愈以及梅毒血清学检测结果得出结论。指标包括：①临床症状消退；②黏膜病变痊愈；③血清学检查：RPR 转阴。随访观察：对治愈者应定期复查或随访，追踪观察足够长的时间。一旦有复发迹象，应及时再行驱梅治疗。第 1 年内每 3 个月复查血清 RPR 1 次，第 2 年每半年复查1次，直至血清完全转阴为止。

知识点

耳鼻咽喉梅毒是性器官以外较为常见的梅毒发病部位，孕期梅毒具有极强的直接和间接传染的特点。因其起病较为隐匿，患者常隐瞒病史，易被漏诊。耳鼻咽喉梅毒诊断依据包括：①不洁性生活史，或与梅毒患者有性接触史；②临床症状和体征符合黏膜梅毒的特点；③梅毒血清学检测阳性。治疗梅毒的首选药物是青霉素类，可每周肌内注射1次长效青霉素（苄星青霉素G），每次240万U，连续3周。如对青霉素过敏，可选用四环素类或红霉素类药物。梅毒患者夫妻双方或性伴侣双方需同时检查和治疗。

耳鼻咽喉头颈部
梅毒习题

（任晓勇）

第四十三章　艾滋病在耳鼻咽喉头颈部的表现

疾病概要

艾滋病又称获得性免疫缺陷综合征(acquired immune deficiency syndrome,AIDS),其病原体为人类免疫缺陷病毒(human immunodeficiency virus,HIV)。目前,艾滋病已成为严重威胁公众健康的重要公共卫生问题,截至2017年底,全球现存活HIV/AIDS患者3 690万例,中国报道的现存活HIV/AIDS患者758 610例,当年新发现的134 512例,当年报告死亡30 718例。HIV主要侵犯、破坏辅助性T淋巴细胞,造成人体免疫功能严重障碍,最终并发各种严重机会性感染和肿瘤。本病主要经性接触或血液、血制品传播,亦可母婴传播。其高危人群是:主要有男男同性性行为者、静脉注射毒品者、与HIV/AIDS患者有性接触者、多性伴人群、性传播感染(STI)和结核病群体。男多于女,年龄多数在20~49岁。艾滋病患者有40%~70%出现耳鼻咽喉和头颈部病变,因此此类患者可能首诊于耳鼻咽喉科,其临床症状多无特异性,临床医师应高度警惕,进行全面检查,及时诊断,使其能及时接受规范的综合治疗。

【主诉】

患者,男,30岁。主因"颈部肿块伴发热1个月,咽痛1周"就诊。

【印象诊断】

问题　根据主诉,应考虑哪些疾病?最有可能的诊断是什么?

思路　颈部肿块常依据病理分为先天性疾病、炎性病变和肿瘤三大类。根据该患者颈部肿块的病程较短,且伴随发热症状,首先考虑炎性疾病。咽部及颈部有丰富的淋巴组织,病毒或细菌感染可使淋巴结肿大,表现为颈部肿块。由于HIV主要攻击免疫系统,淋巴结肿大是最常见的体征,该患者为青年男性,符合HIV的易感人群,应做好HIV的筛查工作,警惕HIV感染的可能。

知识点

艾滋病临床表现与分期

从初始感染HIV到终末期是一个较为漫长复杂的过程,在这一过程的不同阶段,与HIV相关的临床表现也是多种多样的。根据感染后临床表现及症状、体征,HIV感染的全过程可分为急性期、无症状期和艾滋病期。但因为影响HIV感染临床转归的主要因素有病毒、宿主免疫和遗传背景等,所以在临床上可表现为典型进展、快速进展和长期缓慢进展3种转归,出现的临床表现也不同。

1. 急性期　通常发生在初次感染HIV后2~4周。部分感染者出现HIV病毒血症和免疫系统急性损伤所产生的临床表现。大多数患者临床症状轻微,持续1~3周后缓解。临床表现以发热最为常见,可伴有咽痛、盗汗、恶心、呕吐、腹泻、皮疹、关节疼痛、淋巴结肿大及神经系统症状。此期在血液中可检出HIV RNA和p24抗原,而HIV抗体则在感染后2周左右出现。$CD4^{+}T$淋巴细胞计数一过性减少,$CD4^{+}/CD8^{+}T$淋巴细胞比值亦可倒置。部分患者可有轻度白细胞和血小板减少或肝功能异常。快速进展者在此期可能出现严重感染或者中枢神经系统症状、体征及疾病。

2. 无症状期 可从急性期进入此期，或无明显的急性期症状而直接进入此期。此期持续时间一般为6~8年，其时间长短与感染病毒的数量和型别、感染途径、机体免疫状况的个体差异、营养条件及生活习惯等因素有关。在无症状期，由于HIV在感染者体内不断复制，免疫系统受损，$CD4^+$ T淋巴细胞计数逐渐下降，可出现淋巴结肿大等症状或体征，但一般不易引起重视。

3. 艾滋病期 为感染HIV后的最终阶段。患者$CD4^+$ T淋巴细胞计数多<200个/μl，HIV血浆病毒载量明显升高。此期主要临床表现为HIV相关症状、体征及各种机会性感染和肿瘤。

小提示 HIV感染后，首先累及淋巴系统，由于耳鼻咽喉部是淋巴组织最丰富的部位，所以耳鼻咽喉部出现AIDS的症状及体征发生比例较高，当AIDS患者出现咽痛、咽部溃疡或颈部淋巴结肿大时，临床上可能仍认为是一般的非特异性的急慢性炎性疾病；然而，很多患者经过各种治疗后症状非但不减轻，反而继续加重，这时，应重视HIV感染者/AIDS首诊于耳鼻咽喉科的临床表现。

【问诊】

问题 根据主诉，在问诊中需要注意哪些要点？

思路 病史在疾病的诊断中有举足轻重的地位，对可疑的AIDS症状和体征应仔细询问。

(1) 颈部肿块的病程长短，生长部位和速度，有无疼痛。

(2) 发热的起病急缓，病程时长，程度(热度高低)，频度(间歇性或持续性)。

(3) 咽痛的时间和诱因，加重及缓解因素。

(4) 与伴发症状或有意义的阴性症状：是否存在皮疹、肌痛/关节痛及头痛、呕吐，全身体表其他各处有无新发肿块，有无畏寒、寒战、大汗或盗汗，有无呼吸困难、吞咽困难、声嘶、咳嗽咳痰，有无腹泻、疲乏、消瘦、体重减轻或凝血障碍。

(5) 既往诊疗经过以及特殊感染相关疾病史：如采取过哪些治疗，疗效如何(抗生素治疗是否有效)；是否有糖尿病或结核病等其他传染病史。有无冶游史、同性性生活史、吸毒史、输血史、手术史及非正规医疗机构文身史等，这对进一步诊治有意义。

病史问诊 患者于1个月前无明显诱因出现双侧颈部多发无痛性肿块，伴头痛、发热，体温最高达39℃左右，当地医院“打消炎针”治疗约1周，体温可降至正常，停药后仍有反复低热，颈部肿块无好转，1周前患者出现咽痛症状并逐渐加重，影响进食。发病至今体重下降10kg。曾有过高危性行为，否认其他系统性疾病、吸毒史、输血史、结核病史。

小提示 对高危人群的耳鼻咽喉部位感染的症状和体征经常规治疗无效或治疗缓解后仍反复发作者，问诊要有针对性。根据主诉不明原因持续发热、出现颈部肿块，伴头痛、咽痛及体重下降，问诊除了常规的诊疗过程外，可能还需要问患者的个人隐私，如高危性行为和静脉注射毒品，但患者可能不愿意透露这些信息，或者他们没有认识到其行为具有高风险。因此，即使没有询问出危险因素，也不应排除HIV感染的可能。

【体格检查】

问题 为进一步明确诊断，查体需要注意哪些要点？

思路

(1) 首先应重点观察患者口腔、口咽部黏膜及扁桃体情况。观察局部口腔溃疡的形态、深度、范围，以及病变是否充血，有无白膜等。必要时内镜检查鼻腔、喉腔和下咽部，综合评估耳鼻咽喉部位的病损情况。

(2) 除了解颈部肿大淋巴结的大小、部位、数目、质地、活动度、有无波动感、压痛等外，还需检查全身其他各处的体表淋巴结有无肿大，比如腋窝、腹股沟等浅表淋巴结。

知识点

几种常见特殊感染疾病的口腔及咽部病变特点

1. 假丝酵母菌病　又称鹅口疮，有多种临床表现形式，假膜型最常见，表现为颊黏膜、腭、舌或其他口咽部白色斑块。拭除假膜可出现出血并感到疼痛的鲜肉状红斑。假丝酵母菌病也可表现为牛肉红色样舌伴疼痛。对反复发作、病情顽固，或病变范围广的患者需评估免疫状态，进行HIV检测。

2. 水痘-带状疱疹病毒　成群的水疱或糜烂可见于单侧硬腭，颊黏膜、舌和牙龈亦可受累。

3. HIV感染　疼痛明显的黏膜皮肤溃疡是原发性HIV-1感染最显著的临床表现之一。可在口腔黏膜发现边界清楚的较浅溃疡，基底部为白色，周围环绕一层薄的红色区，咽部水肿和充血，通常不伴扁桃体增大或渗出。

4. 梅毒　口腔和咽部黏膜可见圆形或椭圆形灰白色斑片状隆起，不易拭去，表面糜烂。

5. 结核　咽部结核有粟粒型和溃疡型两种。粟粒型咽结核常继发于严重的肺结核，咽痛明显，黏膜苍白，软腭、腭弓或咽后壁可见多数散在粟粒大结节，而后迅速发展为浅表溃疡，边缘不齐，表面附着污秽渗出物。溃疡型咽结核好发于腭弓或咽后壁，发展缓慢，可向深部发展，至软腭穿孔，腭弓或悬雍垂缺损，愈合后遗留瘢痕或畸形。

专科检查　**口咽部黏膜水肿和充血，右侧上腭及腭舌弓表面可见多发溃疡，附着白色斑块状假膜，边界清楚，周围环绕一层薄的红色区，拭除假膜易出血，基底红。双侧扁桃体无明显增大，表面无脓点。会厌黏膜稍肿胀，会厌抬举正常。双侧颈部、腋窝、腹股沟均可触及较多淋巴结，约1cm大小，质韧，活动度可，无压痛。**

知识点

AIDS在耳鼻咽喉-头颈部的表现

1. 耳部表现　外耳可发生Kaposi肉瘤，表现为高于皮肤的紫红色斑丘疹或结节，抑或为弥漫性浸润和出血性斑块。可伴发中耳炎，可从鼓室积液中分离出HIV；HIV感染侵及中枢神经系统或位听神经、面神经，可表现为耳鸣、眩晕、感音神经性聋及面瘫。

2. 鼻及鼻窦表现　AIDS患者鼻腔和鼻窦黏膜可因阿米巴原虫等感染而引起黏膜肿胀，产生鼻塞，流脓涕或鼻出血等症状，鼻部的疱疹病毒感染时可产生巨大疱疹性溃疡，自鼻前庭向外扩展至邻近的鼻翼等处；kaposi肉瘤也可发生于鼻部。

3. 口腔及咽喉表现　AIDS患者口腔、颊黏膜及口咽部常发生小溃疡，引起咽痛和吞咽困难，并伴发假丝酵母菌感染。艾滋病患者的扁桃体炎可由常见致病菌、肺炎支原体和沙眼衣原体等所引起。Kaposi肉瘤常发生在腭部、颊黏膜、牙龈黏膜和咽后壁。发生于喉部的Kaposi肉瘤和假丝酵母菌感染可导致声嘶、喉喘鸣和喉阻塞。

4. 颈部表现　AIDS患者的颈部表现是早期症状之一。HIV感染主要引起颈淋巴结肿大，多见于颈后三角区。也可出现AIDS相关肿瘤及感染如Kaposi肉瘤、非霍奇金淋巴瘤、分枝杆菌感染等的临床表现。

Kaposi肉瘤

Kaposi肉瘤是一种血管和淋巴管的管壁细胞的肿瘤，与致瘤性人类疱疹病毒-8相关，但目前大部分与HIV感染相关。Kaposi肉瘤有以下四种临床类型：经典型（传统型）、非洲型（地方性）、器官移植相关性（获得性）、艾滋病相关性（流行性）。经典型Kaposi肉瘤常出现在下肢，表现为暗紫色的丘疹和斑片，进展缓慢。HIV相关的Kaposi肉瘤进展迅速而且具有侵袭性，口腔、舌体，咽喉部黏膜及鼻面部都可见到，表现为多发性紫斑，暗紫色结节，小结和木质样浸润等，大约1/3的艾滋病患者罹患Kaposi肉瘤。

【辅助检查】

问题 为进一步明确诊断,还需进行哪些辅助检查?

思路 患者病史及专科检查提示咽部特殊性炎症的可能。此时最应进行的检查是血常规、HIV 抗体检测、梅毒血清学试验等。同时咽部溃疡病变应刮取或拭取标本制作氢氧化钾湿推片,或涂片革兰染色,进行检查明确假丝酵母菌感染;或行分泌物涂片检查是否存在结核分枝杆菌感染。

辅助检查结果 WBC 3.02×10^9/L,淋巴细胞计数 0.67×10^9/L;血 HIV 抗体阳性;梅毒血清学试验阴性;咽部溃疡病变部位刮片标本证实白假丝酵母菌感染。

【诊断】

问题 本病例的初步诊断及其诊断依据是什么?

思路 患者青年男性,发病前有过高危性行为,根据其长期发热、双侧颈部及全身其他多处浅表淋巴结肿大,查体发现咽部溃疡,刮片发现白假丝酵母菌感染,血 HIV 抗体阳性。本病例初步诊断为 HIV 感染,咽部白假丝酵母菌感染。

知识点

HIV/AIDS 的诊断需结合流行病学史(包括不安全性生活史、静脉注射毒品史、输入未经 HIV 抗体检测的血液或血液制品、HIV 抗体阳性者所生子女或职业暴露史等),临床表现和实验室检查等进行综合分析,慎重作出诊断。成人、青少年及 18 个月龄以上儿童,符合下列一项者即可诊断:① HIV 抗体筛查试验阳性和 HIV 补充试验阳性(抗体补充试验阳性,或核酸定性检测阳性,或核酸定量 >5 000 拷贝 /ml);② HIV 分离试验阳性。

【治疗方案】

问题 1 患者下一步应当如何处理?

思路

(1)由于 HIV 筛查试验阳性,临床上考虑 HIV 感染,应向患者交代病情,指导患者去相应的传染病专科医院就诊,以明确诊断,尽早治疗。

(2)抗真菌治疗:假丝酵母菌感染首选制霉菌素局部涂抹加碳酸氢钠漱口,疗效欠佳时选用口服氟康唑 100~200mg/d,共 7~14d。

知识点

AIDS 的防治策略

联合国艾滋病规划署(UNAIDS)在推行综合、强化的干预措施基础上,提出“90-90-90 策略”,即存活的 HIV/AIDS 患者 90% 被检测出,诊断的 HIV/AIDS 患者 90% 接受规范的 HAART,治疗的 HIV/AIDS 者 90% 达到病毒被抑制,无其他重大共存疾病的 HIV 感染者在接受合理治疗后,预计能获得与一般人群相同的期望寿命。高效抗反转录病毒治疗(highly active antiretroviral therapy, HAART,俗称“鸡尾酒疗法”)是目前最为有效的艾滋病治疗的方法,使艾滋病从一种致死性疾病变为一种可以治疗的慢性疾病。目前国际上共有 6 大类 30 多种药物(包括复合制剂),分别为核苷类反转录酶抑制剂(nucleoside reverse transctriptase inhibitors, NRTIs)、非核苷类反转录酶抑制剂(non-nucleoside reverse transtriptase inhibitors, NNRTIs)、蛋白酶抑制剂(proteinase inhibitors, PIs)、整合酶抑制剂(integrase strandtransfer inhibitors, INSTIs)、融合酶抑制剂(fusion inhibitors, FIs)及 CCR5 抑制剂。国内的抗反转录病毒治疗药物有 NRTIs、NNRTIs、PIs、INSTIs,以及 FIs 5 大类(包含复合制剂),但目前所有上市的抗病毒治疗药物无法将 HIV 病毒彻底清除,需要长期终身服药。

医务人员职业暴露 HIV，应如何处理?

当医护人员在职业工作中与 HIV 感染者的血液、组织或其他体液等接触发生 HIV 职业暴露后，具有感染 HIV 的危险时，可做如下处理。

1. 局部处理原则　①用肥皂液和流动的清水清洗被污染局部；②污染眼部等黏膜时，应用大量等渗氯化钠溶液反复对黏膜进行冲洗；③存在伤口时，应轻柔由近心端向远心端挤压伤处，尽可能挤出损伤处的血液，再用肥皂液和流动的清水冲洗伤口；④用 75% 的酒精或 0.5% 碘伏对伤口局部进行消毒、包扎处理。

2. 预防性用药原则　①治疗用药方案：首选推荐方案为替诺福韦(tenofovir disoproxil，TDF)/ 恩曲他滨丙酚(emtricita bine，FTC)+ 拉替拉韦(raltegravir，RAL)或其他 INSTIs；根据当地资源，如果 INSTIs 不可及，可以使用 PIs 如洛匹那韦 / 利托那韦(lopinavir/ritonavir，LPV/r)和达芦那韦 / 利托那韦(darunavir/ritonavir，DRV/r)；对合并肾脏功能下降者，可以使用齐多夫定(zidovudine，AZT)/ 拉米夫定(lamividine，3TC)。②开始治疗用药的时间及疗程：在发生 HIV 暴露后尽可能在最短的时间内(尽可能在 2h 内)进行预防性用药，最好不超过 24h，但即使超过 24h，也建议实施预防性用药。用药疗程为连续服用 28d。

3. HIV 职业暴露后的监测　发生 HIV 职业暴露后立即、4 周、8 周、12 周和 6 个月后检测 HIV 抗体。一般不推荐进行 HIV p24 抗原和 HIV RNA 测定。

小　结

AIDS 患者常因反复咽痛、发热首诊于耳鼻咽喉科，其临床症状多无特异性，临床医师应高度警惕，进行全面问诊和检查，及时诊断，避免误诊误治。高效抗反转录病毒治疗是目前最为有效的艾滋病治疗的方法，但仍无法将 HIV 病毒彻底清除，因此普及 AIDS 的防治知识，加强预防是本疾病管理的关键所在，其综合预防措施主要包括两个方面：降低感染个体的传播风险，以及降低高危人群的感染风险。

艾滋病在耳鼻咽喉头颈部的表现习题

（李湘平）

推荐阅读资料

[1] 中华医学会感染病学分会艾滋病丙型肝炎学组，中国疾病预防控制中心．中国艾滋病诊疗指南：2018 版．中华内科杂志，2018，57(12)：1-18.

[2] 李永强，黄健，张文山．人类免疫缺陷病毒感染及艾滋病在耳鼻咽喉头颈外科的临床表现．中华耳鼻咽喉头颈外科杂志，2011，46(3)：232-234

[3] 于德先，皮士军，张文山．与艾滋病相关的 Kaposi 肉瘤在耳鼻咽喉头颈部的临床表现．中华耳鼻咽喉头颈外科杂志，2013，48(3)：241-243.

第三部分

常见诊疗技术和操作

第四十四章　耳鼻咽喉头颈外科常用检查器械及设备

耳鼻咽喉头颈外科各解剖区域以管腔状结构为主，位置深，腔隙窄，必须借助相应的光源和设备，才能完成相关检查。常用的设备和器械包括光源、额镜、各型内镜，以及一些其他辅助设备。

第一节　额镜的使用方法

额镜是耳鼻咽喉头颈外科医师必须掌握的最基本诊疗辅助设备。额镜由镜体和额带两部分组成。镜体的镜面是一个圆形能聚光的凹面镜，直径约 8cm，焦距约 25cm，镜中央有一小孔，用于检查者视线通过。镜体借一转动灵活的双球关节连接于额带上。额带可调节松紧。额镜使用时必须有外部光源。

1. 光源　可为综合治疗台的检查灯，或落地式检查灯。光源最好为 100W 并附有聚光透镜的检查灯。也可以借助足够的自然光、电筒等其他光源。

2. 额镜的使用　戴镜前先调节双球关节的松紧，使镜面能向各个方向灵活转动又不滑脱，并将额带调整至适合头围。戴镜后使镜面与额面平行，镜孔正对检查者平视时的左眼或右眼。

对光是正确使用额镜的重要一环。光源通常置于额镜的同侧，稍高于受检者的耳部，并与该耳保持 10~20cm 的距离。光线经额镜镜面反射并聚焦到检查部位，检查者的视线通过镜孔正好观察检查部位。保持检查者瞳孔、镜孔、反光焦点和检查部位呈一直线。

3. 注意事项　①光源勿靠近或接触被检者以免灼伤；②检查者坐姿端正，不可弯腰、扭颈或歪头迁就光源；③检查时，为双眼平视下单目观察，即检查者的一侧视线通过镜孔直接观察检查部位，但另一眼保持自然睁开，双眼平视，不能挤眼、眯眼或闭眼。

近几年，随着科技进步，医用头灯的应用愈加广泛。医用头灯由灯套、灯座和 LED 灯头组成，具有灯镜合一的特点，且光斑集中，亮度高，可全方位调节照射角度。解决了额镜需要外部光源、对光麻烦、要不断调整额镜、光源和患者的位置等不方便之处（图 44-1）。

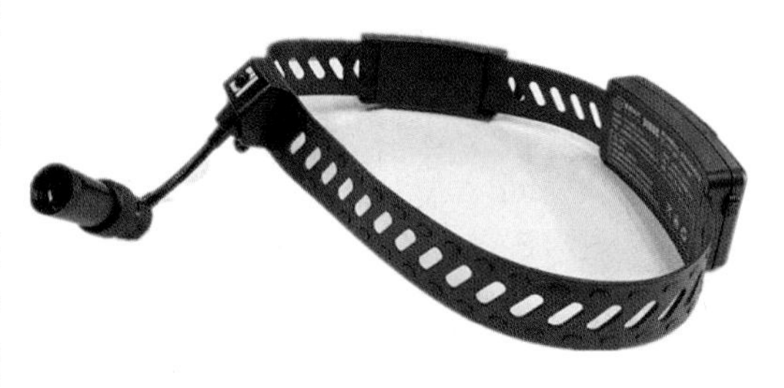

图 44-1　医用头灯

（杨　弋）

第二节　耳鼻咽喉头颈外科常用检查器械

由于耳鼻咽喉头颈外科解剖结构的特殊性，在日常诊疗过程中，还需要使用一些辅助设备以保证更完整、准确、安全。主要的检查器械包括以下几种：

1. 耳镜　耳镜是耳部检查的常用器械。耳镜形状如漏斗，口径大小不一。检查时，应根据外耳道的宽窄选用口径适当的耳镜。将耳镜轻轻置入外耳道内，使耳镜前端抵达软骨部，注意不要超过软骨部与骨部的交界处，以免引起疼痛。耳镜管轴方向应与外耳道长轴一致，方能观察外耳道及鼓膜的全貌。

2. 电耳镜　电耳镜是自带光源和放大镜的耳窥镜，配备不同型号的耳窥探头，用于观察外耳道和中耳的病变，适用于外耳狭窄时或观察细微病变。

3. 鼓气耳镜　鼓气耳镜是在耳镜的一侧开一小孔，将小孔与一鼓气球囊相连，并用放大镜将耳镜底部封闭。鼓气耳镜常用于鼓膜活动度的观察，其他还可用于瘘管试验、Hennebert 征等检查。

4. 音叉　音叉是呈“Y”形的钢质或铝合金材料制成的发声器，由于振动臂长短、粗细不同而在振动时发出不同频率的纯音。听觉检查用的音叉至少包括以下五种：C_{128}、C_{256}、C_{512}、C_{1024}、C_{2048}，分别发出不同频率的纯音。其中最常用的是 C_{256} 和 C_{512}。使用音叉检查法可初步判断有无耳聋及其性质。

5. 前鼻镜　前鼻镜主要用于经前鼻孔显露鼻腔内结构用，由钳形片（左片、右片）、卡簧和连接轴组成。根据检查对象的年龄有不同型号之分。检查者手持前鼻镜，先将闭合的鼻镜（镜唇与鼻底平行）放入鼻前庭，然后缓慢张开前鼻镜，依次检查鼻腔各部。检查完毕，前鼻镜应缓慢退出鼻腔后再闭合，避免夹断鼻毛。注意鼻镜唇置入的深度切勿超过鼻阈，以免引起疼痛或损伤鼻中隔黏膜而引起出血。

6. 间接鼻咽镜和间接喉镜　通过镜面反射作用观察喉部、鼻咽部及鼻腔后部的检查器械，由大小不同的反射镜面和细长的手柄组成。镜面与手柄形成一钝角，间接喉镜的镜面较间接鼻咽镜稍大。使用前需对镜面加温，以免镜面起雾；但温度不宜太高，否则可能造成咽部灼伤；镜面尽量不要与咽部组织接触，以免诱发咽反射导致恶心、呕吐等不适。

7. 枪状镊和膝状镊　均为耳鼻咽喉科常用的镊子，都由镊柄、镊体、镊尖三部分组成，镊尖处设置有凹凸配合的齿，主要用于诊疗操作时起到夹持的作用。枪状镊多用于鼻腔操作，膝状镊多用于耳道操作。使用时镊子的两个脚需先闭合，再进入外耳道或鼻腔，操作时避免损伤周围的皮肤和黏膜，造成出血。

8. 耵聍钩　用于取出外耳道的耵聍或异物，下部为手柄，手柄的顶端为一个钩端。使用时其尖端方向始终背向外耳道壁，以免损伤外耳道皮肤。

9. 卷棉子　由柄、杆和卷花头组成，多用于耳科检查、换药。使用时在卷棉子顶端用棉片裹紧。

10. 其他辅助器械　包括压舌板、喷雾器、酒精灯以及一些敷料和药品等。

（杨　弋）

第三节　耳鼻咽喉头颈外科综合诊疗台

耳鼻咽喉头颈外科综合诊疗台是由基本设备、常用器械、图像显示及处理系统组合在一起的多功能成套设备。综合诊疗台集合了日常使用的常用器械及功能（如表面麻醉、吸引、加热及清洗系统），可方便地进行日常诊疗工作。（图 44-2）

综合诊疗台包括工作台主体和诊疗椅。工作台主体包括控制面板、光源、喷雾枪、负压吸引头、电加热装置、器械摆放区、药品架、污物收集箱。工作台还可以根据需要配备耳科显微镜、冷光源、图像采集装置、监视器等，极大地拓展了诊疗范围。诊疗椅可根据患者及检查者的需要升降或旋转，便于操作。

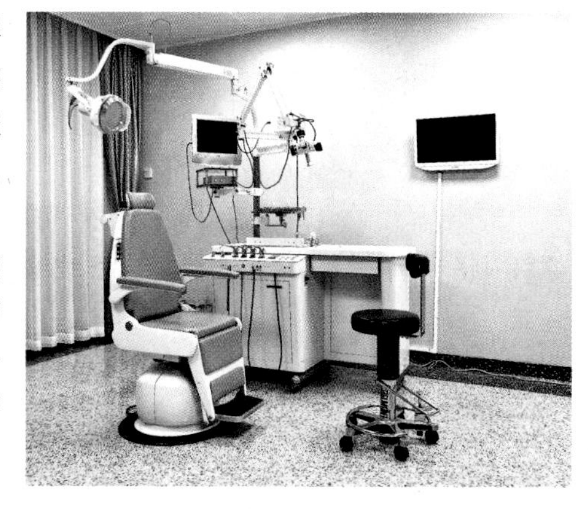

图 44-2　耳鼻咽喉头颈外科综合诊疗台

（杨　弋）

第四十五章　耳鼻咽喉头颈外科常规检查法

耳鼻喉基本检查法
（视频）

第一节　耳 部 检 查

一、耳廓及耳周检查

耳廓及耳周检查基本是每一个耳病患者检查的第一步，医师主要通过视、触、嗅诊，必要时还需听诊获取患者外耳甚至中耳、内耳的信息，重点需注意耳廓及耳周有无畸形、外伤、瘘口、包块及炎症等表现；特别需注意耳廓有无牵拉痛、乳突区有无压痛等（图 45-1）。

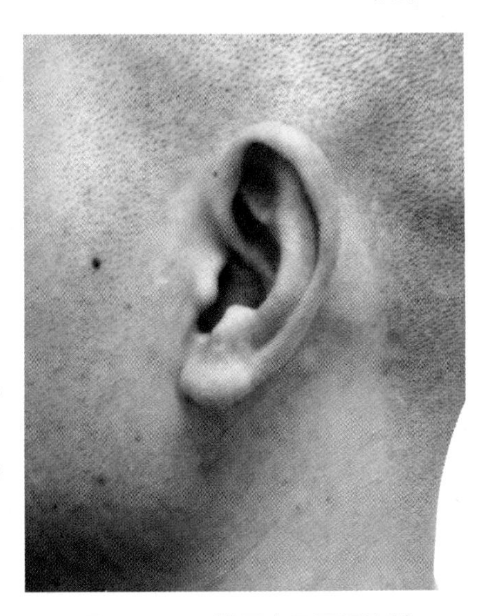

图 45-1　正常耳廓及耳周照片

二、外耳道及鼓膜检查

（一）检查方法

外耳道及鼓膜检查时，患者坐位或卧位（儿童可由家长抱坐），患耳朝向检查者，检查者分别使用额镜、电耳镜、耳内镜、显微镜检查外耳道及鼓膜情况。

1. 显露外耳道及鼓膜的方法　外耳道略呈 S 形弯曲，检查时需将耳廓向后上牵拉，使外耳道成一直线，方能窥及外耳道及鼓膜全貌。婴幼儿的外耳道软骨部与骨部尚未完全发育，呈裂缝状，应将耳廓向后下牵拉，耳屏向前牵引。

2. 额镜外耳道及鼓膜检查法　患者坐位，受检耳朝向检查者，检查者使用额镜观察外耳道及鼓膜，必要时，配合使用合适大小的耳镜。

3. 电耳镜检查法　电耳镜是具备光源和放大镜的窥耳器，种类繁多，有些电耳镜的放大镜有调焦和调节放大倍率的功能，有的还配有通气管和橡皮球，可以通过改变外耳道的压力观察鼓膜等。

4. 耳内镜检查法　耳内镜分硬镜和软镜，用于检查、治疗和手术。外耳道及鼓膜检查时，能清晰观察到外耳道、鼓膜，甚至经鼓膜穿孔观察中耳腔。

5. 显微镜检查法　手术显微镜检查外耳道及鼓膜，避免了上述检查方法无立体视觉的缺陷，能精细地观察外耳道及鼓膜各种细微的病变。

（二）注意事项

（1）检查前，应详细询问病史，检查者对患者的基本情况有初步的了解，选择患者取坐位或卧位，患耳朝向检查者，应先向患者简要介绍检查方法，消除其恐惧情绪，配合检查。

（2）检查者选择合适的外耳道及鼓膜检查方法，原则上首选额镜外耳道及鼓膜检查法，再根据检查情况选择上述其他方法进一步观察外耳道及鼓膜，检查患者前应先检查器械是否完好和安全。

（3）检查外耳道及鼓膜过程中，可以通过调整患者头部角度或检查者（检查器具）角度观察外耳道及鼓膜全貌。有耵聍、异物、分泌物和血迹妨碍观察时，应取出或清洁后再检查。检查时，应遵循一定的顺序观察外耳道及鼓膜的正常标志和病变并及时记录，防止遗漏，必要时照相留存。

（4）检查中发现的病变要进一步检查时，需及时处理，如外耳道耵聍或异物需取出、霉菌斑送镜检和培养、新生物送活检、分泌物送培养和药敏等。

(5)检查结束后应及时告知患者解除检查状态,对检查器械进行必要的清洁和保养,养成良好的医疗习惯。

(张学渊)

第二节　鼻部检查

鼻部疾病的诊断依据来源于鼻部的检查。鼻部检查包括外鼻检查、鼻腔检查和鼻窦检查。

一、外鼻检查

患者通常采取坐位,面对检查者,上身稍前倾,头颈部放松,易于配合检查时左右移动。不能坐位者,可半卧位、卧位,必要时采用特殊仪器检查。不合作的小儿需由家长抱着固定头部位置。

1. 外形观察　首先仔细观察外鼻的形态有无因鼻骨骨折造成的鞍鼻、鼻梁歪斜的畸形、缺损、异常隆起(蛙鼻、肿瘤等)、溃烂、颜色是否正常等。

2. 手法触诊　检查者触摸外鼻有无触痛、鼻骨有无移位、骨摩擦感及乒乓感等。

3. 闻声嗅味　询问病史时注意患者有无闭塞性鼻音或开放性鼻音,呼气的气味等。

二、鼻腔检查

1. 鼻前庭检查　受检者头稍后仰,检查者用拇指将患者的鼻尖抬起后左右移动,借助额镜反射的光线观察鼻前庭皮肤有无结痂、红肿、皲裂、溃疡、狭窄、新生物(常见乳头状瘤)、鼻毛脱落情况、鼻前庭底外壁是否隆起(常见鼻前庭囊肿)。

2. 鼻腔检查

(1)前鼻镜检查

1)方法:检查者左手持两叶合拢的前鼻镜,与鼻底平行伸入鼻前庭并轻轻打开前鼻镜(图45-2)。

2)观察:依据受检者的三个头位顺序,由鼻底开始。①第一位置:嘱受检者头部稍低,可观察到鼻中隔前下部位、总鼻道的下部、下鼻甲和下鼻道。②第二位置:受检查者头后仰30°,检查鼻中隔中部、嗅裂、中鼻甲、中鼻道。③第三位置:受检者头后仰60°时,可见鼻中隔上部、嗅裂、中鼻甲的前端鼻丘和中鼻道的前下部。正常鼻腔黏膜为淡红色,光滑湿润,触压下鼻甲,柔软有弹性。各鼻道通畅,无分泌物积聚(图45-3)。前鼻镜检查无法窥见上鼻甲及上鼻道,须借助内镜检查。

3)注意事项:①前鼻镜不宜进入过深,勿超过鼻阈,以免引起疼痛或损伤鼻中隔黏膜引起出血。取出鼻镜时不可完全闭紧双叶,以免夹持鼻毛引起疼痛。②检查时注意各鼻甲的大小且有无充血、水肿、肥大、息肉样变性或萎缩、脓痂附着。同时观察鼻中隔是否偏曲,有无骨嵴和穿孔,有无出血点、血管扩张、糜烂、溃疡和中隔黏膜肥厚。也要注意鼻腔有无异物存留、息肉和肿物等。变应性鼻炎的鼻腔黏膜苍白水肿或呈淡紫色,分泌物呈清水样。急性炎症时鼻腔黏膜呈鲜红色,有黏性分泌物。慢性炎症时鼻腔黏膜呈暗红色,下鼻甲前端有时呈桑葚状,分泌物为黏脓性。萎缩性鼻炎黏膜萎缩、干燥,失去正常光泽,下鼻甲缩小,中鼻甲偶见肥厚或息肉样变,被覆脓痂,有臭味。

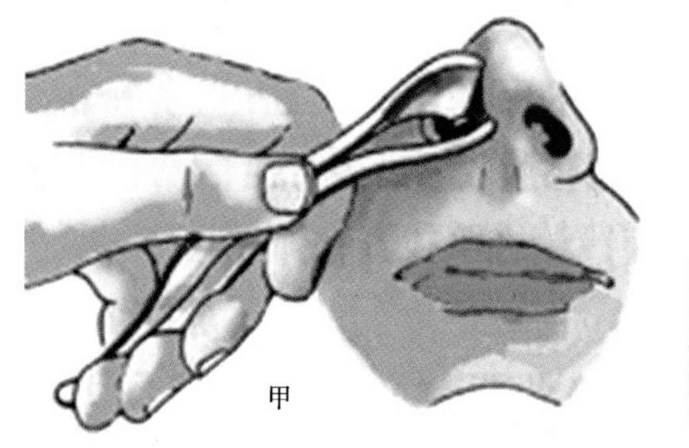

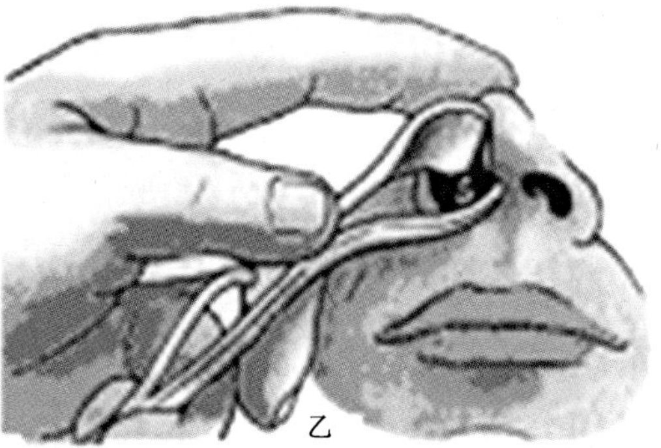

图45-2　手持前鼻镜方法

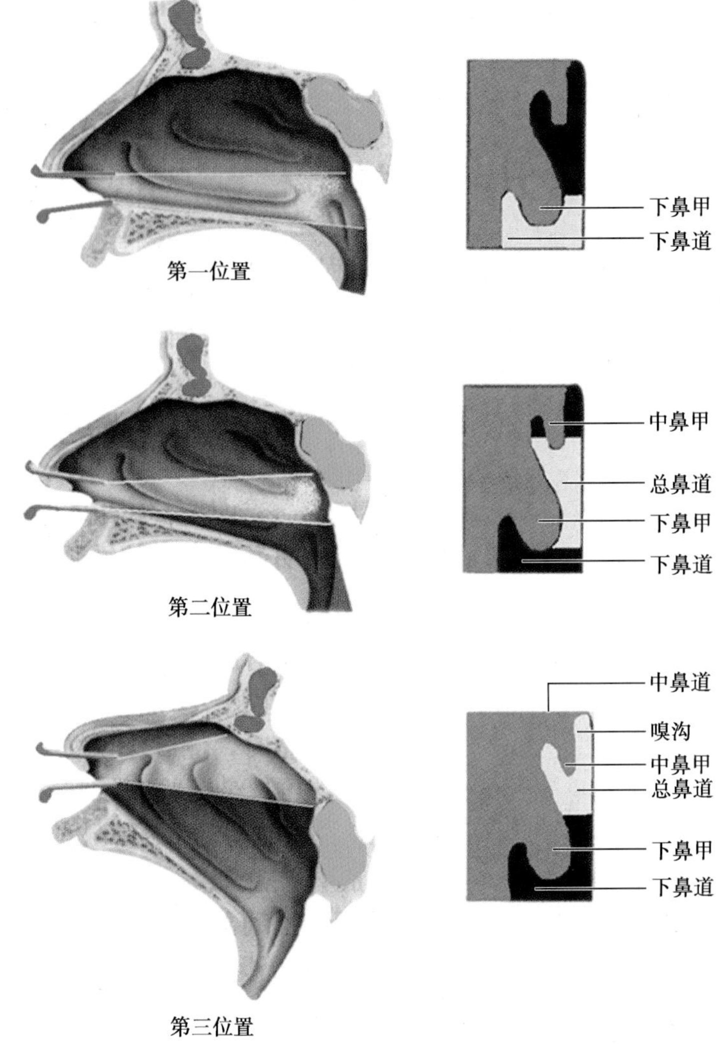

图 45-3 前鼻镜检查的三种位置

(2)后鼻镜检查(posterior rhinoscopy) 见“间接鼻咽镜检查”章节。

(3)鼻内镜检查(nasal endoscope) 见“鼻部特殊检查方法”章节。

三、鼻窦检查法

1. 面部检查 四对鼻窦位于鼻腔周围的颅骨内,其中额窦、筛窦、上颌窦在面部有投影区,分别为面颊部(上颌窦)、内眦部(筛窦)及眶周眶内上角(额窦)。鼻窦急性炎症时相应部位可出现红肿。鼻窦黏液囊肿及肿瘤可使窦腔扩大,相应投影区域隆起,并破坏及突入周围结构,如眼眶、硬腭、齿龈部、翼腭窝、颞下窝及颅内。触诊检查鼻窦投影区域,扪之有无波动感和乒乓感,有无压痛等。

2. 鼻腔检查 所有鼻窦均开口于鼻腔内,可通过前鼻镜及后鼻镜检查观察鼻腔的中鼻道或嗅裂处有无脓液引流出,如中鼻道有脓液流出,提示前组鼻窦有炎症,嗅裂有脓液提示后组鼻窦有炎症。还要注意鼻甲,尤其是中鼻甲黏膜有无肿胀或息肉样变性。另外,还要观察中鼻道内有无钩突筛泡肥大,有无息肉或新生物。后鼻镜检查可以看到脓液由哪一侧后鼻孔或上鼻道后端流下。

3. 体位引流 当怀疑有鼻窦炎存在而前鼻镜检查看不到中鼻道有脓液,可以让受检者做体位引流。首选用 1% 麻黄碱棉片收缩鼻腔,尤其是中鼻道和嗅裂处黏膜,使窦口通畅便于引流。如怀疑上颌窦积脓,可采用侧卧低头位引流,患侧向上;如怀疑额窦和筛窦有黏脓,可用正坐位约 15min,再行前鼻镜或后鼻镜检查可以看到中鼻道、后鼻孔有无脓液引流。另有低头位引流:令患者坐位,两腿分开,上身下俯,头下垂于两膝部水平,约 10min 后坐起检查鼻腔,尤其注意中鼻道有无脓液流出。

鼻部检查(视频)

4. **诊断性上颌窦穿刺冲洗**　上颌窦穿刺冲洗是诊断和治疗上颌窦病变的常用方法之一，具体方法见相关章节。

5. **鼻窦内镜检查**　同鼻腔内镜检查，见“鼻部特殊检查方法”章节。

(张　华)

第三节　咽喉部检查

咽喉的位置较为隐匿，咽喉部的检查除了常规的视诊、触诊等外，还需要借助压舌板、间接鼻咽镜、间接喉镜等。检查患者时，要求患者摆正头位，处于松弛状态。注意观察患者的面容、表情、喉体的外形以及呼吸的频次和深度，观察喉的外部有无畸形、大小是否正常，位置是否在颈前正中部，两侧是否对称。观察与某些咽部疾病有其特征性的面容与表情，有助于尽快准确地作出诊断。如面部表情痛苦，颈项僵直，头部倾向病侧，口微张而流涎，张口受阻，常用手托住患侧脸部，语音含糊不清，似口中含物，多为扁桃体周脓肿；患儿重病面容，头颈僵直，头偏向一侧，说话及哭声含糊不清，烦躁，拒食或吸奶时吐奶或奶汁反流入鼻腔，多为咽后脓肿；儿童张口呼吸，缺乏表情，上颌骨变长，腭骨高拱，牙列不齐，上切牙突出，说话带闭塞性鼻音，伴阵发性干咳，腺样体肥大可能性大。

一、鼻咽部检查

触诊由于有一定的痛苦，临床较少应用，但是对于判断鼻咽部肿物的大小、质地及原发部位仍有帮助。下面介绍一下间接鼻咽镜检查法。

(一) 操作步骤

(1) 受检者正坐，头微前倾，用鼻轻轻呼吸。

(2) 检查者左手持压舌板，压舌前2/3，右手持加温而不烫的间接鼻咽镜，镜面向上，由张口之一角送入，置于软腭与咽后壁之间。

(3) 通过转动镜面，按顺序观察软腭背面、鼻中隔后缘、后鼻孔、各鼻道及鼻甲后端、右侧咽鼓管咽口、圆枕、咽隐窝、鼻咽顶部及腺样体、左侧咽鼓管咽口、圆枕、咽隐窝等结构。观察有无黏膜充血、粗糙、出血、溃疡、新生物等。

(4) 检查时进行两侧对比。

(二) 注意事项

(1) 鼻咽镜检查时，应避免接触咽后壁或舌根而引起恶心，影响检查。

(2) 咽反射敏感致检查不能合作者，可先行1%丁卡因喷咽部进行表面麻醉，待数分钟后再检查。

(3) 间接鼻咽镜检查难以进行或者不能窥见鼻咽部情况者，应行纤维(电子)鼻咽镜检查。

二、口咽部检查

(一) 操作步骤

(1) 患者端坐，摆正头位，处于松弛状态。

(2) 按顺序检查口腔及口咽部：观察牙、牙龈、硬腭、舌及口底，有无出血、溃疡及肿块。

(3) 用压舌板轻压患者舌前2/3处，使舌背低下，观察咽部的形态变化和黏膜色泽。注意有无充血、肿胀、隆起、干燥、脓痂、溃疡、假膜或异物等病变。

(4) 观察软腭有无瘫痪、充血、溃疡、缺损、膨隆及新生物等，悬雍垂有无水肿、肥厚、过长等。

(5) 观察腭舌弓及腭咽弓有无充血，其间有无瘢痕和粘连，扁桃体是否肿大或萎缩，隐窝口处有无脓液或豆渣样物栓塞，有无溃疡、刺状角化物或新生物。

(6) 观察咽后壁黏膜色泽、光滑程度、湿润程度，有无淋巴滤泡增生等。

(7) 口咽部触诊：检查者立于受检者右侧，右手戴手套或指套，用示指沿右侧口角伸入咽部，对扁桃体窝、舌根及咽侧壁进行触诊，检查有无包块及包块的质地、活动度等，并且检查有无骨性的茎突过长等。

（二）注意事项

（1）对隐藏在腭舌弓后的扁桃体，需将腭舌弓拉开，检查有无病变，或将压舌板深压舌根部，使其恶心，趁扁桃体被挤出扁桃体窝时进行查看。

（2）患者体位不正，可使一侧颈椎横突向前突起，造成一侧咽后壁隆起，应注意排除此种假象。

三、下咽及喉部检查

同颈部检查，应注意喉部有无肿胀、触痛、畸形，以及颈部有无肿大的淋巴结或皮下气肿等。还可用拇指、示指按住喉体，向两侧推移，扪及正常喉关节的摩擦和移动感觉。如喉癌发展到喉内关节，这种感觉往往消失。在进行气管切开术时，喉的触诊尤其重要，可以环状软骨弓为标志，找到和其下缘连接的气管。下咽腔及喉腔检查主要通过间接喉镜进行检查，间接喉镜检查法如下。

（一）操作步骤

（1）让受检者正坐，上身稍前倾，头稍后仰，张口，将舌伸出。

（2）检查者调整额镜对光，使焦点光线能照射到悬雍垂。

（3）以左手拇指（在上方）和中指（在下方）捏住舌前部 1/3，把舌拉向前下方，示指推开上唇抵住上列牙齿，以求固定。

（4）右手按执笔姿势持间接喉镜，稍稍加热镜面，不使起雾，但切勿过烫，检查前应先在手背上试温后，再放入咽部，以免烫伤黏膜。将喉镜伸入咽内，镜面朝向前下方，镜背紧贴悬雍垂前面，将软腭推向上方，避免接触咽后壁，以免引起恶心。

（5）根据需要，略予转动和调整镜面的角度和位置，首先检查舌根、舌扁桃体、会厌谷、下咽后壁、下咽侧壁、会厌舌面及游离缘、杓状软骨及两侧梨状窝等处。然后嘱受检者发“衣”-“衣”声音，使会厌上举，此时可看到会厌喉面、杓会厌襞、杓间区（位于两侧杓状软骨之间）、室带与声带及其闭合情况。

（6）注意观察喉的黏膜色泽和有无充血、水肿、增厚、溃疡、瘢痕、新生物或异物存留等，同时观察声带及杓状软骨活动情况。

（二）注意事项

（1）间接喉镜检查有时比较困难。导致检查失败的原因有以下几种：舌背向上拱起，不能很好暴露咽部；咽反射过于敏感，喉镜伸入后受检者屏气，甚至呕吐；会厌不能上举或会厌发育不良（婴儿型会厌），掩盖喉入口。为了克服上述各种困难，首先可训练受检者安静呼吸，自然地将舌伸出，经几次训练后，多数能顺利接受检查。

（2）因咽反射过于敏感，以致不能进行检查者，可于悬雍垂、软腭和咽后壁处喷以 1% 丁卡因 2~3 次，表面麻醉黏膜后再进行检查。

（3）若会厌不能上举妨碍观察时，可让受检者发高音的“衣”声，易于暴露声门。

（4）若经上述努力仍检查困难时，可使用纤维喉镜检查、喉动态镜或直接喉镜检查。

（5）间接喉镜按照院内感染要求进行消毒，防止交叉感染。

（叶京英）

第四节　颈部检查

颈部的一般体格检查是临床医师必备的基本技能之一，规范、熟练、仔细、准确的检查可以帮助医师作出疾病的初步诊断、评估病变的具体范围，有利于制订合理的治疗与手术方案。

小提示　检查的技巧：

检查内容包括颈部的外形、颈部血管、颈部皮肤和包块、甲状腺以及气管。

颈部检查前应向患者说明检查的目的和注意事项，使患者放松，取得其配合。通常在平静、自然的状态下进行，被检查者最好取坐位，充分暴露颈部及肩部。通常将视诊与触诊相结合，注意以下颌骨、喉结、胸锁乳突肌、气管、锁骨为标志，配合主动及被动运动对全颈部进行全面且有针对性的检查。

一、颈部外形与运动

正常人坐位时颈部直立，喉及气管居中，两侧颈部基本对称，双肩部可保持水平。嘱被检查者行屈伸、转动，可见其运动自如。头部向一侧偏斜常见于外伤、瘢痕收缩、先天性颈肌挛缩、斜颈等。颈部运动受限可见于软组织炎症、肌肉扭伤、颈椎病变、肿瘤等。颈部无法抬起常见于严重消耗性疾病的晚期、重症肌无力、进行性肌萎缩等。颈部强直为脑膜刺激征，见于各种脑膜炎、蛛网膜下腔出血等。

二、颈部皮肤与淋巴结

（1）检查颈部皮肤时注意有无充血、肿胀、溃疡、瘘管、瘢痕、皮疹、蜘蛛痣，并注意相对应的数量及范围。观察喉体是否有膨大，腮腺、颌下腺、甲状腺有无肿大。

（2）颈部淋巴结的触诊。颈部淋巴结触诊时应遵循相应的顺序并同时注意可触及的淋巴结的具体特点。通常按照耳前、耳后、枕部、下颌下、颏下、颈前、颈后、锁骨上的顺序进行。

检查者站在患者背后，用两手指滑动触诊耳前（图 45-4）、耳后（乳突区）淋巴结。被检查者放松、头微低。检查者检查时需要嘱患者将头转向右侧或左侧，用右手或左手触诊枕骨下区的枕后淋巴结。检查者用双手（翻掌）指腹触摸颌下及颏下淋巴结（图 45-5），双侧对比。用双手指在颈前三角区先沿胸锁乳突肌前缘触诊（图 45-6）。再用双手指在颈后三角沿斜方肌前缘和胸锁乳突肌的后缘触诊。最后用双手指腹在锁骨上窝由浅到深触摸锁骨上淋巴结（图 45-7）。检查时注意淋巴结的部位、数目、大小、质地、活动度、与邻近器官的关系和有无压痛等特点。

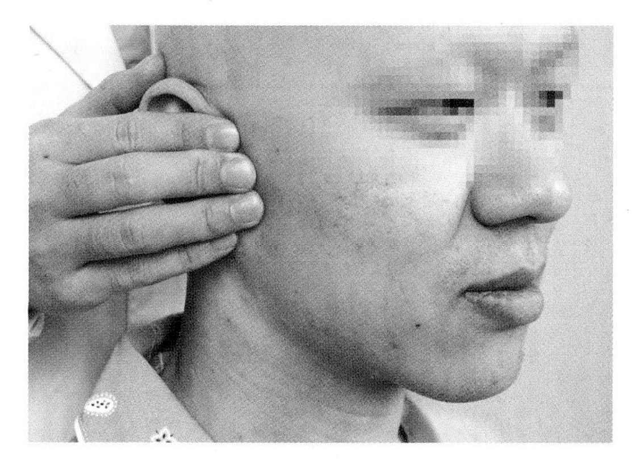

图 45-4　触诊耳前淋巴结

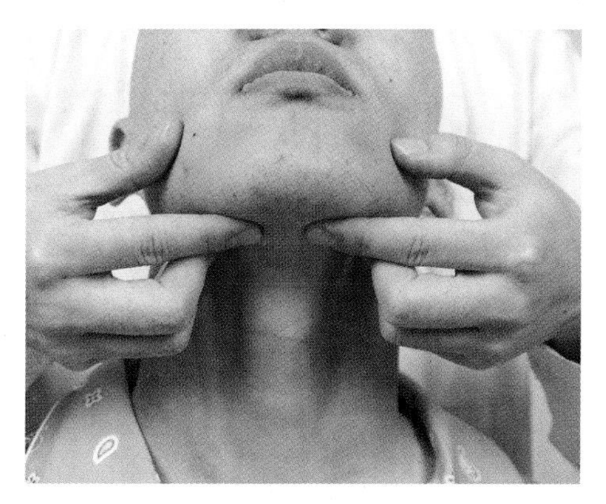

图 45-5　触诊颌下及颏下淋巴结

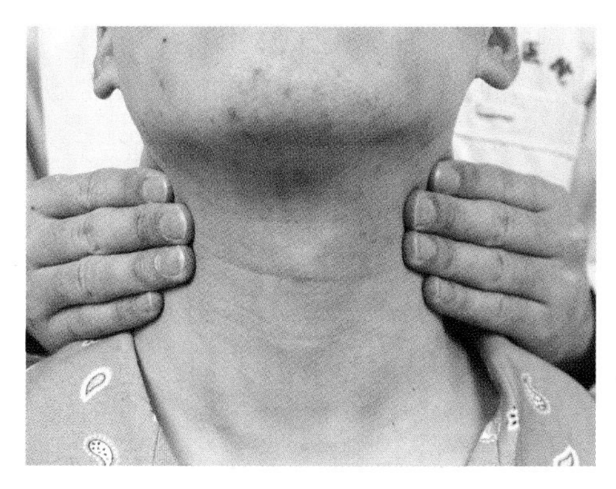

图 45-6　触诊颈前三角区淋巴结

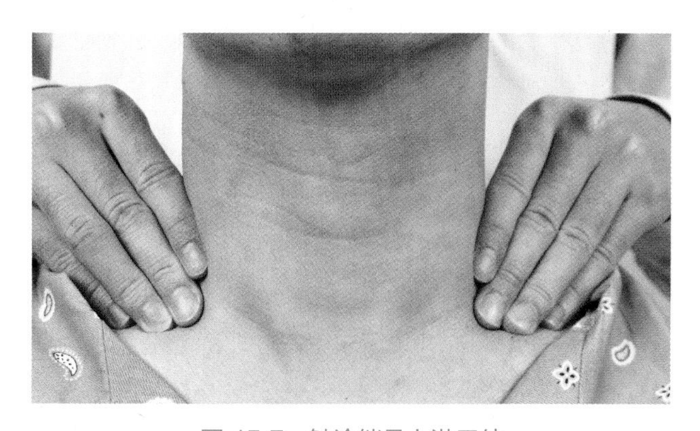

图 45-7　触诊锁骨上淋巴结

知识点

颈部淋巴结的分区：为描述和标记颈部淋巴结的部位，临床上根据颈部固有的解剖结构和标志将一侧颈深（封套筋膜深层）淋巴结分为六个区域（图 45-8）：

第Ⅰ区（Level Ⅰ）：包括颏下及下颌下淋巴结，前界为颈正中线，后界为二腹肌后腹。以二腹肌前腹为界分为ⅠA区和ⅠB区两个亚区。

第Ⅱ区（Level Ⅱ）：为颈内静脉淋巴结上组，前界借二腹肌后腹与第Ⅰ区相邻，后界为胸锁乳突肌后缘，下界为舌骨水平与第Ⅲ区相邻。以副神经为界分为ⅡA区和ⅡB区两个亚区。

第Ⅲ区（Level Ⅲ）：为颈内静脉淋巴结中组。前界为胸锁乳突肌前缘，后界为该肌后缘，下界借环状软骨水平与第Ⅳ区相邻。

第Ⅳ区（Level Ⅳ）：为颈内静脉淋巴结下组，前后界同第Ⅲ区，下界为锁骨上缘。

第Ⅴ区（Level Ⅴ）：为颈后三角区，前界借胸锁乳突肌后缘于第Ⅱ、Ⅲ、Ⅳ区相邻，后界为斜方肌前缘，该区借肩胛舌骨肌下腹分为ⅤA和ⅤB两个亚区。

第Ⅵ区（Level Ⅵ）：为内脏周围淋巴结，或称中央区。

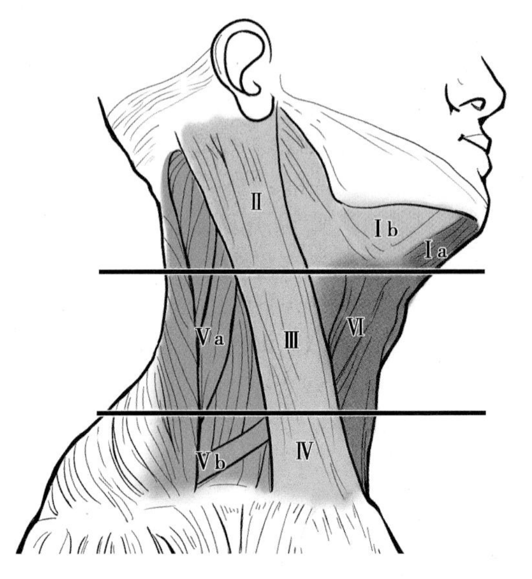

图 45-8 颈部淋巴结分区

一些恶性肿瘤具有其特征性的转移区域，如口咽恶性肿瘤、舌根癌常转移至第Ⅱ区淋巴结；喉癌、下咽癌常转移至第Ⅲ、第Ⅳ区淋巴结；甲状腺癌常转移至第Ⅵ区淋巴结，因此根据淋巴结分区判断原发肿瘤的可能部位具有重要的参考价值。

三、颈部常见包块

1. 先天性疾病 常见发生在颈部中央的甲状舌管囊肿，发生在两侧的鳃裂囊肿、囊性淋巴管瘤，以及皮样囊肿、表皮样囊肿、喉气囊肿等。

2. 炎性病变及特殊感染

3. 新生物包块

（1）良性肿瘤：常见脂肪瘤、甲状腺良性病变、血管瘤、纤维瘤、颈动脉体瘤、神经源性肿瘤。

（2）恶性肿瘤：分为原发性和转移性。以咽、喉、甲状腺、鼻腔、口腔颌面部恶性肿瘤转移性癌较为常见。

四、颈部血管

1. 颈部静脉视诊

（1）正常人坐位或半坐位时颈静脉是塌陷的，去枕平卧时可见充盈，充盈的水平仅限于锁骨上缘至下颌角距离的下 2/3 以内。

（2）在坐位或半坐位时，如颈静脉明显充盈、怒张或搏动，均为异常征象；根据颈静脉充盈、搏动的水平，可以间接地推测中心静脉压的水平。

2. 颈部动脉视诊

（1）正常人颈部动脉的搏动仅在剧烈活动后心搏量增加时微弱可见。

（2）主动脉关闭不全、高血压、甲状腺功能亢进及严重贫血患者，在安静状态下亦可出现明显的颈动脉搏动。见表 45-1。

表 45-1　颈动脉和颈静脉搏动的鉴别

类型	视诊	触诊
颈动脉	搏动较强劲，膨胀性	搏动感明显
颈静脉	搏动柔和，范围弥散	无搏动感

3. 颈部血管听诊　一般让患者取坐位，用钟形听诊器听诊，如发现异常杂音，应注意其部位、强度、性质、音调、传播方向和出现时间，以及患者姿势改变和呼吸等对杂音的影响。

五、甲状腺

1. 解剖　正常甲状腺形似蝴蝶，分为峡部和左右两侧叶（部分人可有锥状叶），位于颈部正中，甲状软骨下方，通常在 2~4 气管软骨环前方和两侧，表面光滑，柔软不易触及。

2. 体位　取坐位，颈部自然直立状态，正对或者背对检查者。

3. 视诊——大小和对称性　正常人甲状腺外观不突出，女性在青春发育期可略增大。检查时嘱被检查者做吞咽动作，可见甲状腺随吞咽动作而向上移动。见表 45-2。

表 45-2　甲状腺肿大分度

分度	描述
Ⅰ度	不可见但能触及
Ⅱ度	可见又可触及，但在胸锁乳突肌以内
Ⅲ度	超过胸锁乳突肌外缘

4. 触诊——轮廓及质地

(1) 甲状腺峡部：从胸骨上切迹向上触摸，请受检者吞咽，感受气管前软组织在手指下滑动，判断有无肿大和肿块。

(2) 甲状腺侧叶：前面触诊（图 45-9）一手拇指施压于一侧甲状软骨，将气管推向对侧，另一手示、中指在对侧胸锁乳突肌后缘向前推挤甲状腺侧叶，拇指在胸锁乳突肌前缘触诊。后面触诊（图 45-10）一手示、中指施压于一侧甲状软骨，将气管推向对侧，另一手拇指在对侧胸锁乳突肌后缘向前推挤甲状腺，示、中指在其前缘触诊；配合吞咽动作，重复检查，可触及被推挤的甲状腺；再用同样方法检查另一侧叶。

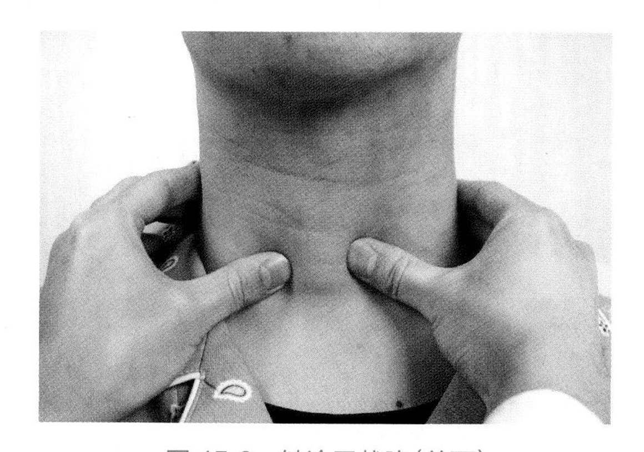

图 45-9　触诊甲状腺（前面）

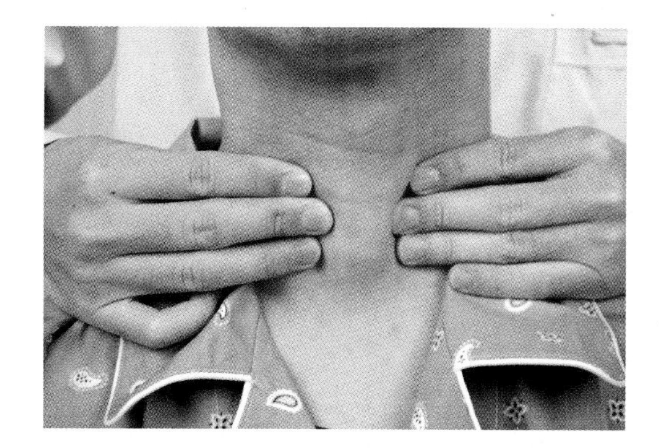

图 45-10　触诊甲状腺（后面）

5. 听诊　用钟形听诊器直接放在肿大的甲状腺上：如听到低调的连续性静脉“嗡鸣”音，则考虑甲状腺功能亢进症；如听到收缩期动脉杂音，则考虑弥漫性甲状腺肿伴功能亢进。

六、气管

1. 解剖　正常人气管位于颈前正中部。

2. 体位　被检查者取舒适坐位或仰卧位，使颈部处于自然伸展状态。

3. 视诊　将示指与无名指分别置于两侧胸锁关节上，然后将中指置于气管上，观察中指是否在示指与无名指中间。见表 45-3。

表 45-3　根据气管的偏移方向可以判断病变的性质

方向	描述
推向健侧	大量胸腔积液、积气、纵隔肿瘤以及单侧甲状腺肿大
拉向患侧	肺不张、肺硬化、胸膜粘连

4. 触诊　上气道梗阻的患者，可触及气管震颤。

5. 听诊　气管异物的患者，可随呼吸闻及异物上下拍击的声音。

颈部一般检查法习题

（潘新良）

第四十六章　耳鼻咽喉头颈外科特殊检查法

第一节　耳科特殊检查法

一、耳内镜检查

耳内镜有硬管耳内镜和纤维耳内镜两类(图 46-1),由镜体、冷光源、摄录显像设备等构成。常用硬管耳内镜镜头视角有 0°、30°、45°、70°、90°,外周直径有 1.9mm、2.7mm、3mm、4mm;纤维耳内镜外周直径有 0.55mm、0.88mm、1.00mm。耳内镜光照条件好,图像放大和分辨率高,检查时无创或创伤小,能对一些隐匿位置和显微镜观察盲区进行探查。耳内镜主要用于检查和手术,因硬管耳内镜较纤维耳内镜相对价廉、易操作、图像分辨率高,在耳科领域使用较广泛。

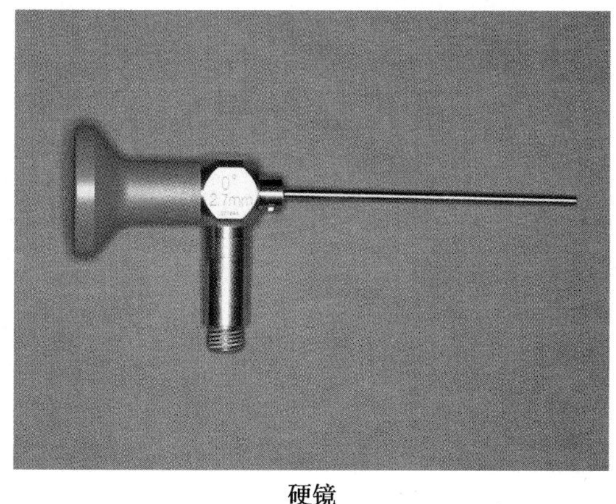

硬镜

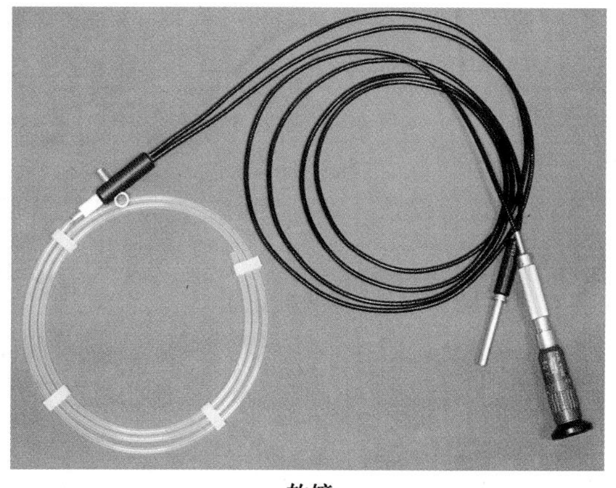
软镜

图 46-1　耳内镜(硬镜、软镜)

耳内镜对中耳、内耳及侧颅底等隐蔽又深在的解剖结构提供十分满意的暴露,尤其是对显微镜下难以直接窥及的部位,发挥其光感明亮,图像清晰,分辨率高,视野宽阔,抵近观察的优势。耳内镜连接照相机和摄像系统,可供临床资料的积累、教学和科研应用。近年来,耳内镜在耳科及耳神经外科的应用日趋受到重视,并积累了较为成熟的经验,已成为耳显微外科的重要组成部分和补充。

耳内镜主要用于:①耳科检查:经外耳道、鼓膜穿孔或鼓膜切开检查外耳道、鼓膜、中耳腔内结构和病变,纤维耳内镜还可以经咽鼓管观察中耳腔,有学者用纤维耳内镜探查内耳病变;②耳科手术:主要用于外耳道异物取出、外耳道中耳新生物切除、鼓室成形术、乳突根治术、听骨链重建术、镫骨手术、面神经减压术等。近年来尚有微内镜应用于临床,可在手术显微镜下用直径 0.3~0.4mm 的微内镜通过鼓阶造孔观察内耳病变;③耳神经外科手术中:辅助显微镜手术,例如桥小脑角区的听神经瘤切除术、后组脑神经功能性手术等。硬管耳内镜用于检查、治疗和手术;纤维耳内镜质软、可活动性强,目前主要用于检查。

二、咽鼓管功能检查

咽鼓管为连接鼓室与鼻咽部的管道,其功能障碍与中耳疾病的发生、发展和预后密切相关。针对鼓膜完整者咽鼓管功能检查方法主要有:捏鼻闭口呼气法(瓦尔萨尔法 Valsalva method)、波利策法(Polizter method)、咽鼓管导管吹张法等，针对鼓膜穿孔者可采用示踪剂检查法、声导抗仪检查法等。

1. 捏鼻闭口呼气法(瓦尔萨尔法 Valsalva method) 患者用手指向内压迫双侧鼻翼闭合前鼻孔，闭口，同时用力呼气，咽鼓管通畅时，气流经咽鼓管进入鼓室，检查者通过观察患者鼓膜振动或用听诊器连接橄榄头置于外耳道口，可闻及气流通过咽鼓管进入中耳腔及鼓膜振动的"嘘嘘"声(部分患者自己能感受或听及此声)。这是一种自行吹张技术，在紧闭口、鼻时用力经鼻做呼气动作，利用压力使鼻咽部气体经咽鼓管进入中耳，纠正中耳负压，促进咽鼓管开放，利于鼓室内液体排出。该方法操作简单，成人与儿童均可完成，提前5min减充血剂喷鼻1~2次可提高成功率。

2. 波利策法(Polizter method) 适用于儿童和成人。患者含一口水，检查者将波氏球前端橄榄头置于患者一侧前鼻孔，用手指压闭对侧前鼻孔，嘱患者吞水，同时检查者挤压波氏球，用听诊器连接橄榄头置于外耳道口，可闻及气流通过咽鼓管进入中耳腔及鼓膜的振动声。咽鼓管通畅时，患者吞水，软腭上举，鼻咽腔关闭，从波氏球压入鼻腔的空气经咽鼓管进入鼓室；反之，气流不能经咽鼓管进入鼓室，提示咽鼓管不通。

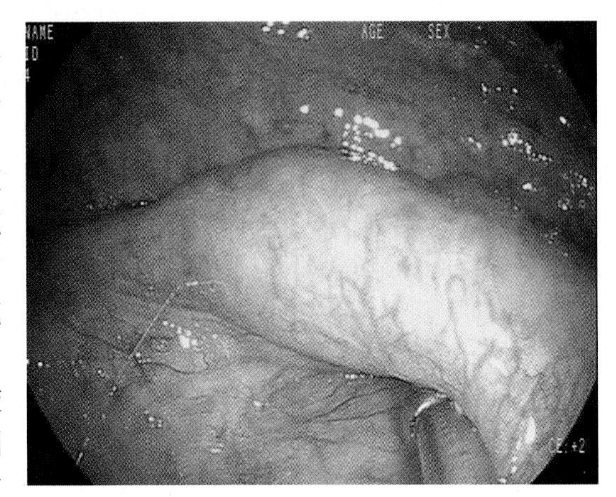

图 46-2 经鼻腔将咽鼓管导管置于咽鼓管咽口

3. 咽鼓管导管吹张法 经鼻腔将咽鼓管导管置于咽鼓管咽口(图 46-2)，用橡皮球向咽鼓管鼓气，听诊器连接橄榄头置于外耳道口，听诊气流通过咽鼓管进入中耳腔及鼓膜的振动声，据此判断咽鼓管是通畅、狭窄或阻塞。在鼻内镜或纤维鼻咽镜的直视下插管较盲插更为准确。

4. 示踪剂检查法 经穿孔鼓膜滴入或经鼓膜注射(较少用)示踪剂进入鼓室，通过不同的方法观察示踪剂能否到达鼻咽，判断咽鼓管功能状况。常用的示踪剂有：有味或有色的药液(如 0.25% 氯霉素水溶液、糖精液、亚甲蓝等)、荧光素、碘油造影剂等。

5. 声导抗仪检查法 声导抗测试是目前最为广泛的咽鼓管功能定量评估方法，包括鼓室图峰压点动态观察法、咽鼓管—鼓室测量法以及正负压平衡测定法(适用于鼓膜穿孔且鼓室干燥者)。

声导抗仪检查(视频)

6. 内镜检查法 纤维电子鼻咽镜可以检查咽鼓管的咽口，而经鼓室内镜可以检查咽鼓管的鼓室口。咽鼓管慢动作视频内镜可评估成人的咽鼓管功能。

三、听功能检查法

临床听功能检查分为主观测听法和客观测听法两大类。主观测听的结果以受试者对声刺激信号作出的主观判断为依据，又称行为测听，是以纯音测听为代表的评估主观听功能的技术。因受到受试者主观意识、配合能力的影响，在特殊情况下(如伪聋、婴幼儿、智力低下者等)，检测结果不能准确反映受试者的实际听功能水平。主观测听本节主要介绍音叉试验、纯音测听、言语测听、小儿行为测听。客观测听法无须受试者的行为配合，不受其主观意识影响，结果相对客观、可靠，但结论的正确性受到技术条件和测试方法影响。从中耳、内耳到听神经、听皮层，均有不同的客观评估方法来反映各部分的功能。声导抗测听主要反映中耳传导声音的功能；耳声发射和包含耳蜗微音电位(CM)、总和电位(SP)以及复合动作电位(AP)的耳蜗电图，主要反映内耳耳蜗的功能；听性脑干反应、稳态听觉诱发电位(ASSR)、40Hz- 听觉事件相关电位(40Hz-AERP)主要反映听神经及上传通路至皮层下的功能；皮层诱发电位(CAEP)、负失配(MMN)等记录的是听觉皮层的电位变化，反映了听觉信号到达皮层的情况。客观测听本节主要介绍声导抗测试、听性脑干反应测试、耳声发射、耳蜗电图和听觉稳态反应。

(一) 音叉试验

音叉试验(tuning fork test)是一种简单而实用的基本听力检查法。一套音叉由 5 个倍频程频率音叉 C128、C256、C512、C1024、C2048 组成，分别发出不同频率的纯音，C256 和 C512 最为常用。音叉的最高强度受音叉的质量和频率影响很大，每次敲击的力量也不一致，故音叉试验不能用作定量测试。

检查气导(air conduction，AC)听力时，检查者手持叉柄，敲击叉臂，立即将振动的叉臂置于距离受试者外耳道口 1cm 处，使两叉臂末端与外耳道口三点在同一直线上。敲击音叉时不应用力过猛或撞击坚硬物体，以免产生不和谐的泛音。检查骨导（bone conduction，BC）听力时，应将叉柄末端的底部压置于颅面骨或鼓窦部。应用下列试验可以初步判断耳聋为传导性或感音神经性；与正常人比较，可以粗略判断听力损失程度。

1. 林纳试验（Rinne test，RT）——气骨导比较试验　通过比较同侧耳气导和骨导听觉时间判断耳聋的性质。先测试骨导听力，当听不到音叉声时，立即测同侧气导听力，若此时又能听到，说明气导大于骨导，为阳性（+）。若气导不能听到，应再敲击音叉，先测气导听力，待听不到时，立即测同侧骨导听力，若此时又能听到，说明骨导大于气导，为阴性（–）。若气导与骨导相等，记录为（±）。结果分析：听力正常者气导大于骨导，用 C256 音叉测试时，气导较骨导长 2 倍左右。（+）为正常或感音神经性聋，（–）为传导性聋，（±）为中度传导性聋或混合性聋。

2. 韦伯试验（Weber test，WT）——骨导偏向试验　用于比较两耳的骨导听力。取音叉 C256 或 C512，敲击后将音叉柄底部紧压于颅面骨中线上任何一点（多取前额或颏部），同时请受试者辨别声音偏向何侧。以"→"标识骨导声偏向的侧别，以"="示两侧相等。结果分析："="为听力正常或双侧相同性质听力损失相等；偏向患侧，示患耳为传导性聋；偏向健侧，示患耳为感音神经性聋。音叉试验一般测试一个低频音，可以用听力计的骨导耳机替代音叉，将 250Hz、500Hz、1 000Hz、2 000Hz、4 000Hz 均逐一测试一遍，为双侧内耳听力提供更为详细的信息。

3. 施瓦巴赫试验（Schwabach test，ST）——骨导比较试验　用于比较受试者与正常人的骨导听力。先测正常人骨导听力，当其听不到时，迅速将音叉移至受试者鼓窦区，然后按同法先测受试者，再移至正常人。受试者骨导较正常人延长为（+），缩短为（–），两者相似为（±）。结果分析：（+）为传导性聋，（–）为感音神经性聋，（±）为正常。

4. 盖莱试验（Gelle test，GT）　用于检查鼓膜完整者镫骨底板是否活动。用鼓气耳镜密封外耳道，橡皮球向外耳道内交替加减压力，同时将敲击后音叉（C256 或 C512）的叉柄底部置于鼓窦区。若镫骨活动正常，则当向外耳道内加压时，镫骨底板被推向前庭窗，此时感觉声音渐降低；当压力恢复正常时，声音增强。因此，若镫骨活动正常，受试者感觉到随耳道内压力变化一致的声音强弱变化，为阳性，反之为阴性。耳硬化症或听骨链固定时本试验为阴性。可以用听力计的骨导耳机持续给声，声音稳定，优于音叉，橡皮球向外耳道内交替加减压力，受试者感受与结果判断同上。

音叉试验（视频）

（二）纯音测听

纯音测听（pure tone audiometry，PTA）包括气导和骨导听阈测试两种，气导一般包括 250Hz、500Hz、1 000Hz、2 000Hz、4 000Hz、8 000Hz 纯音的听阈，骨导包括 250Hz、500Hz、1 000Hz、2 000Hz、4 000Hz 纯音的听阈。由受试者自己判断是否听到传音器发出的声音，在测试中能听到一半以上次数声音的最小声音强度为听阈。将各频率的气导听阈在听力坐标图上连线形成听力曲线。一般成年人或 6 岁以上儿童可以配合听声举手或摁按钮。不能配合的婴幼儿或智力低下的大龄儿童甚至成年人，可以配合定向条件反射测定，即小儿行为测听，包括游戏测听、视觉强化测听、行为观察测听。

纯音听阈测定是目前评价听功能最基本、最重要的方法。由于骨导听觉是声音通过颅骨的振动引起内耳骨迷路和膜迷路振动而产生，未经中耳的传导，故临床上以骨导听阈代表内耳的功能；气导听觉是声音通过振动鼓膜，经听骨链到达内耳，气导听阈是受外中耳传导功能影响的听力。通过分析听力曲线，可以判断听力损失的类型（传导性、感音神经性或混合性），确定听阈提高的程度，观察病程中听阈的变化及治疗效果。正常情况下，气导和骨导听力曲线都在 25dBHL 以内，气骨导差 <10dB，当出现听力损失时，可根据听力曲线的不同特点，对其作出初步诊断。

纯音测听（视频）

1. 传导性听力损失　各频率骨导听阈正常，气导听阈提高，气骨导差≥ 10dB。气导听阈升高以低频为主更为常见，呈上升型听力曲线；严重传导性听力损失各频率听阈均提高，呈平坦型听力曲线。对鼓膜穿孔者，平坦型听力曲线，气骨导差 >40dB，应考虑为听骨链中断。单纯鼓膜穿孔时气骨导差 >45dB 要考虑有无测量误差。鼓膜完整的传导性聋气骨导差可达到 60dB，提示听骨链完全固定或中断，如耳硬化症或听骨畸形等。

2. 感音神经性听力损失　气导、骨导听阈皆提高，无气骨导差（气骨导差 <10dB）。高频听力损失较重更为常见，此时听力曲线呈渐降型或陡降型；严重感音神经性听力损失低频听阈也提高，听力曲线呈平坦型。

仅个别频率有听力者称为岛状听力。

3. 混合性听力损失　气导、骨导听阈皆提高，存在气骨导差。部分可表现为低频传导性听力损失的特点为主，而高频的气导、骨导曲线呈一致性下降。听骨链固定或耳硬化症患者，听骨链的共振频率 2 000Hz，骨导听阈提高 15dB 左右，称为 Carhart 切迹，此时伴有气骨导差，不是混合性听力损失，仍属传导性听力损失。

婴幼儿及低龄儿童由于不能配合完成纯音测听，一般采用小儿行为测听进行听阈测试。小儿行为测听包括游戏测听、视觉强化测听、行为观察测听。

游戏测听（play audiometry，PA）：利用玩游戏完成纯音测听，适合于 2.5~6 岁的孩子。正式测试前教会受试者学会听到声音完成一个投币、投珠子、套圈等游戏动作，建立听声放物的条件反射。参照纯音测听的步骤基本可以完成各频率气导阈值测定。因为孩子的配合程度有差异，可能难以配合掩蔽测听和长时间的测听，听力图可能不完整。

视觉强化测听（visual reinforcement audiometry，VRA）：适合 0.5~2.5 岁的孩子，利用延后于测试音之后的唱歌跳舞的小动物、小娃娃、动画片等视觉信息吸引孩子，建立听声找物的条件反射。参照纯音测听的步骤完成测听。同游戏测听，听力图可能不完整。

行为观察测听（behavioral observation audiometry，BOA）：适合 6 个月以内的孩子，用代表不同频率的发声玩具、器乐等，给出一定强度的声音，观察孩子对声音的反应，此测试难以获得准确的听阈。

目前我国临床常用的听力损失分级标准是 WHO 1997 年推荐的标准，以较好耳 500Hz、1 000Hz、2 000Hz、4 000Hz 的气导平均阈值计算，26~40dB HL 为轻度，41~60dB HL 为中度，61~80dB HL 为重度，>80dB HL 为极重度。轻、中、重、极重度四个等级（表 46-1）。

表 46-1　世界卫生组织 1997 年听力损失分级标准

听力损失程度（Grades）	平均听力阈值 /dB HL	表现
轻度（Slight/mild）	26~40	轻度听力损失的儿童难以听到和理解轻一点的言语声、远距离或者有背景噪声的言语声
中度（Moderate）	41~60 （儿童 31~60）	中度听力损失的儿童很难听到日常言语，即便近距离交谈也听不到
重度（Severe）	61~80	重度听力损失儿童一般只能听到非常大的言语声或者消防警报、哐门声这一类很大的环境声。几乎不能听到交谈言语声
极重度（Profound）	≥ 81	极重度听力损失的儿童一般以振触模式觉察到大声

（三）言语测听（speech audiometry）

言语测听是将测试音改为言语声的行为测听，听言语声的能力是听功能的直接表现，主要有言语识别阈、言语分辨率、信噪比阈值。言语识别阈是指可以复述或指认至少 50% 言语声的最低强度，常采用扬扬格词。言语识别阈主要反映受试者听到最小言语声的强度，传导性聋、多数蜗性聋患者言语识别阈与纯音测听气导平均听阈一致性较好，而存在蜗后聋、言语皮层障碍的患者，言语识别阈明显高于纯音听阈。言语分辨率是指一定声音强度下，受试者对测试的言语声正确反应的比例，主要反映受试者分辨言语声的能力。在听阈 / 言语识别阈阈上 20~25dB 的声音强度，所测得分辨率接近最大言语分辨率。存在蜗后聋的患者，言语分辨率明显下降。信噪比阈值是指多人言语交谈当作背景噪声，听目标言语声正确反映达到 50% 的最低信噪比（信噪比指目标言语信号高于背景噪声的分贝数）。信噪比损失在老年人和蜗后聋患者中比较明显，是反映蜗后听觉系统处理言语信号的能力。

（四）声导抗测听（acoustic immittance，AI）

声导抗是声阻抗（acoustic impedance）与声导纳（acoustic admittance）的合称，声导抗测试（acoustic immittance measurement）是临床上最常用的客观听力测试方法之一，主要包括两项检查，鼓室图（tympanometry）（也叫鼓室导抗图）和声反射（acoustic reflex）。声反射检查又包含声反射阈（acoustic reflex threshold）和声反射衰减（acoustic reflex decay）。当外耳道压力变化引起鼓膜张力变化时，鼓膜对声能的传导能力发生变化，利用这一特性，能够记录鼓膜反射回外耳道声能大小。通过计算机分析结果，反映中耳传音系统和镫骨肌等反射通路的功能。鼓室图主要反映鼓膜传导声音的能力，声反射主要反映听觉反射通路的功能，声反射的记录依赖于正常的中耳传声系统，所以声导抗测听主要反映中耳传导声音的能力。

1. 鼓室导抗测量　鼓室导抗测量法是声导抗测试的重要组成部分，其图形为鼓室导抗图（tympanogram）。根据 Liden/Jerger 分型法，曲线分为下列类型。

（1）A 型：正常型。峰压点在 ±100daPa 范围内，声导抗值（静态声顺）0.3~1.6ml 范围内（学龄前儿童 0.2~0.5，学龄儿童逐渐接近成年人），曲线平滑。说明中耳有正常含气腔，见于正常耳。

（2）As 型：低峰型。振幅低，有明显的峰，声导抗值 <0.3ml，峰压点正常。说明中耳传音系统活动度受限，如鼓室硬化、听骨链固定症和鼓膜明显增厚等。

（3）Ad 型：高峰型，声导抗值 >1.6ml，峰压点正常。说明鼓膜活动度增高，例如听骨链中断、鼓膜萎缩和咽鼓管异常开放等。

（4）B 型：平坦型。改变外耳道内气压时，声导抗无明显变化，曲线平坦，无峰。见于鼓室积液、中耳明显粘连、鼓室巨大肿物、耵聍栓塞和鼓膜穿孔等。当鼓膜穿孔时，外耳道容积异常增大。

（5）C 型：负压型。峰值位于 100daPa 或更大的负压处，可能为咽鼓管功能障碍、鼓室积液和鼓膜松弛凹陷。

同时需注意，鼓室导抗图与中耳疾病并无一一对应关系，仅能反映各种影响中耳系统的总体状态而不能反映个别的影响因素。另外，尚有不典型图形，是多种分型之间的过渡图形。

2. 镫骨肌反射　声刺激在内耳转为听神经冲动后，经蜗神经传导至脑干耳蜗腹侧核，经同侧或交叉后经对侧上橄榄核传向两侧面神经核，再经面神经引起所支配的镫骨肌收缩，使鼓膜顺应性发生变化，由声导抗仪记录，称为镫骨肌声反射（acoustic stapedius reflex）。正常人左右耳可以分别引出同侧与对侧两种反射。镫骨肌声反射的用途较广，主要有：评估听敏度，声反射阈的响度重振用于鉴别传导性与感音性聋，声反射衰减试验确定音衰用以鉴别耳蜗性和蜗后性聋，识别非器质性聋，对周围性面瘫做定位诊断和预后预测，对重症肌无力做辅助诊断及疗效评估等。

（五）听性脑干反应测试

听性脑干反应（auditory brainstem response，ABR）又称为脑干听觉诱发电位（brainstem auditory evoked potential，BAEP），是一种由声音或振动刺激诱发，起源于内耳、听神经和听觉脑干，在头皮记录到的神经活动，属于短潜伏期听诱发电位。是临床上检测听觉系统与脑干功能的客观检查，应用十分广泛。ABR 是听诱发电位中最常用的测试方法，可以评估听觉通路从外耳至听觉脑干的完整性，并不受受试者精神状态（如睡眠、清醒状态。但受肌电和脑电干扰，受试者应闭眼、尽量放松）和注意力影响（Picton and Hillyard 1974）。可用于不能对行为测试作出正确反应或行为测试结果不可靠或不完整的受试者；或怀疑听觉通路病变，需要进行定位、评估者；残疾评定、法律鉴定等需要定性、定量评估者。

临床上采用最稳定的Ⅰ、Ⅲ、Ⅴ波潜伏期，Ⅰ~Ⅲ、Ⅲ~Ⅴ、Ⅰ~Ⅴ波的峰间期，以及两耳Ⅴ波峰潜伏期和Ⅰ~Ⅴ波峰间期差来判断听觉和脑干功能，并用Ⅴ波阈值判断中高频听阈。因刺激参数、记录模式的差异，临床有不同的用途，主要包括：①了解听阈情况；②辅助判断病变部位；③听力筛查；④术中听力监测。

1. 阈值确定　在规范的测听条件下，短声刺激 ABR 的Ⅴ波反应阈在一定程度上反映了 2 000~4 000Hz 范围的行为听阈，但并不能准确反映和替代行为听阈，而且一般比行为听阈提高 10dB 左右。短纯音刺激的 ABR 有频率特异性，与各频率的行为听阈相关性很好，主要用于婴幼儿听阈的评估，但需要排除蜗后聋的情况。骨导刺激的 ABR 避开了外中耳传导声音，可以检测外耳道闭锁的婴幼儿内耳的听力，还可以帮助诊断婴幼儿是否有传导性聋及传导性聋的程度。短声刺激的 ABR 的Ⅴ波反应阈常常用于鉴别器质性聋与功能性聋，当行为测听的阈值高于Ⅴ波反应阈，则可以认为行为阈值不可靠。

2. 病变定位

（1）传导性病变：Ⅴ波潜伏期 - 强度曲线右移，Ⅰ~Ⅴ波的波间期基本正常。

（2）耳蜗性病变：Ⅴ波反应阈提高，Ⅴ波潜伏期 - 强度曲线陡峭。Ⅰ波、Ⅴ波潜伏期，以及Ⅰ~Ⅴ波间期与纯音听力图形有一定相关性：①高频损失耳，Ⅰ波潜伏期延长，Ⅴ波潜伏期低声强时延长，高声强时正常或接近正常，Ⅰ~Ⅴ波间期正常或缩短；②低频听力损失耳，Ⅰ波潜伏期正常，低声强时Ⅴ波潜伏期正常或稍短，Ⅰ~Ⅴ波间期正常或缩短；③平坦型听力损失耳，Ⅰ波、Ⅴ波潜伏期及Ⅰ~Ⅴ波间期均可延长。

（3）蜗后性病变：诊断蜗后病变指征有：①Ⅴ波潜伏期明显延长，比听力损失相同的耳蜗性疾病长，单侧或双侧。②Ⅴ波潜伏期耳间差加大。蜗后性疾病耳间差标准为 0.4ms，>0.3ms 时应高度怀疑。③Ⅰ~Ⅴ波间期延长，超过 95% 正常范围为异常，此参数对诊断蜗后性疾病命中率最高。④肿瘤晚期Ⅴ波缺失，或所有波缺失，或波形异常。⑤(Ⅳ) Ⅴ∶Ⅰ波振幅比值异常，正常比值大于1.0。⑥再试验的重复性不良。⑦刺激率增加，Ⅴ波潜伏期明显延长或Ⅴ波缺失。⑧当肿瘤较大时，对侧耳Ⅴ波潜伏期、Ⅲ~Ⅴ、Ⅰ~Ⅴ波的间期延长，Ⅴ波振幅降低。对于蜗后性疾病，将上述指征综合判断，诊断准确性更高。

(4) 听觉中枢病变：①多发性硬化：可出现Ⅴ波异常，图形变宽，Ⅱ~Ⅵ波明显偏小或消失，波Ⅰ~Ⅴ间期延长。②脑白质病：仅见Ⅰ波，其余波均消失。③脑外伤，可见Ⅰ~Ⅴ波间期以及Ⅴ波振幅异常。

3. 听力筛查　ABR测试受外中耳的影响较OAE小，测试结果反映耳蜗及听神经至皮层下的听觉传导通路的情况，自动听性脑干反应AABR常规刺激声强度为35dB nHL，设备自动判断波形是否有效，操作简单，是新生儿、婴幼儿听力筛查常用技术，是新生儿重症监护室听力筛查的必需技术。

(六) 耳声发射

外毛细胞(outer hair cells，OHC)可产生振动的能量，引起基底膜各种形式的振动，再通过淋巴液的压力变化经前庭窗推动听骨链及鼓膜运动，使外耳道空气振动从而被测量到。其意义可能是增加基底膜对声刺激频率特异性的机械反应，使得相应部位最大限度地振动，形成有频率特异性的行波运动。这种产生于耳蜗，经听骨链和鼓膜传导释放到外耳道的音频能量称为耳声发射(otoacoustic emission，OAE)。OAE反映耳蜗外毛细胞的功能状态，依赖于耳蜗的完整性并受到中耳和外耳功能的影响。当外耳、中耳病变导致纯音听阈升高至40~50dB或外毛细胞损伤时，均可引起OAE消失。

自发性耳声发射(spontaneous otoacoustic emission，SOAE)是受试耳在无声刺激的情况下记录到的耳声发射，50%的正常人可出现。

诱发性耳声发射(evoked otoacoustic emission，EOAE)是通过对受试耳进行一定的声刺激而诱发的耳声发射，临床常用的包括：瞬态诱发性耳声发射(transiently evoked OAE，TEOAE)，以单个短声或短纯音为刺激源；畸变产物耳声发射(distortion product OAE，DPOAE)，以两个不同频率但有一定频比关系的长时程纯音为刺激源。

临床主要用途包括：

1. 预估听阈　耳声发射图是以不同频率的耳蜗反应信号连线组成，耳蜗反应信号大于背景噪声基线6dB为正常，小于背景基线为无反应。耳声发射图与感音神经性聋的纯音听阈图具有频率特异性对应关系，因此将TEOAE和DPOAE综合分析，能预估感音神经性聋的听阈。

2. 判断病变部位　耳蜗性听力损害可影响TEOAE和DPOAE的引出，如噪声性损伤、突发性聋、遗传性聋、老年性聋、梅尼埃病等，皆可引起TEOAE和DPOAE幅值下降或不能引出。当OAE和ABR均异常，可能为耳蜗性聋，OAE正常而ABR异常可能为蜗后性聋或听神经病。

3. 听力筛查　由于耳声发射具有客观、简便、省时、无创、灵敏等优点，目前是新生儿听力筛查的首选。但同时应注意，耳声发射不能筛查出听神经病等蜗后病变导致的听力下降。

(七) 耳蜗电图

耳蜗电图是一种近场记录耳蜗电位变化的技术，在耳科疾病诊断和手术中应用较广泛。耳蜗电图包括耳蜗微音器电位CM、总和电位SP以及复合动作电位AP。CM电位的记录受中耳影响小，可以帮助诊断毛细胞的功能，主要用于听神经病的诊断与鉴别。当ABR波形明显异常或无反应时，如果CM反应较好，则可以推测听力损失的原因在蜗后。SP主要反映耳蜗的功能状态，AP是听神经接收到毛细胞信号后的神经动作电位。当膜迷路积水时，SP幅值升高，-SP/AP比值增高；当耳蜗突触病变时，AP幅度下降，-SP/AP比值也增高。

(八) 听觉稳态反应

听觉稳态反应(auditory steady state responses，ASSR)，也叫多频听觉稳态诱发电位，是一种调制跟随反应，可以多个频率的调制音同时刺激，跟随记录听觉反应，仪器自动判断有无反应，可双侧、多个频率同时测试。ASSR刺激声是调制后的纯音，具有频率特异性，一般测试500Hz、1 000Hz、2 000Hz、4 000Hz这4个频率的反应阈值，与对应频率的行为测听阈值有较好的相关性，主要用于评估婴幼儿、儿童的听力。

四、前庭功能检查

(一) 概述

前庭功能检查是通过观察前庭系统病变时引起的自主体征，或以某些方法刺激前庭系统，观察其诱发的眼震、眩晕等反应，从而了解前庭功能是否正常，确定前庭功能障碍的程度、病变侧别和病变部位的检查。

前庭功能检查目前基本包括三部分检查，一是评价前庭眼反射的眼球运动检查；二是评价前庭脊髓反射、本体感觉及小脑平衡和协调功能的检查；三是球囊和椭圆囊及神经通路的检查。

（二）进行前庭功能检查的注意事项

为避免对前庭功能检查造成影响，保证测试结果的准确，应注意以下几点：

1. 检查前2~3d停止使用任何作用于中枢神经系统的药物。
2. 检查时避免声光刺激，最好在暗室中睁眼检查。
3. 被检查者尽量放松，检查过程中进行心算，维持大脑皮质的兴奋性。
4. 眩晕急性发作期，癫痫病史、颅内高压、脑血管意外急性期、严重中枢神经系统病变以及精神疾病患者，都不应该进行检查。

（三）评价前庭眼反射检查的内容、操作方法及结果判读

前庭眼反射检查为眼动检查，是前庭功能检查中最主要的部分。眼动检查包括眼动的观察及眼震的观察。目前临床中最常用的是视频眼震电图检查。该检查通过计算机对眼震数据快速处理，辅以人工选择校正，真实记录和再现眼球运动轨迹；能够记录旋转性眼震及其他异型眼震，检查更直观。

1. 自发眼震的检查　包括眼球本身运动检查、自发眼震检查及凝视检查三部分。

（1）检查方法：检查时，安静环境中，患者保持正坐的舒适姿势，首先要求患者盯住中线位置，然后向右、中、左、中、上、下顺序进行注视，每个方向注视15s，有眼动时观察30s。

（2）自发性眼震的鉴别诊断：见表46-2。

表46-2　自发性眼震的鉴别诊断

眼震	周围性眼震	中枢性眼震
眼数	双眼，强度相等	单眼或双眼，强度较大
方向	水平旋转或水平	任何方向，垂直扭转或混合
方向变化	方向不随眼位变化	凝视方向改变，眼震方向改变
强度变化	快相注视眼震增强；强度变化不定	慢相注视眼震减弱
固视	可被抑制	不被抑制
时间变化	逐渐缓解，减弱	持续存在，随时间延长而加强

（3）前庭性眼震的特点

1）通常为水平略带扭转眼震。

2）快相朝向兴奋侧（一般为健侧）；朝向快相侧注视，眼震更强，朝向慢相侧注视时眼震减弱，符合Alexander定律，但是眼震方向不改变。

3）通常可被固视抑制。

（4）自发眼震强度分度

1）Ⅰ度，仅出现于向快相侧注视；

2）Ⅱ度，出现于向快相侧和向前注视；

3）Ⅲ度，出现于快相侧，向前，慢相侧注视。

（5）凝视眼震　临床上通常也将GEN称为方向改变性眼震，即向左注视时，眼震方向向左，向右注视时，眼震方向向右。GEN的眼震方向随注视方向不同而发生改变，但是方向改变性眼震不一定都是GEN。

2. 诱发性眼震

（1）位置性眼震：目前特指Dix-hallpike及翻滚试验，具体见BPPV章节。

（2）摇头后眼震：患者坐位，头低30°，摇头20~40次，速度为2Hz，观察眼震的方向以及强度。是前庭外周系统的中频测试。体现中枢存储机制的功能。摇头后眼震可以出现三种情况，向健侧，向患侧，以及先向健侧后向患侧的双向眼震，还可以出现垂直方向等代表中枢病变的眼震。

（3）头脉冲试验：头部快速转向中线或从中线向一侧甩离中线30°，如果眼球出现矫正性扫视返回固视目

标，则是试验阳性。试验最常在水平面进行，但是也可以在垂直平面进行，是前庭外周系统的高频测试。可以分别对 6 个半规管进行测试，可以定侧定位。

(4) 压力和强声引起的眼震：见于上半规管裂综合征患者。

3. 眼动检查

(1) 扫视试验：扫视运动发生在让患者交替固视两个静止的目标时，也称视辨距不良。不准确的扫视提示小脑病变。

(2) 平滑跟踪试验：当视标缓慢平稳经过视野时，眼能跟踪此视标。非对称性水平平滑追踪损害，提示中枢神经系统疾病。但是平稳跟踪受中枢退化以及精神影响比较大，解读结果时要十分慎重。

(3) 视动性眼震：物体在视野中连续运动引起的眼的反射性摆动。异常的视动性眼震主要见于中枢性病变。

4. 半规管功能检查

(1) 温度试验：是可以分别评价单侧半规管低频功能的检查。

1) 测试方法：有双耳变温冷热试验、微量冰水试验和前倾位冰水试验。前者较为常用，后两者多用于双耳变温冷热试验未能诱发眼震时，判断有无残存的前庭功能。这里介绍的是最常用的双耳变温冷热试验。

2) 测试步骤：受试者取仰卧位，头前屈 30°，使外半规管呈竖直位。向外耳道分别注入水或空气，持续 30s 或 60s，灌注结束后，嘱受试者开始心算，眼震强度达到最大值后 10s 左右，要求受试者注视固定视标 40s（固视抑制试验），固视抑制后 10 秒左右移开视标，双耳双温重复测试。

3) 正常结果：双耳变温冷热试验正常表现主要为：双侧冷热反应适当，大致相等、对称，无 CP（半规管轻瘫）和 DP（优势偏向）。参数正常值：CP<25%，DP<30%，OFI<50%。注意：不同仪器正常值有所差异。

4) 临床意义：可以评价单侧水平半规管功能，有定侧的价值，温度试验主要测试的是 0.025Hz 左右的低频水平半规管的功能。因此，对冷热水或者冰水没有反应并不能认定前庭功能完全丧失，还有必要进行其他频率（中频以及高频）和其他前庭外周感受器官（椭圆囊以及球囊）检查。

(2) 旋转试验：通过让患者围绕地心垂直轴做正旋、伪随机或等速度旋转来测试前庭功能。应用于可以计量的生理刺激的同时检测双侧迷路，检测频率在 0.01~1.0Hz，可以连续监测前庭功能的变化。最近，有新的偏心转椅出现，将旋转轴以头部为中心改为以左侧或者右侧前庭外周系统为中心，可以了解椭圆囊的功能。

(3) 瘘管试验：利用耳屏按压法或者 Siegle 耳镜鼓气法造成外耳道内空气压力改变。骨迷路有瘘管者压力直接经瘘管传入，刺激内淋巴流动，引起一过性眩晕及眼震，称为瘘管试验阳性，常见于慢性化脓性中耳炎。

（四）评价前庭脊髓反射检查的内容，操作方法及结果判读

平衡能力是一项多系统参与的综合评定检查，随着平衡康复的发展，不同测试条件下的感觉组合测试最有临床价值。

方式：感觉组合测试（sensory organization test，SOT）。通过选择性的干扰本体感觉（支持面）和 / 或视觉输入，将患者置于 6 种状态下进行平衡能力的测试。6 种状态的 SOT 检测方案包括 18 个测试，其中每种状态连续做 3 次，每个测试持续 20s。

意义：每种状态反复测试能够增加结果的可靠性，也可帮助确定患者是否存在感觉冲突，由此制订康复方案改善患者的平衡状态。

（五）椭圆囊和球囊的检查方法有哪些?

椭圆囊和球囊主要感受直线加速度，既往通过主观垂直视觉检查椭圆囊功能，近些年前庭诱发肌源性电位逐渐在临床开展，对病变的精确定位提供帮助。

1. 主观垂直或水平视觉

(1) 主观垂直视觉：正常受试者正坐于暗室中，将一微弱光条调成与重力水平线的偏差不超过 2°。

(2) 意义：光条偏斜同侧提示椭圆囊、前庭神经或者低位脑干损伤，偏移对侧提示高位脑干或者小脑尾部的损伤。

2. 肌源性电位

(1) 分类：根据诱发电位记录部位的不同，可以有颈肌前庭诱发肌源性电位（cervical vestibular-evoked

myogenic potential，cVEMP）、眼肌前庭诱发肌源性电位（ocular vestibular-evoked myogenic potential，oVEMP）。

（2）cVEMP：来源于球囊，其传导通路为，球囊斑→前庭下神经→前庭神经核（脑干）→内侧前庭脊髓束→颈部运动神经元→同侧胸锁乳突肌。

（3）oVEMP：来源于椭圆囊，其传导通路为，椭圆囊斑→前庭上神经→前庭神经核（脑干）→交叉前庭眼束（内侧纵束）→对侧动眼神经核→对侧眼下斜肌。

（4）临床应用：VEMP 和温度试验等检查相互结合，能够更加准确地对病变进行定位。

（六）前庭功能检查的意义是什么？可以进行疾病诊断吗？

顾名思义，前庭功能检查只是功能检查，除了良性阵发性位置性眩晕可以通过观察眼震直接诊断，其余都不能进行疾病诊断。同一疾病的不同发作期，前庭功能检查可以完全不同，而不同的疾病，前庭功能可能出现类似的结果。虽然不能进行疾病诊断，但是可以对疾病的分期以及选择治疗方案提供一定的帮助，比如梅尼埃病，可以根据前庭功能检查的结果帮助选择是进行保守性手术还是进行破坏性手术。

五、面神经功能检查法

1. 面瘫的临床检查　面神经查体包括：发生面瘫的时间及程度，面肌力弱到发展至完全麻痹的时间过程；是否有听力下降、头晕、耳部疱疹等其他症状，以及是否有受凉、头部外伤、流泪、味觉改变和听觉过敏等情况。头颈部检查：伤口瘢痕，颈部淋巴结，腮腺；检查耳廓、外耳道和鼓膜情况；面部表情肌张力和运动情况检查包括：静态时额纹、鼻唇沟、眼裂是否对称，抬眉、闭眼、鼓腮、示齿、张口等动作的完成情况及两侧对称情况，面部表情肌是否有联动及其他脑神经受累情况。

2. 面神经功能的分级　根据面神经麻痹程度，将面神经功能进行评分，从而准确地评估面神经损伤程度或功能状况，对于面瘫的诊断和治疗具有重要意义。目前应用较广泛的为 House-Brackemann 分级法（表 46-3），评价包括静态时面容的对称性、动态的自主活动、面神经麻痹的并发症等。

表 46-3　House-Brackmann 分级法

级别	程度描述	特征
Ⅰ	正常	面部所有区域功能正常
Ⅱ	轻度功能障碍	总体：仔细观察时可察觉到轻微的面肌无力，可有轻微的连带运动 静态：对称性和张力正常 运动：额：中度以上的良好运动 眼：微用力能完全闭拢 口：轻微不对称
Ⅲ	中度功能障碍	总体：两侧差别明显，但无损面容，可察觉到并不严重的连带运动、挛缩和/或半面痉挛 静态：对称性和张力正常 运动：额：轻至中度的运动 眼：用力能完全闭拢 口：使劲时轻微力弱
Ⅳ	中重度功能障碍	总体：明显无力和/或毁容性不对称 静态：对称性和张力正常 运动：额：无 眼：不能完全闭拢 口：使劲时不对称
Ⅴ	重度功能障碍	总体：刚能察觉到的运动 静态：不对称 运动：额：无 眼：不能完全闭拢 口：轻微的运动
Ⅵ	完全麻痹	无任何运动

3. **面神经功能的定位检查**

(1)流泪试验:用 5cm × 0.5cm 滤纸条,一端折叠 2mm,置于下睑穹隆处(先放健侧,放入滤纸前小棉片吸尽结膜囊内储存的泪液),观察 3~5min 直至一侧湿透后,取下滤纸比较两侧,相差 50% 为阳性。如无泪,说明病变部位在该侧膝状神经节或其以上。将流泪实验的滤纸贴在病历上。

(2)味觉实验:小托盘内准备装有糖、盐、醋酸、麻黄碱(或奎宁)溶液的小瓶,写有甜、酸、咸、苦和无味的卡片,告知患者用手指示所感味觉的卡片;令患者伸舌,检查者用纱布拉住舌尖,拭去过多的唾液以免扩散至对侧,然后用棉签分别蘸上述溶液少许测试患者舌前 2/3 的味觉。舌前 2/3 味觉消失意味着面神经垂直段以上部位损伤。

(3)纯音测听和声导抗检查:对于所有面神经麻痹患者,应该行纯音测听和声导抗检查,纯音听力正常而患侧镫骨肌声反射引不出的,提示面神经损伤在锥段以上。

4. **电生理检查** 电生理检查对于面瘫的诊断和预后评估具有重要意义,对于完全面瘫、功能恢复差的面瘫尤其需要。常用的电生理检见表 46-4。

表 46-4 贝尔面瘫的电生理检查评估

检查方法	适应证	结果	意义
肌电图(EMG)	急性面瘫,1 周以内	运动单元电位	运动轴突完整
	慢性面瘫,2 周以内	多相运动单元电位	神经再生
		运动单元 + 纤颤电位	部分变细
神经电图(ENoG)	面瘫后 4d 至 3 周	变性 <90%	预后良好
		变性 >90%	预后差
神经兴奋试验(NET)	完全面瘫 3 周之内	阈值 <3mA	预后良好
最大刺激试验(MST)	完全面瘫 3 周之内	显著减弱,或没有收缩	进行性神经变性

(1)神经兴奋性试验(NET):测定的是能引起面肌收缩的最小的电流刺激强度,用方波电脉冲刺激面神经主干或其分支,电流由零逐渐加大,直到面部出现可见的肌肉收缩,此时的电流强度(mA)为面神经兴奋阈,正常阈值平均为 3~8mA,两侧差值小于 2~3.5mA,患侧阈值与健侧比较,>3.5mA 时,示较多神经纤维变性,预后较差。神经完全变性时,神经兴奋性反应消失。

(2)最大刺激试验(MST):是用超强电流在皮外刺激面神经主干,以期使所有残留的功能正常的面神经纤维均得以兴奋,引起面部表情肌的最大收缩,比较患侧和健侧面肌收缩程度的差别,判断神经损伤的程度,估计预后。

NET 和 MST 是主观检查,检查常用刺激点相同,面瘫 72h(或 1 周)之后检查。

(3)面肌电图检查(EMG):可量化突触后膜的膜电位,正常情况下当针刺入肌肉时,有一串短暂的电位发放,称为插入电位,持续 3 秒以内,静息时再没有电活动。正常肌肉收缩时,来自运动轴突的冲动抵达神经肌肉接头,触发终板,引起肌肉动作电位,引起所支配的肌纤维收缩,出现 1 个运动单位电位。肌电图表现取决于面神经受损的程度和变性的速度,表现多样,缺少规律性,传导阻滞和神经中断均可表现为随意收缩时运动单位电位消失,只要肌电图能引出随意动作电位,就说明面神经不是完全损伤,一般预后良好。

(4)面神经电图(ENoG)检查:使用超最大刺激兴奋面神经干,引起面肌全面收缩,用表面电极记录面部表情肌收缩时的复合动作电位(CAP),比较健侧和患侧的 CAP,根据其差值的百分数估计神经受损程度。在损伤后 4d 至 3 周行 ENoG 检查对于判断预后及是否选择手术减压具有重要意义,面神经变性超过 90% 意味着将来恢复差。这项检查目前被认为是最准确和直接的评价面神经受损程度的方法。术前神经电图检查对面神经离断损伤的诊断有较高灵敏度,患侧波幅损失 >90% 的患者,应及早做神经探查吻合术。

(5)其他电生理检查:还包括眨眼反射、面神经逆行诱发电位和 F 波检查等。

六、影像学检查

影像学检查在耳科疾病诊断治疗过程中具有重要地位。耳科疾病常用的临床影像学检查方法有:X 线检查法、CT检查法、MRI检查法、数字减影血管造影（digital subtraction angiography，DSA），目前颞骨CT、MRI已基本取代颞骨普通X线检查，但X线拍片对人工耳蜗植入术后电极位置基本判断仍有重要价值。

（一）耳部X线检查法

颞骨岩乳突部的X线拍片是耳部疾病的重要检查方法之一。常用的投照位有：①乳突侧斜位（35°）：亦称伦氏位。可显示鼓室、鼓窦入口、鼓窦及乳突气房，尚可观察乙状窦板、下颌关节突等。有助于了解中耳乳突的骨质破坏性病变及其范围。②岩部轴位：又称麦氏位。能显示上鼓室及鼓窦入口。临床上常将该位与伦氏位共同作为中耳乳突X线拍片的常规位置。③颞骨额枕位：又称汤氏位。可观察岩尖、内耳道及内耳。④岩部斜位：又称斯氏位。主要用于观察内耳道、内耳骨迷路、岩尖等病变。目前耳部X线检查多用后前位投照法，类似斯氏位，头颅正中面对台面中线并垂直于台面、前额和鼻紧靠台面，使听眶线（眶下缘与外耳道上缘间连线）与台面垂直、X线投射中心线对准枕外隆凸下方3cm处，与暗盒垂直，用于评估人工耳蜗术后电极植入情况（图46-3）。

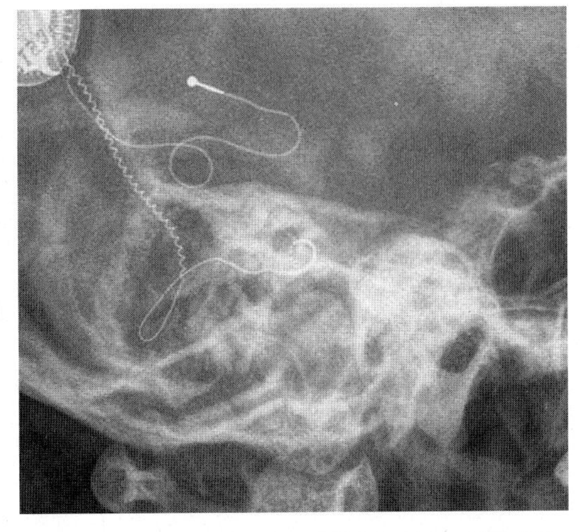

图46-3　人工耳蜗术后X线耳蜗位显示弧形平滑电极位于耳蜗内

（二）CT检查法

颞骨CT扫描能清晰地显示颞骨的细微解剖结构，如外耳道、鼓室、鼓窦入口、乳突、3个听小骨、面神经管、内听道、乙状窦、前庭导水管开口、耳蜗、前庭及3个半规管等。颞骨CT扫描不仅可清晰显示颞骨的细微骨性病变，尚可显示其中的异常软组织块影。因此，对耳的先天畸形，颞骨骨折，各种中耳炎症，肿瘤等具有较高的助诊价值。但CT尚不能定性颞骨内软组织影，如不能鉴别中耳胆脂瘤和肉芽。通过高分辨率CT、CT增强、CT血管成像、CT三维重建等技术，可以获取进一步信息，有助于诊断和手术。颞骨CT扫描一般采取轴位（轴位）（图46-4）和冠状位（图46-5），必要时增加矢状位（或斜矢状位），扫描层厚一般为1~2mm，层间距1~2mm，至少有六个重要平面。轴位以外耳道口上缘与眶上缘顶点的连线为基线（听眶上线），由下而上逐层扫描，依次为颈静脉孔层面、外耳道层面、耳蜗层面、前庭窗层面、外半规管层面、总脚层面等。冠状位则与听眦线（外耳道口与同侧眼外眦的连线）相垂直，从外耳道口前缘开始，自前而后逐层扫描，分别为咽鼓管层面、锤骨层面、砧骨层面、前庭窗层面、面神经管垂直段层面、后半规管层面等。CT扫描检查方法有序列扫描和螺旋扫描，螺旋扫描速度快、后处理功能强大，能迅速获取多方位图像。颞骨CT扫描在耳科疾病诊断中应用广泛。

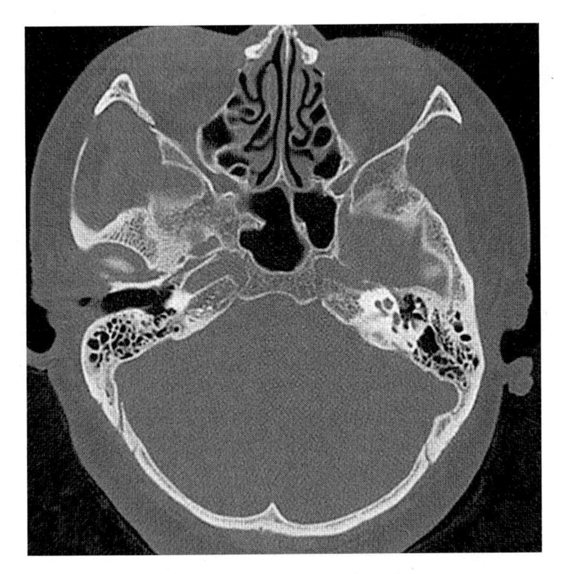

图46-4　颞骨CT轴位

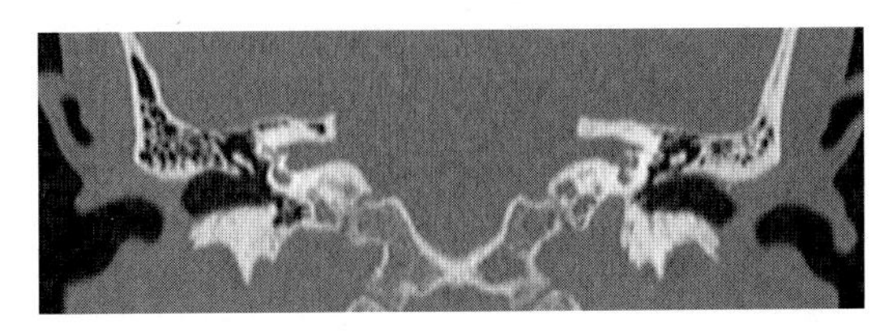

图46-5　颞骨CT冠位

（三）MRI 检查法

磁共振成像（magnetic resonance imaging，MRI）有较高的软组织分辨率，在耳科领域具有重要诊断价值。MRI 可显示内耳、内听道软组织结构，对听神经瘤、颈静脉孔区肿瘤等的诊断尤为重要（图 46-6）。对颞骨内病变侵入周围软组织结构有较强的识别率，通过迷路水成像技术评估迷路有无纤维化、骨化，在人工耳蜗术前评估中意义重大。另外，内耳增强扫描对膜迷路积水诊断有参考价值（图 46-7）。

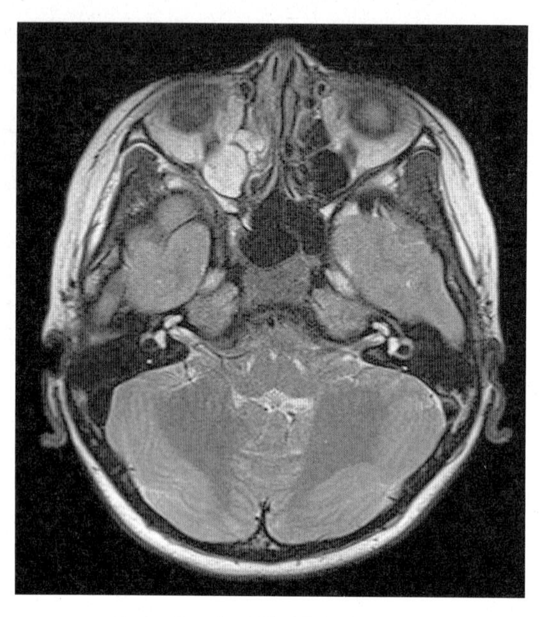

图 46-6　内听道、桥小脑角 MRI

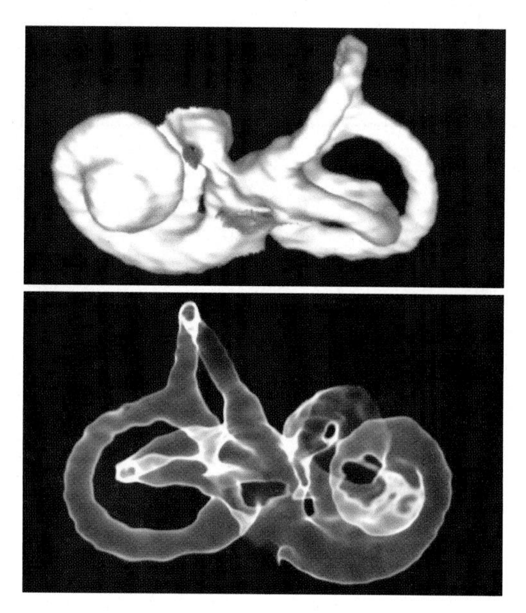

图 46-7　MRI 内耳迷路水成像

（四）数字减影血管造影

主要用于耳部血管畸形（血管瘤）、颈静脉球体瘤等的辅助诊断，必要时还可栓塞病变供血血管，常在术前 3d（72h）内进行（图 46-8、图 46-9）。

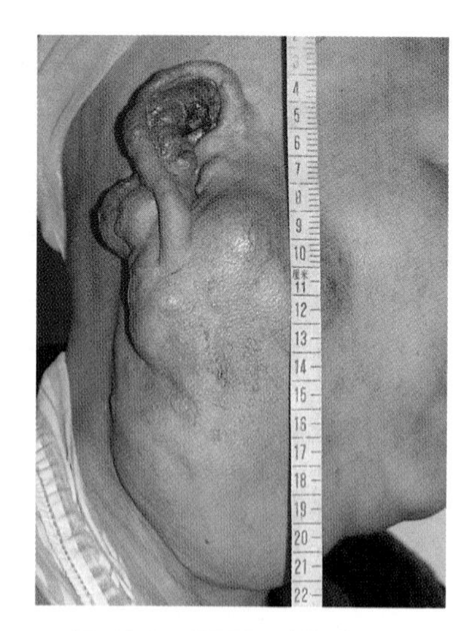

图 46-8　颞面颈动静脉畸形（蔓状血管瘤）

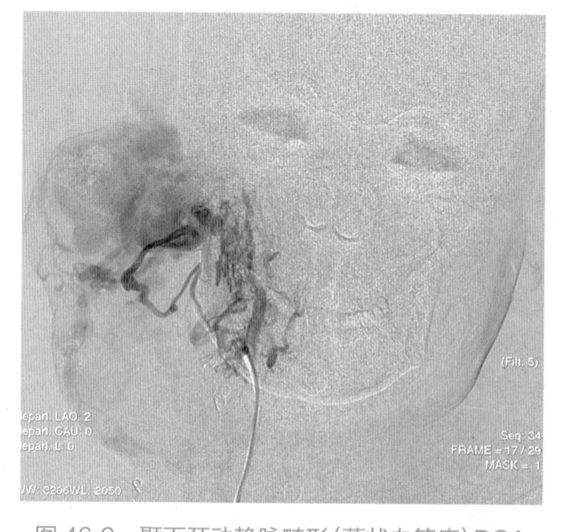

图 46-9　颞面颈动静脉畸形（蔓状血管瘤）DSA

耳科影像学检查习题

（刘玉和　张学渊　余力生　杨仕明）

第二节　鼻部特殊检查法

一、鼻内镜检查

鼻内镜检查(nasal endoscope)源于20世纪70年代，由奥地利医师Messerrklinger创导，彻底改变和更新了鼻部疾病的传统诊断技术，成为鼻科临床的常规诊疗方法。鼻内镜检查应用于观察鼻腔黏膜的形态和鼻腔内的结构、直视下取鼻腔深部或鼻咽部活组织检查、鼻腔鼻窦的手术、术后随访等。优势是多角度、视野广，分别有0°、30°、70°广角镜，直径4mm用于成人，直径2~3mm用于儿童。

1. 黏膜收缩与麻醉　先用减充血剂(1%麻黄碱滴鼻液或羟甲唑啉和1%丁卡因棉片行鼻腔黏膜的收缩和表面麻醉。

2. 检查顺序　鼻内镜自前鼻孔进入鼻腔，从前向后、从下到上，可分别持不同角度的内镜。观察鼻腔黏膜的总体状况，如色泽、形态；各鼻道情况是否有新生物及其特征、分泌物的颜色及其定位，解剖变异等，同时检查鼻咽部。

3. 内镜检查的结果可以通过显示器、录像机和照相机以及彩色打印机将其记录下来。

4. 为防止内镜检查过程中镜片形成气雾影响视野，检查前可用75%乙醇或碘伏擦拭镜头。

二、鼻通气功能检查

鼻通气功能检查目的是判定鼻腔通气功能的变化情况，包括鼻通气的程度、阻力的大小、狭窄的部位等。通过鼻镜检查可大致判断鼻腔通气情况外，还可通过仪器检查，较为准确地判定。

1. 鼻测压计(rhinomanometer)　又称鼻阻力计，主要用于测量呼吸时气流在鼻腔所受阻力，绘出鼻阻力压力-流速曲线，是评价鼻腔通气功能的相对客观指标。临床应用广泛，如鼻腔鼻窦手术疗效和药物疗效的评估、鼻腔变应原激发试验、阻塞性睡眠呼吸暂停低通气综合征等。

当鼻腔鼻窦黏膜炎症、新生物病变、结构异常时，鼻阻力可发生相应改变。生理情况下可能受体位、药物、运动、鼻腔分泌物和鼻周期等因素的影响，有一定的局限性。

2. 声反射鼻测量计(acoustic rhinometry)　利用声波反射信号描述鼻腔几何形态，可直接评估鼻腔大小，客观记录鼻腔截面积和鼻腔容积，灵敏度高，重复性好，提供了鼻腔二维地形图。主要用于定量测量鼻腔、鼻咽腔容积、最狭窄面积，评估鼻腔几何形状和黏膜充血状况，从而对鼻腔、鼻咽部的病变程度、疗效等作出客观评价。目前其在临床应用范围不断扩大至鼻中隔偏曲、鼻息肉、变应性鼻炎、腺样体肥大、鼻内镜手术、阻塞性睡眠呼吸暂停低通气综合征、面部整形手术等的诊断、术后疗效评估、鼻腔生理及病理生理等方面的研究。

三、简易嗅觉功能检查

嗅觉是人类重要的特殊感觉功能，其检测分为主观检查和客观检查。临床上常用主观检查法来判断嗅觉功能。

1. 简易法　又称嗅瓶检测法，多采用含各种气味的液体即嗅素，如醋、酒精、香精、酱油、香油等，一般选五种，分置于颜色和式样完全相同的小瓶中，并以水作对照。嘱患者用手指闭塞一侧鼻孔，吸气分辨，间隔片刻后，同法查另一侧鼻腔。应避免用刺激性较强的氨等，因其可直接刺激三叉神经而误为嗅觉。在检查中要适当间以休息时间，以避免嗅适应(嗅素持续刺激下嗅觉减退或消失)和嗅疲劳(停止嗅素刺激后嗅觉仍不能恢复)。

2. 嗅阈检查　选用7种原嗅素，用以多数人嗅到的最低嗅剂浓度为一个嗅觉单位，将每种原嗅素按1~10嗅觉单位配成10瓶，让受试者依次嗅出各瓶气味，测出其最低辨别阈，绘出嗅谱图。当某一嗅素缺失时，嗅谱图上则出现一条黑色失嗅带。

3. 嗅觉诱发电位　通过嗅觉诱发电位仪器在受试者头皮记录到由气味剂或电脉冲刺激嗅黏膜所产生的稳定的特异性脑电位，属于客观检查。

四、鼻及鼻窦影像学检查

(一) X 线检查法

1. 鼻骨　鼻骨侧位片可观察鼻骨骨折情况。

2. 鼻窦

(1) 鼻颏位(nose-chin position):即华特位(Water position)。主要用以显示双侧上颌窦,同时也可显示双侧筛窦、额窦、鼻腔和眼眶(图 46-10)。

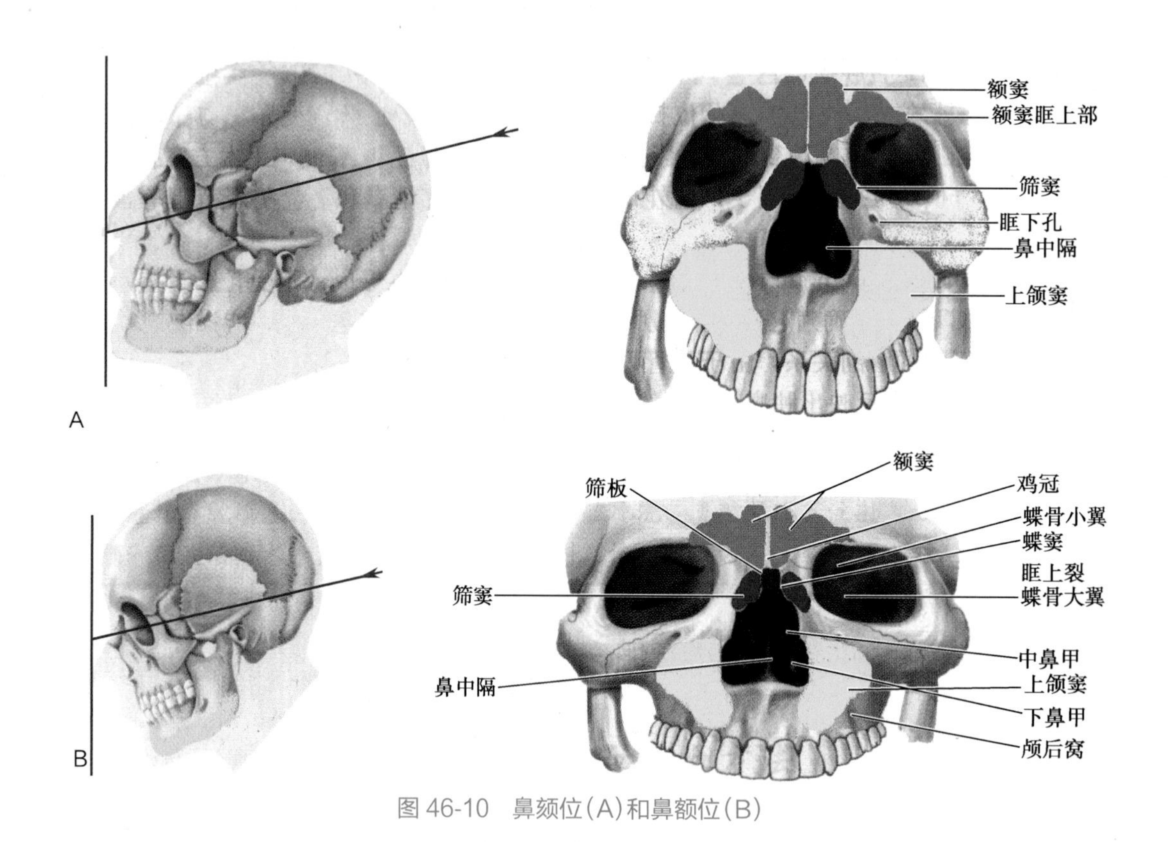

图 46-10　鼻颏位(A)和鼻额位(B)

(2) 鼻额位(occipital-frontal position):即柯德威尔位(Caldwell position)。主要用来检查双侧额窦和筛窦,同时也可以显示双侧上颌窦、鼻腔和眼眶。由于 X 线片上的重叠阴影,对病变的判定仅作参考。

(二) 计算机体层摄影(computed tomography,CT)

CT 是电子计算机与传统 X 线体层摄影相结合的技术,操作简便、快速、安全及无痛苦。其图像是断层图像,分辨率高,解剖关系与病变显示清晰,分为骨窗和软组织窗。高分辨率 CT 采用高空间分辨率算法重建成像,层厚至少 <2mm,可以更加清晰地显示微小结构图像。鼻部 CT 扫描能详细地显示出鼻和鼻窦的解剖结构正常与变异、病变的范围与程度、侵及邻近组织(如颅内、眼眶和翼腭窝)以及颅底骨质破坏的情况等。如用增强扫描可了解肿瘤的血供。常用轴位、冠状位和矢状位,并可通过 CT 后处理技术进行二维和三维图形重建(图 46-11)。

(三) 磁共振成像(magnetic resonance imaging,MRI)

MRI 是利用原子核在磁场内共振所产生的信号重建成像,可从任意方向进行扫描,不受骨影干扰,对软组织辨认能力优于 CT,增强扫描可了解肿瘤的血供,能准确观察鼻、鼻窦和鼻咽部良恶性肿瘤、囊肿和血管类病变的范围大小及向周围组织浸润的范围和程度,同时还可以详细地观察周围组织、血管和淋巴结的解剖关系。MRI 可直接获得任何方向的断层图像,利于病变的三维定位,鼻部常用有轴位、冠状位和矢状位。其缺点是体内有金属物者和幽闭恐惧症者无法检查,且成像速度慢(图 46-12、图 46-13)。

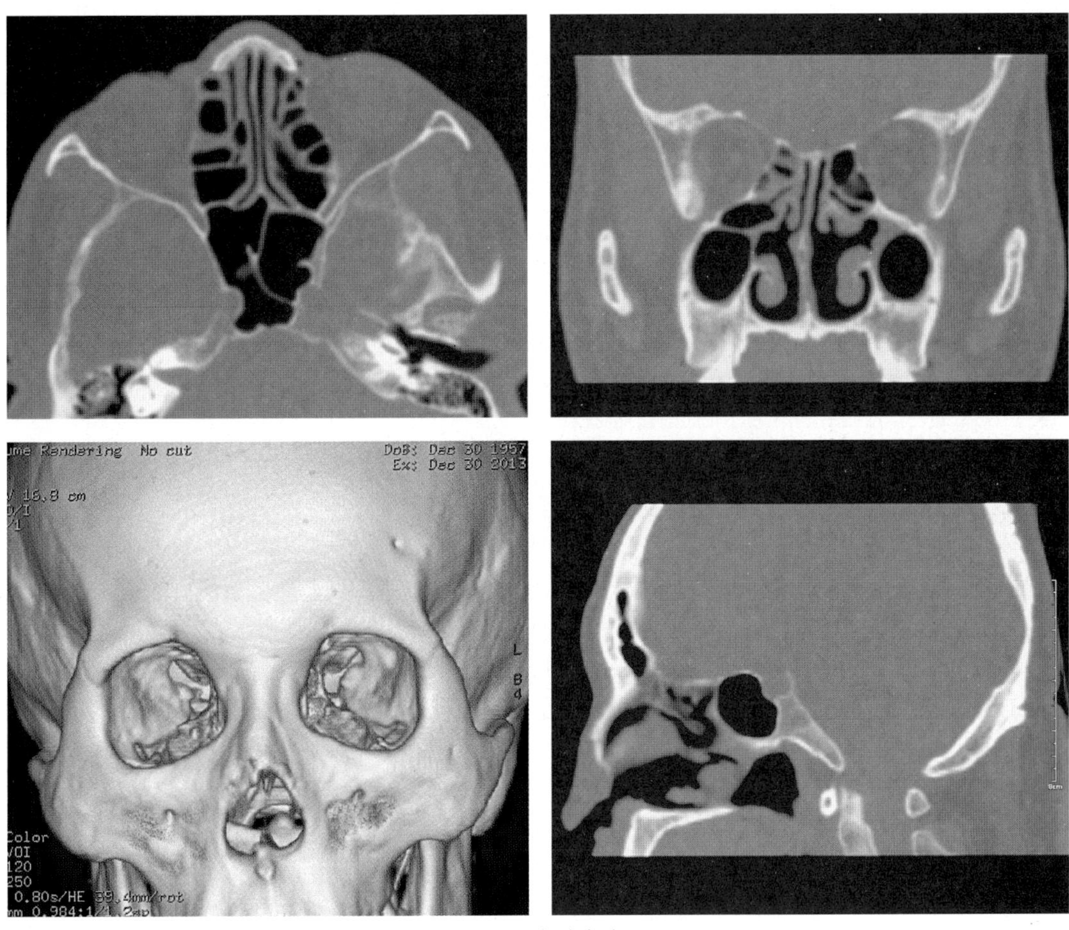

图 46-11　鼻腔鼻窦 CT

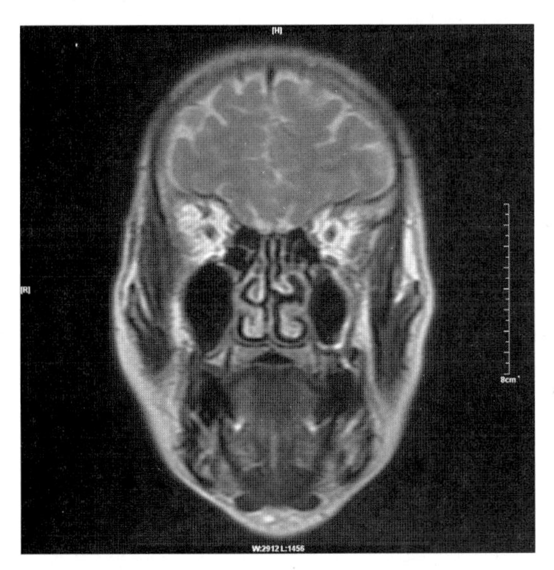

图 46-12　鼻腔鼻窦 MRI T_2 冠状位

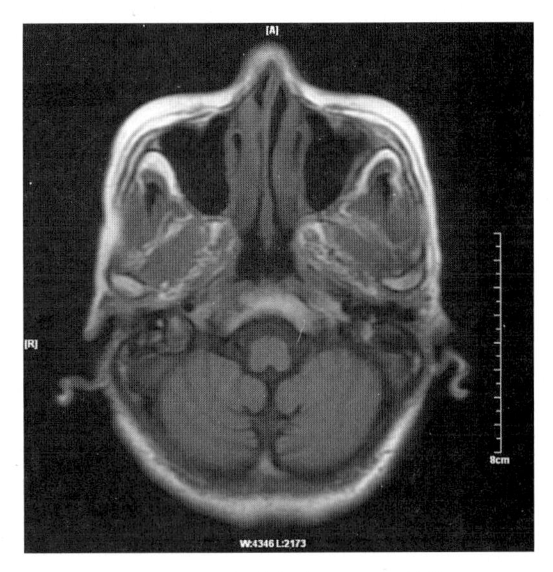

图 46-13　鼻腔鼻窦 MRI T_1 轴位

（张　华）

第三节　咽部特殊检查法

一、咽部内镜检查

咽部内镜检查包括硬性内镜检查和纤维（电子）内镜检查两种方法。

（一）操作步骤

1. 硬性内镜检查法

⑴分经鼻腔导入和经口腔导入两种途径。

⑵经鼻腔的内镜直径较细，一般用 0° 或 70° 镜。患者取坐位，鼻腔黏膜经收敛和麻醉后，将内镜管经鼻底缓缓放入鼻咽部，边看边转动内镜以观察鼻咽各壁。

⑶经口的内镜直径较粗，镜面有一定角度。将镜杆经口腔越过软腭置于口咽部，当镜杆末端窗口向上时，可观察鼻咽部，镜杆末端窗口向下时，可观察喉部和下咽部。

2. 纤维（电子）内镜检查法

⑴检查前先清理鼻腔内分泌物，以 1% 丁卡因行鼻腔和鼻咽部黏膜表面麻醉，盐酸羟甲唑啉类减充血剂收缩鼻腔黏膜。

⑵患者取坐位或平卧位。将纤维内镜接于冷光源上。

⑶检查者左手握镜体的操纵体，右手将镜体的远端经前鼻孔送入鼻腔底部，缓缓送入鼻咽部。拨动操纵杆，以使镜体远端弯曲，观察鼻咽的各壁。对有可疑的病变部位，可用活检钳取活检，做病理组织学检查。

⑷继续拨动操纵杆向前下进入口咽部，观察软腭、咽后壁及扁桃体的情况，注意口咽部宽敞程度、淋巴组织增生程度等。可以封闭鼻腔，嘱患者进行口腔吸气动作检查，观察咽腔空间的变化程度等。

⑸下咽部内镜检查同纤维（电子）喉镜检查法。

（二）注意事项

⑴极少数患者对鼻腔、口咽部喷敷的麻醉药物或者血管收缩药物过敏，可产生过敏甚至呼吸心搏停滞等严重危险，所以，要详细询问患者过敏史以及内镜室需配备抢救药物。

⑵内镜消毒遵循院内感染具体要求，患者检查前提倡进行传染病病毒血清学检查。

⑶对于环后区及梨状窝深部有可能的隐匿性病变，可以封闭患者鼻腔，进行吹气动作，增加咽腔压力，从而更好地显示下咽部结构，防止出现漏诊。

⑷硬性内镜或者纤维内镜均可以连接工作站，在监视器上进行摄像、存档，从而进行患者资料留存，以备复诊时对比。

二、咽部影像检查法

（一）X 线平片检查

1. 鼻咽侧位片　可显示鼻咽部软组织阴影。正常鼻咽顶壁及后壁软组织连续形成凹面向下的阴影，其厚度因年龄而异，儿童有腺样体肥大时，顶后壁较厚，有时可能使鼻咽腔近于闭塞。成人鼻咽顶壁软组织厚 4~5mm，后壁厚 3~4mm，顶后壁交界处最厚，达 12~15mm。鼻咽侧位片主要用于显示小儿腺样体的大小及肿瘤对颅底的侵犯情况。

2. 颏 - 顶位颅底片　主要用于观察颅底的骨结构，鼻咽腔也可显示，其前壁及两侧壁显示较清楚。

3. 颈侧位片　主要用于观察咽后壁软组织的厚度。正常时在第 5 颈椎以上的咽后壁软组织阴影厚度为 2~3mm，在下咽部因前部有气道影故略厚。若软组织影过厚则提示有脓肿或新生物。

（二）CT 扫描

1. 鼻咽部 CT 扫描　主要用于鼻咽癌和其他类型肿瘤的诊断。常用轴位扫描，冠状位亦可用于观察鼻咽顶壁及侧壁的情况。鼻咽癌表现为鼻咽侧壁切迹变平、变形，软组织影不规则增厚。侵犯鼻腔和鼻窦可见鼻腔软组织块影和鼻窦内肿块或窦腔密度增高。肿瘤向外发展侵犯翼腭窝，可见翼前、翼后及上颌窦后脂肪垫消失，翼腭窝出现软组织肿块，翼板破坏、消失。累及颅底可见中颅凹底不同范围的骨质破坏。CT 是确定鼻咽癌扩展范围的良好方法。

CT 能准确显示鼻咽血管纤维瘤的形态、生长方式及颅底骨质改变。平扫见鼻腔、鼻咽边界不清的肿块，其密度与肌肉相仿，无法与肌肉分界。增强扫描肿块有明显强化，瘤体与周围组织分界清楚，呈分叶状，肿瘤较大时可侵及鼻腔、鼻窦及翼腭窝等处。

2. 咽旁间隙肿瘤 CT 扫描　CT 平扫肿瘤密度与肌肉相仿或略高于肌肉，增强后有轻度强化。由于咽旁间隙肿瘤种类繁多，因此在定性诊断方面有一定的局限，但有些肿瘤有一定的特征。畸胎瘤、软骨类肿瘤、脊索瘤可见钙化，脊索瘤伴有枕骨斜坡的骨质破坏。神经源性肿瘤呈椭圆形，边界清楚，呈不均匀强化。颈静脉球瘤有特定的好发部位，并使颈静脉孔扩大、破坏。

（三）磁共振成像

鼻咽部的磁共振成像（MRI）检查常用矢状位、轴位和冠状位，矢状位主要用于观察脊柱上颈段、斜坡和颅内基底池，轴位显示咽隐窝、咽后淋巴结、咽旁间隙等，而冠状位适于观察病变向颅底上下及海绵窦侵犯情况。口咽部的 MRI 检查冠状位可显示软腭及咽侧壁，轴位可更好地显示软腭、舌根及咽后壁。由于 MRI 优良的软组织对比可清楚地显示器官内、外肿瘤的播散，因此对肿瘤部位和侵犯范围的诊断优于 CT。

（叶京英）

第四节　喉部特殊检查法

一、喉的内镜检查

（一）纤维喉镜和电子喉镜检查

随着内镜技术的快速发展，纤维喉镜（fibro laryngoscope）及电子喉镜（electro laryngoscope）检查是目前耳鼻喉科临床使用最广泛的检查之一，可以在直视下观察鼻腔、鼻咽、口咽、喉咽、喉与气管的大部分，同时也可以在镜下完成占位性病变的病理活检，咽部异物取出，小的声带息肉切除，环杓关节的拨动等多种操作。纤维喉镜与电子喉镜成像原理不同，但检查方法相同。纤维喉镜是一种柔软纤细，可弯曲的内镜。检查者拨动操纵杆可多角度弯曲纤维光纤，使镜体更接近组织表面进行直接观察。电子喉镜主要在内镜末端配置小型摄像机，可对色彩进行增强，对影像重组放大，图像清晰度更高。电子喉镜可分为电子纤维喉镜和电子硬性喉镜。

近年来，电子喉镜还配备了内镜窄带成像术（narrow band imaging，NBI），可在内镜下显示局部黏膜血管分布情况，是否有异常新生血管形成，明确病灶性质，判断病变的浸润程度，及时发现早期癌变病灶，为恶性肿瘤的早期诊断提供了参考价值。例如单侧声带肿物患者的电子喉镜下表现（图 46-14）及其对应的 NBI 图成像（图 46-15）对照。操作前必须要求检查者将咽喉部黏液及分泌物清理干净，保持清晰干净的视野，操作过程中操作者应使内镜更近距离靠近黏膜表面，耐心观察黏膜表面细微结构，提高对病变组织判断的准确度。（图 46-14，图 46-15 由中国医学科学院肿瘤医院倪晓光教授提供）

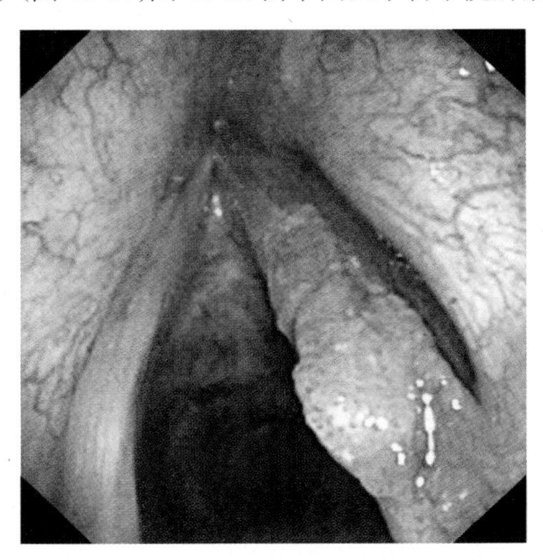

图 46-14　普通白光下的右侧声带癌表现

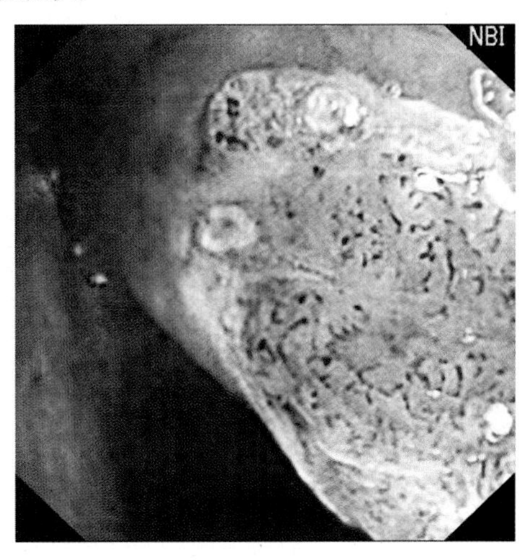

图 46-15　窄带成像术模式下的右侧声带癌表现，可见异常新生血管

【纤维或电子喉镜的操作步骤】

(1)受检者可取坐位或仰卧位进行检查。取坐位时，检查者位于受检者的对面，仰卧位时检查者位于受检者的头部上方。

电子喉镜检查法（视频）

(2)使用1%丁卡因或2%利多卡因，做鼻腔黏膜与口咽部黏膜表面麻醉，同时使用1%麻黄素收缩鼻腔黏膜。行组织活检的患者需咽、喉部局部滴药，多使用1%丁卡因或2%利多卡因局部滴药2~3次。注意麻醉药物需总量控制，1%丁卡因成人总量<6ml/24h。小儿患者可不行黏膜表面麻醉。

(3)多数情况经鼻入路，依次检查相应部位，个别情况可经口腔进行检查，儿童受检者最好使用更细的小儿电子喉镜进行检查。

(4)检查各解剖部位需配合相应动作。嘱患者平静呼吸，伸舌有助于舌根部及会厌谷的暴露，而憋气鼓腮或仰卧位时抬头有利于下咽部及环后区的观察，嘱受检者发“衣”音，可观察声带运动及闭合情况。

(5)检查中根据入路依次检查各部位，鼻腔检查镜体多经总鼻道通过，鼻腔狭窄时可选择较宽一侧进行检查。注意观察鼻腔内各解剖部位，包括嗅裂、中鼻道、鼻中隔、后鼻孔、双侧鼻甲等。鼻咽部的检查需观察咽隐窝、腺样体及咽鼓管咽口的情况；注意舌根部及喉部黏膜有无充血水肿，溃疡及瘢痕；会厌整体形态，舌面或者喉面黏膜有无囊肿、溃疡、占位等病变；双侧声带是否光滑，有无小结、息肉、白斑、囊肿等；双侧声带、室带及披裂是否活动对称及声门是否闭合完整等；杓会厌皱襞、杓间区及双侧梨状窝、环后区及下咽后壁是否光滑。正常喉镜(图46-16)及比较常见的喉科疾病见图46-17至图46-21。

【喉镜检查的注意事项】

(1)检查前，最好禁食4~6h，尤其小儿受检者。成人需问诊有无心脏疾患，如心肌缺血、心律失常等，有无结核、肝炎等传染性疾病病史。

(2)纤维及电子喉镜检查与胃镜或支气管镜相比，刺激小，检查前需与受检者沟通，减少紧张情绪，以利于检查的顺利进行。

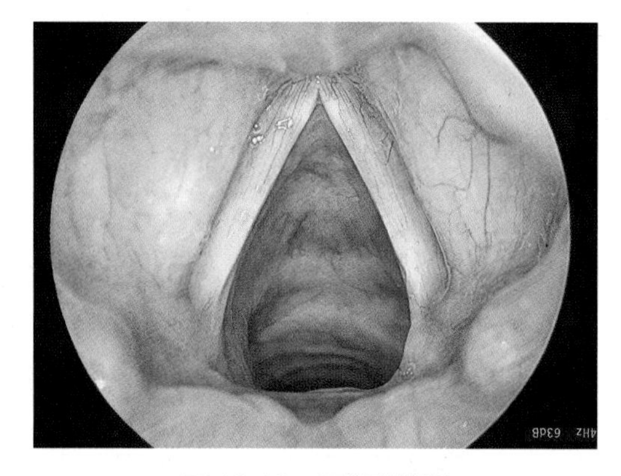

图46-16　正常喉镜图

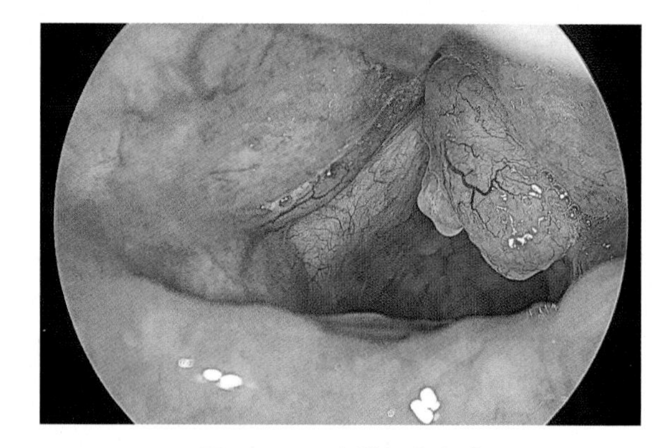

图46-17　声带任克水肿

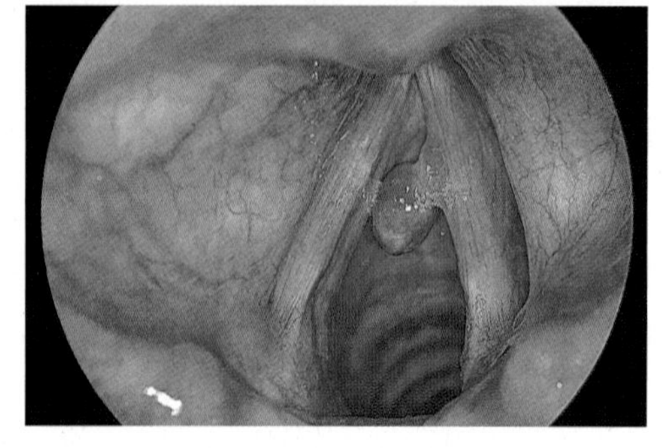

图46-18　声带息肉

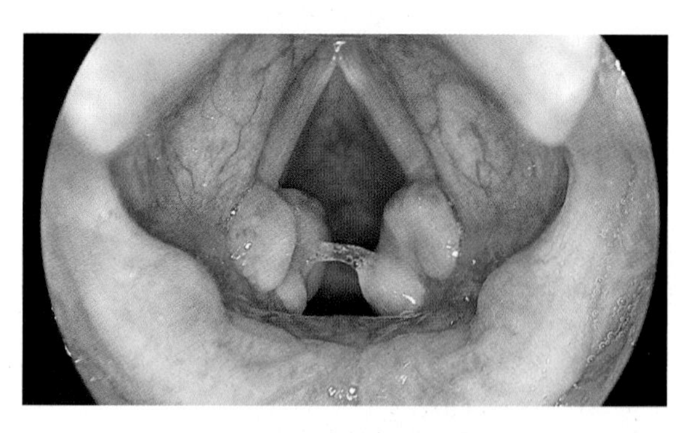

图46-19　喉接触性肉芽肿

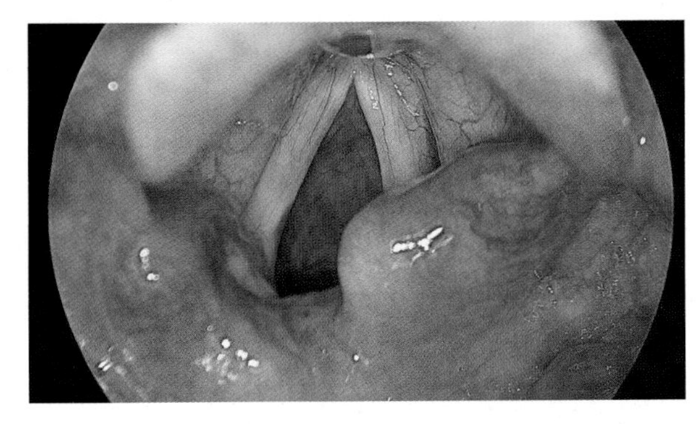

图 46-20　声带麻痹

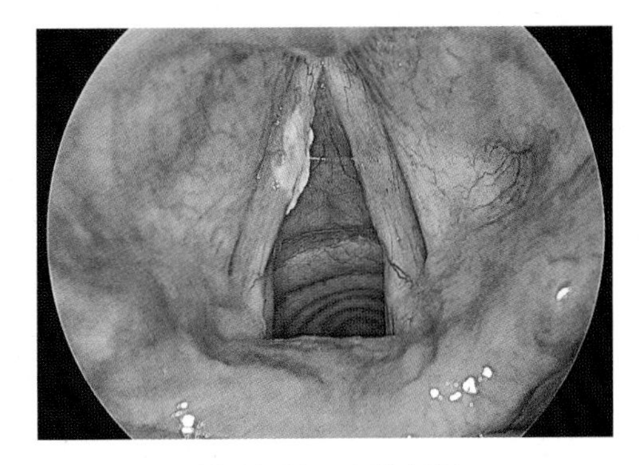

图 46-21　声带白斑

(3) 使用丁卡因做黏膜表面麻醉可能会出现过敏反应，内镜室应配备相应的抢救设备，如相应的药物及气管插管的设备等。镜检术后，嘱患者禁食水 2h，避免呛咳、误吸。

(4) 镜检过程中，检查者充分暴露检查部位，操作过程需仔细、轻柔，但也需要保证检查过程的流畅。若考虑占位病变，可同期完成病理组织活检，NBI 功能也有利于早期恶性肿瘤的发现。检查者也要合理操作，避免喉镜的损坏，延长喉镜的使用时间。

(5) 内镜使用后要有配套完整的消毒设备，严格按相关规定进行消毒，避免交叉感染。

(6) 内镜报告力求图像清晰，文字精确，内容全面。

(二) 直达喉镜(direct laryngoscope)检查

主要应用于儿童硬管支气管镜的导入以及喉部总气道特殊异物取出术等情况。

(三) 支撑喉镜检查(self retaining laryngoscope)

所有喉显微外科手术是在支撑喉镜暴露喉腔后进行。

【支撑喉镜的操作步骤】

(1) 检查需在全麻下进行，需行全麻术前准备，提前行纤维或电子喉镜检查明确病变范围。

(2) 在常规查体的基础上，需特别关注患者是否是困难气道，门齿有无松动，麻醉插管应选择较细的管径，建议成年男性使用 6.5~7.0#，女性使用 6.0~6.5# 插管，儿童可根据年龄选择。

(3) 患者取仰卧位，经鼻或经口麻醉插管，充分麻醉的状态下(要求麻醉的深度及肌松程度)，支撑喉镜经口寻找麻醉插管，并以此为标志，沿麻醉插管前方，挑起会厌，将支撑喉镜前端放置于会厌喉面、喉前庭部位，适当调整暴露术野清晰后固定支架，在显微镜下进行喉部的检查及手术操作。

(4) 检查结束，撤镜前需充分止血，并注意有无咽部黏膜的损伤，有无门齿的松动，及时予以相应处理。

(5) 支撑喉镜检查对声门及声门下有一定的刺激，应提前给予糖皮质激素类药物，减轻局部组织的水肿，预防术后喉水肿的发生。

【支撑喉镜使用的注意事项】

(1) 术前需与患者充分沟通，如术中可能损伤门齿、咽部黏膜；因舌根受压，术后可能出现舌体麻木、一过性味觉异常等情况。

(2) 少数困难气道患者，应准备特殊的支撑喉镜或角度内镜(45°、70°)辅助手术。

(3) 少数病例在暴露声门过程中，刺激迷走神经可引起受检者心率减慢或心搏骤停，需与麻醉医师沟通，必要时暂停手术，可给予阿托品等药物，待心率正常后再进行手术。

(4) 手术时最好在显微镜下进行，提高精确度。

(5) 结束后予以全麻术后护理，行雾化治疗，可减轻术后咽、喉部不适症状。

(四) 显微喉镜检查(micro laryngoscope)

常与支撑喉镜联合完成喉部显微手术。镜下可清晰观察病变，激光手术必须在显微镜下完成。

(五) 频闪喉镜检查(strobo laryngoscopy)

是一种嗓音诊断的常用工具，最大的优势是可以镜下重点观察声带振动方式，闭合特征，黏膜波，振动幅度及声门上活动等。正常情况下可见黏膜波完整、连续(图 46-22)，异常情况如息肉、囊肿、癌变时黏膜波消失，目前在临床使用较广泛。多数的设备还配备有嗓音测试软件，用于嗓音的定量分析，通过多个参数，如基频、基频微扰、振幅微扰等来评价嗓音疾病。

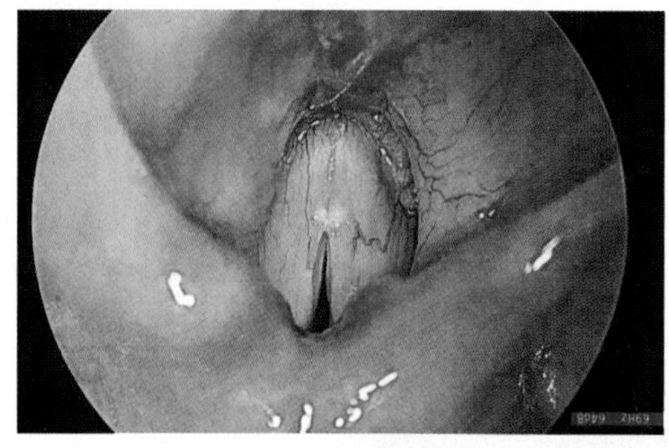

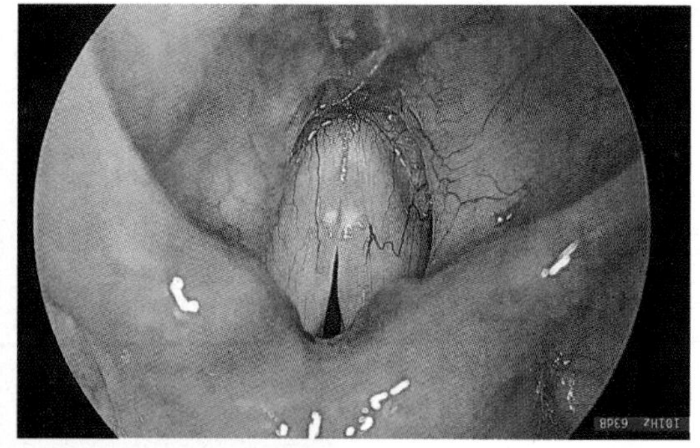

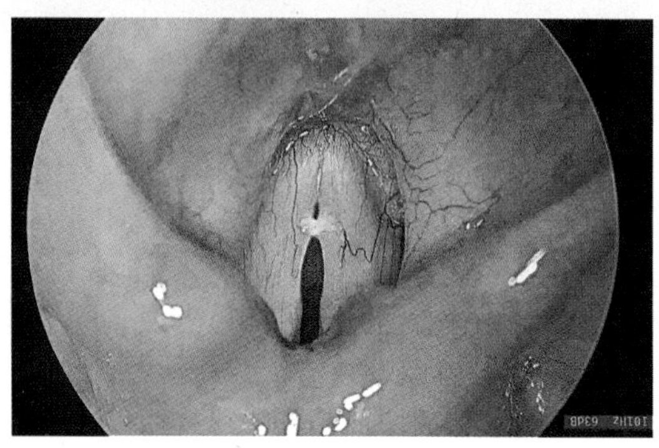

图 46-22 闭合状态下频闪喉镜图

【频闪喉镜的操作方法】

(1)保持周围环境安静,患者取坐位,可选择使用硬性内镜或纤维内镜给患者行检查,麦克风尽量贴近检查者的甲状软骨。

(2)镜下暴露声门后,观察声带黏膜波,同时进行声音采集。

(3)利用软件分析各项参数,综合评价嗓音疾患。

【注意事项】

(1)频闪喉镜同常规纤维或电子喉镜检查。

(2)如进行嗓音分析,需在安静环境中进行。

(3)需与受检者沟通,使其掌握发音注意事项。

二、喉影像学检查

目前在临床常使用的喉影像学检查包括 CT 检查、MRI 检查、常规 X 线检查及下咽食管造影。CT 检查和 MRI 扫描对肿瘤位置、大小、范围有极为重要的参考价值,在临床应用中最为广泛,与下咽食管造影为补充,X 线检查目前已较少使用。

1. CT 检查 外伤性疾病可选择 CT 平扫,而肿瘤性疾病必须行增强 CT 扫描,以提供更多的信息。临床多使用轴位扫描,现使用螺旋 CT 可以通过后处理技术完成喉的多平面重建、三维重建,以及仿真内镜技术。冠状位影像可以显示杓会厌皱襞、室带、喉室、声带、声门旁间隙等结构。通过 CT 检查可为临床提供充分的信息,包括外伤性疾病组织受损的情况,肿瘤性疾病的病变范围等(图 46-23,图 46-24),个别情况需配合 MRI 检查。

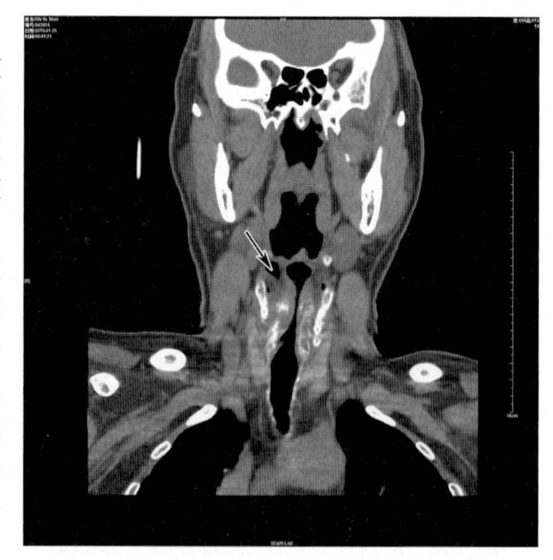

图 46-23 喉肿瘤 CT 影像(冠状位)

2. MRI MRI 对软组织的显示更加充分，可实现多方位扫描，软组织对比度好，能明确显示肿瘤的范围及侵犯的深度。如会厌前间隙、声门旁间隙受侵，MRI 的 T_1 加权像表现为正常的高信号的脂肪被中等信号的肿瘤所代替，而使用脂肪抑制技术的增强 MRI 有助于发现早期软骨受侵。无论是 CT 或 MRI，对喉癌形成的颈部转移灶均有良好的显示，同时增强的情况下可明确转移灶与颈部大血管的关系，指导治疗方案的制订。肿瘤 MRI 扫描显示呈 T_1 加权像低信号，T_2 加权像中、高信号，淋巴结中心坏死区呈局限性更高信号，增强扫描呈不规则环形强化。

3. **下咽食管造影** 造影技术的历史较长，不仅能显示下咽及部分消化道内的形态及功能改变，也能反映某些病变的范围和性质，临床上应用广泛（如图 46-25、图 46-26）。

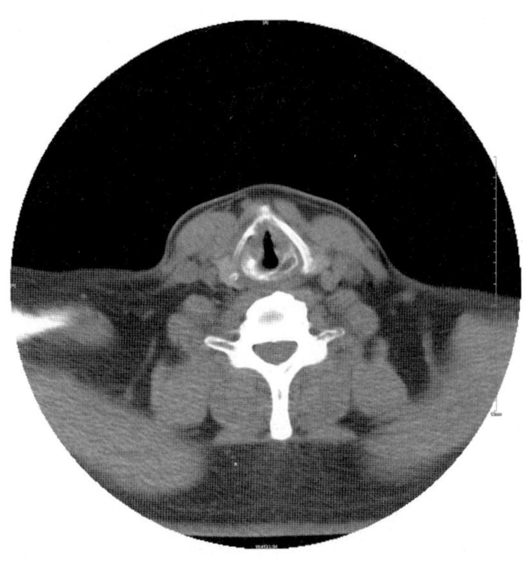

图 46-24 喉肿瘤 CT 影像（水平位），显示前连合区域甲状软骨有破坏

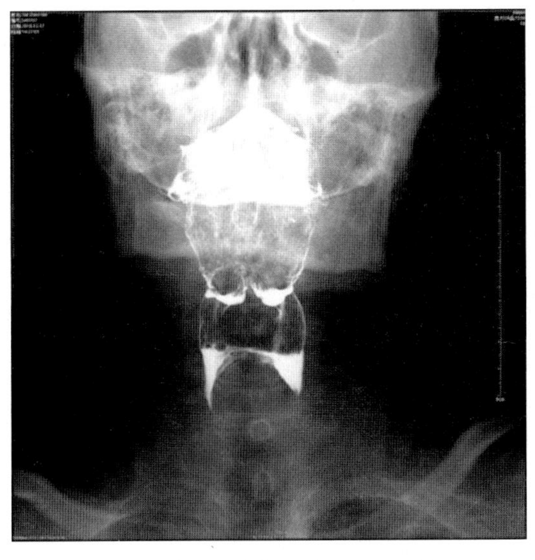

图 46-25 正常下咽食管造影显示咽部（前后位）

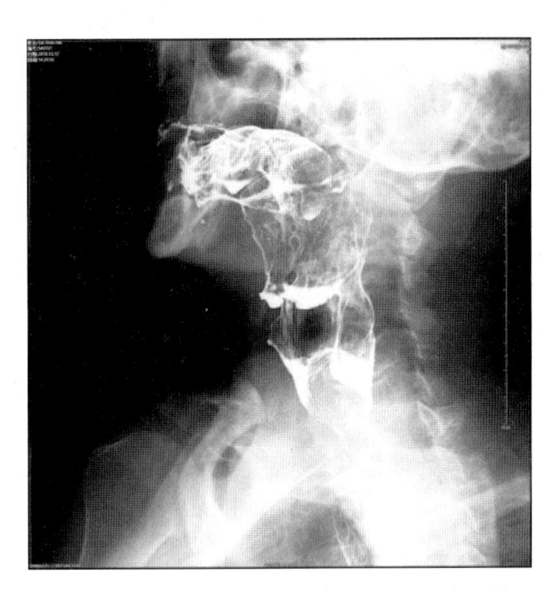

图 46-26 正常下咽食管造影显示咽部（侧位）

喉部特殊检查法习题

（李进让）

第五节　颈部特殊检查法

一、颈部细胞学及组织病理学检查

颈部病理学检查主要针对颈部包块，颈部包块主要来源于甲状腺和淋巴结，也有来源于先天性疾病、神经肿瘤等。淋巴结来源的包块可以是炎症、原发肿瘤或转移肿瘤等。由于颈部包块发病部位复杂，病因众多，临床上仅依靠病史、体征及一般影像学检查难以确诊，所以明确包块的病理性质，对指导临床治疗和判断预后尤为重要。

病例 1

【门诊病历摘要】

患者女，46岁。主因"查体发现右侧颈部包块1月余"就诊。患者1月余前无意中在右侧颈部触摸到一包块，外院就诊时查体发现右侧颈部胸锁乳突肌前缘中下部可触及一结节，约2cm大小，无搏动，不随吞咽上下活动，不伴有压痛，患者无呼吸困难及声音嘶哑，无发热。有糖尿病及高血压病史，血糖、血压均控制良好，无吸烟及饮酒史，无家族史。

问题 1　根据上述问诊，该患者可疑的诊断是什么？

印象诊断：根据患者的性别、年龄、主诉、现病史、既往史和个人史，考虑淋巴结来源的肿物。

思路 1　中老年女性，颈部无痛性肿物1个月，肿物的来源需要明确。

颈部包块一般来源于甲状腺或淋巴结，其他还有神经来源和先天性囊肿等。发现颈部包块，根据病史、临床症状和常规查体，可以初步判断包块来源于甲状腺或淋巴结。常规查体甲状腺包块随吞咽上下活动，淋巴结肿大常位于胸锁乳突肌前后缘、锁骨上窝或下颌下。通过影像学检查可以进一步明确肿物的来源。该患者颈部肿物位于右侧颈部胸锁乳突肌前缘中下部，考虑来源于淋巴结可能性大。

思路 2　无痛性肿大淋巴结问诊时应特别注意询问颈部局部区域器官的相关症状。

肿大淋巴结可能是炎症、原发性肿瘤或是转移性肿瘤。询问颈部局部区域器官肿瘤导致无痛性淋巴结肿大的临床表现包括：鼻腔鼻窦疾病相关症状；鼻咽疾病相关症状，如回吸涕中带血等；口腔、口咽疾病相关症状，如吞咽疼痛、口腔溃疡，咽痛等；下咽疾病相关症状，如咽部异物感、吞咽困难、吞咽疼痛等；喉气管疾病相关症状，如声音嘶哑、呼吸困难、咳嗽、咯血等；涎腺疾病相关症状；甲状腺疾病相关症状等。

思路 3　问诊时还应注意邻近区域器官病变导致包块的相关症状。如果考虑包块是淋巴结转移性包块，还应询问胸部相关症状，食管相关症状，胃病相关症状。

问题 2　颈部包块的性质需要明确，为进一步明确诊断，需要进行何种检查？

思路 1　应重视血液化验检查。炎症性淋巴结肿大应注意血常规、血沉等，特异性感染应注意特异性病原菌抗体检测；原发淋巴结肿瘤应注意血常规、免疫球蛋白等；转移性淋巴结肿大可能存在血液中肿瘤标记物的升高等。

思路 2　为明确包块的性质和来源，患者目前最需要的检查是什么？

对于可疑恶性肿瘤转移性淋巴结肿大，原发部位不清楚，需要对可疑原发灶进行组织活检病理明确诊断。原发灶不能明确的，应对肿大淋巴结进行病理学检查。颈部包块的性质可以通过细胞病理学或组织病理学明确。细胞病理学即通过包块的细针穿刺获取病理，而组织病理学可以通过粗针穿刺或组织活检获取病理。

知识点

细针穿刺细胞学检查（Fine-needle aspiration cytology，FNAC）是术前评价实性包块性质的敏感度和特异度较高的诊断方法，对于不明性质和来源的包块，可首选细针穿刺细胞学检查。穿刺方法包括触诊穿刺方法和超声引导穿刺方法。

触诊穿刺适应于可明确触及或直径大于 1.5cm 的实性包块。超声引导穿刺适用于：①包块直径小于 1cm；②包块周围重要血管；③首次穿刺结果为无法诊断，需再次穿刺。

操作技术步骤：

(1) 触诊穿刺步骤：患者取仰卧体位肩下垫枕，头偏健侧。戴无菌手套，局部 0.5% 碘伏消毒，不做局麻。穿刺者左手固定包块，右手持针迅速经皮肤穿刺入包块。进针深度凭术者手感，针尖穿刺至肿物中心部位，助手辅助拉回针栓。穿刺者将穿刺针于包块内反复抽吸 5~10 次后，当针座后孔见细胞碎屑后迅速拔出穿刺针。首先吹出注射器内混有组织的血液，立即涂薄片数张，穿刺处贴无菌敷料，并按压 10 分钟。

(2) 超声引导下穿刺步骤：体位同触诊穿刺，首先超声探查包块，明确待穿刺的包块部位。局部 0.5% 碘伏消毒，戴无菌手套，1% 利多卡因局部麻醉。穿刺者左手持消毒后的超声探头，定位穿刺的包块。右手持针迅速经皮肤穿刺。进针角度与触诊穿刺相同。超声引导下将穿刺针刺入包块中心部位（图 46-27）。余过程同触诊穿刺。

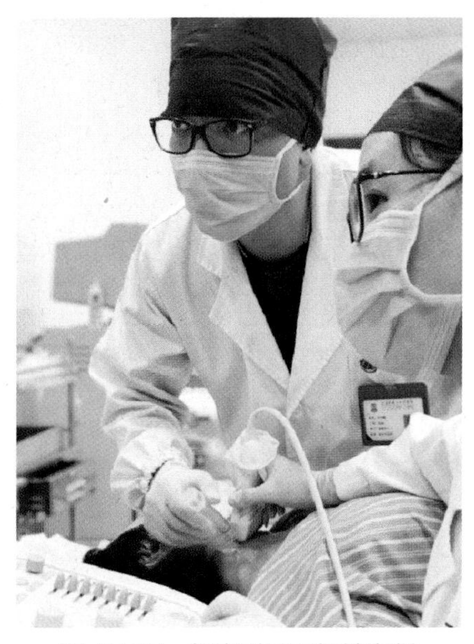

图 46-27　超声引导下细针穿刺

行包块细针穿刺。穿刺细胞学涂片：发现甲状腺乳头状癌细胞（图 46-28）。

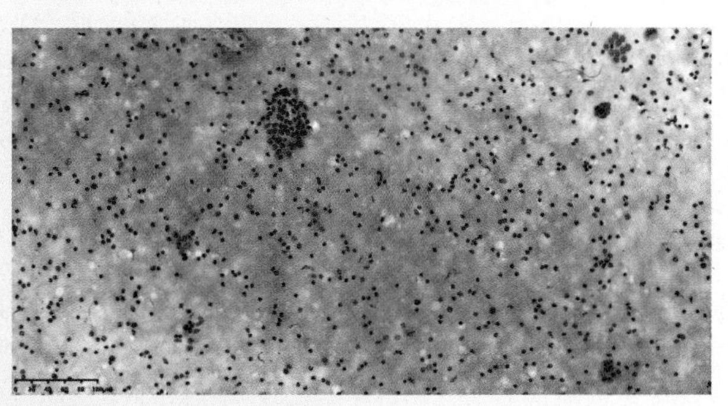

图 46-28　细胞涂片：淋巴结内转移性甲状腺乳头状癌细胞

问题 1　颈部包块细针穿刺细胞学检查结果如何解读？

思路　依据“巴氏细胞病理学学会”（Papanicolaou Society of Cytopathology）关于细针穿刺诊断策略，将细胞学结果分为六个等级分别为：无法诊断、良性、不典型细胞、滤泡样肿瘤、可疑恶性及恶性。细胞学病理证实为恶性，诊断明确；结果显示可疑恶性，需要再次行细针穿刺诊断，或者切开取组织活检病理诊断；临床可疑恶性或病因不明，需要排除恶性可能，也可以再次行细针穿刺诊断，或者切开取组织活检病理诊断。

问题 2　颈部包块细针穿刺细胞学检查的敏感度和特异度分别是多少？

思路　文献报道甲状腺 FNA 敏感度 65%~98%（中位数 83%），特异度 72%~100%（中位数 92%）。FNA 细胞学诊断与组织病理学诊断偏差约为 15%。淋巴结肿大 FNA 敏感度和特异度都较甲状腺低，一方面肿大淋巴结肿瘤部分与反应性淋巴细胞增多混杂，无法影像学区分；另一方面原发淋巴结的血液肿瘤难以通过细胞学病理诊断。

问题 3　转移性肿瘤肿大淋巴结 FNA 是否会导致针道肿瘤种植？

思路　细针穿刺是指规格在 22G~27G，其对应的内直径为 0.7~0.4mm 针头，明显降低了种植的风险。肿大淋巴结 FNAC 安全可行。

FNAC 采用 10ml 或 20ml 针筒，22G 针头内径为 0.7mm，23G 针头内径为 0.6mm，25G 针头内径为 0.5mm。

问题 4　发现颈部包块，何时选择粗针穿刺？

思路　如果细针穿刺不能明确诊断或诊断困难，患者不愿切开组织活检，或者包块位置深在，切开组织活检损伤较大，可以考虑粗针穿刺组织病理检查，但需要向患者明确检查目的。粗针穿刺组织病理学结果显示：甲状腺乳头状癌淋巴结转移（图 46-29）。

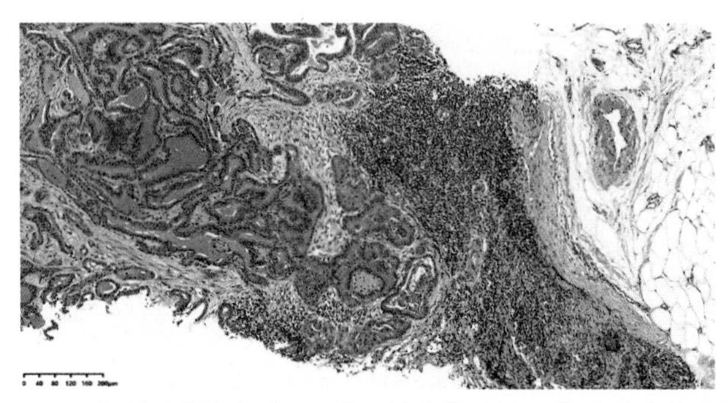

图 46-29　粗针穿刺组织病理：淋巴结内转移性甲状腺乳头状癌细胞

该患者 FNA 诊断为甲状腺乳头状癌颈部淋巴结转移，影像学进一步检查同侧甲状腺内近后被膜 3mm 低回声微结节。后接受手术治疗，术后病理结果回报：甲状腺乳头状癌，微型病灶，肿瘤长径为 0.3cm，肿瘤位于甲状腺内；Ⅳ区淋巴结转移（1/4）癌转移。

病例 2

【门诊病历摘要】

患者女，52 岁。主因“左颈部间断胀痛半年，加重 2d”就诊。患者半年前无明显诱因出现左颈部胀痛，2~3 周后自行消退，未予重视。3 周前无明显诱因左侧颈部再次肿胀，伴压痛，无波动感，就诊当地医院诊断“颈部感染”，予以静脉抗炎治疗，效果欠佳。2d 自觉左侧颈部肿胀感加重，伴卧位呼吸不适。患者自患病以来无明显咽痛及呼吸困难，无发热，饮食、睡眠可，大小便正常。既往有乙肝病史。查体示左侧颈部皮下肿胀，膨隆，上至下颌角，下达环状软骨水平，范围约 10cm×10cm，质硬，界欠清，伴按压痛，不易推动，未触及波动感。

问题 1　根据上述问诊，该患者可疑的诊断是什么？

印象诊断：根据患者的性别、年龄、主诉、症状和既往史，首先诊断为颈部包块，需要对其进行鉴别诊断。

思路 1　该患者颈部包块位于颈侧部。

包块位于颈侧部，多发性包块需与急慢性淋巴结炎、淋巴结结核、转移性肿瘤及恶性淋巴瘤进行鉴别；单发性包块需与囊状淋巴管瘤、颈动脉体瘤、血管瘤及先天性鳃裂囊肿等鉴别。

思路 2　该患者中老年女性，慢性病程，急性加重。左颈部间断胀痛，抗生素治疗无效。

颈侧部痛性包块一般首先考虑淋巴结来源疾病，如淋巴结炎、淋巴结结核，其次考虑感染的鳃裂囊肿等疾病。囊状淋巴管瘤及血管瘤质软，不伴压痛，好发于儿童及青年。颈动脉体瘤位于颈动脉分歧部，触之有搏动感，质韧，无压痛。

小提示　淋巴结炎一般伴有鼻咽喉等的炎症，如急性鼻鼻窦炎、急性咽扁桃体炎、急性化脓性扁桃体炎等。淋巴结结核可以是原发性颈淋巴结结核，也可伴有肺结核的临床表现如咳嗽、咳痰、盗汗、无力、体重减轻等表现。

思路 3　问诊时还要注意有无特殊的症状：盗汗、消瘦、咳嗽、咳痰、涕中带血、咽痛、声嘶等。

问题 2　为进一步明确诊断，需要进行何种检查？

思路 1　应重视耳鼻咽喉及头部的专科检查、血液学检查及尿常规检查，尤其要寻找及排除上述器官的炎症及占位性病变。血液学检查需注意白细胞计数、中性粒细胞计数与百分比、C 反应蛋白浓度、肝功等。尿常规需注意尿蛋白情况。

耳鼻咽喉及头部的专科检查、血液学检查及尿常规检查未见特殊。

思路 2　患者目前最需要的检查是颈部包块及淋巴结的超声检查及颈部的增强 CT 检查。

颈部包块及淋巴结的超声检查能够方便迅速地了解颈部包块的回声特点、皮髓质及淋巴结门结构变化、有无钙化、边界、内部及周边血流情况等。颈部增强 CT 能够进一步了解包块所处具体位置，与周围重要结构的解剖关系、包块本身的密度、有无坏死、周围脂肪间隙有无的情况，对判断包块的可能来源有很大的帮助。

患者超声及 CT 检查结果见图 46-30、图 46-31。

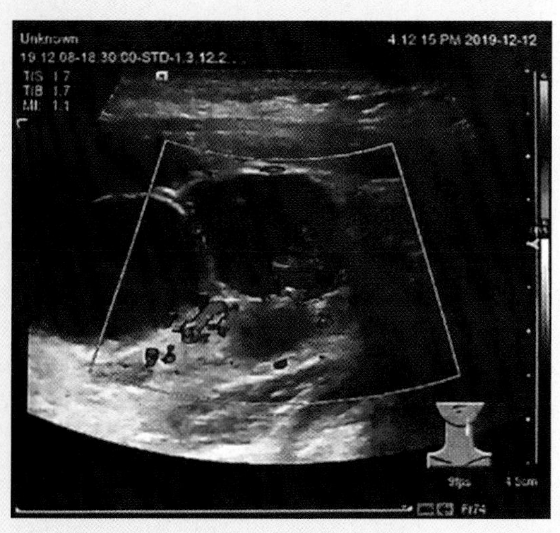

图 46-30　颈部超声图像

左侧颈部多发肿大淋巴结，内部呈不均质低回声，部分结节内呈低 - 无回声，最大者 3.9cm × 2.7cm，于部分结节内未探及明显血流，部分结节内可探及明显血流。印象：左侧颈部多发肿大淋巴结（性质待定，坏死性淋巴结炎？）

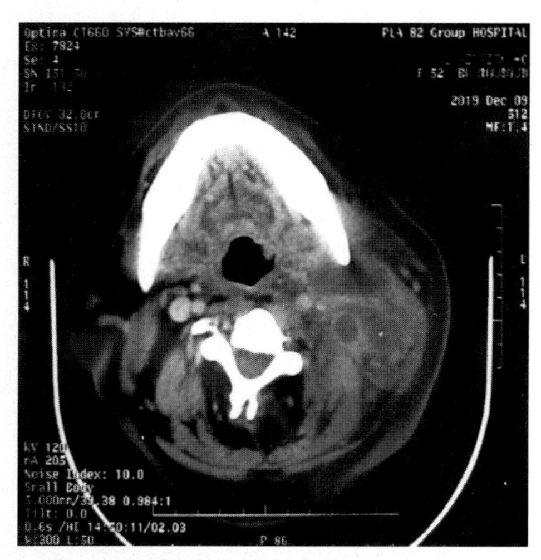

图 46-31　颈部增强 CT 图像

左颈部多发淋巴结肿大于周围组织结构关系不清，其内可见有坏死区域。

思路 3　为进一步确诊，应进行病理活检。

病理活检可分为细针穿刺活检、粗针穿刺活检、切开活检、切除活检。考虑到该病淋巴结呈坏死性表现，伴部分区域增生，诊断为坏死性淋巴结炎的可能性大，细针穿刺活检、粗针穿刺活检并不能够提供足量的组织供病理学检查，因此首选切开取病理，以帮助进行明确诊断。

知识点

坏死性淋巴结炎，又名菊池病（Kikuchi 病），是一种病因不明的、罕见的良性疾病，通常表现为颈部淋巴结肿大和发热。根据受累淋巴的组织病理特点，可将其与几种表现相似但更严重的疾病区分开。

发病机制尚不明确。临床表现、病程及组织学改变提示涉及T细胞和组织细胞对感染因子的免疫应答。偶有报道称菊池病患者还伴有其他疾病，如Still病（变应性亚败血症）、隐源性机化性肺炎、系统性红斑狼疮、先于菊池病出现的B细胞淋巴瘤。

患者切开病理检查结果见图46-32。

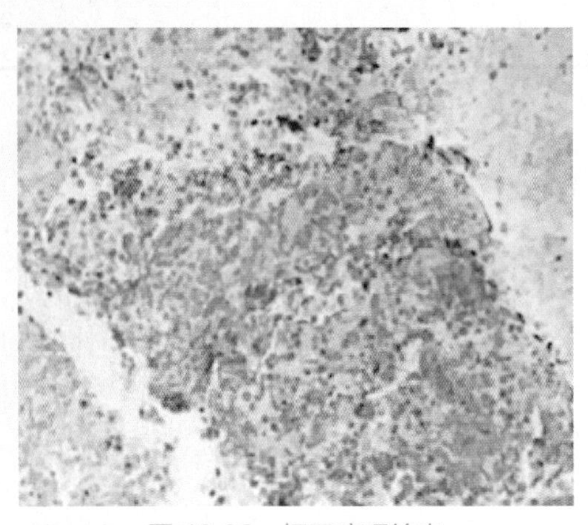

图46-32　切开病理检查

（左颈部）破碎组织，大部退变坏死，局部见淋巴组织，较多淋巴细胞较一致性分布，核圆形或卵圆形，散在组织细胞。印象：B淋巴细胞为主的增生，倾向为肿瘤性。

思路4　目前该病已诊断为颈部淋巴结肿大（淋巴瘤可能性大），切开活检获得的组织量仍无法满足病理诊断的需求，应该选择切除活检，将肿大的淋巴结尽可能地切除干净，进一步依靠病理诊断。

患者接受全麻手术行肿大淋巴结切除术，术中将数枚肿大淋巴结完整切除。大体病理显示肿大的淋巴结呈异质性，部分中心坏死，部分中心呈黄瘤样变。术后病理为弥漫大B细胞淋巴瘤，非生发中心B细胞型（图46-33）。

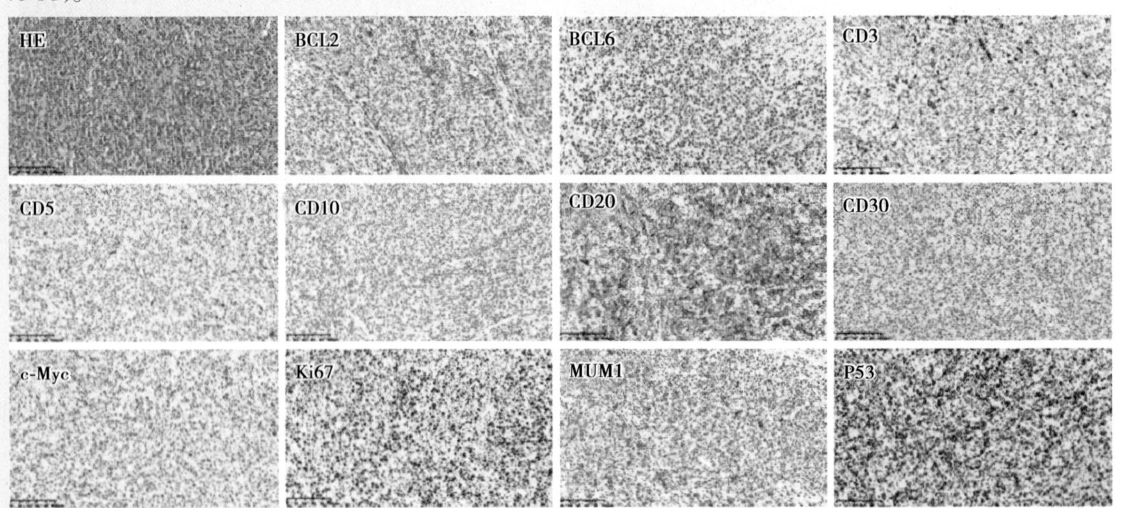

图46-33　切除术后病理：淋巴结内大片凝固性坏死，局灶见大型异性淋巴细胞大片一致性增生，核卵圆，核仁明显，局灶残存少许正常淋巴结构。免疫组化：AE1/AE3−，CD20 +++，CD3−，Ki67 60%，抗酸 −，PAS−，GMS−，CD10−，BCL6 +，MUM1 +，BCL2 70%，c-Myc 5%，PAX5 +++。印象：弥漫大B细胞淋巴瘤，非生发中心B细胞型。

该患者诊断明确后，转至血液科进行化疗。

二、颈部影像学检查

颈部影像学检查方法包括超声检查、普通X线片、CT、MRI及PET/CT等。

知识点

1. 超声　是颈部软组织病变初查的首选检查方法，对诊断甲状腺、涎腺、甲状舌管囊肿、颈部淋巴结及其他颈部肿瘤性病变有重要价值。彩色多普勒超声、超声增强检查，以及超声引导下的穿刺活检可对颈部肿瘤及淋巴结的大小、形态、内部回声及其血供特点等进行多方面的分析，有助于颈部肿瘤的诊断。但超声检查对一些病变表现有重叠，不能检出微小转移的淋巴结。

2. X线片　主要包括颈部正、侧位相，正位相可观察气道是否狭窄、移位、软组织内是否有钙化。侧位片可以显示椎前软组织包括气道、甲状腺、喉的侧位表现。主要观察颈部骨质改变与含气腔的变化、软组织内的异常钙化、骨化、气体或不透X异物。

3. CT扫描（computed tomography，计算机体层显像）　CT扫描为颈部常规的影像学检查方法，以轴位扫描为基础。对于肿瘤患者应常规性冠状扫描、多平面重建及碘造影剂（离子型/非离子型）增强CT扫描。扫描范围自颅底到胸骨柄上缘，多采用轴位扫描，层厚5mm，病变范围小时可用1~3mm薄层扫描。增强扫描是静脉注射造影剂后再按平扫方法进行扫描，其目的是提高病变组织与正常组织间密度差别，从而提高病变的显示率。采用增强CT扫描不但可以了解肿瘤的大小和范围，还可判断肿瘤与颈动脉鞘的关系，术前评估肿瘤分期，判断肿瘤手术切除的可能性，具有较强的诊断和鉴别诊断价值。但其不足之处在于，它易受假牙等较高组织密度高扫描所形成的放射伪影的影响。

4. MRI（magnetic resonance imaging，磁共振成像）　由于组织分辨率高，为颈部极有价值的检查方法。常规采用SE T_1加权像及快速自旋回波（FSE或TSE）加脂肪抑制和/或不加脂肪抑制的T_2加权像。其主要优势在于：①对骨的致密度几乎无显示；②对软组织的对比极为清晰；③可设定多种断层面，可对颅底周边肿瘤做立体观察；④可根据CT和MRI的对比，依血流状态而判断肿瘤是否浸润以明确治疗方案。MRI是在头颈部肿瘤的诊断中以软组织对比度好，能够明确显示肿瘤范围及侵犯深度，有利于观察肿瘤沿神经、肌肉蔓延，成为诊断鼻咽癌、喉癌、甲状腺癌、腮腺肿瘤，鉴别鼻咽癌放疗后改变与复发具有价值的检查方法。

5. PET/CT　可同时反映病灶的病理生理变化和形态结构，是解剖学成像和功能代谢成像的结合，明显提高诊断的准确性。由于肿瘤细胞代谢活跃，摄取显像剂能力为正常细胞的2~10倍，形成图像上明显的“光点”，因此在肿瘤早期尚未产生解剖结构变化前，即能发现隐匿的微小病灶（>5mm）。其优势在于：①用于肿瘤的早期发现以及寻找肿瘤原发灶；②肿瘤的良恶性判断、病理分级和肿瘤的临床分期；③肿瘤经治疗后的疗效评估、确定复发或残留病灶；所以PET/CT能对肿瘤进行早期诊断和鉴别诊断，寻找肿瘤原发和转移灶，指导和确定肿瘤的治疗方案、评价疗效（图46-34）。目前，PET/CT设备价格和检查费用昂贵，有待进一步普及。

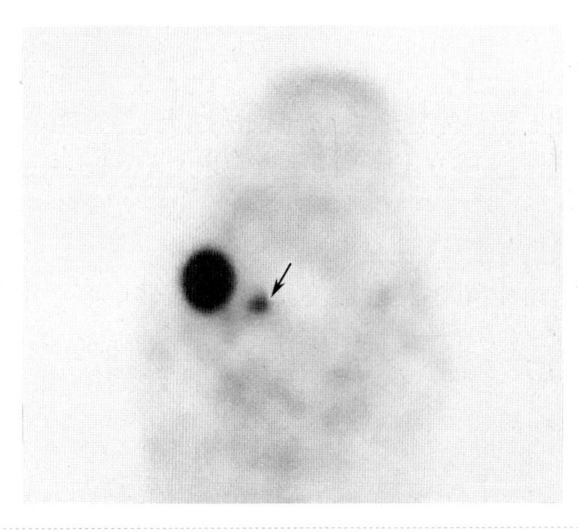

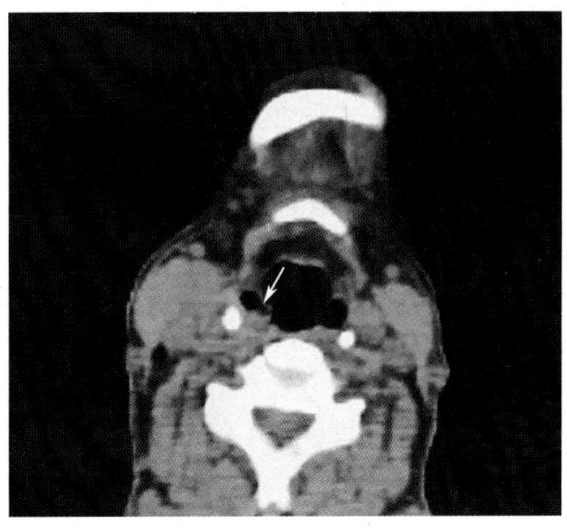

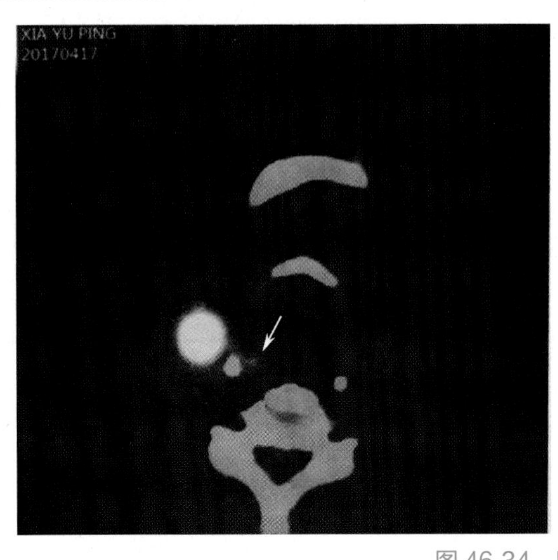

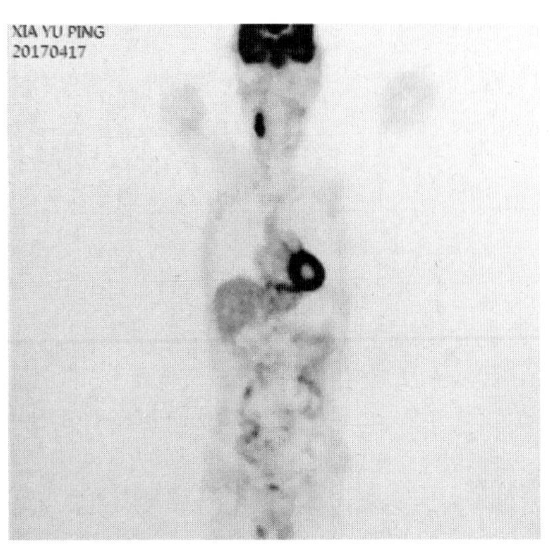

图 46-34　PET/CT 图

右侧梨状窝黏膜略增厚，SUV 值 3.8，右侧颈部（Ⅱa）淋巴结肿大（SUV 值 5.6），代谢明显增高。

【临床诊断思维】

> 小提示　评价颈部软组织病变首先需明确病变的部位，不同部位常见病变不同。

颈部软组织病变影像学分析思路与诊断原则：

1. 先天性囊肿中鳃裂囊肿常见部位为下颌下腺后方、胸锁乳突肌及颈动脉前方。

2. 甲状舌管囊肿为颈部中线囊性肿块，多位于舌骨周围。

3. 颈部动脉间隙病变：如位于颈动、静脉的前方、外侧、后方多为淋巴结病变。如位于颈动脉、静脉内侧则多为神经源性肿瘤。颈动脉体瘤位于颈动脉分叉处。颈静脉球瘤多位于颅底颈静脉孔处。

4. 咽旁间隙的内容包含脂肪、小涎腺、腮腺残余、三叉神经下颌支等，邻近间隙的病变常使此间隙受压移位，可提供重要的诊断信息。

5. 椎前（椎旁）间隙病变多为肌肉、骨骼、纤维瘤、骨肿瘤及神经源性肿瘤。椎旁的神经源性肿瘤多，常为椎管内外生长。

> 小提示　颈部软组织病变有不同的影像学特点，了解不同病变的特征性改变对于颈部病变的诊断及鉴别诊断至关重要。颈部软组织病变主要包括甲状舌管囊肿、鳃裂囊肿、反应性淋巴结增生、淋巴结结核、淋巴结转移癌、淋巴瘤、颈部神经源性肿瘤及副神经节瘤等。CT 和 MRI 检查可清楚显示肿块位置，评估其性质，有利于指导临床制订正确的治疗方案。

【临床诊断思维】

1. 甲状舌管囊肿　表现为中线舌骨附近的囊性肿块，边界清楚，无强化（图 46-35）。

2. 鳃裂囊肿　临床表现为反复出现的颈部软组织肿物，多在上呼吸道感染后增大，经抗生素治疗后缩小。典型部位为颈动脉间隙的外侧、颌下腺后方、胸锁乳突肌前缘。非感染病变 CT 表现为黏液密度囊肿，壁薄光滑；感染的囊肿 CT 表现为不规则囊壁增厚，增强后有强化（图 46-36）。

3. 反应性淋巴结增生　单发或多发淋巴结肿大，边界清楚，密度均匀。增强扫描多呈轻至中度均匀强化。

4. 颈部淋巴结结核　好发于儿童及青年，以青年女性多见。病变边缘模糊，结节或肿物边缘强化或内部有多个分隔，多个低密度区为其典型影像学表现（图 46-37）。

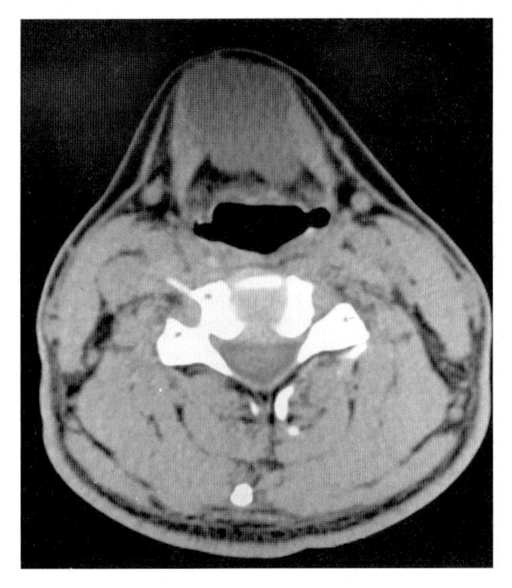

图 46-35　甲状舌管囊肿

颈前舌骨下缘见囊样低密度影，大小 25mm×41mm，边界清晰，软组织内未见异常密度影。

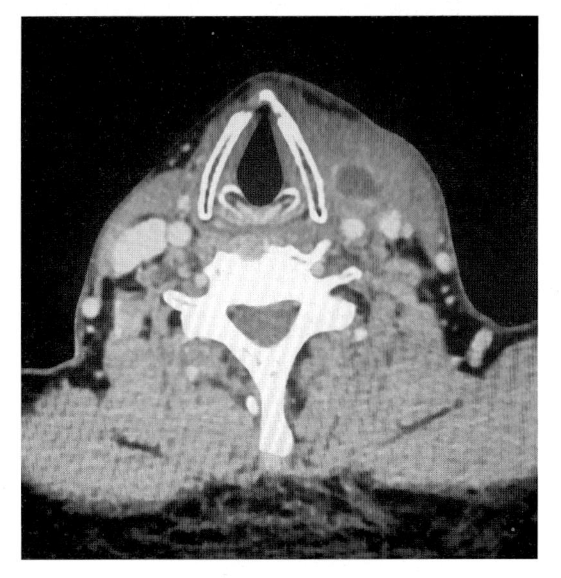

图 46-36　鳃裂囊肿

CT 表现为 C_4~T_1 水平的左侧颈动脉鞘前方 30mm×43mm 大小不规则影，内见液平，增强显示周边强化明显，邻近软组织肿胀。

5. 颈部淋巴结转移癌　单侧或双侧淋巴结肿大，边缘可规则或不规则，增强 CT 扫描多有轻度、中度或明显强化，边缘不规则强化，内部低密度坏死为典型的头颈部鳞癌淋巴结转移的表现（图 46-38）。

6. 颈部淋巴瘤　是头颈部除头颈部鳞癌以外的最常见恶性肿瘤。以非霍奇金淋巴瘤多见，可以是原发仅局限于颈部，亦可以是全身淋巴瘤在颈部的一部分。典型的 CT 表现为双侧性、多发淋巴结肿大，边缘清楚，融合少见，多均匀强化，偶见中心坏死（图 46-39）；MRI 表现为等 T_1，高 T_2 信号（同肌肉信号相比），均匀强化。淋巴瘤常累及颈深静脉链、副神经链及锁骨上区淋巴结；淋巴瘤所致淋巴结肿大的区域与各头颈部鳞癌常见淋巴结转移区多不相符。上述影像特征有利于淋巴瘤与头颈部鳞癌转移的鉴别诊断。

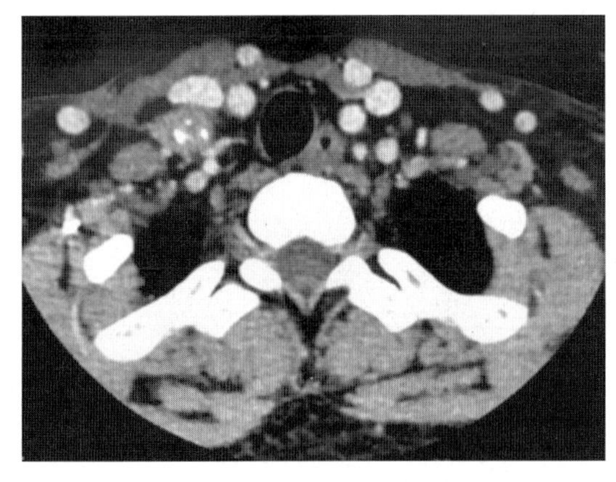

图 46-37　颈部淋巴结核

双侧颈部Ⅱ区及Ⅲ区可见增大淋巴结，右侧Ⅴ区见增大淋巴结，较大者内见钙化，软组织内未见异常密度影，增强后未见异常强化。

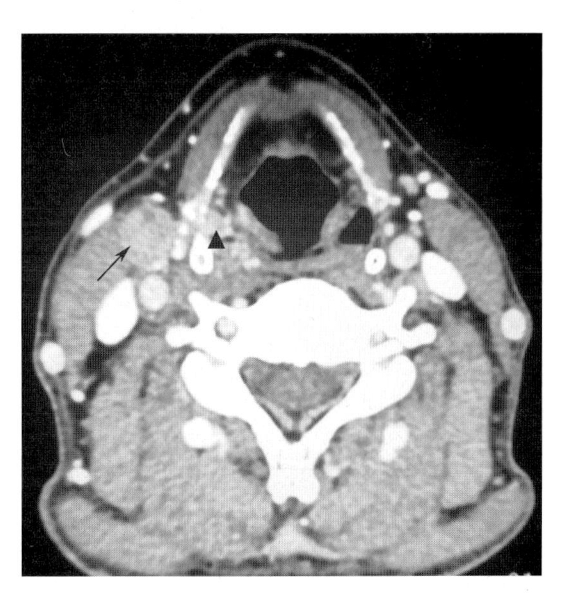

图 46-38　颈部淋巴结转移癌

CT 显示右侧颈动脉鞘旁可见数枚肿大淋巴结，增强后显示显著强化，右侧梨状窝狭窄伴黏膜增厚、强化（图片三角代表右侧梨状窝肿瘤，箭头代表转移淋巴结）。

7. 颈部神经源性肿瘤 位于颈动脉间隙时肿瘤处于颈动、静脉的内、后方，多使颈动、静脉向外侧或向前移位，茎突前移，咽旁间隙内的脂肪向前及内侧受压并变窄（图 46-40）。

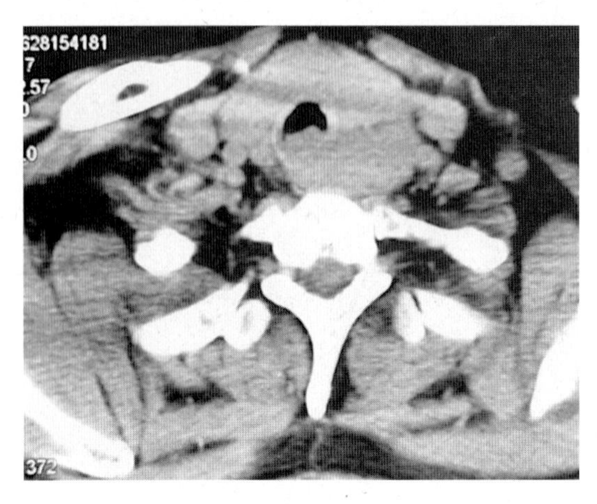

图 46-39 颈部恶性淋巴瘤

CT 显示甲状腺弥漫增大密度减低，峡部及左叶为甚，边缘欠清晰，CT 值增强后有强化，邻近气管腔狭窄，双侧颈部淋巴结显示。

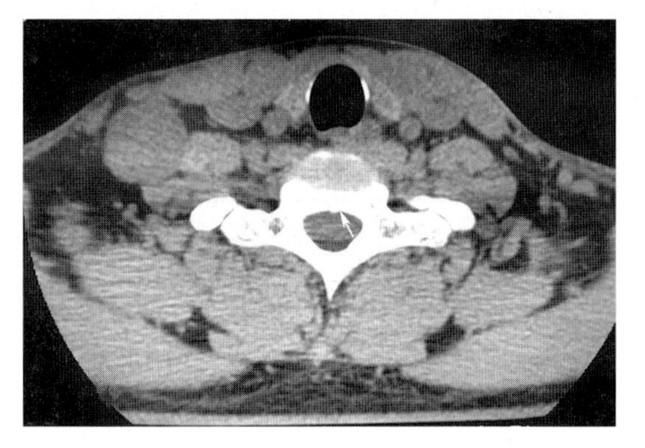

图 46-40 颈部神经源性肿瘤

右侧胸锁乳突肌外后方、前斜角肌右前方减息可见低密度影，大小约 35mm × 27mm，CT 值约 35HU，与肌肉间隙分界不清。

8. 颈动脉体瘤 位于舌骨水平，肿瘤使动静脉向外侧移位，亦可以突向咽旁间隙。肿瘤血供丰富，CT 增强扫描时强化明显，密度与血管相近。颈部血管造影检查可见肿瘤位于颈内外动脉之间，呈“杯口征”，瘤周可见小的供血动脉（图 46-41）。

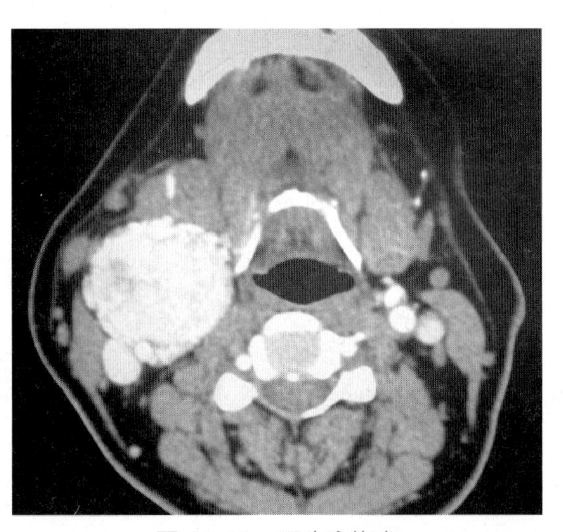

图 46-41 颈动脉体瘤

CT 显示右侧颈动脉鞘肿物，高密度影，增强后见显著强化，右侧颈内静脉明显受压，肿物位于颈内外动脉之间。

（董 频 刘玉和）

第四十七章　耳鼻咽喉头颈外科特殊治疗方法

第一节　微波治疗

微波治疗(microwave therapy)目前在临床已较少使用，其主要工作原理是通过微波产生的高频电磁场变化，在小范围内使组织中的水分子高速旋转运动，使组织迅速凝固，血管闭塞，进而局部组织坏死脱落，达到治疗病变和止血的目的。耳鼻咽喉头颈部位疾病的治疗多采用微波凝固或微波辐射方式。

【操作步骤】

鼻科疾病中应用　多在局麻下进行，患者取坐位或仰卧位，黏膜表面麻醉，前鼻镜或鼻内镜下进行手术。对于慢性鼻炎下鼻甲肥大患者，可选择适当的微波探头，选择肥大部位插入，10~30W 的输出功率，作用时间 4-5 秒，以黏膜表面变白，组织凝固，体积缩小为度，术后定期清理局部假膜，并使用黏膜保护剂保护鼻腔黏膜；对于鼻出血患者明确出血部位的前提下，选择适当的输出功率烧灼局部出血部位，注意烧灼的深度不要达到鼻中隔软骨，避免形成鼻中隔穿孔。

微波治疗目前临床应用较为局限，需严格选择适应证。

（王斌全）

第二节　激光治疗

医用激光(medical laser)是将激光技术与医学科学有机结合的产物。美国学者 Maiman 在 1960 年 7 月研制出了世界上第一台激光器，在这之后的 10 年里，世界各国科研人员致力于寻找新的激光材料，不断研制出新波段的激光器。进入 20 世纪 70 年代，激光开始应用于临床，积累了大量有效的病例。20 世纪 80 年代，激光在医学领域的研究与应用日益成熟，逐渐形成了一门新的学科——激光医学，随着新型激光器的研制以及激光与生物组织作用机制研究的不断发展，激光医学近 20 年有了迅速发展，在耳鼻咽喉头颈外科的应用也越来越广泛，并显示出其独有的优势。

根据功能不同，激光被划分为三类：①用于切割、打孔和汽化组织的超脉冲 CO_2 激光治疗系统。CO_2 激光由 Patel 在 1965 年发明，它能发出红外辐射，其光子能量在被组织中的水有效吸收后即转化为热量，CO_2 激光在波长为 10.6μm 时对周围组织产生的散射最小，仅产生 50~100μm 的破坏，相当于 5~10 个细胞，具有微创损伤小、功能保全好、手术精度高、术野清晰、止血效果好等优势。②用于凝固、止血、切割、汽化组织的光纤激光治疗系统，如 YAG 激光和半导体激光。③用于理疗和照射用的低功率激光治疗系统，如 He-Ne 激光等。目前激光治疗操作系统有了极大的改进，实现了程控化管控，有连续、脉冲、超脉冲等多种输出方式，可根据不同的手术目的选择不同的功能，不同的光斑形状进行手术，极大方便了临床的需求。

激光治疗目前被广泛应用于耳鼻咽喉头颈各科疾病的治疗，耳科的镫骨底板打孔、鼓膜造孔术；咽喉科如悬雍垂腭咽成形术(UPPP)、咽部乳头状瘤切除术、咽部血管瘤切除术，双侧声带麻痹、声带息肉、囊肿、任克层水肿、喉乳头状瘤、喉、气管狭窄以及咽喉癌前病变等手术；头颈外科手术，其适应证从咽喉良性疾病的治疗逐渐扩大至头颈恶性肿瘤的微创治疗。1972 年，Strong 和 Jako 就发表了二氧化碳激光喉部手术的早期使用经验，并于 1975 年报道了第一台喉癌经口激光切除术，此后经口激光手术在咽喉头颈肿瘤中的应用逐渐推广开来，诸多文献及 meta 分析证实了经口激光手术在声门型喉癌、下咽癌等头颈恶性肿瘤中的可行性和有效性。另外激光还可被用于治疗皮肤痣、血管瘤、黏膜糜烂等多种疾病。

使用激光治疗应该注意防护，避免医护人员及患者非治疗部位的损伤，操作人员应佩戴防护眼镜，患者术野周围用盐水纱布充分保护。

【操作步骤】

以声门型喉癌手术为例讲述操作步骤：

1. 激光设备与手术显微镜连结。
2. 患者取仰卧位，应用专用激光麻醉插管经口或鼻腔插管全麻。
3. 支撑喉镜（激光专用喉镜，镜体为黑色）暴露术野。
4. 确定肿瘤病变范围，调整激光点，一般功率早期声门型喉癌 1~2W，中晚期喉癌 3~4W。熟练操作者，可选用连续超脉冲切除肿瘤。激光束在肿瘤外围 5mm 安全界将肿瘤完整切除，依据肿瘤大小可施行 I 至 V 型手术术式。
5. 其他操作同支撑喉镜手术。

470201

支撑喉镜下喉肿物激光切除术（视频）

【注意事项】

1. 激光手术在临床有较大的优势，但需要熟练操作方法，初学者最好使用小功率，单脉冲输出方式，术者应熟悉局部解剖，操作激光束按解剖层次切除，可减少出血，保留喉功能。
2. 激光不易止血，常需电凝辅助止血。
3. 口咽、下咽和声门上型喉恶性肿瘤显微激光手术也必须有手术安全界的要求。
4. 术后治疗同常规支撑喉镜手术。

（肖水芳　王斌全）

第三节　等离子治疗

“等离子体”这个名词最早于 1928 年由美国的朗缪尔提出。而等离子体实验研究最早起步于 19 世纪 30 年代英国的 M. 法拉第等人对气体放电现象的研究。之后在 20 世界 50 年代，逐渐形成了一门现代物理学亚学科——“等离子体”学科。作为迅速发展的新兴学科，其低温等离子体、冷等离子体、热等离子体技术已经广泛应用于医学、电子、工业、军事及日常生活等众多领域。

等离子体基本物理原理是：当能量输入时，物质发生从固态到液态，再从液态到气态的聚集态变化。如果继续将更多的能量输入到气体中，气体将发生电离，并转变为另一种聚集状态，即等离子态。当等离子体和其他物质接触时，所输入的能量被传送到被接触材料表面，产生一系列作用。这是等离子技术在各个领域应用的基本理论基础。

低温等离子射频消融手术系统（plasma-based radio frequency device）是利用双极射频产生的能量，以盐水为介质，将射频刀头与组织之间的薄层电解液转化成等离子体，等离子体中的带电粒子被电场加速后获得足够大的动能，将能量传递给组织，解离靶组织中构成细胞分子的分子键，如解体碳 - 碳、碳 - 氢和碳 - 氧共价分子键，将蛋白质等生物大分子直接裂解成 O_2，CO_2，N_2 等气体，形成组织体积减容或切割的效果，从而以“微创”的方式完成对组织切割、打孔、消融、皱缩和止血等多种功能。由于通过电压调制射频控制器，保持在较低的能量输出，工作时仅局限于组织的表层，且工作温度相对较低（40~70℃），对周边组织的热损伤小。医师可以根据用途的不同而选择不同的刀头作用模式。在使用刀头切割消融时，刀头不宜移动太快，以便于切割同时术野止血。对于 1~2mm 直径的小血管，等离子刀头有较好的止血作用，更粗的血管则宜电凝止血。低温和切割消融一体是低温等离子射频消融手术系统最重要的两个技术特点。

该手术系统自 20 世纪 90 年代末开始应用于耳鼻咽喉头颈外科领域，最初主要用于扁桃体的手术治疗。经过 20 余年的发展，该技术逐渐扩大到鼻、咽、喉部多种疾病的治疗，包括下鼻甲肥大、扁桃体肥大、腺样体肥大、OSAHS、会厌囊肿、舌根和甲舌囊肿、咽喉部血管瘤、乳头状瘤和鼻腔鼻窦内翻性乳头状瘤等。2008 年，Carney 等首先报道了应用等离子射频消融技术经口治疗咽喉头颈恶性肿瘤，初步证明等离子射频消融技术在头颈恶性肿瘤手术治疗中的可行性。国内近年逐步开展了等离子射频消融技术辅助经口手术治疗喉癌、口腔口咽癌和下咽癌的临床应用。

【操作步骤】

1. 下鼻甲减容术 对于慢性鼻炎下鼻甲肥大病例，包括青少年患者，均可在局麻下接受手术。手术取坐位，前鼻镜下完成，也可取仰卧位鼻内镜下完成。采用 1% 丁卡因黏膜表面麻醉，同时可使用 1% 利多卡因下鼻甲浸润麻醉（少量），麻醉前注意观察下鼻甲肥大的部位，使用下鼻甲刀头选择 1 到 3 个进针点插入下鼻甲黏膜深面，以下鼻甲肥大处为中心，启动射频功率 4~5 档，时间 10 余秒钟，下鼻甲体积减小为宜。合并下鼻甲骨性肥大者，可同期做下鼻甲外移，术后鼻腔不做填塞，使用鼻腔黏膜保护剂即可。术后 3d 清理下鼻甲表面假膜。

2. 扁桃体切除 + 腺样体切除术 对于儿童 OSAHS 常常需行扁桃体及腺样体的同期切除，选择扁桃体及腺样体各自的刀头，全麻下进行手术。扁桃体手术过程同常规，使用等离子扁桃体刀头切割功能，功率为 6~7 档，凝血功能为 3 档，采用扁桃体包膜外消融切除双侧扁桃体。对于生理性肥大的患儿也可采用“包膜内切除的方法”，行扁桃体的部分切除，术中注意彻底止血，必要时可加用双极电凝止血，可明显减少术中出血。

腺样体的切除，同鼻内镜下经口切除腺样体方式，只是用等离子刀头替代鼻动力刀头来进行手术，较前者可明显减少术中出血，也有相同的注意事项。

3. OSAHS 手术，通常包含软腭打孔、舌根扁桃体减容、肥大舌根减容和悬雍垂腭咽成形术（UPPP 术） 对于成人 OSAHS，软腭松弛、舌根扁桃体肥大以及舌根肥大是造成口咽部和舌根平面狭窄的重要因素。常规 UPPP 不能解决以上狭窄的问题，而低温等离子射频手术可以解决这些问题，而且手术可以在局麻或同期全麻手术下进行。选择对应的刀头，插入到黏膜下，启动射频，同下鼻甲手术基本相同，短时间内可完成手术。

4. 头颈部良恶性肿瘤的治疗 鼻腔鼻窦内翻性乳头状瘤、喉 - 气管乳头状瘤、咽喉部血管瘤和鼻咽血管纤维瘤等良性肿瘤，口腔、口咽、下咽和喉恶性肿瘤，以及颅底肿瘤中已有广泛应用。咽喉血管瘤以准按触消融为主，而其它良恶性肿瘤则以保留适当安全界肿瘤外完整切除为主，在正常组织中按层次进行。

470301

等离子射频技术辅助的双侧口咽癌切除术（视频）

【注意事项】

等离子手术的应用有明显的学习曲线，只有经过正规培训和相当数量的手术积累方可得心应手使用该技术。

（肖水芳　王斌全）

第四节 机器人手术系统

1994 年美国研制了第一台用于辅助微创手术的内窥镜手术系统，其具有虚拟关节，并可代替手术助手控镜、定位等，迈出了机器人外科手术技术的关键一步。近年来，这一崭新的技术融合了远程控制、计算机三维图象处理、仿生学和人体工程学技术等创新科技，具有灵活精准的仿真手腕、立体三维成像等技术优势，明显提高了深部狭小空间内手术的可操作性和精准性，对于一些高精度、长时间的复杂手术优势尤为明显，因此得以广泛应用于腹部外科、泌尿外科、心脏外科和妇产科，并开始逐步在耳鼻咽喉头颈外科中应用。自 2005 年开始，诸多文章开始发表咽喉头颈相关的机器人辅助手术治疗，Weinstein 和 O'Malley 等开始应用达·芬奇机器人手术系统进行上呼吸消化道肿瘤的切除，Park 等人分析经口机器人手术治疗下咽癌疗效的同时提出了经口下咽癌手术的“亚间区（sub-compartment）”切除概念，而后机器人手术迅速发展，诸多文章证实其在头颈恶性肿瘤治疗中的可行性、安全性和有效性。但由于操作空间的限制以及手术器械的缺乏，经口入路机器人头颈外科手术和甲状腺手术成为目前耳鼻咽喉头颈外科的主要应用，目前达芬奇机器人手术系统暂时无法适用于耳、鼻 - 鼻窦和颅底等部位。将来，适合耳鼻咽喉头颈外科的专门单孔机器人系统有可能为此领域外科发展带来质的飞越。

经口达芬奇机器人手术（da Vinci Transoral Surgery，TORS）具有很多优势，包括高度清晰的三维手术视野、最大化保留器官功能、保证肿瘤切除安全边界、减少外切口带来的并发症、减少患者化疗或者放疗的需要以及腔内缝合重建功能强大等。达芬奇机器人甲状腺手术（da Vinci Thyroidectomy）和传统开放手术相比，也具有先天优势，包括美容效果好、没有颈部疤痕、显著减少喉返神经损伤几率、甲状旁腺损伤几率大大下降、医师可以非常清晰的分辨局部解剖结构、学习曲线段并可以大大缩短手术时间等。两种手术步骤因为入路不同有所差别。

【经口达芬奇机器人操作步骤】

以经口入路“达芬奇”机器人手术系统切除会厌癌为例讲述操作步骤：

(1)术前准备同常规全麻手术，气管插管注意选用内径6mm的弹簧管。

(2)患者为仰卧位，患者头端为手术助手和器械护士所在位置，麻醉师位置在患者脚端。手术助手位于患者头端位置方便器械更换和手术操作。器械护士位于患者的左手床边，放置内镜的操作台、放置器械的操作台和放置开口器等物品的操作台围绕器械护士摆放。主刀医师位于容易和助手医师沟通的位置。机器人患者端操作臂塔(Patient-Side Cart)以纵轴30°与手术床靠近摆放，即将机器人患者端操作臂塔置于手术台右侧，与患者纵轴30°，从患者右足侧推入。

(3)在直视下用FK-WO(Fey-Kastenbaur Weinstein-O’Malley)开口器充分暴露会厌及肿瘤(对于舌部和扁桃体肿瘤，可以选择Crow-Davis开口器)。

(4)将达芬奇机器人手术系统的3D内窥镜自开口器中线进入，左侧1号臂插入主操作孔，置入马里兰无创手术钳，右侧2号臂插入于副操作孔，置入单极电凝铲。

(5)确定肿瘤的位置，通过远程操纵台控制两条机器臂和内窥镜，留足安全界切除肿瘤。

(6)彻底止血并进行气道评估。

(7)根据术前评估，颈部淋巴结肿大可疑或确诊淋巴结转移患者可同期或择期行单侧或双侧颈部淋巴结清扫术。

【达芬奇机器人甲状腺手术步骤】

达芬奇机器人甲状腺手术适应证包括甲状腺滤泡增生直径小于5cm、小于2cm的甲状腺恶性肿瘤等。甲状腺机器人手术需要从脚端向头端方向自皮肤隧道至甲状腺区，因此，机器摆放、手术助手和器械护士位置等都跟经口机器人手术不同。下面以经腋窝单孔机器人甲状腺手术为例，介绍机器人手术主要步骤。

(1)麻醉医师位于患者的头端右上方，手术助手位于患者右下方靠近手术床，器械护士位于手术助手的同侧右边，机器人患者端操作臂塔位于患者头位左侧，主刀医师位于患者脚端位置。

(2)患者同样仰卧位，不同之处在于右手需要一个专门的空间向头端摆放，以暴露患者的腋窝区域，需要垫肩垫头使患者处于头后仰位置。这一体位可以将锁骨近中线端降低，利于暴露甲状腺区域。

(3)首先准备手术区域：需要以锁骨胸骨切迹、腋窝为标志做切口。纵切口位于腋窝，长约5~6cm，在颈阔肌深面和胸大肌之间分离，在胸大肌的筋膜层上方分离。在皮下看到肌肉纤维走行改变时，提示已经到达胸锁乳突肌。沿此肌肉逐渐辨别清楚胸锁乳突肌胸骨端、锁骨端和锁骨。定位肩胛舌骨肌，牵拉此肌肉，暴露带状肌，向上牵拉暴露甲状腺。

(4)用甲状腺牵拉系统充分暴露术野。此牵拉系统可以将皮肤、胸锁乳突肌胸骨头和带状肌拉起，固定于患者左侧床边。机器人患者端操作臂塔位于患者头位左侧，避免与牵拉系统互相干扰碰撞。

(5)调整机器人摄像头臂和两个机械臂的位置和方向，摄像头臂紧贴牵拉系统下缘，机械臂保持在颈阔肌层面，在皮肤和肌肉筋膜层之间走行。

(6)自机械臂放置合适的器械，切除病变，手术当中根据需要可以更换5mm或者8mm不同器械，包括电凝、超声刀和各种钳。对于甲状腺手术，分离甲状腺上极和下极、喉返神经暴露保护、将甲状腺与气管分离非常重要。

(7)切除病变后，需要检查术腔，确保没有血管遗留未处理，病变已经切除干净，伤口需要放置引流管自腋窝引出。

(8)根据术前评估，颈部淋巴结肿大可疑或确诊淋巴结转移患者可同期或择期行单侧或双侧颈部淋巴结清扫术。

【注意事项】

(1)在开展机器人手术之前，主刀医师和手术助手必须熟练掌握机器人手术系统相关操作技巧。

(2)机器人手术系统自身存在触觉反馈功能缺失等不足，导致术中容易损伤周围正常组织和结构。因此，在手术过程中，主刀医师必须将手术器械始终保持在视野内，密切注意两条机械臂的位置，避免盲目操作，且手术空间狭小，动作切忌过大。

(3)手术助手通过观察显示器进行暴露、吸引、递送等辅助性操作，并且必须密切观察手术器械是否损伤周围正常组织和结构，及时提醒主刀医师进行必要的调整。

(4)在手术中利用口腔和咽腔保护器具，对牙齿和咽部黏膜进行必要的保护。

根据气道评估情况，决定是否需要进行气管切开。

(5)甲状腺手术术中喉返神经的监护和保护很重要，需要解剖层面清晰，术中神经监护仪的使用可以增加安全性。

机器人辅助经口全甲状腺切除左侧中央区淋巴结清扫术

机器人辅助经口右侧扁桃体扩大切除术

（文卫平　肖水芳）

推荐阅读资料

[1] 孔维佳，周梁. 耳鼻咽喉头颈外科学.3版. 北京：人民卫生出版社，2015.

[2] SHAH J，PATEL S，SINGH B.Jatin Shah's head and neck surgery and oncology.4th ed.Amsterdam：Elsevier，2012.

[3] STRONG M S，JAKO G J.Laser surgery in the larynx.Early clinical experience with continuous CO_2 laser.Ann Otol Rhinol Laryngol，1972；81(6)：791-798.

[4] STRONG M S.Laser excision of carcinoma of the larynx.Laryngoscope，1975，85(8)：1286-1289.

[5] Carney A S，Timms M S，Marnane C N，et al.Radiofrequency coblation for the resection of head and neck malignancies. Otolaryngol Head Neck Surg，2008，138(1)：81-85.

[6] 肖水芳，赵欣，张俊波，等. 等离子射频技术辅助经口微创手术治疗口咽及口腔恶性肿瘤的临床观察. 临床耳鼻咽喉头颈外科杂志，2017，31(22)：1705-1710.

[7] 肖水芳，李五一，张俊波，等. 等离子射频辅助经口手术治疗下咽癌. 中华耳鼻咽喉头颈外科杂志，2017，52(5)：325-331.

[8] 杨淑芝，周成勇，王丰，等. 经口低温等离子手术治疗侵犯前连合的早期声门型喉癌. 中华耳鼻咽喉头颈外科杂志，2018，53(2)：86-91.

[9] WEINSTEIN G S，O'MALLEY B W Jr.，HOCKSTEIN N G.Transoral robotic surgery：supraglottic laryngectomy in a canine model.Laryngoscope，2005，115(7)：1315-1319.

[10] O'MALLEY B W，Jr.，WEINSTEIN G S，SNYDER W，et al.Transoral robotic surgery（TORS）for base of tongue neoplasms.Laryngoscope，2006，116(8)：1465-1472.

[11] PARK Y M，KIM D H，KANG M S，et al.Transoral robotic surgery in patients with stage Ⅲ/Ⅳ hypopharyngeal squamous cell carcinoma：treatment outcome and prognostic factor.Acta Otolaryngol，2019，139(9)：816-822.

第四十八章　耳科常用诊疗技术及手术

第一节　耳科常用诊疗技术

一、咽鼓管吹张法及扩张术

（一）咽鼓管吹张法

该方法可用于粗测咽鼓管通畅程度，也可以作为治疗的手段。主要包括三大类方法：

1. Valsalva 法　又称捏鼻闭口呼气法。此方法的操作要点为：用手指将双侧鼻翼压紧，闭口，同时用力呼气。此时，如果咽鼓管通畅，则观察者可听到鼓膜发出振动的响声，或通过耳镜能够观察到鼓膜向外运动。如果不通畅，则无上述表现。

2. Politzer 法　该方法主要用于小儿咽鼓管功能的评估。受试者含一口水，检查者将波氏球前端的橄榄头放入受试者一侧的鼻孔，用手压紧另一侧鼻孔，嘱患者吞咽，并于吞咽时迅速挤压橡皮球。此时，患者软腭上提，封闭鼻咽部。对于咽鼓管通畅者，挤压的气体通过咽鼓管进入鼓室，检查者通过听诊管可听到鼓膜振动的声音。

3. 导管吹张法　该方法的原理为将吹张管直接插入咽鼓管咽口，将气体送入咽鼓管，检查者能够通过听诊管听到气体通过咽鼓管及鼓膜振动的声音。咽鼓管导管前端略弯曲，开口呈喇叭形，尾端开口外侧有一个小环，位置与前端弯曲方向相反，可以用于指示前端的方向。在操作之前，需要对鼻腔进行充分的收缩和表面麻醉，并清理鼻腔及鼻咽部的分泌物。因该检查可能对患者带来一定的不适，儿童较难配合。该检查法的实施有以下不同的方法。

（1）圆枕法。检查者手持咽鼓管导管的尾端，前端弯曲部向下，缓慢进入鼻腔，沿鼻底进入鼻咽部。当前端接触鼻咽后壁时，将管向受检侧旋转 90°，并向外退出少许。此时导管前端越过圆枕，落在咽鼓管咽口处，再将导管向外上方旋转 45°。将橡皮球对准导管尾端吹气数次，用听诊管听诊。如果咽鼓管通畅，则能够听到气体通过咽鼓管时发出的“嘘嘘”声及鼓膜振动声。如果咽鼓管狭窄，可听到气流通过时的“吱吱”声，无鼓膜振动声或极微弱。如果咽鼓管完全闭锁，或导管未插入咽鼓管，则无声音闻及。此为最常用方法。

（2）鼻中隔法。分为同侧法和对侧法。利用鼻中隔后缘作为定位标志，使导管进入咽鼓管口。以上操作过程中需要动作轻柔，勿损伤鼻腔黏膜。吹气力度适当，勿损伤鼓膜。此外，鼻腔及鼻咽部脓性分泌物应在吹张前清理干净。注意，急性上呼吸道感染者，鼻腔或鼻咽部有脓性分泌物未清理干净者，鼻出血，鼻腔或鼻咽部肿瘤、溃疡等病变者，为此方法禁忌证。

（二）咽鼓管球囊扩张术

2010 年欧洲学者首先将球囊扩张这一技术应用于咽鼓管，并通过大量的临床研究表明，球囊扩张咽鼓管成形术具有可行性、安全性，并对于治疗分泌性中耳炎、合并咽鼓管功能障碍的化脓性中耳炎等具有良好的效果。球囊扩张咽鼓管成形术具有微创、易操作的特点，且具有良好的安全性及有效性。

该操作可在全麻或局麻下进行。首先，患者需进行鼻腔的收缩及表面麻醉。在鼻内镜下，充分清理鼻腔及鼻咽部分泌物。一般在 30° 鼻内镜引导下，将引导导管前端置入咽鼓管口，再将导丝导入咽鼓管内。水泵加压至 10bar 使导丝前端球囊充分膨胀，维持 2min 后退出。注意，如果导丝进入咽鼓管过程有较大阻力，应当重新调整引导导管后再次进入。此外，退出后应当检查球囊有无弯折。对于儿童患者鼻腔狭窄者，也可经口置入鼻内镜进行引导导管的定位。

目前国内外学者对于该手术适用患者的最小年龄仍有争议，国内普遍认为大于6岁相对安全。但国外有学者对于1岁患者实施该手术。手术禁忌证为：既往头部外伤，腭裂，咽鼓管异常开放，唐氏综合征（颅骨骨缝连接不紧密），咽鼓管闭锁，瘢痕体质等。放疗后患者能否手术仍有争议。

咽鼓管球囊扩张术（视频）

二、外耳道冲洗法

外耳道冲洗是治疗外耳道疾病的一种常用临床操作方法。外耳道冲洗的作用包括：清除外耳道内的耵聍、分泌物及异物，减轻患者耳部不适，提供外耳道及鼓膜的清晰视野，使耳内局部用药与外耳道黏膜充分接触以提高用药效果等。

【适应证】

外耳道耵聍，外耳道异物，外耳道炎（包括外耳道真菌病），外耳道湿疹。

480102

音叉试验（视频）

【禁忌证】

鼓膜穿孔者。

【麻醉与体位】

无须麻醉，患者取坐位，头部稍偏向冲洗侧；儿童可由家长侧抱于怀中，取上述体位固定头部，或采取侧卧（冲洗侧外耳道口朝下）。

【操作步骤】

(1)宣教：向患者介绍冲洗过程及配合方法，缓解患者恐惧心理。

(2)冲洗液：通常用生理盐水，水温控制在37℃左右。外耳道炎或湿疹可采用3%过氧化氢、3%硼酸溶液冲洗。外耳道真菌感染可采用3%~5%碳酸氢钠或抗真菌制剂冲洗。外耳道活性昆虫异物可先滴入1%丁卡因，5~10min后待昆虫麻醉再行冲洗和异物取出。

(3)将耳廓向后上提起，使外耳道呈一直线。头部略向患侧倾斜，便于冲洗液流出。

(4)将冲洗头方向朝向外耳道后上壁，避免水流直接冲击鼓膜，水量每次20~30ml，间断脉冲式冲洗。

(5)患者手持弯盘等容器，贴近面部，承接自外耳道口流出的冲洗液，以免打湿衣物。

【注意事项】

(1)操作之前先检查患者耳部，评估外耳道长度、病变性质、患者的配合能力等，根据病变情况选择适宜的冲洗液，并向患者耐心解释，消除紧张情绪。

(2)冲洗器通常采用去除针头的大注射器、金属吸引器头，亦或耳鼻喉综合治疗台内设的外耳道冲洗系统。

(3)冲洗液温度要接近人体体温，且冲洗头应朝外耳道后上壁的方向，不可直接冲洗鼓膜，以避免出现眩晕等迷路刺激症状。

(4)操作时动作应轻柔，冲洗过程中密切观察患者面色、表情，询问患者有无不适，如有眩晕、恶心、面色苍白等表现，应立即停止冲洗并进行处理。

三、鼓膜穿刺术

鼓膜穿刺术（auripuncture，tympanotomy）是经鼓膜穿刺抽吸鼓室积液或经穿刺处鼓室给药的手术。它既可作为诊断分泌性中耳炎的金标准之一，又是分泌性中耳炎的重要治疗手段。此外也适用于梅尼埃病和突发性聋鼓室内注射给药者。

【操作步骤】

(1)成人取正坐位；儿童最好采用仰卧头侧位。

(2)外耳道和鼓膜用碘伏消毒。

(3)外耳道内如有耵聍予以清除。

(4)鼓膜表面以2%丁卡因或Bonain液（含等量可卡因、石炭酸和薄荷脑）麻醉5~10min。

(5)在明视下（额镜、头灯、耳内镜），以针尖斜面较小的针头，从鼓膜前下象限或后下象限刺入鼓室，固定针头。用2ml或5ml注射器抽吸液体，吸尽为止。

(6)取出穿刺针，用卷棉子将流入外耳道内的液体拭净。

(7)以消毒棉球塞于外耳道口，术毕。

【注意事项】

(1) 急性分泌性中耳炎鼓室内也可有渗液，但经正确治疗后多可经咽鼓管引流或吸收，分泌性中耳炎初期，鼓室内有渗液，不必穿刺，经治疗仍不能吸收或引流者，可行鼓膜穿刺术。

(2) 记录抽出液体的总量，并注意观察其形状，必要时送实验室检查。

(3) 术中须遵循无菌操作原则。

(4)穿刺时，针头的方向应与鼓膜垂直，穿刺点不能超过后上象限和后下象限的交界处，不能向后上倾斜，以防损伤听小骨、圆窗或前庭窗。

(5) 穿刺前一定要固定好患者头部，防止进针时躲闪，针进入鼓室后一定要固定好针头，防止抽吸过程中将针头拉出。

(6) 如液体黏稠，注射器不易吸出时，可用地塞米松注射液冲洗出黏稠积液，然后使用电动负压吸引器从穿刺针眼吸引，但负压不可太大。

鼓膜穿刺术（视频）

四、鼓膜置管术

鼓膜置管术(grommet insertion)：是经鼓膜放置一个通气管于鼓室内，使中耳和外耳道直接相通，从而改善中耳通气引流的手术。鼓膜切开后，将扣眼状或 T 形的通气管嵌放于鼓膜切口上。留置时间长短不一，一般为 6 个月 ~2 年。咽鼓管功能恢复后，部分通气管可能自行脱出。亦可用激光在鼓膜前下方造孔，但此孔短期内会自行愈合。

【操作步骤】

(1) 体位为仰卧头侧位

(2) 小儿用全身麻醉，成人用局部麻醉。

(3) 耳廓及耳周、外耳道用碘伏消毒。

(4) 在手术显微镜或耳内镜下，用锋利的鼓膜切开刀在鼓膜前下方做放射状或弧形切口，切口比通气管外径略长 0.2~0.4mm。

(5) 用吸引器吸尽鼓室内液体，必要时可予地塞米松注射液冲洗鼓室。

(6) 将通气管植入鼓膜切口内，不同通风管植入技巧各有特点。

(7) 检查通气管的位置是否正确，必要时做适当的调整。

(8) 以消毒棉球塞于外耳道口，术毕。

【注意事项】

(1) 本法适用于慢性分泌性中耳炎，经鼓膜穿刺术等其他治疗无效者；中耳积液黏稠或为胶耳者。

(2) 小儿积液持续 3 个月未自愈者即可手术。对于本身已有听力损失的患儿，言语发育延迟、唇腭裂、智力障碍、视力障碍等高危儿童，一旦确诊分泌性中耳炎则应尽早置管。

(3) 鼓膜切口不宜接近脐部或鼓环，否则会造成通气管安放困难或易于脱落。

(4) 如分泌物甚为黏稠，必要时可做鼓膜第二切口，进行鼓室内注射冲洗出黏稠积液。

(5) 如术后通气管被分泌物结痂所堵，可试用尖针轻轻疏通之，或滴用 0.3% 氧氟沙星滴耳剂使其软化而清除。

(6) 带管期内患者禁止游泳，以免污水进入鼓室。

(7) 对于可疑颈静脉高位、颈内动脉异常突入鼓室者，该手术禁忌。

鼓膜置管术（视频）

五、鼓膜切开术

鼓膜切开术适用于急性化脓性中耳炎或分泌性中耳炎鼓室积液患者。适时的鼓膜切开术可通畅引流，有利于炎症的迅速消散，使全身和局部症状迅速减轻。炎症消退后，穿孔可迅速封闭，平整愈合，很少瘢痕形成和粘连。

【操作步骤】

1. 成人取坐位，小儿卧位，患耳朝上。

2. 外耳道口及外耳道内以碘伏消毒。

3. 成人鼓膜表面以 2% 丁卡因或 Bonain 液麻醉，小儿可用全麻。

4. 在手术显微镜或耳内镜下看清鼓膜，用鼓膜切开刀从鼓膜后下象限向前下象限做弧形切口，或在前下象限做放射状切口。

5. 吸尽脓液后，用小块消毒棉球置于外耳道口。

【注意事项】

1. 本法适用于全身及局部症状较重、鼓膜明显膨出，虽经治疗亦无明显好转者；鼓膜虽已穿孔，但穿孔太小，引流不畅者；有并发症可疑，但无须立即行乳突手术者。

鼓膜切开术(视频)

2. 做鼓膜切口时注意刀尖不可刺入太深，切透鼓膜即可，以免伤及鼓室内壁结构及听小骨。

六、外耳道给药

【操作步骤】

(1) 先用 3% 过氧化氢溶液清洗外耳道内分泌物或脓液，然后清理干净双氧水和脓液形成的沉淀。

(2) 滴药时患耳向上，一手依徒手(单手)检耳的方法将耳廓拉向后上，推耳屏向前，使外耳道变直，另一手持滴耳液滴 6~10 滴入外耳道内。

(3) 保持患耳向上约 10min，并同时反复按压耳屏，使药液进入中耳，然后将外耳道内多余药液拭去。

外耳道给药(视频)

(4) 如鼓膜穿孔很小，滴入药液后可能在穿孔上形成一个药液膜，不能进入中耳，此时可在外耳道加以适当的压力，迫使药液进入中耳。

【注意事项】

滴耳液药液不可过凉，以接近体温比较合适，以免引起前庭刺激症状。

(马芙蓉　赵　宇)

第二节　耳科基本手术操作

一、耳外伤清创缝合术

【适应证】

由于各类直接暴力(如利器外伤、拳击等)或间接暴力(爆炸气浪、巨响)引起的耳部外伤。可发生于耳的某一部分，也可几部分同时发生。包括挫伤、割伤、扯伤、咬伤、断裂伤及火器伤等，常伴有邻近组织外伤，需清理伤口后对位缝合。

【禁忌证】

(1) 如合并重要脏器如颅脑、胸、腹部等损伤，或出现休克，应先予以抢救，待好转后再争取时间行清创缝合术。

(2) 化脓感染的伤口不宜缝合。

【麻醉与体位】

1. 麻醉　以局部麻醉为主。可用含 0.1% 肾上腺素的 1% 普鲁卡因或利多卡因做耳廓及耳周局部浸润麻醉。小儿、不能合作者及病情严重复杂者可采用全麻。

2. 体位　仰卧，头转向对侧，术耳朝上，对侧耳枕于头圈上。

【操作方法及程序】

1. 清洗去污　①清洗皮肤：用无菌纱布填塞和覆盖伤口，剪除伤口周围的毛发，以消毒肥皂水冲洗伤口周围皮肤，再以生理盐水冲洗，直至清洁为止；②清洗伤口：术者更换手套，去除填塞和覆盖伤口的无菌纱布，以大量生理盐水冲洗创口，然后依次用 3% 过氧化氢溶液和生理盐水冲洗伤口。

2. 伤口的处理　①铺无菌巾，换手套，穿无菌手术衣；②检查伤口，清除血凝块和异物；③切除失去活力的组织；④必要时可扩大伤口，以便处理深部创伤组织；⑤伤口内彻底止血；⑥最后再次用 3% 过氧化氢溶液和生理盐水反复冲洗伤口。

3. 缝合伤口 ①必要时更换手术单、器械和手术者手套;②按组织层次缝合创缘,注意勿将软骨暴露在外;③污染严重或留有无效腔时应置引流物或延期缝合皮肤。

4. 伤口覆盖无菌纱布或棉垫,胶布固定后绷带包扎。

【术后处理】

(1)根据全身情况输液或输血。

(2)合理应用抗生素,防止伤口感染,促使炎症消退。

(3)注射破伤风抗毒素;如伤口深,污染重,应同时肌内注射气性坏疽抗毒血清。

(4)伤口引流条,一般应根据引流物情况,在术后 24~48h 拔除。

(5)每日换药,伤口出血或发生感染时,应立即拆除缝线,检查原因,进行处理。

(6)术后 1 周拆线。

【并发症】

(1)出血。

(2)伤口感染,组织坏死。

(3)化脓性耳廓软骨膜炎多因软骨膜暴露引起,缝合时应注意勿使软骨暴露在外。

耳外伤清创缝合术(视频)

二、耳廓及耳周小良性肿瘤切除术

【适应证】

原发于耳廓或耳周的各类良性肿瘤。切除后应同时考虑行缺损部位修补。

【禁忌证】

(1)严重的全身性疾病,如糖尿病,活动性肝炎,重症心、脑、肾、血管及血液疾病而未得到控制者。

(2)耳廓或耳周有活动性炎症者。

【麻醉与体位】

1. 麻醉 以局部麻醉为主。可用含 0.1% 肾上腺素的 1% 普鲁卡因或利多卡因做耳廓及耳周局部浸润麻醉,小儿和不能合作者可采用全麻。

2. 体位 仰卧,头转向对侧,术耳朝上,对侧耳枕于头圈上。

【操作方法及程序】

视病变的部位、范围而定。切除方法有:

1. 耳轮边缘的小肿瘤 用梭形切口。若为恶性肿瘤,应将下面的软骨一并切除。

2. 耳轮部浸润较深的肿瘤 应做较大的楔形切除,切除的软骨应比切除的皮肤范围大,以便缝合。

3. 耳廓肿瘤 应做梭形口,软骨切除的范围也须略大于皮肤,以便缝合。

4. 耳垂部较大的肿瘤 应将耳廓下半大部分切除,保留耳廓上缘小部分。

5. 耳周小良性肿瘤 可在其包块上做正中或梭形切口(粘连严重或已溃破者),切开皮肤及皮下组织,分离肿瘤周围组织,予以完整切除肿瘤。如术腔较深可放置皮片引流,加压包扎。

【术后处理】

(1)术后 24h 取出引流条。

(2)每日换药,若有植皮,需观察植皮有无感染和坏死。

(3)术后 5~7d 拆线。

(4)应用抗生素预防感染。

【并发症】

(1)出血。

(2)面瘫:面神经可受麻醉药浸润而发生一过性面瘫,1~2h 后可自行缓解。

(3)化脓性耳廓软骨膜炎:多因软骨膜暴露引起,缝合时应注意勿使软骨暴露在外。

三、外耳道小良性肿瘤切除术

【适应证】

原发于外耳道的各类良性肿瘤。切除后应同时考虑行缺损部位修补术。

【禁忌证】

(1)严重的全身性疾病,如糖尿病,活动性肝炎,重症心、脑、肾、血管及血液疾病而未得到控制者。

(2)外耳道有活动性炎症者。

【麻醉与体位】

1. 麻醉　可用含 0.1% 肾上腺素的 1% 普鲁卡因或利多卡因做耳周及外耳道局部浸润麻醉。对手术不配合者可用全麻。

2. 体位　仰卧,头转向对侧,术耳朝上,对侧耳枕于头圈上。

【手术步骤】

(1)做耳道内切口,在耳屏与耳轮脚间向上延长 1.5cm。

(2)暴露切除肿瘤,沿肿瘤边缘正常皮肤做切口,将肿瘤及其基底部一并分离切除。若为骨瘤,则沿切口将皮肤及骨膜一并分离翻起,充分暴露瘤体,用电钻将其磨除。

(3)外耳道较窄者,将外耳道骨壁暴露后,用电钻磨除部分外耳道骨壁,以扩大外耳道,避免造成外耳道狭窄。

(4)取耳后或大腿内侧游离皮片修复肿瘤切除后的遗留创面。用碘仿油纱条填塞外耳道。

【术后处理】

(1)术后应用抗生素 7~10d 预防感染。

(2)10~14d 抽出外耳道填塞碘仿油纱条,拆线。

四、耳廓假性囊肿穿刺加压治疗

【适应证】

有明确病史,确诊为耳廓假性囊肿者。

【禁忌证】

(1)严重的全身性疾病,如糖尿病,活动性肝炎,重症心、脑、肾、血管及血液疾病而未得到控制者。

(2)耳廓急性活动性炎症期间。

【麻醉与体位】

1. 麻醉　通常采用局部麻醉,儿童可用全麻。

2. 体位　可坐位或仰卧,头转向对侧,术耳朝上,对侧耳枕于椅背或头圈上。

【操作方法及程序】

1. 用空针穿刺抽液。

2. 用棉球或细纱条依耳廓形状压迫局部后用纱布或绷带加压包扎;或用石膏模压迫之;也可使用理疗科小磁铁加压于原囊肿处,再以纱布或绷带包扎。

【术后处理】

(1)避免耳部进水,预防感染。

(2)术后 10d 拆除绷带或石膏模。

【并发症】

化脓性耳廓软骨膜炎:多因细菌继发感染引起,穿刺抽液时应严格遵守无菌原则。

耳廓及耳周小良性肿瘤切除术(视频)

五、先天性耳前瘘管摘除术

【适应证】

耳前瘘管反复感染者。

【禁忌证】

(1)严重的全身性疾病,如糖尿病,活动性肝炎,重症心、脑、肾、血管及血液疾病而未得到控制者。

(2)耳前瘘管急性感染期。

【麻醉与体位】

1. 麻醉　通常采用局部麻醉,儿童可用全麻。

2. 体位　仰卧,头转向对侧,术耳朝上,对侧耳枕于头圈上。

【操作方法及程序】

(1)可术前以钝针头向瘘管内注入2%亚甲蓝,勿使其外溢,作为术中分离瘘管的标志。

(2)于瘘管外口皮肤做一梭形切口,切开皮肤。

(3)用血管钳或组织钳夹持瘘口处,沿着色的瘘管钝、锐性分离直至盲端,完整切除。若瘘管与软骨粘连及穿过软骨者,应切除部分软骨,局部有皮肤破溃、肉芽组织形成者,修整皮肤,用刮匙将肉芽组织刮除。

(4)切除后冲洗术腔,分层缝合,不留无效腔,可放置橡皮引流条。

【术后处理】

(1)术后24h取出引流条。

(2)术后5~7d拆线。

(3)应用抗生素预防感染。

【并发症】

(1)出血。

(2)面瘫:面神经可受麻醉药浸润而发生一过性面瘫,1~2h后可自行缓解。

(3)化脓性耳廓软骨膜炎:多因软骨膜暴露引起,缝合时应注意勿使软骨暴露在外。

六、单纯乳突切开术

单纯乳突切开术是在保留完整外耳道后壁的情况下,通过磨开鼓窦及乳突,清除鼓窦、鼓窦入口及乳突气房,甚至上鼓室内的病变组织,使中耳脓液得到充分引流,用于治疗以急性化脓性炎症为主的中耳疾患,防止并发症。近年来,通过抗生素对中耳炎的有效控制,单纯乳突切开术已逐渐减少。

【适应证】

(1)急性融合性乳突炎,乳突蓄脓,已出现并发症,或有并发症可疑时,应急诊手术。

(2)隐性乳突炎。

【禁忌证】

(1)急性化脓性中耳炎早期,应先保守治疗。

(2)各种传染病急性期不宜手术。

(3)凝血功能障碍的患者不宜手术。

【麻醉与体位】

术前准备:手术前一天剃发,范围达术侧耳廓周围5~7cm以内。彻底清洗头部、耳廓及其周围皮肤。

消毒:活力碘消毒外耳道、耳廓及其周围7cm,向下包括同侧颈部皮肤。

麻醉:

(1)成人一般用局麻。局部以神经阻滞为主,切口及其周围辅以浸润麻醉。局麻药常用1%~2%利多卡因,以2 000∶1的比例加肾上腺素,在耳廓附着处后方约1~1.5cm处进针,向上、中、下方皮下及骨膜下注射,药量为5~8ml。

(2)儿童及手术不合作者可用全麻。切口仍注射加肾上腺素的利多卡因,以减少切口出血。

体位:仰卧,头偏向对侧,术耳朝上,对侧耳枕于头圈上。

【操作方法及程序】

1. 切口　一般采用耳后切口。切口呈弧形,上起耳廓附着处上缘之高度,在耳廓后沟约0.2cm处切开皮肤,然后向下略向后延伸,至切口的中段,此处离耳廓后方沟1.5~2.0cm,从此处转而向下稍向前延长切口,直达乳突尖水平,此时距耳廓后方的距离约为1.2cm。切透皮肤后,相继切开皮下组织及骨膜。

2. 分离软组织,暴露乳突骨皮质　骨衣剥离器沿骨面分离骨膜,暴露乳突骨皮质,前达骨部外耳道后缘,尽量避免剥离外耳道上、后壁的骨膜及皮肤,下至乳突尖,用乳突牵开器撑起开口。

3. 磨开鼓窦,清除乳突气房　使用切割钻磨除乳突骨皮质,暴露乳突浅层气房。寻找鼓窦:于颞线下外耳道上棘后方的筛区磨除乳突气房。鼓窦位于外耳道上棘内面的后上方,即外耳道后上三角的深部。鼓窦开放后,便可逐次开放全部乳突气房。

4. 彻底清除病变组织　乳突术腔开放后,应在手术显微镜下仔细检查及清除鼓窦、鼓窦入口及乳突腔内胆脂瘤、肉芽、息肉及病变黏膜。如发现乳突盖及乙状窦壁局部有骨质破坏,局部肉芽形成,应将缺损骨壁扩大，直至露出健康组织为止。如乳突尖骨质破坏，注意有无颈深部脓肿，如有则应予充分引流。

5. 缝合切口 术腔用生理盐水冲洗后，放置引流管引流乳突腔。缝合切口的骨膜、皮下组织及皮肤，外耳道内填塞碘仿纱条以防狭窄，敷以消毒敷料，用绷带做扇形包扎。

【术后处理】

(1) 平卧或侧卧位。全麻者按照全麻术后常规处理。

(2) 观察有无眩晕、恶心、呕吐、面瘫、眼震、头痛、发热、局部出血现象。

(3) 根据手术前或手术中从乳突所取的分泌物培养情况，用足量敏感抗生素 5~10d。

(4) 术后 3d 在无菌操作下更换耳部敷料。根据渗出液情况，3~5d 抽出耳道碘仿纱条。

(5) 术后 5~7d 拆除切口缝线。

单纯乳突切开术（视频）

七、乳突根治术

乳突根治术（radical mastoidectomy）是一种彻底清除中耳乳突内病变组织，并通过切除外耳道后上壁，使鼓室、鼓窦、乳突腔和外耳道形成一个永久向外开放的空腔的手术。

【适应证】

1. 中耳胆脂瘤破坏范围广泛或经保守治疗无效的慢性中耳炎，已无重建听力条件或合并全聋或接近全聋者。

2. 上述两种疾病病变广泛，术中不能确保完全清除病变或鼓室内壁已全部上皮化，咽鼓管完全闭锁者。

3. 慢性化脓性中耳炎合并耳源性颅内并发症、岩骨炎、化脓性迷路炎、面神经麻痹或合并迷路瘘管等，不适宜实施听力重建手术者。

4. 结核性中耳炎伴骨质破坏或死骨形成者。

5. 局限于中耳的中耳良恶性肿瘤，如面神经鞘膜瘤、小的颈静脉球瘤（鼓室体瘤）等。

【禁忌证】

严重的全身性疾病，如糖尿病，活动性肝炎，重症心、脑、肾、血管及血液疾病而未得到控制者。

【麻醉与体位】

1. 麻醉 通常采用全身麻醉。成人亦可采用局麻。

2. 体位 仰卧，头转向对侧，术耳朝上，对侧耳枕于头圈上。

【操作方法及程序】

常取鼓窦径路。

(1) 切口：多采用耳内切口。暴露乳突骨皮质，前达骨性外耳道前壁之切线，上至颞线，下达骨性外耳道底部切线。

(2) 开放鼓窦：鼓窦体外投影标志有筛区、外耳道道上棘、道上三角。

(3) 开放乳突气房，清除病变组织，使术腔达到轮廓化。

(4) 磨除鼓窦入口及上鼓室外侧壁，开放上鼓室。

(5) 磨断外耳道后壁及上壁形成的“骨桥”，磨除前拱柱，开放上鼓室前隐窝。

(6) 磨低面神经嵴，扩大鼓窦入口，清除鼓窦、鼓室内病灶。

(7) 封闭咽鼓管鼓口，搔刮鼓室及咽鼓管鼓口黏膜，肌肉填塞咽鼓管鼓口。

(8) 做外耳道皮瓣。从前上方剪短外耳道皮瓣，向后下翻转，覆盖于乳突腔底。

(9) 行耳甲腔成形，扩大外耳道口。

(10) 填塞碘仿纱条，缝合切口

【术后处理】

(1) 注意术后有无面瘫、眩晕、恶心、呕吐，如出现，应及时松动耳内纱条。

(2) 根据术前分泌物细菌培养和药敏结果，给予敏感抗生素 5~7d。

(3) 术后如敷料渗出较多应每日更换，如无明显渗出可撤除绷带。术后 5~7d 拆线。

(4) 术后第 10~14d 抽出耳内纱条，如渗出物多，可每日更换抗生素纱条直至分泌物不多。

(5) 术后每隔半年到 1 年清理术腔脱落上皮碎屑。

【并发症】

1. **出血**　多因损伤乙状窦引起。

2. **面瘫**　处理鼓室乳突病变时，要注意避免损伤可能无骨管覆盖的裸露的面神经。

3. **脑脊液漏**　术中如硬脑膜撕裂，可出现脑脊液漏，可用颞肌筋膜及肌肉修补之。术后注意加强抗生素的应用，预防颅内感染。

乳突根治术（视频）

4. **化脓性耳廓软骨膜炎**　多因软骨膜受耳内铜绿假单胞菌感染所致。

5. **迷路炎**　磨骨时误伤半规管，清除病灶时不慎撕脱镫骨足板，或扰动迷路瘘管等。

6. **术后耳内长期流脓**　原因包括：术中未将乳突腔轮廓化，鼓室窦、面隐窝、上鼓室前隐窝未充分暴露，病灶残留；咽鼓管鼓口未封闭；面神经嵴过高；耳甲腔成形不够、耳道口扩大不充分等。

八、鼓膜修补术

单纯鼓膜修补术在这里狭义的是指“单纯鼓膜紧张部穿孔的修补手术”，不涉及鼓室探查、听骨链重建及乳突手术。单纯鼓膜修补术亦称之为鼓膜重建术。紧张部鼓膜穿孔一般位于鼓膜紧张部中央，大小不等，贯穿全层，由于穿孔周边有瘢痕及纤维结缔组织环绕，影响了鼓膜的愈合。鼓膜修补术包括内置法、外置法和夹层法。常用的修补材料为颞肌筋膜、成形的薄层软骨及软骨膜、耳后乳突表面修薄的骨膜。小穿孔甚至用及脂肪组织。现在重点介绍内置法鼓膜修补术。

内置法鼓膜修补术可以在显微镜下或内镜下进行手术修复，切除鼓膜残边的瘢痕组织，制作鼓膜残边新的创面，再用移植物内置于鼓膜内侧的移植床上形成鼓膜上皮愈合的支架，最终形成新的鼓膜，使鼓膜穿孔消失，减少反复的耳流脓，提高听力。

选择耳内还是耳后切口（甚至不做耳部切口）、麻醉及入路，需要依据患者耳道的宽度、鼓膜穿孔的大小、位置、设备情况、手术者习惯等因素采用不同的修复方法。小鼓膜穿孔可以在门诊进行化学药物烧灼鼓膜残边贴片修复方法。中等穿孔或大穿孔，一般需要在手术室内显微手术或内镜手术。

【适应证】

（1）慢性化脓性中耳炎遗留的单纯鼓膜紧张部穿孔，持续干耳 1 月余；听骨链完整，活动度良好；鼓室内无鳞状上皮化生；咽鼓管功能正常；无重度感音神经性耳聋。颞骨 CT 显示鼓室及乳突内无广泛不可逆病变。

（2）外伤性鼓膜穿孔长期不愈，不伴有听骨链脱位及中断。

（3）鼓室成形术及听骨链重建术之部分手术步骤。

【禁忌证】

1. **绝对禁忌证**　急性上呼吸道感染痊愈不足 2 周；真菌或细菌性外耳道炎；中耳胆脂瘤、中耳乳突炎及中耳结核等广泛不可逆病变未彻底清除；咽鼓管闭锁或严重功能障碍；全身严重病变不能耐受手术者。

2. **相对禁忌证**　唯一有用耳；幼儿频繁上呼吸道感染或过敏，腺样体肥大；咽鼓管功能不良；重度感音神经性耳聋迫切需要通过手术提高听力者；邻近病灶未得以控制。

【术前准备】

（1）术前完善耳鼻咽喉科专科检查，尤其是鼓膜的显微镜下或内镜下的检查，纯音测听及高分辨率颞骨薄层 CT 等，明确诊断，排除需要鼓室及乳突探查的病变。

（2）完善术前检查（包括血常规、尿常规、生化常规、凝血功能、免疫常规、胸片、心电图。全身有合并症和老年患者，应增加相应检查，如超声心动、肺功能及颅脑影像学检查）。

（3）核实患者各项检查结果，进一步确认手术适应证，排除禁忌证。

（4）与患者及其家属交代病情及手术相关风险，特别需要与患者沟通的有：鼓膜修补手术虽然在耳科手术中属于小手术，但是，由于鼓膜细小深藏，位于狭长弯曲的外耳道深方，需要在手术显微镜下或内镜下完成，手术非常精细，难度不同于一般手术。所以，有鼓膜修补失败需要二次手术可能、鼓膜外移、听力下降、鼓室积液、鼓室粘连、中耳胆脂瘤，原发或继发性面神经麻痹等风险，并签署知情同意书。

（5）术前 1d 或手术前头部备皮，范围为耳周 3 指，即耳廓上缘，耳后沟后方，乳突尖周围 3~5cm 皮肤，齐发根剃去发际内头发。如果采用耳内切口，范围可适当缩小。在欧美国家，有些患者不做头发的处理，但术前一天应严格用清洗剂清洗头发，并整理耳周发际头发，防止进入手术部位引起感染。

【手术】

1. 麻醉　视穿孔大小及患者情况确定手术麻醉方式。可以采用局部浸润麻醉、强化局麻和全身麻醉等方式。一般采用全身麻醉。麻醉完成后，用红霉素眼膏涂于双侧结膜，并用贴膜保护眼部。戴手术帽，将头发用手术帽遮盖，并以贴膜固定于备皮区边缘，防止头发进入术野。

2. 体位　患者采用平卧位，将患耳向上，头转向对侧，头下垫头圈，健耳置于圈内以防压迫。全麻手术时可用头带或胶带将头部固定于手术台上，身体与手术台适度固定，以方便调整手术床的角度。在摆放患者体位时，应注意患者的头部应高于肩部，以防术中过高的肩部影响术者手的稳定和操作。

3. 切口　鼓膜修补术可以耳内切口，亦可以采用耳后切口。鼓膜穿孔较大时，一般采用耳后切口。耳后切口为“万能切口”，术野显露较好，尤其对于大鼓膜穿孔的修复非常便利，现多采用耳后切口。距耳后沟 0.5~1.0cm 的弧形切口。上方达耳廓中上 1/3 交界处，下至近乳突尖处，依次切开皮肤、皮下组织、耳后肌肉。在耳后肌肉下（一定要找对层次，如在肌肉内分离，否则将造成出血较多），向前分离耳廓至接近外耳道后壁后，充分止血。以外耳道口为中心，制作蒂在前的肌骨膜瓣。上达颞线，下至外耳道下壁，肌骨膜瓣宽 0.5~1.0cm。向前翻起肌骨膜瓣至外耳道后壁，用乳突牵开器将耳廓向前牵拉，暴露外耳道后壁及部分乳突，显露外耳道后上嵴及鳞鼓嵴。

4. 扩大骨性外耳道　用大小合适的切削钻头将耳道外侧部分悬垂骨质磨除，尤其注意外耳道鳞骨嵴、外耳道上壁、后壁及下壁悬垂骨质的切除。深部用金刚砂钻头，小心磨除悬垂骨质直达鼓环。防止外耳道前壁皮肤的破损和缺失。外耳道扩大至于一个视野下可看到鼓膜全貌。

5. 制作鼓膜残边移植床　用精细剥离子或锐性钩针插入鼓膜残边的瘢痕内，深达纤维层进行分离。用组织钳将鼓膜残边内侧的黏膜层钳除至残边 1~2mm 处。注意，一定要检查鼓膜内侧面有无上皮爬入，彻底清除鼓膜内侧面的鳞状上皮及瘢痕组织，以免形成继发性胆脂瘤。

6. 鼓膜残边钙斑处理　对于鼓膜内较大的钙化斑，如果影响鼓膜振动及影响移植物的修复，应彻底去除。

7. 掀起耳道皮肤及鼓膜瓣（简称“耳鼓膜瓣”）　将鼓膜残边及鼓环自耳道及骨沟内掀起，至上述的耳道切口处。于耳鼓膜皮瓣 9 点（右耳）或 3 点（左耳）处“门型”剪开皮瓣，并分离鼓膜松弛部。注意：用钩针首先由远离鼓索神经的 7 点（右耳）处或 5 点（左耳）处刺入鼓沟内，掀起鼓环，逐渐分至耳道切口处。鼓索神经由面神经发出，进入外耳道后壁的鼓索小管内，由外耳道后上壁穿出，进入鼓室，自锤骨与砧骨之间向前上走行。分离耳鼓膜皮瓣时不要损伤鼓索神经。

8. 移植物制备　一般取颞肌筋膜修复鼓膜。可于耳后切口上方分离，显露颞肌，切取大小合适的颞肌筋膜。在显微镜下刮除附着的结缔组织，稍微脱水或晾干备用。也有采用耳后骨膜及软骨膜或连带软骨修复鼓膜的方法，在此不再赘述。

9. 放置移植物

(1) 四点固定法：移植物的放置方法仁者见仁，智者见智，方法众多。可根据穿孔大小及位置、个人习惯而定，不做强求。现重点介绍大鼓膜穿孔的瑞士苏黎世大学医院 Ugo Fisch 教授的“四点固定法”。

鼓膜穿孔较大者，尤其是鼓膜前上钙斑、残边较少，鼓膜修补成功的关键是鼓膜前上部位的修复。将采用 Ugo Fisch 方法，即 4 点固定法。Fisch 方法尤其适合全鼓膜重建及锤骨柄裸露的鼓膜修补，鼓膜修补的成功率高。所谓 4 个点，分别是：鼓膜前上、鼓膜脐部、鼓膜前下及鼓膜后方。这种方法一般不需要鼓室内填塞和支撑明胶海绵等，当移植物与鼓膜残边不能很好地贴服时可适量放入含有地塞米松的明胶海绵碎屑。具体方法如下：先将移植物修剪至合适大小及合适硬度。一般修剪至接近长方形。在长方形上方正中切口，形成前后两翼。第一点固定：将移植物前下送入鼓膜残边的前下部内侧移植床，依次将颞肌筋膜的前翼送入前方及前上方鼓膜残边下，将其由鼓膜松弛部前上向上拉出贴敷于耳道前上壁。第二点固定：将移植物两翼交汇处由锤骨柄远端的脐部内侧套入向上，脐部抵达切口附近的筋膜表面，并将颞肌筋膜两翼分别在锤骨柄前后两侧向上铺平。为形成鼓膜的浅凹状创造条件。第三点固定：将耳道后下壁皮瓣掀起向前，将颞肌筋膜的下方及后方放在耳道下壁及后下壁的骨沟内。将耳道后上壁皮瓣翻向前方，将颞肌筋膜后部固定于外耳道后壁，将颞肌筋膜的后翼固定于及鼓膜松弛部后上。复位上方及下方的耳鼓膜皮瓣，并良好对位。第四点固定：将鼓膜松弛部及后翼颞肌筋膜略微向下翻转，显露鼓膜松弛部锤前韧带外侧与鼓膜之间并分离之，将位于鼓膜前上残边处的颞肌筋膜分别用短小钩针勾出，并用细而尖的鳄鱼钳将位于前上方鼓膜残边内侧的颞肌筋膜前翼由此拉向外耳道上壁并展开，与后翼对接。复位鼓膜松弛部。这点是手术之难点，常常不易操作，其关键点是要扩大耳道上壁并磨除鳞鼓嵴，给手术操作留出足够的操作空间。再次检查鼓膜穿孔四周，确定颞肌筋膜位于鼓膜残边之下，无任何穿孔、缝隙或贴合不紧。

(2)传统移植物放置方法：如果为鼓膜中等或中大穿孔，无须上述的四点固定法，耳鼓膜瓣制备得适当大小，无须很大。将修剪大小合适的颞肌筋膜直接贴于鼓膜残边内侧的移植床上，复位耳道鼓膜皮瓣即可。

(3)小鼓膜穿孔的修复方法：可在门诊或手术室，与内镜下或显微镜下，采用耳内切口或耳后切口或不切口。亦可不用掀起耳鼓膜瓣，于鼓膜穿孔周边制备移植床后，鼓室内填塞含有地塞米松明胶海绵碎屑，将移植物直接经由穿孔处铺平，四周与制备的鼓膜残边移植床紧密相贴，移植物可以是颞肌筋膜、骨膜或脂肪组织。

10. 耳道填塞　移植物表面贴服含地塞米松的明胶海绵少许，以防止在取出耳道填塞物时，移植物与填塞物粘连而造成移位。耳道内填塞敷料(可以是碘仿纱条、市售耳道填塞物或自制含抗生素油膏的细小敷料)。

11. 关闭切口　对位缝合耳后骨膜瓣，逐层缝合皮下组织及皮肤。

12. 加压包扎　用酒精皮纱再次擦拭切口，用松散的无菌纱布充填耳廓及耳后，置数块无菌纱布及棉垫于患耳处，用绷带加压包扎。注意：绷带加压的压力不能过大，以放入1个示指为度，防止耳廓受压、缺血、缺氧，造成水泡或破损；也不宜过松，以免绷带滑脱和局部血肿的出现。必要时尤其对于儿童，头顶可加固定单条绷带，或用胶布进行粘贴加固。绷带不宜低于眉弓达患者眼部，也不宜低于、压迫和推挤对侧耳廓。缠绕绷带时需注意均匀用力。

【术后观察及处理】

手术当日应密切观察生命体征及麻醉反应。给予抗生素口服或静脉点滴3~7d。嘱咐患者半流食，勿用力擤鼻。观察有无耳痛、面瘫、明显听力下降及眩晕、耳鸣情况及局部伤口情况。注意全麻后呼吸、消化及泌尿系统反应。7d拆线，7~14d撤出耳道内填塞敷料。门诊定期换药，直至新修的鼓膜上皮化愈合为止。

鼓膜修补术(视频)

九、鼓室成形术

鼓室成形术(tympanoplasty)是以清除鼓室病灶、重建中耳传音机构、恢复鼓室-咽鼓管引流通路，从而保存和改善听力的一种耳科显微手术。1952年Zöllner和Wullstein开展了鼓室成形术，并按生理功能将此类手术分为五型。1965年美国耳鼻咽喉科学会(AAOO)提出将鼓室成形术分为三型。我国目前最新版中耳炎和手术分型指南(2011，昆明)提出，广义上的鼓室成形应包含鼓膜成形、听骨链重建、鼓室探查、外耳道成形、耳甲腔成形等概念。根据此分类将鼓膜成形术列为鼓室成形术Ⅰ型，包含听骨链重建则列为Ⅱ型和Ⅲ型，鼓室探查、外耳道成形、耳甲腔成形等相关手术可与Ⅰ~Ⅲ型同时存在。

【适应证】

1. Ⅰ型　指单纯鼓膜成形术，手术修补鼓膜缺损，不涉及听骨链重建，考虑到国内手术分类的延续性和医师习惯，仍然将其列入鼓室成形术。主要适应证为鼓膜紧张部穿孔、听骨链正常，乳突、鼓窦、上鼓室正常或CT检查存在密度增高影但术中探查为渗出液或黏液性分泌物，中上鼓室无阻塞，无须开放乳突。手术方法有内植法、外植法、夹层法等，修补材料以颞肌筋膜、软骨、软骨膜等为主。

2. Ⅱ型　镫骨底板活动，镫骨板上结构存在或部分存在，鼓膜紧张部穿孔或完整。手术的核心理念是在鼓膜和镫骨之间建立有效的声音传导结构。因此，需要在鼓膜/鼓膜移植物/锤砧骨与镫骨头之间放置声音传导媒介，可以采用自体或异体听骨、软骨及各种类型的部分听骨赝复物(PORP，材料主要为钛合金、羟基磷灰石、高分子塑料等)。

3. Ⅲ型　镫骨板上结构完全缺如，镫骨底板活动，鼓膜紧张部穿孔或完整。手术的核心理念是在鼓膜和镫骨底板之间建立有效的声音传导结构。在鼓膜/鼓膜移植物/锤砧骨与活动的镫骨底板之间放置声音传导媒介，可以采用自体或异体听骨、皮质骨、软骨及各种类型的全听骨赝复物(TORP，材料主要为钛合金、羟基磷灰石、高分子塑料等)。

镫骨底板固定多见于耳硬化症、鼓室硬化症和先天性镫骨底板固定等。鼓室硬化症在一期手术时多可清除硬化灶，恢复底板活动，如清除硬化灶后底板仍固定，则一期修复鼓膜，二期再行镫骨底板手术。镫骨底板固定的病例可考虑行镫骨底板手术(镫骨底板开窗+Piston)，分类划归内耳手术范畴。

【禁忌证】

严重的全身性疾病，如糖尿病，活动性肝炎，感染性疾病，重症心、脑、肾、血管及血液疾病而未得到控制者等。

【麻醉与体位】

1. 麻醉　通常采用全身麻醉。成人亦可采用局麻。

2. 体位　仰卧，头转向对侧，术耳朝上，对侧耳枕于头圈上。

【操作方法及程序】

(1) 切口：依据病变范围可采取不同切口。耳道内切口：用鼻镜前后撑开外耳道口，以小圆刀从外耳道顶部12点钟处，软骨部与骨部交界处垂直向外切开，并沿耳轮脚前缘向上延伸1.5cm。然后从骨性外耳道内侧下方6点处偏前开始沿其后壁弧形向外上，达垂直切口的起点并继续向前延伸约2mm。耳后切口及耳内切口参见“乳突切除术”。

(2) 如伴有乳突、鼓窦病变：需清除，操作步骤同“乳突切除术”。

(3) 鼓膜穿孔残缘移植床制备：用尖针刺入穿孔缘，将穿孔缘上皮做环形分离并切除(需注意先后步骤，应先制备移植床再掀起外耳道皮肤鼓膜瓣，如果先掀起外耳道皮肤鼓膜瓣后再处理穿孔缘，将出现鼓膜紧张部变松弛、穿孔缘造床困难)。

(4) 翻起外耳道皮肤鼓膜瓣，如果存在骨性外耳道狭窄或外耳道悬骨影响视野，可以行外耳道成形术，磨除部分骨质、扩大骨性外耳道。显露鼓室结构，如伴有鼓室病灶，充分暴露鼓室并清除鼓室内病灶，根据情况保留或去除相应听小骨。

(5) 如听骨链不连续，则在鼓膜 / 鼓膜移植物或锤砧骨与活动的镫骨或镫骨底板之间放置声音传导媒介，如打磨后的自体或异体听骨、皮质骨、软骨，或各种类型的 PORP/TORP。

(6) 取移植组织：可以取颞肌筋膜、耳屏软骨、软骨膜等移植组织修补鼓膜。

(7) 修补鼓膜：可以采用内植法、外植法、夹层法等修补鼓膜，复位外耳道皮肤鼓膜瓣完成中耳传音机构的重建。

(8) 外耳道皮肤鼓膜瓣、外耳道皮肤切口及耳甲腔的处理方式可能因不同的手术范围 / 手术方式而不同。

(9) 术腔填塞明胶海绵、碘仿纱条，缝合切口。

【术后处理】

(1) 注意术后有无面瘫、眩晕、恶心、呕吐等反应，如出现，应及时松动耳内纱条。注意术后有无感音神经性听力损失，如出现，应及时按突发性耳聋原则处理。

(2) 根据细菌培养结果，给予敏感抗生素5~7d。如术前无明显感染表现，可预防性给予抗生素3d。

(3) 术后如敷料渗出较多，应每日更换，如无明显渗出可隔日更换敷料。术后7d拆线。

(4) 术后第10~14d抽出耳内纱条(伴乳突切除术渗出较多者可于术后8d左右取出术腔纱条)。

(5) 若耳道内有脓性分泌物或有鼓膜搏动时，应按照急性中耳炎及时治疗。

(6) 术后1个月避免上呼吸道感染，禁止擤鼻；原则上术后6个月内避免乘坐飞机。

(7) 术后耳道禁水的时间与术式和手术范围相关，原则上术腔皮肤、上皮和鼓膜未充分愈合前除滴耳药物外均需要保持耳道禁水。

(8) 术后定期清理术腔脱落上皮碎屑和痂皮。

【主要并发症及其预防和处理】

1. 伴有乳突手术的并发症　同“乳突切除术”。

2. 鼓室感染流脓　应严格掌握手术适应证，术前控制外耳道感染、中耳感染、上呼吸道感染等；术中严格遵循无菌操作原则，彻底清除病灶，防止中耳腔内遗留异物；术后预防上呼吸道感染。

3. 鼓膜穿孔　术中确保视野充分可以看到全部穿孔缘，鼓膜穿孔缘需造新鲜创面，保持移植组织铺放位置正确、穿孔严密垫衬修补；术后避免不正确地用力擤鼻和咽鼓管吹张。必要时需二次手术修补。

4. 鼓膜愈合位置不正确　应保持咽鼓管功能良好，确保移植物位置铺放恰当。

5. 感音神经性听力损失与耳鸣　避免术中局部应用耳毒性药物，术中探查和处理听骨时必须非常轻柔，避免电钻钻头触及听骨链。

6. 传导性听力损失无提高或加重 确保影响听骨链活动的因素均已探查和处理(如锤骨前韧带钙化)、植入听骨位置、方向合理,听骨链连接、活动度和紧张度良好、鼓室具有有效振动空间。

7. 植入听骨排异和移位 钛制人工听骨的组织相容性较好,排异情况相对较少。如果出现排异,应取出植入体。如果出现植入体移位,可以考虑再次手术探查和听力重建。人工听骨和鼓膜之间可以垫衬薄层软骨以减少听骨外移的发生率。

480206

鼓室成形术(视频)

8. 鼓室胆脂瘤 多因鼓室鳞状上皮残留所致,术中需要彻底清除鳞状上皮。一旦发生鼓室胆脂瘤则需二次手术清除病灶。

9. 鼓膜珍珠肿 为鼓膜局限性胆脂瘤,多因鳞状上皮残留于鼓膜上皮层内侧所致,术中需彻底清除脱落的鳞状上皮,确保移植物位于上皮层内侧。一旦发生则需二次手术清除病灶。

十、乙状窦血栓静脉炎手术

全麻插管完成后,患者取仰卧侧头位,术耳向上,局部消毒,包头、铺巾、贴膜。

取常规肾上腺素盐水 10ml(10ml 盐水加肾上腺素 8 滴)行耳后、外耳道及耳甲局部浸润。

取耳后入路,自耳廓上至乳突尖,沿耳后沟后 0.5~1cm 平行弧状切开皮肤、皮下组织和耳后肌,直钳夹持上提切口皮瓣,以电刀或 15 号球刀沿耳后骨肌膜表面向前分离至外耳道后壁。沿颞线以下切开乳突表面骨膜,制作底在前的半弧形骨膜瓣,分离后两把乳突牵开器暴露乳突皮质。显微镜下,以切割钻开放鼓窦及上鼓室,行乳突轮廓化,磨低外耳道,使乳突、鼓窦、鼓室与外耳道呈“四位一体腔”。探查见上鼓室、鼓窦、乳突内充满胆脂瘤上皮及脓性分泌物,沿胆脂瘤基质下骨面,如卷帘式边剥除胆脂瘤边探查,发现锤、砧骨大部分被吸收,镫骨板上结构消失,镫骨底板活动良好,彻底清除病变及残损锤骨和砧骨,见鼓膜紧张部完好,松弛部缺损,咽鼓管鼓室口有胆脂瘤堆积,清除后继续探查见面神经水平段骨质被吸收,面神经部分暴露,神经鞘膜完好。半规管骨质完好,鼓室天盖骨质缺损 7mm × 5mm,所暴露硬脑膜表面粗糙,在鼓室天盖向鼓窦天盖移行处骨与硬脑膜之间有脓液蓄积,仔细磨除残余鼓室天盖及鼓窦天盖骨质,直至显露健康硬脑膜,引流清除上述蓄积的脓液,以中耳钳夹持小棉球沿病损硬脑膜边沿轻轻擦拭剥除其上附着的肉芽,探查硬脑膜无破损,未发现脑脊液漏。探查乙状窦骨质缺损 4mm × 3mm,所暴露乙状窦壁表面粗糙,有炎性肉芽附着,无脓液蓄积,仔细磨除残余乙状窦骨壁,直至显露健康乙状窦壁,以中耳钳夹持小棉球沿病损乙状窦轻轻擦拭剥除其上附着的肉芽,探查未发现乙状窦壁破损,管内无血栓堵塞征象。以抗生素液冲洗术腔,再次探查术腔无脑脊液漏,无渗血。

制作外耳道后壁皮瓣,先自耳内切开,再将外耳道后壁皮瓣自上方 12 点剪断向下铺在乳突腔底壁,再行耳甲腔成型后,以明胶海绵铺敷裸露的乙状窦壁、硬脑膜及面神经,再以碘仿纱条轻填术腔,分层缝合切口,耳部敷料不加压包扎。

术程顺利,出血量约 20ml,术后待患者完全苏醒恢复后,拔出气管插管,送患者安返病房,并将术中清理的胆脂瘤、肉芽等标本送病理。

【术中要点】

问题 1 此病例如何选择耳后或耳前手术入路?

思路 耳前入路手术路径较短,创伤小,适合于乳突病变较轻、硬化性乳突、硬脑膜低位、乙状窦前位以及上鼓室病变手术。耳后入路暴露充分,解剖标志清楚,适合于乳突气化良好、无乙状窦前位和硬脑膜低垂的情况,特别是病变范围广、破坏严重,合并颅内外并发症的手术,故本例患者选择耳后入路。

问题 2 术中如何清除病变?

思路 大多数耳源性脑膜炎病变范围广泛,破坏严重,不仅会破坏鼓室天盖、鼓窦天盖的骨质,也会破坏乙状窦、面神经管、半规管骨质,使其骨质下面的膜性组织受到破坏,或与其发生粘连,在清除胆脂瘤及肉芽等病变时,一定要仔细观察,轻柔操作,先将部分病变从其囊内中心部位轻轻取出,留出空间,再从确认健康完整骨质处开始,由骨质与胆脂瘤基质之间,用小棉球向前边推边观察探视,一旦发现膜性组织,务必从其周边广泛分离,最后再使其与病变组织分离,如果不能将其与下方膜性组织安全分离,宁可将病变姑息保留,留待术后药物保守治疗,也不能强行撕拽,造成脑脊液漏、膜迷路开放、乙状窦壁破裂、面神经受损等。

问题 3 术中需要注意的事项有哪些?发生后如何处理?

思路 如上述手术记录所述,乙状窦骨质缺损 4mm × 3mm,所暴露乙状窦壁表面粗糙,有炎性肉芽附着，无脓液蓄积，剥除其上附着的肉芽后探查未发现乙状窦壁破损，此时可以选择保守处理乙状窦病变的方法，只用抗生素冲洗术腔，术后全身应用敏感抗生素，大部分病例可得痊愈。如果术腔病变严重，乙状窦周围积脓，窦壁肉芽不能清除，触探乙状窦内有血栓样物，此时可以切开窦壁，清除血栓，用可吸收止血纱布将切开的乙状窦两端堵塞封闭。后一种情况较少，并且在强力敏感抗生素应用控制炎症之后，即使不切开乙状窦清除血栓，部分患者堵塞的乙状窦也可以自行复通。

十一、人工听觉植入技术

广义上讲，人工听觉技术是指利用人类制造的装置，辅助、修复和替代耳聋患者因为疾病、外伤等原因损伤的声音从外耳传到中枢的传导、感音、神经、中枢等环节，帮助患者改善或者重新获得听力的技术体系。分为植入式和非植入式助听装置。非植入式助听装置是指助听器，植入式装置根据是否应用能量驱动分为被动装置和主动装置。被动装置主要是指各种人工听骨，主动装置包括主动式中耳植入装置、骨导助听器、人工耳蜗、听觉脑干等。狭义的人工听觉技术主要是指利用主动装置重建听力的各种技术。这些装置的另外一个重要特点是都对捕捉到的声音信号进行编程等技术处理，形成新的振动或电信号，作用于听觉形成的相应环节。本节着重对这些主动装置做一介绍。

1. 人工耳蜗植入（CochlearImplantation） 是人工听觉技术中目前植入患者人数最多的技术，利用外、中耳主被动助听装置或骨导助听器无法改善或改善不佳的患者。目前已为全球超过 5 万患者实现了听觉的恢复。但为获得更佳的言语功能，除了植入时机的把握，其在电极设计、残余听力保护、术后调机等方面仍有很大的改善空间。对于成人语前聋、听神经病、脑白质病等方面，仍有很多问题值得商讨。

2. 主动式中耳植入装置（active middle ear implantation） 是通过声 - 电 - 机械能的转换，利用接受刺激器接受声能信号并转换为电能，能量通过导线传入中耳的植入振动原件，直击刺激听骨链或其残体产生听觉。较成熟的中耳植入装置包括美国的 Envoy Esteem 和 Ototronix Maxum，以及奥地利的振动声桥（VibrantSoundbridge，VSB）。其中最成熟、应用最广泛的中耳植入装置为 VSB，其主要作用原件为漂浮质量传感器（floating mass transducer，FMT）。FMT 可以与任何残余的中耳传音结构（镫骨头、镫骨底板、圆窗膜、第三窗），甚至听骨假体耦合，将振动传入内耳，从而改善听力。虽然 VSB 对高频听力损失的补偿具有优势，但在 500Hz、1 000Hz、2 000Hz 的骨导损失补偿方面存在上限，分别为 45dB、50dB、65dB。

3. 骨导助听器（bone conductive hearing aid） 是利用植入的振动原件与颅骨耦合，通过接受刺激器将声能转换为机械能，振动植入的振动原件，带动颅骨震动，模拟人耳骨导听力的主动植入装置。在我国市场上，最常用的为骨锚式助听器（bone anchored hearing aid，Baha），Baha Attract 和骨桥（bong bridge，BB）。骨导助听器适应证主要包括传导性和混合性听力下降，对于改善单侧耳聋（single side deafness，SSD）的声源定位、立体声觉等方面也有显著效果。但其可以增益的最大骨导上限为 45dB。

4. 听觉脑干（Auditory brainstem implantation，ABI） 工作原理是其拾音器将声信号转变为模拟电信号，通过言语处理器调制，再通过送传输线圈以射频的形式送至体内的接受线圈 / 刺激器。接受线圈 / 刺激器接收射频后，解码转化为电流脉冲送至与之相连的电极，从而刺激蜗神经核。适应证主要是耳蜗、听神经严重病变或损伤，无法用人工耳蜗获得听力的患者。在我国，此项技术尚处在起步阶段。

不同的人工听觉植入装置，由于其工作原理和设计理念不同，其手术操作也不同。即使相同原理的装置，不同厂家的产品，由于其大小、形状等的差异，其操作也存在一定差异，应用之前要仔细阅读说明书和操作指南，熟悉产品特点和形状，了解产品的设计理念，以期达到最佳效果。本节以人工耳蜗为例，按照中华医学会《人工耳蜗植入工作指南（2013）》，介绍其基本操作，着重强调其不同产品共性的基本操作原理。

【适应证】

人工耳蜗植入主要用于治疗双耳重度或极重度感音神经性聋。

1. 语前聋患者的选择标准 ①植入年龄通常为 12 个月 ~6 岁。植入年龄越小效果越佳，但要特别预防麻醉意外、失血过多、颞骨内外面神经损伤等并发症。目前不建议为 6 个月以下的患儿植入人工耳蜗，但脑膜炎导致的耳聋因面临耳蜗骨化的风险，建议在手术条件完备的情况下尽早手术。6 岁以上的儿童或青少年需要有一定的听力言语基础，自幼有助听器配戴史和听觉言语康复训练史。②双耳重度或极重度感音神经性聋。经综合听力学评估，重度聋患儿配戴助听器 3~6 个月无效或者效果不理想，应行人工耳蜗植入；极重度聋患儿可考虑直接行人工耳蜗植入。③无手术禁忌证。④监护人和 / 或植入者本人对人工耳蜗植入有正确的认识和适当的期望值。⑤具备听觉言语康复教育的条件。

2. 语后聋患者的选择标准　①各年龄段的语后聋患者。②双耳重度或极重度感音神经性聋，依靠助听器不能进行正常听觉言语交流。③无手术禁忌证。④植入者本人和／或监护人对人工耳蜗植入有正确的认识和适当的期望值。

【禁忌证】

1. 绝对禁忌证　内耳严重畸形，例如Michel畸形；听神经缺如或中断；中耳乳突急性化脓性炎症。

2. 相对禁忌证　癫痫频繁发作不能控制；严重精神、智力、行为及心理障碍，无法配合听觉言语训练。

【麻醉与体位】

1. 麻醉　通常采用全身麻醉。

2. 体位　仰卧，头转向对侧，术耳朝上，对侧耳枕于软的头圈上，注意保护耳廓。双耳一期植入的患者，可于一侧完成后，敷料包扎伤口。调整头的偏向，重新消毒、铺巾，基本操作同前。

【操作方法及程序】

最常用的为面隐窝进路。

(1)标记，利用言语处理器假体确定安放位置，用美兰在颅骨上标记。

(2)切口，耳后切口，切口大小应以术野暴露良好，便于手术操作，便于固定植入体为准。切开并掀起皮肤／皮下组织，接着向对侧方向切开并掀起肌肉／骨膜，暴露乳突骨皮质。

(3)确定皮瓣厚度，植入体最外侧和皮肤表面的距离不超过6mm，必要时将皮瓣或肌肉削薄。

(4)乳突部分切除，可以保留部分乳突后部皮质，形成骨沿。暴露外半规管、砧骨、面神经水平段，磨除面神经垂直段外侧的气房，看见但不暴露鼓索神经和面神经垂直段。

(5)开放面隐窝，在面神经垂直段、鼓索神经和砧骨短脚之间磨开面隐窝，面隐窝开放要足够大，看见镫骨肌腱、圆窗龛、部分下鼓室气房。

(6)暴露圆窗膜，磨除圆窗龛，暴露圆窗膜，不打开圆窗膜，但要用假体测量圆窗的直径，确保圆窗开窗直径大于电极的直径。冲洗术区，明胶海绵覆盖。

(7)磨制言语处理器骨槽，分离颞肌，按美兰标位置磨制骨槽；设计电线的走行路线，磨制导线槽。

(8)冲洗术区，保证术区及周围无骨粉残留；更换手套。固定植入体包，要先覆盖通向耳蜗的开口，以防止各种异物进入耳蜗。

(9)开放圆窗，用小钩针轻轻划开圆窗膜，注意避免耳蜗内结构受到干扰。

(10)植入电极，在标记环上方，用电极钳小心地夹住电极束近端较粗的部分。用电极叉将电极的尖端送往耳蜗开窗口。电极叉要轻轻夹在电极两个电极片之间，这样可以避免对电极片造成机械性损害。在电极尖端进入耳蜗开窗口后，在标记环的上方用电极钳或电极叉夹住电极序列，轻柔地推入耳蜗，直到标记环的位置。

(11)小块肌肉封闭耳蜗开窗口，盘放电极。

(12)使用可吸收的皮下缝线逐层关闭术腔。伤口用消毒的纱布和敷料覆盖，加压包扎。

根据患者情况和电极形状，也可采用耳蜗开窗的方式开放鼓阶，植入电极。

对于一些慢性中耳炎患者或侧颅底病变患者，也可采用岩骨次全切除联合耳蜗植入的方式完成人工耳蜗植入术。

【术中监测】

根据所使用的人工耳蜗装置进行电极阻抗测试和电诱发神经反应测试，以了解电极的完整性和听神经对电刺激的反应。

【术后处理】

1. 注意术后有无面瘫、眩晕、恶心、呕吐、外耳道渗出，如出现，对症处理。

2. 给予透过血脑屏障敏感抗生素1~3d。

3. 每2~3日更换敷料。术后5~7d拆线。

4. 通常术后1~4周开机，一般开机后的第1个月内调机1~2次，之后根据患者情况安排时间，待听力稳定后适当延长调试间隔，最终1年调机1次。

【并发症】

常见并发症有鼓膜穿孔、外耳道损伤、味觉异常、眩晕、耳鸣、面肌抽搐或疼痛、感染、头皮血肿、脑脊液漏、面神经麻痹、脑膜炎、颅内血肿、植入体移位或脱出、皮瓣坏死等，应根据相应情况积极处理。

人工耳蜗植入术
（视频）

（唐安洲　华清泉　杨仕明　杨　华　马芙蓉　王宁宇　高志强）

第四十九章　鼻科常用诊疗技术及手术

第一节　鼻科常用诊疗技术

一、鼻腔滴药和喷药法

鼻部疾病的治疗中，鼻内局部用药已经成为主要治疗手段之一。在鼻腔局部用药时，要采取正确的使用方法，才能保证药物到达病变部位，发挥治疗作用。

【操作步骤】

1. 滴鼻用药

(1)先把鼻涕擤干净。

(2)平卧，肩与床沿平齐，头后仰，使鼻孔垂直朝上。

(3)药液顺着鼻孔的外侧缘滴入，根据病情或医嘱每侧滴入数滴。

(4)30 秒后头向左、右各侧偏 30 秒。

(5)然后坐起将头前低，这样可使药液充分和鼻腔黏膜接触。

2. 喷鼻用药

(1)擤鼻，清理鼻腔分泌物。

(2)坐位，头稍前倾，左右手交叉喷药：左手持瓶，将喷嘴放入右侧鼻孔，根据病情或医嘱对鼻腔外侧壁方向喷 1~2 次；以右手喷左侧鼻腔，方法同上。

(3)保持头位 2~3min，药液进入口腔后予以吐出。

【常用药物及注意事项】

1. 减充血剂　通过收缩鼻黏膜血管，改善鼻腔通气，解除鼻塞。

临床常用药物为 1% 麻黄碱滴鼻液(ephedrine in N.S，小儿用 0.5% 浓度)；羟甲唑啉喷鼻剂。

此类药物长期应用可引起药物性鼻炎，一般连续用药不能超过 7d。另外由于药物通过黏膜吸收，可能引起心血管反应或中枢症状，故严重心血管病的患者应慎用。

2. 糖皮质激素　通过减轻鼻黏膜的水肿和渗出，发挥抗炎抗水肿的作用。为治疗变应性鼻炎、血管运动性鼻炎、急性和慢性鼻窦炎等鼻科炎性疾病的一线用药。

临床常用药物有丙酸氟替卡松(fluticasone propionate)、糠酸莫米松(momestasone furoate)、布地奈德(budesonide)、曲安奈德(triamcinolone)和二丙酸倍氯米松(beclomethasone dipropionate)等。

鼻用糖皮质激素类药物使用时应严格按照推荐剂量，掌握正确方法。对儿童患者应选择生物利用度低的鼻用糖皮质激素，包括丙酸氟替卡松和糠酸莫米松等。

3. 抗组胺药　其喷鼻制剂主要用于变应性鼻炎，起效快。常用药物为氮䓬斯汀(azelastine)和左旋卡巴斯汀(levocabastine)。

4. 鼻黏膜润滑剂　复方薄荷油、石蜡油等，促进黏膜润滑，刺激黏膜血管扩张，腺体分泌，减轻干燥症状。长期使用这些脂类物质如误吸入肺内可能引起类脂性肺炎。

二、鼻腔冲洗术

鼻腔冲洗(nasal irrigation)是治疗鼻腔、鼻窦疾病的一种常用方法。鼻腔冲洗对鼻黏膜的作用包括：改善黏液纤毛功能，降低黏膜水肿，减少炎性因子，物理的或机械的清除作用。

【操作步骤】

(1) 将温生理盐水灌入冲洗器中。

(2) 患者坐位，头前倾，颏下接盆。

(3) 冲洗器的橄榄头塞入前鼻孔，张口呼吸。

(4) 挤压冲洗器，使盐水流入一侧鼻腔经鼻咽部到对侧鼻腔或口腔流出。

(5) 一侧鼻腔冲洗后可如法冲洗对侧鼻腔。

通常情况下，鼻腔冲洗使用生理盐水。针对鼻窦炎患者，也可用高渗如 2%~3% 的盐水冲洗。另外，针对术后患者的具体病情，可以添加药物，如庆大霉素、地塞米松或抗真菌药物等，消肿和消炎效果更显著。

【注意事项】

(1) 鼻腔冲洗主要用于慢性鼻炎、鼻窦炎、变应性和非变应性鼻炎、非特定的鼻腔症状（如鼻涕后流）、鼻中隔穿孔、鼻腔术后、鼻腔放疗后等情况，急性炎症时慎用。

(2) 挤压冲洗器时不宜压力过大，以免将分泌物冲入咽鼓管。

(3) 鼻腔冲洗的装置有 3 种：洗鼻壶的鼻腔冲洗，洗鼻器的鼻腔冲洗，以及洗鼻机的鼻腔喷雾。

①洗鼻壶的鼻腔冲洗：操作步骤同前。

②洗鼻器的鼻腔冲洗：可以使用生理盐水或者冲洗盐配制的冲洗液加入洗鼻器，通过手动挤压或者电动装置驱动冲洗液，有的装置可以调节冲洗头的出水量，采用头前倾位交替冲洗双侧鼻腔。

③洗鼻机的鼻腔喷雾：鼻腔喷雾能够更有效地弥散到上颌窦及窦口鼻道复合体部位，对于鼻腔和鼻窦腔的清洗效果更佳。它可有效地将气水式清洗颗粒渗入鼻腔和鼻窦腔，彻底清洗干净鼻黏膜和鼻纤毛上的各类过敏原、真菌细胞和炎症介质。

三、鼻窦正负压置换法

鼻窦正负压置换法指用吸引器具使鼻窦形成负压，吸出鼻窦分泌物并使药液进入鼻窦内而达到治疗目的的方法。鼻窦正负压置换常用于保守治疗慢性鼻窦炎，尤其是儿童慢性鼻窦炎。置换疗法以引流法为基础，通过置换达到治疗目的。

【操作步骤】

(1) 先用 1% 麻黄碱（儿童用 0.5% 麻黄碱）滴注 3~5 滴收缩鼻黏膜，或在鼻内镜下以 1% 或 0.5% 麻黄碱肾上腺素棉片充分收缩中鼻道、嗅裂、中鼻甲、下鼻甲以利引流。使窦口开放，擤尽鼻涕。

(2) 患者取仰卧位，垫肩、伸颈，使颏部与外耳道口连线与水平线（即床平面）垂直。

(3) 用滴管自前鼻孔徐徐注入 2~3ml 含抗生素及糖皮质激素的麻黄碱液于鼻腔。

(4) 操作者将与吸引器（负压不超过 24kPa）相连的橄榄头塞于患侧的前鼻孔，对侧前鼻孔用另一手指压鼻翼封闭，嘱患者均匀地发出“开 - 开 - 开”之声，使软腭断续上提，间断关闭鼻咽腔，同步开动吸引器负压吸引 1~2 秒，使鼻腔形成短暂负压，利于鼻窦脓液排出和药液进入。上述操作重复 6~8 次，达到充分置换的目的。若患儿年幼不能合作时，可让其尽量张大口，则软腭亦可将鼻咽封闭。如有必要，可选择用鼻止血气囊堵塞后鼻孔，替代发“开 - 开 - 开”音以短暂关闭鼻咽腔。在此种情况下，给予的大量药液可以被自动吸入各鼻窦；体位引流状态下反复负压置换，使窦腔内的积液得以完全、彻底、有效地交换。

(5) 同法治疗对侧；操作完毕让患者坐起，吐出口内和鼻腔内药液及分泌物，部分药液将仍留于鼻腔内，15min 内勿擤鼻及弯腰。

(6) 此法隔天 1 次，4~5 次不见效，应考虑改用其他疗法。

【注意事项】

(1) 治疗前训练患者正确配合发音与换气。

(2) 要求患者缓慢发“开 - 开 - 开”音，可以更好地封闭鼻咽腔；尽量减少换气次数和缩短换气时间（经口短暂快速吸气）。

(3) 治疗后令患者静卧 3~5min 或更长时间保证药液不至于因体位改变很快流出。

(4) 初诊患者（尤其是儿童）开始给药，应先滴药液数滴试用，按要求给药时，不淹没鼻阈为准。

(5) 为了预防创伤，便于观察，手持橡胶吸引管处需安装一小段玻璃管。

(6) 给 3 岁以下幼儿给药，须由有经验者操作；每次给药量宜小，以免引起患儿误吸或呛咳。

(7)放疗后患者及鼻咽炎症患者的给药,因其血管脆性增加,给药时需要注意负压控制。

(8)疗程间隔:急性、亚急性病例一般1~3次,慢性期病例一般6次为1个疗程,少数病例先后治疗2~3个疗程症状基本控制,数月后重犯,重复治疗仍有效。有条件者每周给药2~3次,重者1次/d,最长1周1次。

四、上颌窦穿刺术

上颌窦穿刺术(maxillary antral puncture)指经鼻腔外侧骨壁(上颌窦内侧壁)用穿刺针穿入上颌窦腔内,进行抽吸、冲洗等治疗的一种方法。多用于诊断、治疗急性或急性复发性上颌窦炎,也可用于上颌窦病变组织活检,是临床常用的诊疗技术之一。近年由于对窦口鼻道复合体通畅引流观念的深入认识,黏液促排药物的广泛应用,上颌窦穿刺术的应用有所减少;然而穿刺术后的窦内冲洗及给药方式的直接性使其仍有一定的应用价值。

【操作方法】

(1)先用浸有1%丁卡因的卷棉子置放于下鼻道前段顶部,10~15min后取出(上述麻醉药物中加入少许0.1%肾上腺素液,可大大减少穿刺时的出血),术前应向患者做充分的解释和沟通,以消除患者的紧张情绪,使操作更易成功。

(2)使患者头直靠于手术椅背,检查者手持特制穿刺针或17号腰椎穿刺针,针尖斜面朝向鼻中隔,由前鼻孔伸入下鼻道,针尖落于距下鼻甲前端1.5~2cm处(因该处骨质最为薄弱,易于刺破),使其紧靠下鼻甲根部,方向指向上、外,并稍向后,即斜对患者同侧眼外眦,与鼻中隔成45°角。

(3)检查者一手固定患者头部,另一手持针向上、向外、向后对眼外眦方向,轻轻旋转刺入上颌窦。穿刺时用力不可过猛,并以其余手指抵住患者唇部,有落空感时立即停止前进,以防刺入过深。倘若位置准确,但骨壁过厚不能刺透,可使患者头后仰,术者站立,用臂力将针慢慢压入。若针已经入窦内,骨壁薄者,则轻摇针柄,可觉针尖在窦腔内自由活动。穿刺成功后,拔出针芯,抽吸无回血时,再以温热无菌生理盐水冲洗,此时应嘱患者低头并张口自然呼吸,观察有无脓液、脓块随水流出,有时脓液混于冲洗液中可使水变得浑浊,必要时须收集洗出液离心后做脱落细胞学检查。如事先拟收集脓液做特殊检查,可先用注射器将窦内脓液抽出送检。

(4)反复冲洗洗出液澄清后,必要时可根据病情再注入适量抗生素或甲硝唑溶液。冲洗完毕后拔出穿刺针,如稍有出血,可用消毒棉条轻塞下鼻道。检查者应观察洗出液的性质、体积及有无恶臭,并详细记录。

【并发症】

上颌窦穿刺冲洗若操作不当,可出现诸多并发症,常见者有:

1. 晕厥　多因患者精神紧张、心理恐惧而引起反射性血管运动中枢功能紊乱,致大脑缺血引起一过性意识丧失;故穿刺前应详细解释,穿刺时应不断询问。早期表现多为乏力、胸闷、黑蒙、头晕等,但常来不及诉说即晕倒并失去意识,呈现面色苍白、有汗、呼吸表浅、脉搏缓慢等,经数秒或数分钟后逐渐恢复正常。此时患者应低头平卧,吸氧及停止操作。

2. 神经反射性休克　鼻腔黏膜神经分布与三叉神经和迷走神经关系密切,穿刺刺激可引起迷走神经反射性休克,患者面色苍白、脉搏微弱、呼吸急促、颜面冷汗、血压下降及意识丧失。此时患者取低头平卧位,给氧恢复;应注意观察有无其他意外情况,如麻醉药中毒、反射性休克、气栓形成等。

3. 穿破上颌窦各壁引起的损伤

(1)刺入鼻黏膜下造成黏膜撕裂:因针刺方向不准,刺入黏膜后滑行于下鼻道外侧骨壁和黏膜之间而造成黏膜撕裂。

(2)面部皮下气肿或感染:因进针未入下鼻道即行穿刺,或因上颌窦小而深,穿刺针由下鼻甲前端刺入梨状孔缘或经上颌窦外侧壁刺入颊部软组织所致。此时应立即拔针,找准方向,重新穿刺。

(3)眶内气肿或感染:为针尖方向过高、过深或穿刺时患者头部偏斜或摆动所致,感染或为蜂窝织炎,或为眶内脓肿,严重者可并发颅内感染。注水时,下睑立即肿胀或眼球突出而不能运动,甚至可影响视神经功能。此时应立即拔针停止冲洗,并使用抗生素防止感染,严密观察。

(4)窦内黏膜未穿破:因窦内黏膜过厚或呈息肉样变,窦腔过小,仅刺穿骨壁,未穿破窦内黏膜;注水引起患者胀痛,水不能流出。此时可将针轻轻再往窦内推进,刺破黏膜进入窦腔后再行冲洗。

(5)刺入翼腭窝引发感染:穿刺时用力过猛,不能控制而误入对侧窦壁的黏膜下。注水时感觉阻力甚大而无水流出或仅有少许水流出，患者感胀痛。此时应将针稍向外撤，务必使冲洗时不感觉有阻力，水流通畅，且患者不感觉疼痛。

(6)刺破上颌窦后壁：因穿刺时用力过猛导致。冲洗液进入颞下窝，面颊立即肿起，此种意外可导致颞下窝、翼腭窝或其他颈深部感染、脑膜炎等严重后果。若发生，应立即撤针停止冲洗，以大量强效抗生素控制感染，密切观察病情进展。

4. 气栓形成　冲洗前后，如无必要，一般不可注入空气。若将空气注入血管，空气可循上颌窦的静脉经面静脉、颈内静脉而进入心脏或延髓呼吸中枢血管，引起突然死亡；或气栓进入视网膜中央动脉，发生暂时性盲。这种并发症虽极为罕见，然而非常危险，应严加防范。

(1)气栓危象判断：当空气进入血管时，患者自觉有物或水泡从颈部或咽部下流，迅觉心慌、头昏，继则视气栓所在部位不同，很快出现不同症状：呼吸抑制或不规则、偏瘫、癫痫样痉挛、昏迷、视力障碍；刺激性干咳、胸闷、胸痛；皮肤青紫或呈大理石色。检查见血压下降，脉搏细弱，心脏听诊有磨砂样摩擦音。迅速发生死亡者占 15%~50%。患者如能度过开始的 10~15min，一般可免于死亡。

(2)急救：立即将患者置于头低位，以防气栓进入动脉系统后进入脑血管，同时让患者左侧卧位，可以防止空气进入心脏冠状动脉或阻塞右心室出口(即肺动脉起点)。此外应给氧，应用中枢兴奋剂，做好人工呼吸准备。

(3)预防：严格按照正规操作流程进行上颌窦穿刺术。冲洗前，将注射器中预先盛满冲洗液，不使空气有进入血管的机会；并于注水前先行抽吸，如有回血，立即停止操作。冲洗中，应随时观察患者反应，不可用力注水，如觉有阻力，应立即寻找原因并作出调整。冲洗完毕，如非确认针尖全部处于窦腔内，不可注入空气。

5. 上颌骨骨髓炎、大出血　也是上颌窦穿刺术的罕见并发症。

【注意事项】

按照规范的操作方法进行上颌窦穿刺，如果出现并发症，及时正确处理，避免严重后果。

五、鼻出血止血术

(一) 化学烧灼法

对鼻腔前部，尤其是 Little 区出血的患者可采用化学烧灼法止血，常用药物为 50% 三氯醋酸或 50% 硝酸银。

【操作步骤】

(1)一般取坐位。

(2)1% 麻黄碱丁卡因棉片收缩鼻腔黏膜。

(3)在前鼻镜下或鼻内镜下确定出血点位于鼻腔前部 Little 区。

(4)找到出血点后，用卷棉子蘸少许 50% 三氯醋酸烧灼。

(5)烧灼后，可局部涂抹软膏。

【注意事项】

(1)高血压患者慎用肾上腺素。

(2)充分收缩鼻腔黏膜，尽量使出血点无活动性出血。

(3)烧灼时应避免过深或同时在鼻中隔相对的两面烧灼，同时卷棉子进出鼻腔时应注意不要触碰鼻腔前部皮肤。

(二) 前鼻孔填塞法

前鼻孔填塞法是临床应用最为广泛的止血方法，多应用于鼻腔前部活动性出血剧烈或出血部位不明确时。多数鼻出血患者经前鼻孔填塞后可止血。填塞材料包括凡士林油纱条、止血海绵或气囊止血材料等，临床应用最广泛的是凡士林油纱条。

【操作步骤】

(1)一般取坐位，出血严重，有休克前期表现者取卧位。

(2)1% 麻黄碱丁卡因棉片收缩鼻腔黏膜，确定出血侧。

(3)前鼻镜撑开出血侧前鼻孔，将纱条一端双折 10~12cm，将其折叠端用枪状镊夹住置于鼻腔后上部嵌紧，然后将折叠部上下分开，短段平贴鼻腔上部，长段平贴鼻腔底，形成一向外开放的“口袋”。

(4)另取纱条，将其填入“口袋”深处，自上而下，从后向前连续填塞，直至填满鼻腔。

(5)剪去前鼻孔外面多余纱条。

(6)检查口咽部，如仍有血液流入咽部，则应重新填塞或改用后鼻孔填塞法。

【注意事项】

(1)纱条开端必须固定好，以免松动后从后鼻孔落出，导致填塞失败。

(2)纱条的送入，必须在明视下，有步骤地逐层填紧，不要前紧后松；尽量避免因动作盲目、粗暴损伤鼻黏膜，以致引起新的出血或术后发生鼻腔粘连。

(3)凡士林纱条填塞时间一般1~2d。碘仿纱条填塞则可留置7d。

(4)填入纱条数量必须记录，以免抽取时遗漏。

(三)后鼻孔填塞法

前鼻孔填塞法无效、鼻腔后部或鼻咽部出血，应选择后鼻孔填塞术。

【操作步骤】

(1)一般取坐位，出血严重，有休克前期表现者取卧位。

(2)1%麻黄碱丁卡因棉片收缩鼻腔黏膜，确定出血侧。

(3)将小号导尿管从出血侧前鼻孔沿鼻底插入达口咽，血管钳将其拉出口外，另一端仍留在前鼻孔外，把后鼻孔纱球的两根固定线缚于导尿管口外端。

(4)将导尿管从前鼻孔向外拉，用血管钳(或示指)顺势将纱球经口咽送入鼻咽部，填塞于后鼻孔并压紧。

(5)行患侧前鼻孔填塞。

(6)前鼻孔前放一小纱布卷，将后鼻孔纱球的两根固定线打活结固定其上。纱球后部的引线从口腔引出，用胶布固定于面颊部。

【注意事项】

(1)根据患者年龄及体型，选用合适大小的后鼻孔纱球。

(2)后鼻孔填塞物通常于48~72h后取出，碘仿纱球可保留7d。

(3)纱球固定线要粗细合适，并必须在前鼻孔固定好，以防止纱球脱落堵塞气道。

(4)填塞期间，常规应用抗菌药物以预防感染。

(5)填塞期间密切注意患者呼吸、吞咽及神志情况，一旦出现异常，要及早处理。

(6)注意检查固定线是否牢固。前鼻孔固定纱布卷为血液及鼻腔分泌物浸渍时，要随时更换，以防前鼻孔周围皮肤糜烂、发炎。

(四)鼻内镜下烧灼止血术

随着医疗器械的进步，鼻出血的治疗也开始逐步进入微创手术时代。使用鼻内镜辅助可对鼻腔内各个区域进行细致观察，尤其是前鼻镜不易观察的鼻腔上部、后部及鼻咽部等深在、狭窄区域。使用鼻内镜检查鼻腔可迅速准确找到出血点并止血。相较于填塞止血，减少了操作对鼻黏膜的损伤，减轻了患者痛苦，且止血后不需特殊护理，可不需住院治疗，并发症少。缺点是费用较高。

【操作步骤】

(1)一般取卧位，嘱患者勿将出血咽下。

(2)1%麻黄碱丁卡因棉片收缩鼻腔黏膜。

(3)在鼻内镜下利用吸引器探查出血部位。

(4)确定出血点后，可用双极电凝、激光、微波或射频烧灼止血。根据出血情况选择不同的功率。微波功率30~50W；激光功率3~10W；射频一般采用5~6W；电凝尽量采用双极(必要时使用单极)，一般10~20W。激光光纤输出端对准离出血点0.1cm处进行周边环状固化，使出血部位周围黏膜形成白色固化圈。然后对准出血部位进行非接触性扫描式垂直照射(距离1~2mm)，每次照射时间约为2秒，间隔0.5秒，直至出血部位碳化结痂为止。微波、射频和电凝采用接触式止血。

(5)对于出血凶猛者，先用棉片压迫，然后缓慢将棉片推向后方，暴露出血点后进行灼烧。

【注意事项】

(1)高血压患者慎用肾上腺素。

(2)充分麻醉鼻腔,避免操作时患者因疼痛而不配合。

(3)每次烧灼时间不宜过长,一般不超过 4 秒,以免造成较大损伤。

(4)选择合适的功率,功率过大、过小都会影响效果。

(5)烧灼后,可局部涂抹软膏。

(五)介入治疗法

介入治疗学又称介入放射学,是近年迅速发展起来的一门融放射诊断学和临床治疗学于一体的学科。影像学检查技术的快速发展对严重鼻出血的诊治提供了帮助,通过数字减影血管造影(DSA)技术,可对出血部位定位并对该部位的血管进行栓塞治疗。动脉栓塞可应用于难以控制的原发性鼻出血、外伤性鼻出血、颈内动脉 - 海绵窦瘘、颈内动脉破裂及鼻咽血管纤维瘤出血等。该方法可直接显示出血部位和责任血管,止血效果迅速、见效快,缩短了治疗时间。在出血量大的危急情况下,数字减影血管造影栓塞术是一种有效的抢救措施。1974 年首次应用此方法治疗难治性鼻出血获得成功。

【操作步骤】

(1)在 DSA 血管造影机监视下,患者取仰卧位。

(2)经皮穿刺插管:经股动脉 / 桡动脉穿刺置入导管。

(3)血管造影:将动脉导管选择性置于颈动脉主干,行造影并观察颈外动脉分支。

(4)确定出血部位及责任血管分支,自导管内注入栓塞剂,栓塞靶动脉(栓塞剂有末梢栓塞剂,常用碘油,将小动脉完全阻塞;还有近端栓塞剂,常用明胶海绵、聚乙烯醇颗粒、不锈钢卷等,以明胶海绵最为常用)。

(5)术毕,经皮穿刺处加压包扎固定。

【注意事项】

(1)颈内动脉分支出血者,应慎用。

(2)造影剂过敏、严重动脉粥样硬化、肝肾功能不全者为禁忌。

(3)并发症可有偏瘫、失语、一过性失明等。

(4)术前建立静脉通路,术后补液以加速造影剂代谢。

鼻出血止血术(视频)

六、鼻腔异物取出术

鼻腔异物是指鼻腔中存在外来的物质。异物可分为三大类:非生物类异物,如纽扣、玻璃珠、纸卷、玩具、石块、泥土等;植物类异物,如果壳、花生、豆类、果核等;动物类异物,如昆虫、蛔虫、蛆、毛滴虫、水蛭等。临床以非生物类异物及植物类异物多见,多发于小儿患者。

【操作步骤】

(1)患者取坐位,如为儿童由家长抱在怀中坐好。一手绕过儿童胸前并按住两臂,另一手按住额部,将其头固定于胸前或右肩前,两膝将受检儿童双腿夹住。

(2)不规则扁平片状异物,如纸片、棉片可用枪状镊取出。

(3)对圆形光滑异物需用鼻钳、钝异物钩、小圆形刮匙或以回旋针自制异物钩自上方越过异物向前勾出。切忌用镊随意夹取,以免将其推向鼻咽部,误入喉腔或气管。

(4)若异物太大不易取出,可取平卧头低位,将异物推至鼻咽部,另一手指从口腔置入鼻咽部取出,但应谨慎进行。

(5)动物性异物应先将其麻醉后取出。

(6)因爆炸或战伤所致的金属异物,须明确定位后,选择相应的手术进路和方法取出。

【注意事项】

(1)鼻腔异物好发于幼儿,往往无法准确交代病史。对一侧鼻阻塞,流脓带血涕者应考虑鼻腔异物可能,须做详细的鼻腔检查。

(2)鼻腔异物确诊后,应尽快去除,防止并发症。异物取出后,应再次仔细检查双侧鼻腔,防止遗漏。

(3)对就诊较晚,并发感染者,应在控制感染的同时取出异物。

(4)无症状的细小金属异物,若不处在危险部位,可不急于取出,但需定期观察。

鼻腔异物取出术(视频)

七、鼻中隔血肿、脓肿切开引流术

鼻中隔血肿(hematoma of nasal septum)是指鼻中隔一侧或者两侧黏软骨膜或黏骨膜下的积血，大多由外伤或手术所致，正常情况下因鼻中隔的黏膜与其软骨膜或者骨膜之间结合较紧密，且其黏膜质脆易破，故形成黏膜下血肿者极少。鼻中隔脓肿(abscess of nasal septum)是指鼻中隔黏软骨膜下或黏骨膜下积脓，多位于鼻中隔软骨部，多由鼻中隔血肿而来，也可由外鼻或鼻前庭感染所致。切开引流是治疗鼻中隔血肿和脓肿的有效方式，并可以预防严重并发症的发生。

【操作步骤】

(1) 患者仰卧头高 15°~30° 卧位。

(2) 鼻周皮肤碘伏消毒。

(3) 局部麻醉　1% 地卡因 20ml+1‰ 肾上腺素 2ml 浸湿的棉片或纱条收缩及表面麻醉，每次 5min，共 3 次。

(4) 鼻内镜下行切开引流术

①鼻中隔血肿：较小血肿，穿刺抽吸即可；如外伤所致较大血肿，可于血肿下方做与鼻腔底平行的切口，如系鼻中隔矫正术后者，可从原切口分离或二次切开进入中隔腔内，吸引器清理血块及淤血。

②鼻中隔脓肿：于双侧鼻腔脓肿下方做与鼻腔底平行的切口，如系鼻中隔矫正术后者，也可从原切口切开进入，吸引器吸除脓液，清除坏死组织及坏死软骨，并取脓液送细菌培养和药敏。为获取阳性结果拭子可于接近脓肿边界处取材，脓腔中心可能以坏死脱落的碎片为主。

(5) 术腔冲洗：如为血肿可直接以生理盐水冲洗术腔，如为脓肿，可以 3% 的过氧化氢溶液、抗生素生理盐水溶液(如庆大霉素、氯霉素等)及生理盐水顺序冲洗术腔。

(6) 引流与填塞鼻中隔血肿引流后，可用凡士林纱条或膨胀海绵对称填塞双侧鼻腔，也可直接行鼻中隔贯穿缝合；鼻中隔脓肿引流后，如脓腔较大，短时间无法控制感染者术腔可以留置带侧孔的引流管，也可用一次性输液管自制，缝合切口，以便于冲洗和负压引流，待感染控制，脓液消失后拔除引流管。如脓腔较小，局部有效抗生素冲洗并搔刮脓腔，留置引流条。

(7) 抗感染治疗：鼻中隔血肿可口服抗生素预防感染，而鼻中隔脓肿则需全身使用足量的抗生素控制感染，避免感染加重，预防鼻中隔穿孔、鞍鼻以及颅内感染等并发症。

【注意事项】

(1) 发现鼻中隔有血肿可能，应及早引流，清除积血，以防止鼻中隔软骨缺血坏死导致塌鼻，血肿继发感染形成脓肿。

(2) 血肿清理后填塞压迫应充分严密，不留空隙，否则易形成再次血肿。

(3) 鼻中隔脓肿确诊后，应及早切开排脓，以防止鼻中隔穿孔、鞍鼻畸形及颅内感染等严重并发症的发生。

鼻中隔血肿切开引流术(视频)

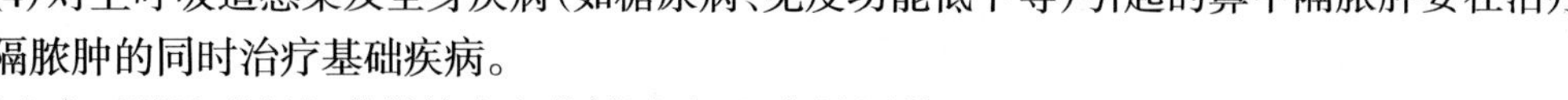

(4) 对上呼吸道感染及全身疾病(如糖尿病、免疫功能低下等)引起的鼻中隔脓肿要在治疗鼻中隔脓肿的同时治疗基础疾病。

(5) 应对脓液进行细菌学检查和药敏试验，以指导用药。

八、下鼻甲微波、激光、射频手术

采用下鼻甲切除来改善鼻腔通气功能的手术历史悠久，特别是 20 世纪 70 年代后，随着科学技术的发展，许多新技术应用到这一领域，例如：微波、激光、冷冻、等离子射频等。下鼻甲手术的临床指征是：肥大的下鼻甲与鼻中隔黏膜接触，使用血管收缩剂也不能有效地缓解鼻阻塞。

【操作步骤】

1. 体位　患者仰卧。

2. 麻醉　可以在全身麻醉及局部麻醉下进行。局部麻醉方法如下：以 1% 地卡因 20ml+1‰ 肾上腺素 2ml 浸湿的棉片或短纱条置于双侧中鼻道、嗅裂、总鼻道及下鼻道行鼻腔表面麻醉，每次 5min，共 3 次。1% 利多卡因 5ml+1‰ 肾上腺素 2 滴行下鼻甲黏膜下浸润麻醉。

3. 鼻内镜下行下鼻甲手术

(1)微波:将微波功率调到45~50W,选用微波针电极刺入肥厚的下鼻甲黏膜下进行热凝,时间2~3秒,根据下鼻甲肥厚程度可选择多点热凝。

(2)激光:YAG激光常用。治疗功率一般为15~22W。选用激光光导纤维多点插入肥厚的下鼻甲黏膜下进行凝固,使下鼻甲体积收缩变小。对下鼻甲黏膜表面明显凸凹不平者,可行激光凝固、气化术修整下鼻甲黏膜表面。

(3)低温等离子射频消融:可将对周边组织的热损伤降低到最小限度。通常输出功率设置4~5挡,刀头沾生理盐水后,从鼻腔下鼻甲前缘后1cm刺入,顺下鼻甲长轴至距下鼻甲的后缘黏膜0.5cm处。刀头进入鼻甲黏膜后踩踏消融踏板开始消融,持续10~15秒,此时可以看到下鼻甲即时回缩,边消融边退出等离子刀头。依据下鼻甲肥厚程度可选择2~3个点进行打孔。

【注意事项】

(1)术中仔细观察有无活动性出血,充分止血,通常无须术腔填塞。

(2)对高血压和糖尿病患者应控制好原发病再行治疗。

(3)术中注意不要穿透黏膜,根据下鼻甲肥厚程度决定治疗点的多少,是提高疗效的关键。

(4)下鼻甲手术的量化标准应该因人而异,因手术中使用了强烈的血管收缩剂(肾上腺素),所以下鼻甲与鼻中隔的间距一般应不小于5mm。

下鼻甲等离子消融手术(视频)

九、鼻腔、鼻窦活检术

鼻腔、鼻窦活检术是在前鼻镜或鼻内镜直视下,于病变部位获取黏膜、肿物、分泌物等标本,通过实验室或病理检查明确病变性质的操作技术。鼻内镜以其多角度、视野广的特点,可完成对鼻腔内各个部分的检查,在鼻内镜的引导下,可获取病理标本。需要注意的是,鼻腔鼻窦活检术为有创操作,有一定创伤(对于年老体弱、心理高度紧张、严重心脑血管疾病等患者尤为注意),术前应向患者仔细说明操作方法和目的,消除患者紧张心理。术前应常规签署知情同意书。

【操作步骤】

(1)患者端坐位或仰卧位,头稍后仰,术者居于患者右侧。

(2)鼻内镜下以1%地卡因20ml+1‰肾上腺素2ml浸湿的棉片或短纱条置于中鼻道、嗅裂、总鼻道及下鼻道行鼻腔表面麻醉,每次5min,共3次。如术中拟根据冰冻病理结果行进一步治疗者,也可以选择全身麻醉。

(3)麻醉充分后,先行诊断性的鼻内镜检查,以0°或30°鼻内镜检查下鼻甲前端进入鼻腔,沿鼻底向后和自下而上,观察鼻底、鼻腔外侧壁、鼻中隔、下鼻道、中鼻道及鼻咽部重要结构。注意观察黏膜形态、分泌物性质、黏膜是否糜烂、血管扩张;中鼻道内各结构形态,如钩突大小、额窦、前组筛窦和上颌窦的开口;各处有否黏膜息肉或真菌团块,有无新生物,新生物位置、大小、表面形态、质地、是否易出血等。吸引器清除分泌物或坏死物,充分暴露活检部位,如肿物在鼻腔可见,可清除表面附着的脱落坏死的组织,直接钳取组织送检;如为鼻窦病变,需先行鼻窦开放术暴露病变,如上颌窦病变,可经下鼻道钻孔开窗或中鼻道开窗入路,筛窦、蝶窦病变则需要行筛窦或者蝶窦开放术。

(4)活检一般采用小型筛窦钳或咬切钳。活检部位一般可选择在病变中部,深部取材,注意需多点取材。对于溃疡型或中央区糜烂坏死病变,取材部位则宜选于病变边缘。活检标本离体后尽早进行处理,常规病检置入福尔马林溶液固定,术中冰冻要尽快送到病理科等。

(5)如术中无明显出血,术中充分止血后,鼻腔可不进行填塞。术中出血明显者可适当填塞鼻腔。

【注意事项】

(1)术中需充分麻醉,减少疼痛,患者出现不适反应时,及时处理。必要时可于全麻下进行。

(2)术中须遵循无菌操作原则,操作时注意保护正常组织和结构。

(3)活检钳要锐利,钳取过程中避免挤压组织;取材时应直达病变组织,避免钳取坏死组织。

(4)当临床考虑怀疑为脑膜脑膨出、鼻咽血管纤维瘤等疾病时,应避免活检。

(5)因病理检查有一定假阴性率,术前需告知患者有需多次取病理的可能。对于临床高度怀疑恶性病变时,尽量多点、大量取材,确保病理准确。

(6)如病变部位靠近重要血管或神经时，操作需格外谨慎，防止意外损伤的发生。

鼻腔鼻窦活检术（视频）

十、鼻科术后换药

鼻科术后换药是鼻内镜手术围术期处理的重要环节之一，该技术通过鼻内镜观察术腔，综合应用各种方法去除阻碍创面愈合的病理因素，达到促进黏膜功能恢复的目的。鼻科换药是否及时有效，是直接影响鼻内镜手术效果的重要因素。术后换药操作方法因疾病病种和手术种类而不同，其主要内容有：去除鼻腔填塞，通畅引流；动态观察术腔变化，为药物治疗提供依据；对残余病变进行及时处理，减少术后复发率。对慢性鼻窦炎手术而言，鼻科的术后换药通常包括三部分：第一部分是术后换药可在术后1~2d进行鼻腔填塞物的撤除；第二部分是术后7~10d内镜下首次术腔清理；第三部分是术后定期的随访和术腔的清理，术后定期鼻内镜的随访是出院以后的跟踪治疗，随访治疗的目的是清洁术腔，抑制创面去黏膜化反应，缓解黏膜的水肿，防止继发感染，促进黏膜的愈合，恢复鼻腔的通气引流功能。依据术腔情况决定复查换药间隔时间，一般换药过程持续2~3个月，间隔1~2周。

【操作步骤】

1. 鼻腔填塞物撤除　患者端坐位，头稍后仰。可于术后48h左右拔除鼻腔填塞物，填塞物如为膨胀海绵或油纱条，应缓慢撤出，之后吸除总鼻道的分泌物。撤出过程需注意患者反应，避免发生一过性晕厥；如为纳吸棉等可吸收材料可直接用吸引器吸除总鼻道的填塞物。

2. 术后的首次术腔清理　患者可取仰卧位，吸引器吸除鼻腔分泌物后，以1%丁卡因20ml加1‰肾上腺素2ml浸湿的棉片或纱条行鼻腔及术腔黏膜表面麻醉。主要目的是清理术腔潴留的陈旧的黑褐色血性分泌物和术腔的痂皮，以及未被溶解的可溶性的填塞材料。清理的方法是采用吸引器逐一吸除分泌物，吸引过程中尽量不接触黏膜。对于早期形成的干痂，如果影响通气引流，可以轻柔去除，注意避免形成新创面。对一时难以剥离的陈旧血痂分泌物和组织碎屑不要勉强清理，对创面存在的黏膜水肿囊泡暂时不予干预，这是创面恢复过程中的必然现象。

3. 术后定期的随访和术腔的清理　鼻内镜术后出院后应坚持鼻内镜下术腔清理（门诊复诊处理——俗称换药），这是保证术后取得最佳疗效的必要步骤。患者取仰卧位，麻醉方法同上。麻醉充分后，在0°或30°鼻内镜监视下观察术腔情况，术腔是否粘连，黏膜是否有肿胀、囊泡形成；术腔内各窦开口是否通畅；窦内是否有分泌物潴留等。通常随访治疗的次数以及两次随访治疗之间的间隔时间没有统一的方案，应该是个性化的。手术医师应该根据术腔创面黏膜的炎症和增生性的病变程度，患者对药物治疗的反应以及对随访治疗的依从性来确定随访治疗的次数和间隔时间，为每个患者制订最佳的方案和时间表。一般情况下出院后1月内每1~2周换一次药，2~3个月每2~4周换一次药，3个月后根据术腔恢复情况决定换药的频次。清理的方法是采用吸引器吸除分泌物，清除痂皮及伪膜，并清除囊泡及肉芽，及时松解鼻腔粘连。

(1)术腔肉芽及粘连的处理：对于影响鼻腔通畅引流的鼻腔粘连，可于内镜下予以分离松解，必要时用切钳和动力系统切除粘连的组织和肉芽，避免骨质裸露及损伤周围组织。分离后的创面最好用硅胶片填塞以防再次粘连，促进创面尽早愈合。也可填塞明胶海绵、纳吸棉（必要时以布地奈德混悬液浸湿或涂布抗生素软膏）等可吸收的材料，或使用凡士林油纱条等。

(2)术腔囊泡的处理：术腔囊泡是术腔黏膜病理性增生的表现，不影响通畅引流的囊泡可以通过药物治疗而恢复，影响引流的囊泡可用吸引器轻轻吸破，清除囊泡内的组织液。应避免钳取囊泡而形成新创面，产生新的囊泡及导致术腔的瘢痕形成。

【注意事项】

(1)操作前要告知患者操作步骤及注意事项，减轻患者紧张情绪。

(2)换药过程中需充分麻醉，减少疼痛，术者需密切观察患者反应情况。

(3)换药过程中可能会有黏膜创面渗血，可应用棉片收缩压迫止血，尽量避免二次鼻腔填塞。

(4)换药过程中如患者出现心慌、面色苍白、冷汗、呼吸急促、视物模糊、血压下降时，多与过度紧张或疼痛刺激引起的神经反射有关。术者应停止操作刺激，嘱患者放松，平卧休息，多可自行缓解。如情况不缓解或情况加重，需注意有无心脑血管意外的可能，应及时进行内科会诊。

鼻科术后换药（视频）

(5)术中须遵循无菌操作原则，注意保护正常组织和结构，避免黏膜损伤。

(6)操作者应根据术腔局部情况，指导术后鼻腔冲洗、局部和全身用药。

(7)换药结束前，应充分止血，并再次确认无异物残留。

鼻出血止血术习题

(刘 争　杨 弋　赵长青)

第二节　鼻科基本手术操作

一、鼻外伤清创缝合术

【适应证】

外鼻软组织开放性创伤。

【禁忌证】

无特殊禁忌证。

【麻醉与体位】

1. 麻醉　局部麻醉。

2. 体位　仰卧位。

【操作方法及程序】

(1)严格消毒伤口，对伤口出血立即进行止血处理。

(2)仔细检查伤口的大小、深度和方向，以及是否有异物或碎骨片存留，并注意伤口是否与鼻腔、鼻窦、眼眶或硬腭相通。

(3)彻底清创，切除创面污染较严重而无法保留的软组织，清除异物或碎骨片。

(4)冲洗伤口，用丝线将皮下组织及皮肤逐层对位缝合，无菌纱布敷贴创面。

【术后处理】

(1)常规抗感染治疗，使用广谱抗菌药物 5~7d。

(2)常规注射破伤风抗毒素。

(3)失血过多时注意补液，必要时输血。

(4)每日换药 1 次，用含碘皮肤消毒液和 75% 乙醇涂抹切口周围。

(5)术后 7d 拆线。

【并发症】

1. 出血　术中如止血严密，很少发生术后出血，可仅有伤口少量渗血。

2. 感染　伤口污染较严重时，易发生术后感染。

鼻外伤清创缝合术(视频)

二、鼻部小良性肿瘤切除术

【适应证】

外鼻良性肿瘤，直径小于 2cm。

【禁忌证】

无特殊禁忌证。

【麻醉与体位】

1. 麻醉　一般采用局部麻醉，对精神紧张者可用全身麻醉。

2. 体位　仰卧位。

【操作方法及程序】

⑴在外鼻肿瘤表面沿皮纹做切口。

⑵于皮下沿肿瘤进行分离，完整切除肿瘤组织。

⑶止血，直接缝合切口，无菌纱布敷贴创面。

【术后处理】

⑴无菌切口术后一般不使用抗菌药物。

⑵每日或隔日换药1次。

⑶术后7d拆线。

【并发症】

1. 出血 术中如止血严密，很少发生术后出血。

2. 感染 术中如严格执行无菌操作，术后感染不多见。

490202

鼻部小良性肿瘤切除术(视频)

三、鼻骨骨折复位术

【适应证】

⑴鼻外伤导致外鼻畸形，鼻骨侧位片或鼻骨CT扫描显示骨折伴移位。

⑵外鼻肿胀严重者，在伤后7~10d肿胀消退后再进行复位。

【禁忌证】

⑴合并严重颅脑外伤时，或伴有意识不清的，应首先处理颅脑外伤。

⑵合并严重心脑血管疾病，且病情不稳定，待病情稳定后再行骨折复位。

【麻醉与体位】

1. 麻醉 成年人一般采用鼻腔表面麻醉。不能合作的儿童可用全身麻醉。

2. 体位 表面麻醉下手术采用坐位，全身麻醉采用仰卧位。

【操作方法及程序】

复位方法分为闭合式和开放式2种，通常采用闭合式复位法：

1. 单侧骨折 将鼻骨复位钳一叶伸入患侧鼻腔，到达骨折部位的下后方(勿超过两侧内眦连线的高度)，另一叶置于鼻外，将钳闭合夹住软组织与骨折部位，另一手的拇指和示指在鼻外辅助。向前上方用适度力量挑起骨折片，此时常可闻及鼻骨复位声，提示复位成功。如无鼻骨复位钳，也可用棉片缠绕在剥离子上进行操作。

2. 双侧骨折 将鼻骨复位钳的两叶伸入两侧鼻腔至骨折部位的下后方，同样注意勿超过两侧内眦连线的高度，用适度力量向前上方平行抬起鼻骨使骨折复位。另一手的拇指和示指在鼻外辅助复位。

3. 合并鼻中隔骨折和脱位 先将鼻骨复位钳的两叶伸入两侧鼻腔置于鼻中隔偏曲处的下方，夹住鼻中隔，垂直向上移动钳的两叶，将脱位、偏曲之处恢复正常位置，然后按上述方法行鼻骨复位。

复位后用凡士林纱条或膨胀海绵行单侧或双侧鼻腔填塞，以止血和固定鼻骨。注意合并脑脊液鼻漏者勿行鼻腔填塞。

【术后处理】

⑴常规抗感染治疗，使用广谱抗菌药物3~5d。

⑵鼻腔填塞24~48h后取出填塞物。

⑶嘱患者复位后勿挤压骨折处。

【并发症】

1. 出血 复位钳损伤鼻黏膜可引起出血，一般不严重。

2. 局部疼痛 骨折复位和鼻腔填塞均可引起局部疼痛不适。

3. 脑脊液鼻漏 复位钳伸入鼻腔后超过两侧内眦连线的高度可损伤筛骨水平板，引起脑脊液鼻漏。

4. 感染 无菌操作不严格、鼻腔填塞等因素可继发鼻部感染。如发生脑脊液鼻漏，填塞纱条后可导致颅内感染。

鼻骨骨折复位术(视频)

四、下鼻甲部分黏膜切除术

【适应证】

1. 下鼻甲肥大、黏膜增生，伴有严重鼻塞，保守治疗无效。
2. 下鼻甲黏膜局部息肉样变，或整个下鼻甲肥厚呈桑葚样变。

【禁忌证】

1. 慢性单纯性鼻炎。
2. 变应性鼻炎无黏膜肥厚、增生。
3. 上呼吸道急性感染期。
4. 中耳有急性炎症时。
5. 凝血功能障碍、全身性疾病未得到良好控制，无法耐受手术者。

【麻醉与体位】

1. **麻醉**　鼻腔表面麻醉、下鼻甲局部浸润麻醉。
2. **体位**　坐位或仰卧位。

【操作方法及程序】

(1)鼻内镜下检查鼻腔，观察黏膜增生、息肉样变的部位，确定切除范围。

(2)用下鼻甲剪切或切割器切除增生、息肉样变的下鼻甲黏膜组织。对于整个下鼻甲肥厚者，自下鼻甲游离下缘由前向后切除部分肥厚黏膜，呈条带状，范围不超过下鼻甲的 1/3。

(3)电凝或填塞止血。下鼻甲术后往往出血多，可采用双极电凝止血，也可采用凡士林纱条、膨胀海绵或可吸收(可降解)止血材料填塞止血。

【术后处理】

(1)常规抗感染治疗，使用广谱抗菌药物 3~5d。

(2)如鼻腔填塞，术后 24h 取出填塞物。可吸收(可降解)止血材料可以不取出，在换药时予以清理。

(3)术后换药 3~4 次，清理鼻腔结痂和分泌物，防止发生粘连。

(4)给予减充血剂和复方薄荷滴鼻液喷(滴)鼻，2 次 /d，用药 7~10d。

【并发症】

1. **出血**　下鼻甲血供丰富，可引起术中和术后出血。特别注意切除下鼻甲后端黏膜时，出血较多，应严密止血。
2. **感染**　无菌操作不严格、鼻腔填塞、患者有糖尿病等全身性疾病，伤口不易愈合，容易导致感染的发生。
3. **鼻腔干燥**　多见于下鼻甲黏膜切除过多者。
4. **鼻腔粘连**　鼻腔填塞、结痂等因素可损伤鼻中隔黏膜，导致下鼻甲手术创面与鼻中隔发生粘连。多见于鼻中隔偏曲(偏向手术侧)和下鼻甲术后肿胀反应明显的患者。

下鼻甲部分黏膜切除术(视频)

五、鼻息肉摘除术

【适应证】

(1)鼻息肉影响窦口鼻道复合体或各鼻窦引流。

(2)慢性鼻窦炎合并鼻息肉，规范化药物治疗无效。

(3)变应性鼻炎、哮喘合并鼻息肉。

(4)上颌窦后鼻孔息肉。

(5)鼻息肉术后复发，经保守治疗无效。

【禁忌证】

(1)鼻息肉伴恶变。

(2)上呼吸道急性感染期。

(3)凝血功能障碍、全身性疾病未得到良好控制，无法耐受手术者。

【麻醉与体位】

1. **麻醉**　局部麻醉或全身麻醉，目前多采用全麻。

2. 体位 仰卧位。

【操作方法及程序】

(1)鼻内镜下检查鼻腔,明确息肉是单侧还是双侧,除了中鼻道,还应检查嗅裂有无息肉。

(2)切除息肉:用咬切钳切断息肉蒂部,摘除息肉组织。也可用切割器切除息肉,注意保护鼻腔正常黏膜。

(3)根据情况有时需要开放前组筛窦和上颌窦自然开口(参见“鼻内镜鼻窦手术”)。

(4)若中鼻甲息肉样变,也予以切除息肉样变组织,或切除中鼻甲。

(5)采用凡士林纱条、膨胀海绵或可吸收(可降解)止血材料填塞鼻腔止血。出血少者,术中电凝止血,可不行鼻腔填塞。

【术后处理】

(1)常规抗感染治疗,使用广谱抗菌药物 3~5d。

(2)术后 24~48h 后取出鼻腔填塞物。可吸收(可降解)止血材料可以不取出,在换药时予以清理。

(3)合并有过敏的鼻息肉应加强术后的药物治疗,包括鼻用糖皮质激素、口服抗过敏药等以减少复发。

(4)注重术后随访,术后 10d 左右行鼻内镜下换药,及时清理鼻腔结痂、分泌物、囊泡。

【并发症】

1. 出血 上颌窦后鼻孔息肉切除后一般出血极少。多发息肉手术出血较多,尤其是鼻腔黏膜水肿、炎性反应严重的患者。

2. 感染 息肉摘除后,鼻窦引流改善,术后继发感染少见。手术损伤筛骨纸样板可能会导致眶内感染。

鼻息肉切除术 + 全组鼻窦开放 +Draf3 型额窦开放术(视频)

六、鼻中隔黏膜下切除术

【适应证】

(1)鼻中隔偏曲影响鼻腔通气,导致单侧或双侧鼻塞。

(2)鼻中隔偏曲影响鼻窦引流,继发鼻窦炎。

(3)鼻中隔偏曲、骨棘或骨嵴导致反复鼻出血。

(4)鼻中隔偏曲压迫鼻甲引起同侧反射性头痛。

(5)鼻内镜手术中鼻中隔偏曲妨碍操作,需要同时处理。

(6)某些经鼻入路手术的鼻中隔前置处理。

【禁忌证】

(1)鼻黏膜糜烂、干燥,易发生术后穿孔者。

(2)鼻和颜面部发育未完善的儿童患者。

(3)上呼吸道急性感染期。

(4)凝血功能障碍、全身性疾病未得到良好控制,无法耐受手术者。

【麻醉与体位】

1. 麻醉 局部麻醉或全身麻醉,根据患者情况及病变程度和范围而定。

2. 体位 局部麻醉下手术采用半卧位,全身麻醉采用仰卧位。

【操作方法及程序】

1. 切口 在 0° 鼻内镜下,于一侧鼻中隔前部(通常为弯曲侧)皮肤与黏膜交界处稍后,做一纵形切口,上起鼻中隔前端顶部,下至鼻中隔底部,必要时适当向鼻腔底延长,切开同侧黏软骨膜和黏骨膜。

2. 分离 用鼻中隔剥离子在黏软骨膜和黏骨膜下,分离时略向下外侧用力,将黏软骨膜、黏骨膜与鼻中隔软骨和骨性支架分离。对弯曲明显、骨棘或嵴突部位周围应充分减张。在鼻底骨 - 软骨交界处,常有黏骨膜皱褶和较坚实的纤维结缔组织,应在鼻内镜直视下用黏膜刀予以离断,然后继续分离,否则容易损伤黏膜。分离范围视偏曲程度和范围而定,以利于充分暴露手术视野和继续分离为原则。

3. 分离鼻中隔对侧黏软骨膜和黏骨膜 在黏膜切口后约 0.5cm 处平行切开鼻中隔软骨至对侧黏软骨膜下,按上述原则分离对侧黏软骨膜和黏骨膜。

4. 切除鼻中隔软骨 将鼻中隔旋转刀从软骨切口下方切进,沿鼻中隔软骨与犁骨连接部向后,再改变刀刃方向,向上前方移动,切断与筛骨垂直板的连接部,然后与鼻背平行回到前方切口,完整切除鼻中隔方形软骨。将方形软骨修剪平直后,放入生理盐水弯盘中备用。

5. 切除鼻中隔骨性部分　距鼻背部 0.5~1cm 处,用鼻中隔咬骨钳咬除筛骨垂直板与软骨的连接部,并向后方推进,分次咬除偏曲的垂直板。然后用骨凿沿鼻底凿除偏曲的犁骨,包括嵴、棘。此处极易导致较明显的出血,动脉性出血可用电凝止血。可用平凿将两侧膨大的骨性嵴突铲平,减少出血。

6. 切口处理　以上步骤完成后,复位鼻中隔黏膜,观察矫正效果。如双侧鼻中隔黏膜在分离过程中有对穿性撕裂或穿孔,可将修整的方形软骨放置于对穿的鼻中隔黏膜间,可避免术后中隔的穿孔。切口可缝合 1~2 针,也可不缝合。两侧鼻腔用凡士林纱条或膨胀海绵匀称填塞。切口不缝合时,注意将黏膜切口整齐对位。

【术后处理】

(1)常规抗感染治疗,使用广谱抗菌药物 5~7d。

(2)术后 48~72h 取出鼻腔填塞物。

(3)鼻中隔切口如缝合,术后 5 日拆线。

【并发症】

1. 鼻中隔黏膜损伤　术中如果一侧黏膜损伤穿孔,对侧黏膜完整,应尽量将损伤黏膜对位铺平,一般无须进一步处理。

2. 鼻中隔穿孔　如果两侧黏膜均破损,对合后无法封闭,则会引起穿孔。

3. 鼻中隔血肿　发生于凝血功能障碍、术中止血不彻底,术后鼻腔填塞不均匀,或术后用力擤鼻或打喷嚏者。

4. 鼻中隔脓肿　多继发于鼻中隔血肿感染。

490206

鼻中隔黏膜下切除术(视频)

七、上颌窦根治术(柯陆手术)

【适应证】

(1)慢性上颌窦炎经穿刺冲洗等保守治疗无效者。

(2)真菌性上颌窦炎。

(3)牙源性上颌窦炎。

(4)上颌窦囊肿、息肉及其他良性肿瘤。

(5)上颌窦异物。

(6)颌面部外伤后,上颌窦壁骨折、塌陷,周围软组织疝入窦腔,引起面部畸形,可经此手术修复。

【禁忌证】

(1)急性上颌窦炎,或慢性上额窦炎急性发作。

(2)儿童上颌窦发育不全者。

(3)急性上呼吸道感染期。

(4)凝血功能障碍、全身性疾病未控制,无法耐受手术者。

【麻醉与体位】

1. 麻醉　局部麻醉采用眶下神经、上颌神经阻滞及唇龈沟切口浸润麻醉。也可全身麻醉。

2. 体位　仰卧位。

【操作方法及程序】

1. 切口　用拉钩将上唇牵拉向上,于患侧唇龈沟上约 0.5cm 处,自尖牙嵴向外达第二双尖牙做长约 2~2.5cm 横切口,切开黏膜、骨膜,直达骨质。用扁桃体剥离器沿骨膜下向上、内、外做全层剥离。范围内侧至梨状孔缘,上方接近眶下孔,外侧达上颌骨颧弓移行部。注意勿损伤眶下神经和血管。

2. 上颌窦前壁开窗　用圆凿在尖牙窝凿开上颌窦前壁,然后用咬骨钳扩大开口,向内至上颌窦内侧壁,注意向上勿伤眶下孔,向下勿伤牙根。开窗直径约 1.5cm,也可根据手术需要适当调整。骨壁出血,可用咬骨钳止血或骨蜡封闭。

3. 清理窦腔　去除窦内脓液后,根据病变性质及范围确定处理方式。若病变为炎性,可保留窦腔内黏膜;若黏膜病变严重,可用剥离子或刮匙彻底去除。若为恶性肿瘤,则应彻底刮除窦腔黏膜,注意勿伤及眶底及牙齿根尖部。上颌窦内侧壁后上部分的黏膜与中鼻道相连,如该处黏膜无严重病变,则予以保留。可在 0° 和 30° 鼻内镜下操作,方便观察病变是否完整去除。

4. 下鼻道造孔　用平凿在上颌窦内侧壁前下方最隆起处(相当于下鼻道处)按上、下、后的顺序凿断骨壁,取出骨片。用咬骨钳扩大骨孔,上齐下鼻甲附着部,下齐鼻底部,最后形成约 1cm × 1.5cm 大小的椭圆形骨孔。注意边缘咬齐,碎骨片取净,勿损伤鼻腔黏膜。沿骨孔的前、上、后用尖刀切开鼻腔黏膜,形成一个蒂在底部的黏膜瓣,并将其推向窦腔与窦底相贴。

5. 术腔填塞　清除窦腔内血凝块,仔细检查窦腔有无残留病变。确切止血后,上颌窦内填入碘仿纱条(或涂抹抗生素软膏的凡士林纱条),经下鼻道骨孔引出,留置于鼻腔内。应注意填塞纱条应将窦底黏膜瓣贴平压住。宜用乳胶手套制作的气囊或水囊填塞,以减少病人术后换药的痛苦。术侧鼻腔视情况可予前鼻孔填塞。

6. 缝合切口　清洁唇龈沟切口,用丝线连续缝合黏骨膜。术毕,于面部尖牙窝用加四头固定带的纱布球压迫,纱带绕过耳廓,固定。

【术后处理】

(1)常规抗感染治疗,使用广谱抗菌药物 5d。

(2)面部加压的纱布球于 24~48h 后去除。如术后 2~3d 肿胀仍较重,局部热敷或理疗。

(3)术后 24h 取出鼻腔填塞物,给予减充血剂和复方薄荷滴鼻液喷(滴)鼻,2 次 /d,用药 7~10d。

(4)术后 48~72h 经下鼻道取出窦腔内填塞纱条。乳胶袋水囊抽取时,应先将囊内水抽尽后再取。

(5)术后 5d 拆除唇龈沟切口缝线。

(6)术后 1 周内不刷手术侧牙齿,加强口腔护理。

【并发症】

1. 出血　多因切口或骨孔止血不彻底所致,予以前鼻孔填塞多可避免,必要时可打开切口进行止血。

2. 面部肿胀及疼痛　一般不重,多与手术牵拉、皮下淤血有关。如果出血不多,尽早去除填塞,予以热敷、理疗,可在术后 1 周内逐渐消退。

3. 唇、齿、面颊部麻木　多由于眶下神经或前切牙神经分支受损相关,术中分离前壁及剥离顶壁黏膜时应注意勿损伤神经。

4. 上颌窦牙龈瘘管　唇龈沟切口不愈合所致,要考虑缝合时对位不好、局部感染、窦内异物等。瘘口可行搔刮或缝合。

5. 上颌窦术后囊肿　病因尚不完全清楚,术中上颌窦内肿胀的病变黏膜残留,可能是术后继发囊肿的原因之一。

上颌窦根治术习题

八、上颌窦鼻内开窗术

【适应证】

(1)慢性上颌窦炎需长期冲洗窦腔者。

(2)儿童上颌窦炎经多次穿刺疗效不佳者。

【禁忌证】

(1)慢性上颌窦炎窦腔黏膜明显增生或息肉样变。

(2)慢性上颌窦炎伴有上颌骨骨炎或骨髓炎者。

(3)上颌窦囊肿或肿瘤。

(4)上呼吸道急性感染期。

(5)凝血功能障碍、全身性疾病未控制,无法耐受手术者。

【麻醉与体位】

1. 麻醉　成人通常采用局部表面麻醉,儿童全身麻醉。

2. 体位　局部麻醉下手术采用半坐位,全身麻醉采用仰卧位。

【操作方法及程序】

(1)用麻黄碱丁卡因棉片反复收缩患侧鼻腔黏膜 2 遍,尤其是下鼻道。

(2)在 0° 或 30° 鼻内镜下,用扁平剥离子将下鼻甲前下段向内骨折并翻向内上,最大化暴露下鼻道外侧壁。

(3)距下鼻甲前端约 1cm 的下鼻道外侧壁处做两个相距 1.5~2.0cm 垂直切口。再于两垂直切口上方做一切口相连,形成一个基底向下的黏膜瓣,大小约 1cm × 2cm。

(4)将暴露的骨壁用圆凿凿开,咬骨钳扩大,形成直径约 1cm×1.5cm 的骨窗,下缘与鼻底齐平。

(5)咬除相应的窦壁黏膜,于鼻内镜下仔细观察窦内病变,并予清除。

(6)将预制黏膜瓣翻于窦内,铺于骨窗下缘及窦底。

(7)术中可用麻黄碱丁卡因棉片收缩止血。出血不多,可不予填塞;也可以在下鼻道内填凡士林纱条。术毕,复位下鼻甲。

【术后处理】

(1)常规抗感染治疗,使用广谱抗菌药物 3~5d。

(2)若有鼻腔填塞,于术后 24~48h 取出填塞物。给予减充血剂和复方薄荷滴鼻液喷(滴)鼻,2 次 /d,用药 7~10d。

(3)术后 5 日经下鼻道开窗口用吸引器吸除窦内积血,并用生理盐水冲洗上颌窦,1 次 /d,持续 2 周以上。

(4)定期复查,随时处理开窗口肉芽及息肉,防止开窗口闭锁。

【并发症】

1. 出血　多为术中止血不彻底所致。

2. 开窗口闭锁　术后瘢痕狭窄、肉芽增生,可导致开窗口闭锁。

3. 鼻腔粘连　下鼻甲可与鼻中隔粘连。

上颌窦鼻内开窗术习题

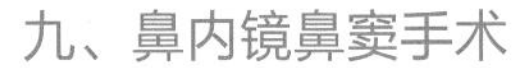

九、鼻内镜鼻窦手术

【适应证】

(1)慢性鼻窦炎,药物治疗无效。

(2)鼻息肉。

(3)真菌性鼻窦炎。

(4)具有临床症状的鼻窦囊肿。

(5)鼻腔及鼻窦良性肿瘤。

(6)病变范围局限的部分鼻腔及鼻窦恶性肿瘤。

(7)需经鼻内镜进路的颅底肿瘤、眶尖肿瘤或视神经管减压。

【禁忌证】

(1)鼻腔及鼻窦恶性肿瘤广泛侵犯必须慎行手术,应与放疗专家、化疗专家、影像专家共同讨论后决定治疗方案,否则鼻内镜手术可能是不恰当的。

(2)急性上呼吸道感染期。

(3)凝血功能障碍、全身性疾病未得到良好控制,无法耐受手术者。

【麻醉与体位】

1. 麻醉　局部麻醉或全身麻醉。

2. 体位　仰卧位,头部垫高约 15°。

【操作方法及程序】

鼻内镜鼻窦手术大体可分为两种术式:一种是 Messerklinger 术式,手术从开放前组筛窦开始,由前向后进行,是临床常用的基本术式;另一种是 Wigand 术式,手术从开放蝶窦开始,由后向前进行。首先应掌握 Messerklinger 术式,介绍如下。

1. 检查鼻腔　在 0° 或 30° 鼻内镜下仔细检查鼻腔各解剖结构,重点观察中鼻甲和中鼻道。如有鼻息肉,先要明确息肉发生的部位,用咬钳去除来自中鼻甲的息肉,然后摘除来自中鼻道的息肉。保留中鼻甲,作为手术的解剖标志。

2. 切除钩突　用镰状刀或剥离子在中鼻甲前端的鼻腔外侧壁从前上向后下(上颌线的走向)呈弧形切开钩突,并向内侧方向分离,对头端和尾端残余的相连部分,可用中鼻甲剪刀剪断,取出钩突。切除钩突时,器械方向不可过度向外、向后,以免损伤纸样板。

3. 开放前组筛窦　用剥离子沿切口分离中鼻道黏膜,暴露筛泡。筛窦钳咬除筛泡及其周围的气房。为防止正常黏膜(尤其是纸样板处)被撕脱,可用咬切钳切除病变组织,亦可先用咬钳剔除骨质,然后用切割钻处理病变黏膜。

4. 开放后组筛窦　使用刮匙或咬钳从中鼻甲基板的内下方开放基板和后组筛窦，直至蝶窦前壁。开放后组筛窦时，应遵循近中线原则，即靠近中鼻甲从前向后进行，以免伤及视神经管。

5. 开放上颌窦　通常情况下，上颌窦自然开口位于筛漏斗的后下部，钩突下部的后方，可以用弯头探针在筛泡前下方沿着钩突缘向下方滑行，寻找定位。在 70° 鼻内镜下可以较好暴露上颌窦自然开口，若窦口开放良好，窦内无明显病变，则不必破坏其自然引流结构。若上颌窦自然开口阻塞，可以向后囟或前囟开放窦口，直径达 1~2cm。为有效恢复术后鼻窦引流的生理功能，应注意保护窦口下缘黏膜的完整性。

6. 开放额窦　术前在冠状位鼻窦 CT 上仔细观察钩突附着处，术中精确定位钩突上端的附着，在钩突上端的外侧或内侧追溯寻找额窦开口。在额隐窝与前筛顶之间有一骨隆起，其前方为额窦底和额窦开口，其后方为筛顶即前颅底。以前筛顶为解剖标志，向上、外咬除鼻丘气房和部分中鼻甲前上端附着处，清除阻塞的气房，充分暴露额隐窝，找到额窦开口。向前扩大额窦开口，直径达 5~6mm，以充分引流，防止术后窦口闭锁。

7. 开放蝶窦　使用刮匙或咬钳从最后筛窦气房的蝶筛隔板进入蝶窦，也可从蝶筛隐窝处蝶窦自然开口进入。蝶窦自然开口位于蝶窦前壁距后鼻孔上缘 1~1.2cm 近中线处，上鼻甲是比较恒定的解剖参考标志。在蝶筛隐窝狭窄，寻找窦口困难时，切除上鼻甲后下部有助于暴露蝶窦开口。为有效恢复术后鼻窦引流的生理功能，应注意保护窦口下缘黏膜的完整性，可以向内、上、外方向扩大窦口。开放的范围应是整个蝶窦前壁，注意勿损伤蝶腭动脉和视神经管隆突。

8. 术腔处理　使用各种角度的鼻内镜仔细检查整个术腔，进一步清除残留病变，但尽量保留鼻窦黏膜，减少不必要的损伤。中鼻甲视具体情况予以保留或部分切除。术腔严密止血，生理盐水冲洗。使用凡士林纱条、膨胀海绵或可吸收（可降解）止血材料填塞术腔。

【术后处理】

1. 常规抗感染治疗，使用广谱抗生素 5~7d。

2. 口服或静脉使用糖皮质激素 10~14d，此后开始鼻内局部使用糖皮质激素，疗程不小于 3 个月。如为高嗜酸性粒细胞型鼻息肉，鼻喷激素疗程可能长达数年，或根据术腔情况持续用药。

3. 术后 24~48h 取出鼻腔填塞物。如为可吸收（可降解）止血材料，一般于术后 1 周进行清理。

4. 鼻内镜下定期复查，长期随访。术后 1~2 周进行首次术腔清理，以清除陈旧性积血和分泌物为主，此后根据术腔恢复情况确定随访处理的间隔时间。原则上每次处理的间隔时间不小于 2 周，持续 3~6 个月。

5. 如合并变应性鼻炎、哮喘，需进行药物对症治疗。其他治疗还包括黏液溶解促排剂、鼻腔冲洗等，一般连续使用 4 周以上，促进分泌物排出，保持鼻腔和鼻窦清洁、引流通畅。

【并发症】

1. 大出血　主要见于术中损伤较大的血管如筛前动脉、筛后动脉和蝶腭动脉，甚至颈内动脉或海绵窦。

2. 眼部并发症　包括眶内血肿或积气、眼球运动障碍、视神经损伤和泪道损伤等。由于纸样板、眶尖、视神经管和泪道等处骨壁受损所致，导致内直肌、视神经和鼻泪管损伤。

3. 颅内并发症　包括颅内血肿、感染、脑脊液鼻漏、脑膜膨出和脑实质损伤等。由于前颅底骨质和/或硬脑膜破损所致，常发生在筛凹、筛板和额突等处。

4. 术腔粘连　术中切除中鼻甲基板下缘、中鼻甲骨质以及中鼻甲根部骨折等原因，造成中鼻甲漂移，可导致中鼻甲与鼻腔外侧壁粘连。

5. 窦口闭锁　上颌窦和额窦术后窦口闭锁较多见，主要原因是开放鼻窦时窦口周围黏膜损伤过重，也见于术中病变清除不彻底、窦口开放不完全者。

十、鼻侧切开术

【适应证】

（1）早期鼻腔恶性肿瘤，局限在鼻腔外侧壁及鼻中隔。

（2）鼻腔内较大的良性肿瘤，如内翻性乳头状瘤、纤维瘤、血管瘤等。

（3）筛窦、蝶窦及上颌窦内的较大肿瘤，鼻内进路无法彻底切除。

（4）某些较局限的鼻咽部血管纤维瘤，主要向鼻腔内扩展。

【禁忌证】

（1）鼻腔及鼻窦恶性肿瘤广泛侵犯。

(2) 急性上呼吸道感染期。

(3) 凝血功能障碍、全身性疾病未得到良好控制，无法耐受手术者。

【麻醉与体位】

1. 麻醉　全身麻醉。

2. 体位　仰卧位。

【操作方法及程序】

1. 切口　自患侧内眦与鼻根部之间，向下沿鼻侧(鼻颊沟)经鼻翼达前鼻孔，转向内方，切开鼻前庭底部。如肿瘤大，可将切口向上延至眉弓内端。切口应垂直向下深达骨膜，注意勿损伤外鼻软骨。

2. 暴露肿瘤　进入鼻腔骨膜剥离器将切口处皮肤、软组织及骨膜向两侧分离；暴露患侧鼻骨、泪骨、上颌骨额突及梨状孔周围骨质；注意勿损伤泪囊和鼻泪管。用剥离子沿鼻骨下缘分离鼻腔外侧壁软组织，然后用骨凿钳沿两侧内眦连接线平面以下凿去患侧鼻骨及部分上颌骨额突。扩大梨状孔边缘，切开鼻腔黏膜，暴露鼻腔内肿瘤。

3. 切除肿瘤　切开鼻腔黏膜后先检查肿瘤的大小与范围。若为良性肿瘤，可用剥离子将其游离，然后从其根蒂部切除。若为恶性肿瘤，原则上应将肿瘤连同鼻腔外侧壁一并完整切除，并探查上颌窦。若肿瘤范围较大，先剥离眼眶内下方骨膜，暴露筛骨纸样板及泪骨，齐内眦连线凿断上颌骨额突和眶下缘，将鼻腔外侧壁自鼻顶至鼻底连同中鼻甲、下鼻甲、筛窦与肿瘤组织作为一整块切除。必要时开放蝶窦，探查额窦。

4. 填塞术腔肿瘤　切除后检查有无残留病变及碎骨片，彻底止血。采用碘仿纱条行术腔填塞。若手术范围涉及鼻咽部，用碘仿纱布做后鼻孔栓子进行后鼻孔填塞。

5. 缝合切口　用丝线将鼻腔黏膜、皮下组织及皮肤逐层对位缝合，使两侧鼻孔保持对称，局部进行加压包扎。

【术后处理】

1. 常规抗感染治疗，使用广谱抗生素 5~7d。

2. 患者取平卧位，头向患侧，注意呼吸、血压、脉搏及伤口渗血情况。

3. 随时清除口咽部分泌物，如有新鲜血液，需注意活动性出血并及时处理。

4. 术后 48~72h 分次取出术腔填塞物，予以生理盐水鼻腔冲洗，滴入复方薄荷滴鼻液，减少术腔结痂。

5. 术后 5~7d 拆除伤口缝线，可行间断拆线。

【并发症】

1. 出血　术中切除鼻腔外侧壁时易发生出血，操作要快速，将出血控制在最低限度。术后出血多为术中止血不彻底、鼻腔填塞不到位等原因。

2. 颅内并发症　术中处理鼻腔顶壁时，损伤筛骨水平板可导致脑脊液鼻漏，甚至继发颅内感染，尤其多见于鼻腔填塞后。

3. 眼部并发症　若术中损伤纸样板，尤其是眶骨膜也受损时，可发生各种眶内并发症，轻者如眼睑肿胀、瘀斑；重者出现眶内感染，如眶内蜂窝织炎、脓肿等。术中损伤泪囊，导致泪液分泌障碍；如鼻泪管受损，导致泪液引流障碍，可继发泪囊炎。

4. 面部并发症　做切口时损伤外鼻软骨，术后可引起鼻翼塌陷，两侧前鼻孔不对称。还可见面部瘢痕形成，一般于术后 1 年左右减轻。

5. 鼻腔干燥　鼻腔外侧壁切除后，鼻腔宽敞、过度通气所致。

十一、上颌骨部分切除术

【适应证】

(1) 上颌窦恶性肿瘤局限于窦腔内或局限于上颌窦底壁的肿瘤，未侵犯牙龈、牙齿及硬腭者。

(2) 上颌窦恶性肿瘤未侵犯眶底者。

(3) 上颌骨牙源性恶性肿瘤局限于牙槽突者。

(4) 恶性肿瘤，局限于牙槽、硬腭或上颌窦底壁者。

(5) 鼻腔筛窦的恶性肿瘤侵犯上颌窦上部。

(6) 因炎症或外伤致部分上颌骨坏死者。

【禁忌证】

(1)上颌窦癌向上侵入眶内。

(2)肿瘤范围广,侵犯上颌窦底壁、后外侧壁。

(3)急性上呼吸道感染期。

(4)凝血功能障碍、全身性疾病未得到良好控制,无法耐受手术者。

【麻醉与体位】

1. 麻醉　气管内插管全身麻醉。

2. 体位　仰卧位,肩下垫枕,头偏向健侧。

【操作方法及程序】

手术切除的范围是由肿瘤的性质、肿瘤侵犯的范围而定,一般包括上颌骨的牙槽突、鼻底和硬腭部分,或者包括上颌窦前壁及部分鼻腔外侧壁等。

1. 切口　根据肿瘤的部位决定切口的途径,有口内途径或口外途径的操作方法。

(1)口外切口:常用 Weber-Fergusson 切口。第一切口:即自内眦内侧 0.5cm 起,顺鼻侧向下并绕过鼻翼至鼻小柱根部,继而向下正中裂开上唇。第二切口:如果需行扩大的上颌骨切除术,切口可以从眼内眦向外侧转向眶下缘,向外切至眼裂外侧。按设计切口切开面部皮肤、皮下组织直达上颌窦前壁,分离面颊部皮瓣,以暴露上颌窦的前壁及鼻腔的外侧壁。

(2)口内切口:即扩大 Denker 切口,从唇龈中线开始顺唇龈沟至第三磨牙后缘切开黏骨膜,之后自第三磨牙后缘向内沿硬腭后缘切至中线,再从前至后切开硬腭中线,切口须离肿瘤 1cm 以上。

2. 翻瓣　按切口切开面部皮肤、皮下组织直达上颌窦前壁,分离面颊部皮瓣。良性肿瘤用骨膜剥离器从骨面上翻起颊部组织瓣,保留眶下神经并暴露眶下孔以下的上颌骨整个外侧骨面。若为恶性肿瘤,则应在距肿瘤边界外 1.5cm 范围的正常组织中锐性切开,注意皮肤的完整。将同侧鼻腔底壁、外侧壁的黏膜自上颌骨内侧壁分离。

3. 切骨　根据肿瘤性质及累及范围确定切骨线。

用骨凿或切骨电锯,在眶下孔以下拟切除平面,由梨状孔往后,沿水平方向至上颌结节切开上颌骨外侧壁。

拔除位于肿瘤前界外的侧切牙、尖牙或其他牙齿。用骨凿或电锯由硬腭后缘向前顺腭中线锯开硬腭骨质,再斜向前外方延伸切口直达拔牙的牙槽窝创面。用骨凿或骨剪将上颌结节与蝶骨翼突分离。同时凿断或剪断上颌骨残余的连接部分,即可切除部分上颌骨。

此时待切除的上颌骨部分已完全游离,将上颌骨下半部分连同肿瘤一并取出。此时,上颌窦已暴露,若为恶性肿瘤应将窦黏膜全部刮除,而良性肿瘤则可保留窦腔残留黏膜,有利创面早期愈合。

4. 创面植皮　在创口内填塞纱布止血,经片刻后慢慢取出纱布,检查创口如仍有活跃出血点应结扎止血。用等渗盐水冲洗创口后,切取与创面相当大小的自体中厚皮片,移植在颊部创面上。沿创面周围用慕丝线做间断缝合,颊部创面下缘的缝线不剪断。在软腭前缘的创面,将鼻腔与口腔黏膜缝合,并于腭中线创缘缝合数针,均保留线头,暂时填入纱布止血。

5. 缝合　将面颊部皮瓣复回原位,分层缝合深面创缘、肌肉与皮肤。取出填入创腔的纱布,压出皮片下面的积血后,再填入碘仿纱条。填紧后借保留的线头拴扎固定,或戴上预制的腭护板。

面部皮肤的缝线在术后 6~7 日拆除,植皮区的缝线可在术后 10~14d 拆除。

6. 修复缺损　在创口愈合后可做赝复体修复缺损,以恢复面部外形和口腔及牙齿。

【术后处理】

(1)全身应用抗生素预防感染,常规使用广谱抗生素 5~7d。

(2)患者取平卧位,头向患侧,注意呼吸、血压、脉搏及伤口渗血情况。

(3)密切观察,注意伤口出血情况。术后 1~2d 常有少许血性分泌物渗出,可用吸引器随时清除口咽部分泌物,注意口腔的清洁和漱口,如有新鲜血液,需注意活动性出血并及时处理。出血较多者取出腭托,增加碘仿纱条并做加压填塞,仍不能止血者需打开创面止血。

(4)应鼓励、教育患者进行下颌锻炼,多张口,防止牙关紧闭,缓解因纤维化所致的疼痛,口腔锻炼往往需要持续数月。

(5)术后5d左右分次取出术腔碘仿纱条,予以生理盐水鼻腔冲洗,减少术腔结痂。抽出填塞纱条后,应每日清洗腭托,多漱口。

(6)术后7d间断拆除面部伤口缝线。

(7)鼓励患者进食,加强营养,促进创面愈合,使尽快建立腭托代硬腭之后的协调吞咽,加强营养,促进全身健康恢复和创面愈合。

【并发症】

1. **出血**　术中切除鼻腔外侧壁时易发生出血,操作要快速,将出血控制在最低限度。术后出血多见于术中止血不彻底、鼻腔填塞不当等原因。

上颌骨部分切除术
(视频)

2. **面部肿胀及疼痛**　多在术后1~2d达高峰,术后1周内逐渐消退。

3. **牙龈麻木及牙齿酸痛**　发生在术侧,一般于数周内恢复,但也有持续半年以上者。

4. **鼻腔干燥**　为鼻腔外侧壁切除后,导致鼻腔宽敞、过度通气所致。

(王德辉　杨 弋　王成硕　张革化　赵长青)

第五十章　咽科常用诊疗技术及手术

第一节　咽科常用诊疗技术

一、咽部异物取出术

咽部异物以鱼刺最多，可刺入舌根、扁桃体、咽侧壁、会厌谷、梨状窝等处，异物均应及时取出。

【体位与麻醉】

患者一般取坐位，一般不用麻醉或应用 1% 丁卡因表面麻醉。

【操作步骤】

1. 口咽部异物　一般不用麻醉，对于隐蔽的异物和咽部敏感的患者，可采用黏膜表面麻醉。用压舌板将舌压下，看清异物后用枪状镊或止血钳取出。

2. 下咽部异物　将 1% 丁卡因喷于下咽和舌根部，要求达到表面麻醉后咽反射消失。术者先用间接喉镜仔细看清异物后，依异物刺入方向选择开口合适的异物钳，随后让患者自己将舌朝前下方拉出，充分暴露下咽部异物刺入部位，术者左手持间接喉镜放至显示异物处，右手持异物钳，沿舌根放下渐渐靠近异物，在间接喉镜中显示夹住异物后取出，注意操作过程轻柔，避免伤及正常黏膜组织。

3. 多功能纤维喉镜下异物取出　对于间接喉镜下异物钳多次试取失败、咽异物隐蔽的患者或患者主诉异物存在而在间接喉镜下未发现异物时，可在纤维喉镜下检查有无异物存在，若确定异物位置后可进行多功能纤维喉镜下异物取出术。麻醉方法同纤维喉镜检查，暴露异物后，用内置活检钳夹住异物后取出。对于较小异物可经鼻取出，较大异物可经口放入纤维喉镜，当用活检钳钳夹住异物后，最后将异物与镜体一并取出。

500101

多功能纤维喉镜下异物取出术（视频）

【注意事项】

(1) 对咽部异物要耐心详细地检查，异物可能被唾液掩盖，有的异物刺入扁桃体和咽后壁间，或刺入扁桃体隐窝深处，会厌谷异物可被会厌遮住而不易暴露，借助枪状镊或异物钳边推开组织，边细致检视。

(2) 在检查及取异物时应避免异物滑脱，呛入气管。

(3) 若患者主诉明显，完善详查后未发现异物，可暂按黏膜擦伤处理，门诊随访。

【术后处理】

一般异物取出，无须再行处理，若来诊时异物刺入组织已有继发感染，异物取出后可酌情应用抗生素和复方氯己定溶液漱口。

二、扁桃体周脓肿穿刺及切开引流术

扁桃体周脓肿按部位可分为 2 型，前上型位于扁桃体上极及腭舌弓之间，后上型位于扁桃体上极及腭咽弓之间。扁桃体周脓肿穿刺点：选择时沿着悬雍垂的根部作水平线与腭舌弓向上的延长线的交点，或脓肿最隆起处（图 50-1）。

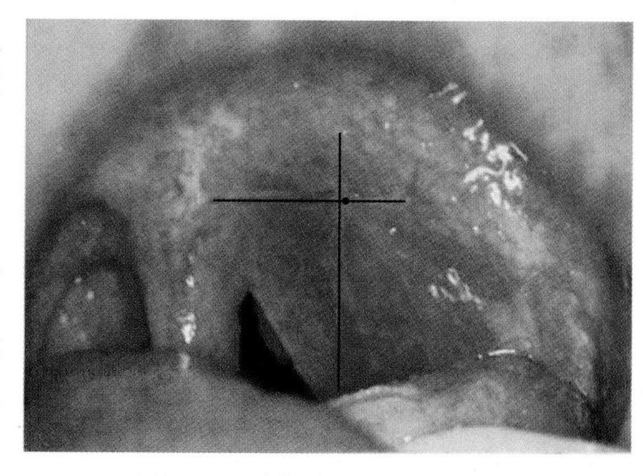

图 50-1　扁桃体周围脓肿穿刺点

扁桃体周围脓肿穿刺及切开术（视频）

【体位与麻醉】

患者取坐位，1% 丁卡因局部表面麻醉，或 1% 利多卡因 2~3ml 局部浸润麻醉。

【操作步骤】

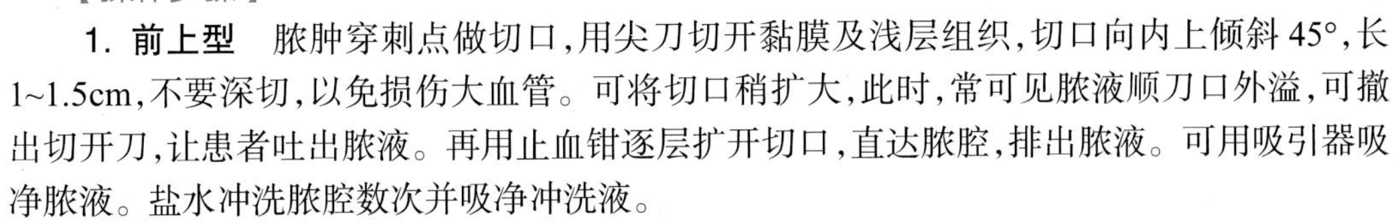

1. 前上型　脓肿穿刺点做切口，用尖刀切开黏膜及浅层组织，切口向内上倾斜 45°，长 1~1.5cm，不要深切，以免损伤大血管。可将切口稍扩大，此时，常可见脓液顺刀口外溢，可撤出切开刀，让患者吐出脓液。再用止血钳逐层扩开切口，直达脓腔，排出脓液。可用吸引器吸净脓液。盐水冲洗脓腔数次并吸净冲洗液。

2. 后下型　在脓肿最突出点处进行穿刺，如抽出脓液，即可在该处做切开引流。如引流困难，可施行脓肿扁桃体切除术，既可充分引流，又可杜绝复发。

【注意事项】

(1) 因咽部疼痛拒食，身体衰弱并有失水症状者，应在输入足够液体，纠正全身情况时，再做切开。

(2) 切开引流前行穿刺术，可避免切开后脓液突然大量涌入气道，造成呼吸道意外。切开黏膜后，以血管钳钝性分离黏膜下组织，进入脓腔，以免误伤大血管。

(3) 坐位手术时，一旦发生晕倒，应立即停止手术，让患者侧卧，保持呼吸道通畅，依据患者情况，进行全身处理。等情况好转后，再取侧卧位继续手术。

【术后处理】

(1) 脓肿切开排脓后每日在原切口处扩张引流，直至无脓液时为止（一般 2~3 次）。

(2) 每日用复方氯己定溶液漱口，以保持口腔清洁。

(3) 全身应用抗生素，有利于局部和全身症状迅速好转。

三、鼻咽部活检术

【适应证】

临床发现鼻咽病变需要定性，尤其是疑似鼻咽癌或淋巴瘤者，均应行活组织检查，但颅底肿瘤或怀疑鼻咽部血管纤维瘤者，不宜活检，以免产生严重的并发症。此外，黑色素瘤因临床易诊断，活检易扩散，亦不宜活检。活检可在间接鼻咽镜、鼻内镜或纤维鼻咽镜下，经口或经鼻入路完成。

【手术器械】

鼻咽活检钳或鼻腔活检钳、鼻内镜或纤维鼻咽镜、枪状镊。切开黏膜取活检时加长柄圆头刀、扁桃体止血钳、中隔剥离器、导尿管。无鼻内镜等设备，则需间接鼻咽镜、软腭拉钩、压舌板。

【术前准备】

向患者说明鼻咽活检及喷表麻药液的目的、麻醉后的反应、活检后可能出现少量出血等，使患者解除顾虑，积极配合。

【操作步骤】

1. 鼻内镜下鼻咽活检术　随着鼻内镜在国内的普及，这是目前最常用的鼻咽活检方式。先用 0.1% 肾上腺素溶液及丁卡因溶液收缩鼻腔黏膜及表面麻醉约 10min，鼻内镜下定位鼻咽肿物，同侧鼻腔深入鼻腔活检钳或鼻咽活检钳，在鼻内镜直视下钳取肿物，若存在鼻中隔偏曲或鼻甲肥大，也可从对侧进钳。

2. 纤维鼻咽镜下鼻咽活检术　咽喉部及鼻腔丁卡因溶液表面麻醉，从一侧鼻腔伸进纤维鼻咽镜观察鼻咽肿物位置，后经口伸入鼻咽活检钳，越过软腭向上到达鼻咽肿物，钳取肿物，也可经鼻伸入鼻腔活检钳咬取组织。

3. 间接鼻咽镜下鼻咽活检术　这是传统的鼻咽活检方式。患者坐位，采用 1% 丁卡因黏膜表面喷雾麻醉，范围包括咽后壁、软腭及鼻咽部，10min 后可行活检。一般采取经口途径，助手或患者自己用压舌板压舌，术者左手持间接鼻咽镜，右手握鼻咽活检钳，窥清并对准病变部位后，咬取组织。若鼻咽腔狭小，暴露欠佳，可用软腭拉钩拉开软腭，或导尿管自鼻腔放入咽部，将导尿管两端分别自前鼻孔和口腔拉出，收紧打结，代替软腭拉钩，使鼻咽腔变宽，有利于暴露。也可经鼻入路，活检钳直接自患侧前鼻孔伸向鼻咽部，对准病变，咬取活检。

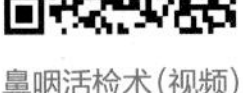

鼻咽活检术（视频）

【注意事项】

(1) 无论采用经口腔或经鼻腔方法，钳取组织不能过于表浅，以免得到假阴性结果，但均忌用暴力强拉，以免大块撕破黏膜，损伤深层组织，甚至造成出血不止。

(2)对一些黏膜下型的肿瘤，因病变在黏膜下深层组织，一般活检往往难得阳性结果，可设法切开黏膜，将钳伸向黏膜下深层咬取。

(3)对于曾行放疗，鼻咽部充满坏死组织或干痂的病例，活检前可用温生理盐水行鼻咽部冲洗法，或借鼻咽钳尽量清除上述物质后再进行活检。

【术后处理】

鼻咽部活检除了误将血管纤维瘤钳取可产生严重大出血外，术后多仅有微量出血，可很快自行停止。出血稍多者，可予蘸有 0.1% 肾上腺素的棉签深入鼻咽部创面处收缩止血，或鼻腔内滴羟甲唑啉滴鼻液，亦会逐渐停止。少数出血持续不止者，必要时亦可用后鼻孔纱球做鼻咽部填塞。当鼻咽部活检阴性，临床认为必要时，可再行活检，甚至多次活检。

四、口咽部及喉咽部活检术

【适应证】

(1)咽部黏膜改变提示恶变倾向，如增殖性红斑、黏膜白斑，病变向深层组织硬化或固定，病变生长迅速、质脆或溃疡。

(2)镜检发现口咽及喉咽部占位性病变。

(3)怀疑扁桃体恶性病变者，如成年人扁桃体溃疡，质脆或硬化，或成年人长期吸烟饮酒，扁桃体不对称者，可予活检明确诊断。病理考虑为扁桃体癌者，还需行免疫组化明确 P16 和 HPV 是否阳性。

(4)不明原发灶的颈部转移癌　大多数不明原发灶的颈部转移癌原发灶在 Waldeyer 淋巴环，应行内镜详细检查，必要时可行鼻咽、喉咽及扁桃体等淋巴组织活检。对于多次活检结果阴性情况下可行扁桃体切除术。

【禁忌证】

(1)严重出血倾向。

(2)活检可加重呼吸道阻塞。

(3)病变靠近重要结构(颈总动脉内侧的咽侧壁)。

(4)不适合或不耐受局部麻醉的患者。

【麻醉】

一般用 1% 丁卡因表面浸润麻醉，减少咽反射。可加用 1% 或 2% 利多卡因局部浸润麻醉，加少许肾上腺素减轻出血。

【器械】

间接喉镜或电子喉镜、活检钳、压舌板、注射器、手术刀、组织剪、止血设备(硝酸银或电凝仪)。全麻下活检者，则需支撑喉镜、喉显微器械。

【术前准备及体位】

患者取坐位。向患者解释手术步骤、适应证及风险，确保充足的照明条件。全麻者则取去枕仰卧位。

【操作步骤】

1. 经口直视下咽部活检术　扁桃体、软腭、咽后壁等处病变，可采用经口直视下咽部活检，局部麻醉生效后用，压舌板压住舌体，观察到病变组织后，使用活检钳抓取组织。

2. 间接喉镜下咽部活检术　舌根、梨状窝等位置病变，需通过间接喉镜进行活检，1% 丁卡因溶液喷于喉咽和舌根部，局麻生效后，术者先用间接喉镜确定病变位置，嘱患者自己将舌朝前下方拉出，术者左手持间接喉镜观察病变，右手持活检钳靠近病变后抓取组织。

3. 电子喉镜下咽部活检术　对于某些暴露不佳、位置深在的咽部病变或患者无法配合间接喉镜检查，可使用电子喉镜进行咽部活检。口咽部及鼻腔丁卡因溶液表面麻醉，经鼻进镜观察病变位置，经活检道向舌根及梨状窝处滴入丁卡因溶液增强表面麻醉效果，伸入活检钳靠近病变组织后抓取组织。

口咽活检术(视频)

【注意事项】

(1)抓取大块组织后要抓紧活检钳，不要将标本掉落形成气道异物。

(2)尽量避免过分挤压组织，造成细胞形态改变，影响病理结果。

(3)一般不需止血或结扎，若出血较多可使用结扎止血或电凝止血。

(4)对于某些较硬的病变组织可使用手术刀及组织镊子。

(5)对于存在上气道阻塞的患者，活检可能加重呼吸困难，可先行气管切开缓解呼吸困难后再活检。

(6)活检结果阴性需再次活检。

五、咽拭子细菌培养及药敏试验

【适应证】

正常情况下，咽部存在的链球菌、葡萄球菌等正常菌群并不致病，但在机体全身或局部抵抗力下降和其他外部因素下可以出现感染等而导致疾病。因此，咽部拭子细菌培养能分离出致病菌，有助于白喉、化脓性扁桃体炎、急性咽喉炎等的诊断。此外，头颈肿瘤患者在放射治疗或手术前咽拭子培养，也有助于放射治疗中或术后抗生素的使用。

【手术器械】

咽拭子培养管、压舌板、酒精灯。

【操作步骤】

(1)标签贴于标本容器上。

(2)核对患者信息后，解释咽拭子培养的目的和方法。

(3)压舌板将舌体下压，嘱患者张口发"啊"音，暴露咽喉，用长棉签以适度力量拭抹咽后壁、两侧腭弓和扁桃体上的分泌物(图 50-2)。

(4)取毕，在酒精灯上消毒试管口(3 次)，将棉签插入试管，塞紧。

(5)洗手、记录并及时送检(2h 内)。

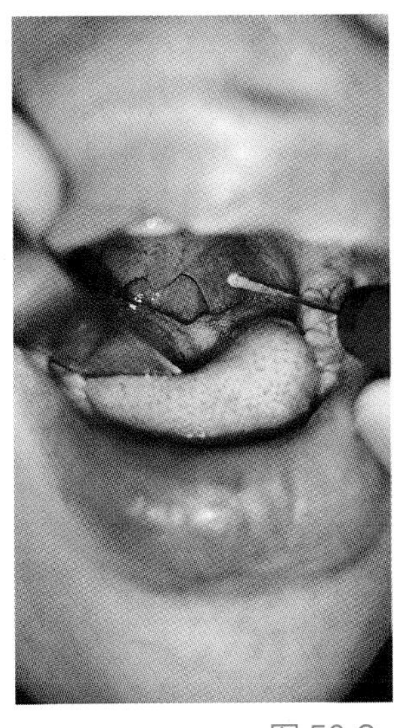
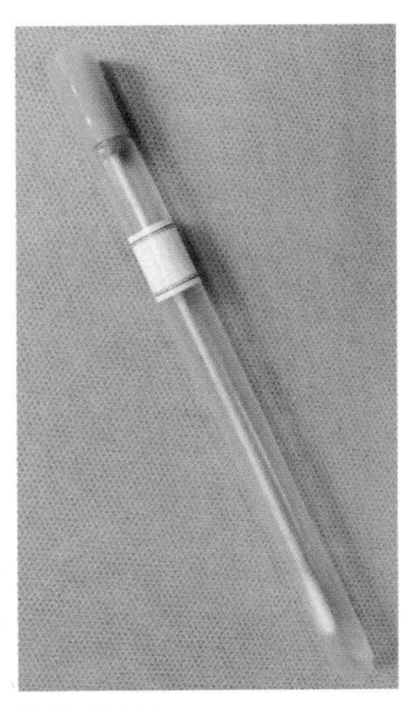

图 50-2　咽拭子留取

【注意事项】

(1)应在患者使用抗生素前或更改抗生素时，留取咽拭子。

(2)标本采集前可嘱患者清水漱口，清洁口腔。

(3)标本容器应清洁干燥，无菌容器应保持无菌。

(4)做真菌培养时，须在溃疡面取分泌物。

知识点

呼吸道感染常见病原菌：

1. 革兰阳性菌　金黄色葡萄球菌、β 溶血性链球菌、肺炎链球菌、白喉棒状杆菌、炭疽杆菌等。

2. 革兰阴性菌　流感嗜血杆菌、脑膜炎奈瑟菌、淋病奈瑟菌、莫拉菌、卡他布兰汉菌、百日咳杆菌、肠杆菌、铜绿假单胞菌和产碱杆菌等。

3. 结核杆菌。

4. 厌氧菌　虽然厌氧菌也是呼吸道感染的常见病原菌，但正常咽部黏膜可有厌氧菌寄生，咽拭子不宜做厌氧菌培养。

5. 真菌　如白色念珠菌。

药敏结果的判定及临床意义

当咽拭子培养出致病菌后，需进行抗菌药物敏感性检测，临床根据药敏结果选用敏感抗生素。检测方法包括纸片扩散法（K-B 法）、最小抑菌浓度测定（MIC 法），虽然判定方法有所不同，但药敏结果均可分为敏感（susceptible，S）、中度敏感（intermediate，I）、耐药（resistant，R）。

应认识到，体外药敏试验只能预测体内治疗的效果，通常来说，耐药即表明该抗生素无效，而敏感却并不等同于治疗有效。影响敏感药物临床治疗效果的因素包括：细菌本身因素（如生物膜、诱导耐药），感染部位与药代动力学因素，细菌的 MIC、给药剂量和方式，药物剂型及生物利用度，检测到的是污染菌而非真正的致病菌等。

（叶京英　肖旭平　邓泽义）

第二节　咽科基本手术操作

一、咽后脓肿切开引流术

咽后脓肿为咽后隙的化脓性炎症，分为急性和慢性两型。急性较常见，多为咽后淋巴结化脓所致，多发生于 3 个月至 3 岁的婴幼儿；咽部切开引流是咽后脓肿急性型有效的治疗方式。慢性型较少见，多因颈淋巴结核或颈椎结核引起，一般成年人多见。结核性咽后脓肿，在抗结核治疗的同时，可经口穿刺抽脓，脓腔内注入 0.25g 链霉素液，不可在咽部切开。并发颈椎结核者，宜与骨科医师共同处理，同时行颈外切开排脓。

【适应证】

急性咽后脓肿形成。

【禁忌证】

无绝对禁忌证，严重的全身性疾病，如糖尿病、严重的高血压、凝血功能障碍等，需先得到控制，再切开排脓。

【麻醉与体位】

1. 麻醉　全麻或局麻。

2. 体位　仰卧头低位。

【操作方法及程序】

(1) 用带冷光源的直达喉镜经口挑起舌根，充分暴露口咽及喉咽部术野，看清脓肿隆起部位。

(2) 选择脓肿最高点或略偏上位置，尽量选择靠近咽中线处，所有患儿都先用 16 号长针头接大注射器(20ml)进行穿刺吸脓。穿刺深度一般控制在 3~10mm，穿刺时入脓腔时有突破感。抽取的脓液术后行细菌学培养及药敏试验。

(3) 尽可能抽出脓液，减压后用尖刀(11 号)在穿刺点处做咽后壁黏膜纵行切口，切口长度为 5~10mm，用中号弯血管钳沿切口进行扩张，同时吸引器经切口不断吸出脓腔里的脓液。若局麻下，来不及抽吸，应将患者转身俯卧，吐出脓液。用中号止血钳夹持棉球缓慢从隆起处由周围向中央挤压脓腔，用吸引器同时不断吸引脓腔，最后用 3% 过氧化氢及生理盐水反复冲洗脓腔，至冲洗清澈为止。

(4) 检查术腔无遗留物，无渗血，吸净口鼻分泌物及冲洗液后撤镜。

【注意事项】

(1)如果患者呼吸困难症状较重,在检查、处置过程中脓肿突然破裂的可能性加大,需要认真评估预防性气管切开的必要性。即使评估的结论是暂不进行预防气管切开术,也应把脓肿穿刺或切开安排在具有全麻气管插管、心肺复苏等急救设备、技术完备的手术室进行。除非病情、条件所限,一般不宜在处置室进行。

(2)由于膨隆的脓肿使喉咽狭窄,加上忌讳脓肿破裂不宜强行将头后仰,全麻插管比较困难,所以一般先尽快完成穿刺排脓,然后根据后续手术的需要决定是否插管全麻。

(3)患者的头低位是用整体降低头颈肩部来实现的,不是常规的垫肩、头后仰。因为拉伸颈部脓肿压力增加,使破裂的可能性加大。

(4)准备至少两只吸引管,其中一条应该是较粗的,使用前进行通畅测试。

(5)脓肿一旦破裂,为防止误吸和窒息,应立即将患者置于头低位,转身俯卧,及时吐出或吸除脓性分泌物;术中脓肿破裂应立即用吸引器吸住破裂口,控制脓汁蔓延,随后可使用软性吸引管深入气管内进行清理和灌洗。

【术后处理】

(1)术后常规全身应用广谱抗生素,待药敏试验回报后可适当调整用药。

(2)术后根据病情每日局麻下用角形压舌板压低舌部,中号弯血管钳经口扩张咽后壁切口,防止切口闭合,而使脓液再次潴留。

【并发症】

1. 复发　脓肿引流不畅或切开口过早闭合,会再次复发。术中尽量吸尽脓液,术后脓肿引流不畅时,每日应扩张创口。必要时,再次切开排脓。

2. 出血　除非损伤大血管,一般不会出血。渗血时可用凡士林纱布压迫止血,术后取出。

3. 心搏骤停　由于迷走神经的反射,术中引起呼吸心搏骤停。术前肌内注射阿托品,术中操作轻柔、全麻都可减少此情况的风险。

二、咽旁脓肿切开引流术

咽旁脓肿(parapharyngeal abscess)系咽旁间隙化脓性炎症所形成的脓肿,多见于成人。切开引流是治疗咽旁脓肿的有效方式,并可以预防严重并发症的发生。咽旁脓肿的切开引流有经颈外侧切开排脓和经口内切开排脓两种方法。一般采用颈侧入路,优点是暴露清楚,便于上下延伸切口,对重要血管、神经的周围病变处理也比较从容。术后换药也比较直观、方便。

【适应证】

脓肿一旦形成,应及时切开排脓。脓肿位于颈深部,由颈外触诊时,不易摸到波动感,切不能以有无波动感作为诊断咽旁脓肿的依据,须结合临床及影像学检查。

【禁忌证】

无绝对禁忌证,严重的全身性疾病,如重症心、脑、肾及血液疾病,需先得到控制,再切开排脓。

【麻醉与体位】

1. 麻醉　通常采用全身麻醉。成人可局麻下进行。

2. 体位　仰卧,头转向健侧。

【操作方法及程序】

1. 经颈外侧切开排脓术　一般用此法。在局麻或全麻下,以下颌角为中点,在胸锁乳突肌前缘做一纵行或颌下 1cm 横形切口,切开皮肤和颈阔肌,用血管钳自胸锁乳突肌前上钝性分离软组织进入脓腔,排脓后冲洗脓腔,置入引流条或负压引流管,切口部分缝合。

2. 经口内切开排脓术　脓肿明显突向咽侧壁,且无血管搏动者,可用此法。于咽侧壁最突出部分做垂直切口(切开前先穿刺确认),长约 2cm,然后用血管钳钝性分离到脓腔,用吸引器吸净脓液。

【注意事项】

(1)应该注重咽旁脓肿病情综合评估和术前准备。咽旁脓肿的形成通常不是孤立的,可能是患者年老、体弱或患有糖尿病等全身基础病导致抵抗力差,也可能是患有全身或局部感染性疾病,尤其是咽后脓肿、扁桃体周围炎、牙槽感染等直接蔓延而来，或有异物、咽部及颈部手术后感染因素存在。在病情分析和治疗方案的制订时，必须考虑这些因素的存在并给予相应的对策。必要时应组织相关科室医师进行会诊，完善治疗方案。

(2) 在和患者家属交代病情时，应该重点对可能发生的并发症、预后及其对策进行告知。例如，为防止呼吸困难采取的预防性或紧急气管切开术；感染扩展至纵隔可能难以控制，必要时需要进行纵隔脓肿切开引流术；重要血管、神经感染可造成感染全身播散、致命性大出血和功能障碍，抢救时阻断出血的颈动脉可能因脑功能区缺血导致对侧肢体运动障碍等。在治疗过程中如果发生了感染性休克，多脏器功能衰竭等危及生命的状况时不排除转入重症监护病房（ICU）进行加强治疗的可能。

(3) 预防性气管切开。虽然咽旁脓肿位置较深，发生脓肿突然破裂的可能性不大，但是由于脓肿侵及范围可能较大，明显肿胀的颈侧组织和水肿的喉咽黏膜也可压迫气道造成不同程度的呼吸困难。一旦病情加重，发生窒息、大出血时再进行紧急气管切开的难度和风险都很高，所以及时评估和进行预防性气管切开非常重要。咽旁脓肿的治疗过程一般较长，如果早期实施了预防性气管切开，那么即使在治疗过程中出现了病情反复，甚至严重并发症也不必过多担心气道问题。

(4) 咽部有局部出血者，可能已发生假性动脉瘤，严重者可死亡。应事先做好颈动脉结扎的准备，最好同时行气管切开术，以防术中、术后大出血而窒息。

【术后处理】

(1) 咽旁间隙感染必须予以有效、足量的抗生素治疗，以控制感染和预防并发症。

(2) 切开排脓术后每日给予生理盐水冲洗术腔。若有咽部脓肿或脓液流入咽喉部感染气道引起阻塞，必须解除气道阻塞，保持气道通畅。

【并发症】

1. 复发 术中彻底排脓，术后注意定期及时更换引流条，术后予以有效、足量的抗生素治疗。必要时，再次切开排脓。

2. 出血 术中仔细检查脓肿是否侵蚀大血管，彻底止血是预防术后大出血的关键。少量渗血可以加压包扎，大量出血需要拆开伤口进行止血。

三、咽部小良性肿瘤切除术

【适应证】

咽部良性肿瘤常见有乳头状瘤、纤维瘤、小囊肿及混合瘤等，其他肿瘤如脂肪瘤、淋巴管瘤、畸胎瘤等少见，治疗原则均为手术切除。

【禁忌证】

严重的全身性疾病，如糖尿病，活动性肝炎，心、脑、肾、血管及血液疾病而未得到控制者。

【麻醉与体位】

1. 麻醉 通常采用局部浸润麻醉为主，也可采用全身麻醉或表面麻醉。

2. 体位 坐位；仰卧位时肩下垫枕。

【操作方法】

对于较小的口咽部良性肿瘤可采取经口途径。

手术步骤：局部麻醉患者取坐位，全麻取仰卧位，肩下垫枕，头尽量偏向对侧。

1. 激光治疗 对于较小的口咽部肿瘤（乳头状瘤或血管瘤）可在表面麻醉或局部浸润麻醉下行 YAG 激光切除术。如为咽部基底较广的海绵状血管瘤，则可分次用 YAG 激光治疗。操作时注意 YAG 激光头不要直接接触或插入瘤体，而是与瘤体保持 1~2mm 的距离，让 YAG 激光头产生的热能逐渐炭化瘤体，使瘤体逐渐缩小。

2. 低温等离子消融术 切割能量设置为 7 挡，凝血设置为 3 挡。用等离子刀头接触肿瘤表面，刀头方向朝向肿瘤，一遇出血则踩凝血脚踏板止血，将肿瘤完全消融。也可以自肿瘤基底边缘 1~2mm 处消融切割，送病理切片检查。

3. 传统剥离术 在肿瘤最突出处做一纵行切口，沿着肿瘤包膜向肿瘤的周围剥离，至肿瘤完全与周围组织分离，取出肿瘤，电凝止血，冲洗并缝合伤口，结束手术。

咽部乳头状瘤 YAG 激光切除（视频）

【术后处理】

1. 口腔护理　注意口腔卫生，给予复方硼砂溶液清洁口腔。

2. 术后饮食　予以流质或半流质饮食；对于口腔创面较大者，必要时可行鼻饲。

3. 拆线　切口缝合的术后1周拆线。

【并发症】

1. 伤口出血　如咽部伤口出血不止，检查出血部位，寻找出血点，用棉球压迫可止血。

2. 伤口感染　注意清洁口腔，加强抗感染治疗。

四、腺样体切除术

【适应证】

(1)腺样体肥大致张口呼吸、打鼾等鼻咽气道狭窄或阻塞者。

(2)反复发作的鼻窦、咽喉及气管炎症或慢性咳嗽与腺样体肥大相关者。

(3)影响咽鼓管功能，并发中耳炎，经久不愈，听力下降明显者。

【禁忌证】

(1)急性炎症期，一般主张在急性炎症消退2~4周后手术。

(2)有出血倾向及凝血功能异常者。

(3)儿童急性传染病流行期间。

(4)有腭裂畸形者。

【麻醉与体位】

1. 麻醉　通常采用全身麻醉。

2. 体位　仰卧头后仰位。

【操作方法及程序】

1. 腺样体刮除术

(1)将合适的腺样体刮匙置入鼻咽腔，刮匙的刮刀紧贴鼻咽顶与鼻中隔后端，自上而下刮除腺样体。使用刮匙时，刮刀应沿鼻咽顶壁的弧形曲线向下滑动，不可压得太紧，以免损伤颈椎筋膜、咽鼓管隆突及咽部黏膜。

(2)再偏左及偏右各刮1次。

(3)纱布球或棉球压迫鼻咽腔止血。

此法的缺点是对突入后鼻孔的腺样体组织无法处理，已逐渐被淘汰。

2. 鼻内镜下腺样体吸切术

(1)自口腔置入Davis开口器撑开口腔，用小号导尿管自双侧前鼻孔插入鼻腔，自口腔引出牵拉软腭并固定，充分暴露鼻咽部。

(2)方法一：在70°鼻内镜引导下观察鼻咽部腺样体全貌，吸除表面分泌物，辨认清楚腺样体、咽鼓管圆枕、咽隐窝及咽鼓管咽口等结构，以免术中损伤。另一手持角度吸切器刀头自口腔伸入到达腺样体位置进行切吸。

(3)方法二：用1∶10 000的肾上腺素棉片收缩双侧鼻腔2次后取出棉片，0°鼻内镜自一侧鼻腔导入，充分暴露鼻咽部，看清腺样体组织，另一手持角度吸切器刀头自口腔伸入到达鼻咽部腺样体位置进行切吸。

术中出血的处理。术中首先棉球或纱布团压迫止血，不能控制的出血用双极电凝进行确切止血。个别出血量多的患儿，行后鼻孔填塞，双侧鼻腔内各置入膨胀止血海绵，并予抗感染治疗，1~2d后取出填塞物。

3. 低温等离子腺样体消融术　鼻内镜下低温等离子消融术是在鼻内镜引导下用低温等离子刀切除病变的一种新的微创手术。等离子刀的工作原理是等离子体高速带电粒子直接打断分子键，气化组织，达到切割和消融的效果。分为以下3种不同的手术方法。

(1)方法一：用两根小号橡胶导尿管自双侧前鼻孔插入鼻腔，自口腔牵拉软腭并固定，充分暴露鼻咽部。70°鼻内镜下经口腔窥清鼻咽部腺样体全貌。用等离子刀头由腺样体下缘开始消融切除，采用“蚕食法”依次切除腺样体下方部分、中部隆起处、后鼻孔处及双侧咽鼓管旁腺样体组织，边消融边止血，彻底切除腺样体。

(2)方法二:用 1∶10 000 的肾上腺素棉片收缩双侧鼻腔 2 次后取出棉片,0° 鼻内镜自一侧鼻腔导入,充分暴露鼻咽部及腺样体组织。等离子刀头经口腔伸入到腺样体位置,用等离子刀头由腺样体下缘开始消融切除,采用"蚕食法"依次切除腺样体下方部分、中部隆起处、后鼻孔处及双侧咽鼓管旁腺样体组织,边消融边止血,彻底切除腺样体。

(3)方法三:间接鼻咽镜下低温等离子消融术,同样要用两根小号橡胶导尿管自双侧前鼻孔插入鼻腔,自口腔牵拉悬吊软腭并固定,充分暴露鼻咽部。在间接鼻咽镜上滴上防雾液,自口腔置入,看清腺样体全貌,等离子刀自口腔伸入到腺样体位置,方法同上,彻底消融腺样体组织。

术中刀头与组织最适距离为准接触,并保证刀头喷出和回吸生理盐水通畅,以保证充分形成等离子场,以保持术野清晰。切除深度要适度,不宜切到椎前筋膜以免出现颈椎半脱位,损伤动脉,导致较大出血。术中保护好软腭背侧,可用橡胶导尿管自双侧前鼻孔插入鼻腔,自口腔牵拉悬吊软腭并固定,以避免术中等离子热辐射损伤周围组织,造成鼻咽部粘连或鼻咽部狭窄。手术要止血充分,仔细检查术腔,无活动性出血,方可结束手术。该术式由于术中出血极少、术野清晰,已逐步替代了鼻内镜下腺样体吸切术。

【术后处理】

1. 一般处理:预防感染,此外可以用鼻腔生理盐水冲洗,术后 6h 恢复进食。

2. 糖皮质激素喷鼻剂喷鼻以改善鼻腔通气引流。

【并发症及处理】

1. 出血　分为原发性和继发性两类。原发性多因术中动作粗暴导致咽后壁黏膜损伤较大、损伤鼻咽部血管或腺样体残留。轻者鼻腔滴入减充血剂,大多数局部应用血管收缩剂滴鼻腔后可止血;如出血较多,可采取后鼻孔油纱填塞压迫止血,一般填塞后 24~48h 取出填塞物。对于活动性出血填塞后仍不能止血者,应全麻探查止血,必要时输血补液。以上处理无效要考虑血管栓塞或结扎。继发性出血多因感染所致,止血的同时要加强抗感染治疗。

2. 感染　术前体质弱,上呼吸道感染未愈,创面感染等,应积极抗感染和对症治疗。

3. 邻近组织的损伤与粘连　手术操作粗暴,损伤鼻咽、咽鼓管咽口、圆枕及咽后壁黏膜,引起鼻咽、口咽干燥不适,损伤过多则形成瘢痕狭窄,需二期成形修复。咽鼓管咽口损伤可出现听力下降、鼓室积液等分泌性中耳炎的症状。

4. 颈痛　术中患儿体位头部过于后仰、切除过深损伤或感染所致的颈椎前筋膜水肿造成寰枢关节半脱位,多可经抗炎、理疗好转,预后良好。

5. 气道阻塞及窒息　发生在术后 4~24h,原因多为腭部肿胀或下咽分泌物阻塞。处理方法为全身应用激素,吸氧,吸痰,及时清理咽腔分泌物,保证气道通畅。

6. 腭咽关闭不全　表现为开放性鼻音,进流体食物时反流入鼻腔,大多数患者短期内可自行恢复。

五、扁桃体切除术

扁桃体作为局部免疫器官,具有重要的生理功能。特别是儿童,咽部淋巴组织具有明显的保护作用。任意切除这些组织将削弱局部组织器官的抗病能力,甚至降低呼吸道局部免疫力,出现免疫监视障碍。故应正确认识扁桃体的生理功能,严格掌握手术适应证。传统的扁桃体切除术有剥离法和挤切法两种,现挤切法已很少使用,此处主要介绍传统扁桃体剥离术以及低温等离子扁桃体剥离术。

【适应证】

(1)慢性扁桃体炎经常反复急性发作者,或曾有咽旁间隙感染、扁桃体周围炎以及扁桃体周脓肿发作史者。

(2)扁桃体过度肥大,影响呼吸、吞咽、睡眠或语言等正常生理功能者。如伴有腺样体肥大可一并手术切除。

(3)慢性扁桃体炎并发邻近器官疾病,如慢性鼻炎、鼻窦炎、咽鼓管炎、慢性化脓性中耳炎伴听力下降、慢性咽炎以及慢性喉炎等。

(4)经确诊扁桃体为病灶致身体其他器官发生疾病,如风湿病、肾炎、心肌炎、关节炎、某些皮肤病或长期原因不明的低热、不明原因血尿等。

(5)扁桃体角化症及白喉带菌者,经保守治疗无效者。

(6)扁桃体良性肿瘤,可连同扁桃体一并切除;对恶性肿瘤则应慎重选择适应证和手术范围。

【禁忌证】

(1)急性扁桃体炎发作时,一般主张在急性炎症消退2~4周后手术。

(2)妇女月经期和月经前期、妊娠期不宜手术。

(3)脊髓灰质炎或流感等急性传染病流行期间,不宜手术。

(4)严重全身性疾病,如心脏病、高血压、肾炎、关节炎、风湿病、肺结核活动期、糖尿病及精神病患者,病情尚未稳定时暂缓手术。

(5)患有造血系统疾病及有凝血机制障碍者,如长期、大剂量服用水杨酸或肾上腺皮质激素类药物者,使用活血、扩血管中成药者,一般不手术,如必须手术切除时,应与相关学科紧密合作,采取综合措施,行充分术前准备。

(6)有干燥性咽炎患者,除非扁桃体病变严重,最好不行手术,因在手术后症状可能加重。尤其是将扁桃体上窝内的Weber腺切除者,术后可引起咽干。

【手术方法】

1. 传统扁桃体剥离法

(1)麻醉与体位:现在多主张在全麻下进行,因为局麻或无麻醉手术对儿童可能会造成精神损伤。患者取平卧、头后仰下垂位,放入带压舌板的Davis开口器,充分暴露术野。切开前可在每侧腭舌弓上中下三点,将1%罗哌卡因注射于扁桃体周围,起到局部收缩血管的作用。

(2)切口:用扁桃体钳夹持扁桃体中部,向前、向内牵拉,沿扁桃体和腭舌弓交界边缘,用扁桃体弯刀,从上向下弧形切开黏膜,将扁桃体向前、向外牵拉,翻转刀刃,将切口上端延长,并沿腭舌弓半月皱襞,向下切开扁桃体和腭咽弓的黏膜。

(3)剥离:用扁桃体剪或弯血管钳,自切口处撑开,先上下分离腭舌弓,至上极时横分二三下,使扁桃体上极显露,或用扁桃体下剥离子插入切口处分离扁桃体上极,并沿腭咽弓切口分离,继续使用扁桃体钳夹住扁桃体上极,用扁桃体剥离器凹面紧贴扁桃体被膜,将扁桃体向下压,撕脱,直至下极仅留一细蒂。

(4)套除:将扁桃体向内、向上提起,用扁桃体圈套器套至扁桃体根部,将圈套器钢丝圈平面向舌侧旋转90°即可将扁桃体下极套入,收紧钢丝圈,将扁桃体完整摘除。

(5)止血:用血管钳夹持棉球,擦拭扁桃体窝,检查扁桃体窝有无扁桃体残留及出血。若有残体则用圈套器再次套除。遇有血管断端或活动性出血,可用血管钳止血或手指打结止血,还可用电凝止血法。必要时可采用缝合封闭扁桃体窝以止血。

2. 低温等离子扁桃体剥离法　低温等离子消融术是用等离子切除病变的一种新的微创手术。与扁桃体剥离术相比,等离子消融术有以下优点:①术中出血极少;②术后疼痛轻;③手术时间短。但术腔白膜形成较厚,脱落时间较单纯剥离术式晚,需要10~14d。由于该方法术后疼痛轻,恢复快,患者容易过早进食硬热的食物,应提前向患者家属讲明注意事项,术后应避免剧烈的咳嗽和进食硬性食物以防创面出血。

(1)麻醉与体位:同传统扁桃体剥离法。

(2)切开与剥离:以扁桃体抓钳向内上牵拉扁桃体,用脚踏板控制低温等离子刀头,切割或凝血能量分别设置为切割6~7挡,凝血3挡。用离子刀头从上极开始消融,注意尽量减少腭咽弓、腭舌弓的损伤。充分暴露上极,紧贴扁桃体被膜切割,刀头方向朝向扁桃体,一遇出血则踩凝血脚踏板止血2~3秒,至完整切除扁桃体。术野始终用生理盐水冲洗并吸引,应尽可能以刀头准确接触组织,防止堵塞刀头。

(3)止血:完全切除后观察扁桃体窝创面,可反复搔刮创面,低温等离子电凝止血,止血后要反复冲洗并观察数分钟,至术区无出血为止。

低温等离子扁桃体剥离术(视频)

【术后处理】

1. 术后体位:全麻患者未清醒之前采取头部侧向一边,以使口咽部积血、唾液或呕吐物向外流出。

2. 注意出血:告诉患者随时将口腔内血性分泌物吐出,不要咽下,以免刺激胃部引起呕吐。若有鲜血和凝血块连续吐出应及时检查止血。一般术后12h内,应每1~2h观察1次。小儿术后应嘱家长观察有无呼吸困难、有无频繁吞咽动作，及时检查止血，如观察到患者面色苍白、脉搏细弱及血压下降，则提示有大量出血，应立即止血抢救。

3. 饮食　术后 4h 可进食冷流质，次日改半流质，3d 后可逐渐尝试进软食，并鼓励多食多饮。

4. 注意观察术后患者体温及创口白膜形成情况，以便及时发现感染、出血征象。

5. 术后应注意　保持口腔清洁，餐后建议予以复方氯己定漱口。

【并发症及处理】

(1) 出血：发生在术后 24h 以内者为原发性出血，最常见的原因是术中止血不彻底、遗留有腭扁桃体残体、用肾上腺素的后作用、等离子手术层次把握不到位、凝血时间过短等所致，其次为术后咽部活动过甚，如咳嗽、吞咽等。继发性出血通常发生于术后 5~6d，电刀、等离子手术发生在 10~14d。此时白膜开始脱落，若进食不慎擦伤创面可致出血。发生出血时，应按下述方法处理：①查明出血部位，腭扁桃体窝内若有血凝块，应予清除，用纱布球加压至少 10~15min，或用凝血酶、止血粉、明胶海绵覆于出血处，再用带线纱布球压迫止血。②如见活动性出血点，可用双极电凝止血或用止血钳夹住出血点后结扎或缝扎止血。③弥漫性渗血，纱球压迫不能止血时，可用消毒纱球填压在腭扁桃体窝内，将腭舌弓及腭咽弓缝合 3~4 针，纱球留置 1~2d。④失血过多，应采取补液、输血等措施积极治疗。

(2) 伤口感染：手术后 3d 体温突然升高或术后体温一直持续在 38.5℃以上，检查可见腭舌弓和腭咽弓肿胀、创面不生长白膜或白膜生长不匀，口腔有异味，患者咽痛加剧，下颌角淋巴结肿大疼痛。应及时用抗生素治疗。

(3) 肺部并发症：术中若有过多的血液或异物吸入下呼吸道，经 X 线检查证实有肺部病变时，可行支气管镜检查，吸除血液及取出异物，同时选用足量抗生素治疗。

(4) 创伤：因操作时过度牵拉或损伤邻近组织，术后局部组织反应较重，以软腭及悬雍垂水肿比较多见，可有黏膜下淤血。一般情况下，水肿多于术后 4~5d 自行消退。

(5) 扁桃体残留：可能与术者的技术熟练程度有关。如扁桃体残体导致化脓性扁桃体炎样发作或扁桃体周围炎（或脓肿）复发者，均应再次手术切除扁桃体残体。

六、悬雍垂腭咽成形术

悬雍垂腭咽成形术（uvulopalatopharyngoplasty，UPPP）及其改良术式在我国开展较早，现已成为治疗 OSA 的常用外科技术之一。2000 年报道的保留悬雍垂的改良悬雍垂腭咽成形术（Han-uvulopalatopharyngoplasty，H-UPPP）治疗 OSA 具有较好的疗效，并较 UPPP 的并发症发生率显著降低，长期手术有效率（>6 个月）为 40%~50%。严格选择手术病例，是提高手术有效率的关键。

目前对于 UPPP 疗效的预测方法很多，其中 Friedman 分型系统对 UPPP 手术疗效的预测最为经典。该系统主要基于扁桃体大小、舌位及 BMI，分级不同的患者手术疗效存在明显差异。根据 Friedman 分型系统（表 50-1），OSA 患者扁桃体及舌位的分级标准沿用至今。

扁桃体分度（图 50-3）：0 度：扁桃体在扁桃体窝内；1 度：超出扁桃体窝，占据口咽宽度 <25%；2 度：占据口咽宽度的 25%~50%；3 度：占据口咽宽度的 50%~75%；4 度：占据口咽宽度≥ 75%。

舌位分度参见“第二十四章　阻塞性睡眠呼吸暂停低通气综合征”腭舌平面分级（Friedman 分级）。

表 50-1　Friedman 分型系统

分级	舌位	扁桃体分度	体重指数	悬雍垂腭咽成形术疗效
Ⅰ	1	3，4	<40	80.6%
	2	3，4		
Ⅱ	1，2	1，2	<40	37.9%
	3，4	3，4		
Ⅲ	3	0，1，2	<40	8.1%
	4	0，1，2		
Ⅳ	1，2，3，4	0，1，2，3，4	>40	—

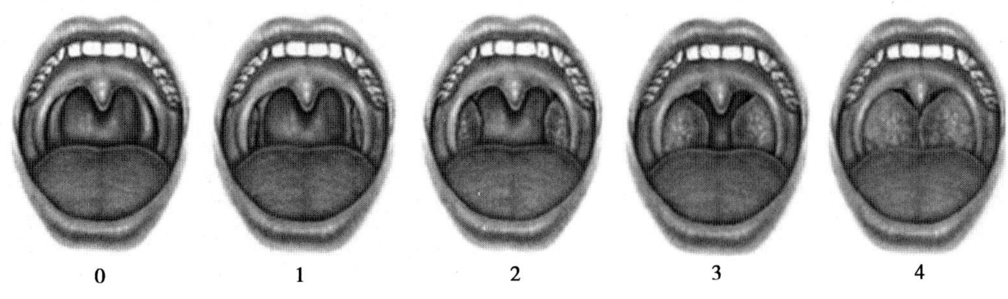

图 50-3　Friedman 扁桃体分度示意图

近年来随着对 OSA 患者气道形态的认识加深，我国学者以扁桃体分度、SaO_2<90% 时间占总睡眠时间的比例以及舌骨下缘距下颌骨下缘的垂直距离 3 项指标建立了基于国人数据的“TCM 手术疗效评分预测系统”（表 50-2），应用该评分预测系统所得 TCM 总分，以 14、17、22 为临界分层，其手术有效率分别为 100%、76.3%、48.1% 和 10.0%。TCM 手术疗效评分预测系统很好地继承了 Friedman 分型系统中扁桃体的分度方法，并且可获得更准确细化的预测效果。

表 50-2　TCM 手术疗效评分预测系统

预测因子	系数	对应分值			
		1	2	3	4
扁桃体分度	2.7	4	3	2	1
CT90/%	2.2	<10	10~20	20~40	≥ 40
MH/mm	1.6	<10	10~15	15~20	≥ 20

注：TCM 总分 = 扁桃体分度得分 ×2.7 + CT90 得分 ×2.2 + MH 得分 ×1.6

根据 2018 年成人阻塞性睡眠呼吸暂停多学科诊疗指南，推荐 UPPP 用于治疗非严重肥胖的中度或轻度 OSA 患者以及扁桃体Ⅱ度及以上肥大的重度 OSA 患者；建议术前系统评估患者上气道形态，可采用 Friedman 分型系统以及 TCM 手术疗效评分预测系统预估手术疗效；推荐制定长期复诊方案，术后跟踪随访 PSG。

【适应证】

(1) OSA 患者阻塞平面在口咽部，黏膜组织肥厚致咽腔狭小、悬雍垂肥大或过长、软腭过低松软，扁桃体肥大以口咽部狭窄为主者。

(2) 重度 OSA 患者术前行正压通气治疗或气管切开术。建议对重度 OSA，术前可先行 CPAP 治疗 3~5 天，可在一定程度上增加患者化学和压力感受器的敏感性，增强通气驱动性及肺泡通气量，使 CO_2 反应曲线左移，血氧饱和度升高，以改善患者的呼吸调节功能。

(3) 单纯鼾症、上气道阻力综合征患者存在口咽部阻塞。

【禁忌证】

(1) 气道阻塞不在口咽平面。

(2) 急性扁桃体炎或急性上呼吸道感染。

(3) 合并常规手术禁忌证。

(4) 瘢痕体质。

(5) 重叠综合征。

手术治疗的相对禁忌证：①伴有严重低氧血症的 OSA 患者；②对发音有特殊要求者；③过度肥胖者；④年龄 >65 岁或 <18 岁。

【手术方法】

1. 麻醉与体位　与扁桃体切除术类似，可经鼻或经口全麻插管，根据患者具体情况选用清醒或诱导后行鼻腔插管。患者取平卧、头后仰下垂位，可肩部垫枕，放入带压舌板的 Davis 开口器，充分暴露术野。

2. 扁桃体切除　首先常规切除扁桃体及咽部两侧松弛的黏膜，以扩大口咽腔有效截面积。在术中即使扁桃体较小亦应切除，因缝合扁桃体窝时可以拉紧咽侧黏膜以扩大咽腔。

3. 软腭黏膜切口　分别于悬雍垂两侧倒“U”形切开软腭黏膜。软腭切线最高点根据 OSA 轻、中、重度取不同位置：中度的最高点位于上颌第二磨牙平行向内与软硬腭中线的连线；轻、重度则分别位于上颌第二磨牙向下或向上 30°，向内与软硬腭中线的连线。

4. 解剖腭帆间隙　切开软腭黏膜后钝性分离，切除黏膜下多余脂肪组织，注意保留腭帆张肌与腭帆提肌。沿悬雍垂两侧切开软腭咽面黏膜，切除咽侧壁与软腭相接处多余部分黏膜。

5. 成形　根据悬雍垂长度适当保留悬雍垂黏膜及肌肉，两侧扁桃体窝和软腭黏膜分别端端对位缝合，注意消除无效腔且尽量将软腭咽面黏膜及腭咽弓黏膜前拉缝合，以提高咽部组织张力，扩大咽腔。

低温等离子 H-UPPP 手术（视频）

以上步骤也可以全程使用低温等离子完成。

【术后处理】

（1）术后抗感染，术中或术后短期使用肾上腺糖皮质激素，可减轻术后早期黏膜肿胀和疼痛。

（2）术后的局部水肿、分泌物增多及麻醉药物的原因，容易发生窒息等危险，应密切监测患者生命体征及术腔情况，及时吸除术腔内的分泌物，并做好气管切开的准备。

（3）许多患者术前存在高血压，或术后存在继发性高血压，故需给予抗高血压治疗；术后止痛药物应慎用，警惕呼吸功能抑制而导致呼吸暂停，特别是在麻醉后期或术后气道肿胀期更易发生。

（4）术后根据具体情况考虑是否需要带气管插管转入重症监护病房。

（5）建议术后给予常规心电和脉搏血氧饱和度（SaO_2）的实时监测，便于及时发现术后夜间 SaO_2 较低的患者，可以早期给予术后持续正压通气（CPAP）治疗。

【并发症】

1. 术后窒息　由于手术本身导致局部水肿、术后麻醉药物作用、局部分泌物增多等不利因素，在全麻结束拔管和拔管后出现呼吸道阻塞、窒息的危险性增加。国内临床手术的死亡病例一般都出现在拔管过程中和拔管后。预防方法包括手术前应用 CPAP 治疗 5~7d，保证麻醉插管的顺利进行（必要时可用纤维喉镜引导或可视喉镜），手术时间应尽可能缩短，注意手术技巧，尽量减少术中损伤，掌握拔管时机并做好拔管后再次插管的准备。一旦出现术后呼吸道阻塞窒息情况，应立即让患者头部后仰、托下颌、给予鼻面罩正压通气或插鼻咽通气管，以消除呼吸道阻塞，必要时再次插管。

2. 术后出血　出血为严重并且非常棘手的并发症，多因手术中止血不彻底或术后血压波动所致。术中彻底止血是预防术后大出血的关键。术后在压迫不能止血的情况下，应考虑再次插管麻醉下彻底止血。

3. 腭咽关闭不全　主要是由于术中软腭切除过高、肌肉组织损伤较多及切除了悬雍垂等形成。预防措施主要是术中尽可能多保留悬雍垂，适当选择软腭切除高度，减少软腭及咽部肌肉损伤及术后功能训练。

4. 心脑血管意外　重度阻塞患者由于长期低氧，合并严重的并发症，如高血压、心律失常、充血性心力衰竭等，术后极易并发心脑血管意外，应高度重视。

七、鼻咽血管纤维瘤切除术

【手术方式及适应证】

（1）一经确诊，均应施行手术治疗。如患者全身情况暂不能耐受手术，也需在情况改善后，择期手术。

（2）经鼻内镜鼻咽血管纤维瘤切除术，手术适应证为病变范围局限于鼻腔、鼻咽、筛窦或蝶窦，部分瘤体侵及上颌窦或翼腭窝，未广泛侵及颅底或颅内者。内镜手术逐渐取代了传统的“开放式”手术方案成为最理想的方式。

（3）硬腭进路能较好地显露鼻咽腔，但不易显露翼突根部、蝶窦、翼腭窝及颞下窝的部分肿瘤。鼻外上颌骨入路对除颅内外肿瘤均能很好地显露，但会造成面容损害，影响颌面部发育。耳前颞下窝入路有利于显露并切除颞下窝外侧区、颅内及眶外侧区瘤体，但难以显露颞下窝内侧区及翼腭窝，更难以切除鼻腔、鼻窦及鼻咽部的肿瘤。瘤体巨大，必要时可采取鼻内镜与“开放式”手术相结合的联合方案进行手术。

【禁忌证】

无绝对禁忌证。因反复出血伴有严重贫血的患者可术前纠正贫血、全身情况好转后择期手术。

【麻醉与体位】

1. 麻醉　全身麻醉，控制性低血压。

2. 体位　仰卧位。

【术前处置】

(1)以影像学检查为依据，根据肿瘤范围、侵犯部位、患者自身条件、医院设备及术者技术水平等因素确定是否行DSA栓塞、手术方式及手术入路。

(2)根据肿瘤的分型分期适当备血，自体血回输贮备。

(3)如行DSA术前栓塞，须在术前24~72h进行。

【操作方法及程序】

1. 经鼻内镜鼻咽血管纤维瘤切除术

(1)充分收缩鼻腔黏膜，鼻内镜下检查肿块与周围组织的关系。通过下鼻甲骨折外移、切除钩突和部分中鼻甲，充分暴露术野，扩大手术操作空间。

(2)累及翼腭窝和颞下窝的病变：切除筛泡，开放患侧上颌窦后壁，去除上颌窦后壁黏膜后，自蝶腭孔咬开上颌窦后壁骨质，显露翼腭窝及部分颞下窝，咬除腭骨蝶突，扩大开放翼腭窝，吸除部分颞下窝内的脂肪组织，显露、电凝并切断颌内动脉，截断瘤体血供后，将肿瘤与颞下窝正常组织予以分离。

(3)累及蝶窦的病变：切除下端上鼻甲，扩大开放蝶窦开口，电钻磨除部分翼突根部骨质，沿着肿瘤边缘，切开鼻中隔后端的黏膜，从而将蝶窦内的肿瘤充分游离。

(4)鼻内镜下处理鼻咽血管纤维瘤根基时，可以在肿瘤外缘采取边电凝边剥离的方法，并保持沿骨面清除肿瘤。因操作空间狭窄，肿物可向下即口咽方向推挤，以更好地暴露鼻腔空间，便于手术操作。完整摘除肿瘤后，可在开口器的帮助下，经口腔取出瘤体。

(5)侵及翼腭窝及颞下窝的肿物，因肿瘤巨大，鼻腔鼻咽空间狭小，可将肿物用电刀或等离子的电凝档离断，先取出翼腭窝及颞下窝肿瘤，释放出手术操作空间，再处理残余肿瘤。

(6)术腔彻底止血后，进行鼻腔填塞。填塞物可选择明胶海绵、纳吸棉、膨胀海绵和碘仿纱条等。

2. 联合途径　目前鼻内镜手术方式不断改进，手术显露范围不断突破，已能处理绝大多数鼻咽血管纤维瘤。对于颅内广泛侵犯的病变，鼻内镜无法切除，需进行开放式手术处理颅内病变。总之，宜先颅内而后颅外。如颅内部分能与海绵窦、颈内动脉、视神经、垂体及脑干等处完全分离，则颅外部分多半可迎刃而解。应该强调的是，如颅内部分不能切除干净，则颅外部分姑息切除只能缓解病情，应辅以其他疗法。

3. 术中使用等离子刀　对未行介入治疗的小的鼻咽血管纤维瘤可减少出血。

【术后处理】

(1)监测患者血象、电解质和体温等生命体征的变化。

(2)注意有无出血、感染及颅内并发症。

(3)应用广谱抗生素，预防感染。

(4)注意口腔卫生，进食后漱口。

(5)术后48~72h开始逐步取出鼻腔填塞物。

【并发症】

1. 术后出血　多发生在抽取填塞纱条时，系感染或肿瘤残留所致。抽出纱条时应做好再次填塞的准备，如出血严重或填塞仍不能止血，可能有瘤体残留，需再次手术。

2. 术后感染　术后感染包括切口、术腔、耳部和颅内感染等。为避免感染，术后需密切观察患者生命体征和伤口变化情况，规范换药，酌情给予抗生素治疗。

3. 颅内并发症　为术后最为严重的并发症，包括颅内感染、出血、气脑等。需密切注意观察患者症状和体征，如出现相应症状，应及时完善颅脑CT等相应检查，及时处理，必要时请神经外科会诊。

4. 呼吸困难　如手术时间较长，术后软腭或舌根发生肿胀，再加上鼻咽部完全堵塞，术后可出现吸气性呼吸困难，但临床上较少见。呼吸困难严重者，需考虑行气管切开术。

5. 肿瘤残留或复发　一经确诊，需再次手术。

八、保留喉功能的下咽癌切除术

【适应证】

下咽癌首选治疗是以手术为主的综合治疗，除非全身情况不能耐受或患者不接受手术。

【禁忌证】

(1)患有严重基础疾病，如糖尿病、冠心病、肺结核等，心肺功能不能耐受手术。

(2)原发或转移肿瘤包绕颈动脉为相对禁忌证，可到有能力行血管移植的医院实施动脉切除和血管移植。

(3)有远处转移者为相对禁忌证，孤立性转移灶可视情况能否同期行手术。多灶广泛转移是绝对禁忌证。

【麻醉与体位】

1. **麻醉** 先局部麻醉行气管切开，经气管造口处插入麻醉插管。

2. **体位** 仰卧位、肩部放置垫肩，使颈部后伸。

【术前处置】

(1)高清内镜结合窄带成像、增强 CT 及 MRI 扫描、电子胃肠镜及 PET/CT 检查，判断肿瘤的位置、大小和边界、是否有局部及远处转移。

(2)根据病情适当备血，也可行自体血回输。

(3)需转移或移植皮瓣，术前需仔细准备。

(4)选择合适抗生素，术前置鼻胃管。

【操作方法及程序】

1. **气管切开术**

(1)颈后仰，依环状软骨定位气管 3~5 环，在此处进行手术操作。

(2)可行横行或纵行切口，切开皮肤后沿白线分离皮下组织及带状肌，拉钩向上外牵拉。

(3)分离过程中多见甲状腺峡部横于气管表面，除非患者存在甲状腺病变影响气管的暴露需要处理，一般情况下可用甲状腺提钩将甲状腺向头侧牵拉，即可暴露气管软骨，向气管腔内注入丁卡因 2~3ml，稍等片刻，沿正中纵行切口 2~3 环气管软骨。

(4)将皮肤与切开的气管软骨间断缝合造瘘，以便于术后更换气管套管，预防术后脱管及出血。导入麻醉插管，固定，全麻。

2. **择区性颈淋巴结清扫术** 对于绝大多数下咽癌的患者来说，术前都有显性或者隐性的颈部淋巴结转移，所以应根据颈淋巴结转移的不同情况选择不同的颈淋巴结清扫术式。经典的颈侧区淋巴结清扫术步骤如下

(1)依据手术部位不同，可选用患侧颈部“L”或半“H”形切口。

(2)依次切开皮肤、皮下组织及颈阔肌，紧贴颈阔肌深面游离皮瓣，上至下颌骨下缘，下至锁骨上缘。

(3)沿胸锁乳突肌前缘，切开颈深筋膜浅层，紧贴肌肉内侧面，游离胸锁乳突肌至后缘。

(4)胸锁乳突肌后缘中上 1/3 处游离保护副神经，尤其注意保护斜方肌支。

(5)沿颈鞘内侧纵行切开颈深筋膜中层，向上至二腹肌处，向下至锁骨上窝。

(6)于颈内静脉表面纵行打开颈鞘，自下而上分离，充分游离暴露颈内静脉、迷走神经及颈总动脉，并用血管拉钩将其移前向外侧，勿长时间牵拉颈总动脉影响脑血供。

(7)解剖分离颈鞘后方软组织至椎前筋膜表面，于锁骨上方沿椎前筋膜表面自下而上分离，注意勿损伤胸导管，勿遗漏颈内静脉后内侧淋巴结。注意保护膈神经、臂丛神经。

(8)于二腹肌后腹处，将颈鞘内侧的淋巴结缔组织转向外侧，连同乳突尖下淋巴结缔组织一并去除，注意分离保护副神经及彻底清扫ⅡB 区淋巴组织。

3. **下咽癌切除** 下咽癌手术方式的选择要综合考虑肿瘤原发的位置、侵犯范围、生长方式及程度。对于 T_1、T_2 的肿瘤，可在不触及喉内结构的情况下，利用内镜、显微镜、激光、机器人或开放手术完整地切除肿瘤，对于 T_3、T_4 的肿瘤，则需视具体情况行各种喉成形术、全喉切除或者全咽、喉切除术。尽管有多种术式可供选择，但是声门旁间隙入路较其他术式具更多的优势。

(1)切除患侧舌骨 1/3~1/2，充分暴露患侧喉体。

(2)于甲状软骨外缘切断咽下缩肌，剥离软骨膜后暴露甲状软骨板，根据术前对肿瘤侵及的范围，在适宜的位置纵行切开甲状软骨板，将其向外侧牵拉，适度松解组织，暴露声门旁间隙。

(3)于该处切开间隙内脂肪至甲杓肌(声带肌),紧贴该肌外侧面向后方推进。对于梨状窝外侧壁癌,可适度推进后立即切开黏膜暴露咽腔,将外侧壁肿瘤连同甲状软骨板向外侧翻开,完成肿瘤的暴露,直视下切除;对于梨状窝内侧癌,可一直沿甲杓肌推进,首先完成肿瘤深部切缘的切除,将声门旁间隙以外的肿瘤切下向外侧牵开。于安全的位置自然进入咽腔,直视下切除。

4. 吞咽功能重建 保留适度的黏膜缘以利于咽腔缝合,尽量保持梨状窝入口在术前的形态。

声旁间隙入路的优点:

(1)确保立体安全界限;

(2)先游离声门旁间隙使得肿瘤游离更容易切除;

(3)可以保留更多的正常黏膜;

(4)缝合更加方便,术后不容易因为吞咽动作而发生缝合口裂开发生咽瘘;

(5)甲状腺加固咽侧缘能够减少咽瘘的发生。

5. 喉功能重建

(1)肿瘤切除后如声室带及披裂完整保留,则不需修复,将会厌游离下拉,与喉腔缝合即可。

(2)喉腔侧壁缺损应视情况而定,如仅室带、杓会厌皱襞切除,将残留会厌斜向下拉与声带缝合,遮盖喉口。

(3)如患侧声室带均切除,可利用蒂在下方的胸骨舌骨肌或其他带蒂肌瓣、皮瓣翻入喉腔进行修复。

(4)如合并对侧声室带缺损,可游离舌瓣下拉,与残余喉腔黏膜缝合,重建喉腔,但术后呛咳概率较大。

【术后处理】

(1)颈部术野适度加压包扎,注意引流液性状及量。

(2)术后 3d 内保证充足的肠外营养及抗生素抗感染,第 3 天可启动肠内营养。

(3)10d 后可视情况,训练经口进食。

(4)中晚期患者术后 1~3 个月进行以放疗为主的综合治疗。

【并发症】

1. 术后出血 多发生在术后 3d 内,少量出血经适度加压可自止;大量出血,需更换带套囊气管套管,防止血液误吸入肺;转移皮瓣区出血,如不能尽快止血,需急诊行探查手术。

2. 感染 术后唾液及痰液污染引起局部软组织感染,或长期卧床引起肺部感染,需对症使用抗生素并通畅引流。

3. 乳糜漏 多因术中损伤胸导管所致,多数给予肠外营养及加压包扎可自愈,难以自愈者需探查结扎胸导管。

4. 咽瘘 形成的原因很多,总之术中巧妙的缝合,有效的负压引流可以防止咽瘘的发生,每日换药,难以自愈者需行手术修补。

5. 吞咽困难多因吻合口处狭窄引起,轻者可通过食管镜扩张得到改善,重者需再行手术整复。

(陈 雄 肖旭平 张 杰 叶京英 张 欣 潘新良)

推荐阅读资料

[1] 中国医师协会睡眠医学专业委员会. 成人阻塞性睡眠呼吸暂停多学科诊疗指南. 中华医学杂志,2018,98(24):1902-1914.

[2] VERSE T,DREHER A,HEISER C,et al.ENT-specific therapy of obstructive sleep apnoea in adults.Sleep Breath,2016,20(4):1301-1311.

[3] FRIEDMAN M,IBRAHIM H,JOSEPH N J.Staging of obstructive sleep apnea/hypopnea syndrome:a guide to appropriate treatment.Laryngoscope,2004,114(3):454-459.

[4] ZHANG J,LI Y,CAO X,et al.The combination of anatomy and physiology in predicting the outcomes of velopharyngeal surgery.Laryngoscope,2014,124(7):1718-1723.

[5] CAMACHO M,LI D,KAWAI M,et al.Tonsillectomy for adult obstructive sleep apnea:A systematic review and meta-analysis.Laryngoscope,2016,126(9):2176-2186.

第五十一章　喉部疾病常用给药方法

第一节　雾化吸入

雾化吸入是咽喉、气管疾病局部用药的给药方法。将所应用的药物置入雾化吸入器中，形成气雾状，由雾化吸入器喷出，患者做深呼吸经口将药物吸入喉部，药物可均匀分布在病变表面，达到治疗目的。吸入的药物多为抗炎、消肿、化痰及促进黏液分泌的药物。常用的有压力型雾化器和超声雾化器两种。

【操作步骤】

(1) 嘱患者清洁漱口，采取舒适体位，一般为坐位或者半卧位。

(2) 用蒸馏水 3~5ml 稀释药物，或者将药物直接注入雾化器内，连接氧气管道或者接通超声雾化器的电源，药物浓度根据药物种类及病情而定。

(3) 患者手持雾化器喷气管，放置口中，或者面罩扣住口鼻处，打开氧气开关或者超声雾化器的开关，吸入雾状药液。

(4) 吸入次数和疗程可根据疾病的轻重程度和恢复状况而定，每日 1~3 次，3~6 日为一疗程。

【注意事项】

(1) 雾化药物虽为局部应用，亦有可能出现过敏反应者，发现过敏现象应立即停止应用药物，并进行相应处理。

(2) 临床多应用糖皮质激素进行雾化吸入治疗，吸入量不宜过多，频次也注意控制，以免摄入激素过多出现不良反应。

(3) 应用糖皮质激素进行雾化吸入治疗前不要涂抹油性的面膏，雾化吸入治疗后立即清水洗脸、漱口。

(周慧芳)

第二节　药物局部涂抹

将药物通过器械涂抹于喉部，操作可在间接喉镜、纤维喉镜或直接喉镜下完成。如局部涂抹干扰素治疗喉乳头状瘤，用抗角化药物治疗声带角化症等。

【操作步骤】

(1) 患者取坐位或者仰卧位，用棉球在所用药物中适当浸泡，喉钳夹持药物棉球备用。

(2) 在间接喉镜下用弯喉钳，在直接喉镜下用直达喉钳夹持药物棉球。

(3) 间接喉镜或者直接喉镜下充分暴露病变部位。

(4) 将棉球在病变部位进行适当涂抹，观察患者有无呛咳及呼吸情况变化。

【注意事项】

(1) 坐位操作时，药物可能进入声门区甚至声门下，引起剧烈呛咳，所以尽可能平卧位利用纤维喉镜或者直达喉镜给药。

(2) 注意局部涂抹给药的种类及浓度，避免药物刺激咽喉腔黏膜导致喉水肿甚至呼吸困难。

(周慧芳)

第三节 药物局部注射

药物局部注射是将治疗药物注射于喉组织内的方法，注射方式可通过间接喉镜、直接喉镜、纤维喉镜等，也可由甲状软骨切迹上缘或环甲膜刺入，将药物注入喉腔、声门旁间隙、会厌前间隙、声带或杓会厌襞上。局部注射的药物多为局麻药物、抗肿瘤药、生物制剂等，局部注射平阳霉素可以治疗脉管瘤，也可注射组织填充剂治疗单侧声带麻痹或发音功能障碍。

1. 环甲膜穿刺注射给药

(1)患者取仰卧位，肩下垫枕，头部后仰。嘱其注射过程有可能出现的疼痛、呛咳等问题，征得患者配合。

(2)穿刺点在甲状软骨与环状软骨之间的环甲膜区域，用碘伏或安尔碘给予局部皮肤消毒。

(3)注射器抽取 1~2ml 药液。

(4)左手固定颈前皮肤，右手持穿刺针刺入环甲膜，有落空感说明针头进入喉腔，回抽有气体溢出，将药液注入，观察病情变化。

(5)亦可在纤维电子喉镜下经甲膜声带注射给药。

2. 直达喉镜下喉部注射给药

(1)患者取仰卧位，肩下垫枕，头部后仰。尽可能应用全身麻醉。

(2)直达喉镜或者支撑喉镜下充分暴露病变部位。

(3)将药物或者硬化剂等通过注射器连接长的注射针头，刺入喉腔病变部位或者声门旁间隙。注射剂量根据病变范围及药物品类而定。脂肪或筋膜组织等需使用专用的高压注射器方能注入。

(4)注射完毕后用棉球在注射部位进行压迫，防止药液溢出及针孔处出血，注意肿物性状或者喉腔结构的变化。

(5)撤出喉镜，注意呼吸情况。

【注意事项】

1. 药液如果不慎注入血管，可能会出现不良反应，所以注射时一定要回抽确认无血液回流再行注射。

2. 药物可能导致喉腔水肿使声音嘶哑加重，重者出现喉水肿、呼吸困难，一定注意防范，观察呼吸困难加重者要及时进行气管切开的准备。

（周慧芳）

第五十二章　喉科常用诊疗技术及手术

第一节　喉科常用诊疗技术

一、喉表面麻醉法

喉表面麻醉是喉腔检查、喉肿物活检、间接喉镜或内镜下喉腔手术前的麻醉，以减轻喉黏膜的敏感性，减少疼痛。常用 1% 的丁卡因溶液，将其放入喷雾器和针筒中应用。

【操作步骤】

(1) 患者坐位，先喷少量麻药于口腔，观察数分钟，如无不适或过敏反应，可将喷雾器向口咽、舌根、喉咽部喷 2~3 次，每次间隔数分钟。咽反射逐渐消失。

(2) 然后将患者舌头拉出，嘱其发“衣”音，以弯头喷雾器向喉腔喷 2~3 次。

(3) 行活检和手术前，需加滴喉。用弯形滴喉管接于 2ml 针筒，吸取 1% 的丁卡因 1ml，在间接喉镜下先滴 2~3 滴于会厌，稍候片刻后，嘱患者发“衣”音，将滴喉管边钩起会厌尖，边滴麻药于喉腔约 0.2ml。重复，共 2~3 次。

520101

喉表面麻醉（视频）

【注意事项】

(1) 用药前排除患者丁卡因过敏史。

(2) 切记滴药前要检查针筒连接滴喉管处是否牢固，防止松脱。

(3) 麻醉药选用 1% 的丁卡因，总量不超过 4~6ml，每次喷药间隔 2~3min。注意个体对麻药吸收的差异，小儿需减量，6 岁以下小儿一般不用。麻醉药含在口中，不宜下咽。

(4) 中毒反应及处理：麻醉期间注意观察患者的面色、神情、脉搏等表现，不得离开患者。若患者诉头昏、胸闷、心慌等不适，或出现烦躁、面色苍白、神志恍惚、手足痉挛等现象，应立即停止喷药，使其平卧、吸氧、立即肌内注射地塞米松 5mg、地西泮 5~10mg（小儿 0.3~0.5mg/kg），然后根据呼吸、血压、心脏情况进一步对症治疗。

二、喉异物取出术

喉异物极易引起呼吸困难，喉异物取出术若能及时、恰当实施，可使患者转危为安并迅速康复，否则将给患者造成严重的不良后果。

【操作步骤】

1. 间接喉镜或电子（纤维）喉镜下取出术　适用于异物位于喉前庭以上，能合作的患者。喉黏膜表面麻醉后，间接喉镜下取出异物，细小异物如鱼刺亦可在电子（纤维）喉镜下取出。患者取坐位，手术前用 1% 的丁卡因液做喉表面麻醉，在间接喉镜的照视下，用弯喉钳挟住异物，将其迅速取出。喉异物钳开口有前后向和左右向两种，如异物是左右向的，则用前后开口的异物钳，如异物是前后向的，则用左右开口的异物钳。

2. 直接喉镜下取出术　成人、少儿均可采用，可给予全身麻醉，术前禁用镇静剂，因其可抑制呼吸，导致通气不足加重呼吸困难。具体方法如下：

(1) 器械准备：除备有前连合喉镜或支撑喉镜吸引管、喉钳外，尚须准备支气管镜、食管镜和相应的异物钳，以防万一异物滑入气管内或食管时，可立即进行追踪取出，做到有备无患。

(2) 术前准备：术前 4~6h 禁饮食，完善急诊术前检查。

(3) 位置：患者仰卧于手术台，和一般喉镜检查时的位置相似。

(4)手术方法：插入前连合喉镜，如看到的是一般异物如豆荚等，可以将其随即取出。扁平的异物，挟住后应使其平面与声门裂呈平行状，以减少取出时的阻力。遇到尖锐的异物，如尖端向下，只要挟住其后端就可拉出；如尖端向上，并已刺入组织，则应先将尖端向下退出组织，然后用喉钳的咬合口挟住保护尖端，再从喉镜中取出。尖刺向上的鱼脊椎骨，取出时困难较大，硬拉对组织损伤太重。刺短而钝者，有时可以用喉钳保护尖刺，将其取出；极少数情况下用喉裂开或气管切开术取出刺长而尖锐的异物。

3. 特殊情况处理　异物较大、位于声门下区气道阻塞严重、有呼吸困难的病例，估计难以迅速在直接喉镜下取出时，可先行气管切开术，待呼吸困难缓解后，施行全身麻醉，再于直接喉镜下取出。

【注意事项】

1. 喉部异物的治疗原则　①避免因操作使异物滑入下呼吸道，增加取出的困难。因此，对位于声门或声门下的异物，避免采用间接喉镜下或纤维镜下取异物，建议直接镜下取异物。②在确诊喉异物后，尽快将其取出，以解除窒息的危险。

2. 异物取出后的处理　喉异物取出后，应给予抗生素、糖皮质激素雾化吸入以防止喉水肿、支气管炎、肺炎的发生。

三、喉部活检术（间接、直接或纤维喉镜下）

喉部的肿物常常需行活检送病理检查以明确肿物的性质。根据肿物的大小、形态、位置及患者的耐受性，可选用间接喉镜下、直接喉镜下或电子（纤维）喉镜下活检。

【操作步骤】

1. 间接喉镜下喉部活检术

(1)喉表面麻醉。

(2)术时，由患者自己以右手拉住用纱布包裹伸出的舌部，术者左手持间接喉镜，右手持弯形活检钳，在间接喉镜的窥视下进行操作。

2. 纤维喉镜(或电子喉镜)下活检术

(1)鼻腔表面麻醉：1% 麻黄碱及 1% 丁卡因棉片收敛麻醉鼻腔黏膜、喉表面麻醉。

(2)患者取坐位，术者站立于患者对面，如患者取平卧位，术者立于受检查的头端。术者戴好手套，纤维喉镜远端涂以甲基硅油或其他润滑油，左手持镜体，右手将纤维导光管经较宽畅鼻腔进入(经口腔操作者应在口内放置口垫以防止患者牙关紧闭而损害纤维喉镜)，沿鼻底滑入鼻咽腔，使远端弯曲向前，进入咽部、喉。

(3)手术时，一般操作者左手持镜，右手完成手术。也可助手立于术者右侧，将喉组织钳从侧孔插入，术者右手将喉息肉钳轻轻向前推进。组织钳到达肿物表面时，明视下助手协助打开组织钳，插入肿物中，闭合组织钳向外拔出，夹取组织送病理切片。分泌物影响视野时，可打开纤维喉镜上吸引开关将分泌物吸出。

520102

纤维喉镜下喉肿物取活检(视频)

3. 直接喉镜或支撑喉镜下喉部活检术

(1)患者仰卧，头抬高后仰，枕部约高于台面 10cm。

(2)检查时，左手握喉镜柄，右手拇指和示指挟住镜端，同时分开上下牙，放置牙垫保护前切牙一般从中线或稍偏右侧轻轻导入口内，如前面有缺牙，也可以从缺口导入。

(3)导入后将舌稍左侧推开，首先看到悬雍垂，沿中线向下，可看见会厌，用喉镜把会厌轻轻抬起，暴露杓区，将喉镜向前上方提起。切不可以上切牙为支点，将喉镜向上翘起，这样不但压痛牙齿，还可造成切牙折损。如上提力量不够，可请第三者帮助上提一把，也可改用胸托及支撑架借以减少上提的力量。进入喉前庭后，可窥见室带和声门裂，必要时还能进入声门下区。

(4)取活检应该深咬，深达黏膜下肿瘤组织。活检时尽可能钳取足够多组织，争取一次完成。术后如有出血，可用肾上腺素棉球压迫止血。

【注意事项】

(1)直接喉镜根据患者的年龄有大小之分，用于成人的长度为 16cm，儿童用的长度为 9~12cm。

(2)喉的活检，应放在检查结束后钳取，如果先取活检，由于出血，就难再继续进行必要的检查。

(3)丁卡因等表面麻醉药物中毒或麻醉意外，应立即请有关科室会诊，进行抢救；同时为了减轻局部麻醉的不良反应，术前口服或注射苯巴比妥，并严格控制好丁卡因的用量。

(4) 喉部黏膜麻醉不充分，或患者紧张恐惧，可使检查失败。

(5) 电子（纤维）喉镜下钳取组织较小，位置较表浅，即使多取 1~2 次，也常不能得到阳性结果，必要时再行直接喉镜下活检。

(6) 如果肿瘤表面有坏死渗出，应在溃疡边缘或新生物和正常组织的交界处取材。

四、头颈部术后换药

换药包括检查伤口、清洁伤口及覆盖敷料，是预防和控制创面感染，消除妨碍伤口愈合因素，促进伤口愈合的一项重要外科操作。头颈部手术后换药除了按照一般外科换药原则外，由于头颈部手术多与上呼吸道、上消化通道关系密切，具有其特殊性。

（一）头颈部术后换药基本要求

1. 准备工作

(1) 患者的准备：大体了解手术情况，向患者说明换药的目的，交代换药过程的注意事项，消除患者的心理恐惧，取得患者的配合很重要。让患者处于合适体位，既有利于患者舒适，也有利于医师换药。

(2) 自身准备：戴好口罩帽子，注意着装符合要求，修剪指甲、洗手。

(3) 环境准备：操作前半小时停止一切清扫工作，保持环境清洁。

(4) 用物准备：治疗盘内盛无菌治疗碗 2 个、无菌镊子 2 个、碘伏棉球、生理盐水棉球、干棉球及无菌纱布，置于无菌治疗碗内。准备好胶布、普通绷带或弹力绷带等，必要时铺好橡胶单、治疗巾。根据伤口情况可备引流物、血管钳、探针、凡士林纱布、优锁纱条或雷夫诺尔纱条等。分泌物多怀疑感染时，需要准备培养瓶留置标本做细菌（真菌）培养及药敏试验。

2. 操作方法

(1) 准备换药的区域：外层绷带、敷料用手取下，紧贴创口的数层敷料用镊子揭去，揭除敷料的方向与伤口纵轴方向平行，动作要轻柔，以减少疼痛。必要时要湿润粘连的敷料才可揭除。

(2) 处理伤口：左手持另一把无菌镊子将药碗内的消毒棉球（碘伏或酒精等）传递给右手的一把镊子操作，用以创口周围皮肤擦洗。清洁伤口先由创缘向外擦洗，消毒棉球不可太湿，勿使酒精流入创口引起疼痛和损伤组织。感染创口，由外向创缘擦拭。交换左右手镊子，右手持的无菌镊子，处理伤口内。直接用右手的无菌镊子取药碗内的生理盐水棉球，轻轻清洗创口，禁用干棉球擦洗创口，以防损伤肉芽组织。去除过度生长的肉芽组织、腐败组织或异物等，观察伤口的深度。有引流物时注意观察有无引流不畅等情况，再用酒精棉球清除沾染皮肤上的分泌物。最后用消毒敷料覆盖创面。

(3) 包扎固定：一般创面直接加盖纱布或棉垫。新鲜肉芽创面可用消毒凡士林纱布覆盖，必要时用引流物，上面加盖纱布或棉垫，包扎固定。

3. 注意事项

(1) 换药者操作应当稳、准、轻，禁忌动作过粗过大，严格遵守无菌外科技术。

(2) 根据伤口情况准备换药敷料及用品，宁少勿多，物尽其用，不应浪费。

(3) 合理掌握换药的间隔时间，间隔时间过长不利伤口愈合，间隔时间过短因反复刺激伤口也会影响伤口愈合，同时增加患者痛苦，并造成浪费。

(4) 每次换药完毕，须将一切用具放回指定的位置，认真洗净双手后方可给另一患者换药。

(5) 胶布固定：①胶布的选择应考虑患者的过敏史、全身状态及皮肤特性，以不引起皮肤张力或牵拉力的方法放置胶布。通常，第一条胶布固定敷料的最上方，长度以一半粘住敷料，另一半粘住两侧皮肤，不可过短或过长，粘贴时敷料的中间先固定，再分别粘住两边；第二条胶布固定敷料中间，第三条胶布固定最下方。②胶布固定时注意不能顺躯体长轴固定，必须顺横轴固定。③移去胶布时必须顺毛发方向，一手轻拉，一手保护皮肤，轻柔地打开两侧胶布后再整个移除敷料。如果胶布固定一时无法揭开，则可用清水或生理盐水先湿润胶布，等胶布软化后再慢慢揭除。

（二）头颈部不同手术部位术后换药具体要求

1. 喉部术后换药　喉手术以喉癌为例，手术大体分为喉部分切除术和喉全切除术。

喉部手术换药遵循一般外科术后换药原则。通常术后 1~2d 观察伤口，更换外敷料（有时可以暴露伤口而不覆盖敷料，伤口局部涂抹抗生素软膏）。术后7d左右拆线。换药时注意观察引流液的性状，24h引流量少于5~10ml时可以拔除引流管。强调颈部伤口包扎均匀，不可局部加压过重；气管切开后的套管固定带松紧要合适，不可勒紧颈部组织，可能导致局部血供障碍。术后换药的另一个目的是及时发现并处理并发症，如咽瘘、乳糜漏、涎腺漏、感染等（详见后述）。

2. 口咽、下咽癌术后换药

（1）口咽癌：如扁桃体恶性肿瘤为了术野充分暴露，通常需要先下颌骨切开，后再固定，修复创面需要皮瓣移植，如胸大肌、前臂皮瓣等。除了一般换药原则外还应该包括口腔内检查，注意下颌骨固定材料是否松动等。

（2）下咽癌、颈段食管癌：肿瘤常累及喉部需同时行喉切除，换药与喉癌术后换药相似。有颈部淋巴结转移者，需行颈淋巴结清扫术。根据术后创面大小，采用局部组织瓣或带蒂肌皮瓣、血管化的游离（肌）皮瓣或空肠、胃上提、结肠代食管等进行修复。血管化的游离皮瓣、游离空肠需观察皮瓣的颜色和蠕动情况，注意咽瘘发生的征兆并及时处理。

3. 颈淋巴结清扫术后换药　由于颈部广泛解剖，淋巴管和血管的损伤易引起皮下积液，换药时观察负压吸引有效性，以保证皮瓣下无无效腔。接受过术前放射治疗或切口设计不当以及引流不佳等情况，均可能影响皮瓣愈合甚至发生大面积皮瓣坏死，导致颈部重要的血管暴露甚至血管壁坏死破裂。小面积的坏死经一般清创换药处理后可自愈，较大面积的皮瓣坏死需要植皮术或转移皮瓣将创口修复（乳糜漏并发症见后述）。

4. 甲状腺术后换药　甲状腺手术为Ⅰ类伤口，通常术后1~2d观察伤口，更换外敷料（有时可以暴露伤口而不覆盖敷料），术后5~7d拆线。换药时注意观察引流是否通畅，引流液的性状，24h引流量少于5~10ml时可以拔除引流管。如果引流物呈乳白色，量较大，应该考虑是否合并乳糜漏、淋巴瘘。如果引流物出现浑浊、食物等，应该考虑食管瘘可能。

5. 涎腺术后换药　观察是否合并涎腺漏，嘱患者清淡饮食，口服阿托品，局部加压包扎。腮腺术后拔除引流管时要轻柔，不可动作粗暴，否则可能损伤面神经。

6. 气管切开术后换药

（1）气管切开术后套管敷料通常每日更换1~2次，如果分泌物或血迹多需增加每日换药次数。先取下敷料（动作要轻巧，可以用一把镊子固定套管，另一把镊子取下敷料，防止将套管一并带出），用酒精棉球或碘伏棉球将套管周围皮肤擦洗干净后，换上新的消毒纱布垫。纱布垫的中部剪开约1/2，缺口朝下固定于颈前，患者站立时纱布不易滑落。同时检查套管系带的松紧，以系带与皮肤之间恰好能插入1根指头为宜，过松容易导致脱管。内套管通常4~6h更换。

（2）拔管：呼吸困难已经解除，可予以拔管，但必须先行试堵管。堵管可以逐步进行，先堵1/3；观察24~48h无呼吸困难，再堵1/2；观察24~48h，无呼吸困难堵2/3；依次类推至全堵并观察48h，呼吸正常方可拔管。若估计上呼吸道通畅，可以直接全堵管。戴气囊的套管可以更换为小一号的普通套管后堵管。堵管用的栓子固定要牢靠，通常做成锥形无吸入气管可能。如果出现呼吸困难，应及时拔除栓子或先将内套管拔出再取出栓子放回内管。拔管后伤口用蝶型胶布拉拢伤口，通常不必缝合，1周左右伤口可以自行愈合。如果是气管切开时间较长，气管切开口已上皮化，需要将上皮去除形成创面后拉拢伤口或间断缝合伤口。

7. 组织瓣修复手术的换药　大多数头颈肿瘤术后缺损需要组织瓣来修复，以达到一期愈合的目的。组织瓣可分为以下三种类型：局部瓣、区域瓣、游离瓣。换药包括供区及受区两个部分。

（1）局部瓣换药时观察局部瓣的血供、张力等，不可局部过大压力压迫。

（2）区域瓣常由知名血管提供的轴形血供。具有转移范围大、易于成活、抗感染力强等优点。根据构成瓣的组织不同可分为：肌瓣、肌皮瓣、骨肌皮瓣、肌骨膜瓣、骨肌瓣等。换药时重点观察组织瓣的血供，伤口是否裂开等。供区多为Ⅰ类伤口，张力较大时应使用弹力绷带、延迟拆线。带血管蒂的横结肠及降结肠上徙整复下咽颈段食管缺损后换药：术后4~5d可取腹部引流管，腹部张力缝线术后2周拆除。

（3）游离组织瓣术后的换药：常用的游离组织瓣有前臂桡侧游离皮瓣、股前外侧皮瓣、腹直肌肌皮瓣、背阔肌肌皮瓣、游离空肠、游离腓骨瓣等。

术后换药时注意观察组织瓣移植区的血供，保持受区引流通畅，及时发现并处理血供危象。出现血管危象，应尽早手术探查解除压迫或重新吻合血管。游离组织瓣供区换药注意事项：供区肢体早期应制动并适当抬高，避免患肢输液，观察远端肢体的温度、肤色、肢体活动度等。伤口敷料应保持整洁、包扎完好。显微血管吻合游离空肠移植术后腹部换药，术后 4~5d 引流液较少时可拔除腹部引流管，腹部张力缝线术后 2 周拆除。腹直肌肌皮瓣移植术后腹部应使用弹力绷带。

8. 手术并发症的换药

(1)咽瘘的换药：首先是禁止经口进食，采用鼻饲等其他方法加强营养。减少吞咽，为瘘口愈合创造必要条件。咽瘘出现后可以分为红肿化脓期、肉芽生长期、上皮覆盖期。咽瘘不同时期局部换药要求。①红肿化脓期：咽瘘破溃后，应及时切开引流排脓。此期经瘘孔排出的分泌物较多，且窦道周围常有坏死组织，应增加换药次数，将外口略扩大，以利引流，清除坏死组织，用生理盐水或过氧化氢溶液冲洗瘘腔，也可以根据药敏实验选用敏感抗生素冲洗脓腔，或用生理盐水稀释的 0.1%~0.25% 强力碘冲洗，每日 1~2 次。放置引流条，加压包扎，消灭无效腔。持续 1 周左右分泌物逐渐减少，由脓性分泌物转为渗出液。亦可用抗生素药粉涂于窦道，或用 30% 三氯醋酸烧灼窦道内壁。②肉芽生长期：此期组织生长能力强，肉芽生长快。肉芽生长慢则在瘘腔内填压凡士林或碘仿纱条，刺激肉芽生长，尽量使之由内向外生长。对炎性水肿肉芽组织予以搔刮修剪(如怀疑肿瘤，送病理检查)，再局部冲洗，放置引流条。上皮覆盖期：内口闭合咽瘘会很快愈合，颈部皮肤缺损为上皮覆盖，注意皮肤边缘勿内卷影响愈合。持续强负压吸引(>-40kPa)，可促使瘘口的周围软组织相互靠拢，在早期瘘口尚小时就可促使瘘口闭合。要完全排出伤口分泌物，又避免分泌物反流至少需要 9.3~13.3kPa 的负压，而稳固创面的对合则需要更大的负压。强负压持续吸引治疗早期咽瘘是简便、安全、有效的。人类重组表皮生长因子的局部应用，可加速愈合、减少瘢痕。但在感染严重时效果不佳，可在对脓腔充分冲洗后应用。

(2)乳糜漏的换药：少量清亮液体或乳白色液体溢出，集聚在锁骨上窝，触之有波动感。可以先吸出积液，局部加压包扎，一般可停止。也可用强负压吸引，利用强负压使周围组织与漏口紧贴封闭漏口。若乳糜漏较多或超过 1 周以上应该打开伤口，寻找胸导管予以结扎，若找不到胸导管则用碘仿纱条填塞压迫，待漏口封闭，局部肉芽组织增生后解除压迫。

(3)感染伤口的换药：注意无菌技术原则，正确冲洗伤口。换药前最好铺好橡胶单、治疗巾。冲洗时用注射器吸满无菌溶液，接上针头，握住注射器和针头，由伤口上方 2.5~5cm 距离向下冲洗。用手的力量控制冲洗速度，轻轻冲洗肉芽组织，而用力冲洗黄或黑的坏死组织，必要时切除坏死组织。移走针头，接上头皮针导管，把导管顶端放入潜行伤口或很难冲洗到的地方，冲洗伤口内部深处；慢慢轻柔地把伤口深部的冲洗液回抽。用吸引器在伤口附近吸引或用无菌纱布轻轻拍干伤口内过多的冲洗液，保持伤口微湿但不积水。用无菌纱布擦干伤口周围皮肤。

头颈部术后换药(视频)

五、手术消毒、铺巾等与规培相关操作

1. 手术单(巾)　手术单巾的大小并无固定尺寸，但以能保护手术野的无菌为原则。

2. 手术区皮肤消毒　一般由第一助手或术者本人在手臂刷洗浸泡完毕尚未穿手术衣和戴手套之前，按照手术部位、性质、手术途径和切口长度，广泛消毒手术区皮肤，建立适当的无菌安全地带。咽部、喉部及气管上段手术备皮范围通常是上至下唇，下至乳头，两侧至斜方肌前缘。

皮肤消毒的方法：用无菌钳夹持碘伏棉球或小块纱布，从手术区中心向四周顺序涂搽，稍加用力，共三遍。在上述消毒过程中，凡越过手术消毒范围边缘的棉球或纱布，不得再用，以免造成手术区皮肤的污染。咽喉部黏膜一般不做特殊处理，必要时可用碘伏予以消毒。

3. 咽喉部手术区无菌遮盖方法　手术区皮肤消毒后，要按不同部位、手术要求和麻醉方法予以遮盖。咽喉手术区的无菌遮盖方法分为局部麻醉和全身麻醉两种，局部麻醉中又分为坐式、半坐式、仰卧位等。

(1)坐式、半坐式：适用于口咽部中小型手术。患者坐于手术椅上，一助或术者用无菌钳夹持比较干燥的碘伏棉球或小块纱布，轻轻涂搽患者鼻背部、面颊部、下眼处、下颌部和颈部上方皮肤，消毒液切勿进入眼内或鼻孔内。

把一块长方形小手术巾放在一块方形大手术巾上，上端错开约 7cm。让患者头部离开头托并前倾约 45°。把大方形手术巾铺在头托上。用小长方形手术巾包扎患者头部，轻轻遮盖双眼，在一侧耳廓上方钳夹固定(注意不要擦伤患者眼部)。包头时，手术巾不要接触周围的东西，以免被污染，同时松紧要适度，既不致滑脱，也不致勒伤眼球。钳夹固定时注意不要夹伤头皮或耳廓。

小心打开耳鼻咽喉手术专用的一端开口的大手术单，遮盖患者胸腹部和双脚后，开口端从下颌处分开，包括双侧耳部，在头顶处钳夹固定，充分露出鼻部和口唇部。

(2) 仰卧式：适用于喉部及颈部手术。手术区皮肤消毒方法与坐式、半坐式相同，遮盖步骤如下：①按照坐式遮盖法中所说，备好两块手术巾。②患者在手术台躺好，头抬起约 10~13cm（或由护理人员扶起），把准备好的两块手术巾送入患者头枕部下面，直抵发际边缘。放下大手术巾，用小手术巾包扎患者两侧耳廓、双眼及鼻根部，在一侧耳廓上方钳夹固定。③用大开口手术单遮盖患者胸腹部和下肢，开口沿手术区暴露范围向两边分开，包遮双耳后在头顶部钳夹固定。④在患者胸腹部再盖上一块中型手术单。如是喉裂开术或咽侧切开术，则在包头完毕后，用几块小手术巾，把颈前或颈侧手术区遮盖成三角形或四边形的暴露区，钳夹固定后，再盖开口大手术单和中型手术单。

咽喉头颈 - 颈部手术消毒铺巾（视频）

（周慧芳）

第二节　喉科基本手术操作

一、气管插管术

气管内插管术是指将特制的气管导管，通过口腔或鼻腔插入患者气管内，是保持上呼吸道通畅的可靠且有效的方法。临床医师抢救危重患者时应该掌握该项技术，也是全麻时常用方法。

【适应证】

(1) 全身麻醉时，保证呼吸道通畅，使用呼吸机者。

(2) 下呼吸道分泌物潴留，患者自行咳出困难，需要保证呼吸通畅。

(3) 各种病因引起呼吸功能衰竭，需要进行人工辅助呼吸者。

(4) 部分喉阻塞患者，需要紧急解除呼吸困难者，插管能够通过阻塞部位，如小儿急性喉炎，颈部肿物压迫颈部气管等。

【禁忌证】

1. 重度咽喉部阻塞　插管无法通过阻塞部位。

2. 颈椎脱位或骨折　颈部不能后仰相对禁忌证（可用纤维窥镜导引插管）。

【器械】

根据患者年龄和个体选择合适的喉镜和气管导管，并同时准备内导丝、吸引管、牙垫、注射器、听诊器、吸痰管等（图 52-1）。

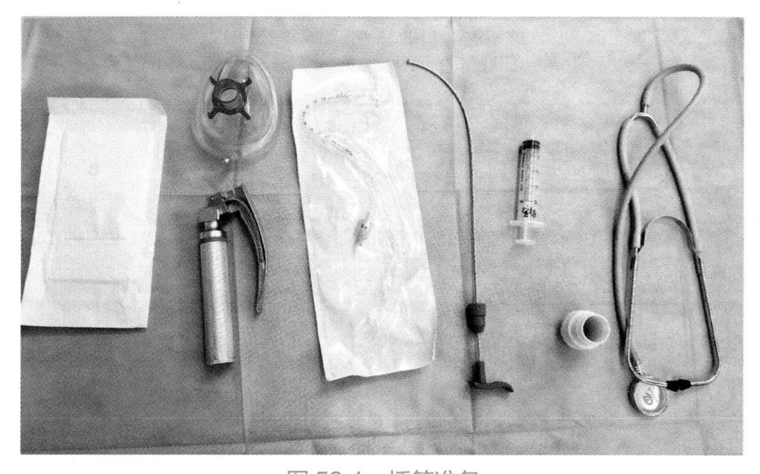

图 52-1　插管准备

【操作方法】

分为经口和经鼻气管插管

1. 经口腔明视气管内插管

(1)将患者头后仰,双手将下颌向前、向上托起以使口张开。

(2)左手持麻醉喉镜柄将喉镜片放入口腔,将舌体推向前,可见到悬雍垂。将镜片垂直提起前进,直到会厌谷。挑起舌根以显露声门。

(3)以右手拇指、示指及中指如持笔式持住导管的中、上段,由右口角进入口腔,直到导管接近喉头时再将管端移至喉镜片处,同时双目经过镜片与管壁间的狭窄间隙监视导管前进方向,准确轻巧地将导管尖端插入声门。借助管芯插管时,当导管尖端入声门后,应拔出管芯后再将导管插入气管内。导管插入气管内的深度成人为4~5cm。

(4)插管完成后,要确认导管已进入气管内再固定。声门不易暴露时,有时会插入食管。确认导管已进入气管的方法有:①压胸部时,导管口有气流。②人工呼吸时,可见双侧胸廓对称起伏,并可听到清晰的肺泡呼吸音。③如用透明导管时,吸气时管壁清亮,呼气时可见明显的"白雾"样变化。④如能监测呼气末CO_2则更易判断。

2. 经鼻插管 将涂抹润滑剂的导管经鼻腔进入鼻咽、口咽、喉,插入气管。

3. 经可视喉插管 患者麻醉后,一手固定患者头部,一手持可视喉镜从患者口角处送入,当观察到气管环或声门裂时,顺着管芯放入导管,拔出可视喉镜,完成插管。

4. 纤维内镜引导下插管 有些病例如张口困难,下颌畸形,喉腔暴露困难的病例,可在纤维内镜引导下插管;先将导管套在纤维内镜后部,纤维内镜经鼻腔,通过声门后,再将导管插入气管,之后撤出内镜。

【并发症】

操作技术不熟练,紧急抢救中未明确解剖标志及反复多次插管可引起并发症。

(1)可致牙齿损伤或脱落,口腔、咽喉部和鼻腔的黏膜损伤引起出血。用力不当或过猛,还可引起下颌关节脱位。

(2)急性喉头水肿,喉内挫裂伤或肉芽肿,环杓关节脱位,严重者可致喉或气管狭窄等。

气管插管术(视频)

二、气管切开术

气管切开术(tracheotomy)是切开颈段气管前壁并插入气管套管,使患者通过新建立的呼吸道进行呼吸以解除喉源性呼吸困难、呼吸功能失常或下呼吸道分泌物潴留所致呼吸困难的常见手术。

【应用解剖】

颈段气管位于颈部的正中,上起始环状软骨下缘,相当于第6颈椎平面,下至胸骨上窝,相当于第4胸椎水平,约有7~8个软骨环。其位置较浅,之前覆有皮肤、浅筋膜、深筋膜、结缔组织及气管前筋膜。浅筋膜内有纵行的静脉,之下是深筋膜和胸骨甲状肌及胸骨舌骨肌,也称带状肌,覆于气管两侧;至气管之正中部,借深筋膜将两侧肌缘相接,形成一纵行白色筋膜线,称为"白线"。肌肉的深面,甲状腺位于气管两侧,甲状腺峡部在气管第2~4环的前面,为气管前筋膜所包绕,筋膜内有血管。颈段气管长度因年龄、颈部长度,喉的位置而不同。

【适应证】

(1)各种原因引起的Ⅲ~Ⅳ度喉阻塞和颈部气管阻塞,亦或病因不能很快解除时应行气管切开术。

(2)各种原因引起的下呼吸道分泌物潴留,必要时行气管切开术,吸除下呼吸道分泌物,保持下呼吸道通畅。如各种原因造成的昏迷,因咳嗽反射消失或呼吸瘫痪,分泌物积聚,阻塞下呼吸道;胸部外伤后,胸廓或呼吸运动受影响,以致下呼吸道分泌物潴留;胸腹部手术后,患者一般情况差,咳嗽无力,不能排除下呼吸道分泌物;各种原因造成的呼吸功能减退等。

(3)某些大手术的前置手术,如喉肿瘤、咽肿瘤、下颌及口咽部位的手术,有些复杂气管异物,可先行气管切开,也称预防性气管切开术。

(4)较长时间使用呼吸机。

【术前准备】

术前除准备手术器械、消毒物品外,尚需准备好氧气、吸引器、气管内麻醉插管、麻醉喉镜以及抢救药物等。颈段气管因受肿瘤压迫发生移位者,术前应行颈部正侧位X线片或CT检查,以确定气管的位置及病变情况,使术中容易找到气管。术前一般不宜使用吗啡及阿托品。

1. 手术器械 注射器及针头，手术刀1把，气管切开刀1把，止血钳6~10把，钝拉钩2个，有齿及无齿解剖镊各1把，直及弯解剖剪各1把，持针器1把，大小合适的气管套管及缝合针、线，消毒巾、纱布、手套、巾钳等。最好有电刀。

2. 气管套管 分为有套囊和无套囊两种。大小按年龄选用。成年男性用钢制10mm，女性9mm。硅胶带气囊管：男性8号，女性7号。其他年龄组根据年龄和身高使用。

如果病情允许，建议在手术室进行；病情危急或搬动困难可在病床或就地进行。

【麻醉】

条件允许选用全麻，手术操作更平稳、安全。一般采用局部浸润麻醉，于颈前正中线上自甲状软骨下缘向下至胸骨以上，用含少量肾上腺素的普鲁卡因或利多卡因浸润麻醉皮肤及深部组织，并注意注射前先回抽，以免麻醉剂进入血管。若患者已经窒息或已昏迷者，可不给麻醉。

【手术方法】

正规气管切开术(tracheotomy)：又称常规气管切开术，临床上最常用。

1. 体位 患者仰卧于手术台上，垫肩、后仰而保持正中位置，使气管向前突起，易于暴露。术者站在患者右侧进行手术，第一助手站在术者的对面，另一助手在患者的头顶部，两手牵拉钩。如患者头部后仰呼吸困难加重，将头部适当抬高，有利于呼吸(图52-2)。

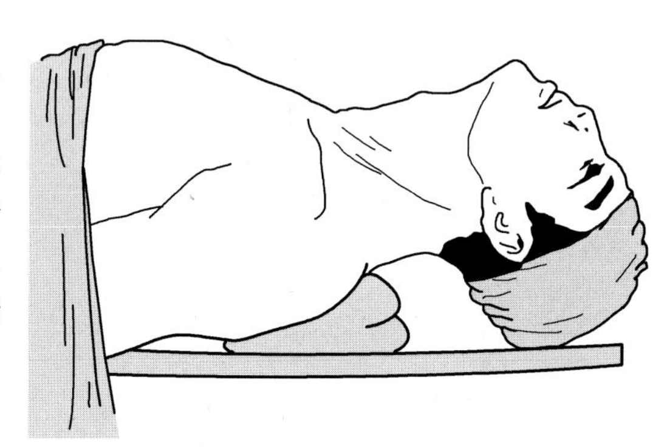

图52-2 气管切开体位

2. 切口

(1)纵切口：操作方便，故目前多采用之。在颈前正中，自环状软骨下缘至胸骨以上二横指处，纵行切开皮肤、皮下组织，分开浅静脉、止血，用钝拉钩向两侧牵拉，暴露颈前正中的白线，也可以直接切开白线。其缺点是愈合后颈前正中会遗有较明显的瘢痕。

(2)横切口：在颈前环状软骨下约3cm处，沿颈前皮肤横纹做3~4cm切口，切开皮肤、皮下组织，上下分离，暴露颈白线。其最大的优点是术后瘢痕不显著，较美观。

3. 分离颈前带状肌，用止血钳分离白线或电刀切开白线，用拉钩将胸骨舌骨肌、胸骨甲状肌牵向两侧，并注意保持正中位，不可偏向一侧，以免进入肌肉内，引起出血，并经常用左手示指探触气管环，以防气管被牵拉移位。分离时可能遇到怒张的颈前静脉，可将其牵向两侧，必要时可切断结扎。

4. 暴露气管 切开白线，将带状肌牵向两侧后，可看到甲状腺峡部覆盖气管前壁，相当于2~4气管环水平。如妨碍气管的暴露，可在甲状腺前筋膜下缘与气管前筋膜之间稍加分离，并将其向上牵拉，即可暴露气管。若峡部较宽牵开有困难，必要时可以切断缝扎。看到灰白色的气管环，用手指触摸确认软骨环，在非紧急情况下也可在切开气管前用空针穿刺，如有气体抽出即为气管，并注入1%利多卡因2ml于气管内，以免气管切开后发生剧烈咳嗽。小儿的气管环较软，注意与颈总动脉相鉴别。

5. 切开气管 充分暴露气管前壁，在气管3~4环前壁用尖刀纵行挑开。如果骨化，尖刀切开困难，先在软骨环间切开，再用剪刀剪开，注意刀尖不要刺入太深，避免患者突然咳嗽，可能损伤气管后壁及食管壁，引起气管食管瘘。也可在气管前壁造瘘，这样更容易插入套管，日后也容易换管。若切口位置过高，易伤及环状软骨，导致喉狭窄。如喉部施行手术，亦可行低位气管切开，切开第5~6气管环。气管切口大小要与气管套管相对应，切口太长套管容易活动，造成气管前壁损伤，引起继发性出血；切口太小，放置套管时压迫软骨环使之内翻，容易导致气管坏死，引起瘢痕狭窄和拔管困难。气管切开后，血管钳撑开切口，吸引器吸除分泌物后，将大小合适的气管套管插入气管内，迅速取出管芯。同时注意用吸引器吸除呼吸道内的分泌物，然后将两侧系带缚于颈部，其松紧适当，以免套管脱出(图52-3)。

6. 伤口处理 用电刀切开，术后很少渗血，切口上、下可各缝1针。如果渗血明显用一根凡士林纱条(或涂碘仿)，填塞于气管套管周围的伤口内，术后24~48h后抽出。

【术后处理】

1. 吸痰 按时吸痰，如分泌物黏稠不易吸出，可经气管套管滴入生理盐水数滴，使分泌物稀释容易吸出。吸痰时吸痰管要超过套管深度，防止气管内有结痂。

2. 湿化　每日雾化，根据分泌物黏稠情况，环境湿度调整次数；用消毒生理盐水浸湿的薄层纱布遮盖套管口，可增加吸入空气的湿度。

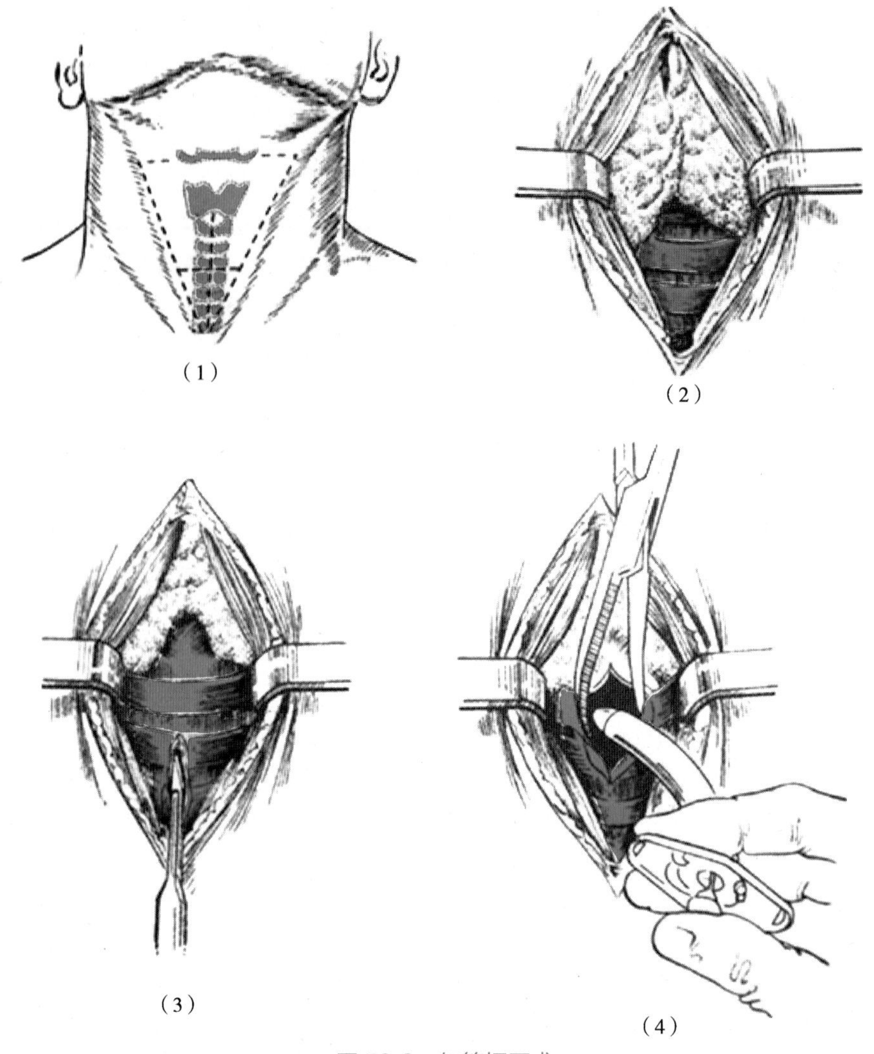

图 52-3　气管切开术

3. 气管套管　内管每 2~3h 取出清洁 1 次，每日消毒 1 次。分泌物多或黏稠，应增加清洗消毒次数。如需更换套管尽量在术后 1 周后切口窦道形成时方可更换，不然需按照气管切开的手术程序完成换管，以防窒息。

4. 防止套管脱出　若套管自气管切口完全滑出或部分滑出可引起窒息。脱管的原因多见于套管缚带太松，或为活结容易解开；套管太短或颈部粗大水肿，致使气管套管远端进入气管部分太少；气管切口过低易脱管，要防止因护理、换药或拔内管时处理不当造成脱管。

5. 拔管　经过治疗，待喉梗阻及下呼吸道阻塞症状解除，呼吸恢复正常，方可考虑拔管问题。拔管前用无气囊套管，然后进行堵管试验。一般需连续堵管观察 48~72h，即在活动及睡眠情况下，确保均无呼吸困难者，方可拔管。也可在拔管前用电子喉镜检查喉和气管内情况。

【并发症】

1. 出血　原发性出血较常见，多为术中止血不完善，或术后患者剧烈咳嗽、静脉压升高使已封闭的小血管再度扩张出血。颈前静脉或甲状腺峡部为常见出血位置。若为静脉出血，局部用凡士林纱条或碘仿纱条填塞压迫，使患者镇静，减轻咳嗽，一般即可止血。如果填塞压迫后仍出血需要拉开伤口，仔细检查，给予结扎止血。因技术操作意外、手术伤及甲状腺或颈部大血管，可致大出血，应立即打开伤口，寻找出血处，妥善结扎或缝扎。

2. 皮下气肿　气管切开术后如气体进入皮下组织，可引起皮下气肿。轻者一般术后数日可完全吸收。气肿严重者，应立即拆除伤口缝线，以利气体逸出。

导致皮下气肿的原因：①皮肤切口缝合严，咳嗽时容易出现皮下气肿。②气管切口过长，空气自切口两端进入皮下组织。③套管太短或气管切开口太低。④暴露气管时，分离气管前软组织过多。

3. 纵隔气肿及气胸　是气管切开术的严重并发症。发生原因如下：①直接经颈部创口进入：吸气时负压加大，气体在负压作用下由切口处经颈深筋膜间隙进入纵隔，或手术时分离气管前筋膜过多，空气沿损伤的气管前筋膜直接进入纵隔。②喉阻塞出现极度呼吸困难者，肺泡可因极度膨胀而破裂。肺泡破裂后，空气外泄，而首先发生肺间质气肿，然后由肺间质沿血管周围进入肺门，形成纵隔气肿及气胸。③气切时患者剧烈咳嗽时，胸膜顶凸到切口下部，容易损伤胸膜顶而发生气胸和纵隔气肿。

4. 脱管　咳嗽、挣扎、皮下气肿、颈部粗短水肿、气管切开位置过低、套管过短或缚带过松及患者自行拔管等原因均可造成气管套管全部或部分脱出于气管。脱管后可引起患者呼吸困难加重、皮下气肿、气胸及纵隔气肿等严重并发症。用棉片或纸片置于套管口，若无飘动多表示套管已经滑出气管，或用吸痰管经气管套管内插入，若有阻力或吸不出分泌物时多表示已脱管；此外，术后患者呼吸困难伴烦躁不安或突然呼喊、啼哭出声音，也表示套管滑脱，应立即检查外套管位置，疑为脱管应打开伤口重新插入气管套管。

5. 气管食管瘘　多因术者急症手术紧急情况下操作不慎，切割过深，穿过气管后壁损伤食管壁所致。表现为进食时呛咳，从气管套管中呛咳出食物。食管吞钡 X 先透视可见钡剂从食管流入气管。如瘘口不大，用鼻饲碘仿纱条填塞可自行愈合；若瘘口较大需行手术修补。

6. 拔管困难　有少数患者出现拔管困难，其原因如下：①气管切口位置过高，伤及环状软骨及第 1 气管环，可产生喉和气管狭窄；②由于气管套管的长期压迫，可致气管内黏膜和软骨损伤，造成气管狭窄；③气管内肉芽组织增生，使呼吸道部分受阻，亦可造成拔管困难；④气管造瘘时气管壁切除过多，切口处狭窄。⑤儿童因功能性呼吸困难而不能拔管；⑥喉气管炎症未消除，喉黏膜肿胀，气管内分泌物过多，影响拔管；⑦造成喉梗阻的其他原因未解除。

7. 少见并发症　气管膜部裂伤：在插入套管时，插入角度不适合，损伤气管后壁。如果不能及时发现可引起纵隔气肿，全身气肿，甚至危及患者生命。发现问题后，需更换 1 个更长的套管，套囊的深度需越过损伤口，在损伤口的深部气道内打上气囊。另外，麻醉插管人工呼吸机辅助呼吸时间过长，易造成气管膜部缺血坏死，此种情况下气管切开置入套管时即使打上气囊，仍然无法改善呼吸，甚至血氧直线下降，非常危险，需立刻改用加长套管或麻醉插管越过损伤部位打上气囊，并注意与气管切开的并发症相鉴别。

气管切开术（视频）

三、环甲膜切开术

对于喉阻塞患者，在病情十分危急，无法经口插管，又需要迅速解除喉阻塞。可直接切开环甲膜。待解除呼吸道阻塞后，再行常规气管切开。

【操作方法】

首先触摸确定甲状软骨和环状软骨，沿颈前中线摸清环甲间隙，用尖刀先横行切开皮肤和环甲膜约 1cm。然后用血管钳或刀柄将切口撑开，顺势插入通气管，如麻醉插管或橡胶管、塑料管等，保持呼吸道通畅。如遇环甲动脉损伤，可有较剧的出血，需将伤口扩大，以便结扎止血。一旦呼吸困难缓解，应尽快准备施行正规气管切开术。

四、经皮扩张气管切开术

在颈部利用特殊设计的导引钢丝或扩张钳撑开气管，再将气切套管置入气管的微创手术。该操作损伤小，但要严格掌握适应证，目前多由 ICU 医师完成。

【适应证】

1. 各种原因所致需要插管时间超过 7d 者。
2. 需要保持呼吸道畅通，如需抽吸过多的气道分泌物，需进行肺部灌洗等。

【禁忌证】

原则上无绝对禁忌证。

(1)婴幼儿患者,成人过度肥胖,或甲状腺肿大者。

(2)颈椎损伤或颈椎术后后仰障碍者。

(3)颈部有开放损伤者。

(4)凝血机制异常者,心肺功能无法耐受该项操作者

【操作步骤】(图 52-4,图 52-5)

(1)患者垫肩,头后仰,使气管突出。

(2)颈部消毒,铺单,可使用含 1∶100 000 肾上腺素的 2% 利多卡因局部浸润麻醉。

(3)于预定插入位置 1~2 或 2~3 气管环间隙处切开皮肤 10~15mm。

(4)穿刺针在颈前正中刺入,注射器回抽有气体,或经纤维支气管镜确定穿刺针位置。

(5)拔出穿刺针内芯,经穿刺针导入准备好的导丝,留置导丝拔出穿刺针。

(6)在导丝引导下,用旋转扩张器旋转扩张穿刺点和气管间隙。

(7)拔出扩张器,导丝引导下插入气管套管,拔出导丝,可经纤维支气管镜观察以确定气管套管在气管内。

(8)固定气管套管,吸净气管内分泌物,拔出经口插管。

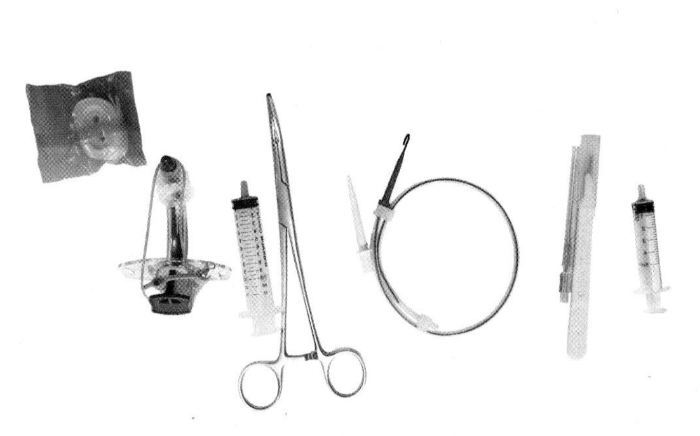

图 52-4　穿刺器械准备

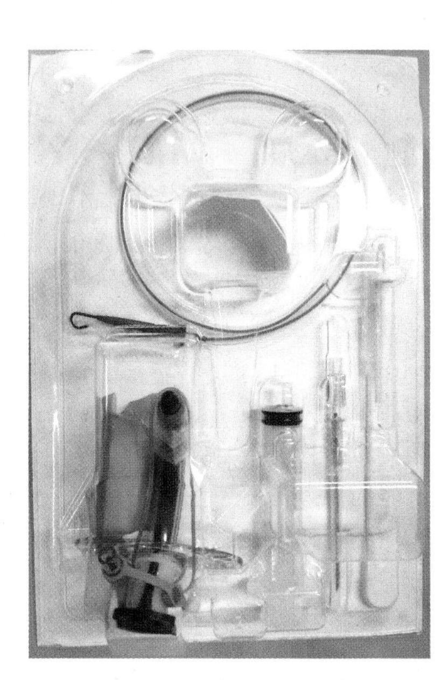

图 52-5　穿刺器械套装

【并发症】

环甲膜切开术
(视频)

1. **气管内大量出血**　由于损伤气管壁血管。

2. **皮下大量出血**　损伤皮下血管或甲状腺的血管。

3. **扩张器未能刺入气管**　患者颈部肥胖,或穿刺针刺入偏斜。

五、喉外伤清创缝合

开放性喉外伤是外伤后喉部皮肤和软组织破裂,伤口与外界相通。多由刀、枪、锐器切割、刺伤或者火器伤所致,可累及喉的软骨、筋膜、肌肉,颈前有开放性伤口,如贯通喉腔,则称为贯通性喉外伤。可伴有颈动脉、静脉的损伤,发生大出血及呼吸道梗阻,多需紧急处理、清创缝合或手术探查整复。

【处理原则】

如果没有大血管损伤,没有气道阻塞和气道开放,只有软组织裂伤,可以局麻下,只做清创缝合。如果损伤严重,遵循以下原则处理:

1. **出血的处理**　有颈部大血管出血者,应迅速压迫止血,待麻醉后,寻找出血部位,进行血管结扎或缝合止血。

2. **休克的处理**　有血压下降、脉搏细速、皮肤黏膜苍白等休克症状时,快速建立静脉通道,快速输入液

体或者血制品。

3. 呼吸困难的处理 多因血凝块、软组织移位，喉腔开放引起，应先行气管切开，然后清创探查。如穿通口较大可以将麻醉插管经穿通口插入维持呼吸道通畅。如因血液流入下呼吸道可行气管插管或气管切开术及时吸出下呼吸道的血液。

及早应用抗生素、破伤风抗毒素等。

【术前准备】

⑴详细询问外伤的时间、致伤物的大小、形状、作用力的方向与部位，在允许的情况下做局部或全身检查，判定损伤部位及程度，排除其他部位隐匿的致命性损伤。

⑵向患者及家属交代病情及危险性、术后可能产生的并发症以及处理方式，签医患沟通及手术协议书。

【麻醉】

根据病情严重程度考虑是否全麻下进行，部分较轻患者也可局麻下进行。

【手术步骤】

1. 麻醉 患者全麻或者局部麻醉。

2. 手术准备 患者仰卧位，对受伤时间短、污染轻、切口整齐的患者，以过氧化氢溶液冲洗伤口，碘伏消毒。外伤24h以上或污染严重的伤口，先用肥皂水洗净伤口周围的皮肤，再依次用过氧化氢溶液、生理盐水冲洗，之后用碘伏消毒。

3. 伤口的处理 仔细观察伤口，确定损伤部位、程度及范围，给予不同的处理：①对表浅的损伤充分止血后，将损伤组织分层缝合即可。②喉部较重的切割伤和穿通伤，去除离断碎骨片，尽可能保留甲状软骨和环状软骨支架及周围黏膜、骨膜、筋膜，修复喉腔；缝合喉内黏膜，防止喉腔内狭窄和粘连，最后逐层缝合喉前组织及皮肤。③如果喉腔内创面重，放置喉模并固定，防止喉腔狭窄；如喉软骨支架及气管受损范围较广，也可考虑放置T形管。④喉部刺伤时，注意皮肤伤口虽小，可能伤口很深，处理时可将皮肤伤口延长切开，逐层检查颈部组织受伤情况，有无隐匿性血管损伤；仔细检查喉、咽、气管及食管情况。⑤咽或食管损伤时，应予以仔细缝合，并根据情况考虑是否置入胃管，并术后给予相应处理。

520204
喉外伤清创缝合术（视频）

六、会厌囊肿切除术

会厌囊肿常因会厌黏膜黏液腺管阻塞或喉先天性畸形疾病造成。可分为先天性会厌囊肿和后天性会厌囊肿。多发生于会厌谷、会厌舌面和会厌游离缘。

【手术方法】

1. 间接喉镜、纤维喉镜、电子喉镜下部分切除 对小的会厌囊肿，如果患者有症状，又不愿意全麻下手术，可以表面麻醉，在间接喉镜、纤维喉镜、电子喉镜下，用喉活检钳将囊肿部分摘除或完整摘除。多数患者可以治愈，但复发率高。

2. 支撑喉镜下会厌囊肿切除术 手术前进行全身检查排除手术禁忌。全麻气管插管，以支撑喉镜下暴露会厌舌面囊肿后，最好在显微镜下，或内镜监视器下，用激光，低温等离子刀，喉吸切钻，喉显微器械等方式将囊肿完整切除。术中可用电凝止血。如果囊肿很大，特别凸向舌根并有粘连，防止舌根肌肉术中、术后出血，可以将囊壁保留一部分，将切缘与周围缝合，使囊壁挛缩后也不能关闭，防止囊肿复发。

520205
会厌囊肿切除术（视频）

七、喉息肉切除术

喉息肉主要指声带息肉（vocal polyp），是发生在声带固有层浅层的良性增生性病变，息肉一旦形成很少能自行消退，一经确诊，治疗原则是手术切除，辅助发音训练。

手术方式可以分为间接喉镜下或电子喉镜下息肉摘除术和支撑喉镜下喉显微手术两类。

（一）喉镜下声带息肉摘除

间接喉镜下用喉息肉钳摘除声带息肉是传统手术方式，有的基层医院仍在使用，优点是对器械要求低，缺点对医师操作技能要求高，切除息肉的精确性差，许多患者不能耐受。目前多在电子喉镜下息肉摘除。

【适应证】

(1)息肉有蒂,息肉较小。

(2)支撑喉镜无法暴露声门裂和息肉的患者。

【麻醉与体位】

患者坐位,采用1% 丁卡因咽喉部表面麻醉。

【操作方法及程序】

患者自己牵拉自己的舌前部,术者一只手用间接喉镜看声带和息肉,另一只手用喉钳子摘除息肉。

电子喉镜下息肉摘除:患者体位和麻醉同前,助手持电子喉镜经鼻腔进入,术者将息肉钳经口腔进入,观察监视器,可清楚看到息肉及钳子,比较准确摘除息肉。

(二)支撑喉镜下喉显微手术

【适应证】

喉息肉均适用。

【禁忌证】

(1)全身疾病不宜全麻。

(2)颈部疾病限制头颈后仰。

(3)颌面和颈部畸形使支撑喉镜不能暴露息肉。

【麻醉与体位】

全身麻醉,患者仰卧位

【操作方法及程序】

全麻插管成功后,用牙齿保护器保护上下牙列。支撑喉镜暴露声门裂。显微镜下或内镜下观察,进一步调整支撑喉镜充分暴露声门裂和息肉,如暴露有困难,也可在颈部压环状软骨和颈部气管帮助暴露。用喉钳向对侧牵拉息肉,剪刀沿黏膜下剪除息肉,保持声带游离缘的整齐,也可用激光、吸切钻、低温等离子切除息肉。

【微瓣技术】

用1∶10 000 肾上腺素 / 生理盐水溶液,息肉处黏膜下注射,见黏膜膨起。在息肉的外上部切开黏膜,用喉显微器械分离,切除息肉。同时使息肉下面的黏膜呈蒂在下面的微瓣,肾上腺素棉片压迫止血后,微瓣复位,形成较好的声带边缘。

【术后处理】

术后发声休息1周左右,之后发声训练。

【并发症】

1. 损伤声韧带　切除声带息肉要保持在声韧带的浅面,如果器械损伤声韧带,术后声嘶会加重。

2. 声带粘连　声带息肉切除时同时损伤双侧声带游离缘的前端,愈合后造成双声带前端粘连或喉蹼,术后声嘶加重。

声带息肉切除术（视频）

八、支撑喉镜下二氧化碳激光声门型喉癌切除术

【适应证】

支撑喉镜下声门型喉癌二氧化碳激光手术的适应证为:支撑喉镜下能够充分暴露病变,激光束需达到切除区域,肿瘤可被完整切除。

(1)T_1、T_2 期声门型喉癌。支撑喉镜下二氧化碳激光手术被认为是治疗声带原位癌 T_{is}、T_{1a} 期病变的首选治疗,部分 T_{1b}(双侧声带膜部病变,前连合腱未受侵)及 T_2 期病变亦为激光治疗的适应证。

(2)部分局限性 T_3 期声门型喉癌。T_3 病变的侵犯范围差异较大,能否选择激光手术应根据病变的侵犯范围来决定,术前应认真评估肿瘤的范围,尤其是声门旁间隙的侵犯程度;慎重选择支撑喉镜下可暴露的 T_3 病变。

【禁忌证】

(1)显微喉镜下声带病变暴露困难。

(2) 大部分 T_3 期声门型喉癌。

(3) T_4 期声门型喉癌。

【手术方法】

1. 麻醉与体位　经口全麻插管，根据患者具体情况选用小一号气管插管。患者取平卧位，避免颈部悬空，经口置入支撑喉镜并固定，支撑喉镜下必须能够完整暴露声带病变。

2. 高清内镜仔细检查肿瘤的范围和边界。

3. 使用二氧化碳激光前，需完善所有的激光防护措施，包括与麻醉师沟通降低给氧浓度至 30% 以下、气管导管的气囊覆以湿棉片保护、患者眼部、头颈部保护、手术室人员的眼部防护、手术室门口挂警示牌等。

4. 显微镜检查肿瘤是否能够完全暴露。对于影响肿瘤暴露的结构，如室带，可先用激光切除，再用激光在肿瘤外围 0.3cm 处标出切除范围。

5. 设置激光模式，一般功率为 3~5W，连续切割，小光斑（约 0.3mm）。沿声带肿瘤外围切割，注意切割方向与声带上表面垂直，不要内斜或外斜。保持外侧切缘深度大致一致，切除至合适的深度，彻底切除病灶，又不过度切除正常深部喉组织。完成前、后及外侧边界的切缘后，可选用合适的吸管向外侧牵拉肿瘤以暴露下切缘，并用激光切除取下标本。

支撑喉镜下二氧化碳激光声门型喉癌切除术（视频）

6. 将标本展开固定后，从正中剖开以便观察肿瘤切缘是否足够。可用激光或显微杯状钳取切缘（上、下、前、后、基底部）送检。切换至高清内镜检查术腔并仔细评估切缘。清点核对棉片数量避免遗漏。

【术后处理】

(1) 术后根据创面大小、疼痛情况使用抗生素抗感染治疗。

(2) 术后使用质子泵抑制剂治疗咽喉反流可能有减少手术部位肉芽组织生成作用。

(3) 术后通常可当日或次日出院。

(4) 根据最终的病理结果，制定随访方案。

【并发症】

1. 术中深部创面出血　可用肾上腺素棉片和 / 或二氧化碳激光散焦光斑止血。术中需彻底止血。

2. 气管内麻醉插管燃烧　与喉部激光手术的特殊性有关，是喉激光手术最严重的并发症。主要原因包括：①存在易燃物（如气管导管、棉片及组织碎屑）；②氧气浓度过高。燃爆导致的热损伤多发生于声门下、舌根部及口咽部，有时火焰沿镜腔蔓延可灼伤唇及面颊。

发生燃爆意外时应立即停用激光，并立即停止通气供氧、终止麻醉、拔除气管导管，改用口咽通及麻醉面罩吸入纯氧。仔细检查烧伤范围，采用冷生理盐水冲洗咽部。可进行支气管镜检查，清理灼伤创面并去除残留异物，冲洗气管，再用纤维支气管镜去除小支气管内异物并加以冲洗。然后小心插入较细的气管导管以维持通气。根据灼伤程度决定是否行低位气管切开。局部使用激素类药物喷雾减轻喉水肿，全身使用抗生素和激素等药物治疗呼吸道水肿及肺部感染。密切观察可能发生的气道出血和水肿，以及气道血液或组织碎片因喷射通气被压入肺内所引起的呼吸衰竭情况。

3. 门齿松动或脱落　经口置入支撑喉镜过程中如以牙齿为支点或动作粗暴，可引起上切牙松动或脱落。置入支撑喉镜前可放置护牙垫，动作轻柔，避免以上切牙为支点可减少此并发症发生。

4. 腭咽黏膜挫裂伤　患者有小颌畸形、颈短、肥胖等特点增加了显微喉镜暴露术区难度，或术中支撑喉镜暴露术腔时操作不慎等有关。患者术后可出现明显的咽痛，甚至影响进食。

5. 手术部位肉芽组织形成　声带黏膜损伤后长期刺激或炎性反应导致喉部肉芽组织形成，可予抑酸等保守治疗。如术后创面肉芽组织增生过度，可在门诊或手术室喉镜下切除。

6. 喉狭窄　多见于侵犯前联合的 T1b 期声门型喉癌，术后前连合处粘连造成喉狭窄。若无呼吸困难可观察治疗，若出现呼吸困难则需要再次手术处理喉狭窄。

九、全喉切除术

全喉切除术（total laryngectomy）主要治疗下咽、喉部恶性肿瘤。百余年来手术方法不断改进，除全部切除喉体外，还可扩大切除邻近组织如喉外肌肉、部分甲状腺、部分气管等。近来随着喉部分切除术的广泛开展，使经典的全喉切除术的适应范围大大缩小，以下的适应证也有相对性，既要考虑病变的局部，也要考虑患者全身情况。

【适应证】

全喉切除术

(1)肿瘤侵及双侧声带，一侧或双侧声带固定者；或绝大部分 T_3 及 T_4 声门区癌。

(2)声门上区癌 T_4 或侵犯甲状软骨、环状软骨或双侧杓状软骨受累者。

(3)喉部分切除术后复发者。

(4)较晚期喉癌放疗无效或放疗复发者。

(5)年老体弱不宜行喉部分切除者。

(6)下咽癌、晚期甲状腺癌喉部广泛受累者。

(7)喉软骨放射性坏死，感染严重难以恢复者。

(8)喉的其他恶性肿瘤有以上适应证者。

(9)声门闭合不全有严重误吸者(相对适应证)。

【禁忌证】

(1)远处转移者。

(2)重要器官功能不全不宜手术者。

(3)喉癌、下咽癌侵及颈椎、颈动脉等估计瘤体无法切除干净(相对禁忌证)。

【麻醉】

有些患者可先经口插管全麻，术中切断气管时换麻醉插管位置。目前多在局麻下行气管切开，气管的切口要考虑全喉切除时颈部的切口，选横切口或选纵切口。视瘤体下界，选择切开气管前壁的高度，尽可能多保留气管环。一般在 1、2 气管环，前低后高切开，插管，全麻。

【手术步骤】

1. 切口　(以 U 型切口为例)切口下界可与气管切开口连接，两侧为胸锁乳突肌前缘，切开皮下组织及颈阔肌，用电刀或剪刀在颈阔肌深面与颈深筋膜浅层之间分离皮瓣至舌骨之上，将皮瓣缝合，向上固定于手术巾(图 52-6)。

2. 切断颈前带状肌下端　沿胸锁乳突肌深面钝性分开与带状肌连接，切开白线，沿甲状腺浅面分开带状肌，用两把止血钳夹住带状肌，尽可能低位切断、结扎断端肌肉。再沿胸锁乳突肌前缘断扎肩胛舌骨肌。

3. 暴露环状软骨及处理甲状腺峡部　分离甲状腺峡部，用止血钳夹持、切断并缝扎，也可用超声刀切断，不用缝扎。将两侧甲状腺与喉和气管的连接分开。暴露出气管上段、环状软骨等。

4. 切断喉周围连接的肌肉和血管、神经　用电刀沿舌骨上缘，从中线向两侧舌骨大角，切断附着于舌骨的肌肉，暴露舌骨大角和甲状软骨上角。在甲状软骨上角内侧，分离、钳夹、切断、结扎穿过甲状舌骨膜的喉上动、静脉及喉上神经。沿甲状软骨后缘纵行切断咽下缩肌，用剥离子，剥离甲状软骨后缘，将梨状窝与甲状软骨内面分开。

5. 切除喉体　病变主体在声门或声门下区，选从上向下切除喉体。电刀横行切开进入会厌谷，阿力斯钳夹住会厌尖向两侧扩大切口，向下切开梨状窝前壁，并下达环状软骨板的中部。同法切开对侧。沿气管前壁向后上切断气管，上界在环状软骨背板的下缘，切断附着的肌肉等组织，将喉体完整取下。仔细检查伤口、结扎出血点，观察喉头肿瘤与正常组织切缘间的距离是否足够，若有可疑应补切组织送快速冰冻病理检查。

病变主体在声门上区及累及舌根，可采用自下而上切除喉体。从气管前壁向后上斜行切断气管，以利于气管造瘘口宽大，上界在环状软骨背板的下缘。在环后切开下咽黏膜，进入咽腔，以阿力斯钳抓起环状软骨弓提向前，沿切口向上切开咽侧壁，可看到瘤体全貌和边缘，自一侧咽侧壁切口沿舌根会厌谷间切向对侧，将喉体完全切下(图 52-7)。

6. 缝合咽腔　以细丝线缝合咽黏膜缘，关闭咽腔，黏膜下层加固缝合，勿留无效腔。将留下的咽下缩肌拉拢缝合，缝合时要减小黏膜张力。保留下咽黏膜横径要大于 25mm，以防止术后咽腔狭窄(图 52-8)。

7. 置引流管　咽腔缝合后，止血、冲洗，置负压引流管。

8. 缝合气管造口　将气管断端修成椭圆形，后壁呈舌形。再将气管口周围上、下皮瓣半圆形切除，使其呈圆形切口，以可吸收线将气管壁与周围皮肤缝合，可以防止造口缩窄。

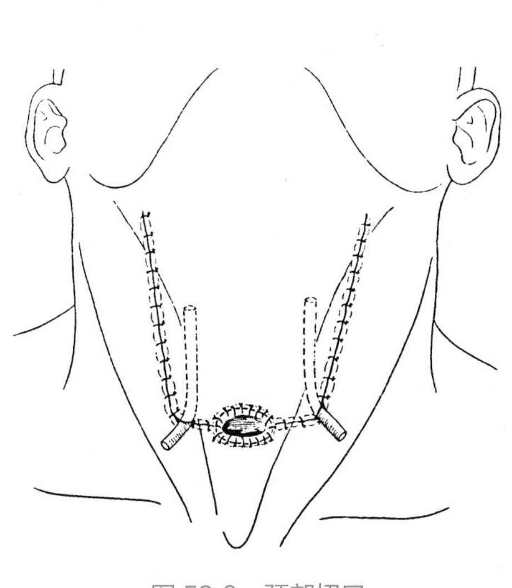

图 52-6　颈部切口

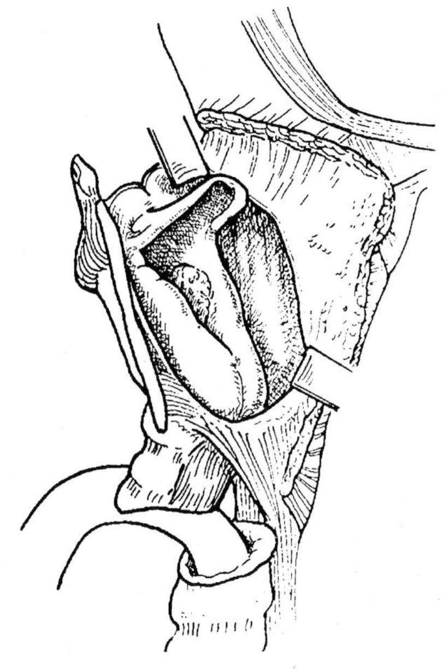

图 52-7　喉全切除，进入喉腔

9. 缝合切口　缝合皮下组织、皮肤，包扎伤口。气管口较大者住院期间不用气管套管。

【术后处理】

(1)术后一级护理。

(2)鼻胃管胃肠减压 8~12h，鼻饲流质饮食 10d~2 周。

(3)静脉应用抗生素预防感染。

(4)常规气管切开术后护理，随时吸除气管内、口内分泌物，雾化防止气管干痂形成。

(5)隔日更换敷料，注意术区有无感染迹象，48h 后引流液小于 10ml 拔除，7d 拆线。气管口缝线 10d 后间断拆除。

(6)痊愈后可练习食管发音或配以人工喉、电子喉。

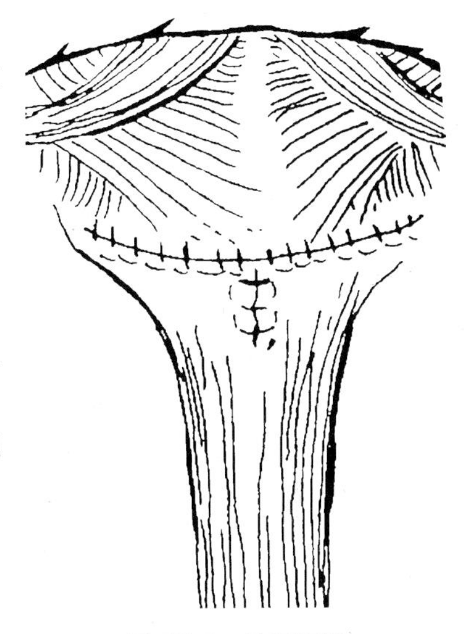

图 52-8　关闭喉腔

十、颈淋巴结清扫术

头颈部鳞状细胞癌患者治疗中，影响预后最重要的因素之一是颈淋巴结的癌转移，所以颈淋巴结的处理是头颈部癌整个治疗策略中十分关键的组成内容。

颈清扫术分类：

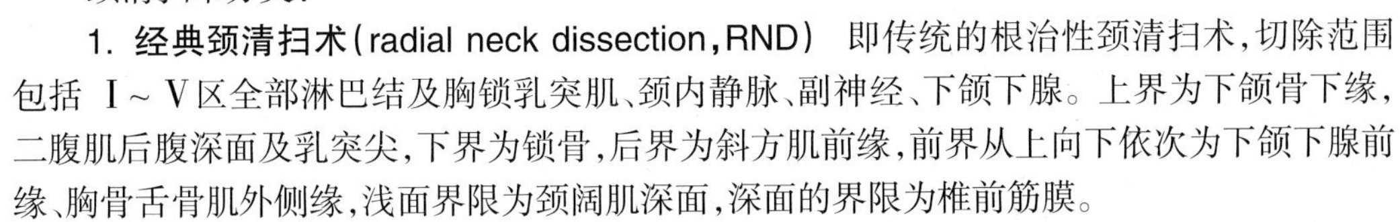

1. 经典颈清扫术(radial neck dissection，RND)　即传统的根治性颈清扫术，切除范围包括 Ⅰ~Ⅴ区全部淋巴结及胸锁乳突肌、颈内静脉、副神经、下颌下腺。上界为下颌骨下缘，二腹肌后腹深面及乳突尖，下界为锁骨，后界为斜方肌前缘，前界从上向下依次为下颌下腺前缘、胸骨舌骨肌外侧缘，浅面界限为颈阔肌深面，深面的界限为椎前筋膜。

扩大全喉切除术
(视频)

适应证：N2、N3 病例，多个淋巴结转移，转移淋巴结突破包膜与周围组织粘连重。

2. 改良颈清扫术(modified radial neck dissection，MRND)　切除范围包括Ⅰ~Ⅴ区全部淋巴结，根据转移淋巴结的大小与周围组织粘连情况，保留胸锁乳突肌、颈内静脉、副神经中的 1 个或几个结构。分为三个亚型：Ⅰ型保留副神经；Ⅱ型保留副神经和胸锁乳突肌；Ⅲ型同时保留颈内静脉、副神经、胸锁乳突肌。

适应证：N1、N2 病例，转移肿瘤小于 3cm。

3. 择区颈清扫术(selective neck dissection，SND)　根据不同部位原发肿瘤转移的前哨淋巴结位置，选择前哨淋巴结及附近有高度可能转移的几组淋巴结，如清扫Ⅰ~Ⅲ区，清扫Ⅱ~Ⅳ区等。

适应证：N0、N1（淋巴结小于 3cm，活动度好）。

4. 扩大颈清扫术（extended radial neck dissection，ERND） 除了切除根治性颈清扫术需要切除的组织外，扩大切除已经有肿瘤侵犯的解剖结构，如：血管、神经、皮肤等。

适应证：通过扩大切除病变，估计可根治。

经典性颈清扫术的操作是其他类型的基础，下面只介绍该型操作。

经典性颈清扫术（radical neck dissection）：

【适应证】

（1）颈部转移癌，其原发灶已被控制或能被控制，及转移癌能彻底切除者。

（2）颈部转移癌未找到原发灶者。

（3）原发癌放射治疗或手术后，颈部转移者。

（4）颈部转移灶放射治疗后 2~3 个月，仍有可触及肿大淋巴结者。

【禁忌证】

（1）年老体弱，有严重重要脏器病变不能耐受手术者。

（2）原发灶不能控制者。

（3）有远隔转移者。

（4）转移癌侵及颅底、颈椎前筋膜、颈椎，广泛皮肤被累及、破溃或颈总动脉、颈内动脉被肿瘤环形包围者。

【手术步骤】

1. 体位 患者取仰卧位，肩下垫枕，头后伸并转向对侧。常规消毒后，覆以消毒巾单。

2. 皮肤切口 颈淋巴结清扫术的发展过程中，先后有多种切口，各有优缺点，也因患者颈部情况，术者对各种切口掌握情况选择使用。颈清扫和原发肿瘤往往要同时手术，切口要兼顾二者的术野。切口设计时应考虑下列因素：①保证皮瓣血供，防止皮瓣坏死；②暴露术野充分；③沿皮纹走行，使切口愈合后无明显畸形。如果单独行颈清扫，“Y”形切口综合性好。

3. 分离皮瓣 切开皮肤、皮下和颈阔肌，在颈阔肌深面分离皮瓣，并向上、下、前、后四个方向翻开皮瓣，前方翻至颈前中线，后方翻至斜方肌前缘，上方翻至下颌骨下缘，下方显露锁骨。分离上方皮瓣时，要保护面神经下颌缘支。

4. 切断胸锁乳突肌下端 沿锁骨上缘应用电刀或手术刀由浅入深逐层切断肌纤维，遇有出血随时结扎或电凝。注意勿损伤颈内静脉。

5. 切断、结扎颈内静脉下端 胸锁乳突肌下端切断后，切断结扎肩胛舌骨肌下腹，切断、结扎颈外静脉下端，纵行切开颈动脉鞘，充分显露颈内静脉下端，颈总动脉及迷走神经，用血管钳将颈内静脉同迷走神经及颈总动脉分离，切断颈内静脉并结扎，近心端双重结扎；颈内静脉切断的位置一般应在锁骨上 1~2cm，以免静脉损伤后难以止血，颈内静脉一旦损伤应先压近心端，防止气体进入静脉。此处为淋巴管汇入左胸导管或右淋巴管之处，需小心分离，可靠结扎，以防术后淋巴瘘。手术中如损伤，有乳糜液或清亮的淋巴液渗出，必须找到胸导管的破裂处，缝扎。

6. 清除锁骨上区淋巴和脂肪组织 结扎切断颈内静脉后，继续向外解剖，逐层断扎椎前筋膜浅层的淋巴脂肪组织，可见颈横动脉、静脉，如未损伤不必结扎。分离到斜方肌前缘，沿斜方肌前缘向上约 5cm，切断副神经。沿椎前筋膜浅面向上分离，此时注意不要损伤臂丛神经，该神经从前、中斜角肌之间钻出，沿中斜角肌表面向外下走行。见斜角肌表面，并见外上向内下走行于该肌表面的膈神经。

7. 清除颈动脉及颈后三角 沿胸锁乳突肌前缘切开筋膜，在舌骨下切断肩胛舌骨肌上腹，切开带状肌与颈总动脉鞘之间的筋膜，将已切断的胸锁乳突肌、颈内静脉及锁骨上软组织一并向上翻起，沿颈总动脉和迷走神经向上解剖，断扎甲状腺上静脉，依次切断第 4、第 3、第 2 颈丛神经根，向上解剖直到颈总动脉分叉上方，此时可见到舌下神经横过颈内外动脉浅面。

8. 清除颏下和下颌下区 在下颌骨下缘，断扎颌外动脉、面前静脉，从前向后解剖，切除颏下区的结缔组织及淋巴组织、下颌下腺。二腹肌一般应予保留。

9. 切断胸锁乳突肌上端及腮腺下极 用电刀将胸锁乳突肌从乳突切下，断扎颈外静脉上端，切断腮腺下极，显露二腹肌后腹及茎突舌骨肌。将胸锁乳突肌上端深面的淋巴脂肪组织沿头夹肌和肩胛提肌表面的筋膜分离。

10. 断扎颈内静脉上端　用拉钩将腮腺下极及二腹肌后腹向上拉起，分开颈内静脉表面的筋膜，显露静脉，在其外方断副神经。将颈内静脉上端同其深面的颈内动脉、舌下神经分离后，钳夹切断，远心端结扎，颈清扫标本全部切下。

11. 处理创面，引流及缝合　颈部大块组织切下后可见到颈总动脉、颈内动脉、颈外动脉、迷走神经、舌下神经、膈神经及臂丛。用生理盐水冲洗术腔，检查，止血。为防止涎瘘，缝合切断腮腺下极，检查有无乳糜漏。放置负压引流管。最后逐层关闭颈阔肌、皮下及皮肤，包扎。

【手术并发症预防及处理】

1. 术中并发症的处理

(1) 出血：术中血管损伤，颈总动脉和颈内、外动脉壁较厚，有弹性，解剖部位恒定，一般不会损伤。但是如果肿瘤与动脉粘连，术前放疗，术野暴露不佳，也有可能动脉损伤出血，颈外动脉破裂，可以直接结扎损伤的两端。如果颈内动脉或颈总动脉损伤要尽量修复，也可用人工血管修复。如无法修复，可结扎颈动脉，结扎颈总动脉的危险小于结扎颈内动脉。颈内静脉损伤时，压迫止血，破裂口小可以用血管线缝合，大的损伤要结扎止血。出血时首先压迫近心端，防止空气栓塞，有致命危险。

(2) 神经损伤

1) 迷走神经损伤：可发生在分离颈内静脉时，静脉与神经没分开一并剪断，或因肿瘤累及神经而切除，一侧切断一般术中没有明显反应，有的能出现暂时心率加快，术后出现声嘶、呼吸不畅。双侧同时切断可能致死。

2) 舌下神经损伤：舌下神经在颈动脉分叉上约 3cm 跨越颈内外动脉浅面。在处理颈内静脉上端时，可能钳夹或切断，在二腹肌下有淋巴结粘连，处理时可损伤。

3) 舌神经在切除下颌下腺时可能损伤。

4) 膈神经损伤：因清扫时打开了椎前筋膜而损伤，术后膈肌瘫痪可引起呼吸困难。

重要神经损伤后争取做端端吻合。

(3) 胸导管损伤：胸导管从后纵隔上升至锁骨上 3~4cm 弯曲向下，汇入左颈内静脉与锁骨下静脉形成的交角，在行左侧清扫时，处理颈内静脉下端时容易损伤胸导管，出现乳糜状或清亮液体，应及时结扎。

2. 术后并发症的处理

(1) 出血：术后引流量较多，特别是术区皮瓣膨起，有瘀斑，回手术室，拆开缝线，查找出血点，止血。

(2) 乳糜漏：术后如果负压引流液的上层出现白色液体，特别是左侧，考虑是乳糜漏，应停止负压，锁骨上窝加压包扎，观察 2d。每日引流量明显减少，继续包扎，引流，1 周左右可以自愈。如果引流量不减少，需要拆开创口，查找漏点缝扎。

(3) 感染：术后 2d 后发热，局部皮瓣肿胀，要高度注意，5d 后可能出现脓性分泌物。感染的原因有术腔污染，术后引流不畅，全身营养不良等，判断原因，相应处理。局部要充分引流，换药。

改良淋巴结清扫术（视频）

(4) 皮瓣坏死：术前大剂量放疗，切口设计不合理，皮瓣远端血供不好，翻皮瓣不正确均可导致皮瓣坏死。小块坏死，通过换药，待其自愈。大面积坏死，需要换药，控制感染后植皮或皮瓣修复。

十一、喉垂直部分切除术

喉垂直部分切除术（vertical hemilaryngectomy）主要适用于一侧声带的病变，未越过前连合，下界未越过声门下 1cm。切除范围包括患侧部分或全部甲状软骨，患侧声带膜部或全部，喉室或室带，声门下(环状软骨上缘)。

【手术步骤】

1. 体位　患者仰卧于手术台上，肩下垫枕，头后仰，垫头圈固定头部。

2. 气管切开　手术开始前，先在局麻下，皮肤横切口，行气管切开，插入带气囊的套管或麻醉插管，全麻。

3. 切口　颈前皮肤常规消毒，铺单，颈前弧切口，注意勿与气管切开口相通连。切开颈阔肌，沿颈阔肌深面向上分离到舌骨平面。

4. 沿白线分开，分离病变侧胸骨舌骨肌　也可沿舌骨下缘切断胸骨舌骨肌前部，能够露出甲状软骨板后缘，正中切开甲状软骨外膜，细心向患侧分离甲状软骨外膜。

5. 正中或偏向健侧裂开甲状软骨　拉钩拉开骨板，垂直切开健侧室带前端，观察病变，逐渐扩大切口，能较好地观察病变范围。

6. 切除肿瘤　根据观察的喉内病变情况确定切除的范围，切除患侧半喉及相应的甲状软骨，可以包括杓状软骨、前连合。直视下安全缘大于5mm。

喉垂直部分切除术(视频)

7. 喉内缺损修复　术腔充分止血后，将室带（保留杓状软骨）或杓会厌襞黏膜下拉与声带下切缘缝合，甲状软骨外膜关闭喉腔。带状肌复位缝合。

也有学者用双蒂胸舌骨肌筋膜修补喉腔，或是用颈前肌皮瓣修复喉腔，应根据术者经验和掌握状况选择。

十二、喉声门上水平部分切除术

喉声门上水平部分切除术（horizontal supraglottic laryngectomy）主要适合会厌癌，病变限于会厌喉面最为理想，累及室带和杓会厌襞前部也适合。术后喉功能恢复程度比较理想。切除范围包括会厌、双侧喉室、室带、杓会厌襞、会厌前间隙，双甲状软骨上1/2。

【手术步骤】

体位和气管切开同喉垂直部分切除术。

(1) 切口：甲状软骨中部高度弧形切口，但往往需要同时颈清扫，切口会有变化。切开皮肤深达颈阔肌深面，分离皮瓣至舌骨上缘，中线剪断舌骨，电刀沿舌骨上缘切断舌骨上肌肉，垂直切开白线，双侧带状肌外翻，露出甲状软骨。

(2) 沿甲状软骨上缘切开外膜，将外膜向下剥离1/2，游离出双侧甲状软骨上角和甲状软骨上1/2，用骨剪剪断甲状软骨上1/2。

(3) 横行切开会厌谷，用阿力斯钳牵拉会厌，观察病变。自病变轻侧切断咽会厌襞、杓会厌襞、室带，喉上部向病变重侧翻，直视下切除病变，安全缘5~10mm。

(4) 用3-0可吸收线将声带外切缘与甲状软骨外膜缝合，覆盖保留甲状软骨的上缘，修复杓区黏膜。

(5) 用1号可吸收线分开4针将保留的甲状软骨与舌根拉拢缝合，切除舌骨，颈前带状肌复位，缝合，放置负压引流管，缝合皮下、皮肤。

喉声门上水平部分切除术(视频)

十三、喉气管成形术

喉气管狭窄是指各种原因造成的喉气管软骨塌陷、缺失，黏膜瘢痕形成致管腔狭窄、呼吸困难的一种疾病。常见病因为长期气管插管呼吸机治疗、喉气管外伤、喉肿瘤术后等。主要临床表现为呼吸困难和声音嘶哑。已做气管切开患者则为不能拔除气管套管。根据狭窄部位可分为声门上、声门、声门下、气管狭窄或多部位联合狭窄。狭窄的严重程度按照管腔阻塞面积占总面积的百分比，即Myer-Cotton分度法进行分型。一度狭窄：管腔阻塞面积占总面积的0~50%；二度狭窄：管腔阻塞面积占总面积的51%~70%；三度狭窄：管腔阻塞面积占总面积的71%~99%；四度狭窄：管腔完全闭塞。治疗目的是解除狭窄，建立通畅的气道，同时尽可能保留和改进发音及吞咽保护功能。治疗方法需要根据狭窄部位和严重程度采取不同的手术方法。总体来说可分为内镜下手术和开放手术两大类。内镜下手术是在内镜监视下用显微手术器械、激光等切除瘢痕或用球囊扩张狭窄部位、扩大管腔的微创手术，具有创伤小、住院时间短的优点，但适应证有限。开放手术分为两类，喉气管成形术和环气管或气管部分切除术。前者是用自体软骨或肌皮瓣等组织加宽狭窄处气道，后者是切除狭窄段气道后将正常气道端对端吻合。开放手术适用于内镜下手术失败、声门下和气管Myers-Cotton三度、四度狭窄的患者。下面介绍一种常用手术方法。

【适应证】

声门、声门下、气管狭窄或多部位联合狭窄。

【手术步骤】

(1) 将气管套管换成麻醉插管予以全麻，未做气管切开者可先行气管切开。

(2)颈前正中切开皮肤、皮下组织，分离颈前带状肌，切断并结扎甲状腺峡部，暴露甲状软骨、环状软骨、气管。纵形裂开喉气管，于狭窄处松解或黏膜下切除瘢痕，使管腔变宽。

(3)置入适当大小T形硅胶管，其上端一般应在假声带上缘平面。根据狭窄处前壁缺损情况，取适当大小甲状软骨翼板或肋软骨缝合于前壁，使气道加宽。也可用胸舌骨肌皮瓣，将其翻转180°，皮肤面朝向管腔，缝合固定于气道前壁。

(4)逐层缝合颈前软组织及皮肤。

(5)T形管留置时间一般为6个月至1年。

【术后处理】

(1)全麻清醒后应及时将T形管的支管堵塞，使患者能经口鼻呼吸，防止T形管内干痂形成。

(2)术后应监测生命体征12~24h，如有呼吸困难应及时查明原因并处理。

(3)每日雾化吸入3~6次，鼻饲饮食1周。

【手术并发症及处理】

1. 呼吸困难　常见原因是T形管粗细不合适或上下端位置不当致肉芽增生，阻塞部分管腔。应在全麻下更换或调整T形管。部分患者是因为管腔内痰痂堵塞引起，可在内镜下清理痰痂。术后即刻出现的呼吸困难应排除气胸。

2. 出血　术后持续咯血或伤口渗血应到手术室止血。

3. 误咽　多数与T形管位置不当有关。应在手术室调整T形管位置。如仍有呛咳，可在T形管上端加塞子，同时从支管内插入金属气管套管，使患者从气管套管呼吸。

4. 皮下气肿　轻者可观察，待其自然吸收。重者可拆除气管造瘘口下端缝线数针，并密切观察有无呼吸困难。

喉气管成形术（视频）

（刘　鸣　郑宏良　周慧芳　董　频　李晓明　崔鹏程　文卫平）

第五十三章　食管、气管常用手术

第一节　支气管镜检查及异物取出术

硬质支气管镜检查术(rigid bronchoscopy)为目前诊断及治疗气管支气管异物的首选方法，某些情况可作为紧急抢救时的重要措施。

【适应证】

1. 诊断用

(1)用于原因或病变部位未明的下呼吸道疾病或症状，如：长期咳嗽，咯血，疑似异物，长期不愈的肺炎、肺不张、肺脓肿、支气管扩张、气管食管瘘、气管支气管肿瘤和结核。

(2)行气管、支气管涂片检查或活检。

2. 治疗或抢救用

(1)取出气管支气管异物。

(2)取出或清理下呼吸道的病理性阻塞物，如分泌物、血液、假膜及痂皮等。

(3)急性喉气管阻塞时的紧急抢救措施。

(4)气管支气管病变的局部治疗，如切除良性肿瘤或肉芽组织，肺出血的治疗，电灼或激光治疗等。

【禁忌证】

(1)严重的心脏病和高血压。

(2)主动脉动脉瘤。

(3)近期严重的咯血。

(4)喉结核，晚期肺结核。

(5)颈椎疾病。

(6)高热患儿。

(7)一般状况过于衰弱的患儿。

【术前准备】

(1)全面评估患儿情况，如果患儿高热、一般情况较差，应先予以积极对症、支持治疗，待一般状况好转后再行气管镜检查及异物取出手术。

(2)术前详细询问异物吸入史，尽可能明确异物的种类、大小、形状及部位，同时挑选适当手术器械，根据患儿年龄选择合适的直达喉镜及气管镜。准备好急救用品。

(3)仔细检查胸部，明确呼吸音改变情况，如果已有气胸、纵隔气肿等，应积极处理，待气肿控制及充分评估后再行异物取出术。

(4)术前明确患儿有无牙齿松动、颈椎畸形等情况。

(5)如果异物为巨大异物，必要时术前应做好气管切开准备或开胸取异物准备。

【麻醉与体位】

(1)全身麻醉或表面麻醉，对于幼儿，一般情况下推荐使用保留自主呼吸的全身麻醉。

(2)体位取仰卧垂头位，助手抱头(图53-1)。

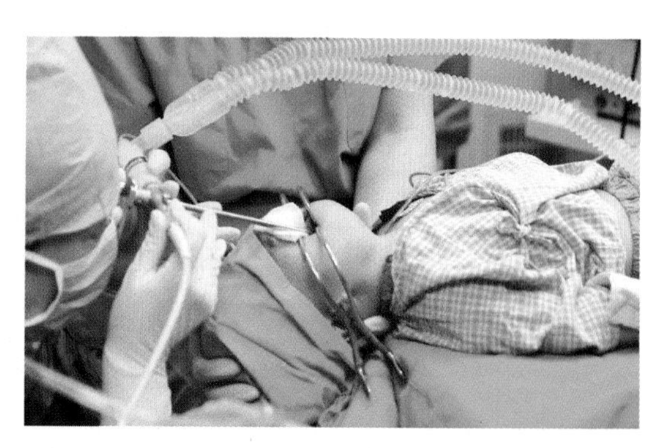

图53-1　支气管镜检查体位

【操作方法及程序】

1. 导入支气管镜　分为经直接喉镜送入法和直接送入法。幼儿多选用前者。以直接喉镜挑起会厌，暴露声门，导入支气管镜，支气管镜通过声门时，将远端斜面开口对准左侧声带，支气管镜越过声门裂送入气管。

2. 依次检查各级支气管　对于气管支气管异物患儿，通常先检查患侧支气管，然后检查健侧支气管。检查时，支气管镜应与气管、支气管保持在同一直线上，先检查上叶开口，逐步深入直至下叶各分支开口。检查过程中，须用吸引器随时吸出痰液等分泌物。若支气管黏膜肿胀出血，可以 1∶10 000 肾上腺素灌洗止血后再仔细观察。

3. 取出异物　发现异物后，注意观察异物的种类、形状以及周围黏膜情况，以决定异物钳开口方向。当支气管镜接近异物时，将异物钳的两叶导入异物的间隙，关闭钳口，手持异物钳退出支气管镜。若退出时有阻力，并且异物钳随呼吸移动，说明可疑钳住支气管内黏膜，应松开钳子重新夹取。如果异物较大，不能通过支气管镜时，应将支气管镜、异物钳及异物相对固定并一同退出。当异物退至声门裂有阻力时，不可盲目用力向后拉，应将支气管镜及钳住的异物旋转后试退，无阻力时方可拔出。

4. Hopkin 潜窥镜引导下手术　目前国内部分医院已配备 Hopkins 潜窥镜的支气管镜。Hopkins 潜窥镜可在清晰的视野下较安全地将异物取出。

【术后处理】

(1) 术后密切观察病情，注意有无气胸、纵隔皮下气肿等并发症出现。

(2) 术后 4~6h 禁饮食。

(3) 酌情使用抗生素及激素。

(4) 术后 3~5d 常规行电子支气管镜检查，了解支气管内情况。

(5) 异物未取尽或疑似残留的患儿，应择期再次行硬质支气管手术或纤维支气管镜检查术。

(6) 对于深部气管支气管异物，经多种方法多次试取仍无法取出者，应请胸外科协助诊治，行开胸手术。

【主要并发症及其预防和处理】

完善术前准备工作，操作细致轻巧，检查时间不宜过长。可能的并发症：

1. 唇舌损伤　切牙松动或脱落注意轻巧操作。

2. 喉水肿　多因手术粗暴或检查时间过久所致，注意操作时间不宜过长。

3. 急性呼吸衰竭　为迷走神经反射或异物变位造成气管或双侧支气管阻塞所致。

4. 纵隔皮下气肿、气胸　手术过程中如果突发呼吸困难、发绀、颈部肿胀，应考虑纵隔气肿及气胸可能性。应立即暂停手术，根据情况行急诊床旁胸片检查，症状严重者立即行胸腔闭式引流或皮下气肿切开引流术。

5. 肺炎、肺不张、支气管扩张　术后予以抗生素治疗，对于病史较长、支气管内大量脓痰的患儿，术中可同时行支气管肺泡灌洗，充分吸除分泌物，加强雾化吸入治疗及拍背吸痰，以利于炎症吸收。

支气管镜检查及异物取出术（视频）

（张　杰）

第二节　硬性食管镜检查及食管异物取出术

硬性食管镜检查是用食管镜对食管进行检查和治疗的一种方法。目前用的硬性食管镜（esophagoscope）多为扁圆形金属硬管，前端有光源，管腔的左右径略大于上下径，其长度和内径有不同规格。

【适应证】

(1)明确食管异物的诊断,同时取出食管异物。

(2)明确食管狭窄的部位、范围及程度,并做扩张术或放置金属支架。

(3)查明吞咽困难和疼痛的原因。

(4)查明食管肿瘤的病变范围,并钳取少量组织送病理检查。

(5)食管病变治疗或小良性肿瘤的切除。

(6)食管静脉曲张出血的填塞止血或硬化剂注射治疗。

【禁忌证】

(1)食管腐蚀伤急性期、严重食管静脉曲张者,但纽扣电池类异物引起的腐蚀伤需要早期取出。

(2)严重的全身疾病者,如心血管疾病、重度脱水、全身衰竭或兼有呼吸困难等。

(3)张口困难、颈椎病变或脊椎显著前突者。

(4)除非急诊,吞钡X线检查后不足24h者不宜做食管镜检查。

【麻醉与体位】

1. 麻醉　以全麻为主。全麻下可使食管肌肉松弛,解除食管痉挛,有利于异物取出。同时可避免因局麻不配合出现的损伤和食管镜压迫所致的呼吸困难。对于部分耐受性较强或估计异物容易取出的成年人,也可用局麻。局麻分为表面麻醉和喉上神经麻醉法。

2. 体位　仰卧位,将患者头后仰并高出手术台面约15cm,使口、咽、喉基本保持在一直线上(图53-2)。根据食管镜进入的方向及时调整患者头位,使食管镜与食管的纵轴保持一致。当食管镜进入中段后应将头位逐渐放低。检查下段时,患者头位常低于手术台2~5cm。

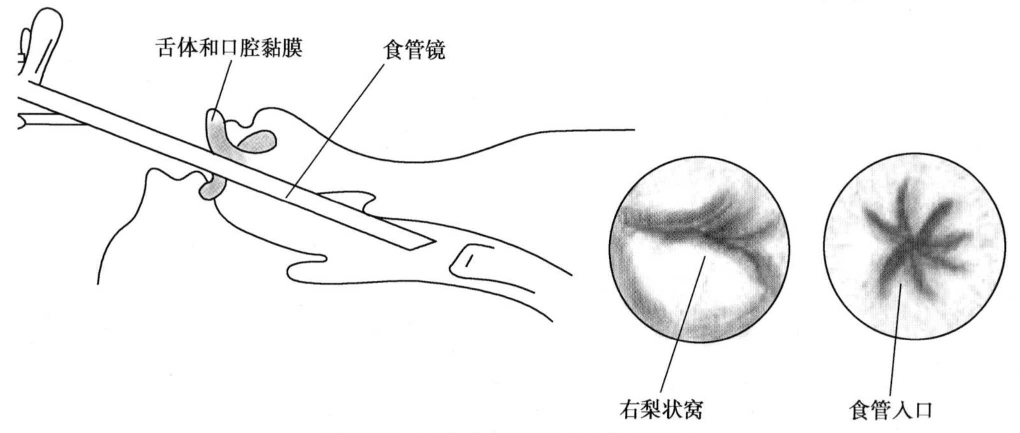

图53-2　硬性食管镜检查体位示意图

【操作方法及要点】

1. 操作方法

(1)经梨状窝导入法:左手持食管镜远端,将中指和无名指固定于患者切牙上,拇指与示指捏住食管镜,右手持镜管的近端,将食管镜从右侧口角送入口内,沿右侧舌根进入喉咽部。看见会厌及右侧杓状软骨后,转向右侧梨状窝,将食管镜逐渐移向中线,此时可上抬食管镜,可见呈放射状裂隙的食管入口,保持食管入口于中线,轻巧向下推送食管镜,即可进入食管。

(2)中线导入法:将食管镜从口腔正中置入,从镜中看清悬雍垂和咽后壁,压低舌背、会厌,看清两侧小角结节后,从杓状软骨后方送下,并以左手拇指向前抬起镜管,将环状软骨板推压向前,稍稍送下食管镜,远端即可到达食管入口。

2. 要点　食管镜有不同的规格,应按照年龄、病变部位或异物种类等选用合适的食管镜(表53-1)。

表 53-1　年龄与食管镜适用规格

适用范围	食管镜	
	内径 /cm	长度 /cm
2 岁以下	0.6 × 1.0	18~20
3~5 岁	0.7 × 1.0	20
6~10 岁	0.8 × 1.1	20~25
11~15 岁	0.9 × 1.3	20~25（35）
成人	1.0 × 1.4	35~40（45）
取食管上段较大异物时	1.3 × 2.0	20~30

找到并通过食管入口是食管镜检查的关键。食管入口呈放射状裂孔，环咽肌在其后壁隆起如一道门槛。注意勿用力向下推镜体，以免造成食管入口损伤甚至穿孔。此时应平行上抬镜体，切勿以上牙列为支点，看到食管入口腔隙时再向下推送。

食管镜检查时要始终保持在食管内正中位置并逐步深入，切忌盲目硬插。推进过程中应同时看到食管前后左右四壁，避免超越异物而致漏诊。

异物上方常停留食物等，应将其耐心地吸出或取出，充分暴露异物的位置及其周围情况。根据异物形状和大小，选取合适的异物钳。如异物较食管镜内径为大，不能由食管镜内取出，必须与食管镜一并取出。若异物与食管镜远端尚有一定距离，夹住异物后应将食管镜略下推并接触到异物，然后将食管镜与钳子一并取出，这样可保护食管壁不被异物的尖端所损伤。并能克服异物通过环咽肌入口被卡掉的可能性。

有的长形异物卡于食管内可以先夹异物的一端，使其转位松脱，然后由食管镜内取出。如两尖端均刺在食管壁，则以食管镜稍向一侧推动，使一侧异物尖端脱位，夹住这一端向上拉，另一端即能脱位，便于在食管镜内取出。切忌夹住异物后用力向外牵拉，这样容易损伤食管壁。

随着内镜技术的发展，对于复杂异物可以采用电视监视系统下 Hopkins 潜窥镜配合硬质食管镜取出异物。术中可全面观察异物形状、方位及与食管壁的关系，尤其锋利边缘、尖端扎入食管的位置，以求防止食管黏膜受损。

【注意事项】

1. 术前　行食管镜检查异物取出术前，须充分了解患者的一般状况，有脱水发热，应先给予补液及应用抗生素。查阅 X 线片，判断异物位置、形状、大小，选用长短粗细合适的食管镜与手术器械。

2. 术中　食管镜内若视野清楚，可直视操作。须充分暴露异物，调整食管镜使其暴露部分适于夹取。如遇少量出血，可用肾上腺素棉球压迫止血，保持视野清晰。用钳夹取异物前，一定要看清异物周围间隙。根据异物大小、形状选择合适异物钳，一般选取鳄鱼嘴钳。夹住异物时注意不要同时夹住食管壁组织，两者有不同感觉。取出异物时，若有阻力，不可用暴力，以免撕裂食管壁。食管镜应尽量接近或接触异物，以便于夹取。同时在退出食管镜时，镜体远端也能对食管壁及异物起保护作用。若无法取出异物，不应勉强，应终止手术，转为颈侧切开或开胸手术取出异物。

3. 术后　对于异物取出顺利，无黏膜损伤者，术后可进流食或半流食，1~2d 后可正常饮食，并予抗生素预防感染。怀疑有食管黏膜损伤的患者，应鼻饲饮食或禁食补液。疑有食管穿孔或已有穿孔者，忌做钡剂造影，须禁食、补液，给予足量抗生素。如已形成纵隔脓肿，应请胸外科协助处理。

（崔鹏程）

索　引

T

W

X

Y

Z